国家卫生健康委员会"十四五"规

全 国 高 等 学 校

供基础、临床、预防、口腔医学类专业用

妇产科学

Obstetrics and Gynecology

第 **10** 版

主　　编 | 孔北华　马　丁　段　涛
副 主 编 | 狄　文　朱　兰　漆洪波　吕卫国

数 字 主 编 | 吕卫国　刘兴会
数字副主编 | 张　瑜　高庆蕾　宋　坤

人民卫生出版社
·北 京·

图书在版编目（CIP）数据

妇产科学 / 孔北华，马丁，段涛主编. -- 10 版.
北京：人民卫生出版社，2024. 6（2024. 11 重印）.
（全国高等学校五年制本科临床医学专业第十轮规划
教材）. -- ISBN 978-7-117-36436-2

Ⅰ. R71

中国国家版本馆 CIP 数据核字第 2024B4Q555 号

人卫智网	www.ipmph.com	医学教育、学术、考试、健康，购书智慧智能综合服务平台
人卫官网	www.pmph.com	人卫官方资讯发布平台

妇 产 科 学
Fuchankexue
第 10 版

主　　编：孔北华　马　丁　段　涛
出版发行：人民卫生出版社（中继线 010-59780011）
地　　址：北京市朝阳区潘家园南里 19 号
邮　　编：100021
E - mail: pmph @ pmph.com
购书热线：010-59787592　010-59787584　010-65264830
印　　刷：人卫印务（北京）有限公司
经　　销：新华书店
开　　本：850×1168　1/16　　印张：32
字　　数：947 千字
版　　次：1980 年 1 月第 1 版　　2024 年 6 月第 10 版
印　　次：2024 年 11 月第 3 次印刷
标准书号：ISBN 978-7-117-36436-2
定　　价：99.00 元
打击盗版举报电话：010-59787491　E-mail：WQ @ pmph.com
质量问题联系电话：010-59787234　E-mail：zhiliang @ pmph.com
数字融合服务电话：4001118166　E-mail：zengzhi @ pmph.com

编委名单

新形态教材使用说明

　　新形态教材是充分利用多种形式的数字资源及现代信息技术，通过二维码将纸书内容与数字资源进行深度融合的教材。本套教材全部以新形态教材形式出版，每本教材均配有特色的数字资源和电子教材，读者阅读纸书时可以扫描二维码，获取数字资源、电子教材。

　　电子教材是纸质教材的电子阅读版本，其内容及排版与纸质教材保持一致，支持手机、平板及电脑等多终端浏览，具有目录导航、全文检索功能，方便与纸质教材配合使用，进行随时随地阅读。

获取数字资源与电子教材的步骤

1 扫描封底红标二维码，获取图书"使用说明"。

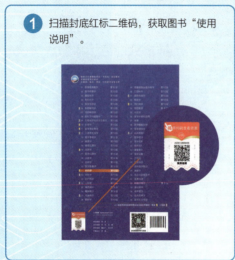

2 揭开红标，扫描绿标激活码，注册/登录人卫账号获取数字资源与电子教材。

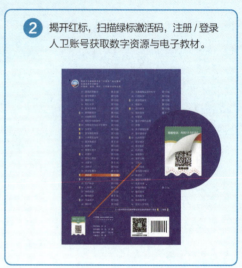

3 扫描书内二维码或封底绿标激活码，随时查看数字资源和电子教材。

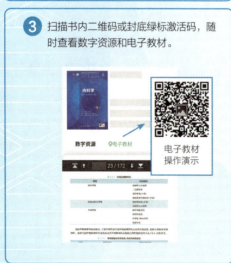

4 登录 zengzhi.ipmph.com 或下载应用体验更多功能和服务。

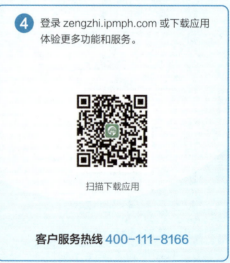

扫描下载应用

客户服务热线 400-111-8166

读者信息反馈方式

人卫e教
medu.pmph.com

　　欢迎登录"人卫e教"平台官网"medu.pmph.com"，在首页注册登录后，即可通过输入书名、书号或主编姓名等关键字，查询我社已出版教材，并可对该教材进行读者反馈、图书纠错、撰写书评以及分享资源等。

序言

百年大计，教育为本。教育立德树人，教材培根铸魂。

过去几年，面对突如其来的新冠疫情，以习近平同志为核心的党中央坚持人民至上、生命至上，团结带领全党全国各族人民同心抗疫，取得疫情防控重大决定性胜利。在这场抗疫战中，我国广大医务工作者为最大限度保护人民生命安全和身体健康发挥了至关重要的作用。事实证明，我国的医学教育培养出了一代代优秀的医务工作者，我国的医学教材体系发挥了重要的支撑作用。

党的二十大报告提出到 2035 年建成教育强国、健康中国的奋斗目标。我们必须深刻领会党的二十大精神，深刻理解新时代、新征程赋予医学教育的重大使命，立足基本国情，尊重医学教育规律，不断改革创新，加快建设更高质量的医学教育体系，全面提高医学人才培养质量。

尺寸教材，国家事权，国之大者。面对新时代对医学教育改革和医学人才培养的新要求，第十轮教材的修订工作落实习近平总书记的重要指示精神，用心打造培根铸魂、启智增慧、适应时代需求的精品教材，主要体现了以下特点。

1. 进一步落实立德树人根本任务。遵循《习近平新时代中国特色社会主义思想进课程教材指南》要求，努力发掘专业课程蕴含的思想政治教育资源，将课程思政贯穿于医学人才培养过程之中。注重加强医学人文精神培养，在医学院校普遍开设医学伦理学、卫生法以及医患沟通课程基础上，新增蕴含医学温度的《医学人文导论》，培养情系人民、服务人民、医德高尚、医术精湛的仁心医者。

2. 落实"大健康"理念。将保障人民全生命周期健康体现在医学教材中，聚焦人民健康服务需求，努力实现"以治病为中心"转向"以健康为中心"，推动医学教育创新发展。为弥合临床与预防的裂痕作出积极探索，梳理临床医学教材体系中公共卫生与预防医学相关课程，建立更为系统的预防医学知识结构。进一步优化重组《流行病学》《预防医学》等教材内容，撤销内容重复的《卫生学》，推进医防协同、医防融合。

3. 守正创新。传承我国几代医学教育家探索形成的具有中国特色的高等医学教育教材体系和人才培养模式，准确反映学科新进展，把握跟进医学教育改革新趋势新要求，推进医科与理科、工科、文科等学科交叉融合，有机衔接毕业后教育和继续教育，着力提升医学生实践能力和创新能力。

4. 坚持新形态教材的纸数一体化设计。数字内容建设与教材知识内容契合，有效服务于教学应用，拓展教学内容和学习过程；充分体现"人工智能＋"在我国医学教育数字化转型升级、融合发展中的促进和引领作用。打造融合新技术、新形式和优质资源的新形态教材，推动重塑医学教育教学新生态。

5. 积极适应社会发展，增设一批新教材。包括：聚焦老年医疗、健康服务需求，新增《老年医学》，维护老年健康和生命尊严，与原有的《妇产科学》《儿科学》等形成较为完整的重点人群医学教材体系；重视营养的基础与一线治疗作用，新增《临床营养学》，更新营养治疗理念，规范营养治疗路径，提升营养治疗技能和全民营养素养；以满足重大疾病临床需求为导向，新增《重症医学》，强化重症医学人才的规范化培养，推进实现重症管理关口前移，提升应对突发重大公共卫生事件的能力。

我相信，第十轮教材的修订，能够传承老一辈医学教育家、医学科学家胸怀祖国、服务人民的爱国精神，勇攀高峰、敢为人先的创新精神，追求真理、严谨治学的求实精神，淡泊名利、潜心研究的奉献精神，集智攻关、团结协作的协同精神。在人民卫生出版社与全体编者的共同努力下，新修订教材将全面体现教材的思想性、科学性、先进性、启发性和适用性，以全套新形态教材的崭新面貌，以数字赋能医学教育现代化、培养医学领域时代新人的强劲动力，为推动健康中国建设作出积极贡献。

教育部医学教育专家委员会主任委员

教育部原副部长

林蕙青

2024 年 5 月

全国高等学校五年制本科临床医学专业
第十轮 规划教材修订说明

　　全国高等学校五年制本科临床医学专业国家卫生健康委员会规划教材自 1978 年第一轮出版至今已有 46 年的历史。近半个世纪以来，在教育部、国家卫生健康委员会的领导和支持下，以吴阶平、裘法祖、吴孟超、陈灏珠等院士为代表的几代德高望重、有丰富的临床和教学经验、有高度责任感和敬业精神的国内外著名院士、专家、医学家、教育家参与了本套教材的创建和每一轮教材的修订工作，使我国的五年制本科临床医学教材从无到有、从少到多、从多到精，不断丰富、完善与创新，形成了课程门类齐全、学科系统优化、内容衔接合理、结构体系科学的由纸质教材与数字教材、在线课程、专业题库、虚拟仿真和人工智能等深度融合的立体化教材格局。这套教材为我国千百万医学生的培养和成才提供了根本保障，为我国培养了一代又一代高水平、高素质的合格医学人才，为推动我国医疗卫生事业的改革和发展作出了历史性巨大贡献，并通过教材的创新建设和高质量发展，推动了我国高等医学本科教育的改革和发展，促进了我国医药学相关学科或领域的教材建设和教育发展，走出了一条适合中国医药学教育和卫生事业发展实际的具有中国特色医药学教材建设和发展的道路，创建了中国特色医药学教育教材建设模式。老一辈医学教育家和科学家们亲切地称这套教材是中国医学教育的"干细胞"教材。

　　本套第十轮教材修订启动之时，正是全党上下深入学习贯彻党的二十大精神之际。党的二十大报告首次提出要"加强教材建设和管理"，表明了教材建设是国家事权的重要属性，体现了以习近平同志为核心的党中央对教材工作的高度重视和对"尺寸课本、国之大者"的殷切期望。第十轮教材的修订始终坚持将贯彻落实习近平新时代中国特色社会主义思想和党的二十大精神进教材作为首要任务。同时以高度的政治责任感、使命感和紧迫感，与全体教材编者共同把打造精品落实到每一本教材、每一幅插图、每一个知识点，与全国院校共同将教材审核把关贯穿到编、审、出、修、选、用的每一个环节。

　　本轮教材修订全面贯彻党的教育方针，全面贯彻落实全国高校思想政治工作会议精神、全国医学教育改革发展工作会议精神、首届全国教材工作会议精神，以及《国务院办公厅关于深化医教协同进一步推进医学教育改革与发展的意见》（国办发〔2017〕63 号）与《国务院办公厅关于加快医学教育创新发展的指导意见》（国办发〔2020〕34 号）对深化医学教育机制体制改革的要求。认真贯彻执行《普通高等学校教材管理办法》，加强教材建设和管理，推进教育数字化，通过第十轮规划教材的全面修订，打造新一轮高质量新形态教材，不断拓展新领域、建设新赛道、激发新动能、形成新优势。

其修订和编写特点如下：

1. 坚持教材立德树人课程思政　认真贯彻落实教育部《高等学校课程思政建设指导纲要》，以教材思政明确培养什么人、怎样培养人、为谁培养人的根本问题，落实立德树人的根本任务，积极推进习近平新时代中国特色社会主义思想进教材进课堂进头脑，坚持不懈用习近平新时代中国特色社会主义思想铸魂育人。在医学教材中注重加强医德医风教育，着力培养学生"敬佑生命、救死扶伤、甘于奉献、大爱无疆"的医者精神，注重加强医者仁心教育，在培养精湛医术的同时，教育引导学生始终把人民群众生命安全和身体健康放在首位，提升综合素养和人文修养，做党和人民信赖的好医生。

2. 坚持教材守正创新提质增效　为了更好地适应新时代卫生健康改革及人才培养需求，进一步优化、完善教材品种。新增《重症医学》《老年医学》《临床营养学》《医学人文导论》，以顺应人民健康迫切需求，提高医学生积极应对突发重大公共卫生事件及人口老龄化的能力，提升医学生营养治疗技能，培养医学生传承中华优秀传统文化、厚植大医精诚医者仁心的人文素养。同时，不再修订第9版《卫生学》，将其内容有机融入《预防医学》《医学统计学》等教材，减轻学生课程负担。教材品种的调整，凸显了教材建设顺应新时代自我革新精神的要求。

3. 坚持教材精品质量铸就经典　教材编写修订工作是在教育部、国家卫生健康委员会的领导和支持下，由全国高等医药教材建设学组规划，临床医学专业教材评审委员会审定，院士专家把关，全国各医学院校知名专家教授编写，人民卫生出版社高质量出版。在首届全国教材建设奖评选过程中，五年制本科临床医学专业第九轮规划教材共有13种教材获奖，其中一等奖5种、二等奖8种，先进个人7人，并助力人卫社荣获先进集体。在全国医学教材中获奖数量与比例之高，独树一帜，足以证明本套教材的精品质量，再造了本套教材经典传承的又一重要里程碑。

4. 坚持教材"三基""五性"编写原则　教材编写立足临床医学专业五年制本科教育，牢牢坚持教材"三基"（基础理论、基本知识、基本技能）和"五性"（思想性、科学性、先进性、启发性、适用性）编写原则。严格控制纸质教材编写字数，主动响应广大师生坚决反对教材"越编越厚"的强烈呼声；提升全套教材印刷质量，在双色印制基础上，全彩教材调整纸张类型，便于书写、不反光。努力为院校提供最优质的内容、最准确的知识、最生动的载体、最满意的体验。

5. 坚持教材数字赋能开辟新赛道　为了进一步满足教育数字化需求，实现教材系统化、立体化建设，同步建设了与纸质教材配套的电子教材、数字资源及在线课程。数字资源在延续第九轮教材的教学课件、案例、视频、动画、英文索引词读音、AR互动等内容基础上，创新提供基于虚拟现实和人工智能等技术打造的数字人案例和三维模型，并在教材中融入思维导图、目标测试、思考题解题思路，拓展数字切片、DICOM等图像内容。力争以教材的数字化开发与使用，全方位服务院校教学，持续推动教育数字化转型。

第十轮教材共有56种，均为国家卫生健康委员会"十四五"规划教材。全套教材将于2024年秋季出版发行，数字内容和电子教材也将同步上线。希望全国广大院校在使用过程中能够多提供宝贵意见，反馈使用信息，以逐步修改和完善教材内容，提高教材质量，为第十一轮教材的修订工作建言献策。

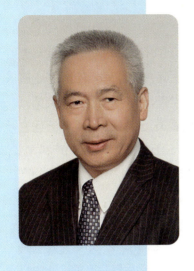

孔北华

男,1961 年 8 月生于山东省沂源县。山东大学齐鲁医院妇产科教授 / 主任医师,博士研究生导师。现任中华医学会妇科肿瘤学分会主任委员、中华医学会妇产科学分会副主任委员、国家执业医师考试临床医学试题开发委员会副主任委员、《中华妇产科杂志》副总编辑、《现代妇产科进展》主编。获第六届国之名医(卓越建树)、国务院政府特殊津贴专家、国家卫生健康委员会突出贡献中青年专家、十一届全国人大代表等荣誉。

从事妇产科临床医疗、教学和科研工作 40 年。主编中华医学会妇科肿瘤学分会《中国妇科肿瘤临床实践指南》第 6 版、2023 版,主持制定国家卫生行业标准《子宫颈癌诊断》,主持制定妇科肿瘤专项诊疗指南 10 部。主持完成国家 863 计划课题 1 项、国家重点研发计划课题 2 项、国家自然科学基金 7 项。以第一作者或通信作者身份发表 SCI 收录学术论文 148 篇。获得中国高等学校科技进步奖一等奖 2 项(首位)、国家发明专利 13 项(首位)、山东省科技进步奖二等奖 3 项(首位)。主编国家卫生健康委员会"十三五"规划教材《妇产科学》(五年制)第 9 版、主编国家卫生健康委员会"十四五"规划教材《妇产科学》(八年制)第 4 版数字教材。

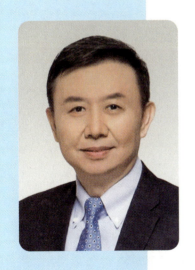

马　丁

男,1957 年 4 月生于云南省昆明市。中国工程院院士,华中科技大学同济医学院附属同济医院妇产科学系主任,教授,主任医师。担任中华医学会妇科肿瘤学分会荣誉主任委员、国家妇产科重点学科主任、国家妇产疾病临床研究中心主任、湖北省医学会副会长、中国医疗保健国际交流促进会常务理事兼妇儿医疗保健分会主任委员。

40 多年来一直从事临床医疗工作,具有坚实理论基础和丰富临床实践经验,擅长妇科肿瘤及普通妇科疾病的诊断和治疗,精于妇科手术、腔镜及机器人手术,同时在妇科肿瘤防治和肿瘤转移及转化医学等临床科学研究方面做出卓越贡献。主持制定我国妇科肿瘤临床诊疗标准、指南、共识 8 部,主编国家卫生健康委员会"十四五"规划教材《妇产科学》(八年制)第 4 版、医学生英文医学教材《妇产科学》和《常见妇科恶性肿瘤诊治指南》(第 5 版)。以第一完成人获国家科技进步奖二等奖、中华医学科技奖二等奖、教育部自然科学奖一等奖及湖北省科技进步奖一等奖和二等奖多项,2015 年获何梁何利科学与技术进步奖。在国内外妇产科学界和肿瘤研究领域具有较高的影响力和知名度。

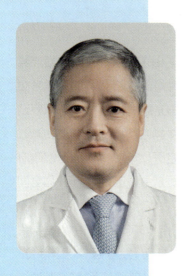

段 涛

男,1964年1月生于山东省临沂市。1987年毕业于山东医科大学,1992年毕业于上海医科大学。主任医师,教授,医学博士,博士研究生导师。"国家重点研发计划"首席科学家,曾任中华围产学会第六届主任委员,上海妇产科学会第九届主任委员,上海围产学会第五届主任委员等。担任国家卫生健康委员会"十三五"规划教材《妇产科学》(五年制)第9版主编、《中国产前诊断杂志(电子版)》主编、《现代妇产科进展》副主编。曾担任 BJOG、Prenatal Diagnosis、《中华医学杂志》《中华妇产科杂志》《中华围产医学杂志》《实用妇产科杂志》《中国实用妇科与产科杂志》等期刊编委。曾任上海市第一妇婴保健院院长,上海市妇女保健所所长,现任上海市第一妇婴保健院产前诊断中心主任、模拟实训中心主任、产科学科带头人。

从事教学工作30余年,国家临床重点专科(产科)负责人,上海市优秀学科带头人、上海市医学领军人才获得者,先后承担1项国家重点研发计划项目、6项国家自然科学基金面上项目,累计获得科研经费逾1500万元。作为通信作者发表SCI收录学术论文60余篇,主编、主译专著24部。

副主编简介

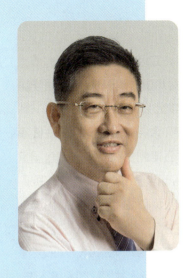

狄　文

　　男，1960年11月生于上海。教授，主任医师，医学博士，博士研究生导师。上海市妇科肿瘤重点实验室主任，中国医师协会妇产科医师分会会长、中华医学会妇产科学分会副主任委员。

　　从事教学工作30余年，国家级精品课程、国家一流本科课程、教育部课程思政示范课程负责人。获中国医师奖、上海市教书育人楷模、教育部科技进步奖二等奖、中华医学科技奖二等奖、上海医学科技奖一等奖、上海市科学技术普及奖一等奖。主持国家级及省部级课题30余项。作为通信作者发表论文200余篇，其中SCI论文130余篇，主编、参编专著50余部，包括主编国家卫生健康委员会"十四五"规划教材《妇产科学》（八年制）第4版、国家卫生健康委住院医师规范化培训规划教材《妇产科学》（第1版、第2版）。

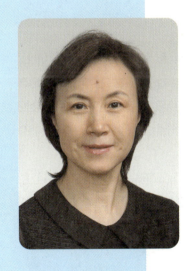

朱　兰

　　女，1964年3月生于江苏省常熟市。现任中国医学科学院北京协和医院妇产科主任，中国医学科学院学部委员，中华医学会妇产科学分会主任委员，中国医师协会妇产科医师分会候任会长，《中华妇产科杂志》副主编。

　　从事教学工作至今38年，创立中国女性盆底专业，发明"协和式"等盆底重建术；开创中国盆底疾病三级防治体系，制定中国盆底康复规范团体标准，临床成果被写入7项国际指南；牵头全球多中心罕见无阴道MRKH综合征的遗传病因学研究，以第一作者／通信作者在 *JAMA*、*JAMA* 子刊、*Nature Comm* 等发表SCI论文170余篇。获得国家科技进步奖二等奖2项、何梁何利科学与技术进步奖1项。

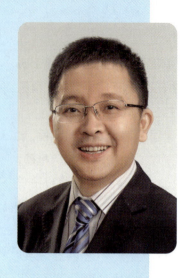

漆洪波

男,1969 年 2 月生于四川省新津县。二级教授,医学博士,博士研究生导师。现任重庆医科大学附属妇女儿童医院院长,母胎医学重庆市重点实验室主任,中华医学会围产医学分会候任主任委员。

从事教学工作 30 年,培养研究生 170 余名。担任国家卫生健康委员会"十三五"规划教材《妇产科学》(五年制)第 9 版副主编,国家卫生健康委员会"十四五"规划教材《妇产科学》(八年制)第 4 版副主编,研究生规划教材《妇产科学》(第 2 版)和住院医师规范化培训规划教材《妇产科学》(第 1 版、第 2 版)副主编。获国家重点研发计划、国家自然科学基金重点项目等 30 余项,在 *Cell*、*Nature*、*Lancet* 子刊等发表 SCI 论文 230 多篇。获新世纪百千万人才工程国家级人选、国家有突出贡献中青年专家、国家卫生健康突出贡献中青年专家等称号,享受国务院政府特殊津贴。

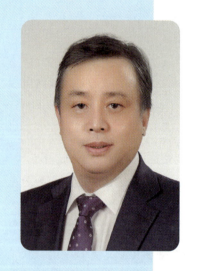

吕卫国

男,1965 年 6 月生于浙江省湖州市。教授,主任医师,医学博士,博士研究生导师。现任浙江大学医学院附属妇产科医院党委书记,妇产科学院院长,浙江省女性生殖健康研究重点实验室主任,中华医学会妇产科学分会常委,浙江省医学会妇产科学分会主任委员,《中华医学杂志》副总编辑。

从事教学工作至今 36 年。享受国务院政府特殊津贴,获国家卫生计生突出贡献中青年专家称号。发表论文 100 多篇,主持国家重点研发计划项目、国家自然科学基金等课题 20 余项,以第一完成人获教育部科技进步奖一等奖 1 项和中华医学科技奖三等奖 1 项。

前言

为深入贯彻落实习近平新时代中国特色社会主义思想和党的二十大精神,贯彻执行教育部《普通高等学校教材管理办法》,建设一流医学核心教材,2023年5月在北京召开了全国高等学校五年制本科临床医学专业第十轮规划教材主编人会议。会议强调,要以全国高校思想政治工作会议精神、全国医学教育改革发展工作会议精神,以及《国务院办公厅关于深化医教协同进一步推进医学教育改革与发展的意见》(国办发〔2017〕63号)与《国务院办公厅关于加快医学教育创新发展的指导意见》(国办发〔2020〕34号)为指导,全面贯彻党的教育方针,落实立德树人根本任务,开展第十轮教材修订工作。要求教材修订在传承"干细胞"教材优势特色、总结第九轮教材编写和使用情况的基础上,全面反映新时期深化医教协同教学内容和学科发展的成果,反映五年制本科临床医学专业教育教学核心思想,遵循五年制本科临床医学专业培养目标,注重体现素质教育和创新能力与实践能力的培养,充分利用现代化教学手段,打造医学精品教材。

为此,第十轮《妇产科学》教材的修订,以全球医学教育和国家医学教育标准、培养合格执业医师为目标,修订完善妇产科学教材。坚持"三基"(基础理论、基本知识、基本技能)、"五性"(思想性、科学性、先进性、启发性、适用性)和"三特定"(特定对象、特定要求、特定限制)的教材编写原则,在传承《妇产科学》第1~9版特色和风格基础上,实现妇产科学教材现代化。在教材内容上继承经典,吐故纳新,充分反映国内外妇产科学最新学术成就和成熟诊疗理念。教材编写将医德教育、素质教育与专业学习相结合,把人民好医生林巧稚作为学习的榜样,给予医学生正确的价值观导向。

本版教材共37章,内容编排根据妇产科学亚专科分类,按产科学、妇科学、生育规划、妇女保健、性医学的顺序排列。在产科学中,按照产前、产时、产后顺序排列,在各个时段内按照生理、病理排列;在妇科学中,按照普通妇科、妇科肿瘤、生殖内分泌亚专科顺序排列,在妇科疾病,按外生殖器疾病、内生殖器疾病排列。鉴于妇科肿瘤精准诊疗技术的迅猛发展,增加"妇科肿瘤基因检测与靶向治疗和免疫治疗"为专门一章。每一章节开始,知识要点高度凝练,力求好教好学;每一章节结束,以思考题结尾,理论联系实际,强化临床思维。本教材重视循证医学证据和专家共识,引入大量高质量临床实践指南/标准核心要点,特别是纳入结合国情的中国指南/标准。顺应"疾病诊疗"向"健康维护"转变的医学发展趋势,增加了各种妇产科疾病预防和生命全周期健康管理内容。发挥祖国传统医学特色优势,加强中西医结合,在排卵障碍性异常子宫出血等多个章节中扩展了妇科中医中药学共识。为与毕业后医学教育有机衔接,参考新版国家临床医学执业医师考试大纲要求,涵盖国家执业医师资格考试妇产科学全部内容。

本教材专业术语采用全国科学技术名词审定委员会公布的医药学名词,计量单位采用

《中华人民共和国法定计量单位》，实验室检查结果主要参考《全国临床检验操作规程》（第4版），药物名称采用2020版《中国药典》和《中国药品通用名称》。

本教材为纸数融合的新形态教材，除纸质教材外，还有配套数字资源，可通过纸质教材各章节所附的二维码识别获取内容。数字资源内容围绕执业医师考试大纲专业综合和实践技能要求，包括纸质教材各章节重点教学内容相关的课件、习题、思考题解题思路、案例分析、思维导图、图片、视频、动画、三维模型等，供教师课堂教学和学生课后复习使用。

本教材是国家卫生健康委员会"十四五"规划教材，供全国高等学校基础、临床、预防、口腔医学类专业本科生在临床学习阶段使用。为体现教材的广泛性和适用性，参加编写的院校为39所，涵盖部属院校、省属院校和军队院校。全体编者均为临床和教学一线的妇产科资深专家。为了统一绘图风格，邀请白城师范学院美术学院李俊毅为本教材重新绘制了50幅插图。为保证教材质量，在教材编写过程中，先后召开了四次教材编写会议，并邀请山东大学殷爱军、彭加丽、赵晨、陈晶莹、马心月、张朝阳、陈忠绍、肖慧敏、张皓程、李壮和赵勇等人对教材涉及的海量文献资料进行了查证核实工作。除此之外，还专门邀请了任慕兰等全国50多位资深妇科专家对教材初稿进行了审读，采纳吸收了一些合理化意见。在此，一并表示衷心的感谢。

我们永远铭记《妇产科学》（第1～9版）教材编者们为本版教材修订工作奠定的坚实基础，衷心感谢他们的辛勤付出和卓越贡献，在此，向他们致以崇高的敬意。第10版《妇产科学》教材的内容和编排难免存在一些不当之处，殷切希望全国广大师生和妇产科同道们给予批评指正，以便再版时修正改进。

孔北华　山东大学齐鲁医院
马　丁　华中科技大学同济医学院附属同济医院
段　涛　同济大学附属妇产科医院
2024年3月1日

目录

【数字特色：三维模型】

第一章 | 绪　论

妇产科学是临床医学二级学科,与内科学、外科学和儿科学一样,是临床医学生必修的核心主干课程。

一、妇产科学的定义和范畴

妇产科学(obstetrics and gynecology)是专门研究女性特有的生理、病理、妊娠和生育调控的临床医学学科,主要分为产科学和妇科学,同时涉及生殖医学和生育规划。

产科学(obstetrics)是一门研究女性妊娠、分娩和产褥过程中母体、胚胎、胎儿的生理和病理,并对病理变化进行预防、诊断和处理的临床医学分支学科。从古代到19世纪,欧美国家一直沿用"midwifery"代表产科学,主要是助产。现代产科学主要包括生理产科学和病理产科学。20世纪七八十年代以来,随着现代医学的迅猛发展,产科学从理论到实践发生了重大变化,新的学科体系应运而生。围产医学(perinatal medicine),又称围生医学,是在产科学基础上形成的专门研究围产期孕产妇、胚胎及早期新生儿生理与病理及其疾病预防、诊断和处理的临床交叉学科。母胎医学(maternal-fetal medicine)是围产医学的进一步发展,它使产科学从以母体为中心转变为母胎统一管理的临床医学体系。

妇科学(gynecology)是一门研究非妊娠期女性生殖系统生理和病理,并对病理变化进行预防、诊断和处理的临床医学分支学科。妇科学分为多个亚学科,主要包括普通妇科学(general gynecology)、妇科肿瘤学(gynecologic oncology)、妇科内分泌学(gynecological endocrinology)以及妇科泌尿学和盆底重建外科学(urogynecology and pelvic reconstructive surgery)等。

生殖医学(reproductive medicine)是研究生殖生理和病理以及生育相关疾病的预防、诊断、治疗和管理的学科,是涉及妇产科学在内的医学交叉学科。生殖医学旨在维护生殖健康,提高人口质量。

生育规划(family planning)通过避孕及非意愿妊娠的预防和处理,合理选择生育时期、数量和间隔,实现对家庭生育的规划。

二、妇产科学的历史发展

为了战胜自然灾害与疾病所致的健康威胁,医疗行为始终贯穿于人类的进化过程之中。随着社会文明的进步和自然科学的启蒙,人类对疾病的认识不断深化,医学科学随之诞生。妇产科学,尤其是产科学,是医学中最古老的一门学科。

公元前数千年,古埃及、古巴比伦、古印度、中国、古希腊和古罗马等国家和流域就开始了原始的产科医疗实践。起初,产科仅以"接生"为唯一的医疗手段,如用锐利的贝壳及石器切割脐带,接生时无任何消毒措施及医疗设备,助产工作也由族系部落中有经验的女性承担。随着人们对生育过程及女性疾病的认识,逐渐出现了妇产科学知识体系的雏形,并被总结归纳。出现于古埃及的"纸草书"是现存最早的医学文档,其中写于公元前1825年的《Kahun妇科纸草书》被认为是第一部妇产科学专著。约公元前500年,古希腊人开始认识到疾病源于自然原因。西方医学之父希波克拉底(Hippocrates,公元前460—公元前370年)创立的"体液论"将人的疾病归因于体内血液、黏液、黄胆汁和黑胆汁体液平衡失调,当时的《希波克拉底文集》已涉及妇产科学内容,其篇目包括《少女的疾病》《妇女的特性》《论不育》《妇女的疾病》等,他建立了科斯学校,提出了培养医师的标准,首次对助产妇女进行培训。Herophilus(公元前335—公元前280年)第一次对人类女性生殖器官进行了描述。Soranus(98—138年)撰写的《妇科疾病》对月经、流产、避孕、分娩、新生儿护理等进行了详细论述，成为持续应用1 500多年的西方妇产科学教科书，Soranus被西方尊为古代妇产科学之父。以 Galen (131—201年)为代表的古罗马医学家对妇产科学发展贡献巨大，他所著的《论身体各部分的功能》翔实描述了两性的生殖器官构造和功能，成为后世妇产科学的解剖和生理学基础。

中世纪时期(约5—15世纪)是人类文明史上的黑暗时代。这一时期医学发展缓慢，但在欧洲出现了专职助产士，助产先驱们通过医疗实践和总结前人的经验，开始传授助产知识。文艺复兴时期(14—16世纪)和17、18世纪期间，解剖学的巨大进步以及产钳技术的发明应用，推动了产科学的发展。16世纪，意大利解剖学家Fallopio(1523—1562年)首次发现了输卵管并完整描述了女性内生殖器，因此输卵管得以命名并沿用至今。17世纪早期，英国 Chamberlen家族发明了安全有效的产钳，成功挽救了许多难产孕妇及新生儿，但由于其严格保密未能公开于世，直至18世纪初英国产科医师Simpson首次公开报道了产钳的构造及其使用方法，才被广泛应用。产钳技术的应用极大降低了孕产妇和新生儿死亡率，成为世界上最常用的助产器械。在这一时期欧洲各地相继建立了一些医院和医学堂，一批产科学权威专著相继问世。英国产科医师Smellie(1697—1763年)发表了《论助产学理论与实践》，对分娩过程进行了充分的论述。英国产科医师Hunter(1718—1783年)出版了《人类妊娠子宫的解剖学图解》，描述了子宫和胎儿在不同妊娠时期的解剖细节。至此，独立的产科学基本形成。

19世纪，随着麻醉和外科技术的应用，妇产科学与外科学同步发展。1888年英国产科医师Cameron(1847—1930年)首先将剖宫产术(caesarean section)应用于临床实践，使其成为处理难产的有效手段，明显降低了孕产妇死亡率。1809年美国外科医师McDowell(1771—1830年)切除了1例巨大卵巢囊肿，被视为人类首例成功的腹部手术。1843年英国医师Clay(1801—1893年)首创经腹子宫切除术，但手术未成功，2例患者均死于手术。1853年美国医师Burnham完成了第1例成功的经腹子宫切除术。1878年人们开始手术治疗子宫颈癌的探索，1898年奥地利医师Wertheim(1864—1920年)首创了广泛性子宫切除术以及盆腔淋巴结切除术，完成500例手术后发表了广泛性子宫切除术专著，该手术虽然几经改进，但基本术式沿用至今。美国医师Kelly(1858—1943年)发明了系列手术器械，出版了《妇科手术学》影响甚广。这些进步使妇科学与产科学独立开来。

20世纪以来，放射性镭和X射线的发现、血型、输血技术和抗生素的应用，以及病理学、生物学、遗传学、影像学等学科的进步促进了妇产科学的发展。以 *Williams Obstetrics*、*Novak's Gynecology* 和 *Te Linde's Operative Gynecology* 为代表的妇产科权威专著反映了近代妇产科学发展的学术成就，在世界范围内对妇产科学的临床实践发挥了重要指导作用。

在我国，中医妇产科学历史悠久，在甲骨文(公元前14—公元前11世纪)中记载了20余种病名，其中包括"疾育"等。战国时期，扁鹊曾专门从事过妇产科的医疗工作，当时称为"带下医"。1973年长沙马王堆汉墓出土的秦末至汉初的帛书中就有《胎产书》，是我国现存最早的妇产科专著。《黄帝内经》作为我国最早的医学典籍，已涉及女性生理、病理、诊疗及药方等内容。东汉末年张仲景所著的《金匮要略》中包括"妇人病三篇"，即妊娠病、产后病和杂病。隋朝巢元方的《诸病源候论》中有专门论述妇产科疾病的分卷。中医早期的产科专著《经效产宝》成书于852—857年，论述了产科各种病症及处理方法。宋元时期出现了独立的产科医师和产科专著。1098年北宋杨子建所著的《十产论》详细叙述了各种难产及助产方法，书中所记载的转胎位术早于西方近半个世纪，其他诸如朱端章《卫生家宝产科备要》、李师圣和郭稽中《产育宝庆集》、陆子正《胎产经验方》、虞流《备产济用方》和沈虞卿《卫生产科方》，各有所长，百花齐放。妇科方面，《女科百问》和《妇人大全良方》为当时的代表性著作。明清时期中药学巨著《本草纲目》问世和"辨证论治"术语正式出现，中医妇产科学更为系统化、规范化。1620年《济阴纲目》将妇产科学按经、带、胎、产、杂诸病的纲目分列。自古以来，中医学为中华民族的繁衍生息和妇女健康作出了不可磨灭的贡献。

但应当看到，我国妇产科学在新中国成立之前，一直发展缓慢，母婴死亡率很高。我国近代妇产科学是自清朝末年以来逐步发展起来的。1875年和1892年我国分别施行了第一例卵巢囊肿切除术和第一例剖宫产术。1929年杨崇瑞在北京首先创办了国立第一助产学校暨附设产院,开启了中国人自己创办西医妇产科学校和医院的先河。新中国成立后,在以林巧稚和王淑贞为代表的妇产科学先驱们的带领下(图1-1),开展新法接生、产后出血防治、子宫颈癌普查、"两病"(子宫脱垂和尿瘘)防治、妇女保健等工作,显著提升了我国妇女健康水平。宋鸿钊潜心研究滋养细胞疾病半个世纪,提出了治疗滋养细胞肿瘤的中国模式,在根治绒毛膜癌(简称绒癌)方面,取得了影响全球的学术成就。妇产科前辈们呕心沥血的工作奠定了我国现代妇产科学的基础。

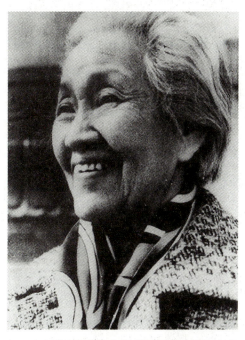

图1-1　我国现代妇产科学开拓者林巧稚大夫

三、妇产科学的现代进展

20世纪中叶以来,随着现代医学的不断发展,妇产科学亚学科不断建立。

1.**产科学**　传统产科学以母体为中心,主要内容是助产和处理难产。随着科学技术的进步,超声检查、胎心监护、唐氏筛查、羊膜腔穿刺和染色体核型分析等技术的应用可以对胎儿进行宫内诊断和监测,产科开始进入围产医学时代。围产医学的主要任务是在保障母亲安全的前提下,降低出生缺陷风险,减少胎儿缺氧和新生儿窒息,防治早产。通过现代围产保健体制,特别是系统产检,产科医疗质量持续提升。我国孕产妇死亡率和围产儿死亡率显著下降,已经达到世界中等以上发达国家水平。在过去的一二十年,随着医疗技术的进一步发展,产科进入了母胎医学时代。母胎医学的特点是把母亲和胎儿的安全与健康放在同等重要地位,"胎儿也是患者",人们开始有能力对胎儿进行宫内诊断与治疗。在母胎医学时代,产科开始分为三个亚专科,即普通产科、母体医学、胎儿医学。普通产科的主要任务是系统产检,助产与分娩并发症的处理。母体医学主要负责妊娠合并症与并发症的预测、预防与处理,关注的是高危孕产妇,目的是保障母亲安全。胎儿医学关注的是所有胎儿疾病,除出生缺陷的产前筛查与诊断外,还包括各种其他的胎儿疾病,例如复杂性双胎、巨大胎儿、胎儿生长受限、胎儿水肿、死胎等。胎儿医学的进步使宫内干预成为可能,这包括胎儿宫内手术、胎儿宫内输血以及药物治疗、胎儿宫内干细胞治疗以及基因治疗等。

2.**普通妇科学**　生殖道感染是妇科最常见疾病,随着病原检测技术的提高,抗菌药物的应用,生殖道感染得到了有效防治,相关并发症显著减少。具有"良性癌症"之称的子宫内膜异位症,在发病机制方面有了更加深入的认识,临床治疗上去除病灶、减轻疼痛、促进生育、预防复发和长期管理的理念成为共识。随着腹腔镜、宫腔镜等内镜技术的提高,目前微创手术在我国妇科临床已经广泛应用,大部分开腹手术已被内镜手术取代,机器人辅助手术在某些方面也显示了技术优势。手术微创化理念已成为 21 世纪妇科手术的主题。

3. 妇科肿瘤学　子宫颈癌发病率在发达国家已经显著降低,在我国仍居妇科恶性肿瘤首位。2020 年世界卫生组织(WHO)提出"加速消除子宫颈癌全球战略",期望通过人乳头瘤病毒(HPV)疫苗接种、筛查、早诊早治三级预防,在 21 世纪内实现这一宏伟目标。子宫内膜癌发病率在全球呈现升高趋势,微创手术、前哨淋巴结活检应用有效地减少了手术并发症,手术病理分期结合分子分型使预后判断、辅助治疗更加精准,新型免疫治疗为晚期复发患者带来了长期生存希望。卵巢癌治疗模式发生重大变革,手术和化疗后联合维持治疗成为标准治疗模式,慢病管理和全程管理理念已成共识。绒癌从高致死性疾病成为根治性疾病,我国治疗技术走在世界前列。近年来,肿瘤生殖学的兴起使年轻的妇科肿瘤早期患者生殖功能的保存成为可能。

4. 妇科泌尿学和盆底重建外科学　20 世纪 90 年代以来,随着人类寿命的延长和对生活质量要求的提高,影响中老年健康的女性盆底功能障碍性疾病日益受到重视。妇科泌尿学和盆底重建外科学主要研究尿失禁、盆腔器官脱垂等盆底支持结构损伤缺陷和功能障碍的疾病。盆底重建手术,尤其是盆腔器官脱垂手术的成功率近几十年明显提高,但术后复发率和并发症仍是业内关注的热点问题。

5. 生殖医学和妇科内分泌学　1978 年世界首例"试管婴儿"诞生,开创了生殖医学的新纪元。1988 年中国大陆首例"试管婴儿"诞生,此后辅助生殖技术迅猛发展,目前已经成为辅助生殖技术应用最多的国家,治疗成功率达到国际先进水平,在部分领域如胚胎植入前遗传学检测、生育治疗临床试验研究方面处于国际领先地位。随着生殖医学的发展,人类生殖激素的产生、分泌、作用及其调控机制获得进一步阐明,形成了新的理论体系,推动了妇科内分泌学的发展。

6. 妇女保健　妇女保健以不断提高女性生活质量、减少疾病、促进健康为目标,以女性群体为对象,以生殖健康为核心,实行全生命周期健康管理。长期以来,我国政府高度重视妇女保健工作,各级妇幼行政管理部门、妇幼保健专业机构和三级妇幼保健网的建立保障了我国妇女保健水平的持续提升。《中国妇女发展纲要(2021—2030 年)》提出了妇女平等享有全方位全生命周期健康服务,健康水平持续提升的要求,通过强化落实各期妇女保健任务确保实现目标。

7. 生育规划　生育规划不仅是家庭大事,也是国家大事、民族大事。实施有效、易行的避孕节育措施是实现生育规划的基础。1960 年口服避孕药首次在国际上临床应用,使人类生育调控成为可能。1963 年我国首批自主研发的口服避孕药问世,解决了长期以来我国生育规划的技术瓶颈问题。随后一系列大规模前瞻性多中心临床研究推动了各种新型国产避孕药和宫内节育器的广泛临床应用。

四、妇产科学的学习方法

妇产科学既是一门独立性较强,又是涉及内科学、外科学、儿科学、病理学、影像学及药理学等多学科的临床医学学科。第一,虽然妇产科学主要研究女性生殖系统生理和病理变化,但生殖系统与其他系统密切相关。月经周期不仅受大脑皮质和下丘脑 - 垂体 - 卵巢轴的神经内分泌调节,也受甲状腺、肾上腺功能的影响,任何一个环节出现障碍均可导致月经异常或不孕。反之,女性生殖器官功能变化也可使其他系统器官发生变化,例如正常妊娠可使其他系统发生生理变化,病理妊娠可导致其他系统器官并发症,绝经后性激素变化对骨质代谢和心血管系统产生影响。女性生殖器官与盆腹腔其他器官在解剖上关系密切,一旦发生病变可以相互受累,如肿瘤、感染可导致器官间播散。临床上一些妇产科疾病需要与内、外科疾病相鉴别,如急腹症,对其鉴别诊断尤为重要。因此,学习妇产科学必须树立整体观念。第二,虽然妇产科学分为产科学和妇科学,但两者具有共同的解剖学基础即女性生殖系统,许多产科疾病和妇科疾病互为因果。分娩所致的盆底损伤可导致生殖器官脱垂,输卵管炎症可引起输卵管妊娠、不孕。卵巢肿瘤和子宫肌瘤可造成妊娠和分娩的不良结局,妊娠也可引起滋养细胞疾病。生理妊娠可以转变为病理妊娠,顺产和难产也可以相互转化。因此,产科学与妇科学联系密切,不可分割。第三,妇产科学是临床医学,也是预防医学,很多妇产科疾病可以预防,可以早诊早治。本教材除专有"妇女保健"一章外,遗传咨询、产前筛查、妇科肿瘤筛查等均与预防医学有关。大医治未病,需要牢固树立疾病预防重于疾病治疗的观念。第四,女性一生各个时期由于内分泌的变化,具有不同的生理、病理特征,妇产科疾病治疗原则在不同年龄段显著不同,年龄对于妇产科疾病诊治具有特别重要的意义。第五,妇产科疾病涉及女性生殖器官,保护患者隐私在妇产科临床实践中尤为重要。正确认识妇产科学的特点,对于学习妇产科学理论与实践非常重要。

妇产科学是一门实践性很强的临床学科,学习妇产科学通常分为两个阶段,即理论学习阶段和临床实习阶段。既要注重基本知识、基本理论和基本技能的学习,又要注重临床实习,积极参加临床病例讨论和实践技能操作,只有通过理论与实践相结合才能培养正确的临床思维方法,逐步掌握疾病诊断方法和治疗措施。在实习阶段,要重视医患沟通能力的培养,医患沟通是临床医学生必须掌握的基本技能,是全球医学教育标准和中国医学教育标准的基本要求,不能进行有效的医患沟通,就难以进行正常的医疗活动。

现代医学已经走过了经验医学时代,正从循证医学迈向精准医学新时代。国际上第一个循证医学经典研究是从妇产科学开始的。Chalmers 等通过系统评价研究表明,先兆早产孕妇应用氢化可的松促进胎儿肺成熟可使早产儿死亡率降低 30%~50%。该研究结果的推广应用不仅避免了成千上万的早产儿死亡,也同时减少了不必要的医疗卫生资源消耗。循证医学创始人 Archie Cochrane 称其为医学史上的一个里程碑。本版妇产科学教材引入了更多基于循证医学证据、凝聚专家共识的临床实践指南核心内容,旨在培养树立医学生的循证医学观念。分子检测、分子分型、基因治疗、靶向治疗的临床应用,推动了妇产科学的精准医疗临床实践。医学生在学习掌握经典妇产科学的基础上,应当拓宽了解妇产科学的前沿学术进展。

医学生学习妇产科学,要以人民的好医生林巧稚为榜样,铭记"健康所系,性命相托"的神圣誓言,牢固树立"以患者为中心"的诊疗理念,把医德培养、人文修养贯穿于专业理论学习和临床实践的全过程,传承发扬敬佑生命、救死扶伤、甘于奉献、大爱无疆的医者精神,逐步把自己培养成为德才兼备的合格医师。

(孔北华)

第二章 | 女性生殖系统发育与解剖

生殖系统与泌尿系统的发生密切相关,均来自早期胚胎的间介中胚层。女性生殖系统(female reproductive system)包括内、外生殖器及其相关组织。骨盆与分娩关系密切,故一并叙述。乳房是哺乳器官,属于女性生殖系统。

第一节 | 女性生殖器官的发育

【知识要点】

- 女性性腺卵巢起源于生殖腺嵴。
- 输卵管、子宫体、子宫颈及阴道上 1/3 段由米勒管发育形成,阴道下 2/3 段由尿生殖窦分化形成。
- 女性外生殖器主要由泄殖腔膜和尿生殖窦末端发育形成。

正常的女性生殖器官发育是一个非常复杂的过程。人类的遗传性别在受精时已由受精卵的核型确定,但直到胚胎第 7 周,才能辨认生殖腺性别,到胎儿第 12 周才可分辨外生殖器性别。女性胚胎细胞的性染色体为 XX,未分化的性腺分化发育成卵巢;米勒管(Müllerian duct),又称副中肾管(paramesonephric duct),是女性生殖管道的始基;在无雄激素作用的情况下,外生殖器自然分化为女性。

一、性腺的发育

生殖腺即性腺,由生殖腺嵴(gonadal ridge)表面的体腔上皮、上皮下的间充质和迁入的原始生殖细胞共同发育而成。胚胎第 3~4 周,在卵黄囊内胚层内,出现多个较周围体细胞大的生殖细胞,称为原始生殖细胞(primordial germ cell)。胚胎第 5 周,由两侧中肾内侧的体腔上皮增生,形成尿生殖嵴(urogenital ridge),外侧隆起为中肾嵴,内侧隆起为生殖腺嵴。生殖腺嵴表面上皮细胞增生,成为性腺始基。生殖腺嵴表面的上皮细胞伸入下方的间充质,形成许多不规则细胞索条,称为初级性索(primary sex cord)。在胚胎第 7 周前,生殖腺无性别特征,称为未分化性腺,男性与女性生殖腺嵴相同。在胚胎第 10 周后,性腺在向卵巢发生过程中,初级性索退化,被基质和血管代替,成为卵巢髓质。未分化性腺的表面上皮增生,再次向间充质伸入,形成次级性索(secondary sex cord),次级性索与上皮分离后构成卵巢皮质。上皮下的间充质形成白膜。

性腺发育取决于胎儿的基因型和性染色体,而最终性别表型取决于性染色体和占优势的生化和激素环境。在两个 X 染色体作用下,未分化性腺的皮质更倾向于分化成女性胎儿。而在男性胎儿,由于 Y 染色体性别决定区(sex determining region of the Y chromosome,SRY)编码睾丸决定因子(testis-determining factor,TDF),可诱导未分化性腺向睾丸分化并产生雄激素。除睾丸决定因子和雄激素外,抗米勒管激素(anti-Müllerian hormone,AMH)对于男性发育也至关重要,在三种物质缺乏的环境中,生殖器倾向于向女性发育。之后,女性生殖器官发育成熟主要受雌激素影响。

二、女性生殖管道的发育

（一）输卵管、子宫体、子宫颈和阴道上段的发育

胚胎第 7 周，中肾管退化，两侧米勒管继续发育，向尾部延伸。未融合的两侧米勒管头段仍保持管状结构，经后续发育成为输卵管，头端开口成为输卵管伞端。两侧米勒管中段和下段融合，构成子宫体、子宫颈及阴道上 1/3 段。在融合的最初阶段，子宫腔内存在一纵隔，一般在胎儿 20 周吸收消失，成为单一的内腔。

（二）下生殖道的发育

胚胎第 3 周，在脐带（umbilical cord）下方形成泄殖腔膜（cloacal membrane），胚胎第 4 周，泄殖腔褶在前方融合形成生殖结节（genital tubercle）。胚胎第 7 周，尿直肠隔融入泄殖腔膜，将直肠与泌尿生殖道隔开。尿生殖膜上形成孔道与羊膜腔相通，形成原始的尿生殖窦（urogenital sinus）。

原始尿生殖窦最终分化为尾端的盆腔外部分和盆腔内部分。女性尿生殖窦盆腔内部分的远端形成尿道和阴道下 2/3 段（图 2-1）。

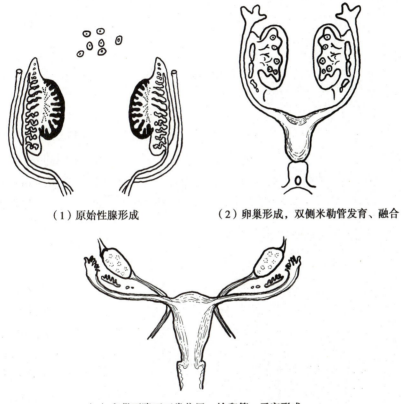

（1）原始性腺形成　　　　（2）卵巢形成，双侧米勒管发育、融合

（3）卵巢下降至正常位置，输卵管、子宫形成

图 2-1　卵巢及内生殖器发育

三、女性外生殖器的发育

胚胎第 6 周，泄殖腔膜局部内陷分别形成尿道和肛门凹陷。原始尿生殖沟周围围绕原始尿生殖褶，其外侧为阴唇阴囊隆起（labioscrotal swelling）。胚胎第 7 周，泄殖腔膜消失，原始尿生殖沟与尿生殖窦相通。

胚胎第 10 周，外生殖器开始出现性别差异，至胚胎 12 周基本完成性别分化。女性未融合的阴唇阴囊隆起形成两侧大阴唇，前端融合的部分形成阴阜和阴唇前端的联合。未融合的尿生殖褶发育为小阴唇。尿生殖褶后端融合形成阴唇系带。尿生殖沟扩展，并与尿生殖窦下段共同形成阴道前庭。胚胎第 14 周，生殖结节发育形成阴蒂。

第二节 | 内、外生殖器

三维模型

【知识要点】

● 阴道后穹隆与直肠子宫陷凹紧密相邻,可经此穿刺引流或手术。
● 子宫峡部在妊娠期形成子宫下段,是剖宫产术最常用的切口部位。
● 四对子宫韧带是维持子宫正常位置的重要结构。

一、外生殖器

女性外生殖器(external genitalia)指生殖器的外露部分,又称外阴(vulva)(图2-2),位于两股内侧间,前为耻骨联合,后为会阴体,包括阴阜、大阴唇、小阴唇、阴蒂和阴道前庭。

(一)阴阜(mons pubis)

为耻骨联合前面隆起的脂肪垫。青春期发育时,其上的皮肤开始生长呈倒三角形分布的阴毛,阴毛为女性第二性征之一。阴毛的疏密与色泽存在种族和个体差异。

(二)大阴唇(labium majus)

为两股内侧一对纵行隆起的皮肤皱襞,自阴阜向下向后延伸至会阴。大阴唇外侧面为皮肤,青春期后有色素沉着和阴

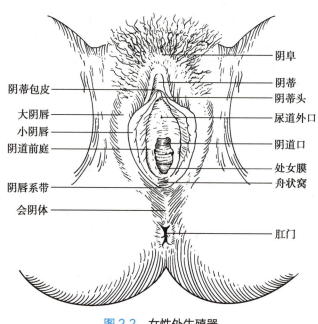

图2-2 女性外生殖器

毛生长,内含皮脂腺和汗腺;大阴唇内侧面湿润似黏膜。皮下为疏松结缔组织和脂肪组织,含丰富血管、淋巴管和神经,外伤后易形成血肿,且疼痛较重。未产女性两侧大阴唇自然合拢,产后向两侧分开,绝经后大阴唇逐渐萎缩。

(三)小阴唇(labium minus)

系位于两侧大阴唇内侧的一对薄皮肤皱襞。表面湿润、褐色、无毛,被覆复层扁平上皮,内有乳头状突起,富含神经末梢,非常敏感。小阴唇大小和形态差异较大。两侧小阴唇前端融合,再分为前后两叶,前叶形成阴蒂包皮,后叶形成阴蒂系带。大、小阴唇后端汇合,在正中线形成阴唇系带(frenulum of pudendal labia)。

(四)阴蒂(clitoris)

位于两小阴唇顶端下方,与男性阴茎同源,由海绵体构成,具有勃起性。阴蒂分为3部分,前为阴蒂头,由梭形细胞组成,暴露于外阴,富含神经末梢,对性刺激敏感;中为阴蒂体;后为两阴蒂脚,附着于两侧耻骨下支和坐骨支。

(五)阴道前庭(vaginal vestibule)

为一菱形区域,前为阴蒂,后为阴唇系带,两侧为小阴唇。阴道口与阴唇系带之间有一浅窝,称为舟状窝(fossa navicularis),又称为阴道前庭窝,经产妇受分娩影响,此窝消失。在此区域内有以下结构。

1. 前庭球(vestibular bulb) 又称为球海绵体,位于前庭两侧,由具有勃起性的静脉丛组成。其前端与阴蒂相接,后端膨大,与同侧前庭大腺相邻,表面被球海绵体肌覆盖。

2. 前庭大腺(major vestibular gland) 又称为巴氏腺(Bartholin gland),位于大阴唇后部,被球海

绵体肌覆盖,如黄豆大,左右各一。腺管细长(1～2cm),向内侧开口于阴道前庭后方小阴唇与处女膜之间的沟内。性兴奋时,分泌黏液起润滑作用。正常情况下不能触及此腺,若腺管口闭塞,可形成前庭大腺囊肿,则能触及并看到;若伴有感染,可形成脓肿。

3. **尿道外口**(external orifice of urethra)　位于阴蒂头后下方,圆形,边缘折叠而合拢。尿道外口后壁上有一对并列腺体,称为尿道旁腺(paraurethral gland)。尿道旁腺开口小,容易有细菌潜伏,发生感染时可形成脓肿压迫尿道,导致排尿障碍。

4. **阴道口**(vaginal orifice)**和处女膜**(hymen)　阴道口位于尿道外口后方的前庭后部。其周缘覆有一层较薄的黏膜皱襞,称为处女膜,内含结缔组织、血管及神经末梢。处女膜多在中央有一孔,圆形或新月形,少数呈筛状或伞状。孔的大小变异很大,小至不能通过一指尖,甚至闭锁;大至可容两指,甚至可缺如。处女膜可因性交撕裂或由于其他损伤破裂,并受阴道分娩影响,产后仅留有处女膜痕。

二、内生殖器

女性内生殖器(internal genitalia)位于真骨盆内,包括阴道、子宫、输卵管和卵巢,后两者合称为子宫附件(uterine adnexa)(图 2-3)。

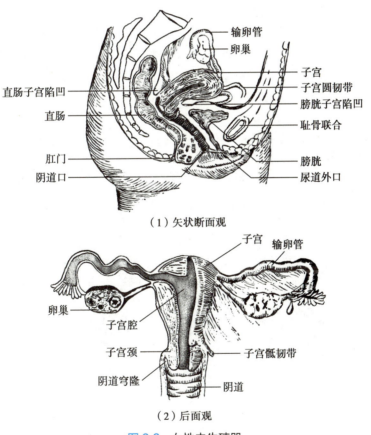

(1)矢状断面观

(2)后面观

图 2-3　女性内生殖器

(一)阴道(vagina)

阴道是性交器官,也是月经血排出及胎儿娩出的通道。

1. **位置和形态**　位于真骨盆下部中央,为一上宽下窄的管道,前壁长 7～9cm,与膀胱和尿道相邻;后壁长 10～12cm,与直肠贴近。阴道有前、后壁及两个侧壁,前后壁常处于相贴状态。上端包绕子宫颈阴道部,下端开口于阴道前庭后部。子宫颈与阴道间的圆周状隐窝,称为阴道穹隆(vaginal fornix)。按其位置分为前、后、左、右 4 部分,其中后穹隆最深,与盆腔最低的直肠子宫陷凹紧密相邻,临床上可经此穿刺,引流或作为手术入路。

2. **组织结构**　阴道壁自内向外由黏膜、肌层和纤维组织膜构成。黏膜层由非角化复层扁平上皮覆盖,无腺体,淡红色,有许多横行皱襞,有较大伸展性,阴道黏膜受性激素影响有周期性变化。肌层由内环和外纵两层平滑肌构成,纤维组织膜与肌层紧密贴合。阴道壁富有静脉丛,损伤后易出血或形成血肿。绝经后阴道黏膜变薄,皱褶减少,伸缩性减弱,局部抵抗力差,容易感染。

(二)子宫(uterus)

子宫是孕育胚胎、胎儿和产生月经的器官。子宫的形状、大小、位置与结构随年龄不同而异,并因月经周期和妊娠的影响而发生改变。

1. **形态** 子宫是有腔壁厚的肌性器官,呈前后略扁的倒置梨形,重约50~70g,长7~8cm,宽4~5cm,厚2~3cm,容量约5ml。子宫分为子宫体(corpus uteri)和子宫颈(cervix uteri)两部分。子宫体较宽,位于子宫上部,顶部称为子宫底(fundus uteri),子宫底两侧称为子宫角(cornua uteri)。子宫颈较窄呈圆柱状,位于子宫下部(图2-4)。子宫体与子宫颈的比例因年龄和卵巢功能而异,青春期前为1∶2,生育期为2∶1,绝经后为1∶1。

子宫腔(uterine cavity)为上宽下窄的三角形,两侧通输卵管,尖端朝下接子宫颈管。子宫体与子宫颈之间形成最狭窄的部分,称为子宫峡部(isthmus uteri),在非妊娠期长约1cm,其上端因解剖上狭窄,称为解剖学内口;其下端因在此处子宫内膜转变为子宫颈黏膜,称为组织学内口。妊娠期子宫峡部逐渐伸展变长,妊娠末期可达7~10cm,形成子宫下段,成为软产道的一部分,也是剖宫产术常用切口部位。子宫颈内腔呈梭形,称为子宫颈管(cervical canal),成年女性长2.5~3.0cm,其下端称为子宫颈外口,通向阴道。子宫颈以阴道顶端为界,分为上下两部,上部占子宫颈的2/3,两侧与子宫主韧带相连,称为子宫颈阴道上部;下部占子宫颈的1/3,伸入阴道内,称为子宫颈阴道部(图2-4)。未产妇的子宫颈外口呈圆形;经产妇受阴道分娩影响形成横裂,将子宫颈分为前唇和后唇。

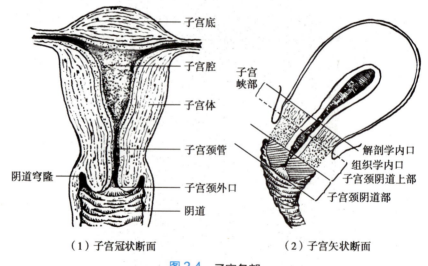

图2-4 子宫各部

2. **组织结构** 子宫体和子宫颈的组织结构不同。

(1)子宫体:子宫体壁由3层组织构成,由内向外分为子宫内膜层、肌层和浆膜层。

1)子宫内膜层:衬于子宫腔表面,无内膜下层组织。子宫内膜分为3层,即致密层、海绵层和基底层。内膜表面2/3为致密层和海绵层,统称为功能层,受卵巢性激素影响,发生周期性变化而脱落。基底层为靠近子宫肌层的1/3内膜,不受卵巢性激素影响,不发生周期性变化。

2)子宫肌层:较厚,非孕时厚约0.8cm,由大量平滑肌组织、少量弹力纤维与胶原纤维组成。分为3层。内层肌纤维环行排列,痉挛性收缩可形成子宫收缩环;中层肌纤维交叉排列,在血管周围形成"8"字形围绕血管,收缩时可压迫血管,有效地制止子宫出血;外层肌纤维纵行排列,极薄,是子宫收缩的起始点。

3)子宫浆膜层:为覆盖子宫底部及其前后面的脏腹膜。在子宫前面,近子宫峡部处的腹膜向前反折覆盖膀胱,形成膀胱子宫陷凹(vesicouterine pouch)。在子宫后面,腹膜沿子宫壁向下,至子宫颈后方再折向直肠,形成直肠子宫陷凹(rectouterine pouch),又称道格拉斯腔(Douglas pouch)。

（2）子宫颈:主要由结缔组织构成,含少量平滑肌纤维、血管及弹力纤维。子宫颈管黏膜为单层高柱状上皮,黏膜内腺体分泌碱性黏液,形成黏液栓堵塞子宫颈管。黏液栓成分及性状受性激素影响,发生周期性变化。子宫颈阴道部由复层扁平上皮覆盖,表面光滑。子宫颈外口柱状上皮与鳞状上皮移行区是子宫颈癌的好发部位。

3. 位置　子宫位于盆腔中央,前为膀胱,后为直肠,下端接阴道,两侧有输卵管和卵巢。子宫底位于骨盆入口平面以下,子宫颈外口位于坐骨棘水平稍上方。当膀胱空虚时,成人子宫的正常位置呈轻度前倾前屈位。子宫的正常位置依靠子宫韧带及骨盆底肌和筋膜的支托,任何原因引起的盆底组织结构破坏或功能障碍均可导致子宫脱垂。

4. 子宫韧带　共有 4 对(图 2-5)。

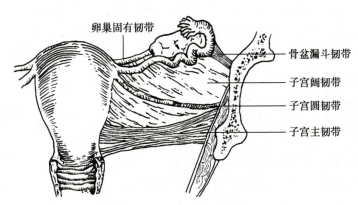

卵巢固有韧带

骨盆漏斗韧带
子宫阔韧带
子宫圆韧带
子宫主韧带

图 2-5　子宫各韧带(前面观)

（1）子宫阔韧带(broad ligament of uterus):位于子宫两侧呈翼状的双层腹膜皱襞,由覆盖子宫前后壁的腹膜自子宫侧缘向两侧延伸达盆壁而成,能够限制子宫向两侧倾斜。子宫阔韧带有前后两叶,其上缘游离,内 2/3 部包绕输卵管(伞部无腹膜遮盖),外 1/3 部包绕卵巢动静脉,形成骨盆漏斗韧带(infundibulopelvic ligament),又称卵巢悬韧带(suspensory ligament of ovary)。卵巢内侧与子宫角之间的阔韧带稍增厚,称为卵巢固有韧带(proper ligament of ovary)或卵巢韧带(ovarian ligament)。卵巢与子宫阔韧带后叶相接处称为卵巢系膜。输卵管以下、卵巢附着处以上的子宫阔韧带称为输卵管系膜,内含中肾管遗迹。在子宫体两侧的子宫阔韧带中有丰富的血管、神经、淋巴管及大量疏松结缔组织,称为子宫旁组织。子宫动静脉和输尿管均从子宫阔韧带基底部穿过。

（2）子宫圆韧带(round ligament of uterus):呈圆索状,由平滑肌和结缔组织构成,全长 12～14cm。起自子宫角的前面、输卵管近端的稍下方,在子宫阔韧带前叶的覆盖下向前外侧走行,到达两侧骨盆侧壁后,经腹股沟管止于大阴唇前端。有维持子宫前倾位置的作用。

（3）子宫主韧带(cardinal ligament of uterus):在子宫阔韧带的下部,横行于子宫颈两侧和骨盆侧壁之间。为一对坚韧的平滑肌和结缔组织纤维束,是固定子宫颈位置、防止子宫脱垂的主要结构。

（4）子宫骶韧带(uterosacral ligament):起自子宫体和子宫颈交界处后面的上侧方,向两侧绕过直肠到达第 2、3 骶椎前面的筋膜。韧带外覆腹膜,内含平滑肌、结缔组织和支配膀胱的神经,广泛性子宫切除术时,可因切断韧带和损伤神经引起尿潴留。子宫骶韧带短厚有力,向后向上牵引子宫颈,与子宫圆韧带协同维持子宫前屈前倾位置。

（三）输卵管(fallopian tube, oviduct)

输卵管为一对细长而弯曲的肌性管道,为卵子与精子结合场所及运送受精卵的通道(图 2-6)。位于子宫阔韧带上缘内,内侧与子宫角相连通,外端游离呈伞状,与卵巢相近,全长 8～14cm。根据输卵管的形态,由内向外分为 4 部分:①间质部(interstitial portion):潜行于子宫壁内的部分,长约 1cm,管腔最窄;②峡部(isthmic portion):在间质部外侧,细而较直,管腔较窄,长 2～3cm,血管分布少,输卵

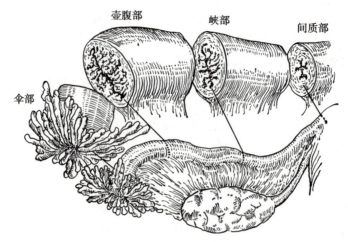

图 2-6 输卵管各部及其横断面

管结扎多在此部位施行;③壶腹部(ampulla portion):在峡部外侧,壁薄,管腔宽大且弯曲,长 5～8cm,内含丰富皱襞,受精常发生于此;④伞部(fimbrial portion):在输卵管最外侧端,长 1～1.5cm,开口于腹腔,管口处有许多指状突起,有"拾卵"作用。

输卵管壁由 3 层构成:外层为浆膜层,为腹膜的一部分;中层为平滑肌层,该层肌肉的收缩有协助拾卵、运送受精卵及一定程度阻止经血逆流和子宫腔内感染向腹腔内扩散的作用;内层为黏膜层,由单层高柱状上皮覆盖。上皮细胞分为纤毛细胞、无纤毛细胞、楔状细胞和未分化细胞 4 种。纤毛细胞的纤毛摆动,能协助运送受精卵;无纤毛细胞有分泌作用,又称分泌细胞;楔状细胞可能是无纤毛细胞的前身;未分化细胞又称游走细胞,是上皮的储备细胞。输卵管肌肉的收缩和黏膜上皮细胞的形态、分泌及纤毛摆动,均受性激素的影响而有周期性变化。

(四)卵巢(ovary)

卵巢为一对扁椭圆形的性腺,是产生与排出卵子,并分泌甾体激素的性器官。由外侧的骨盆漏斗韧带(卵巢悬韧带)和内侧的卵巢固有韧带悬于盆壁与子宫之间,借卵巢系膜与子宫阔韧带相连。卵巢前缘中部有卵巢门,神经、血管通过骨盆漏斗韧带经卵巢系膜在此出入卵巢;卵巢后缘游离。卵巢的大小、形状随年龄大小而有差异。青春期前卵巢表面光滑;青春期开始排卵后,表面逐渐凹凸不平。生育期女性卵巢大小约 4cm×3cm×1cm,重约 5～6g,灰白色;绝经后卵巢逐渐萎缩变小变硬,妇科检查时不易触到。

卵巢表面有腹膜来源的间皮覆盖,称为卵巢表面上皮。上皮的深面有一层致密纤维组织,称为卵巢白膜。再往内为卵巢实质,又分为外层的皮质和内层的髓质(图 2-7)。皮质是卵巢的主体,含结缔

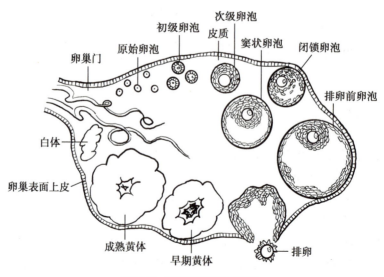

图 2-7 卵巢的构造示意图

组织和纤维组织,并由大小不等的各级发育卵泡、黄体和它们退化形成的残余结构及间质组织组成,皮质的厚度随年龄增长而变薄;髓质与卵巢门相连,由疏松结缔组织及丰富的血管、神经、淋巴管,以及少量与卵巢韧带相延续的平滑肌纤维构成。

第三节 | 血管、淋巴及神经

【知识要点】
- 女性生殖器血液供应主要来自卵巢动脉、子宫动脉、阴道动脉及阴部内动脉。
- 女性生殖器发生感染或恶性肿瘤时,往往沿各部回流的淋巴管扩散或转移。
- 女性生殖器主要为第2~4骶神经支配,由躯体神经和自主神经共同支配。

女性生殖器的血管与淋巴管相伴行,各器官间静脉及淋巴管以丛、网状相吻合。

(一) 动脉

女性内、外生殖器的血液供应主要来自卵巢动脉、子宫动脉、阴道动脉及阴部内动脉(图2-8)。

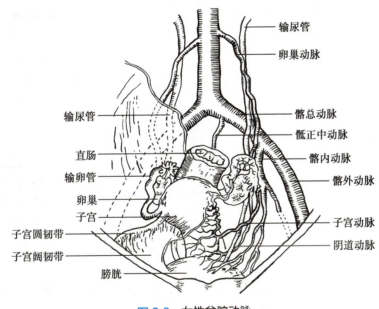

图 2-8 女性盆腔动脉

1. **卵巢动脉**(ovarian artery)　自腹主动脉发出,在腹膜后沿腰大肌下行,向外下行至骨盆缘处,跨过输尿管和髂总动脉下段,经骨盆漏斗韧带向内横行,再向后穿过卵巢系膜,分支经卵巢门进入卵巢。卵巢动脉在进入卵巢前,有分支走行于输卵管系膜内供应输卵管,其末梢在子宫角附近与子宫动脉上行支的卵巢支相吻合。

2. **子宫动脉**(uterine artery)　为髂内动脉前干分支,在腹膜后沿骨盆侧壁向下向前向内行,经子宫阔韧带基底部、子宫旁组织到达子宫外侧,在子宫颈内口水平子宫颈外侧约1.5~2cm处,横跨输尿管至子宫侧缘,此后分为上下两支:上支较粗,沿子宫体侧缘迂曲上行,称为子宫体支,沿途分出8~11支弓状动脉,至子宫角处又分为子宫底支、输卵管支及卵巢支;下支较细,分布于子宫颈及阴道上段,称为子宫颈-阴道支。

3. **阴道动脉**(vaginal artery)　为髂内动脉前干分支,分布于阴道中下段前后壁、膀胱顶及膀胱颈。阴道动脉与子宫动脉的子宫颈-阴道支和阴部内动脉分支相吻合。阴道上段由子宫动脉子宫颈-阴道支供应,阴道中段由阴道动脉供应,阴道下段主要由阴部内动脉和痔中动脉供应。

4. 阴部内动脉（internal pudendal artery）　为髂内动脉前干分支，经坐骨大孔的梨状肌下孔穿出骨盆腔，环绕坐骨棘背面，经坐骨小孔到达坐骨肛门窝，并分出肛动脉（痔下动脉）、会阴动脉和阴蒂背动脉，分布于肛门、会阴和外生殖器。

（二）静脉

盆腔静脉一般与同名动脉伴行，但数目比其动脉多，并在相应器官及其周围形成静脉丛，且相互吻合。卵巢静脉与同名动脉伴行，右侧汇入下腔静脉，左侧直角汇入左肾静脉，容易发生回流受阻，故左侧盆腔静脉曲张较多（图2-9）。

（三）淋巴

女性内、外生殖器和盆腔组织具有丰富的淋巴系统，淋巴结通常沿相应的血管排列，成串分布，其数目及确切位置变异大。当内外生殖器发生感染或恶性肿瘤时，往往沿各部回流的淋巴管扩散或转移。女性生殖器淋巴分为外生殖器淋巴与内生殖器淋巴两组（图2-10）。

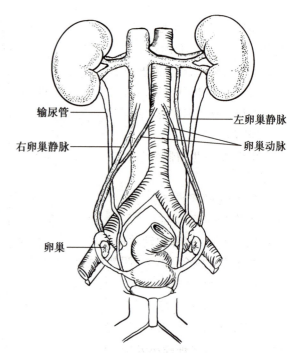

图2-9　卵巢静脉回流示意图

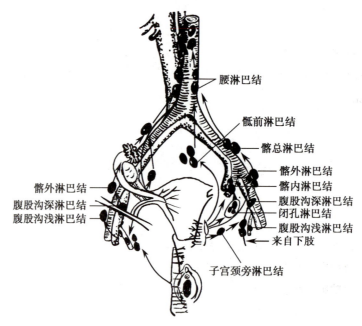

图2-10　女性生殖器淋巴流向

1. **外生殖器淋巴引流**　分为深浅两部分。

（1）腹股沟浅淋巴结（superficial inguinal lymph node）：分上下两群，上群沿腹股沟韧带排列，收纳外生殖器、阴道下段、会阴及肛门部的淋巴；下群位于大隐静脉末端周围，收纳会阴及下肢的淋巴。其输出管大部分汇入腹股沟深淋巴结，少部分汇入髂外淋巴结。

（2）腹股沟深淋巴结（deep inguinal lymph node）：位于股静脉内侧，收纳阴蒂、腹股沟浅淋巴，汇入髂外淋巴结及闭孔淋巴结等。

2. **内生殖器淋巴引流**　分为3组：①髂淋巴组由闭孔、髂内、髂外及髂总淋巴结组成；②骶前淋巴组位于骶骨前面；③腰淋巴组（又称腹主动脉旁淋巴组）位于腹主动脉旁。

阴道下段淋巴主要汇入腹股沟浅淋巴结。阴道上段淋巴回流基本与子宫颈、子宫体下部淋巴回流相同,大部汇入髂内及闭孔淋巴结,小部汇入髂外淋巴结,经髂总淋巴结汇入腰淋巴结和/或骶前淋巴结。输卵管、卵巢淋巴部分汇入腰淋巴结,部分汇入髂内外淋巴结。子宫底及子宫体上部淋巴部分汇入腰淋巴结,部分汇入髂内外淋巴结,部分沿子宫圆韧带汇入腹股沟浅淋巴结。子宫体前后壁淋巴可分别回流至膀胱淋巴结和直肠淋巴结。

(四) 神经

女性内、外生殖器由躯体神经和自主神经共同支配。

1. **外生殖器的神经支配**　主要由阴部神经支配。由第2～4骶神经分支组成,含感觉和运动神经纤维,走行与阴部内动脉途径相同。在坐骨结节内侧下方分成会阴神经、阴蒂背神经及肛神经3支,分布于会阴、阴唇、阴蒂及肛门周围。

2. **内生殖器的神经支配**　主要由交感神经和副交感神经支配,合称自主神经。交感神经纤维由腹主动脉前神经丛分出,进入盆腔后分为两部分。①卵巢神经丛:分布于卵巢和输卵管;②骶前神经丛:大部分在子宫颈旁形成下腹下丛(又称盆丛),分支分布于子宫体、子宫颈、膀胱上部、直肠、阴道和阴蒂等。下腹下丛中含有来自第2～4骶神经的副交感神经纤维及向心传导的感觉纤维(图2-11)。子宫平滑肌有自主节律活动,完全切除其神经后仍能有节律性收缩,还能完成分娩活动。

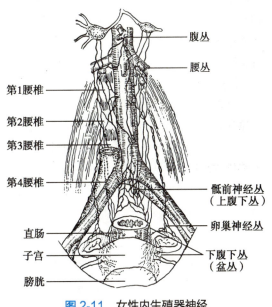

图 2-11　女性内生殖器神经

（图注：腹丛、腰丛、第1腰椎、第2腰椎、第3腰椎、第4腰椎、直肠、子宫、膀胱、骶前神经丛（上腹下丛）、卵巢神经丛、下腹下丛（盆丛））

第四节 ｜ 骨盆及骨盆底

【知识要点】

- 女性骨盆的大小、形状异常均可影响分娩过程。
- 坐骨棘间径和骶棘韧带宽度是判断中骨盆是否狭窄的重要指标。
- 骨盆底参与维持盆腔脏器的正常位置,肛提肌起最重要的支持作用。

女性骨盆(pelvis)是躯干和下肢之间的骨性连接,是支持躯干和保护盆腔脏器的重要器官,同时又是胎儿娩出时必经的骨性产道,其大小、形状直接影响分娩过程。通常女性骨盆较男性骨盆宽而浅,有利于胎儿娩出。

(一) 骨盆的组成

1. **骨盆的骨骼**　骨盆由骶骨(sacrum)、尾骨(coccyx)及左右两块髋骨(hip bone)组成。每块髋骨又由髂骨(ilium)、坐骨(ischium)和耻骨(pubis)融合而成;骶骨由5～6块骶椎融合而成,呈楔(三角)形,其上缘明显向前突出,称为骶岬(sacral promontory),是妇科腹腔镜手术的重要标志之一及产科骨盆内测量对角径的重要据点。尾骨由4～5块尾椎合成(图2-12)。

2. **骨盆的关节**　包括耻骨联合(pubic symphysis)、骶髂关节(sacroiliac joint)和骶尾关节(sacrococcygeal joint)。在骨盆的前方两耻骨之间由纤维软骨连接,称为耻骨联合,妊娠期受性激素影响变

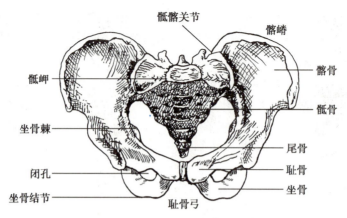

图 2-12　正常女性骨盆(前上观)

松动,分娩过程中可出现轻度分离,有利于胎儿娩出。在骨盆后方,两髂骨与骶骨相接,形成骶髂关节。骶骨与尾骨相连,形成骶尾关节,有一定活动度,分娩时尾骨后移可加大出口前后径。

3. 骨盆的韧带　连接骨盆各部之间的韧带中,有两对重要的韧带,一对是骶尾骨与坐骨结节之间的骶结节韧带(sacrotuberous ligament),另一对是骶尾骨与坐骨棘之间的骶棘韧带(sacrospinous ligament),骶棘韧带宽度即坐骨切迹宽度,是判断中骨盆是否狭窄的重要指标。妊娠期受性激素影响,韧带松弛,有利于分娩(图 2-13)。

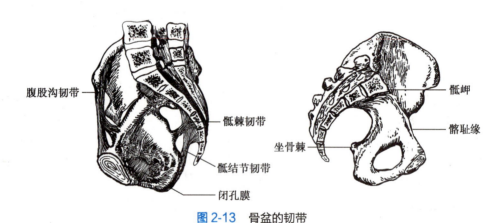

图 2-13　骨盆的韧带

(二) 骨盆的分界

以耻骨联合上缘、髂耻缘及骶岬上缘的连线为界,将骨盆分为假骨盆和真骨盆两部分。假骨盆又称大骨盆,位于骨盆分界线之上,为腹腔的一部分,其前方为腹壁下部、两侧为髂骨翼,其后方为第 5 腰椎。假骨盆与产道无直接关系。真骨盆又称小骨盆,是胎儿娩出的骨产道(bony birth canal)。真骨盆有上、下两口,上口为骨盆入口(pelvic inlet),下口为骨盆出口(pelvic outlet),两口之间为骨盆腔(pelvic cavity)。骨盆腔后壁是骶骨和尾骨,两侧为坐骨、坐骨棘和骶棘韧带,前壁为耻骨联合和耻骨支。坐骨棘位于真骨盆中部,直肠指检或阴道诊可触及。两坐骨棘连线的长度是衡量中骨盆横径的重要径线,同时坐骨棘又是分娩过程中衡量胎先露部下降程度的重要标志。耻骨两降支的前部相连构成耻骨弓。骨盆腔呈前浅后深的形态,其中轴为骨盆轴,分娩时胎儿沿此轴娩出。

(三) 骨盆的类型

根据骨盆形状(按 Callwell 与 Moloy 分类),分为 4 种基本类型(图 2-14)。

1. 女型(gynecoid type)　骨盆入口呈横椭圆形,入口横径较前后径稍长。耻骨弓较宽,坐骨棘间径≥10cm。最常见,为女性正常骨盆,在我国女性中占 52%～58.9%。

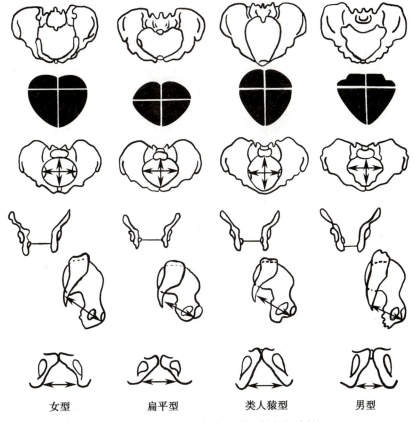

女型　　　　扁平型　　　　类人猿型　　　　男型

图 2-14　骨盆 4 种基本类型及其各部比较

2. 扁平型（platypelloid type）　骨盆入口呈扁椭圆形，入口横径大于前后径。耻骨弓宽，骶骨失去正常弯度，变直向后翘或呈深弧形，故骶骨短，骨盆浅。较常见，在我国女性中占 23.2%～29%。

3. 类人猿型（anthropoid type）　骨盆入口呈长椭圆形，入口前后径大于横径。骨盆两侧壁稍内聚，坐骨棘较突出，坐骨切迹较宽，耻骨弓较窄，骶骨向后倾斜，故骨盆前部较窄而后部较宽。骨盆的骶骨往往有 6 节，较其他类型骨盆深。在我国女性中占 14.2%～18%。

4. 男型（android type）　骨盆入口略呈三角形，两侧壁内聚，坐骨棘突出，耻骨弓较窄，坐骨切迹窄呈高弓形，骶骨较直而前倾，导致出口后矢状径较短。骨盆腔呈漏斗形，往往造成难产。少见，在我国女性中仅占 1%～3.7%。

上述 4 种基本类型只是理论上的归类，临床所见多是混合型骨盆。骨盆的形态、大小除有种族差异外，其生长发育还受遗传、营养与性激素的影响。

（四）骨盆底

骨盆底（pelvic floor）由多层肌肉和筋膜构成，封闭骨盆出口，承托并保持盆腔脏器（如内生殖器、膀胱及直肠等）于正常位置。若骨盆底结构和功能出现异常，可导致盆腔脏器膨出、脱垂或引起功能障碍；分娩可以不同程度地损伤骨盆底组织或影响其功能。

骨盆底前方为耻骨联合和耻骨弓，后方为尾骨尖，两侧为耻骨降支、坐骨升支和坐骨结节。两侧坐骨结节前缘的连线将骨盆底分为前后两个三角区：前三角区为尿生殖三角，向后下倾斜，有尿道和阴道通过；后三角区为肛门三角，向前下倾斜，有肛管通过。骨盆底由外向内分为 3 层（图 2-15）。

1. 外层　位于外生殖器、会阴皮肤及皮下组织的下层，由会阴浅筋膜及其深面的 3 对肌肉和一条括约肌组成。此层肌肉的肌腱汇合于阴道口与肛门之间，形成中心腱。

（1）球海绵体肌（bulbocavernosus muscle）：覆盖前庭球和前庭大腺，向前经阴道两侧附于阴蒂海绵体根部，向后与肛门外括约肌交叉混合。此肌收缩时能紧缩阴道，故又称阴道括约肌。

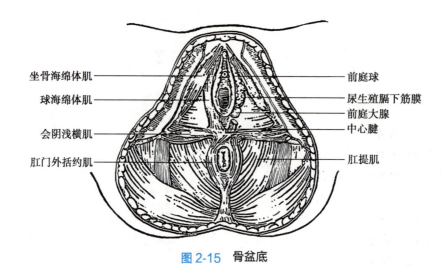

图 2-15　骨盆底

（2）坐骨海绵体肌（ischiocavernosus muscle）：始于坐骨结节内侧，沿坐骨升支及耻骨降支前行，向上止于阴蒂海绵体（阴蒂脚处）。

（3）会阴浅横肌（superficial transverse muscle of perineum）：从两侧坐骨结节内侧面向中心腱汇合。

（4）肛门外括约肌（external anal sphincter）：为围绕肛门的环形肌束，前端汇合于中心腱。

2. 中层　为尿生殖膈（urogenital diaphragm）。由上、下两层坚韧的筋膜及其间的一对会阴深横肌和尿道括约肌组成，覆盖于骨盆出口前部三角形平面的尿生殖膈上，又称三角韧带，其中有尿道和阴道穿过。

（1）会阴深横肌（deep transverse muscle of perineum）：自坐骨结节的内侧面伸展至中心腱处，位于会阴浅横肌的深面。

（2）尿道括约肌（urethral sphincter）：环绕尿道，控制排尿。

3. 内层　为盆膈（pelvic diaphragm），是骨盆底最坚韧的一层，由肛提肌及其内、外面的筋膜组成。自前向后依次有尿道、阴道和直肠穿过。

肛提肌（levator ani muscle）是位于骨盆底的成对扁阔肌，向下、向内合成漏斗形，肛提肌构成骨盆底的大部分（图 2-15）。每侧肛提肌自前内向后外由 3 部分组成：①耻尾肌：为肛提肌的主要部分，肌纤维起自耻骨降支内侧，绕过阴道、直肠，向后止于尾骨，其中有小部分肌纤维止于阴道及直肠周围，分娩过程中耻尾肌容易受损伤，产后可出现膀胱、直肠膨出；②髂尾肌：起自腱弓（即闭孔内肌表浅筋膜的增厚部分）后部，向中间及向后走行，与耻尾肌汇合，绕肛门两侧，止于尾骨；③坐尾肌：起自两侧坐骨棘，止于尾骨与骶骨。在骨盆底肌肉中，肛提肌起最重要的支持作用。因肌纤维在阴道和直肠周围交织，有加强肛门和阴道括约的作用。

骨盆腔从垂直方向可分为前、中、后 3 部分，当骨盆底组织支持作用减弱时，容易发生相应部位器官松弛、脱垂或功能缺陷。在前骨盆腔，可发生膀胱和阴道前壁膨出；在中骨盆腔，可发生子宫和阴道穹隆脱垂；在后骨盆腔，可发生直肠和阴道后壁膨出。

会阴（perineum）有广义与狭义之分。广义的会阴是指封闭骨盆出口的所有软组织，前起自耻骨联合下缘，后至尾骨尖，两侧为耻骨降支、坐骨升支、坐骨结节和骶结节韧带。狭义的会阴是指位于阴道口和肛门之间的楔形软组织，厚 3~4cm，又称为会阴体（perineal body，pb），由表及里为皮肤、皮下脂肪、筋膜、部分肛提肌和会阴中心腱。会阴中心腱由部分肛提肌及其筋膜和会阴浅横肌、会阴深横肌、球海绵体肌及肛门外括约肌的肌腱共同交织而成。会阴伸展性大，妊娠后期会阴组织变软，有利于分娩。分娩时需保护会阴，避免发生裂伤。

第五节 | 邻近器官

【知识要点】
- 女性生殖器官发育异常可伴有泌尿系统发育异常。
- 输尿管在子宫颈内口水平子宫颈外侧约1.5～2.0cm处,在子宫动脉下方穿行。
- 阑尾与右侧附件较近,病变时相互影响,应注意鉴别诊断。

女性生殖器官与尿道、膀胱、输尿管、直肠及阑尾相邻。当女性生殖器官出现病变时,常会累及邻近器官,增加诊断与治疗难度。女性生殖器官的发生与泌尿系统同源,故女性生殖器官发育异常时,也可能伴有泌尿系统的异常。

1. **尿道**(urethra)　为一肌性管道,始于膀胱三角尖端,穿过尿生殖膈,终于阴道前庭部的尿道外口,长4～5cm,直径约0.6cm。由两层组织构成,即内面的黏膜和外面的肌层。黏膜衬于腔面,与膀胱黏膜相延续。肌层又分为两层,内层为纵行平滑肌,排尿时可缩短和扩大尿道管腔;外层为横纹肌,称为尿道括约肌,由"慢缩型"肌纤维细胞构成,可持久收缩保证尿道长时间闭合,但尿道快速闭合需借助尿道周围的肛提肌收缩。肛提肌及盆筋膜对尿道有支持作用,在腹压增加时提供抵抗使尿道闭合,如发生损伤可出现压力性尿失禁。由于女性尿道短而直,与阴道邻近,容易发生泌尿系统感染。

2. **膀胱**(urinary bladder)　为一囊状肌性器官。排空的膀胱位于耻骨联合和子宫之间,膀胱充盈时可突向盆腔甚至腹腔。成人膀胱平均容量为350～500ml。膀胱分为顶、底、体和颈4部分。前腹壁下部腹膜覆盖膀胱顶,向后移行达子宫前壁,两者之间形成膀胱子宫陷凹。膀胱底部内面有一三角区称为膀胱三角,三角的尖向下为尿道内口,三角底的两侧为输尿管口,膀胱收缩时该三角为等边三角形,每边长约2.5cm。膀胱底部与子宫颈及阴道前壁相邻,其间组织疏松,盆底肌肉及其筋膜受损时,膀胱与尿道可随子宫颈及阴道前壁一并脱出。

3. **输尿管**(ureter)　为一对圆索状肌性管道,管壁厚1mm,由黏膜、肌层和外膜构成。全长约30cm,粗细不一,内径最细3～4mm,最粗7～8mm。起自肾盂,在腹膜后沿腰大肌前面偏中线侧下行(腰段);在骶髂关节处跨髂外动脉起点的前方进入骨盆腔(盆段),并继续在腹膜后沿髂内动脉下行,到达子宫阔韧带基底部向前内方走行,在子宫颈内口水平子宫颈外侧约1.5～2.0cm,于子宫动脉下方穿过(图2-16),斜向前内穿越输尿管隧道进入膀胱。在施行卵巢血管高位结扎、子宫动脉结扎及打开输尿管隧道时,应避免损伤输尿管。在输尿管走行过程中,支配肾、卵巢、子宫及膀胱的血管在其周围分支并相互吻合,形成血管丛营养输尿管,在盆腔手术时应注意保护输尿管血运,避免因缺血形成输尿管瘘。

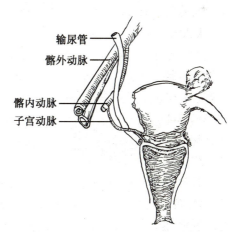

输尿管
髂外动脉
髂内动脉
子宫动脉

图2-16　输尿管与子宫动脉的关系

4. **直肠**(rectum)　位于盆腔后部,上接乙状结肠,下接肛管,前为子宫及阴道,后为骶骨,全长10～14cm。直肠前壁与阴道后壁相邻,盆底肌肉与筋膜受损时,常与阴道后壁一并膨出。肛管长2～3cm,借会阴体与阴道下段分开,阴道分娩时应保护会阴,避免损伤肛管。

5. **阑尾**(vermiform appendix)　为连于盲肠内侧壁的盲端细管,形似蚯蚓,其位置、长短、粗细变异很大,常位于右髂窝内,下端有时可达右侧输卵管及卵巢位置。因此,女性患阑尾炎时有可能累及右侧附件及子宫,应注意鉴别诊断,如果发生在妊娠期,增大的子宫将阑尾推向外上侧,容易延误诊断。

第六节 ┃ 乳 房

【知识要点】

● 乳房是人类和哺乳动物的特有结构,是生殖系统的一个组成部分。

● 乳腺生理活动受腺垂体、肾上腺皮质、卵巢等分泌激素的影响。

● 乳房脓肿切口引流时宜做放射状切口,避免损伤输乳管。

乳房(breast)是人类和哺乳动物的特有结构,是生殖系统的一个组成部分。乳腺是许多内分泌腺的靶器官,其生理活动受腺垂体、肾上腺皮质、卵巢等分泌的激素影响。在不同年龄阶段,乳腺的生理状态在各激素影响下表现不同:女性乳房在青春期开始生长发育,妊娠期和哺乳期有分泌活动,妊娠末期乳腺开始分泌少量乳汁,胎儿娩出后,乳汁量随婴儿长大而增多,哺乳停止后乳房内腺体萎缩、变小。

1. 形态及位置　成年女性乳房是呈半球形或悬垂形的性征器官,位于胸大肌和胸肌筋膜的表面,约在第2~6肋骨水平。乳头(nipple)位于乳房的中央,通常位于第4肋间隙或第5肋与锁骨中线相交处。乳头表面有许多小窝,内有输乳孔。乳头周围的色素沉着区称为乳晕(areola of breast)。乳晕表面有许多小隆起,其深面为乳晕腺,可分泌脂性物质以滑润乳头。妊娠期和哺乳期的乳头、乳晕因色素沉着而颜色加深。

2. 结构　乳房由皮肤、脂肪组织、纤维组织和乳腺(mammary gland)构成。乳腺有15~20个乳腺叶,每一乳腺叶再分成多个乳腺小叶,乳腺小叶由小乳管和腺泡组成。每一乳腺叶有单独的导管(即输乳管)。输乳管开口于乳头,在靠近乳头处膨大,形成输乳管窦(图2-17)。乳头破损或皲裂,细菌可入侵输乳管,上行至乳腺小叶而致感染,导致急性乳腺炎,多见于产后3~4周或断奶时的哺乳期女性。乳腺叶和输乳管均以乳头为中心呈放射状排列,故乳房脓肿切开引流时宜做放射状切口,避免损伤输乳管。

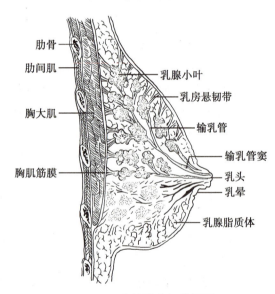

图中标注:肋骨、肋间肌、胸大肌、胸肌筋膜、乳腺小叶、乳房悬韧带、输乳管、输乳管窦、乳头、乳晕、乳腺脂质体

图 2-17　女性乳房矢状切面

(谭文华　陈春林)

思考题:
卵巢癌、子宫内膜癌、子宫颈癌、外阴癌手术治疗时需切除的淋巴结范围。

思考题解题思路

本章目标测试

第三章 | 女性生殖系统生理

03章

本章数字资源

女性一生各阶段具有不同的生理特征,其中以生殖系统的变化最为显著。女性生殖系统的生理变化与其他系统的功能息息相关,相互影响。

第一节 | 女性生命各阶段生理变化

【知识要点】
- 女性一生各阶段具有不同的生理特征。
- 性染色体决定胎儿性别。
- 月经初潮是青春期的重要标志。
- 性成熟期是卵巢功能最旺盛的时期。
- 绝经提示卵巢功能衰竭。

女性从胎儿形成到衰老是一个渐进的生理过程,也是下丘脑 - 垂体 - 卵巢轴发生、发育、成熟和衰退的过程。女性一生根据其年龄和生理特点可分为 7 个阶段,但并无截然界限,可因遗传、环境、营养等因素影响而有个体差异。

(一) 胎儿期(fetal period)

受精卵是由父系和母系来源的 23 对(46 条)染色体组成的新个体,其中 1 对性染色体(sex chromosome)在性发育中起决定性作用,即 XX 合子发育为女性,XY 合子发育为男性。女性原始性腺分化比男性缓慢,至胚胎 8~10 周性腺组织才出现卵巢的结构。原始生殖细胞首先分化为卵原细胞,再为初级卵母细胞,性索皮质的扁平细胞围绕初级卵母细胞构成原始卵泡(primordial follicle),又称始基卵泡。卵巢形成后,因无雄激素、无米勒管抑制因子,所以中肾管(沃尔夫管)退化,两条米勒管(副中肾管)发育成为女性的输卵管、子宫和阴道上段。尿生殖窦形成阴道下段。因为无雄激素作用,外生殖器自然分化为女性。

(二) 新生儿期(neonatal period)

出生后 4 周内称为新生儿期。女性胎儿在母体内受到胎盘及母体卵巢所产生的女性激素影响,出生的新生儿外阴较丰满,乳房略隆起或少许泌乳。出生后脱离母体环境,血中女性激素水平迅速下降,可出现少量阴道流血。这些生理变化短期内均能自然消退。

(三) 儿童期(childhood)

从出生 4 周到 12 岁称为儿童期。儿童早期(8 岁之前)下丘脑 - 垂体 - 卵巢轴的功能处于抑制状态,这与下丘脑、垂体对低水平雌激素(≤10pg/ml)的负反馈及中枢性抑制因素高度敏感有关。此期生殖器为幼稚型。阴道狭长,上皮薄,无皱襞,细胞内缺乏糖原,阴道酸度低,抗感染力弱,容易发生炎症;子宫小,子宫颈较长,约占子宫全长的 2/3,子宫肌层亦很薄;输卵管弯曲且很细;卵巢长而窄,卵泡虽能大量自主生长(非促性腺激素依赖性),但仅发育到窦前期即萎缩、退化。子宫、输卵管及卵巢位于腹腔内。在儿童后期(约 8 岁之后),下丘脑促性腺激素释放激素(gonadotropin releasing hormone,GnRH)抑制状态解除,卵巢内的卵泡受垂体促性腺激素的影响有一定发育并分泌性激素,但仍达不到成熟阶段。卵巢形态逐步变为扁卵圆形。子宫、输卵管及卵巢逐渐向骨盆腔内下降。皮下脂肪在

NOTES

21

胸、髋、肩部及耻骨前面堆积,乳房亦开始发育,开始显现女性特征。

(四) 青春期 (adolescence, puberty)

是儿童到成人的转变期,是生殖器、内分泌、体格逐渐发育至成熟的阶段。世界卫生组织(WHO)规定青春期为 10～19 岁。

青春期发动(onset of puberty)通常始于 8～10 岁,此时中枢性负反馈抑制状态解除,GnRH 开始呈脉冲式释放,继而引起促性腺激素和卵巢性激素水平升高,第二性征出现,并最终获得成熟的生殖功能。青春期发动的时间主要取决于遗传因素,此外,尚与居住地的地理位置、体质、营养状况以及心理精神因素有关。

女性青春期第一性征的变化是在促性腺激素作用下,卵巢增大,卵泡开始发育和分泌雌激素,雌激素促进生殖器从幼稚型变为成人型。阴阜隆起,大、小阴唇变肥厚并有色素沉着;阴道长度及宽度增加,阴道黏膜变厚并出现皱襞;子宫增大,尤其子宫体明显增大,子宫体与子宫颈的比例为 2：1;输卵管变粗,弯曲度减小,黏膜出现许多皱襞与纤毛;卵巢增大,皮质内有不同发育阶段的卵泡,致使卵巢表面稍呈凹凸不平。此时虽已初步具有生育能力,但整个生殖系统的功能尚未完善。

除生殖器以外,女性其他特有的性征即第二性征(secondary sexual characteristics)包括音调变高、乳房发育、阴毛及腋毛分布、骨盆横径发育大于前后径,以及胸、肩部皮下脂肪增多等,这些变化呈现女性特征。

青春期按照顺序先后经历以下 4 个不同的阶段,各阶段有重叠,共需约 4.5 年。

1. 乳房萌发(thelarche) 是女性第二性征的最初特征。一般女性接近 10 岁时乳房开始发育,约经过 3.5 年发育为成熟型。

2. 肾上腺功能初现(adrenarche) 青春期肾上腺皮质逐渐成熟,肾上腺雄激素分泌增加,阴毛首先发育,约 2 年后腋毛开始发育,称为肾上腺功能初现。该阶段肾上腺皮质功能逐渐增强,血液循环中脱氢表雄酮(DHEA)、硫酸脱氢表雄酮(DHEAS)和雄烯二酮升高,肾上腺 17α- 羟化酶和 17,20- 裂解酶活性增强。肾上腺功能初现提示下丘脑 - 垂体 - 肾上腺雄性激素轴功能趋于完善。

3. 生长加速(growth spurt) 11～12 岁青春期女性体格生长呈直线加速,平均每年生长 9cm,月经初潮后生长减缓。青春期生长加速是由于雌激素、生长激素(GH)和胰岛素样生长因子 -I(IGF-I)分泌增加所致。

4. 月经初潮(menarche) 女性第一次月经来潮称月经初潮,为青春期的重要标志。月经初潮平均晚于乳房发育 2.5 年。月经来潮提示卵巢产生的雌激素足以使子宫内膜增殖,雌激素达到一定水平且有明显波动时,引起子宫内膜脱落即出现月经。此时中枢对雌激素的正反馈机制尚未成熟,即使卵泡发育成熟也不能排卵,故月经周期常不规律,经 5～7 年建立规律的周期性排卵后,月经才逐渐正常。

此外,青春期女性发生较大心理变化,出现性意识,情绪和智力发生明显变化,容易激动,想象力和判断力明显增强。

(五) 性成熟期 (sexual maturity period)

又称生育期,是卵巢的生殖功能与内分泌功能最旺盛的时期。一般自 18 岁左右开始,历时约 30 年,此期女性的性功能旺盛,卵巢功能成熟并分泌性激素,已建立规律的周期性排卵。生殖器各部及乳房在卵巢分泌的性激素作用下发生周期性变化。然而,从女性 35～37 岁开始,原始卵泡数急剧减少,卵巢的生殖功能随着年龄的增加而显著下降,在 40 岁左右时开始走向衰退。

(六) 绝经过渡期 (menopausal transition period)

指从开始出现绝经趋势直至最后一次月经的时期。可始于 40 岁,历时短至 1～2 年,长至 10～20 年。此期卵巢功能逐渐衰退,卵泡数明显减少且易发生卵泡发育不全,因而月经不规律,常为无排卵性月经。最终由于卵巢内卵泡自然耗竭或剩余的卵泡对垂体促性腺激素丧失反应,导致卵巢功能衰竭,月经永久性停止,称为绝经(menopause)。我国女性中位绝经年龄 49 岁,90% 的女性在 45～55 岁绝经,多数在 48～52 岁绝经。尽管人均寿命已明显延长,但绝经年龄却变化不大,提示人类绝经年龄主要取决于遗传。1994年WHO提出废除以往所使用的"更年期"这一术语,推荐采用"围绝经期"(perimenopausal period)一词,将其定义为从卵巢功能开始衰退直至绝经后1年内的时期。在围绝经期由于雌激素水平降低,可出现血管舒缩障碍和神经精神症状,表现为潮热、出汗、情绪不稳定、不安、抑郁或烦躁、失眠等,称为绝经综合征。

(七)绝经后期(postmenopausal period)

指绝经后的生命时期。在早期阶段,虽然卵巢停止分泌雌激素,但卵巢间质仍能分泌少量雄激素,后者在外周转化为雌酮,是体内的主要雌激素。一般60岁以后女性机体逐渐老化进入老年期(senility)。此期卵巢功能已完全衰竭,雌激素水平低落,不足以维持女性第二性征,生殖器进一步萎缩老化。骨代谢失常引起骨质疏松,易发生骨折。

第二节 | 卵巢功能及卵巢的周期性变化

三维模型

【知识要点】

● 卵巢具有生殖和内分泌双重功能。
● 原始卵泡是女性的基本生殖单位。
● 青春期至绝经前卵巢形态和功能呈现周期性变化。
● 卵巢周期历经卵泡的发育与成熟、排卵、黄体形成与退化。
● 雌激素和孕激素既有协同作用又有拮抗作用。

在女性一生的不同阶段,卵巢的功能有较大变化。

(一)卵巢的功能

卵巢为女性的性腺,其主要功能为产生卵子并排卵和分泌女性激素,分别称为卵巢的生殖功能和内分泌功能。

(二)卵巢的周期性变化

胚胎6~8周时,原始生殖细胞不断有丝分裂,细胞数增多,体积增大,称为卵原细胞(oogonium),约60万个。自胚胎11~12周开始卵原细胞进入第一次减数分裂,并静止于前期双线期,称为初级卵母细胞(primary oocyte)。胚胎16~20周时生殖细胞数目达到高峰,两侧卵巢共含600万~700万个(卵原细胞占1/3,初级卵母细胞占2/3)。胚胎第16周至生后6个月,来自性索皮质扁平细胞的单层梭形前颗粒细胞围绕初级卵母细胞形成原始卵泡(primordial follicle),又称始基卵泡,这是女性的基本生殖单位,是卵细胞储备的唯一形式。卵泡自胚胎形成后即进入自主发育和闭锁的轨道,此过程不依赖于促性腺激素,其机制尚不清楚。胎儿期的卵泡不断闭锁,出生时约剩200万个,儿童期又有多数卵泡退化,至青春期只剩约30万个。

从青春期开始到绝经前,卵巢在形态和功能上发生周期性变化称为卵巢周期(ovarian cycle)。

1. 卵泡发育和成熟　进入青春期后,卵泡由自主发育推进至发育成熟的过程依赖于促性腺激素的刺激。生育期每个月发育一批卵泡,经过募集、选择,其中一般只有1个优势卵泡可达完全成熟,并排出卵子。其余的卵泡发育到一定程度通过细胞凋亡机制而自行退化,称为卵泡闭锁。女性一生中一般只有400~500个卵泡发育成熟并排卵,仅占总数的0.1%左右。

卵泡的发育始于原始卵泡到初级卵泡的转化,原始卵泡可以在卵巢内处于休眠状态数十年。原始卵泡发育远在月经周期起始之前,从原始卵泡至形成窦前卵泡需9个月以上的时间(图3-1),从窦前卵泡发育到成熟卵泡经历持续生长期(1~4级卵泡)和指数生长期(5~8级卵泡),共需85日(图3-2),实际上跨越了3个月经周期。一般卵泡生长的最后阶段正常约需15日,是月经周期的卵泡期。

根据卵泡的形态、大小、生长速度和组织学特征,可将其生长过程分为以下几个阶段(图3-3)。

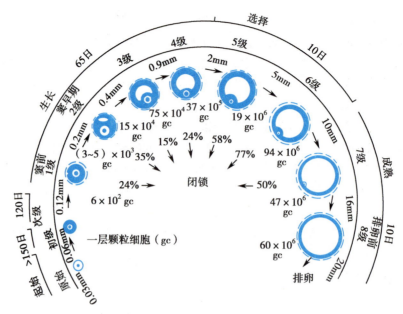

图 3-1　成人卵巢内卵泡的生长发育及各级生长卵泡出现的比例

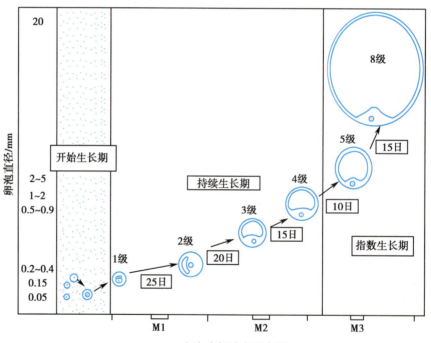

图 3-2　卵泡生长速率示意图

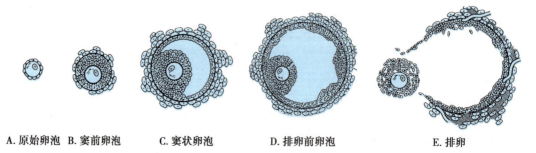

A. 原始卵泡　B. 窦前卵泡　　　C. 窦状卵泡　　　　D. 排卵前卵泡　　　　　E. 排卵

图 3-3　不同发育阶段的卵泡形态示意图

（1）原始卵泡：由停留于减数分裂双线期的初级卵母细胞被单层梭形前颗粒细胞围绕而形成。

（2）窦前卵泡（preantral follicle）：包括初级卵泡和次级卵泡。原始卵泡的梭形前颗粒细胞分化为单层立方形颗粒细胞之后成为初级卵泡（primary follicle）。与此同时，颗粒细胞（granular cell）合成和分泌黏多糖，在卵子周围形成一透明环形区，称为透明带（zona pellucida）。颗粒细胞的胞膜突起可穿过透明带与卵子的胞膜形成缝隙连接，这些胞膜的接触为卵子的信息传递和营养提供了一条通道。最后初级卵泡颗粒细胞的增殖使细胞的层数增至 6～8 层（600 个细胞以下），卵泡增大，形成次级卵泡（secondary follicle）。颗粒细胞内出现卵泡刺激素（follicle stimulating hormone，FSH）、雌激素（estrogen，E）和雄激素（androgen，A）三种受体，具备了对上述激素的反应性。卵泡基底膜附近的梭形细胞形成两层卵泡膜，即卵泡内膜（theca interna）和卵泡外膜（theca externa）。卵泡内膜细胞出现黄体生成素（luteinizing hormone，LH）受体，具备了合成甾体激素的能力。

（3）窦状卵泡（antral follicle）：在雌激素和 FSH 的协同作用下，颗粒细胞间积聚的卵泡液增加，最后融合形成卵泡腔，卵泡增大直径达 500μm，称为窦状卵泡。窦状卵泡发育的后期，相当于前一次卵巢周期的黄体晚期及本次周期卵泡早期，血清 FSH 水平及其生物活性增高，超过一定阈值后，卵巢内有一组窦状卵泡群进入了"生长发育轨道"，这种现象称为募集（recruitment）。约在本次月经周期第 7 日，在被募集的发育卵泡群中，FSH 阈值最低的一个卵泡，优先发育成为优势卵泡（dominant follicle），其余的卵泡逐渐退化闭锁，这种现象称为选择（selection）。月经周期第 11～13 日，优势卵泡增大至 18mm 左右，分泌雌激素量增多，使血清雌激素量达到 300pg/ml 左右。不仅如此，在 FSH 刺激下，颗粒细胞内又出现了 LH 受体及催乳素（PRL）受体，具备了对 LH、PRL 的反应性。此时便形成了排卵前卵泡。

（4）排卵前卵泡（preovulatory follicle）：为卵泡发育的最后阶段，为成熟卵泡，又称赫拉夫卵泡（Graafian follicle）。卵泡液急骤增加，卵泡腔增大，卵泡体积显著增大，直径可达 18～23mm，卵泡向卵巢表面突出，从外到内依次为以下结构。

1）卵泡外膜：为致密的卵巢间质组织，与卵巢间质无明显界限。

2）卵泡内膜：从卵巢皮质层间质细胞衍化而来，细胞呈多边形，较颗粒细胞大。此层含丰富血管。

3）颗粒细胞：细胞呈立方形，细胞间无血管存在，营养来自外周的卵泡内膜。

4）卵泡腔：腔内充满大量清澈的卵泡液和雌激素以及各种生物活性物质，对卵泡的生长和成熟起着重要的调节作用。

5）卵丘：呈丘状突出于卵泡腔，卵细胞深藏其中。

6）放射冠：直接围绕卵细胞的一层颗粒细胞，呈放射状排列。

7）透明带：在放射冠与卵细胞之间有一层很薄的透明膜，称为透明带。

2. **排卵**　卵细胞和它周围的卵冠丘结构（oocyte corona cumulus complex，OCCC；又称卵冠丘复合体）一起从卵巢排出的过程称为排卵（ovulation）。排卵过程包括卵母细胞完成第一次减数分裂和卵泡壁胶原层的分解及小孔形成后卵子的排出活动。排卵前，由于成熟卵泡分泌的雌二醇（E_2）在循环中达到对下丘脑起正反馈调节作用的峰值（$E_2 \geq 200$pg/ml），促使下丘脑 GnRH 的大量释放，继而引起垂体释放促性腺激素，出现 LH/FSH 峰。LH 峰是即将排卵的可靠指标，出现于卵泡破裂前 36 小时。LH 峰使初级卵母细胞完成第一次减数分裂，排出第一极体，成熟为次级卵母细胞。在 LH 峰作用下排卵前卵泡黄素化，产生少量孕酮。LH/FSH 排卵峰与孕酮协同作用，激活卵泡液内蛋白溶酶活性，使卵泡壁隆起尖端部分的胶原消化形成小孔，称为排卵孔（stigma）。排卵前卵泡液中前列腺素显著增加，排卵时达高峰。前列腺素可促进卵泡壁释放蛋白溶酶，也促使卵巢内平滑肌收缩，有助于排卵。排卵时随卵细胞同时排出的还有透明带、放射冠及小部分卵丘内的颗粒细胞。排卵多发生在下次月经来潮前 14 日左右。排卵可由两侧卵巢轮流发生，也可由一侧卵巢连续发生。卵子排出后，经输卵管伞部捡拾、输卵管壁蠕动以及输卵管黏膜纤毛活动等协同作用，在输卵管内向子宫方向移动。

3. 黄体形成及退化　排卵后卵泡液流出,卵泡腔内压下降,卵泡壁塌陷,形成许多皱襞,卵泡壁的卵泡颗粒细胞和卵泡内膜细胞向内侵入,周围由结缔组织的卵泡外膜包围,共同形成黄体(corpus luteum)。卵泡颗粒细胞和卵泡内膜细胞在 LH 排卵峰的作用下进一步黄素化,分别形成颗粒黄体细胞及卵泡膜黄体细胞。两种黄体细胞内都含有胡萝卜素,该色素含量多寡决定黄体颜色的深浅。黄体细胞的直径由原来的 12～14μm 增大到 35～50μm。在血管内皮生长因子(VEGF)作用下颗粒细胞血管化,孕酮由此进入到体循环中。排卵后 7～8 日(相当于月经周期第 22 日左右),黄体体积和功能达到高峰,直径 1～2cm,外观黄色。正常黄体功能的建立需要理想的排卵前卵泡发育,特别是 FSH 刺激,以及一定水平的持续性 LH 维持。

若排出的卵子受精、囊胚着床,受孕周期的黄体则在胚胎滋养细胞分泌的人绒毛膜促性腺激素(human chorionic gonadotropin,hCG)作用下增大,转变为妊娠黄体,至妊娠 3 个月末才退化。此后胎盘形成并分泌甾体激素维持妊娠。

若卵子未受精,或虽受精但囊胚没有着床,非受孕周期的黄体在排卵后 9～10 日开始退化,黄体功能限于 14 日,其机制尚未完全明确,可能与其分泌的雌激素溶黄体作用有关,其作用由卵巢局部前列腺素和内皮素-I 所介导。黄体退化时黄体细胞逐渐萎缩变小,周围的结缔组织及成纤维细胞侵入黄体,逐渐由结缔组织所代替,组织纤维化,外观色白,称为白体(corpus albicans)。黄体衰退后月经来潮,卵巢中又有新的卵泡发育,开始新的周期。

(三)卵巢性激素的合成及分泌

卵巢性激素主要是雌激素和孕激素(progestogen),及少量雄激素,均为甾体激素(steroid hormone)。卵泡膜细胞和颗粒细胞为排卵前雌激素的主要来源,黄体细胞在排卵后分泌大量的孕激素及雌激素。雄激素(睾酮)主要由卵巢间质细胞和门细胞产生。

1. 甾体激素的基本化学结构　甾体激素属类固醇激素。类固醇激素的基本化学结构为环戊烷多氢菲环。按碳原子的数目分为 3 组:含 21 个碳原子为孕激素,基本结构为孕烷核,如孕酮;含 19 个碳原子为雄激素,基本结构为雄烷核,如睾酮;含 18 个碳原子为雌激素,基本结构为雌烷核,如雌二醇、雌酮、雌三醇。

2. 甾体激素的生物合成过程　卵巢甾体激素生物合成需要多种羟化酶及芳香化酶的作用,它们都属于细胞色素 P450 超基因家族。在 LH 的刺激下,卵泡膜细胞内胆固醇经线粒体内细胞色素 P450 侧链裂解酶催化,形成孕烯醇酮(pregnenolone),这是性激素合成的限速步骤。孕烯醇酮合成雄烯二酮有 Δ^4 和 Δ^5 两条途径。卵巢在排卵前以 Δ^5 途径合成雌激素,排卵后可通过 Δ^4 和 Δ^5 两条途径合成雌激素。孕酮的合成是通过 Δ^4 途径(图 3-4)。卵巢雌激素的合成是由卵泡膜细胞与颗粒细胞在 FSH 与 LH 的共同作用下完成的:LH 与卵泡膜细胞 LH 受体结合后可使胆固醇形成睾酮和雄烯二酮,后两者进入颗粒细胞内成为雌激素的前身物质;FSH 与颗粒细胞上 FSH 受体结合后激活芳香化酶,将睾酮和雄烯二酮分别转化为雌二醇和雌酮,进入血液循环和卵泡液中。这就是 Falck(1959 年)提出的雌激素合成的两细胞-两促性腺激素学说(图 3-5)。

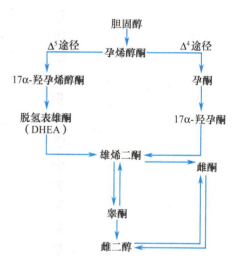

图 3-4　性激素的生物合成途径示意图

3. 甾体激素代谢　甾体激素主要在肝内代谢。雌二醇的代谢产物为雌酮及其硫酸盐、雌三醇、2-羟雌酮等,主要经肾脏排出体外;有一部分经胆汁排入肠内可再吸收入肝,即肝肠循环。孕激素主要代谢为孕二醇,经肾脏排出体外;睾酮代谢为雄酮、原胆烷醇酮,主要以葡萄糖醛酸盐的形式经肾脏排出体外。

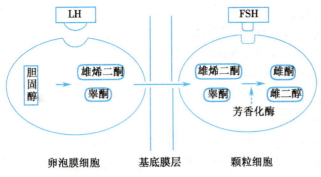

图 3-5　雌激素合成的两细胞-两促性腺激素学说示意图

4. 卵巢性激素分泌的周期性变化

（1）雌激素：卵泡开始发育时，雌激素分泌量很少；至月经第 7 日卵泡分泌雌激素量迅速增加，于排卵前达高峰；排卵后由于卵泡液中雌激素释放至腹腔使循环中雌激素暂时下降，排卵后 1～2 日，黄体开始分泌雌激素使循环中雌激素又逐渐上升，在排卵后 7～8 日黄体成熟时，循环中雌激素形成又一高峰。此后，黄体萎缩，雌激素水平急剧下降，在月经期达最低水平。

（2）孕激素：卵泡期卵泡不分泌孕酮，排卵前成熟卵泡的颗粒细胞在 LH 排卵峰的作用下黄素化，开始分泌少量孕酮，排卵后黄体分泌孕酮逐渐增加，至排卵后 7～8 日黄体成熟时，分泌量达最高峰，以后逐渐下降，到月经来潮时降到卵泡期水平。

（3）雄激素：女性雄激素主要来自肾上腺。卵巢也能分泌部分雄激素，包括睾酮、雄烯二酮和脱氢表雄酮。卵泡内膜层是合成分泌雄烯二酮的主要部位，卵巢间质细胞和门细胞主要合成与分泌睾酮。排卵前循环中雄激素升高，一方面可促进非优势卵泡闭锁，另一方面可提高性欲。

5. 卵巢性激素的生理作用

（1）雌激素的生理作用

1）子宫肌层：促进子宫肌细胞增生和肥大，使肌层增厚；增进血运，促使和维持子宫发育；增加子宫平滑肌对缩宫素的敏感性。

2）子宫内膜：使子宫内膜腺体和间质增生、修复。

3）子宫颈：使子宫颈口松弛、扩张，子宫颈黏液分泌增加，性状变稀薄，富有弹性，易拉成丝状。

4）输卵管：促进输卵管肌层发育及上皮的分泌活动，并可加强输卵管肌节律性收缩的振幅。

5）阴道上皮：使阴道上皮细胞增生和角化，黏膜变厚，并增加细胞内糖原含量，使阴道维持酸性环境。

6）外生殖器：使阴唇发育、丰满、色素加深。

7）第二性征：促使乳腺管增生，乳头、乳晕着色，促进其他第二性征的发育。

8）卵巢：协同 FSH 促进卵泡发育。

9）下丘脑、垂体：通过对下丘脑和垂体的正负反馈调节，控制促性腺激素的分泌。

10）代谢作用：促进水钠潴留；促进肝脏高密度脂蛋白合成，抑制低密度脂蛋白合成，降低血液中胆固醇水平；维持和促进骨基质代谢。

（2）孕激素的生理作用：孕激素通常是在雌激素作用的基础上发挥效应。

1）子宫肌层：降低子宫平滑肌兴奋性及其对缩宫素的敏感性，抑制子宫收缩，有利于孕囊着床和胚胎及胎儿在子宫内生长发育。

2）子宫内膜：使增殖期子宫内膜转化为分泌期内膜，为着床做好准备。

3）子宫颈：使子宫颈口闭合，黏液分泌减少，性状变黏稠。

4）输卵管：抑制输卵管肌节律性收缩的振幅。

5）阴道上皮：加快阴道上皮细胞脱落。

6）乳房:促进乳腺腺泡发育。

7）下丘脑、垂体:孕激素在月经中期具有增强雌激素对垂体 LH 排卵峰释放的正反馈作用;在黄体期对下丘脑、垂体有负反馈作用,抑制促性腺激素分泌。

8）体温:兴奋下丘脑体温调节中枢,可使基础体温在排卵后升高 0.3～0.5℃。临床上可以此作为推测排卵日期的标志之一。

9）代谢作用:促进水钠排泄。

（3）孕激素与雌激素的协同和拮抗作用:一方面,孕激素在雌激素作用的基础上,进一步促使女性生殖器和乳房的发育,为妊娠准备条件,两者有协同作用;另一方面,雌激素和孕激素又有拮抗作用,雌激素促进子宫内膜增生及修复,孕激素则限制子宫内膜增生,并使增生的子宫内膜转化为分泌期。其他拮抗作用表现在子宫收缩、输卵管蠕动、子宫颈黏液变化、阴道上皮细胞角化和脱落以及水钠潴留与排泄等方面。

（4）雄激素的生理作用

1）对女性生殖系统的影响:自青春期开始,雄激素分泌增加,促使阴蒂、阴唇和阴阜的发育,促进阴毛、腋毛的生长。但雄激素过多会对雌激素产生拮抗作用,如减缓子宫及其内膜的生长和增殖,抑制阴道上皮的增生和角化。雄激素还与性欲有关。

2）对机体代谢功能的影响:雄激素能促进蛋白合成,促进肌肉生长,并刺激骨髓中红细胞的增生。在性成熟期前,促使长骨骨基质生长和钙的保留;性成熟后可导致骨骺的关闭,使生长停止。可促进肾远曲小管对水、钠的重吸收并保留钙。

6. 甾体激素的作用机制 甾体激素具有脂溶性,主要通过扩散方式进入细胞内,与胞质受体结合,形成激素 - 胞质受体复合物。靶细胞胞质中存在的甾体激素受体是蛋白质,与相应激素结合具有很强的亲和力和专一性。当激素进入细胞内与胞质受体结合后,受体蛋白发生构型变化和热激蛋白（HSP）解离,从而使激素 - 胞质受体复合物获得进入细胞核内的能力,并由胞质转移至核内,与核内受体结合,形成激素 - 核受体复合物,从而引发 DNA 的转录过程,生成特异的 mRNA,在胞质核糖体内翻译,生成蛋白质,发挥相应的生物效应。

（四）卵巢分泌的多肽激素

卵巢除分泌甾体激素外,还分泌一些多肽激素、细胞因子和生长因子。

1. 多肽激素 在卵泡液中可分离到 3 种多肽,根据它们对 FSH 产生的影响不同,分为抑制素（inhibin）、激活素（activin）和卵泡抑制素（follistatin,FST）。它们既来源于卵巢,也产生于垂体等部位,与卵巢甾体激素系统一样,构成调节垂体促性腺激素合成与分泌的激活素 - 抑制素 - 卵泡抑制素系统。

（1）抑制素:由 2 个不同的亚单位（α 和 β）通过二硫键连接,β 亚单位再分为 β_A 和 β_B,形成抑制素 A（$\alpha\beta_A$）和抑制素 B（$\alpha\beta_B$）。它的主要生理作用是选择性地抑制垂体 FSH 的产生,包括 FSH 的合成和分泌,另外,也能增强 LH 的活性。

（2）激活素:由抑制素的两个 β 亚单位组成,形成激活素 A（$\beta_A\beta_A$）、激活素 AB（$\beta_A\beta_B$）和激活素 B（$\beta_B\beta_B$）。近年来发现激活素还有其他亚单位,如 β_C、β_D、β_E 等。激活素主要在垂体局部通过自分泌作用,增加垂体细胞的 GnRH 受体数量,提高垂体对 GnRH 的反应性,从而刺激 FSH 的产生。

（3）卵泡抑制素:是一个高度糖基化的多肽,它与抑制素和激活素的 β 亚单位具有亲和力。激活素与之结合后,失去刺激 FSH 产生的能力。卵泡抑制素的主要功能是通过自分泌 / 旁分泌作用,抑制 FSH 的产生。

2. 细胞因子和生长因子 白细胞介素 -1、肿瘤坏死因子 -α、胰岛素样生长因子、血管内皮生长因子、表皮生长因子、成纤维细胞生长因子、转化生长因子、血小板衍生生长因子等细胞因子和生长因子通过自分泌 / 旁分泌形式也参与卵泡生长发育的调节。

第三节 ｜ 子宫内膜及生殖器其他部位的周期性变化

【知识要点】
- 卵巢性激素使子宫内膜发生周期性变化。
- 在雌激素作用下子宫内膜出现增殖期变化。
- 在孕激素作用下增殖期子宫内膜出现分泌期变化。
- 孕激素撤退后分泌期子宫内膜脱落形成月经。
- 阴道、子宫颈、输卵管和乳腺在卵巢性激素的作用下亦发生周期性变化。

自青春期起,卵巢性激素使女性生殖器官发生一系列周期性变化,尤以子宫内膜的周期性变化最为显著。

(一) 子宫内膜的周期性变化

主要包括子宫内膜的组织学和生物化学的周期性变化。

1. 子宫内膜的组织学变化　子宫内膜从形态学上可分为功能层和基底层。功能层是胚胎植入的部位,受性激素的调节,发生周期性增殖、分泌和脱落;基底层靠近肌层,不受性激素的影响,不发生剥脱,在月经后再生并修复子宫内膜创面,重新形成子宫内膜功能层。据其组织学变化将月经周期分为增殖期、分泌期、月经期 3 个阶段(以一个正常月经周期 28 日为例)。

(1) 增殖期(proliferative phase):月经周期第 5～14 日。与卵巢周期中的卵泡期相对应。随着卵泡发育,雌激素分泌增加,在雌激素作用下,内膜表面上皮、腺体、间质、血管均呈增殖性变化,称为增殖。该期子宫内膜厚度自 1～2mm 增生至 12mm。增殖期又可分早、中、晚 3 期。

1) 增殖早期:月经周期第 5～7 日。此期内膜薄,仅 1～2mm;腺体短、直、细且稀疏,腺上皮细胞呈立方形或低柱状;间质致密,间质细胞呈星形,间质中的小动脉较直、壁薄。

2) 增殖中期:月经周期第 8～10 日。此期内膜腺体数增多、伸长并稍有弯曲;腺上皮细胞增生活跃,细胞呈柱状,开始有核分裂象;间质水肿在此期最为明显,螺旋小动脉逐渐发育,管壁变厚。

3) 增殖晚期:月经周期第 11～14 日。此期内膜进一步增厚达 12mm,表面高低不平,略呈波浪形;腺上皮变为高柱状,增殖为假复层上皮,核分裂象增多,腺体更长,形成弯曲状;间质细胞呈星状,并相互结合成网状;组织内水肿明显,小动脉增生,管腔增大,呈弯曲状。

增殖期腺体细胞的重要变化表现为纤毛细胞和微绒毛的增加。纤毛细胞出现于月经周期第 7～8 日,主要围绕腺体开口分布,纤毛的摆动可促进子宫内膜分泌物的流动和分布。微绒毛可增加细胞表面积,从而增加腺细胞的排泄和吸收功能。增生的腺细胞和间质细胞内含有丰富的游离和结合的核糖体、线粒体、高尔基体及初级溶酶体。这些结构是蛋白质、能量及酶的合成与贮存场所。

(2) 分泌期(secretory phase):月经周期第 15～28 日,与卵巢周期中的黄体期相对应。排卵后黄体形成,黄体分泌的孕激素、雌激素使增殖期内膜继续增厚,腺体更增长弯曲,出现分泌现象;血管迅速增加,更加弯曲;间质疏松并水肿。此时内膜厚且松软,含有丰富的营养物质,有利于受精卵着床发育。整个分泌期亦分为 3 期。

1) 分泌早期:月经周期第 15～19 日。此期内膜腺体更长,弯曲更明显,腺上皮细胞开始出现含糖原的核下空泡,为该期的组织学特征;间质水肿,螺旋小动脉继续增生、弯曲。

2) 分泌中期:月经周期第 20～23 日。子宫内膜较前更厚并呈锯齿状。腺体内的分泌上皮细胞顶端胞膜破裂,细胞内的糖原溢入腺体,称为顶浆分泌。内膜的分泌还包括血浆渗出,血液中许多重要的免疫球蛋白与上皮细胞分泌的结合蛋白结合,进入子宫内膜腔。子宫内膜的分泌活动在月经中期 LH 峰后第 7 日达到高峰,恰与囊胚植入同步。此期间质更加疏松、水肿,螺旋小动脉进一步增生并卷曲。

3）分泌晚期：月经周期第24～28日。该期子宫内膜呈海绵状，内膜腺体开口面向子宫腔，有糖原等分泌物溢出，间质更疏松、水肿。表面上皮细胞下的间质分化为肥大的蜕膜样细胞和小圆形的有分叶核及玫瑰红颗粒的内膜颗粒细胞；螺旋小动脉迅速增长，超出内膜厚度，更加弯曲，血管管腔也扩张。若排出的卵子受精，内膜继续增厚；若卵子未受精，卵巢内黄体退化，孕激素和雌激素水平下降，内膜脱落，转入月经期。

分泌期超微结构的特征性变化是巨大线粒体的出现和核仁通道系统（nucleolar channel system，NCS）的形成。NCS是核膜呈螺旋状折叠，伸入核内或核仁内形成的，仅在排卵后出现。

（3）月经期（menstrual phase）：月经周期第1～4日，为子宫内膜海绵状功能层从基底层崩解脱落期，这是黄体退化，孕酮和雌激素撤退的最后结果。经前24小时，内膜螺旋动脉节律性收缩及舒张，继而出现逐渐加强的血管痉挛性收缩，导致远端血管壁及组织缺血坏死、剥脱，脱落的内膜碎片及血液一起从阴道流出，即月经来潮。

2. 子宫内膜的生物化学变化

（1）甾体激素和蛋白激素受体

1）甾体激素受体：增殖期子宫内膜腺细胞和间质细胞富含雌、孕激素受体。雌激素受体在增殖期子宫内膜含量最高，排卵后明显减少。孕激素受体在排卵时达高峰，随后腺上皮孕激素受体逐渐减少，而间质细胞孕激素受体含量相对增加。子宫内膜螺旋小动脉的平滑肌细胞亦含有雌、孕激素受体，且呈周期性变化，以黄体期两种受体含量最高，提示子宫血流可能在一定程度上亦受甾体激素影响。

2）蛋白激素受体：子宫内膜上皮和腺上皮存在hCG/LH受体的表达，功能尚不清楚。子宫内膜中亦存在生长激素受体/生长激素结合蛋白的表达，可能对子宫内膜发育有一定影响。

（2）各种酶类：一些组织水解酶如酸性磷酸酶、β-葡萄糖醛酸酶等能使蛋白质、核酸和黏多糖分解。这些酶类平时被限制在溶酶体内，不具有活性。排卵后若卵子未受精，黄体经一定时间后萎缩，雌、孕激素水平下降，溶酶体膜的通透性增加，多种水解酶释放入组织，影响子宫内膜的代谢，对组织有破坏作用，从而造成内膜的剥脱和出血。基质金属蛋白酶（MMP）/组织金属蛋白酶抑制物（TIMP）系统、组织型纤溶酶原激活物（tPA）/纤溶酶原激活物抑制物（PAI）系统等也参与子宫内膜的剥脱过程。

（3）酸性黏多糖：在雌激素作用下，子宫内膜间质细胞能产生一种和蛋白质结合的碳水化合物，称为酸性黏多糖（acid mucopolysaccharide，AMPS）。雌激素能促使AMPS在间质中浓缩聚合，成为内膜间质的基础物质，对增殖期子宫内膜的成长起支架作用。排卵后，孕激素可抑制AMPS的生成和聚合，促使其降解，致使子宫内膜黏稠的基质减少，血管壁的通透性增加，有利于营养及代谢产物的交换，并为受精卵着床和发育做好准备。

（4）血管收缩因子：月经来潮前24小时子宫内膜缺血、坏死，释放前列腺素$F_{2\alpha}$和内皮素-I等，使月经期血管收缩因子达最高水平。另外，血小板凝集产生的血栓素A_2（TXA_2）也具有血管收缩作用，从而引起子宫血管和肌层节律性收缩，而且整个经期血管的收缩呈进行性加强，导致内膜功能层迅速缺血坏死、崩解脱落。

（二）生殖器其他部位的周期性变化

在卵巢性激素周期性作用下，阴道黏膜、子宫颈黏液、输卵管以及乳房组织也发生相应变化。

1. 阴道黏膜的周期性变化 阴道黏膜上皮为非角化型复层扁平上皮，较厚。在月经周期中，阴道黏膜呈现周期性改变，这种改变在阴道上段最明显。排卵前，阴道上皮在雌激素的作用下，底层细胞增生，逐渐演变为中层与表层细胞，使阴道上皮增厚，其程度在排卵期最明显。细胞内富含糖原，糖原经寄生在阴道内的乳杆菌分解形成乳酸，使阴道内保持一定酸度，可以防止致病菌的繁殖。排卵后在孕激素的作用下，主要为表层细胞脱落。临床上可借助阴道脱落细胞的变化了解体内雌激素水平和有无排卵。绝经后雌激素水平降低，阴道黏膜上皮变薄，脱落细胞减少，阴道液pH上升，阴道炎风险增加。

2. 子宫颈黏液的周期性变化 子宫颈黏膜无周期性脱落,但子宫颈腺细胞在卵巢性激素的影响下分泌黏液,其物理、化学性质及其分泌量均有明显的周期性改变。雌激素可刺激腺细胞的分泌功能。早卵泡期,体内雌激素水平较低,子宫颈管分泌的黏液量很少。随着卵泡发育,雌激素水平不断升高,黏液分泌量增加;排卵期,子宫颈黏液稀薄、透明,拉丝度可达 10cm 以上。若将黏液做涂片检查,干燥后可见羊齿植物叶状结晶,这种结晶在月经周期第 6~7 日开始出现,到排卵期最为清晰而典型。排卵后受孕激素影响,黏液分泌量逐渐减少,质地变黏稠而混浊,拉丝度差,易断裂。涂片检查时结晶逐步模糊,至月经周期第 22 日左右完全消失,而代之以排列成行的椭圆体。临床上根据子宫颈黏液检查,可了解卵巢功能。

子宫颈黏液是含有糖蛋白、血浆蛋白、氯化钠和水分的水凝胶。黏液中的氯化钠含量,在月经前后,仅占黏液干重的 2%~20%;而在排卵期则为黏液干重的 40%~70%。由于黏液是等渗的,氯化钠比例的增加势必导致水分亦相应增加,故排卵期的子宫颈黏液稀薄而量多。子宫颈黏液中的糖蛋白排列成网状,排卵前,在雌激素影响下网眼变大,所以排卵期子宫颈黏液最适宜精子通过。而孕激素使细胞分泌减少,分泌物黏稠呈凝胶状,阻止精子及微生物进入子宫。雌、孕激素的作用使子宫颈黏液在月经周期中对精子穿透发挥着生物阀的作用。

3. 输卵管的周期性变化 输卵管的周期性变化包括形态和功能两方面。在雌激素的作用下,输卵管黏膜上皮纤毛细胞生长,体积增大;非纤毛细胞分泌增加,为卵子提供运输和种植前的营养物质。雌激素还促进输卵管发育及增大输卵管肌层的节律性收缩振幅。孕激素则能缩小输卵管的节律性收缩振幅,抑制输卵管黏膜上皮纤毛细胞的生长,降低分泌细胞分泌黏液的功能。雌、孕激素的协同作用,保证受精卵在输卵管内的正常运行。

4. 乳房的周期性变化 雌激素促进乳腺管增生,而孕激素则促进乳腺小叶及腺泡生长。部分女性在经前期有乳房肿胀和疼痛感,可能是由于乳腺管的扩张、充血以及乳房间质水肿所致。由于雌、孕激素撤退,月经来潮后上述症状大多消退。

第四节 | 月经及其临床表现

【知识要点】
- 月经是伴随卵巢周期的子宫内膜剥脱及出血。
- 规律性月经的出现是生殖功能成熟的标志。
- 15 岁以后月经尚未来潮应查明原因。
- 正常的月经周期一般为 28 日 ±7 日。
- 严重痛经应及时就诊。

月经是生育期女性重要的生理现象。

(一) 月经(menstruation)
指伴随卵巢周期性变化而出现的子宫内膜周期性脱落及出血。规律月经的出现是生殖功能成熟的重要标志。第一次月经称为初潮(menarche)。月经初潮年龄多在 13~14 岁,但可能早在 11 岁或迟至 15 岁。15 岁以后月经仍未来潮应当引起临床重视,排查原因。月经初潮早晚主要受遗传因素影响,其他因素如营养、体重等亦起着重要作用。近年来,月经初潮年龄有提前趋势。

(二) 月经血的特征
月经血呈暗红色,除血液外,还有子宫内膜碎片、子宫颈黏液及脱落的阴道上皮细胞。月经血中含有前列腺素及来自子宫内膜的大量纤维蛋白溶解酶。由于纤维蛋白溶解酶对纤维蛋白的溶解作用,故月经血不凝,在出血量多或速度快的情况下可出现血凝块。

（三）正常月经的临床表现

正常月经具有周期性及自限性。出血的第 1 日为月经周期的开始,两次月经第 1 日的间隔时间称为一个月经周期(menstrual cycle)。一般为 21～35 日,平均 28 日。每次月经持续时间称为经期,一般为 2～8 日,平均 4～6 日。经量为一次月经的总失血量,正常月经量为 20～60ml,超过 80ml 为月经过多。月经期一般无特殊症状,但由于经期盆腔充血以及前列腺素的作用,有些女性出现下腹部及腰骶部下坠不适或子宫收缩痛,并可出现腹泻等胃肠功能紊乱症状。少数患者可有头痛及轻度神经系统不稳定症状。严重痛经者应及时就诊,以缓解疼痛,排除病理情况。

第五节 │ 月经周期的调节

【知识要点】
- 月经周期主要受下丘脑 - 垂体 - 卵巢轴的神经内分泌调节。
- 下丘脑 GnRH 通过调节腺垂体 FSH 和 LH 实现对卵巢功能的调控。
- 卵巢性激素对下丘脑和垂体有正、负反馈双重调节作用。
- 下丘脑 - 垂体 - 卵巢轴的神经内分泌活动受大脑高级中枢的影响。
- 抑制素 - 激活素 - 卵泡抑制素系统也参与对月经周期的调节。

月经周期的调节是一个非常复杂的过程,主要涉及下丘脑、垂体和卵巢。下丘脑分泌 GnRH,通过调节垂体促性腺激素的分泌,调控卵巢功能。

卵巢分泌的性激素除作用于子宫内膜外,还对下丘脑、垂体有反馈调节作用。下丘脑、垂体与卵巢之间相互调节、相互影响,形成一个完整而协调的神经内分泌系统,称为下丘脑 - 垂体 - 卵巢轴(hypothalamic-pituitary-ovarian axis,HPO)(图 3-6)。除下丘脑、垂体和卵巢激素之间的相互调节外,抑制素 - 激活素 - 卵泡抑制素系统也参与对月经周期的调节。HPO 的神经内分泌活动还受到大脑高级中枢的影响,其他内分泌腺功能与月经周期亦有关系。

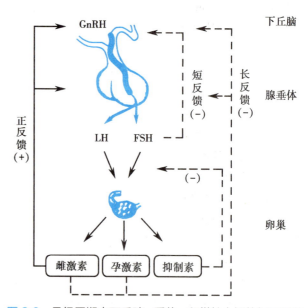

图 3-6　月经周期中下丘脑 - 垂体 - 卵巢轴之间的相互调节

（一）下丘脑促性腺激素释放激素

下丘脑弓状核神经细胞分泌的 GnRH 是一种十肽激素,直接通过垂体门脉系统输送到腺垂体,调节腺垂体促性腺激素的合成和分泌。GnRH 的分泌特征是脉冲式释放,脉冲频率为 60～120 分钟间隔,其频率与月经周期时相有关。正常月经周期的生理功能和病理变化均伴有相应的 GnRH 脉冲分泌模式变化。GnRH 的脉冲式释放可调节 LH/FSH 的比值。脉冲频率减慢时,血中 FSH 水平升高,LH 水平降低,从而 LH/FSH 比值下降;频率增加时,LH/FSH 比值升高。

下丘脑是 HPO 的启动中心,GnRH 的分泌受垂体促性腺激素和卵巢性激素的反馈调节,包括起促进作用的正反馈和起抑制作用的负反馈调节。反馈调节包括长反馈、短反馈和超短反馈 3 种。长反馈指卵巢分泌到循环中的性激素对下丘脑的反馈作用;短反馈是指垂体激素对下丘脑 GnRH 分泌的负反馈调节;超短反馈是指 GnRH 对其本身合成的负反馈调节。这些激素反馈信号和来自神经系统高级中枢的神经信号一样,通过多种神经递质,包括去甲肾上腺素、多巴胺、β-内啡肽、5-羟色胺和褪黑激素等调节 GnRH 的分泌。去甲肾上腺素促进 GnRH 的释放,β-内啡肽和 5-羟色胺抑制 GnRH 的释放,多巴胺对 GnRH 的释放则具有促进和抑制双重作用。

(二)腺垂体生殖激素

腺垂体(垂体前叶)分泌的直接与生殖调节有关的激素有促性腺激素和催乳素。

1. 促性腺激素 腺垂体的促性腺激素细胞分泌卵泡刺激素(follicle stimulating hormone,FSH)和黄体生成素(luteinizing hormone,LH)。它们对 GnRH 的脉冲式刺激起反应,自身亦呈脉冲式分泌,并受卵巢性激素和抑制素的调节。FSH 和 LH 均为糖蛋白激素,皆由 α 与 β 两个亚单位肽链以共价键结合而成。它们的 α 亚基结构相同,β 亚基结构不同。β 亚基是决定激素特异抗原性和特异功能的部分,但必须与 α 亚基结合成完整分子才具有生物活性。人类的促甲状腺激素(TSH)和人绒毛膜促性腺激素(hCG)也均由 α 和 β 两个亚单位组成。这 4 种糖蛋白激素的 α 亚单位中的氨基酸组成及其序列基本相同,它们的免疫反应也基本相同,各激素的特异性均存在于 β 亚单位。

FSH 是卵泡发育必需的激素,其主要生理作用包括:①直接促进窦前卵泡及窦状卵泡颗粒细胞增殖与分化,分泌卵泡液,使卵泡生长发育;②激活颗粒细胞芳香化酶,合成与分泌雌二醇;③在前一周期的黄体晚期及本次周期卵泡期早期,促使卵巢内窦状卵泡群的募集;④促使颗粒细胞合成分泌 IGF 及其受体、抑制素、激活素等物质,并与这些物质协同作用,调节优势卵泡的选择与非优势卵泡的闭锁退化;⑤在卵泡期晚期与雌激素协同,诱导颗粒细胞生成 LH 受体,为排卵及黄素化作准备。

LH 的生理作用包括:①在卵泡期刺激卵泡膜细胞合成雄激素,主要是雄烯二酮,为雌二醇的合成提供底物;②排卵前促使卵母细胞最终成熟及排卵;③在黄体期维持黄体功能,促进孕激素、雌二醇和抑制素 A 的合成与分泌。

2. 催乳素(prolactin,PRL) PRL 是由腺垂体的催乳细胞分泌的由 198 个氨基酸组成的多肽激素,具有促进乳汁合成功能。其分泌主要受下丘脑释放入门脉循环的多巴胺(PRL 抑制因子)抑制性调节。促甲状腺激素释放激素(TRH)亦能刺激 PRL 的分泌。由于多巴胺与 GnRH 对同一刺激或抑制作用常同时发生效应,因此,当 GnRH 的分泌受到抑制时,可出现促性腺激素水平下降,而 PRL 水平上升,临床表现为闭经泌乳综合征。另外,由于 TRH 升高,可使一些甲状腺功能减退的女性出现泌乳现象。

(三)卵巢性激素的反馈作用

卵巢分泌的雌、孕激素对下丘脑和垂体具有反馈调节作用。

1. 雌激素 雌激素对下丘脑产生负反馈和正反馈两种作用。在卵泡期早期,一定水平的雌激素负反馈作用于下丘脑,抑制 GnRH 释放,并降低垂体对 GnRH 的反应性,从而实现对垂体促性腺激素脉冲式分泌的抑制。在卵泡期晚期,随着卵泡的发育成熟,当雌激素的分泌达到阈值(≥200pg/ml)并维持 48 小时以上,雌激素即可发挥正反馈作用,刺激 LH 分泌高峰。在黄体期,协同孕激素对下丘脑有负反馈作用。

2. 孕激素 在排卵前,低水平的孕激素可增强雌激素对促性腺激素的正反馈作用。在黄体期,高水平的孕激素对促性腺激素的脉冲分泌产生负反馈抑制作用。

(四)月经周期调节机制

1. 卵泡期 在前一次月经周期的黄体萎缩后,雌、孕激素和抑制素 A 水平降至最低,对下丘脑和垂体的抑制解除,下丘脑又开始分泌 GnRH,使垂体 FSH 分泌增加,促进卵泡发育,分泌雌激素,子宫内膜发生增殖期变化。随着雌激素水平逐渐升高,其对下丘脑的负反馈增强,抑制下丘脑 GnRH 的分泌,加之抑制素 B 的作用,使垂体 FSH 分泌减少。随着卵泡逐渐发育,接近成熟时卵泡分泌的雌激素达到 200pg/ml 以上,并持续 48 小时时,即对下丘脑和垂体产生正反馈作用,形成 LH 和 FSH 峰,两者协同作用,促使成熟卵泡排卵。

2. 黄体期 排卵后循环中 LH 和 FSH 均急剧下降,在少量 LH 和 FSH 作用下,黄体形成并逐渐发育成熟。黄体主要分泌孕激素,也分泌雌二醇,孕激素使子宫内膜发生分泌期变化。排卵后第7～8日循环中孕激素达到高峰,雌激素亦达到又一高峰。由于大量孕激素和雌激素以及抑制素A的共同负反馈作用,又使垂体 LH 和 FSH 分泌相应减少。如果排出的卵子没有受精,黄体开始萎缩,雌、孕激素分泌减少,子宫内膜失去性激素支持,发生剥脱而月经来潮。雌、孕激素和抑制素A的减少解除了对下丘脑和垂体的负反馈抑制,FSH 分泌增加,卵泡开始发育,下一个月经周期重新开始,如此周而复始(图 3-7)。

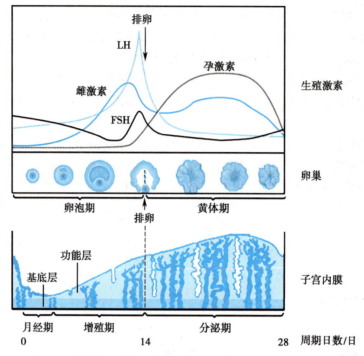

图 3-7　卵巢及子宫内膜周期性变化和激素水平关系示意图

月经周期主要受 HPO 的神经内分泌调控,同时也受抑制素 - 激活素 - 卵泡抑制素系统的调节,其他腺体内分泌激素对月经周期也有影响。HPO 的生理活动受到大脑皮质神经中枢的影响,如外界环境、精神因素等均可影响月经周期。大脑皮质、下丘脑、垂体和卵巢任何一个环节发生障碍,都会引起卵巢功能紊乱,导致月经失调。

第六节 ｜ 其他内分泌腺功能对月经周期的影响

【知识要点】
- 甲状腺功能减退或亢进均可造成月经异常。
- 肾上腺雄激素分泌过多可导致闭经。
- 胰腺功能异常、胰岛素抵抗和高雄激素血症亦可导致月经异常。

HPO 也受其他内分泌腺功能的影响,如甲状腺、肾上腺及胰腺的功能异常,均可导致月经异常,甚至闭经。

(一) 甲状腺

甲状腺分泌甲状腺素(thyroxine,T_4)和三碘甲状腺原氨酸(triiodothyronine,T_3),不仅参与机体各种物质的新陈代谢,还对性腺的发育成熟、维持正常月经和生殖功能具有重要影响。甲状腺功能减退如发生在青春期以前,可有性发育障碍,使青春期延迟;如发生在生育期,则出现月经异常,临床表现为月经过少、稀发,甚至闭经。患者多合并不孕,自然流产、早产、胎儿畸形或神经认知缺陷发生率增加。甲状腺功能轻度亢进时甲状腺素分泌与释放增加,子宫内膜过度增生,临床表现为月经过多、过频,甚至发生功能失调性子宫出血。当甲状腺功能亢进进一步加重时,甲状腺素的分泌、释放及代谢等过程受到抑制,临床表现为月经稀发、月经减少,甚至闭经。

(二) 肾上腺

肾上腺不仅具有合成和分泌糖皮质激素、盐皮质激素的功能,还能合成和分泌少量雄激素和极微量雌激素、孕激素。肾上腺皮质是女性雄激素的主要来源。少量雄激素为正常女性的阴毛、腋毛、肌肉和全身发育所必需。若雄激素分泌过多,可抑制下丘脑分泌 GnRH,并对抗雌激素,使卵巢功能受到抑制而出现闭经,甚至男性化表现。先天性肾上腺皮质增生症(congenital adrenal hyperplasia, CAH)患者由于存在 21- 羟化酶缺陷,导致皮质激素合成不足,引起促肾上腺皮质激素(ACTH)代偿性增加,促使肾上腺皮质网状带雄激素分泌过多,临床上出现女性假两性畸形(女性男性化)的表现。

(三) 胰腺

胰岛分泌的胰岛素不仅参与糖代谢,而且对维持正常的卵巢功能有重要影响。胰岛素依赖型糖尿病患者常伴有卵巢功能低下。在胰岛素抵抗的高胰岛素血症患者中,过多的胰岛素将促进卵巢产生过多雄激素,从而发生高雄激素血症,导致月经失调,甚至闭经。

(邵小光　郭　丰)

思考题:
简述备孕女性尿试纸监测排卵的原理。

思考题解题思路

本章目标测试

第四章 妊娠生理

妊娠是胚胎（embryo）和胎儿（fetus）在母体内生长发育的过程。成熟卵子受精是妊娠的开始,胎儿及其附属物自母体排出是妊娠的终止。妊娠是非常复杂、变化极为协调的生理过程。

第一节 | 受精及受精卵发育、输送与着床

【知识要点】
- 受精过程需精子获能和发生顶体反应。
- 囊胚表面滋养细胞和子宫内膜同步发育且功能协调是受精卵着床的重要条件。
- 受精卵形成并着床是胚胎早期发育的两个重要过程,任何干扰该过程的因素均可导致不孕或早期流产。

获能的精子与次级卵母细胞在输卵管内结合形成受精卵的过程称为受精（fertilization）。受精多数发生在排卵后数小时内,一般不超过 24 小时。囊胚种植于子宫内膜的过程称为受精卵着床（implantation; nidation）。

1. **受精卵形成** 精液射入阴道后,精子离开精液经宫颈管、宫腔进入输卵管腔,在此过程中精子顶体表面的糖蛋白被生殖道分泌物中的 α、β 淀粉酶降解,同时顶体膜结构中胆固醇与磷脂比值和膜电位发生变化,降低顶体膜的稳定性,此过程称为精子获能（sperm capacitation）,需 7 小时左右。卵子（次级卵母细胞）从卵巢排出,经输卵管伞部进入输卵管,在输卵管内与获能的精子相遇,精子头部顶体外膜破裂,释放顶体酶（含顶体素、玻璃酸酶、酯酶等）,溶解卵子外围的放射冠和透明带,称为顶体反应（acrosome reaction）。借助酶的作用,精子穿过放射冠和透明带。只有发生顶体反应的精子才能与次级卵母细胞融合。精子头部与卵子表面接触时,卵子细胞质内的皮质颗粒释放溶酶体酶,引起透明带结构改变,精子受体分子变性,阻止其他精子进入透明带,这一过程称为透明带反应（zona reaction）。穿过透明带的精子外膜与卵子胞膜接触并融合,精子进入卵子内。随后卵子迅即完成第二次减数分裂形成卵原核,卵原核与精原核融合,核膜消失,染色体相互混合,形成二倍体的受精卵（zygote）,完成受精过程。

受精后 30 小时,受精卵借助输卵管蠕动和输卵管上皮纤毛推动向宫腔方向移动。同时开始进行有丝分裂,即卵裂（cleavage）,形成多个子细胞,称为分裂球（blastomere）。受精后 50 小时为 8 细胞阶段,至受精后 72 小时分裂为 16 个细胞的实心胚,称为桑葚胚（morula）,在受精后第 4 日进入宫腔。随后细胞继续分裂,并在细胞间隙集聚来自宫腔的液体形成早期的囊胚（blastocyst）。受精后第 5～6 日,透明带逐渐消失,囊胚全部孵化,总体积迅速增大。

2. **受精卵着床** 约在受精 6～7 日后胚胎植入子宫内膜的过程称为着床。受精卵着床经过定位（apposition）、黏附（adhesion）和侵入（invasion）3 个过程。①定位:透明带消失,囊胚以其内细胞团端接触子宫内膜;②黏附:囊胚黏附在子宫内膜,囊胚表面滋养细胞分化为两层,外层为合体滋养细胞,内层为细胞滋养细胞;③侵入:滋养细胞穿透侵入子宫内膜、内 1/3 肌层及血管,囊胚完全埋入子宫内膜中且被内膜覆盖。

受精卵着床必须具备的条件有:①透明带消失;②囊胚的细胞滋养细胞分化出合体滋养细胞;

③囊胚和子宫内膜同步发育且功能协调;④体内分泌足量的雌激素和孕激素。成功着床需要子宫内膜具有容受性,这一过程由黄体分泌的雌、孕激素支持。子宫内膜的容受性仅在月经周期第20～24日才具有,即窗口期,子宫仅在极短的窗口期允许受精卵着床(图4-1)。受精卵着床后,子宫内膜基质细胞开始广泛增殖分化,转化为大而圆、胞质丰富、多核化的蜕膜细胞,该过程称为子宫内膜蜕膜化。蜕膜根据部位不同可分为底蜕膜、包蜕膜和真蜕膜。

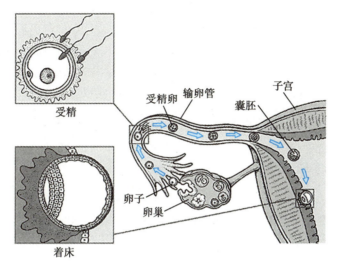

图 4-1　受精及受精卵发育、输送与着床

第二节 ｜ 胚胎、胎儿发育特征及胎儿生理特点

【知识要点】

- 胎儿在妊娠24周出生可能存活,但生存能力极差;24周后生存力随孕周逐渐增加;37～42周为足月成熟儿,能很好存活。
- 胎儿体内无纯动脉血,来自胎盘的血液进入右心房后绝大部分经卵圆孔进入左心房。
- 肺表面活性物质的形成决定肺成熟度,与新生儿出生后生存能力密切相关。

孕周从末次月经第1日开始计算,通常比排卵或受精时间提前2周,比着床提前3周。妊娠全过程约为280日,即40周。妊娠10周(受精第8周)内的人胚称为胚胎,是器官分化、形成的时期。自妊娠11周(受精第9周)起称为胎儿,各器官系统继续生长发育并渐趋成熟。

一、胚胎、胎儿发育特征

以4周(1个妊娠月)为一孕龄单位,描述胚胎及胎儿发育特征。

4周末:可辨认出胚盘与体蒂。

8周末:胚胎初具人形,头大,占整个胎体近一半。能分辨出眼、耳、鼻、口、手指及足趾,各器官正在分化发育,心脏已形成。

12周末:胎儿身长约9cm,顶臀长6～7cm。外生殖器可初辨性别。胎儿四肢可活动。

16周末:胎儿身长约16cm,顶臀长12cm,体重约110g。从外生殖器可确认胎儿性别。头皮已长出毛发,胎儿已开始出现呼吸运动。皮肤菲薄呈深红色,无皮下脂肪。部分孕妇已能自觉胎动。

20周末:胎儿身长约25cm,顶臀长16cm,体重约320g。皮肤暗红色,出现胎脂,全身覆盖毳毛,可见少许头发。开始出现吞咽、排尿功能。自该孕周起胎儿体重呈线性增长。胎儿运动明显增加,10%～30%时间胎动活跃。

24周末:胎儿身长约30cm,顶臀长21cm,体重约630g。各脏器均已发育,皮下脂肪开始沉积,因量不多皮肤呈皱缩状,出现眉毛和睫毛。细小支气管和肺泡已经发育,22周以下的胎儿原始肺泡很少。该孕周胎儿出生后可有呼吸,但生存能力极差。

28周末:胎儿身长约35cm,顶臀长25cm,体重约1 000g。皮下脂肪不多。皮肤粉红,表面覆盖胎脂。瞳孔膜消失,眼睛半张开。四肢活动好,有呼吸运动。出生后可存活,但早产儿并发症发生率高,尤其是呼吸窘迫综合征。

32周末:胎儿身长约40cm,顶臀长28cm,体重约1 700g。皮肤深红色仍呈皱缩状。存活率较高。

36周末:胎儿身长约45cm,顶臀长32cm,体重约2 500g。皮下脂肪较多,身体圆润,面部皱褶消失。指(趾)甲已达指(趾)端。出生后能啼哭及吸吮,因接近足月,存活能力强。

40周末:胎儿身长约50cm,顶臀长36cm,体重约3 400g。胎儿发育成熟,皮肤粉红色,皮下脂肪多。足底皮肤有纹理。男性睾丸已降至阴囊内,女性大小阴唇发育良好。出生后哭声响亮,吸吮能力强,能很好存活。

二、胎儿生理特点

(一) 循环系统

胎儿所需营养物质由母体供给,代谢产物经胎盘转运后排出。由于胎儿期肺循环阻力高及胎盘脐带循环的存在,胎儿期心血管循环系统不同于新生儿期。

1. **胎儿血液循环特点**　①来自胎盘的血液进入胎儿体内后分为3支,一支直接入肝,一支与门静脉汇合入肝,此两支血液经肝静脉入下腔静脉;另一支经静脉导管直接入下腔静脉。静脉导管是胎儿期特有的一条短血管,连接脐静脉与下腔静脉近心端,是胎儿血液循环中的重要通道,出生后闭锁为静脉韧带。下腔静脉血是混合血,有来自脐静脉含氧量较高的血液,也有来自胎儿身体下半部含氧量较低的血液。②卵圆孔位于左右心房之间,其开口处正对下腔静脉入口,下腔静脉进入右心房的血液绝大部分经卵圆孔进入左心房。上腔静脉进入右心房的血液流向右心室,随后进入肺动脉。③肺循环阻力较大,肺动脉血液绝大部分经动脉导管流入主动脉,仅部分血液经肺静脉进入左心房。左心房血液进入左心室,继而进入主动脉直至全身,然后经腹下动脉再经脐动脉进入胎盘,与母血进行气体及物质交换。

胎儿体内无纯动脉血,而是动静脉混合血。进入肝、心、头部及上肢的血液含氧量较高、营养较丰富,以适应胎儿生长需要。注入肺及身体下半部的血液含氧量相对较低、营养相对较少(图4-2)。

2. **新生儿血液循环特点**　胎儿出生后,胎盘脐带循环中断,肺开始呼吸,肺循环阻力降低,新生儿血液循环逐渐发生改变。①脐静脉闭锁为肝圆韧带,脐静脉的末支静脉导管闭锁为静脉韧带;②脐动脉闭锁,与相连的闭锁的腹下动脉成为脐内侧韧带;③动脉导管位于肺动脉与主动脉弓之间,出生后2~3个月完全闭锁为动脉韧带;④出生后左心房压力增高,卵圆孔开始关闭,多在生后6个月完全关闭(图4-2)。

(二) 血液系统

1. **红细胞生成**　早在妊娠第5周,卵黄囊开始造血,之后肝、骨髓、脾逐渐具有造血功能。妊娠足月时,骨髓产生90%红细胞。至妊娠32周红细胞生成素大量产生,故妊娠32周后出生的新生儿红细胞数均增多,约为6.0×10^{12}/L。胎儿红细胞生命周期短,约90日,需不断生成红细胞。

2. **血红蛋白生成**　妊娠前半期均为胎儿血红蛋白,至妊娠最后4~6周,成人血红蛋白增多,至临产时胎儿血红蛋白仅占25%。

3. **白细胞生成**　妊娠8周以后,胎儿血液循环出现粒细胞。妊娠12周,胸腺、脾产生淋巴细胞,成为体内抗体的主要来源。妊娠足月时白细胞计数可高达$(15 \sim 20) \times 10^9$/L。

(三) 呼吸系统

胎儿期胎盘代替肺功能,母儿血液在胎盘进行气体交换,但出生前胎儿已具备呼吸道(包括气管

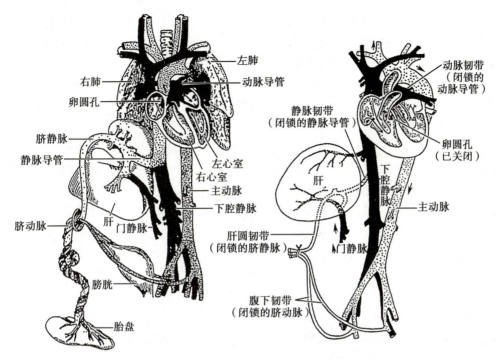

图 4-2　胎盘、胎儿及新生儿的血液循环

直至肺泡)、肺循环及呼吸肌。妊娠 11 周超声检查可见胎儿胸壁运动,妊娠 16 周时出现能使羊水进出呼吸道的呼吸运动。新生儿出生后肺泡扩张,开始具备呼吸功能。出生时胎肺不成熟可导致呼吸窘迫综合征,影响新生儿存活力。胎肺成熟包括肺组织结构成熟和功能成熟,后者系Ⅱ型肺泡细胞内的板层小体能合成肺表面活性物质,包括卵磷脂(lecithin)和磷脂酰甘油(phosphatidyl glycerol)。表面活性物质能降低肺泡表面张力,有助于肺泡扩张。通过检测羊水中卵磷脂及磷脂酰甘油值,可以判断胎肺成熟度。糖皮质激素可刺激肺表面活性物质的产生。

(四) 神经系统

胎儿大脑随妊娠进展逐渐发育长大,胚胎期脊髓已长满椎管,随后生长变缓。妊娠 6 个月脑脊髓和脑干神经根的髓鞘开始形成,但主要发生在出生后 1 年内。妊娠中期胎儿内、外及中耳已形成,妊娠 24～26 周胎儿能感知到声音。妊娠 28 周胎儿眼开始出现对光反应,对形象及色彩的视觉出生后才逐渐形成。

(五) 消化系统

1. **胃肠道**　妊娠 10～16 周胃肠功能基本建立,胎儿能吞咽羊水,吸收水分、氨基酸、葡萄糖及其他可溶性营养物质。

2. **肝脏**　胎儿肝内缺乏许多酶,不能结合因红细胞破坏产生的大量游离胆红素。胆红素经胆道排入小肠氧化成胆绿素。胆绿素的降解产物导致胎粪呈黑绿色。

(六) 泌尿系统

妊娠 11～14 周胎儿肾已有排尿功能,妊娠 14 周胎儿膀胱内已有尿液。胎儿通过排尿参与羊水循环。

(七) 内分泌系统

甲状腺于妊娠第 6 周开始发育,妊娠 10～12 周已能合成甲状腺激素。甲状腺素对胎儿各组织器官的正常发育均有作用,尤其是大脑的发育。妊娠 12 周开始胎儿甲状腺对碘的蓄积高于母亲甲状腺,因此,孕期补碘要慎重。胎儿肾上腺发育良好,胎儿肾上腺皮质主要由胎儿带组成,能产生大量甾体激素,与胎儿肝脏、胎盘、母体共同完成雌三醇的合成。妊娠 12 周胎儿胰腺开始分泌胰岛素。

(八) 生殖系统及性腺分化发育

详见第二章第一节“女性生殖器官的发育”。

第三节 | 胎儿附属物的形成与功能

【知识要点】
- 胎儿 - 胎盘循环是母胎之间物质交换的基础。
- 胎盘合成多种激素、酶和细胞因子等,以维持正常妊娠,但胎盘屏障作用有限。
- 胎膜保持羊膜腔完整性,对胎儿起保护作用。
- 脐带内脐动脉、脐静脉血流是母儿之间物质交换的通道。
- 羊水对胎儿和母体有保护作用,通过羊膜腔内母儿间液体交换,保持量的相对恒定。

胎儿附属物包括胎盘、胎膜、脐带和羊水,它们对维持胎儿的生命及生长发育起重要作用。

一、胎盘

(一)胎盘的结构

胎盘(placenta)由胎儿部分的羊膜和叶状绒毛膜及母体部分的底蜕膜构成。

1. **羊膜**(amnion)　为附着在胎盘胎儿面的半透明薄膜。羊膜表面光滑,无血管、神经及淋巴组织。正常羊膜厚0.02~0.05mm,电镜下见羊膜上皮细胞表面有微绒毛,使羊水与羊膜间进行交换。

2. **叶状绒毛膜**(chorion frondosum)　为胎盘的主要结构。囊胚着床后,着床部位的滋养层细胞迅速分裂增殖,内层为细胞滋养细胞,是分裂生长的细胞;外层为合体滋养细胞,是执行功能的细胞,由细胞滋养细胞分化而来。滋养层内面有一层胚外中胚层,与滋养层共同组成绒毛膜。与底蜕膜接触的绒毛营养丰富,发育良好,称为叶状绒毛膜,其形成历经3个阶段。①初级绒毛:绒毛膜表面长出呈放射状排列的合体滋养细胞小梁,绒毛膜深部增生活跃的细胞滋养细胞伸入其中,形成合体滋养细胞小梁的细胞中心索;②次级绒毛:初级绒毛继续增长,胚外中胚层长入细胞中心索,形成间质中心索;③三级绒毛:在受精后第15~17日,胚胎血管长入间质中心,绒毛内血管形成。一个初级绒毛干及其分支形成一个胎儿叶,一个次级绒毛干及其分支形成一个胎儿小叶。每个胎盘有60~80个胎儿叶、200个胎儿小叶。

每个绒毛干中均有脐动脉和脐静脉的分支,随着绒毛干再分支,脐血管逐渐变细,最终形成胎儿毛细血管进入三级绒毛,建立胎儿 - 胎盘循环。绒毛之间的间隙称为绒毛间隙(intervillous space,IVS)。在滋养细胞侵入子宫壁的过程中,子宫螺旋血管破裂,直接开口于绒毛间隙,绒毛间隙充满母体血液,游离绒毛悬浮其中,母胎间物质交换在悬浮于母血的绒毛处进行(图4-3)。

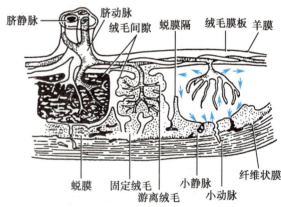

图4-3　胎盘结构与胎儿 - 胎盘循环模式图

子宫 - 胎盘循环建立的一个重要环节是子宫螺旋动脉重塑,该过程由2种绒毛外滋养细胞完成。①间质滋养细胞:穿透蜕膜、子宫内膜和子宫肌层内1/3处,聚集在子宫螺旋动脉周围,为血管内滋养细胞的侵入做准备;②血管内滋养细胞:以逆行方式沿子宫螺旋动脉内腔迁移,取代血管内皮,使狭窄的肌性管腔转变为扩张的低阻力子宫胎盘血管。妊娠早期迁移的血管内滋养细胞在子宫螺旋动脉末端形成栓子并将其堵塞。早孕期末栓子消失,子宫 - 胎盘循环得以建立。子宫螺旋动脉重塑障碍可导致子痫前期、胎儿生长受限(fetal growth restriction,FGR)或两者同时发生。重度子痫前期并发FGR时,只有10%的子宫螺旋动脉完全重塑,而正常妊娠子宫螺旋动脉重塑率达96%。

妊娠足月胎盘绒毛表面积达$12\sim14m^2$,相当于成人肠道总面积。因此,母儿之间交换面积巨大。胎儿体内含氧量低、代谢废物浓度高的血液经脐动脉流至绒毛毛细血管,与绒毛间隙中的母血进行物质交换后,脐静脉将含氧量高、营养丰富的血液带回胎儿体内,以保证胎儿生长发育。胎儿血和母血不直接相通,之间隔有绒毛毛细血管壁、绒毛间质及绒毛滋养细胞层,构成母胎界面(maternal-fetal interface),有胎盘屏障(placental barrier)、免疫耐受等作用。

3. 底蜕膜 为胎盘附着部位的子宫内膜,占胎盘很小部分。固定绒毛的滋养层细胞与底蜕膜共同形成绒毛间隙的底,称为蜕膜板。蜕膜板向绒毛膜伸出蜕膜间隔,其延伸长度不超过胎盘厚度2/3,将胎盘母体面分成肉眼可见的20个左右母体叶。

妊娠足月胎盘呈盘状,多为圆形或椭圆形,重$450\sim650g$,直径$16\sim20cm$,厚$1\sim3cm$,中央部位厚约3cm,中央厚,边缘薄。胎盘分胎儿面和母体面。胎儿面被覆羊膜,呈灰白色,光滑半透明,脐动静脉从附着处分支向四周呈放射状分布达胎盘边缘,其分支穿过绒毛膜板,进入绒毛干及其分支。母体面呈暗红色,蜕膜间隔形成若干浅沟将母体面分成多个母体叶。

(二)胎盘的功能

胎盘介于胎儿与母体之间,是维持胎儿生长发育的重要器官。具有物质交换、防御、合成及免疫等功能。

1. 物质交换功能 胎盘通过多种方式实现物质交换,包括气体交换、营养物质供应和排出胎儿代谢产物等。

(1)气体交换:母儿间O_2和CO_2在胎盘中以简单扩散方式进行交换,相当于胎儿呼吸系统的功能。子宫动脉血氧分压(PO_2)高于绒毛间隙内血PO_2和胎儿脐动脉血PO_2,但胎儿血红蛋白对O_2亲和力强,能从母血中获得充分的O_2。CO_2的扩散速度比O_2快20倍,且胎儿血对CO_2亲和力低于母血,故胎儿CO_2容易通过绒毛间隙直接向母体迅速扩散。

(2)营养物质供应:葡萄糖是胎儿代谢的主要能源,以易化扩散方式通过胎盘,胎儿体内的葡萄糖均来自母体。氨基酸、钙、磷、碘和铁以主动运输方式通过胎盘。游离脂肪酸、水、钾、钠、镁,维生素A、维生素D、维生素E、维生素K以简单扩散方式通过胎盘。

(3)排出胎儿代谢产物:胎儿代谢产物如尿素、尿酸、肌酐、肌酸等,经胎盘转输入母血,由母体排出体外。

2. 防御功能 胎盘屏障作用极为有限。各种病毒(如风疹病毒、巨细胞病毒等)及大部分药物均可通过胎盘,影响胎儿生长发育。细菌、弓形虫、衣原体、梅毒螺旋体不能通过胎盘屏障,但可在胎盘部位形成病灶,破坏绒毛结构后进入胎体感染胚胎及胎儿。母血中免疫抗体如IgG能通过胎盘,使胎儿在出生后短时间内获得被动免疫。

3. 合成功能 胎盘合体滋养细胞能合成多种激素、酶、神经递质和细胞因子,对维持正常妊娠起重要作用。

(1)人绒毛膜促性腺激素(human chorionic gonadotropin,hCG):是一种由α、β亚基组成的糖蛋白激素,在受精卵着床后1日可自母体血清中测出,妊娠$8\sim10$周达高峰,以后迅速下降,产后2周内消失。hCG的功能有:①维持月经黄体寿命,使月经黄体增大成为妊娠黄体,增加甾体激素分泌以维持妊娠;②促进雄激素芳香化转化为雌激素,同时能刺激孕酮的形成;③抑制植物血凝素对淋巴细胞的刺激作用,hCG能吸附于滋养细胞表面,以免胚胎滋养层被母体淋巴细胞攻击;④刺激胎儿睾丸分泌睾酮,促进男胎性分化;⑤能与母体甲状腺细胞TSH受体结合,刺激甲状腺活性。

(2)人胎盘催乳素(human placental lactogen,hPL):是一种单链多肽激素。妊娠5周即可在母体血浆中测出hPL,随妊娠进展其分泌量持续增加,至妊娠晚期达高峰并维持至分娩,产后迅速下降,产后7小时即测不出。hPL的功能有:①促进乳腺腺泡发育,刺激乳腺上皮细胞合成乳白蛋白、乳酪蛋白和乳珠蛋白,为产后泌乳做准备;②促进胰岛素生成;③通过脂解作用提高游离脂肪酸、甘油浓度,以游离脂肪酸作为能源,抑制对葡萄糖的摄取,将多余葡萄糖运送给胎儿,是胎儿的主要能源,也是蛋白质合成的能源来源;④抑制母体对胎儿的排斥作用。hPL 是通过母体促进胎儿发育的"代谢调节因子"。

（3）雌激素:是一种甾体激素,妊娠早期由卵巢黄体产生,妊娠 10 周后主要由胎儿 - 胎盘单位合成。至妊娠末期,雌三醇值为非孕女性的 1 000 倍,雌二醇及雌酮值为非孕女性的 100 倍。

雌激素生成过程:母体胆固醇在胎盘内转变为孕烯醇酮后,经胎儿肾上腺胎儿带转化为硫酸脱氢表雄酮(dehydroepiandrosterone sulfate,DHEAS),再经胎儿肝内 16α- 羟化酶作用,形成 16α- 羟基硫酸脱氢表雄酮(16α-OH-DHEAS),在胎盘合体滋养细胞硫酸酯酶作用下,去硫酸根形成 16α-OH-DHEA,随后经胎盘芳香化酶作用成为 16α- 羟基雄烯二酮,最终形成游离雌三醇。

（4）孕激素:是一种甾体激素,妊娠早期由卵巢妊娠黄体产生。妊娠 8～10 周后,胎盘合体滋养细胞是产生孕激素的主要来源。母血孕酮值随妊娠进展逐渐增高,其代谢产物为孕二醇。孕激素在雌激素协同作用下,对妊娠期子宫内膜、子宫肌层、乳腺以及母体其他系统的生理变化起重要作用。

（5）缩宫素酶(oxytocinase):是一种糖蛋白。随妊娠进展逐渐增多,至妊娠末期达高峰。其生物学意义尚不十分明确,主要作用是灭活缩宫素分子,维持妊娠。胎盘功能不良,如死胎、子痫前期、FGR 时,血中缩宫素酶水平降低。

（6）耐热性碱性磷酸酶(heat stable alkaline phosphatase,HSAP):妊娠 16～20 周母血中可测出。随妊娠进展而增多,直至胎盘娩出后下降,产后 3～6 日消失。动态监测其变化,可作为评价胎盘功能的一项指标。

（7）细胞因子与生长因子:如表皮生长因子(epidermal growth factor,EGF),神经生长因子,胰岛素样生长因子(insulin-like growth factor,IGF),肿瘤坏死因子 -α(tumor necrosis factor-α,TNF-α),白细胞介素(interleukin,IL)-1、2、6、8 等。上述因子在胚胎和胎儿营养及免疫保护中起一定作用。

4. 免疫功能　胎儿是同种半异体移植物。正常妊娠母体能容受、不排斥胎儿,其具体机制目前尚不清楚,可能与早期胚胎组织无抗原性、母胎界面的免疫耐受以及妊娠期母体免疫力低下有关。

二、胎膜

胎膜(fetal membranes)是由外层的平滑绒毛膜(chorion laeve)和内层的羊膜组成。囊胚表面非着床部位的绒毛膜在发育过程中因缺乏营养逐渐退化萎缩成为平滑绒毛膜(曾称滑泽绒毛膜)。胎膜的重要作用是维持羊膜腔的完整性,对胎儿起到保护作用。胎膜含大量花生四烯酸(前列腺素前身物质)的磷脂,且含能催化磷脂生成游离花生四烯酸的溶酶体,在分娩发动上有一定作用。

三、脐带

脐带(umbilical cord)是连接胎儿与胎盘的条索状组织,胎儿借助脐带悬浮于羊水中。足月妊娠的脐带长 30～100cm,平均约 55cm,直径 0.8～2.0cm。脐带自身呈螺旋形态,表面有羊膜覆盖呈灰白色,内有 1 条脐静脉,2 条脐动脉,脐血管周围为含水量丰富来自胚外中胚层的胶样组织,称为华通胶(Wharton jelly),有保护脐血管的作用。脐带是母儿间气体交换、营养物质供应和代谢产物排出的重要通道。脐带受压使血流受阻时,可致胎儿缺氧,甚至危及胎儿生命。

四、羊水

充满在羊膜腔内的液体,称为羊水(amniotic fluid)。

1. 羊水的来源　①妊娠早期的羊水主要来自母体血清经胎膜进入羊膜腔的透析液;②妊娠中期以后,胎儿尿液成为羊水的主要来源,使羊水的渗透压逐渐降低;③妊娠晚期胎肺参与羊水的生成,每日约 350ml 液体从肺泡分泌至羊膜腔;④羊膜、脐带华通胶及胎儿皮肤渗出液体,但量少。

2. 羊水的吸收　胎儿吞咽是羊水吸收的主要方式。妊娠 10～12 周开始胎儿出现吞咽动作,近足月时每日可吞咽500~700ml液体。因羊水相较于母体血浆是低渗液体,羊水吸收的另一个重要途径是经羊膜-绒毛膜界面的膜内转运向胎儿胎盘血管的转移,其中只有微量的羊水转移至母体血浆。因此,膜内运输可能与胎儿吞咽具有协同作用,共同维持羊水量的稳定。另外,脐带每小时能吸收羊水40~50ml;妊娠20周前,胎儿角化前皮肤有吸收羊水的功能,但量很少。

3. 母体、胎儿、羊水三者间的液体平衡　羊水在羊膜腔内不断进行液体交换,以保持羊水量相对恒定。母儿间的液体交换主要通过胎盘,每小时约3 600ml。羊水量的调节包括以下4个因素:①自妊娠后半期开始胎儿排尿是羊水的主要来源;②胎儿分泌的肺泡液;③每日约有400ml的羊水通过膜内运输进入胎盘表面的胎儿血管;④胎儿吞咽是羊水吸收的主要途径。

4. 羊水量、性状及成分　妊娠期羊水量逐渐增加,妊娠38周约1 000ml,此后羊水量逐渐减少。至妊娠40周羊水量约800ml。过期妊娠羊水量明显减少,可减少至300ml以下。妊娠早期羊水为无色澄清液体。妊娠足月羊水略混浊、不透明,可见羊水内悬有小片状物(胎脂、胎儿脱落上皮细胞、毳毛、毛发、少量白细胞、白蛋白、尿酸盐等)。羊水中含大量激素和酶。足月妊娠时羊水比重为1.007~1.025,pH约为7.20,内含水分98%~99%,1%~2%为无机盐及有机物。

5. 羊水的功能

(1)保护胎儿:羊膜腔内恒温,适量的羊水对胎儿有缓冲作用,避免胎儿受到挤压,防止胎儿肢体粘连,避免子宫肌壁或胎儿对脐带直接压迫导致胎儿窘迫;临产宫缩时,羊水能使宫缩压力均匀分布,避免胎儿局部受压致胎儿窘迫。胎儿吞咽或吸入羊水可促进胎儿消化道和肺发育,羊水过少可引起胎儿肺发育不全。

(2)保护母体:减轻胎动所致不适感;临产后,前羊水囊借助楔形水压扩张宫颈口及阴道;破膜后羊水冲洗阴道,减少感染机会。

第四节 | 妊娠期母体的变化

【知识要点】

- 妊娠期母体各系统和器官会发生一系列生理变化。
- 变化最大的器官是子宫,主要表现为体积增大、血流量增加和子宫下段形成,以利于容受妊娠物并为分娩做准备。
- 血容量及心输出量均明显增加,有基础心脏病者易在妊娠期和分娩期发生心力衰竭。

在胎盘产生激素的参与和神经内分泌的影响下,孕妇体内各系统发生一系列生理变化以适应胎儿生长发育的需要并为分娩做准备。

一、生殖系统的变化

(一) 子宫

妊娠期子宫的重要功能是孕育胚胎和胎儿,同时在分娩过程中起重要作用。是妊娠期及分娩后变化最大的器官。

1. 子宫大小　随妊娠进展,胎儿、胎盘及羊水形成与发育,子宫体逐渐增大变软。至妊娠足月时子宫体积达35cm×25cm×22cm;容量约5 000ml,是非孕期的500~1 000倍;重量约1 100g,增加近20倍。妊娠早期子宫略呈球形且不对称,受精卵着床部位的子宫壁明显突出。妊娠12周后,增大的子宫逐渐超出盆腔,在耻骨联合上方可触及。妊娠晚期子宫轻度右旋,与乙状结肠占据在盆腔左侧有关。

子宫增大主要是由于肌细胞肥大、延长,也有少量肌细胞数目增多及结缔组织增生。子宫肌细胞由非孕时长20μm、宽2μm至妊娠足月时长500μm、宽10μm,细胞质内富含有收缩功能的肌动蛋白

（actin）和肌球蛋白（myosin），为临产后子宫收缩提供物质基础。子宫肌壁厚度非孕时约 1cm，至妊娠中期逐渐增厚达 2.0～2.5cm，至妊娠末期又逐渐变薄为 1.0～1.5cm。妊娠早期子宫增大主要受雌激素影响，孕激素作用尚不确切，妊娠 12 周以后子宫增大系因宫腔内压力增加所致。子宫各部位增长速度：宫底于妊娠晚期增长最快，宫体含肌纤维最多，子宫下段次之，宫颈最少，以适应临产后子宫收缩力由宫底向下逐渐递减，利于胎儿娩出。

自妊娠早期开始，子宫可出现不规律无痛性收缩。其特点为稀发、不规律和不对称，随妊娠进展而逐渐增加，但宫缩时宫腔内压力通常为 5～25mmHg，持续时间不足 30 秒，不伴宫颈扩张，这种生理性无痛性宫缩称为 Braxton Hicks 收缩，即假性宫缩。

2. 子宫血流量　妊娠期子宫血管扩张、增粗，子宫血流量增加，以适应胎儿 - 胎盘循环需要。妊娠早期子宫血流量为 50ml/min，主要供应子宫肌层和蜕膜。妊娠足月时子宫血流量为 450～650ml/min，其中 80%～85% 供应胎盘。子宫血管行走于子宫肌纤维之间，子宫收缩时血管受压，血流量明显减少。过强宫缩可致胎儿宫内缺氧。另外，有效的子宫收缩也是产后使子宫胎盘剥离面迅速止血的主要机制。

3. 子宫内膜　受精卵着床后，在孕激素、雌激素作用下子宫内膜腺体增大，腺上皮细胞内糖原增加，结缔组织细胞肥大，血管充血，此时子宫内膜称为蜕膜（decidua）。按蜕膜与囊胚的关系，将蜕膜分为 3 部分。①底蜕膜（basal decidua）：囊胚着床部位的子宫内膜，与叶状绒毛膜相贴，以后发育成胎盘母体部分；②包蜕膜（capsular decidua）：覆盖在囊胚表面的蜕膜，随囊胚发育逐渐突向宫腔；③真蜕膜（true decidua）：底蜕膜及包蜕膜以外覆盖宫腔其他部分的蜕膜，妊娠 14～16 周羊膜腔明显增大，包蜕膜和真蜕膜相贴近，宫腔消失（图 4-4）。

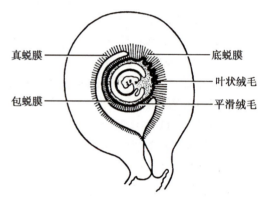

图 4-4　早期妊娠子宫蜕膜与绒毛的关系

4. 子宫峡部　位于宫体与宫颈之间最狭窄的组织结构。非孕时长约 1cm，妊娠后子宫峡部变软，逐渐伸展拉长变薄，扩展成宫腔的一部分，临产后伸展至 7～10cm，成为产道的一部分，称为子宫下段。

5. 宫颈　在激素作用下，宫颈充血、水肿，宫颈管内腺体增生、肥大，使宫颈自妊娠早期逐渐变软，呈紫蓝色。宫颈主要成分为胶原丰富的结缔组织，不同时期这些结缔组织重新分布，使妊娠期宫颈关闭维持至足月，分娩期宫颈扩张以及产褥期宫颈迅速复旧。妊娠期宫颈黏液增多，形成黏稠的黏液栓，内富含免疫球蛋白及细胞因子，具有保护宫腔免受外来感染侵袭的作用。

（二）卵巢

妊娠期卵巢排卵和新卵泡发育均停止。妊娠 6～7 周前产生大量雌激素及孕激素，以维持妊娠。妊娠 10 周后黄体功能由胎盘取代，黄体开始萎缩。

（三）输卵管

妊娠期输卵管伸长，但肌层并不增厚。黏膜层上皮细胞稍扁平，在基质中可见蜕膜细胞。有时黏膜呈蜕膜样改变。

（四）阴道

妊娠期阴道黏膜变软，水肿充血呈紫蓝色（Chadwick 征）。阴道壁皱襞增多，周围结缔组织变疏松，肌细胞肥大，伸展性增加，有利于分娩时胎儿通过。阴道脱落细胞及分泌物增多呈白色糊状。阴道上皮细胞糖原水平增加，乳酸含量增多，pH 降低，不利于致病菌生长，有利于防止感染。

（五）外阴

妊娠期外阴充血，皮肤增厚，大小阴唇色素沉着，大阴唇内血管增多及结缔组织松软，伸展性增加,利于分娩时胎儿通过。妊娠时由于增大的子宫压迫,盆腔及下肢静脉血回流障碍,部分孕妇可有外阴或下肢静脉曲张,产后多自行消失。

二、乳房的变化

妊娠期胎盘分泌大量雌激素刺激乳腺腺管发育,分泌大量孕激素刺激乳腺腺泡发育。乳腺发育完善还需垂体催乳素、人胎盘催乳素、胰岛素及皮质醇等参与。妊娠早期乳房开始增大,充血明显。孕妇自觉乳房发胀是妊娠早期的常见表现。随着乳腺腺泡增生导致乳腺增大并出现结节。乳头增大变黑,易勃起。乳晕颜色加深,其外围皮脂腺肥大形成散在结节状隆起,称为蒙氏结节(Montgomery's tubercles)。妊娠末期,尤其在接近分娩期时挤压乳房,可有少量淡黄色稀薄液体溢出,称为初乳(colostrum)。妊娠期间乳腺充分发育,为泌乳做好准备,但并无乳汁分泌,可能与大量雌、孕激素抑制乳汁生成有关。产后胎盘娩出,雌、孕激素水平迅速下降,新生儿吸吮乳头,乳汁开始分泌。

三、循环系统的变化

1. **心脏**　妊娠期增大的子宫使膈肌升高,心脏向左、上、前方移位,心脏沿纵轴顺时针方向扭转,加之血流量增加及血流速度加快,心浊音界稍扩大,心尖搏动左移 1~2cm。部分孕妇可闻及心尖区 Ⅰ~Ⅱ 级柔和吹风样收缩期杂音、第一心音分裂及第三心音,产后逐渐消失。心电图因心脏左移出现电轴左偏约 15°。心脏容量至妊娠晚期增加约 10%。心率于妊娠晚期休息时每分钟增加 10~15 次。

2. **心输出量**　伴随着外周血管阻力下降,心率增加及血容量增加,心输出量自妊娠 8~10 周逐渐增加,至妊娠 32~34 周达高峰,持续至分娩。左侧卧位心输出量较未孕时约增加 30%。心输出量增加是妊娠期循环系统最重要的改变,为子宫、胎盘、乳房提供足够血流供应。临产后在第二产程心输出量也显著增加。有基础心脏病的孕妇易在妊娠期和分娩期发生心力衰竭。

3. **血压**　妊娠早期及中期血压偏低,妊娠 24~26 周后血压轻度升高。一般收缩压无变化,舒张压因受外周血管扩张、血液稀释及胎盘形成动静脉短路而轻度降低,使脉压稍增大。孕妇体位影响血压,妊娠晚期仰卧位时,增大的子宫压迫下腔静脉,回心血量减少,心输出量减少使血压下降,形成仰卧位低血压综合征(supine hypotensive syndrome)。侧卧位能解除子宫压迫,改善血液回流。因此,妊娠中、晚期鼓励孕妇侧卧位休息。

妊娠期下肢静脉压显著升高,加之增大的子宫压迫下腔静脉,导致下肢水肿、静脉曲张和痔疮的发生率增加,同时也增加深静脉血栓形成(deep venous thrombosis,DVT)的风险。

四、血液的改变

(一)血容量

妊娠期血容量增加以适应子宫胎盘及各组织器官增加的血供,对维持胎儿生长发育极为重要,也是对妊娠和分娩期出血的一种保护机制。血容量于妊娠 6~8 周开始增加,至妊娠 32~34 周达高峰,增加 40%~45%,平均增加约 1 450ml。维持此水平直至分娩。其中血浆平均增加 1 000ml,红细胞平均增加 450ml,血浆量增加多于红细胞增加,出现生理性血液稀释。

(二)血液成分

1. **红细胞**　妊娠期骨髓造血增加,网织红细胞轻度增多。由于血液稀释,红细胞计数约为 $(3.5~5.0)\times10^{12}/L$,血红蛋白值约为 110~130g/L,血细胞比容约为 0.31~0.34。

2. **白细胞**　妊娠期白细胞计数轻度增多,一般 $(5~12)\times10^9/L$,有时可达 $15\times10^9/L$。临产和产褥期白细胞计数也显著增多,一般 $(14~16)\times10^9/L$,有时可达 $25\times10^9/L$。主要为中性粒细胞增多,淋巴细胞增多不明显,单核细胞及嗜酸性粒细胞几乎无改变。产后 1~2 周内白细胞水平恢复正常。

3. **血小板**　目前对于妊娠期血小板计数的变化尚不明确。妊娠期由于血小板破坏增加、血液稀释或免疫因素等,可导致妊娠期血小板减少,部分孕妇在妊娠晚期会进展为妊娠期血小板减少症

（gestational thrombocytopenia，GT）。虽然血小板数量减少，但血小板功能增强以维持止血。血小板计数多在产后 1～2 周恢复正常。

4. **凝血因子**　妊娠期血液处于高凝状态，为防止围产期出血做好准备。凝血因子Ⅱ、Ⅴ、Ⅶ、Ⅷ、Ⅸ、Ⅹ增加，仅凝血因子Ⅺ及Ⅻ减少。妊娠晚期凝血酶原时间（prothrombin time，PT）及活化部分凝血活酶时间（activated partial thromboplastin time，APTT）轻度缩短，凝血时间无明显改变。血浆纤维蛋白原含量比非孕女性约增加 50%，于妊娠晚期平均达 4.5g/L（非孕女性平均为 3g/L）。妊娠期静脉血液淤滞、血管壁损伤均导致妊娠期血液处于高凝状态，使妊娠期女性发生血管栓塞性疾病的风险较非孕女性增加 5～6 倍。这些生理性变化使产后胎盘剥离面血管内迅速形成血栓，是预防产后出血的另一重要机制。产后 2 周凝血因子水平恢复正常。

5. **血浆蛋白**　由于血液稀释，血浆蛋白自妊娠早期开始降低，至妊娠中期达 60～65g/L，主要是白蛋白减少，约为 35g/L，以后持续此水平直至分娩。

五、泌尿系统的变化

妊娠期肾脏略增大。肾血浆流量（renal plasma flow，RPF）及肾小球滤过率（glomerular filtration rate，GFR）于妊娠早期均增加，整个妊娠期维持高水平。与非孕时相比，RPF 约增加 35%，GFR 约增加 50%，可致代谢产物尿素、肌酐等排泄增多，其血清浓度低于非孕期。RPF 与 GFR 均受体位影响，孕妇仰卧位时尿量增加，故夜尿量多于日尿量。妊娠期 GFR 增加，而肾小管对葡萄糖重吸收能力未相应增加，约 15% 孕妇饭后出现生理性糖尿，应注意与糖尿病鉴别。

妊娠期由于增大子宫的压迫，输尿管内压力增高，加之孕激素影响，泌尿系统平滑肌张力降低。输尿管增粗且蠕动减弱，尿流缓慢，肾盂及输尿管自妊娠中期轻度扩张，且右侧输尿管常受右旋妊娠子宫的压迫，可致肾盂积水。孕妇易患急性肾盂肾炎，以右侧居多。妊娠早期膀胱受增大子宫的压迫，可出现尿频，子宫长出盆腔后症状可缓解。妊娠晚期，胎头入盆后，膀胱受压，膀胱、尿道压力增加，部分孕妇可出现尿频及尿失禁。

六、呼吸系统的变化

妊娠期肋膈角增宽、肋骨向外扩展，胸廓横径及前后径加宽使周径加大，膈肌上升使胸腔纵径缩短，但胸腔总体积不变，肺活量不受影响。孕妇耗氧量于妊娠中期增加 10%～20%，肺通气量约增加 40%，过度通气使动脉血 PO_2 增高达 92mmHg，PCO_2 降至 32mmHg，有利于供给孕妇及胎儿所需的氧，通过胎盘排出胎儿血中的二氧化碳。呼吸次数于妊娠期变化不大，每分钟不超过 20 次，但呼吸较深大。受雌激素影响，上呼吸道（鼻、咽、气管）黏膜增厚，轻度充血、水肿，易发生上呼吸道感染。

七、消化系统的变化

受雌激素影响，妊娠期牙龈肥厚，容易充血、水肿、出血。少数孕妇牙龈出现血管灶性扩张，即妊娠龈瘤，分娩后自然消失。孕激素使胃贲门括约肌松弛，胃内酸性内容物逆流至食管下部产生胃烧灼感，而胃排空时间并不延长。肝脏不增大，肝功能无明显改变。胆囊排空时间延长，胆汁稍黏稠使胆汁淤积，易诱发胆囊炎及胆石症。肠蠕动减弱，粪便在大肠停留时间延长出现便秘，加之直肠静脉压增高，孕妇易发生痔疮或使原有痔疮加重。妊娠期增大的子宫可使胃、肠管向上及两侧移位，这些部位发生病变时，体征往往有变异，如阑尾炎可表现为右侧腹中部或上部疼痛。

八、内分泌系统的变化

1. **垂体**　妊娠期垂体增大，尤其在妊娠末期，腺垂体增大明显。嗜酸性细胞肥大增多，形成"妊娠细胞"。

（1）促性腺激素（gonadotropin，Gn）：妊娠黄体及胎盘分泌的大量雌、孕激素，对下丘脑及腺垂体的负反馈作用使 FSH 及 LH 分泌减少,故妊娠期间卵巢内的卵泡不再发育成熟,也无排卵。

（2）催乳素（prolactin,PRL）:妊娠 7 周开始增多,随妊娠进展逐渐增加,妊娠足月分娩前达高峰约 150μg/L,为非孕女性的 10 倍。催乳素促进乳腺发育,为产后泌乳做准备。

2. **肾上腺皮质**　妊娠期促肾上腺皮质激素（adrenocorticotropic hormone,ACTH）分泌增加,受妊娠期雌激素大量分泌的影响,中层束状带分泌皮质醇增多 3 倍,进入血液循环约 75% 与球蛋白结合,15% 与白蛋白结合,具有活性作用的游离皮质醇仅为 10%,故孕妇无肾上腺皮质功能亢进表现。妊娠期外层球状带分泌的醛固酮增多 4 倍,具有活性作用的游离醛固酮仅为 30%～40%,不会引起过多的水钠潴留。内层网状带分泌睾酮略增加,一些孕妇阴毛、腋毛增多增粗。

3. **甲状腺**　妊娠期受促甲状腺激素（thyroid-stimulating hormone,TSH）和 hCG 的作用,甲状腺呈中度增大。TSH 在妊娠早期短暂降低,至妊娠早期末回升至孕前水平,之后保持稳定。妊娠早期甲状腺素结合球蛋白（thyroxine-binding globulin,TBG）水平上升,约妊娠 20 周达高峰,此后维持近基线水平的 2 倍。TBG 的升高使血清中甲状腺素（thyroxine,T_4）和三碘甲状腺原氨酸（triiodothyronine,T_3）增加,但并不影响具有重要生理功能的游离 T_4 和 T_3。妊娠 6～9 周血清中总 T_4 开始迅速增加,至妊娠 18 周到高峰。游离 T_4 轻度升高,并和 hCG 一起达高峰,然后降至正常水平。母体 T_4 可少量穿过胎盘以维持胎儿甲状腺功能。妊娠 10～12 周之前胎儿甲状腺不能聚集碘。妊娠 12 周后胎儿在垂体分泌的 TSH 作用下合成和分泌甲状腺素,在此之前胎儿依赖于母体的甲状腺激素供给。出生时,脐血中 30% 的 T_4 来自母体。孕妇与胎儿体内的 TSH 均不能通过胎盘,各自负责自身甲状腺功能的调节。

4. **甲状旁腺**　妊娠早期孕妇血清甲状旁腺激素水平降低。随妊娠期血容量和肾小球滤过率的增加以及钙的胎儿运输,导致孕妇钙浓度缓慢降低,造成甲状旁腺激素在妊娠中晚期逐渐升高,有利于为胎儿提供钙。

九、皮肤的变化

妊娠期促黑素细胞激素（melanocyte stimulating hormone,MSH）分泌增多,加之大量雌、孕激素有黑色素细胞刺激效应,使黑色素增加,导致孕妇乳头、乳晕、腹白线、外阴等处出现色素沉着。色素沉着于颧颊部并累及眶周、前额、上唇和鼻部,边缘较明显,呈蝶状褐色斑,称为妊娠黄褐斑（chloasma gravidarum）,产后自行消退。妊娠期间肾上腺皮质分泌的糖皮质激素增多,该激素分解弹力纤维蛋白,使弹力纤维变性,加之子宫增大使孕妇腹壁皮肤张力加大,皮肤弹力纤维断裂,多呈紫色或淡红色不规律平行略凹陷的条纹,称为妊娠纹（striae gravidarum）,见于初产妇。旧妊娠纹呈银色光亮,见于经产妇。

十、新陈代谢的变化

1. **基础代谢率**　妊娠早期稍下降,于妊娠中期渐增高,至妊娠晚期可增高 15%～20%。妊娠期额外需要的总能量约 80 000kcal,或每日约增加 300kcal（1kcal≈4.186kJ）。

2. **体重**　妊娠期体重增加主要来自子宫及内容物、乳房、增加的血容量、组织间液以及少量母体脂肪和蛋白贮存。

3. **碳水化合物代谢**　妊娠期胰腺分泌胰岛素增多,胎盘产生的胰岛素酶、激素等拮抗胰岛素致其分泌相对不足。孕妇空腹血糖值略低,餐后高血糖和高胰岛素血症,以利于对胎儿葡萄糖的供给。妊娠期糖代谢的特点和变化可致妊娠期糖尿病的发生。

4. **脂肪代谢**　妊娠期能量消耗增多,母体脂肪积存多,糖原储备减少。当能量消耗过多时,体内动用大量脂肪,使血中酮体增加,易发生酮血症。

5. **蛋白质代谢**　孕妇对蛋白质的需要量明显增加,呈正氮平衡。妊娠期体内需储备足够的蛋白质,除供给胎儿生长发育及子宫、乳房增大的需要外,还为分娩期消耗做准备。若蛋白质储备不足,血浆蛋白减少,组织间液增加,出现水肿。

6. 矿物质代谢 妊娠期总钾、钠储存增加,但由于血容量增加,血清中钾、钠浓度与非孕期相近。妊娠期血清磷无明显变化,血清镁浓度下降。胎儿生长发育需要大量钙,足月妊娠胎儿骨骼储存约30g 钙,其中80% 在妊娠最后3 个月内积累;因此,妊娠中、晚期应注意加强饮食中钙的摄入,并注意补充钙剂。妊娠期约需要1 000mg 的铁,其中300mg 转运至胎盘、胎儿,500mg 用于母体红细胞生成,200mg 通过各种生理途径(主要为胃肠道)排泄。妊娠期铁的需求主要在妊娠晚期,6~7mg/d,多数孕妇铁的储存量不能满足需要,有指征时可额外补充铁剂,以满足胎儿生长和孕妇的需要。

十一、骨骼、关节及韧带的变化

妊娠期间骨质通常无改变,仅在妊娠次数过多、过密又不注意补充维生素 D 及钙时,引起骨质疏松。部分孕妇自觉腰骶部及肢体疼痛不适,可能与胎盘分泌松弛素(relaxin)使骨盆韧带及椎骨间关节、韧带松弛有关。部分孕妇耻骨联合松弛、分离致明显疼痛、活动受限,产后往往消失。

(冯 玲)

思考题:
简述妊娠期母体的主要生理变化。

思考题解题思路

本章目标测试

第五章 | 妊娠诊断

妊娠期从末次月经的第 1 日开始计算，约为 280 日（40 周）。临床上分为 3 个时期：妊娠 14 周之前称为早期妊娠（first trimester），第 14～27 周称为中期妊娠（second trimester），第 28 周及其后称为晚期妊娠（third trimester）。本书中的孕周描述是指整周，如 14 周是指 14^{+0}～14^{+6} 周，14～27 周是指 14^{+0}～27^{+6} 周。

第一节 | 早期妊娠的诊断

【知识要点】
- 主要临床表现为停经、早孕反应、乳房变化和生殖系统的改变。
- 检测血、尿人绒毛膜促性腺激素是确定妊娠的主要指标。
- 超声检查是确定宫内妊娠的主要方法。

早期妊娠又称早孕，是胚胎形成、胎儿器官分化的重要时期，因此早期诊断主要是确定妊娠、胎数、孕龄，排除异位妊娠等病理情况。

【症状与体征】

1. **停经** 生育期有性生活史的健康女性，平时月经周期规则，一旦月经过期，应考虑妊娠；过期 10 日以上，尤应高度怀疑妊娠。停经是妊娠最早的症状，但不是妊娠的特有症状。部分妊娠女性在受孕后出现不规则阴道流血，临床不一定表现为明显的停经史。

2. **早孕反应** 在停经 6 周左右出现畏寒、头晕、流涎、乏力、嗜睡、食欲缺乏、喜食酸物、厌恶油腻、恶心、晨起呕吐等症状，称为早孕反应，部分患者有情绪改变，多在停经 12 周左右自行消失。

3. **尿频** 前倾增大的子宫在盆腔内压迫膀胱所致，当子宫增大超出盆腔后，尿频症状自然消失。

4. **乳房变化** 自觉乳房胀痛。检查乳房体积逐渐增大，有明显的静脉显露；乳头增大，乳头乳晕着色加深。乳晕周围皮脂腺增生出现深褐色结节，称为蒙氏结节（Montgomery's tubercles）。哺乳期女性妊娠后乳汁明显减少。

5. **妇科检查** 阴道黏膜和宫颈阴道部充血呈紫蓝色，子宫峡部极软。妊娠 6～8 周时双合诊检查，感觉宫颈与宫体之间似不相连，称为黑加征（Hegar sign）。子宫逐渐增大变软，呈球形。妊娠 8 周时，子宫为非孕时的 2 倍，妊娠 12 周时为非孕时的 3 倍，宫底超出盆腔，可在耻骨联合上方触及。

6. **其他** 部分患者出现雌激素增多的表现，如蜘蛛痣、肝掌、皮肤色素沉着（面部、腹白线、乳晕等）。

【辅助检查】

1. **妊娠试验**（pregnancy test） 受精卵着床后不久，即可用放射免疫法测出受检者血清中人绒毛膜促性腺激素（hCG）增高。临床上多用早孕试纸法检测受检者尿液，结果阳性结合临床表现可以确诊为妊娠。但要确定是否为宫内妊娠，尚需超声检查。

2. **超声检查** 妊娠早期超声检查的主要目的是确定宫内妊娠，排除异位妊娠和妊娠滋养细胞疾病，估计孕龄，排除盆腔肿块或子宫异常；若为多胎妊娠，可通过胚囊数目和形态判断绒毛膜性。停经

35 日时,宫腔内见到圆形或椭圆形孕囊(gestational sac,GS)(图 5-1);妊娠 6 周时,可见到胚芽和原始心管搏动。妊娠 14 周前,测量胎儿顶臀长(crown-rump length,CRL)能较准确地估计孕周,校正预产期。停经 11~13^{+6} 周超声检查可以排除严重的胎儿畸形,如无脑儿,超声测量指标有胎儿颈项透明层(nuchal translucency,NT)厚度和胎儿鼻骨(nosal bone)等,可作为妊娠早期染色体疾病筛查指标。彩色多普勒超声可见胎儿心管搏动,可以确诊为早期妊娠且为活胎。

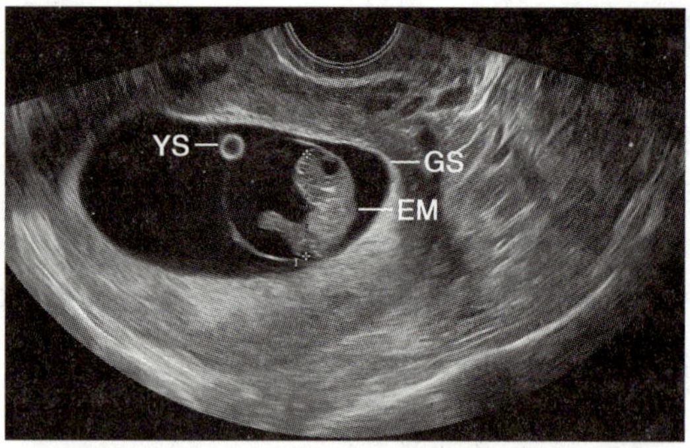

图 5-1　早孕期超声图像

GS,孕囊(gestation sac);EM,胚胎(embryo);YS,卵黄囊(yolk sac)。

【诊断】

在本次月经周期中有性生活史的生育期女性,出现停经或者异常阴道流血,均应考虑妊娠的可能;血或尿 hCG 阳性提示妊娠;超声发现宫内孕囊或胚芽可以确诊为宫内妊娠,见心管搏动提示胚胎存活。因此,血或尿 hCG 阳性、超声见胚芽和心管搏动才能确诊为正常妊娠。

第二节 | 中、晚期妊娠的诊断与监测

【知识要点】

- 主要表现为子宫增大和胎动。
- 通过多普勒胎心听诊仪定期监测胎心率,超声定期监测胎儿生长发育。
- 超声检查能在妊娠 20~24 周筛查胎儿结构畸形。彩色多普勒超声可用于检测子宫动脉、脐动脉和胎儿动脉的血流速度波形。

中、晚期妊娠是胎儿生长和各器官发育成熟的重要时期,主要的诊断是评估胎儿生长发育情况、宫内状况和及时发现胎儿畸形。

【病史与症状】

有早期妊娠的经历,感到腹部逐渐增大、自觉胎动。

【体征与检查】

1. **子宫增大**　腹部检查时见增大子宫,手测子宫底高度或尺测耻上子宫长度可以估计胎儿大小及孕周(表 5-1)。子宫底高度因孕妇的脐耻间距离、胎儿发育情况、羊水量、单胎、多胎等有差异。不同孕周的子宫底增长速度不同,妊娠 20~24 周时增长速度较快,平均每周增长 1.6cm,至 36~40 周增长速度减慢,每周平均增长 0.25cm。正常情况下,子宫高度在妊娠 36 周时最高,至妊娠足月时因胎先露入盆略有下降。

2. **胎动**(fetal movement,FM)　是指胎儿的躯体活动,妊娠 16~20 周孕妇可自觉胎动,胎动随妊娠进展逐渐增强,至妊娠 32~34 周达高峰,妊娠 38 周后逐渐减少。妊娠 28 周后,正常胎动一般每小时 ≥3 次或 2 小时 ≥10 次。有时在腹部检查可以看到或触到胎动。

3. **胎体**　妊娠 20 周后,经腹壁能触到子宫内的胎体。妊娠 24 周后触诊能区分胎头、胎背、胎臀和胎儿肢体。胎头圆而硬,有浮球感;胎背宽而平坦;胎臀宽而软,形状不规则;胎儿肢体小且有不规则活动。随妊娠进展,通过四步触诊法能够查清胎儿在子宫内的位置。

4. **胎心音**　听到胎心音能够确诊为妊娠且为活胎。妊娠 12 周用多普勒胎心听诊仪能够探测到胎心音;妊娠 18~20 周用一般听诊器经孕妇腹壁能够听到胎心音。胎心音呈双音,似钟表"滴答"

表 5-1　不同孕龄的子宫高度和子宫长度

妊娠周数	手测宫底高度	尺测耻上子宫平均长度(范围)/cm
12 周末	耻骨联合上 2～3 横指	
16 周末	脐耻之间	
20 周末	脐下 1 横指	18（15.3～21.4）
24 周末	脐上 1 横指	24（22.0～25.1）
28 周末	脐上 3 横指	26（22.4～29.0）
32 周末	脐与剑突之间	29（25.3～32.0）
36 周末	剑突下 2 横指	32（29.8～34.5）
40 周末	脐与剑突之间或略高	33（30.0～35.3）

声,速度较快;胎心率正常范围为 110～160 次 / 分。胎心音应与子宫杂音、腹主动脉音、脐带杂音相鉴别。

【辅助检查】

1. **超声检查**　超声检查不仅能显示胎儿数目、胎产式、胎先露、胎方位、有无胎心搏动、胎盘位置及其与宫颈内口的关系、羊水量,还能测量胎头双顶径、头围、腹围和股骨长等多条径线,评估胎儿体重,了解胎儿生长发育情况。在妊娠 20～24 周,可采用超声进行胎儿系统的检查,筛查胎儿结构畸形。

2. **彩色多普勒超声**　可以检测子宫动脉、脐动脉和胎儿动脉的血流速度波形。妊娠晚期的脐动脉搏动指数(pulsation index,PI)和阻力指数(resistance index,RI)可以评估胎盘的血流阻力以及胎儿的血液供应;胎儿大脑中动脉(middle cerebral artery,MCA)的收缩期峰值(the peak systolic velocity,PSV)可以判断胎儿贫血的程度。

第三节 ｜ 胎姿势、胎产式、胎先露、胎方位

【知识要点】

● 正常的胎姿势为胎头俯屈,颏部贴近胸壁,脊柱略前弯,四肢屈曲交叉于胸腹前。

● 胎产式包括纵产式和横产式,纵产式有头先露和臀先露,横产式为肩先露。

● 枕先露以枕骨、面先露以颏骨、臀先露以骶骨、肩先露以肩胛骨为指示点,每个指示点与母体骨盆入口不同的位置构成不同胎方位。

妊娠 28 周以前胎儿小,羊水相对较多,胎儿在子宫内活动范围较大,胎儿位置不固定。妊娠 32 周后,胎儿生长迅速,羊水相对减少,胎儿与子宫壁贴近,胎儿的姿势和位置相对恒定,但亦有极少数胎儿的姿势和位置在妊娠晚期发生改变。胎方位甚至在分娩期仍可改变。胎儿位置的诊断需要根据腹部四步触诊、阴道或肛门检查以及超声检查等综合判断。

1. **胎姿势**(fetal attitude)　胎儿在子宫内的姿势称为胎姿势。正常胎姿势为胎头俯屈,颏部贴近胸壁,脊柱略前弯,四肢屈曲交叉于胸腹前,其体积及体表面积均明显缩小,整个胎体呈椭圆体。

2. **胎产式**(fetal lie)　胎体纵轴与母体纵轴的关系称为胎产式(图 5-2)。胎体纵轴与母体纵轴平行者,称为纵产式(longitudinal lie),占足月妊娠分娩总数的 99.75%。胎体纵轴与母体纵轴垂直者,称为横产式(transverse lie),仅占足月分娩总数的 0.25%。胎体纵轴与母体纵轴交叉者,称为斜产式。斜产式是暂时的,在分娩过程中多转为纵产式,偶尔转成横产式。

3. **胎先露**(fetal presentation)　最先进入骨盆入口的胎儿部分称为胎先露。纵产式有头先露和

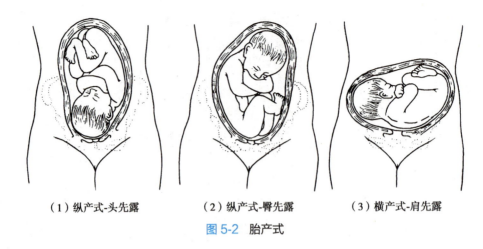

（1）纵产式-头先露　　　　（2）纵产式-臀先露　　　　（3）横产式-肩先露

图 5-2　胎产式

臀先露,横产式为肩先露。根据胎头屈伸程度,头先露分为枕先露、前囟先露、额先露及面先露(图5-3)。臀先露分为混合臀先露、单臀先露、足先露,足先露又分为单足先露和双足先露(图5-4)。横产式时最先进入骨盆的是胎儿肩部,为肩先露。偶见胎儿头先露或臀先露与胎手或胎足同时入盆,称为复合先露(图5-5)。

　　4. 胎方位(fetal position)　胎儿先露部的指示点与母体骨盆的关系称为胎方位。枕先露以枕骨、面先露以颏骨、臀先露以骶骨、肩先露以肩胛骨为指示点。根据指示点处于母体骨盆入口不同的位置(左、右、前、后、横)而有不同胎方位。枕先露、面先露、臀先露各有6种胎方位,肩先露有4种胎方位。如枕先露时,胎头枕骨位于母体骨盆的左前方,应为枕左前位,余类推(表5-2)。

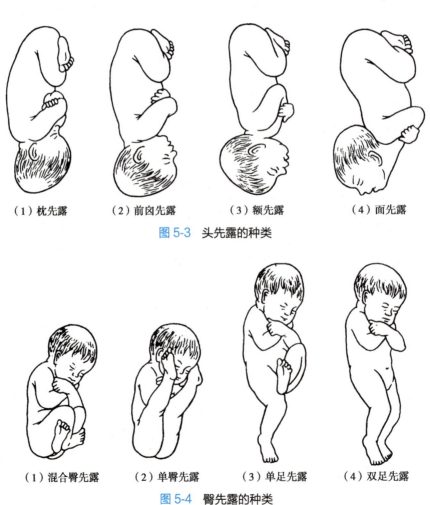

（1）枕先露　　　　（2）前囟先露　　　　（3）额先露　　　　（4）面先露

图 5-3　头先露的种类

（1）混合臀先露　　　　（2）单臀先露　　　　（3）单足先露　　　　（4）双足先露

图 5-4　臀先露的种类

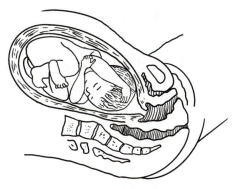

图 5-5 复合先露

表 5-2 胎产式、胎先露和胎方位的关系和种类

纵产式 （99.75%）	头先露 （95.75%~97.75%）	枕先露 （95.55%~97.55%）	枕左前（LOA）	枕左横（LOT）	枕左后（LOP）
			枕右前（ROA）	枕右横（ROT）	枕右后（ROP）
		面先露 （0.20%）	颏左前（LMA）	颏左横（LMT）	颏左后（LMP）
			颏右前（RMA）	颏右横（RMT）	颏右后（RMP）
	臀先露 （2%~4%）		骶左前（LSA）	骶左横（LST）	骶左后（LSP）
			骶右前（RSA）	骶右横（RST）	骶右后（RSP）
横产式 （0.25%）	肩先露 （0.25%）		肩左前（LSCA）	肩左后（LSCP）	
			肩右前（RSCA）	肩右后（RSCP）	

（李笑天）

思考题：

简述早孕的诊断思路。

思考题解题思路

本章目标测试

第六章 | 产前检查与孕期保健

产前检查（antenatal care）与孕期保健包括对孕妇进行规范的产前检查、健康教育与指导、胎儿健康的监护与评估、孕期营养及体重管理和用药指导等，是降低孕产妇和围产儿病率及死亡率、减少出生缺陷的重要措施。

围产期（perinatal period）指产前、产时和产后的一段时期。国际围产期的定义有 4 种。①围产期 Ⅰ：从妊娠达到或超过 28 周至产后 1 周；②围产期 Ⅱ：从妊娠达到或超过 20 周至产后 4 周；③围产期 Ⅲ：从妊娠达到或超过 28 周至产后 4 周；④围产期 Ⅳ：从胚胎形成至产后 1 周。国内采用围产期 Ⅰ 来计算围产期相关的统计指标。

第一节 | 产前检查

【知识要点】
- 推荐产前检查的次数为 7～11 次，有高危因素者，可酌情增加。
- 产前检查内容包括询问病史、体格检查、产科检查、辅助检查和健康教育。
- 产科检查的方法包括腹部检查、骨盆测量和阴道检查等。

规范的产前检查能够及早防治妊娠并发症或合并症，及时发现胎儿异常，确定分娩时机和分娩方式，保障母儿安全。

一、产前检查的时间、次数及孕周

合理的产前检查时间及次数不仅能保证孕期保健的质量，也能节省医疗卫生资源。针对发展中国家无合并症的孕妇，世界卫生组织（2016 年）建议产前检查次数至少 8 次，分别为：妊娠＜12 周、20 周、26 周、30 周、34 周、36 周、38 周和 40 周。根据我国《孕前和孕期保健指南（2018 年）》，目前推荐的产前检查孕周分别是：妊娠 6～13 周，14～19 周，20～24 周，25～28 周，29～32 周，33～36 周，37～41 周（每周 1 次），具体检查的方案和内容见表 6-1。有高危因素者，可酌情增加次数。

二、产前检查的内容

包括详细询问病史、全面体格检查、产科检查、必要的辅助检查和健康教育指导。

（一）病史

1. **年龄** ＜18 岁或≥35 岁妊娠为高危因素，≥35 岁妊娠者为高龄孕妇，≥40 岁妊娠者母儿并发症发生率显著增加。

2. **职业** 从事接触有毒物质或放射线等工作的孕妇，其母儿不良结局的风险增加，建议计划妊娠前或妊娠后调换工作岗位。

3. **本次妊娠的经过** 了解妊娠早期有无早孕反应、病毒感染及用药史；胎动开始时间和胎动变化；饮食、睡眠和运动情况；有无阴道流血、头痛、视物模糊、心悸、气短、下肢水肿等症状。

4. **推算及核对预产期**（expected date of confinement，EDC） 推算方法是按末次月经（last menstrual

period，LMP）第 1 日算起，月份加 9 或减 3，日数加 7。采用辅助生殖技术受孕者，可根据移植胚胎日期推算末次月经（反推时限因胚胎发育阶段而异），然后再确定预产期。妊娠早期进行超声检查者，应根据超声检查结果来复核预产期，尤其对记不清末次月经日期或于哺乳期无月经来潮而受孕者，应采用超声检查来协助推算预产期。在妊娠 14 周前采用胎儿顶臀长（CRL）判断，在妊娠 14 周及以后采用双顶径、头围、腹围和股骨长度综合判断。如果在妊娠 22 周前没有经过超声确定或校正孕龄，单纯根据末次月经推算的预产期称为日期不准确妊娠（suboptimally dated pregnancy）。若根据末次月经推算的孕周与妊娠早期超声检查推算的孕周时间间隔超过 5 日，应根据妊娠早期超声结果校正预产期。理论上，超声检查越早，估计孕龄越准确；若有多次超声检查结果，应该采用更早的结果推算预产期。但考虑到测量误差的影响，目前认为妊娠早期超声检测胎儿 CRL 是估计孕周最准确的指标。

表 6-1 产前检查的方案和内容

检查次数	常规保健内容	必查项目	备查项目	健康教育及指导
第 1 次检查（6～13 周）	1. 建立孕期保健手册 2. 确定孕周、推算预产期 3. 评估孕期高危因素 4. 血压、体重与体重指数 5. 妇科检查 6. 胎心率（妊娠 12 周左右）	1. 血常规 2. 尿常规 3. 血型（ABO 和 Rh） 4. 空腹血糖 5. 肝功能和肾功能 6. 乙型肝炎表面抗原 7. 梅毒血清抗体筛查和 HIV 筛查 8. 地中海贫血筛查（广东、广西、海南、湖南、湖北、四川、重庆等地） 9. 早孕期超声检查（确定宫内妊娠和孕周）	1. HCV 筛查 2. 抗 D 滴度（Rh 阴性者） 3. 75g OGTT（高危孕妇） 4. 甲状腺功能筛查 5. 血清铁蛋白（血红蛋白<110g/L 者） 6. 宫颈细胞学检查（孕前 12 个月未检查者） 7. 宫颈分泌物检测淋病奈瑟球菌和沙眼衣原体 8. 细菌性阴道病的检测 9. 早孕期非整倍体母体血清学筛查（10～13 周） 10. 妊娠 11～13⁺⁶ 周超声检查测量胎儿颈项透明层厚度 11. 妊娠 10～13 周绒毛活检 12. 心电图	1. 流产的认识和预防 2. 营养和生活方式的指导 3. 避免接触有毒有害物质和有弓形虫感染的宠物；慎用药物 4. 孕期疫苗的接种 5. 改变不良生活方式；避免高强度的工作、高噪声环境和家庭暴力 6. 保持心理健康 7. 继续补充叶酸 0.4～0.8mg/d 至 3 个月，有条件者可继续服用含叶酸的复合维生素
第 2 次检查（14～19 周）	1. 分析首次产前检查的结果 2. 血压、体重 3. 宫底高度 4. 胎心率	无	1. 无创产前筛查（NIPT）（12～22 周） 2. 中孕期非整倍体母体血清学筛查（15～20 周） 3. 羊膜腔穿刺检查胎儿染色体（16～22 周）	1. 中孕期胎儿非整倍体筛查的意义 2. 非贫血孕妇，如血清铁蛋白<30μg/L，应补充元素铁 60mg/d；诊断明确的缺铁性贫血孕妇，应补充元素铁 100～200mg/d 3. 开始常规补充钙剂 0.6～1.5g/d
第 3 次检查（20～24 周）	1. 血压、体重 2. 宫底高度 3. 胎心率	1. 胎儿系统超声筛查（20～24 周） 2. 血常规 3. 尿常规	阴道超声测量宫颈长度	1. 早产的认识和预防 2. 营养和生活方式的指导 3. 胎儿系统超声筛查的意义
第 4 次检查（25～28 周）	1. 血压、体重 2. 宫底高度 3. 胎心率	1. 75g OGTT 2. 血常规 3. 尿常规	1. 抗 D 滴度复查（Rh 阴性者） 2. 宫颈阴道分泌物胎儿纤维连接蛋白（fFN）检测（宫颈长度为 20～30mm 者）	1. 早产的认识和预防 2. 营养和生活方式的指导 3. 妊娠期糖尿病筛查的意义

续表

检查次数	常规保健内容	必查项目	备查项目	健康教育及指导
第5次检查 （29~32周）	1. 血压、体重 2. 宫底高度 3. 胎心率 4. 胎位	1. 产科超声检查 2. 血常规 3. 尿常规	无	1. 分娩方式指导 2. 开始注意胎动 3. 母乳喂养指导 4. 新生儿护理指导
第6次检查 （33~36周）	1. 血压、体重 2. 宫底高度 3. 胎心率 4. 胎位	尿常规	1. B族链球菌（GBS）筛查（35~37周） 2. 肝功、血清胆汁酸检测（32~34周，怀疑妊娠期肝内胆汁淤积症的孕妇） 3. 无应激试验（NST）检查（32~34孕周以后）	1. 分娩前生活方式的指导 2. 分娩相关知识 3. 新生儿疾病筛查 4. 抑郁症的预防
第7~11次检查 （37~41周）	1. 血压、体重 2. 宫底高度 3. 胎心率 4. 胎位	1. 产科超声检查 2. NST检查（每周1次）	宫颈检查（Bishop评分）	1. 分娩相关知识 2. 新生儿免疫接种 3. 产褥期指导 4. 胎儿宫内情况的监护 5. 超过41周，住院并引产

5. 月经史及既往孕产史　询问初潮年龄、月经周期，孕次、产次，有无流产史、宫腔操作史，并了解有无难产史、死胎史、分娩方式及新生儿情况，了解既往妊娠有无并发症及预后。

6. 既往史及手术史　了解有无高血压、心脏病、结核病、糖尿病、血液病、肝肾疾病、自身免疫性疾病等，注意其发病时间及治疗情况，并了解做过何种手术。

7. 家族史　询问家族有无结核病、高血压、糖尿病、双胎妊娠及其他与遗传相关的疾病。

8. 丈夫健康状况　着重询问年龄、健康状况，有无遗传性疾病等。

（二）体格检查

观察发育、营养及精神状态；注意步态及身高，身材矮小（<145cm）者常伴有骨盆狭窄；注意检查心脏有无病变；检查脊柱及下肢有无畸形；检查乳房情况；测量血压、体重和身高，计算体重指数（body mass index，BMI），BMI= 体重（kg）/［身高（m）］^{2}，注意有无水肿。

（三）产科检查

包括腹部检查、骨盆测量和阴道检查等。

1. 腹部检查　孕妇排尿后仰卧，头部稍垫高，露出腹部，双腿略屈曲稍分开，使腹肌放松。检查者站在孕妇右侧进行检查。

（1）视诊：注意腹形及大小。腹部有无妊娠纹、手术瘢痕及水肿等。腹部向下悬垂（悬垂腹），要警惕可能伴有骨盆狭窄。

（2）触诊：妊娠中晚期，应采用四步触诊法（four maneuvers of Leopold）检查子宫大小、胎产式、胎先露、胎方位以及胎先露部是否衔接（图6-1）。在做前3步手法时，检查者面向

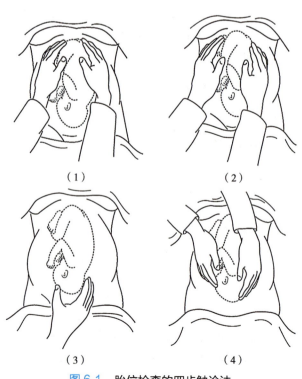

（1）　　　　　　　（2）

（3）　　　　　　　（4）

图6-1　胎位检查的四步触诊法

孕妇头侧,做第4步手法时,检查者应面向孕妇足端。软尺测量子宫高度(耻骨联合上缘至宫底的距离)。子宫高度异常者,需做进一步的检查如重新核对预产期、超声等。

第1步手法:检查者两手置于宫底部,了解子宫外形并测得宫底高度,估计胎儿大小与孕周是否相符。然后以两手指腹相对轻推,判断宫底部的胎儿部分,胎头硬而圆且有浮球感,胎臀软而宽且形状不规则。

第2步手法:检查者左右手分别置于腹部左右侧,一手固定,另一手轻轻深按检查,触及平坦饱满者为胎背,可变形的高低不平部分是胎儿肢体,有时感到胎儿肢体活动。

第3步手法:检查者右手拇指与其余4指分开,置于耻骨联合上方握住胎先露部,进一步查清是胎头或胎臀,左右推动以确定是否衔接。若胎先露部仍浮动,表示尚未入盆。若已衔接,则胎先露部不能推动。

第4步手法:检查者左右手分别置于胎先露部的两侧,向骨盆入口方向向下深按,再次核对胎先露部的诊断是否正确,并确定胎先露部入盆的程度。

(3)听诊:胎心在靠近胎背上方的孕妇腹壁上听得最清楚。枕先露时,胎心在脐右(左)下方;臀先露时,胎心在脐右(左)上方;肩先露时,胎心在靠近脐部下方听得最清楚(图6-2)。

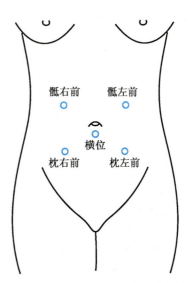

图6-2 不同胎方位胎心音听诊部位

2. 骨盆测量

(1)骨盆内测量(internal pelvimetry):阴道分娩前或产时,需要确定骨产道情况时,可进行以下骨盆内测量。

1)对角径(diagonal conjugate, DC):耻骨联合下缘至骶岬前缘中点的距离。正常值为12.5~13.0cm,此值减去1.5~2.0cm为骨盆入口前后径长度,又称真结合径(conjugate vera)。检查者将一手的示、中指伸入阴道,用中指尖触到骶岬上缘中点,示指上缘紧贴耻骨联合下缘,另一手示指固定标记此接触点,抽出阴道内的手指,测量中指尖到此接触点距离即为对角径(图6-3)。

2)坐骨棘间径(interspinous diameter):测量两坐骨棘间的距离,正常值约为10cm。测量方法是一手示、中指放入阴道内,分别触及两侧坐骨棘,估计其间的距离(图6-4)。

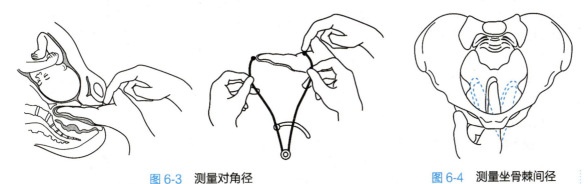

图6-3 测量对角径　　　　　　图6-4 测量坐骨棘间径

3)坐骨切迹(incisura ischiadica)宽度:代表中骨盆后矢状径,其宽度为坐骨棘与骶骨下部间的距离,即骶棘韧带宽度。将阴道内的示指置于韧带上移动,若能容纳3横指(5.5~6.0cm)为正常,否则属中骨盆狭窄(图6-5)。

4)出口后矢状径(posterior sagittal diameter of outlet):为坐骨结节间径中点至骶骨尖端的长度。检查者戴指套的右手示指伸入孕妇肛门向骶骨方向,拇指置于孕妇体外骶尾部,两指共同找到骶骨尖端,将骨盆出口测量器一端放在坐骨结节间径的中点,另一端放在骶骨尖端处,测量器标出的数字即为出口后矢状径值,正常值为8~9cm(图6-6)。

（2）骨盆外测量：骨盆外测量包括测量髂棘间径（正常值23～26cm）、髂嵴间径（正常值25～28cm）、骶耻外径（正常值18～20cm）、坐骨结节间径（intertuberous diameter）或称出口横径（transverse outlet，TO）。已有充分的证据表明测量髂棘间径、髂嵴间径、骶耻外径并不能预测产时头盆不称，无须测量。但怀疑骨盆出口狭窄时，可测量坐骨结节间径和耻骨弓角度（angle of pubic arch）。

1）测量坐骨结节间径的方法：孕妇取仰卧位，两腿弯曲，双手紧抱双膝，测量两坐骨结节内侧缘的距离，正常值为8.5～9.5cm（图6-7）。出口后矢状径值与坐骨结节间径值之和＞15cm时，表明骨盆出口狭窄不明显。

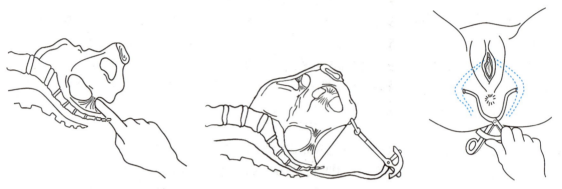

图 6-5　测量坐骨切迹宽度　　　　图 6-6　测量出口后矢状径　　　　图 6-7　测量坐骨结节间径

2）测量耻骨弓角度的方法：用左右手拇指指尖斜着对拢，放置在耻骨联合下缘，左右两拇指平放在耻骨降支上，测量两拇指间角度，为耻骨弓角度（图6-8），正常值为90°，小于80°为异常。此角度反映骨盆出口横径的宽度。

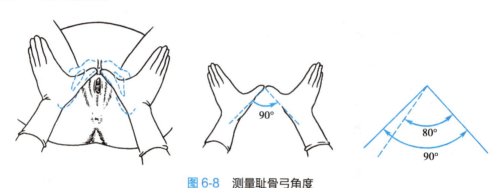

图 6-8　测量耻骨弓角度

3. **阴道检查**　妊娠期可行阴道检查，特别是有阴道流血和阴道分泌物异常时。分娩前阴道检查可协助确定骨盆大小，宫颈容受和宫颈口开大程度，进行宫颈 Bishop 评分。

（四）辅助检查及健康教育

每次产前检查应进行相应的辅助检查，详见表6-1。表6-1 参照了目前我国《孕前和孕期保健指南（2018 年）》，不同的孕周推荐进行相应的孕期保健内容。每次产前检查包括：常规保健内容、辅助检查项目（分为必查项目和备查项目）及健康教育及指导，其中常规保健内容、健康教育及指导和辅助检查中的必查项目适用于所有的孕妇，有条件的医院或有指征时可开展表格中备查项目。

三、高龄孕妇的孕期保健

高龄孕妇的妊娠风险增加，包括流产、胎儿染色体和结构异常、妊娠期高血压疾病、妊娠期糖尿病、胎儿生长受限（FGR）、早产和死胎等。应根据具体年龄和高危因素进行详细的咨询及评估。规范补充叶酸或含叶酸的复合维生素；及时规范补充钙剂和铁剂，根据情况可考虑适当增加剂量；有指征者给予小剂量阿司匹林预防子痫前期。高龄孕妇是产前筛查和产前诊断的重点人群。对于预产期年龄 35～39 岁而且单纯年龄为高危因素者,签署知情同意书后,可先提供无创产前筛查进行胎儿非整倍体异常的筛查;预产期年龄≥40 岁以上的孕妇,建议直接行介入性产前诊断排查胎儿非整倍体异常。重视胎儿结构异常和 FGR 的筛查、妊娠期糖尿病和妊娠期高血压疾病的筛查。年龄≥40 岁的孕妇,应加强胎儿监护,妊娠 40 周前适时终止妊娠。

第二节 ｜ 评估胎儿健康的技术

【知识要点】
- 包括胎动监测、电子胎心监护和超声多普勒血流监测等。
- 电子胎心监护通过连续观察胎心及其与胎动和宫缩间的关系,评估胎儿宫内安危情况,其中基线变异是较为重要的评价指标。
- 无应激试验(NST)和缩宫素激惹试验(OCT)用于预测胎儿宫内储备能力。

评估胎儿健康包括确定是否为高危儿和监测胎儿宫内状况。

一、确定是否为高危儿

高危儿包括:①孕龄<37 周或≥42 周;②出生体重<2 500g;③小于胎龄儿或大于胎龄儿;④生后 1 分钟内 Apgar 评分 0～3 分;⑤产时感染;⑥高危妊娠产妇的新生儿;⑦手术产儿;⑧新生儿的兄姐有严重的新生儿病史或新生儿期死亡等。

二、胎儿宫内状况的监测

(一)妊娠早期

妇科检查确定子宫大小及是否与妊娠周数相符;超声检查最早在妊娠第 6 周即可见孕囊和原始心管搏动;有条件时,妊娠 11～13^{+6} 周超声测量胎儿颈项透明层(nuchal translucency,NT)厚度和评估胎儿发育情况。

(二)妊娠中期

每次产前检查测量宫底高度,协助判断胎儿大小及是否与妊娠周数相符。超声检查胎儿生长状况并筛查胎儿结构有无异常。每次产前检查时听诊胎心率。

(三)妊娠晚期

每次产前检查测量宫底高度并听诊胎心率。超声检查不仅能判断胎儿生长状况,而且能判定胎位、胎盘位置、羊水量和胎盘成熟度等。

1. 胎动监测　胎动监测是孕妇自我评价胎儿宫内状况的简便经济的有效方法。一般妊娠 16～20 周开始自觉胎动,胎动夜间和下午较为活跃。胎动常在胎儿睡眠周期消失,持续 20～40 分钟。妊娠 28 周以后,胎动计数<6 次/2 小时提示有胎儿缺氧可能。

2. 电子胎心监护(electronic fetal monitoring,EFM)　电子胎心监护已经成为评估胎儿健康的重要手段。其优点是能连续观察并记录胎心率(fetal heart rate,FHR)的动态变化,同时描记子宫收缩和胎动情况,反映三者间的关系。EFM 的评价指标见表 6-2,其中基线变异是最重要的评价指标。

3. 预测胎儿宫内储备能力　①无应激试验(non-stress test,NST),用于产前监护。②缩宫素激惹试验(oxytocin challenge test,OCT),OCT 的原理为用缩宫素诱导宫缩并用电子胎心监护仪记录胎心率的变化。OCT 可用于产前监护及引产时胎盘功能的评价。

4. NST 的判读　参照 2007 年加拿大妇产科医师学会(Society of Obstetricians and Gynecologists of Canada,SOGC)指南,见表 6-3。需要注意的是,NST 结果的假阳性率较高,异常 NST 需要复查,延长监护时间,必要时行生物物理评分。

表6-2　电子胎心监护的评价指标

名称	定义
基线	指任何10分钟内胎心波动范围在5次/分内的平均胎心率(除外胎心加速、减速和显著变异的部分),至少持续2分钟的图形,该图形可以是不连续的 ①正常胎心率基线:110~160次/分;②胎儿心动过速:胎心基线>160次/分,持续≥10分钟;③胎儿心动过缓:胎心基线<110次/分,持续≥10分钟
基线变异	指每分钟胎心率自波峰到波谷的振幅改变。按照振幅波动程度分为:①变异消失,振幅波动完全消失;②微小变异,振幅波动≤5次/分;③中等变异(正常变异),振幅波动6~25次/分;④显著变异,振幅波动>25次/分
加速	指基线胎心率突然显著增加,开始到波峰时间<30秒。从胎心率开始加速至恢复到基线胎心率水平的时间为加速时间 妊娠≥32周胎心加速标准:胎心加速≥15次/分,持续时间≥15秒,但不超过2分钟 妊娠<32周胎心加速标准:胎心加速≥10次/分,持续时间≥10秒,但不超过2分钟 延长加速:胎心加速持续2~10分钟。胎心加速≥10分钟则考虑胎心率基线变化
早期减速	指伴随宫缩出现的减速,通常是对称性地、缓慢地下降到最低点再恢复到基线。减速的开始到胎心率最低点的时间≥30秒,减速的最低点常与宫缩的峰值同时出现;一般来说,减速的开始、最低值及恢复与宫缩的起始、峰值及结束同步(图6-9)
晚期减速	指伴随宫缩出现的减速,通常是对称性地、缓慢地下降到最低点再恢复到基线。减速的开始到胎心率最低点的时间≥30秒,减速的最低点通常延迟于宫缩峰值;一般来说,减速的开始、最低值及恢复分别落后于宫缩的起始、峰值及结束(图6-10)
变异减速	指突发的显著的胎心率急速下降。减速的开始到最低点的时间<30秒,胎心率下降≥15次/分,持续时间≥15秒,但<2分钟。当变异减速伴随宫缩,减速的起始、深度和持续时间与宫缩之间无固定规律(图6-11)。典型的变异减速是先有一初始加速的肩峰,紧接一快速的减速,之后快速恢复到正常基线伴有一继发性加速(双肩峰)
延长减速	指明显低于基线的胎心率下降。减速程度≥15次/分,从减速开始至恢复到基线持续≥2分钟,但不超过10分钟,胎心减速≥10分钟则考虑胎心率基线变化(图6-12)
反复性减速	指20分钟观察时间内,≥50%的宫缩伴发减速
间歇性减速	指20分钟观察时间内,<50%的宫缩伴发减速
正弦波形	胎心率基线呈现平滑的类似正弦波样摆动,频率固定,3~5次/分,持续≥20分钟(图6-13)
宫缩	正常宫缩:观察30分钟,10分钟内有5次或者5次以下宫缩 宫缩过频:观察30分钟,10分钟内有5次以上宫缩。当宫缩过频时应记录有无伴随胎心率变化

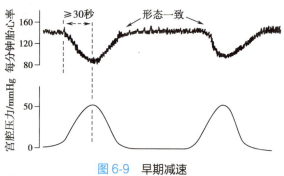

图6-9　早期减速

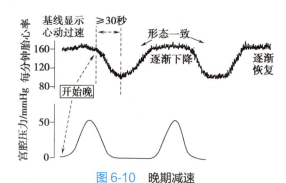

图6-10　晚期减速

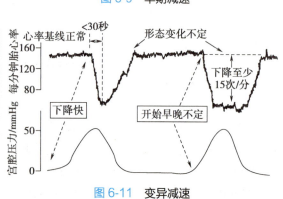

图6-11　变异减速

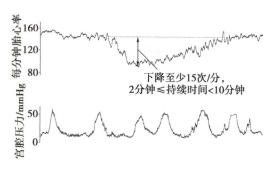

图6-12　延长减速

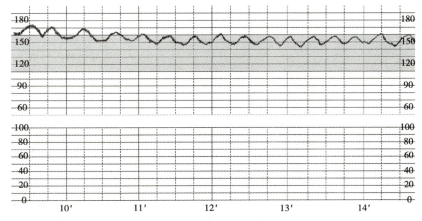

图 6-13　正弦波形

表 6-3　NST 的结果判读及处理

参数	正常 NST（先前的"有反应型"）	不典型 NST（先前的"可疑型"）	异常 NST（先前的"无反应型"）
胎心率基线	110～160 次 / 分	100～110 次 / 分；>160 次 / 分，<30 分钟	胎儿心动过缓<100 次 / 分；胎儿心动过速>160 次 / 分，超过 30 分钟
基线变异	6～25 次 / 分（中度变异）；≤5 次 / 分（变异缺失及微小变异），持续<40 分钟	≤5 次 / 分，持续 40～80 分钟内	≤5 次 / 分，持续≥80 分钟 ≥25 次 / 分，持续>10 分钟 正弦波形
减速	无减速或偶发变异减速，持续<30 秒	变异减速，持续 30～60 秒内	变异减速，持续时间≥60 秒 晚期减速
加速（≥32 周）	40 分钟内 2 次或 2 次以上加速超过 15 次 / 分，持续 15 秒	40～80 分钟内 2 次以下加速超过 15 次 / 分，持续 15 秒	大于 80 分钟 2 次以下加速超过 15 次 / 分，持续 15 秒
（<32 周）	40 分钟内 2 次或 2 次以上加速超过 10 次 / 分，持续 10 秒	40～80 分钟内 2 次以下加速超过 10 次 / 分，持续 10 秒	大于 80 分钟 2 次以下加速超过 10 次 / 分，持续 10 秒
处理	继续随访或进一步评估	需要进一步评估	复查；全面评估胎儿状况；生物物理评分；及时终止妊娠

5. **OCT 的判读**　OCT 图形的判读主要基于是否出现晚期减速和变异减速。①阴性：没有晚期减速或重度变异减速。②可疑（有下述任意 1 种表现）：间断出现晚期减速或重度变异减速；宫缩过频（>5 次 /10 分）；宫缩伴胎心减速，时间>90 秒；出现无法解释的监护图形。③阳性：≥50% 的宫缩伴随晚期减速。

6. **产时胎心监护图形的判读**　产程过程中，为了避免不必要的产时剖宫产，推荐采用产时胎心监护图形的三级判读系统（3-tier classification system）。该判读系统参照 2009 年美国妇产科医师学会（American College of Obstetricians and Gynecologists，ACOG）指南及 2015 年中华医学会围产医学分会制定的《电子胎心监护应用专家共识》，见表 6-4。

7. **胎儿生物物理评分**（biophysical profile，BPP）　是综合电子胎心监护及超声检查所示某些生理活动，以判断胎儿有无急、慢性缺氧的一种产前监护方法，可供临床参考。常用的是 Manning 评分法（表 6-5）。但由于 BPP 评分较费时，且受诸多主观因素的影响，故临床应用日趋减少。

8. **彩色多普勒超声胎儿血流监测**　应用该技术监测胎儿血流动力学，可以对有高危因素的胎儿状况作出客观判断，为临床选择适宜的终止妊娠时机提供有力的证据。常用的指标包括脐动脉和胎儿大脑中动脉的 S/D 比值、RI 值（阻力指数）、PI 值（搏动指数）、脐静脉和静脉导管的血流波形等。其中 S/D 为收缩期峰值流速（S）/ 舒张末期流速（D），RI 为（S-D）/S，PI 为（S-D）/ 平均流速。不同孕周

表 6-4　三级电子胎心监护判读标准

Ⅰ类电子胎心监护	需同时满足下列条件：①胎心率基线 110~160 次 / 分；②基线变异为中度变异；③无晚期减速及变异减速；④存在或者缺乏早期减速；⑤存在或者缺乏加速 Ⅰ类电子胎心监护结果提示胎儿酸碱平衡正常，可常规监护，不需要采取特殊措施
Ⅱ类电子胎心监护	除Ⅰ类和Ⅲ类电子胎心监护图形外的其他情况均归为Ⅱ类 Ⅱ类电子胎心监护结果尚不能说明存在胎儿酸碱平衡紊乱，但是应该综合考虑临床情况、持续胎心监护、采取其他评估方法来判定胎儿有无缺氧，可能需要宫内复苏来改善胎儿状况
Ⅲ类电子胎心监护	电子胎心监护有 2 种情况： （1）胎心率基线无变异并且存在下面任何 1 种情况：①复发性晚期减速；②复发性变异减速；③胎心过缓（胎心率基线＜110 次 / 分） （2）正弦波形 Ⅲ类电子胎心监护提示胎儿存在酸碱平衡失调即胎儿缺氧，应该立即采取相应措施纠正胎儿缺氧，包括改变孕妇体位、吸氧、停止缩宫素使用、抑制宫缩、纠正孕妇低血压等措施，如果这些措施均不奏效，应该紧急终止妊娠

表 6-5　Manning 评分法

指标	2 分（正常）	0 分（异常）
NST（20 分钟）	≥2 次胎动，FHR 加速，振幅≥15 次 / 分，持续≥15 秒	＜2 次胎动，FHR 加速，振幅＜15 次 / 分，持续＜15 秒
FBM（30 分钟）	≥1 次，持续≥30 秒	无或持续＜30 秒
FM（30 分钟）	≥3 次躯干和肢体活动（连续出现计 1 次）	≤2 次躯干和肢体活动
FT	≥1 次躯干伸展后恢复到屈曲，手指摊开合拢	无活动，肢体完全伸展，伸展缓慢，部分恢复到屈曲
AFV	最大羊水池垂直直径＞2cm	无或最大羊水池垂直直径≤2cm

NST，无应激试验；FBM，胎儿呼吸运动；FM，胎动；FT，胎儿张力；AFV，羊水最大暗区垂直深度。

的 S/D、PI 与 RI 值不同。较公认的判断胎儿血流异常的标准如下：①脐动脉舒张末期血流搏动指数大于各孕周的第 95 百分位数或超过平均值 2 个标准差预示胎儿缺氧；②脐动脉舒张末期血流频谱消失或倒置，预示胎儿缺氧严重；③胎儿大脑中动脉的 PI、S/D 比值降低，预示胎儿缺氧；④出现脐静脉或静脉导管搏动、静脉导管血流 a 波反向均预示胎儿处于濒死状态。

第三节　孕期营养和体重管理

【知识要点】

● 孕期合理营养对胎儿正常生长发育和改善母儿结局非常重要。

● 孕期需要注意营养均衡，合理膳食。

● 孕期体重管理事关母儿的近远期健康。

一、孕期营养的重要性

孕妇每日所吃的食物除维持自身机体代谢所需的营养物质外，还要供给体内胎儿生长发育所需。研究表明，营养作为最重要的环境因素，对母亲与子代的近期和远期健康都将产生至关重要的影响。孕期营养不良不仅与流产、早产、难产、死胎、畸形胎儿、低体重儿、巨大胎儿、妊娠期贫血、子痫前期、妊娠期糖尿病、产后出血等相关，也会对子代出生后的成长和代谢产生不利的影响。因此指导孕妇合理摄入蛋白质、脂肪、碳水化合物、维生素和矿物质，摄入由多样化食物组成的营养均衡膳食，对改善母儿结局十分重要。

二、孕妇的营养需要

1. **热能**　妊娠期总热能的需要量增加,包括提供胎儿生长、胎盘、母体组织的增长、蛋白质脂肪的贮存以及增加代谢所需要的热能。妊娠早期不需要额外增加能量,妊娠 4 个月后至分娩,在原基础上每日增加能量 200kcal。我国居民的主要热能来源是主食,孕妇每日应摄入主食 200～450g。

2. **蛋白质**　妊娠期对蛋白质的需要量增加,妊娠早期不需要额外增加蛋白质,妊娠中晚期胎儿生长加速,妊娠中期开始增加蛋白质 15g/d。蛋白质的主要来源是动物性食品如鱼、禽、蛋、瘦肉和奶制品等。

3. **碳水化合物**　是提供能量的主要物质,宜占总热量的 50%～60%。妊娠中晚期,每日增加大约 35g 的主粮类即可。

4. **脂肪**　脂肪占总能量的 25%～30%,过多摄入会导致超重,易引起妊娠并发症,但长链不饱和脂肪酸已经证实对胎儿大脑和视网膜发育有帮助,所以适当多吃鱼类水产品尤其是深海鱼类、核桃等食物有一定的好处。

5. **维生素**　维生素为调节身体代谢及维持多种生理功能所必需,也是胎儿生长发育所必需,尤其在胚胎发育早期,供给不足或过量都可能增加胎儿畸形的风险,妊娠中晚期胎儿快速成长需要的维生素也增加,因此整个妊娠期都需要增加维生素的摄入。

6. **无机盐**　无机盐中的钙、镁、铁、锌、碘等是胎儿生长发育所必需的营养物质,缺乏易导致胎儿发育不良,早期缺乏还易发生胎儿畸形。妊娠期血容量增大,较易发生生理性贫血,因此整个妊娠期都必须增加微量元素摄入。

7. **膳食纤维**　膳食纤维虽然不被人体吸收,但其可降低糖、脂肪的吸收和减缓血糖的升高,预防和改善便秘和肠道功能,妊娠期应该多食含膳食纤维丰富的食物如蔬菜、低糖水果和粗粮类。

三、孕妇膳食指南

根据 2016 年中国营养学会发布的《孕期妇女膳食指南》,建议孕妇在一般人群膳食指南的基础上,增加以下 5 条内容:①补充叶酸,常吃含铁丰富的食物,选用碘盐;②妊娠呕吐严重者,可少量多餐,保证摄入含必要量碳水化合物的食物;③妊娠中晚期适量增加奶、鱼、禽、蛋、瘦肉的摄入;④适量身体活动,维持孕期适宜增重;⑤禁烟酒,积极准备母乳喂养。

1. **妊娠早期**

(1)膳食清淡、适口:易于消化,并有利于减少妊娠反应。包括各种新鲜蔬菜和水果、大豆制品、鱼、禽、蛋以及各种谷类制品。

(2)少食多餐:进食的餐次、数量、种类及时间应根据孕妇的食欲和反应的轻重及时进行调整,少食多餐,保证进食量。

(3)保证摄入足量富含碳水化合物的食物:妊娠早期应保证每日至少摄入 130g 碳水化合物,首选易消化的粮谷类食物(200g 左右的全麦粉或 180g 大米);因妊娠反应严重而不能正常进食足够碳水化合物的孕妇应及时就医,避免对胎儿早期脑发育造成不良影响,此时不必过分强调平衡膳食。

(4)多摄入富含叶酸的食物并补充叶酸:妊娠早期叶酸缺乏可增加胎儿发生神经管畸形及早产的危险。女性应从计划妊娠开始多摄取富含叶酸的动物肝脏、深绿色蔬菜及豆类,并建议每日额外补充叶酸 400～800μg。

(5)戒烟、禁酒:烟草中的尼古丁和烟雾中的氰化物、一氧化碳可导致胎儿缺氧和营养不良、发育迟缓。酒精亦可通过胎盘进入胎儿体内造成胎儿发育不良、中枢神经系统发育异常等。

2. **妊娠中晚期**

(1)适当增加鱼、禽、蛋、瘦肉等优质蛋白质的来源:妊娠中期每日增加共计 50g,妊娠晚期再增加 75g 左右。鱼类尤其是深海鱼类含有较多二十二碳六烯酸(docosahexaenoic acid,DHA)对胎儿大脑和视网膜发育有益,每周最好食用 2～3 次深海鱼类。

(2)适当增加奶类的摄入:奶类富含蛋白质,也是钙的良好来源。从妊娠中期开始,每日应至少摄入 250~500g 奶制品以及补充 600mg 的钙。

（3）适当增加碘的摄入：孕期碘的推荐摄入量 230μg/d，孕妇除坚持选用加碘盐外，每周还应摄入 1~2 次含碘丰富的海产品如海带、紫菜等。

（4）常吃含铁丰富的食物：孕妇是缺铁性贫血的高发人群，为了胎儿铁储备的需要，妊娠中期开始要增加铁的摄入，每日增加 20~50g 红肉，每周吃 1~2 次动物内脏或血液。有指征时可额外补充铁剂。

（5）适量身体活动，维持体重的适宜增长：每日进行不少于 30 分钟的中等强度的身体活动，如散步、体操、游泳等，有利于体重适宜增长和自然分娩。

（6）禁烟戒酒，少吃刺激性食物：烟草和酒精对胚胎发育的各个阶段有明显的毒性作用，因此应禁烟、戒酒。

四、体重管理

1. **孕妇体重增长**　孕妇体重增长可以影响母儿的近远期健康。近年来超重与肥胖孕妇的增加，孕妇体重增长过多增加了大于胎龄儿、难产、产伤、妊娠期糖尿病等的风险；孕妇体重增长不足与胎儿生长受限、早产儿、低体重儿等不良妊娠结局有关。因此要重视孕妇体重管理。2022 年国家卫生健康委发布了基于孕前不同体重指数的妊娠期体重增长推荐值标准（表 6-6）。应当在第一次产检时确定孕前 BMI，提供个体化的孕妇增重、饮食和运动指导。

表 6-6　妊娠期体重增长推荐值标准

孕前体重分类 /（kg/m^2）	孕期总增长范围 /kg	孕中晚期每周体重增长及范围 /kg
低体重（BMI<18.5）	11.0~16.0	0.46（0.37~0.56）
正常体重（18.5≤BMI<24.0）	8.0~14.0	0.37（0.26~0.48）
超重（24.0≤BMI<28.0）	7.0~11.0	0.30（0.22~0.37）
肥胖（BMI≥28.0）	5.0~9.0	0.22（0.15~0.30）

2. **运动指导**　孕妇运动是体重管理的另一项措施。通过运动能增加肌肉力量和促进机体新陈代谢；促进血液循环和胃肠蠕动，减少便秘；增强腹肌、腰背肌、盆底肌的能力；锻炼心肺功能，释放压力，促进睡眠。根据个人喜好可选择一般的家务劳动、散步、慢步跳舞、步行上班、孕妇体操、游泳、骑车、瑜伽和凯格尔（Kegel）运动等形式。但孕期不适宜开展跳跃、震动、球类、登高（海拔 2 500m 以上）、长途旅行、长时间站立、潜水、滑雪、骑马等具有一定风险的运动。

第四节 ｜ 产科合理用药

【知识要点】
- 药物使用应遵循孕妇用药的基本原则。
- 根据药物对动物和人类的致畸危险，既往多使用 FDA 分类方法，但由于存在局限性，现已改为更详细的个体化知情告知。
- 用药时孕龄与损害性质有密切关系。

在 20 世纪中期之前，普遍认为胎盘是天然屏障，孕妇使用药物不会通过胎盘危及胎儿。但 20 世纪 50 年代，发生了新药反应停事件（胎儿肢体缺陷），促进了 1962 年美国《药物条例》的颁布。根据这项条例，每种药物必须在说明书上标明其使用的安全性、有效性、应用指征和相关研究情况等。

胎儿处于发育过程，各器官发育未完善，孕妇用药可直接或间接地影响胎儿，大多数药物可通过胎盘直接作用于胎儿，因此妊娠期用药要十分慎重。孕妇如用药不当，对孕妇、胎儿、新生儿可能产生不良影响,孕期尽量减少药物应用。临床上应遵循"妊娠期没有特殊原因不要用药"的原则,尤其在妊娠早期。准备妊娠的生育期女性用药应慎重;另外,孕妇健康有利于胎儿的正常生长发育,患有急、慢性疾病者应在孕前进行治疗。

如孕妇已用了某种可能致畸的药物,应根据用药种类、用药时的孕龄、时间长度和暴露剂量等因素,综合评估危害程度,提出咨询建议。在对药物暴露的妊娠期和哺乳期女性进行咨询或选择药物时,需要查阅动物实验和人体试验的结果。

一、孕妇用药的基本原则

孕期用药需遵循以下原则:①用药必须有明确的指征,避免不必要的用药;②根据病情在医师指导下选用有效且对胎儿相对安全的药物;③应选择单独用药、避免联合用药;④应选用结论比较肯定的药物,避免使用较新的、尚未肯定对胎儿是否有不良影响的药物;⑤严格掌握剂量和用药持续时间,注意及时停药;⑥妊娠早期若病情允许,尽量推迟到妊娠中晚期再用药。

二、药物的妊娠分类

美国食品药品管理局(Food and Drug Administration,FDA)根据药物对动物和人类具有不同程度的致畸危险,将其分为5类:A类,临床对照研究中,未发现药物对妊娠早期、中期及晚期的胎儿有损害,其危险性极小;B类,临床对照研究中,药物对妊娠早期、中期及晚期胎儿的危害证据不足或不能证实;C类,动物实验发现药物造成胎仔畸形或死亡,但无人类对照研究,使用时必须谨慎权衡药物对胎儿的影响;D类,药物对人类胎儿有危害,但临床非常需要,又无替代药物,应充分权衡利弊后使用;X类,对动物和人类均具有明显的致畸作用,这类药物在妊娠期禁用。

该分类方法存在一定局限性:只有40%的药物纳入FDA妊娠期用药分类,其中60%以上分为C类,即不能排除有危害,需衡量潜在益处和潜在危害;同时该分类未提供不同孕期时的用药对胎儿是否有危害的证据,以及不同剂量药物对胎儿的不同影响;单纯分类显得较为笼统,用药咨询较为困难。因此,FDA于2008年提出应该摒弃之前的药物妊娠分类法,改为更详细的知情告知,包括以下内容。

第一部分又称为"胎儿风险总结":详细描述药物对胎儿的影响,如果存在风险,需说明这些关于风险的信息是来自于动物实验还是人体试验。

第二部分又称为"临床考虑":包括药物的作用,特别是在不知道自己妊娠的女性当中使用此种药物的信息,还包括剂量、并发症等信息。

第三部分又称为"数据":更详细的描述相关动物实验或人体试验方面的数据,也就是第一部分的证据。

三、用药时的孕龄

用药时孕龄与损害性质有密切关系:①受精后2周内,药物对胚胎影响为"全"或"无":"全"表现为胚胎早期死亡导致流产;"无"则为胚胎继续发育,不出现异常。②受精后3~8周,是胚胎器官分化发育阶段,胚胎开始定向分化发育,受到有害药物作用后,即可能产生形态上的异常而出现畸形,称为致畸高度敏感期,具体地说,如神经组织于受精后15~25日,心脏于21~40日,肢体和眼睛于24~46日易受药物影响。③受精后9周~足月是胎儿生长、器官发育、功能完善阶段,仅有神经系统、生殖器和牙齿仍在继续分化,特别是神经系统分化、发育和增生是在妊娠晚期和新生儿期达最高峰。在此期间受到药物作用后,由于肝酶结合功能差及血脑通透性高,易使胎儿受损,还可表现为胎儿生长受限、低体重儿和新生儿功能行为异常。

相同致畸剂量,短暂暴露很少致畸,而长期慢性暴露则致畸风险显著增加,因此妊娠期用药尽可能缩短用药时间。通常暴露剂量越大,对胚胎和胎儿的危害越大,由于胚胎对有害因子较成人敏感,当暴露剂量尚未对母体有明显影响时,可能已经对胚胎产生不良影响。因此,用药咨询需要考虑用药的时间长度和暴露剂量,综合分析。

第五节 ｜ 孕期常见症状及其处理

【知识要点】

- 孕期可出现与各系统相关的症状。
- 消化系统症状最常见。
- 治疗原则主要是对症处理,例如建立良好的饮食、排便习惯,及时补充铁剂和钙剂等。

为了适应妊娠,孕妇可出现各种与妊娠相关的症状,治疗原则主要是对症处理。

1. **消化系统症状**　妊娠早期出现恶心、晨起呕吐者,可给予维生素 B_6 10～20mg/ 次,每日 3 次口服。若是妊娠剧吐,则按该病处理。

2. **贫血**　孕妇于妊娠后半期对铁需求量增多,仅靠饮食补充明显不足,应适时补充铁剂,非贫血孕妇,如血清铁蛋白＜30μg/L,应补充元素铁 60mg/d;诊断明确的缺铁性贫血孕妇,应补充元素铁 100～200mg/d。

3. **手腕疼痛**　腕管周围的组织水肿,压迫正中神经,出现手掌疼痛、麻木或深部刺痛感,称为腕管综合征。为自限性疾病,严重时给予对症或夹板固定处理,分娩后缓解。

4. **腰背痛**　妊娠期间由于关节韧带松弛,增大的子宫向前突使躯体重心后移,腰椎向前突使背伸肌处于持续紧张状态,常出现轻微腰背痛。若腰背痛明显者,应及时查找原因,按病因治疗。必要时卧床休息、局部热敷及药物治疗。

5. **下肢及外阴静脉曲张**　妊娠末期应尽量避免长时间站立,可穿有压力梯度的弹力袜,晚间睡眠时应适当垫高下肢以利静脉回流。分娩时应防止外阴部曲张的静脉破裂。

6. **下肢肌肉痉挛**　可能是孕妇缺钙表现,应补充钙剂 600～1 500mg/d。

7. **下肢水肿**　孕妇于妊娠后期常有踝部及小腿下半部轻度水肿,经休息后消退,属正常现象。若下肢水肿明显,经休息后不消退,应考虑妊娠期高血压疾病、合并肾脏疾病或其他合并症,查明病因后及时给予治疗。

8. **痔疮**　妊娠晚期多见或明显加重,因增大的妊娠子宫压迫和腹压增高,使痔静脉回流受阻和压力增高导致痔静脉曲张。应多吃蔬菜,少吃辛辣食物,必要时服缓泻剂软化粪便,纠正便秘。

9. **便秘**　妊娠期间肠蠕动及肠张力减弱,加之孕妇运动量减少,容易发生便秘。应养成每日按时排便的良好习惯,多饮水,适当运动,并多吃纤维素含量高的新鲜蔬菜和水果,必要时使用纤维素、缓泻剂,慎用开塞露。

10. **仰卧位低血压**　妊娠晚期孕妇若较长时间取仰卧姿势,由于增大的妊娠子宫压迫下腔静脉,使回心血量及心输出量减少,出现低血压。此时若改为侧卧姿势,使下腔静脉血流通畅,血压迅即恢复正常。

(漆洪波)

思考题:
简述我国产前检查方案、内容及意义。

思考题解题思路

本章目标测试

本章思维导图

第七章 | 产前诊断与胎儿宫内干预

出生缺陷（birth defect）指婴儿出生前发生的身体结构、功能或代谢异常。出生缺陷可由染色体异常、基因突变等遗传因素或环境因素引起，也可由这两种因素交互作用或其他不明原因所致。出生缺陷可以非常轻微，以至于出生时难以发现，也可以非常严重，甚至危及生命。通常表现为先天性结构异常、发育异常或功能异常。

出生缺陷的防控可分三级：一级预防是孕前干预，通过健康教育，婚前保健、孕前保健等综合措施，避免出生缺陷儿的发生；二级预防是产前干预，通过产前筛查、诊断及宫内干预，减少严重缺陷儿的出生；三级预防是产后干预，通过新生儿期早期筛查、诊断及早期治疗，提高缺陷儿的生命质量，减少远期严重病残的发生。本章主要讨论出生缺陷二级预防的主要内容，包括遗传咨询、产前筛查、产前诊断及胎儿宫内干预。

第一节 | 遗传咨询

【知识要点】
- 遗传咨询是专业人员对来自咨询对象个体、家庭或社群中的遗传信息进行评估及解释，并提出医学建议。
- 遗传咨询过程应遵循自主原则、知情同意原则、无倾向性原则、守密和尊重隐私原则及公平原则。
- 常见的人类遗传性疾病包括染色体病、基因组病、单基因遗传病、多基因遗传病、线粒体遗传病及体细胞遗传病。

一、遗传咨询的定义

遗传咨询（genetic counselling）是由从事医学遗传的专业人员或咨询医师，对来自咨询对象个体、家庭或社群的遗传信息进行评估和解释，并提供合适的医学建议及支持。具体内容包括帮助患者及其家庭成员梳理家族史及病史，选择合理的遗传学检测方案，解读遗传学检测结果，获取详细的临床表型，分析遗传机制、告知患者可能的预后和治疗方法，评估下一代再发风险并制订生育计划，包括产前诊断或胚胎植入前诊断等。

二、遗传咨询的对象

咨询对象为遗传性疾病的高风险人群，包括：①夫妇双方或一方家庭成员中有遗传病、出生缺陷、不明原因的癫痫、智力低下、肿瘤及其他与遗传因素密切相关的患者，曾生育过出生缺陷儿的夫妇；②夫妻双方或之一本身罹患智力低下或出生缺陷；③不明原因的反复流产或有死胎等病史的夫妇；④孕期接触不良环境因素及患有某些慢性病的夫妇；⑤常规检查或常见遗传病筛查发现异常者；⑥其他需要咨询者，如婚后多年不育的夫妇，35 岁以上的高龄孕妇，近亲婚配者。

三、遗传咨询的类别

根据咨询的主题和咨询对象的不同,遗传咨询主要分为:婚前咨询、孕前咨询、产前咨询、儿科相关遗传病咨询、肿瘤遗传咨询及其他专科咨询(如神经遗传病咨询、血液病咨询等)。

四、遗传咨询的原则

在遗传咨询过程中,必须遵循以下伦理和道德原则。

1. **自主原则** 尊重咨询对象的意愿和决定,确保任何决策的选择均不受任何压力的胁迫和暗示,尤其对于妊娠方式、妊娠结局的选择以及遗传学检测。尊重咨询者的宗教信仰和社会背景而产生的不同态度及观点。

2. **知情同意原则** 在遗传咨询过程中,应确保咨询对象对于所有涉及自身及家庭成员的健康状态及疾病风险、遗传学检测可能出现的临床意义不明的基因变异、不同诊疗计划的利弊均有充分的理解,并完全自主地进行医疗方案的选择。某些遗传学检测结果,尤其是一些主要检测目标以外的"额外发现",如晚发性遗传病、肿瘤易感性等,受检者有知情权,也有选择不知情的权利。应在此类检测前提供遗传咨询,明确受检者对于"额外发现"的态度和承受能力,按照其意愿告知或者不告知相关结果。

3. **无倾向性原则** 在遗传咨询的选择中,没有绝对正确的方案,也没有绝对错误的方案,医务人员的角色是帮助咨询者了解不同方案的利弊,而不是替咨询者作出选择。非指令性原则一直是医学遗传咨询遵循的原则,同时也被世界卫生组织遗传咨询专家委员会认可。2002 年卫生部颁布的《产前诊断技术管理办法》中明确提出医师可以提出医学建议,患者及其家属有选择权。

4. **守密和尊重隐私原则** 保守秘密是遗传咨询的一种职业道德。在未经许可的情况下,将遗传检查结果告知除亲属外的第三者,包括雇主、保险公司和学校等,都是对这一原则的破坏。遗传学检测有可能发现某些家庭的隐私(如亲缘关系不符等),遗传咨询中应依照咨询者的意愿,保护其隐私。

5. **公平原则** 理想的状态是所有遗传学服务(包括咨询与检测)应该被平等地提供给所有需要的人。

五、遗传咨询的内容及基本流程

遗传咨询是一项提供信息的服务,内容应当包含下述 5 个方面。

1. **帮助患者及家庭成员了解疾病的表型** 即疾病的临床症状,例如认知障碍、生理缺陷等。

2. **以通俗易懂的语言向患者及家庭成员普及疾病的遗传机制** 即由何种遗传物质异常导致疾病发生的机制。

3. **提供疾病治疗方案信息** 即针对该疾病所能够采取的治疗手段及预后,使患者通过遗传诊断而受益。此外,还应提供疾病相关协助机构方面的信息。

4. **提供再发风险的咨询** 即患者所患的遗传性疾病在家系亲属中再发生的风险率。在明确诊断的基础上判断其遗传方式,同时也应当考虑基因型和表型可能的差异,进行遗传风险的评估,说明子代再发风险。

5. **提供家庭再生育计划咨询** 即告知患者及家庭下一胎生育时应该采取的措施及生育方式上的可能选择,如自然受孕直接进行产前诊断、植入前胚胎遗传学诊断、捐精、供卵等。

六、人类遗传病的类型

人类遗传性疾病可分为 6 类:①染色体病;②基因组病;③单基因遗传病;④多基因遗传病;⑤线粒体遗传病;⑥体细胞遗传病。

1. **染色体病** 是导致出生缺陷最多的一类遗传性疾病。染色体异常包括染色体数目异常和结构异常两类。染色体数目异常包括整倍体(如三倍体等)和非整倍体(如 21- 三体、18- 三体、13- 三体等,47,XXX 综合征、45,XO 综合征等)异常;结构异常包括染色体部分缺失、重复、易位、倒位、插入、等臂以及环形染色体等。目前对先天性染色体疾病尚无有效的治疗方法,因此应争取早期诊断,达到优生优育的目的。

2. **基因组病**　是由基因组 DNA 的异常重组而导致的微缺失与微重复,或基因结构的彻底破坏而引起异常临床表型的一类疾病。其中,微缺失与微重复是指微小的(通常小于 5Mb)、经传统细胞遗传学分析难以发现的染色体异常,由此导致的具有复杂临床表型的遗传性疾病,即染色体微缺失与微重复综合征。

3. **单基因遗传病**　是由单个位点或者等位基因变异引起的疾病,又称孟德尔遗传病。其中包括符合经典孟德尔遗传方式的常染色体显性遗传病、常染色体隐性遗传病、X- 连锁和 Y- 连锁遗传病。其他的单基因遗传方式有基因组印记、遗传早现、单亲二倍体、假常染色体显性遗传等。只有不到 1% 的单基因遗传病有治疗手段。

4. **多基因遗传病**　其遗传基础是多个致病基因或者易感基因与环境因素协同调控,发病机制复杂,且人种间存在差异。若干对基因作用积累之后,形成一个明显的表型效应,称为累加效应(additive effect)。在微效基因中可能存在一些起主要作用的基因,称为主基因(major gene),主基因对了解多基因遗传病的发生、诊断、治疗和预防均有十分重要的意义。多基因遗传病有一定家族史,但没有单基因遗传中所见到的系谱特征。一些人类常见病(高血压、动脉粥样硬化、糖尿病、精神分裂症等)均属于多基因遗传病。

5. **线粒体遗传病**　是由于线粒体 DNA(mtDNA)异常引起的遗传病。核基因组中也有与编码线粒体组分相关的基因(nDNA),这部分基因变异引起的线粒体异常疾病遵循单基因遗传病的遗传模式,大部分为隐性遗传模式,发病较早。线粒体 DNA 变异时引起线粒体遗传病,其遗传模式为母系遗传,一般发病较晚。

6. **体细胞遗传病**　是除生殖细胞外的体细胞内的基因发生变异,由于该变异的累加效应导致疾病发生。该变异不会遗传给子代,最典型病例是各种散发性肿瘤。

第二节 | 产前筛查

【知识要点】
- 产前筛查是指在产前采用简便、无创检测方法发现严重出生缺陷的高风险胎儿。
- 产前筛查并非诊断,需遵循知情同意、孕妇自愿的原则。
- 在妊娠早中期采用超声、血清学检查和无创产前筛查组成的各种筛查策略可以发现非整倍体染色体异常高风险胎儿。
- 无创产前筛查是目前筛查 21- 三体、13- 三体、18- 三体胎儿最为敏感、特异的方法。
- 采用超声技术在妊娠早中期对胎儿各器官进行系统的筛查,可发现严重、致死性的胎儿结构异常。

　　产前筛查(prenatal screening)是指在产前采用简便、无创检测方法对胎儿严重遗传性疾病及结构异常进行筛查,以发现高风险人群。产前筛查须满足以下条件:①有明确筛查的目标疾病;②筛查疾病在人群中具有较高的发病率且危害严重;③能为筛查高风险孕妇提供进一步产前诊断及有效的干预措施;④筛查方法简便、无创,易于被筛查者接受。

　　产前筛查试验不是确诊试验,筛查阳性结果意味着患病的风险升高,并非诊断疾病;同样,阴性结果提示低风险,并非正常。筛查结果阳性的患者需要进一步的确诊试验,切不可根据筛查结果决定终止妊娠。同时,产前筛查和诊断要遵循知情同意原则。目前广泛应用的产前筛查的疾病有非整倍体染色体异常、神经管缺陷和胎儿结构异常等。近年来国际相关指南已开始建议向备孕期及早孕期女性提供携带者筛查,以期发现高发、严重隐性单基因病的高风险可疑人群。

一、非整倍体染色体异常的产前筛查

约 8% 的受精卵存在非整倍体染色体异常,其中 50% 在妊娠早期流产,存活下来但伴有缺陷的染色体异常胎儿占新生儿的 0.64%。以唐氏综合征为代表的非整倍体染色体异常是产前筛查的重点。

孕妇年龄与胎儿非整倍体的发生密切相关,但仅根据年龄进行产前筛查存在较高的假阳性率。20 余年来,随着血清生化标志物、胎儿超声遗传标志物、母体血浆胎儿游离 DNA 检测在胎儿非整倍体染色体异常筛查中的应用,筛查的时间从妊娠中期提前到早期,筛查准确性不断得到提高,从而减少了非必要介入性产前诊断技术的实施。目前临床常用的针对胎儿 21- 三体、18- 三体、13- 三体的产前筛查策略如下。

1. **妊娠早期联合筛查** 包括超声测定胎儿颈项透明层(nuchal translucency,NT)厚度和孕妇血清学检查两类,血清学检测指标包括妊娠相关血浆蛋白 -A(pregnancy associated plasma protein A,PAPP-A)和游离 β- 人绒毛膜促性腺激素(β-hCG)。检查孕龄为 11～13^{+6} 周。联合应用血清学和 NT 检测,唐氏综合征的检出率为 85%,假阳性率为 5%。NT 测定需要经过专门的技术培训,并建立良好的质量控制体系。

2. **妊娠中期筛查** 妊娠中期的筛查策略为血清学标志物联合筛查,包括甲胎蛋白、人绒毛膜促性腺激素或游离 β- 人绒毛膜促性腺激素、游离雌三醇三联筛查,或增加抑制素 A 形成四联筛查,结合孕妇年龄、孕周、体重等综合计算发病风险。检查孕龄一般设定为 15～20 周,唐氏综合征的检出率为 60%～75%,假阳性率为 5%。该方法还可作为 18- 三体和神经管缺陷的筛查方式。

3. **妊娠早、中期整合筛查** 整合妊娠早期和中期的筛查指标,可提高检出率,降低假阳性率。但整合筛查持续时间较长,可能给孕产妇带来一定的心理负担。整合方式有 3 种。

(1)整合产前筛查:首先在妊娠 10～13 周检测血清 PAPP-A、β-hCG 和 11～13^{+6} 周超声检查 NT;然后在妊娠 15～20 周行血清学四联试验。联合 6 项指标,获得唐氏综合征的风险值。与早孕期筛查相比,在检出率相同情况下,可以降低假阳性率。

(2)血清序贯筛查:在整合产前筛查中去除 NT 检查,该方法可达到妊娠早期联合筛查相同的效果。

(3)酌情筛查:首先进行妊娠早期筛查,对筛查结果为胎儿风险极高者(唐氏综合征风险率≥1/50),建议绒毛活检术(chorionic villus sampling,CVS)。其他孕妇继续妊娠至中期进行四联试验,获得综合的风险评估报告。

4. **超声遗传学标志物筛查** 妊娠 11～13^{+6} 周及 20～24 周超声常规扫查中会发现一些与胎儿染色体异常相关的超声指标,称为超声遗传标志物,又称软指标(soft markers),包括妊娠早期的 NT 增厚、鼻骨缺失,妊娠中期的颈部皮肤皱褶增厚、肠管回声增强、肾盂扩张、长骨(肱骨、股骨)短缩、心室内强光点、脉络膜囊肿等。一个超声遗传标志物的发现仅提示非整倍体异常的风险增高,应注意胎儿是否存在结构及发育异常或其他超声遗传标志物,并根据每个遗传标志物特定的阳性似然比,结合血清学或无创筛查的结果,综合评估胎儿非整倍体异常的风险,指导是否需要进一步的介入性产前诊断。

5. **无创产前筛查**(noninvasive prenatal testing,NIPT) 是根据孕妇血浆中胎盘来源的游离 DNA 信息,采用二代测序和信息生物学技术筛查常见非整倍体染色体异常的方法。筛查建议在妊娠 12 周后进行。NIPT 是目前产前筛查单胎和双胎妊娠中 21- 三体、13- 三体、18- 三体最为敏感、特异的检测技术,既可作为高风险人群的次级筛查,也可作为一级筛查提供给低风险人群。鉴于当前 NIPT 尚未能完全排除母体因素和胎盘因素的干扰,因此当筛查结果为高风险时,应提供进一步的遗传咨询及介入性产前诊断,而不应直接给出终止妊娠的建议。

二、神经管缺陷的产前筛查

神经管缺陷(neural tube defect,NTD)是神经管闭合缺陷所致,属于严重致死、致残的先天性结

构异常。约 95% 的神经管缺陷患儿无家族史,但约 90% 的孕妇血清和羊水中的甲胎蛋白(alpha-fetoprotein,AFP)水平升高。筛查应在妊娠 15~20 周进行,以中位数倍数(multiple of the median,MoM)为单位。以 2.0~2.5MoM 为 AFP 正常值的上限,筛查灵敏度 90% 以上,但孕妇血清 AFP 水平受多种因素影响,如孕龄、孕妇体重、种族、糖尿病、死胎、多胎、胎儿异常、胎盘异常等,阳性预测值仅 2%~6%。另外,3%~5% 的 NTD 为非开放性畸形,羊水 AFP 水平在正常范围。

随着超声技术的发展,99% 的 NTD 可通过妊娠中期的超声检查获得诊断,因此孕妇血清 AFP 升高但超声检查正常者,不再建议通过抽取羊水检测 AFP 水平。

三、胎儿结构异常的产前筛查

产前超声检查是目前筛查胎儿结构异常的主要方法。应建议所有孕妇在妊娠中期接受胎儿结构异常的超声筛查。筛查一般在妊娠 20~24 周进行,可以发现的胎儿结构异常包括无脑儿、严重脑膨出、严重开放性脊柱裂、严重胸腹壁缺损并内脏外翻、单腔心、致死性软骨发育不良等。妊娠中期产前超声胎儿严重结构异常的检出率约为 50%~70%,漏诊的主要原因包括:①母体因素,如孕周、羊水、胎位、母体腹壁等;②部分胎儿结构异常的产前超声检出率极低,如房间隔缺损、室间隔缺损、耳畸形、指(趾)异常、肛门闭锁、食管闭锁、外生殖器畸形、闭合性脊柱裂等;③部分胎儿结构异常目前还不能为超声所发现,如甲状腺缺如、先天性巨结肠等。此外,有些胎儿结构异常是一个动态形成的过程,筛查时还不能为超声所发现,随着孕周增加甚至出生后才逐渐明显表现出来。

第三节 | 产前诊断

【知识要点】
- 产前诊断的对象为筛查所发现的出生缺陷高风险胎儿。
- 临床常用的介入性产前诊断取样技术为羊膜腔穿刺术和绒毛活检术。
- 产前选择合适的遗传学检测技术可对胎儿染色体病、基因组病和单基因病进行诊断。严重的胎儿结构及发育异常可通过产前影像学技术进行诊断。

产前诊断(prenatal diagnosis)又称宫内诊断或出生前诊断,指对可疑出生缺陷的胎儿在出生前应用各种检测手段,如影像学、生物化学、细胞遗传学及分子生物学等技术,对胎儿是否患有先天性疾病进行诊断,为后续的产前处理包括选择性终止妊娠、宫内治疗或继续妊娠提供依据。产前诊断的主要目的是减少严重致死、致愚、致残的缺陷儿出生。

一、产前诊断的指征

产前诊断的对象为产前筛查的高风险人群。常见的产前诊断指征包括:①夫妇一方患有先天性疾病、有遗传病家族史或近亲结婚;②曾经有先天性结构异常或遗传性疾病胎儿生育史;③反复发生原因不明的流产、死胎和新生儿死亡史的孕妇;④孕妇接触过可能导致胎儿出生缺陷的物质、辐射或感染病毒等;⑤预产期年龄≥35 岁的高龄孕妇;⑥产前筛查胎儿染色体异常高风险孕妇;⑦产前超声筛查发现胎儿结构异常、生长发育异常、羊水过多或者过少等;⑧医师认为其他有必要进行产前诊断的情况。

二、产前诊断取样技术

产前诊断取样技术是指在产前经母体获取胎儿组织、细胞、代谢物等的技术。根据取样途径分为介入性和非介入性。

NOTES

1. **介入性产前诊断取样技术**　包括羊膜腔穿刺术（amniocentesis）、绒毛活检术（chorionic villus sampling，CVS）、经皮脐血穿刺取样、胎儿组织活检等。

2. **非介入性产前诊断取样技术**　尝试经母体外周血获取胎儿细胞或母体血浆游离胎儿 DNA 而进行的无创产前筛查，有广阔的临床应用前景，但目前还处于临床研究及探索阶段。

三、产前诊断常用的实验室诊断技术

1. **染色体核型分析**　通过分析胎儿细胞的染色体核型，可发现染色体数目异常及大于 5～10Mb 的结构异常。主要缺点是细胞培养耗时长，需要大量人力，且相较其他分子遗传学技术分辨率低。

2. **荧光原位杂交**（fluorescent *in situ* hybridization，FISH）**和荧光定量 PCR**（QF-PCR）　FISH 采用荧光标记的特异核酸探针，而 QF-PCR 则基于染色体短串联重复序列（short tandem repeat，STR），利用荧光标记的引物来放大并分析其种类及数量，以达到产前快速（通常在 72 小时之内）诊断常见染色体，如 21、13、18、X、Y 数目异常的目的。与核型分析不同，这些技术只用于特定染色体异常的检出。

3. **染色体微阵列分析**（chromosomal microarray analysis，CMA）　可以检测到较小的（10～100kb）、不能被传统的核型分析所识别的遗传物质增加和丢失。当胎儿超声检查有 1 个或多个严重结构异常时，推荐进行 CMA。该技术无须细胞培养，检测周期短，但不能检出低比例的嵌合体及平衡易位。

4. **Sanger 测序**　又称为第一代测序技术，DNA 序列测定是诊断已知特定致病基因变异最直接、可靠的方法，是基因诊断的"金标准"，可用于点突变，微小缺失和微小插入等的检测。但测序成本高、通量低等缺点，影响了其真正大规模的应用。

5. **高通量测序**　又称二代测序（next-generation sequencing，NGS），可检测整个基因组存在的点突变、微小插入缺失、拷贝数变异等，但在测序读长方面存在局限。目前可用于产前的高通量测序包括用于单基因疾病诊断的靶向基因测序、全外显子组测序（whole exome sequencing，WES）、用于染色体异常诊断的低深度全基因组拷贝数变异检测（copy number variation sequencing，CNV-Seq），以及可同时诊断单基因病和染色体异常的全基因组测序（whole genome sequencing，WGS）等。

6. **基因产物及病原微生物检测**　利用羊水、绒毛或胎儿血液检测特定的蛋白质、酶、代谢产物及病原微生物，用于确定胎儿某些代谢性疾病及感染性疾病。

四、产前诊断常用的影像学技术

1. **诊断性超声检查**　是指对产前超声筛查所发现的高危胎儿提供进一步有针对性、系统全面的超声检查，为产前咨询及诊治方案的制定提供影像学依据。超声检查诊断出生缺陷存在以下局限性：①结构异常必须明显到足以让超声影像所分辨和显示；②超声检查必须在合适时间进行，可在妊娠早期获得诊断的疾病如脊柱裂、全前脑、右位心、连体双胎等，需在妊娠晚期才能诊断的疾病如脑积水、肾盂积水、多囊肾等，还有些异常的影像学改变可在妊娠早期出现，以后随访时消失；③需了解产前超声诊断的异常结果往往不是胎儿先天性疾病的最终诊断，明确诊断需要结合病史、产前实验室诊断（包括遗传学检测、病原体检测、代谢及酶学检测等）结果综合评估。

2. **磁共振成像**　因具有较高软组织对比性、高分辨率、多方位成像能力和成像视野大等优点，磁共振成像已成为超声产前诊断胎儿结构异常的有效补充手段。尤其对于合并羊水过少、孕妇肠道气体过多或过于肥胖者，应用磁共振成像检查胎儿结构较超声技术更为理想。磁共振成像没有电离辐射，安全性较高，目前尚未发现有 1.5T 的磁场对胎儿造成危害的报道。

五、产前诊断的胎儿疾病种类

1. **严重的先天性结构异常**　产前通过影像学检查手段可诊断的结构异常包括胎儿及其附属物异常。胎儿异常包括全身各系统异常，神经系统异常如无脑儿、脊柱裂等；心血管系统异常如法洛四联症、大动脉转位等；呼吸系统异常如支气管肺隔离症、肺囊性腺瘤样畸形等；胎盘异常如胎盘血管

瘤、轮状胎盘等;羊水异常如羊水过多或过少;胎膜异常如羊膜带综合征等。

2. **染色体病**　包括染色体数目异常和结构异常两类。染色体数目异常包括整倍体和非整倍体;结构异常包括染色体部分缺失、易位、倒位、环形染色体等。

3. **基因组病**　随着 CMA 在产前的应用,还能够发现染色体微缺失、微重复综合征,如 22q11.2 微缺失综合征、猫叫综合征等。

4. **单基因病**　根据致病基因所在的染色体及遗传方式的不同,可以分为常染色体显性(如软骨发育不全等)、常染色体隐性(如苯丙酮尿症、地中海贫血等)和性连锁遗传(如迪谢内肌营养不良、血友病 A 等)。除少数几种疾病能在出生后干预治疗外,多数尚无有效治疗方法,故进行产前诊断极为重要。

5. **宫内感染**　当怀疑母体弓形虫、巨细胞病毒等感染时,可行羊水病毒 DNA 或 RNA 定量分析以帮助诊断是否存在胎儿宫内感染。羊水培养是诊断宫内细菌感染的可靠依据,羊水涂片革兰氏染色检查、葡萄糖水平测定、白细胞计数、白细胞介素 -6 检测等可辅助用于绒毛膜羊膜炎的产前诊断。

第四节 ┃ 胎儿宫内干预

【知识要点】
● 实施宫内干预前必须评估对母体和胎儿带来的获益及风险,严格掌握指征。
● 胎儿宫内干预包括药物干预和手术干预。
● 手术干预包括微创性胎儿手术、产时子宫外处理及开放性胎儿手术。

随着"胎儿是患者"理念的日益深入,以胎儿作为主体的宫内治疗在全世界范围迅速发展。宫内治疗前必须评估治疗对母体和胎儿带来的风险,严格遵守手术适应证。

一、胎儿宫内干预的分类

1. **药物干预**　通过母体 - 胎盘途径或胎儿直接给药来治疗胎儿疾病,如给母体使用糖皮质激素治疗胎儿巨大先天性肺气道畸形(congenital pulmonary airway malformation,CPAM)、给予母体口服或脐静脉注射抗心律失常药物来治疗胎儿快速性心律失常等。

2. **手术干预**　根据手术方式分为微创性胎儿手术、产时子宫外处理及开放性胎儿手术。根据手术对象分为:①针对胎儿的手术,如开放性脊髓脊膜膨出的宫内修补、严重先天性膈疝的宫内治疗、胎儿胸腔积液羊膜腔分流术等;②针对胎儿附属物(胎盘、脐带、胎膜等)的手术,如胎儿镜下胎盘吻合血管激光电凝术治疗双胎输血综合征、胎盘绒毛膜血管瘤的激光或射频治疗、胎儿镜下羊膜带松解术等。

二、常见胎儿宫内手术干预及临床应用

1. 微创胎儿手术

(1)减胎术:根据减胎指征的不同,可分为:①多胎妊娠(三胎及三胎以上妊娠)减胎术,目的是通过减少胎儿数来降低多胎妊娠母儿并发症的风险;②选择性减胎术,减去双胎或者多胎妊娠中发育异常的胎儿。减胎的方法取决于绒毛膜性,双绒毛膜性成分的多胎可采用氯化钾胎心注射技术,单绒毛膜性成分的多胎常采用血管阻断技术(如射频消融术、双极电凝术、脐血管激光凝固术)。

(2)胎儿镜手术:胎儿镜可以直接观察胎儿外观并进行胎儿组织活检,最初用于诊断,如对进行性肌营养不良或白化病进行产前诊断。随着分子诊断技术的发展,许多单基因疾病不再需要进行胎儿镜下诊断。目前开展的胎儿镜手术主要有双胎输血综合征的胎盘吻合血管激光电凝术、开放性脊

髓脊膜膨出的宫内修补、严重先天性膈疝的气管封堵术、胎儿后尿道瓣膜激光消融术、羊膜带松解术等。

（3）宫内体腔积液分流手术：对严重胸腔积液的胎儿行胸腔积液羊膜腔分流术，可使胎儿胸腔持续减压利于肺部扩张，减少因肺发育不全导致的新生儿死亡。对于肾功能正常，下尿路梗阻患儿采用宫内膀胱羊膜腔引流术，可使胎儿存活率升高，羊水量恢复正常，肺发育不良的比例降低。但其临床疗效和近远期并发症有待于进一步评估。

（4）宫内输血术：对于各种原因引起的胎儿贫血，特别是母胎血型不合的免疫性贫血可在妊娠34~35周前给胎儿宫内输血，防止胎儿水肿的发生，改善胎儿预后。宫内输血可通过脐静脉、脐静脉肝内段和腹腔输血进行。供血为 O 型 RH 阴性血型，且血细胞比容达到 0.75~0.85，经过 γ 射线照射，巨细胞病毒检测阴性。

（5）严重的胎儿先天性心脏病手术：严重的主动脉瓣膜狭窄或胎儿室间隔完整的肺动脉瓣狭窄或闭锁，可导致血流受阻，进而影响胎儿肺循环或体循环发育。从理论上讲，宫内解除结构梗阻可能有利于心脏正常发育，使出生后单心室修补变为双心室修补。宫内行胎儿心脏瓣膜球囊成形术的临床疗效仍需进一步评估。

2. 产时子宫外处理　产时子宫外处理（ex-utero intrapartum treatment，EXIT）的核心技术是在进行胎儿治疗的同时保持子宫低张状态和子宫胎盘循环。其应用指征如下。①产时子宫外开放呼吸道：主要应用于颈部肿块引起的气道梗阻；先天性的气道梗阻综合征，如气管或咽喉发育不良、严重的小下颌畸形、严重先天性膈疝胎儿镜气管封堵术（fetoscopic endoluminal tracheal occlusion，FETO）术后的球囊取出。②产时子宫外体外膜肺：如严重的膈疝（肝膈疝）、左心发育不良综合征、主动脉狭窄伴完整的房间隔。③产时子宫外切除术：纵隔或心包畸胎瘤和淋巴管瘤；胸部肿块引起的胸腔内气道梗阻。④产时子宫外分离术：如连体双胎的分离术。

以下情况不是做EXIT的指征：腹壁缺损（如脐膨出、腹裂），肺部病变（如严重的 CPAM、肺隔离症、支气管囊肿等），无须体外膜肺氧合（extracorporeal membrane oxygenation，ECMO）的先天性膈疝。

3. 开放性胎儿手术　可行开放性胎儿手术的胎儿异常包括开放性脊髓脊膜膨出、骶尾部畸胎瘤、胎儿巨大颈部肿块等。目前唯一经过随机对照试验研究证实开放性手术疗效的是胎儿脊髓脊膜膨出。子宫开放性手术对于孕妇和胎儿均有很大风险，需谨慎选择。

（孙路明）

思考题：

简述产前诊断的指征、取样技术及遗传检测方法。

思考题解题思路

本章目标测试

本章思维导图

第八章 | 妊娠并发症

本章数字资源

正常妊娠时,胚胎着床在宫腔的适当部位,并继续生长发育,至足月时临产分娩。若胚胎种植在宫腔以外、胚胎及胎儿在宫内生长发育的时间过短或过长,或母体出现各种妊娠特有的脏器损害,即为妊娠并发症。

第一节 | 自然流产

【知识要点】

- 多为早期流产,其中 50%～60% 与胚胎染色体异常有关。
- 主要临床表现为阴道流血和腹痛,主要辅助检查是超声检查和血 hCG 测定。
- 按疾病发展阶段分为不同临床类型,并作为依据选择相应的治疗措施。

胚胎或胎儿尚未具有生存能力而自发性丢失者,称为自然流产(spontaneous abortion),我国将其定义为妊娠未达到 28 周、胎儿体重不足 1 000g 而终止者。发生在妊娠 12 周前者,称为早期流产,而发生在妊娠 12 周或之后者,称为晚期流产。自然流产约占所有妊娠的 15%～25%,其中 80% 为早期流产。在早期流产中,约 2/3 发生在月经期前,称为生化妊娠(biochemical pregnancy)。

【病因】

病因包括胚胎因素、母体因素、父亲因素和环境因素。

1. **胚胎因素** 胚胎染色体异常是早期妊娠丢失最常见的原因,约占 50%～60%,中期妊娠丢失约占 1/3,晚期妊娠丢失仅占 5%。染色体异常包括数目异常和结构异常,前者以三体最多见,常见的有 13-三体、16-三体、18-三体、21-三体和 22-三体,其次为 X 单体,三倍体及四倍体少见;后者引起流产并不常见。

2. **母体因素**

(1)全身性疾病:孕妇患全身性疾病,如严重感染、高热疾病、严重贫血、心力衰竭、血栓性疾病、慢性消耗性疾病、慢性肝肾疾病或高血压等,均可能导致流产。TORCH 感染虽对孕妇影响不大,但可感染胎儿导致流产。

(2)生殖器异常:子宫畸形(如子宫发育不良、双子宫、双角子宫、单角子宫、纵隔子宫等)、子宫肌瘤(如黏膜下肌瘤及某些肌壁间肌瘤)、子宫腺肌病、宫腔粘连等,均可影响胚胎着床发育而导致流产。因宫颈先天发育异常或后天损伤所造成的宫颈机能异常而无法维持妊娠,最终导致流产,称为宫颈机能不全(cervical insufficiency),是导致晚期流产的常见原因。

(3)内分泌异常:如黄体功能不全、高催乳素血症、多囊卵巢综合征、甲状腺功能减退或亢进、糖尿病血糖控制不佳等,均可导致流产。

(4)强烈应激与不良习惯:妊娠期严重的躯体(如手术、直接撞击腹部、性交过频)或心理(过度紧张、焦虑、恐惧、忧伤等精神创伤)的不良刺激均可导致流产。吸烟和咖啡因、酒精及毒品摄入可能会增加妊娠丢失的风险且与剂量相关。

(5)免疫功能异常:包括自身免疫功能异常和同种免疫功能异常。前者主要包括抗磷脂综合征(antiphospholipid syndrome,APS)、系统性红斑狼疮、未分化结缔组织病、干燥综合征等自身免疫系统疾

NOTES

75

病,其引起的局部或全身免疫炎症损伤可能导致流产。后者是基于妊娠属于同种异体移植的理论,母胎的免疫耐受是胎儿在母体内得以生存的基础,母胎界面的免疫失衡有可能导致不明原因的复发性流产。

（6）血栓前状态（prethrombotic state,PTS）:是指血液中的有形及无形成分发生某些病理生理变化,使血液呈高凝状态、易于形成血栓的一种表现,又称易栓症。PTS 在妊娠期可导致患者子宫螺旋动脉或绒毛血管微血栓形成,甚至形成多发性胎盘梗死灶,导致子宫 - 胎盘循环血液灌注不良,增加流产和胎死宫内的风险。

3. 父亲因素　有研究证实精子的染色体异常可导致流产。但临床上精子畸形率异常增高是否与流产有关,尚无明确的证据。

4. 环境因素　过多接触放射线和砷、铅、甲醛、苯、氯丁二烯、氧化乙烯等化学物质,均可能引起流产。

【病理】

早期流产,胚胎多在排出之前已死亡,多伴有底蜕膜出血、周边组织坏死、胚胎绒毛分离,已分离的胚胎组织如同异物,可引起子宫收缩,妊娠物多能完全排出。少数排出不全或完全不能排出,导致出血量较多。

晚期流产,多数胎儿排出之前尚有胎心,流产时先出现腹痛,然后排出胎儿、胎盘;或在没有明显产兆情况下宫颈口扩张、胎儿排出。少数胎儿在排出之前胎心已消失,随后胎儿自行排出。

【临床表现】

主要为停经后阴道流血和腹痛。

1. 早期流产　妊娠物排出前胚胎多已死亡。开始时绒毛与蜕膜剥离,血窦开放,出现阴道流血,剥离的胚胎和血液刺激子宫收缩,排出胚胎及其他妊娠物,产生阵发性下腹部疼痛。胚胎及其附属物完全排出后,子宫收缩,血窦闭合,出血停止。

2. 晚期流产　胎儿排出前多数还有生机,其原因多为子宫解剖异常,其临床过程与早产相似,胎儿娩出后胎盘娩出,出血不多;也有少数流产前胎儿已死亡,其原因多为非解剖因素所致,如严重胎儿发育异常、自身免疫功能异常、血栓前状态、宫内感染或妊娠附属物异常等。

【临床类型】

按自然流产发展的不同阶段,分为以下临床类型。

1. 先兆流产（threatened abortion）　指妊娠 28 周前先出现少量阴道流血,常为暗红色或血性白带,无妊娠物排出,随后出现阵发性下腹痛或腰背痛。妇科检查宫颈口未开,胎膜未破,子宫大小与停经周数相符。经休息及治疗后症状消失,可继续妊娠;若阴道流血量增多或下腹痛加剧,可发展为难免流产。

2. 难免流产（inevitable abortion）　指流产不可避免。在先兆流产基础上,阴道流血量增多,阵发性下腹痛加剧,或出现阴道流液（胎膜破裂）。妇科检查宫颈口已扩张,有时可见胚胎组织或羊膜囊堵塞于宫颈口内,子宫大小与停经周数基本相符或略小。

3. 不全流产（incomplete abortion）　难免流产继续发展,部分妊娠物排出宫腔,还有部分残留于宫腔内或嵌顿于宫颈口处,或胎儿排出后胎盘滞留宫腔或嵌顿于宫颈口,影响子宫收缩,导致出血,甚至发生休克。妇科检查见宫颈口已扩张,宫颈口有妊娠物堵塞及持续性血液流出,子宫小于停经周数。

4. 完全流产（complete abortion）　指妊娠物已全部排出,阴道流血逐渐停止,腹痛逐渐消失。妇科检查宫颈口已关闭,子宫接近正常大小。

自然流产的临床过程简示如下。

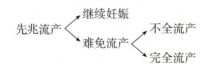

此外,流产有 3 种特殊情况。

1. 稽留流产(missed abortion)　又称过期流产,指胚胎或胎儿已死亡滞留宫腔内未能及时自然排出者。表现为早孕反应消失,有先兆流产症状或无任何症状,子宫不再增大反而缩小。若已到中期妊娠,孕妇腹部不见增大,胎动消失。妇科检查宫颈口未开,子宫较停经周数小,质地不软,未闻及胎心。

2. 复发性流产(recurrent spontaneous abortion,RSA)　指与同一性伴侣连续发生 2 次及 2 次以上的自然流产(包括生化妊娠)。RSA 大多数为早期流产,少数为晚期流产。RSA 的原因与偶发性流产(sporadic abortion)基本一致,但各种原因所占的比例有所不同,如胚胎染色体异常的发生率随着流产次数的增加而下降。早期 RSA 常见原因为胚胎染色体异常、免疫功能异常、黄体功能不全、甲状腺功能减退等;晚期 RSA 常见原因为子宫解剖异常、自身免疫功能异常、血栓前状态等。需要指出的是,相当一部分 RSA 的具体原因及发病机制不明,排除以上因素的 RSA 称为原因不明复发性流产(unexplained recurrent spontaneous abortion,URSA)。

3. 流产合并感染　流产过程中,若阴道流血时间长,有组织残留于宫腔内或以不安全方式终止妊娠,有可能引起宫腔感染,常为厌氧菌及需氧菌混合感染,严重感染可扩散至盆腔、腹腔甚至全身,并发盆腔炎、腹膜炎、败血症及感染性休克。

【诊断】

诊断自然流产一般并不困难,根据病史及临床表现多能确诊,仅少数需行辅助检查。确诊自然流产后,还需确定其临床类型,决定相应的处理方法。

1. 病史　询问患者有无停经史和反复流产史;有无早孕反应、阴道流血,阴道流血量及持续时间;有无妊娠物排出;有无腹痛,腹痛部位、性质、程度;有无发热、阴道分泌物性状及有无臭味等。

2. 体格检查　测量体温、脉搏、呼吸、血压;注意有无贫血及感染征象。消毒外阴后行妇科检查,注意宫颈口是否扩张,羊膜囊是否膨出,有无妊娠物堵塞宫颈口;子宫大小与停经周数是否相符,有无压痛;双侧附件有无压痛或包块。操作应轻柔。

3. 辅助检查

(1)超声检查:可明确孕囊的位置、形态及有无胎心搏动,确定妊娠部位和胚胎是否存活,以指导正确的治疗方法。若孕囊形态异常或位置下移,预后不良。不全流产及稽留流产均可借助超声检查协助确诊。妊娠 8 周前经阴道超声检查更准确。

(2)尿、血 hCG 测定:采用 hCG 检测试纸条检测尿液,可快速明确是否妊娠。为进一步判断妊娠转归,多采用灵敏度更高的血 hCG 水平动态测定。

(3)孕酮测定:因体内孕酮呈脉冲式分泌,血孕酮的测定值波动程度很大,对临床的指导意义不大。

【鉴别诊断】

首先,应分辨流产的类型,分辨要点见表 8-1。早期自然流产应与异位妊娠、葡萄胎及子宫肌瘤等相鉴别。

表 8-1　各型流产的临床表现

类型	病史			妇科检查	
	出血量	下腹痛	组织排出	宫颈口	子宫大小
先兆流产	少	无或轻	无	闭	与妊娠周数相符
难免流产	中→多	加剧	无	扩张	相符或略小
不全流产	少→多	减轻	部分排出	扩张或有组织物堵塞	小于妊娠周数
完全流产	少→无	无	全部排出	闭	正常或略大

【处理】

应根据自然流产的不同类型进行相应处理。

1. **先兆流产** 适当休息,禁性生活。黄体功能不全者可肌内注射或口服孕激素制剂;甲状腺功能减退者可补充甲状腺素。经治疗,若症状消失,超声检查提示胚胎存活,可继续妊娠。若临床症状加重,超声检查发现胚胎发育不良,血 hCG 持续不升或下降,表明流产不可避免,应终止妊娠。

2. **难免流产** 一旦确诊,应尽早使胚胎或胎儿及胎盘组织完全排出。早期流产应及时行清宫术,对妊娠物应仔细检查,必要时送病理检查,如有条件可行绒毛遗传学检查,对明确流产的原因有帮助。晚期流产时,子宫较大,出血较多,可用宫缩剂促进子宫收缩。当胎儿及胎盘排出后检查是否完整,必要时刮宫以清除宫腔内残留的妊娠物。术后应给予抗菌药物预防感染。

3. **不全流产** 一经确诊,应尽快行刮宫术或钳刮术,清除宫腔内残留组织。阴道大量流血伴休克者,应同时输血输液,并给予抗菌药物预防感染。

4. **完全流产** 流产症状消失,超声检查证实宫腔内无残留妊娠物,若无感染征象,无须特殊处理。

5. **稽留流产** 处理较困难。胎盘组织机化,与子宫壁紧密粘连,致使刮宫困难。晚期流产稽留时间过长可能发生凝血功能障碍,导致弥散性血管内凝血(disseminated intravascular coagulation,DIC),造成严重出血。处理前应检查血常规、血小板计数及凝血功能,并做好输血准备。若凝血功能正常,妊娠≤12周的稽留流产可以手术、药物或期待治疗。手术治疗包括负压吸宫术(妊娠10周内)和钳刮术(妊娠10~12周)。药物治疗包括单用前列腺素类似物或联合应用米非司酮。期待治疗需在充分告知风险及患者知情同意下进行,严密超声监测,期待时间为7~14日。妊娠>12周的稽留流产可选择药物或手术治疗,手术治疗一般选择钳刮术,术前促宫颈成熟。若出现凝血功能障碍,应尽早输注新鲜血、血浆、纤维蛋白原等,待凝血功能好转后,再行刮宫。

6. **复发性流产** 需要筛查病因并针对病因进行治疗:①染色体异常夫妇,应于孕前进行遗传咨询,确定是否可以妊娠及妊娠方式(自然妊娠或辅助生殖);②黏膜下肌瘤可在宫腔镜下行摘除术,影响妊娠的肌壁间肌瘤可考虑行切除术;③纵隔子宫、宫腔粘连,可在宫腔镜下行纵隔切除、粘连松解术;④宫颈机能不全可行宫颈环扎术;⑤自身免疫性疾病及血栓前状态患者,需与风湿免疫科医师共同管理;⑥黄体功能不全者,可补充孕激素制剂治疗;⑦甲状腺功能减退者,应在孕前及整个孕期补充甲状腺素。

7. **流产合并感染** 治疗原则为控制感染的同时尽快清除宫内残留物。若阴道流血不多,先选用广谱抗菌药物2~3日,待感染控制后再行刮宫。若阴道流血量多,静脉滴注抗菌药物及输血的同时,先用卵圆钳将宫腔内残留大块组织夹出,使出血减少,切不可用刮匙全面搔刮宫腔,以免造成感染扩散。术后应继续用广谱抗菌药物,待感染控制后再行彻底刮宫。若已合并感染性休克者,应积极进行抗休克治疗,病情稳定后再行彻底刮宫。若感染严重或盆腔脓肿形成,应行手术引流,必要时切除子宫。

第二节 | 异位妊娠

【知识要点】

- 95%为输卵管妊娠,典型临床表现为停经、腹痛、阴道流血。
- 血 hCG 测定和超声检查为主要的辅助检查。
- 治疗主要为手术、药物和期待治疗,方法的选择根据患者生命体征、着床部位、包块大小及疾病进展等决定。

受精卵在宫腔以外着床称为异位妊娠(ectopic pregnancy),习惯称宫外孕(extrauterine pregnancy)。异位妊娠以输卵管妊娠最常见(占95%),少见的还有卵巢妊娠、腹腔妊娠、宫颈妊娠、子宫阔韧带妊娠(图8-1)。此外,还有一些特殊类型的异位妊娠,包括子宫残角妊娠、剖宫产瘢痕妊娠和宫内宫外复合妊娠,也附于本章内简述。异位妊娠是妇产科常见的急腹症,发病率为2%~3%,是妊娠早期孕妇死亡的主要原因。近年来,由于异位妊娠得到更早的诊断和处理,患者的存活率和生育保留能力明显提高。

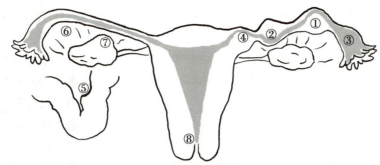

①输卵管壶腹部妊娠；②输卵管峡部妊娠；③输卵管伞部妊娠；
④输卵管间质部妊娠；⑤腹腔妊娠；⑥阔韧带妊娠；
⑦卵巢妊娠；⑧宫颈妊娠

图 8-1　异位妊娠发生部位

一、输卵管妊娠

输卵管妊娠（tubal pregnancy）以壶腹部妊娠最多见，约占 78%，其次为峡部、伞部，间质部妊娠较少见。另外，在罕见情况下，可有输卵管同侧或双侧多胎妊娠，或宫内与宫外同时妊娠，多见于辅助生殖技术和促排卵受孕者。

【病因】

1. **输卵管炎症**　是输卵管妊娠的主要病因，可分为输卵管黏膜炎和输卵管周围炎。输卵管黏膜炎轻者可使黏膜皱褶粘连，管腔变窄，或使纤毛功能受损，从而导致受精卵在输卵管内运行受阻而于该处着床；输卵管周围炎病变主要在输卵管浆膜层或浆肌层，常造成输卵管周围粘连，输卵管扭曲，管腔狭窄，蠕动减弱，影响受精卵运行。淋病奈瑟球菌及沙眼衣原体所致的输卵管炎常累及黏膜，而流产和分娩后感染往往引起输卵管周围炎。

结节性输卵管峡部炎是一种特殊类型的输卵管炎，多由结核分枝杆菌感染生殖道引起，该病变的输卵管黏膜上皮呈憩室样向肌壁内伸展，肌壁发生结节性增生，使输卵管近端肌层肥厚，影响其蠕动功能，导致受精卵运行受阻，容易发生输卵管妊娠。

2. **输卵管妊娠史或手术史**　曾有 1 次输卵管妊娠史，再发风险约 10%，≥2 次输卵管妊娠史，再发风险增加至 25% 以上。输卵管重建术术后发生输卵管妊娠的风险较高，取决于输卵管功能与状况、手术类型及术者的能力。输卵管绝育术后绝育失败者输卵管妊娠风险增加 5～19 倍。

3. **输卵管发育不良或功能异常**　输卵管过长、肌层发育差、黏膜纤毛缺乏、双输卵管、输卵管憩室或有输卵管副伞等，均可导致输卵管妊娠。输卵管功能（包括蠕动、纤毛活动以及上皮细胞分泌）受雌、孕激素调节。若调节失常，可影响受精卵正常运行。此外，精神因素可引起输卵管痉挛和蠕动异常，干扰受精卵运送亦可导致输卵管妊娠。

4. **辅助生殖技术**　近年来由于辅助生殖技术的应用，使输卵管妊娠发生率增加，既往少见的异位妊娠，如卵巢妊娠、宫颈妊娠、腹腔妊娠的发生率增加。

5. **避孕失败**　包括宫内节育器避孕失败、口服紧急避孕药失败，发生异位妊娠的可能性增加。

6. **其他**　子宫肌瘤或卵巢肿瘤压迫输卵管，影响输卵管管腔的通畅性，使受精卵运行受阻。子宫内膜异位症病变累及输卵管，可增加受精卵着床于输卵管的可能性。

【病理】

1. **输卵管的特点**　输卵管管腔狭小，管壁薄且缺乏黏膜下组织，受精卵很快穿过黏膜上皮接近或进入肌层，受精卵或胚胎往往发育不良，常发生以下结局。

（1）输卵管妊娠破裂（rupture of tubal pregnancy）：多见于妊娠 6 周左右输卵管峡部妊娠。受精卵着床于输卵管黏膜皱襞间，胚泡生长发育时绒毛向管壁方向侵蚀肌层及浆膜，最终穿破浆膜，形成输卵管妊娠破裂（图 8-2）。输卵管肌层血管丰富，破裂后短期内可发生大量腹腔内出血，使患者出现休克。输卵管妊娠破裂的出血量远较输卵管妊娠流产多,腹痛剧烈,也可反复出血,在盆腔与腹腔内形成血块,孕囊可自破裂口排入盆腔。输卵管妊娠破裂绝大多数为自发性,也可发生于性交或盆腔双合诊后。

输卵管间质部妊娠(interstitial tubal pregnancy)虽不多见,但由于输卵管间质部管腔周围肌层较厚,血运丰富,因此破裂常发生于妊娠12~16周。一旦破裂,犹如子宫破裂,往往在短时间内出现低血容量性休克,后果严重。输卵管间质部妊娠需与宫角妊娠(cornual pregnancy)相鉴别,宫角妊娠时孕囊种植在子宫输卵管交界处及子宫圆韧带内侧的宫角内,与宫腔相通;输卵管间质部妊娠时孕囊种植在子宫输卵管交界处及子宫圆韧带外侧,与宫腔不相通。

(2)输卵管妊娠流产(tubal abortion):多见于妊娠8~12周的输卵管壶腹部或伞部妊娠。受精卵种植在输卵管黏膜皱襞内,由于蜕膜形成不完整,发育中的胚泡常向管腔突出,最终突破包膜而出血。胚泡与管壁分离,若整个胚泡剥离落入管腔,刺激输卵管逆蠕动经伞部排出到腹腔,形成输卵管妊娠完全流产,出血一般不多(图8-3)。若胚泡剥离不完整,妊娠产物部分排出到腹腔,部分尚附着于输卵管壁,形成输卵管妊娠不全流产,滋养细胞继续侵蚀输卵管壁,导致反复出血。出血的量和持续时间与残存在输卵管壁上的滋养细胞多少有关。如果伞部堵塞血液不能流入盆腔,积聚在输卵管内,形成输卵管血肿或输卵管周围血肿。如果血液不断流出并积聚在直肠子宫陷凹,造成盆腔积血和血肿,量多时甚至流入腹腔,严重可导致失血性休克。

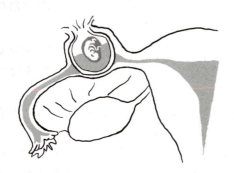

图8-2 输卵管妊娠破裂示意图

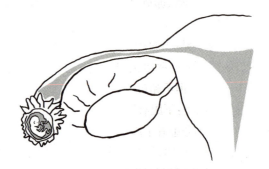

图8-3 输卵管妊娠流产示意图

(3)输卵管妊娠胚胎停止发育并吸收:这种情况常在临床上被忽略,要靠检测血hCG进行诊断,若血hCG水平很低,常被诊断为未知部位妊娠(pregnancy of unknown location,PUL),不容易与生化妊娠相鉴别。

(4)陈旧性异位妊娠:输卵管妊娠流产或破裂,若长期反复内出血形成的盆腔血肿不消散,血肿机化变硬并与周围组织粘连。机化性包块可存在多年,甚至钙化形成石胎。

(5)继发性腹腔妊娠:无论输卵管妊娠流产或破裂,胚胎从输卵管排入腹腔内或子宫阔韧带内,多数死亡,偶尔也有存活者。若存活胚胎的绒毛组织附着于原位或排至腹腔后重新种植而获得营养,可继续生长发育,形成继发性腹腔妊娠。

2. 子宫的变化 输卵管妊娠和正常妊娠一样,合体滋养细胞产生hCG维持黄体生长,使甾体激素分泌增加,致使月经停止来潮,子宫增大变软,子宫内膜出现蜕膜反应。

若胚胎发育不良或死亡,滋养细胞活力消失,蜕膜自宫壁剥离而发生阴道流血。有时蜕膜可完整剥离,随阴道流血排出三角形蜕膜管型(decidual cast);有时呈碎片排出。排出的组织见不到绒毛,组织学检查无滋养细胞,此时血hCG下降。子宫内膜形态学改变呈多样性,若胚胎死亡已久,内膜可呈增殖期改变,有时可见Arias-Stella(A-S)反应,镜检见内膜腺体上皮细胞增生、增大,细胞边界不清,腺细胞排列成团突入腺腔,细胞极性消失,细胞核肥大、深染,细胞质有空泡。这种子宫内膜过度增生和分泌反应,可能为甾体激素过度刺激所引起;若胚胎死亡后部分深入肌层的绒毛仍存活,黄体退化迟缓,内膜仍可呈分泌反应。

【临床表现】

输卵管妊娠的临床表现与受精卵着床部位、是否流产或破裂以及出血量多少和时间长短等有关。

在输卵管妊娠早期,若尚未发生流产或破裂,常无特异性的临床表现,其过程与早孕或先兆流产相似。

1. **症状**　典型症状为停经、腹痛与阴道流血,即异位妊娠三联征。

(1)停经:多有 6～8 周停经史,但输卵管间质部妊娠停经时间较长。还有 20%～30% 患者无停经史,把异位妊娠的不规则阴道流血误认为月经,或由于月经过期仅数日而不认为是停经。

(2)腹痛:是输卵管妊娠患者的主要症状,占 95%。输卵管妊娠发生流产或破裂之前,由于胚胎在输卵管内逐渐增大,常表现为一侧下腹部隐痛或酸胀感。当发生输卵管妊娠流产或破裂时,突感一侧下腹部撕裂样疼痛,常伴有恶心、呕吐。若血液局限于病变区,主要表现为下腹部疼痛,当血液积聚于直肠子宫陷凹时,可出现肛门坠胀感。随着血液由下腹部流向全腹,疼痛可由下腹部向全腹扩散,血液刺激膈肌,可引起肩胛部放射性疼痛及胸部疼痛。

(3)阴道流血:占 60%～80%。胚胎死亡后,常有不规则阴道流血,暗红色或深褐色,量少呈点滴状,一般不超过月经量,少数患者阴道流血量较多,类似月经。阴道流血可伴有蜕膜管型或蜕膜碎片排出,是子宫蜕膜剥离所致。阴道流血常在病灶去除后或绒毛滋养细胞完全坏死吸收后方能停止。

(4)晕厥与休克:由于腹腔内出血及剧烈腹痛,轻者出现晕厥,严重者出现失血性休克。出血量越多越快,症状出现越迅速越严重,但与阴道流血量不成正比。

(5)腹部包块:输卵管妊娠流产或破裂时所形成的血肿时间较久者,由于血液凝固并与周围组织或器官(如子宫、输卵管、卵巢、肠管或大网膜等)发生粘连形成包块,包块较大或位置较高者,腹部可触及。

2. **体征**

(1)一般情况:当腹腔出血不多时,血压可代偿性轻度升高;当腹腔出血较多时,可出现面色苍白、脉搏快而细弱、心率增快和血压下降等休克表现。通常体温正常,休克时体温略低,腹腔内血液吸收时体温略升高,但不超过 38℃。

(2)腹部检查:下腹有明显压痛及反跳痛,尤以患侧为著,但腹肌紧张轻微。出血较多时,叩诊有移动性浊音。部分患者下腹可触及包块,若反复出血并积聚,包块可不断增大、变硬。

(3)妇科检查:阴道内常有来自宫腔的少许血液。输卵管妊娠未发生流产或破裂者,除子宫略大较软外,仔细检查可触及胀大的输卵管及轻度压痛。输卵管妊娠流产或破裂者,阴道后穹隆饱满,有触痛。将宫颈轻轻上抬或向左右摆动时引起剧烈疼痛,称为宫颈举痛或摇摆痛,此为输卵管妊娠的主要体征之一,是因加重对腹膜的刺激所致。内出血多时,检查子宫有漂浮感。子宫一侧或其后方可触及包块,其大小、形状、质地常有变化,边界多不清楚,触痛明显。病变持续较久时,包块机化变硬,边界亦渐清楚。输卵管间质部妊娠时,子宫大小与停经月份基本符合,但子宫不对称,一侧角部突出,破裂所致的征象与子宫破裂极相似。

【诊断】

输卵管妊娠未发生流产或破裂时,临床表现不明显,诊断较困难,需采用辅助检查方能确诊。由于血 hCG 检测和经阴道超声检查的应用,很多输卵管妊娠在发生流产或破裂前得到及早的诊断。

输卵管妊娠流产或破裂后,诊断多无困难。若不能明确诊断应严密观察病情变化,若阴道流血淋漓不断,腹痛加剧,盆腔包块增大以及血红蛋白呈下降趋势等,有助于确诊。可采用下列检查方法协助诊断。

1. **超声检查**　超声检查对异位妊娠的诊断必不可少,还有助于明确异位妊娠的部位和大小,经阴道超声检查较经腹部超声检查准确性高,是对可疑异位妊娠患者的首选诊断方法。异位妊娠的声像特点:宫腔内未探及孕囊。若宫旁探及异常低回声区,且见卵黄囊、胚芽及原始心管搏动,可确诊异位妊娠;若宫旁探及混合回声区,直肠子宫陷凹有游离暗区,虽未见胚芽及胎心搏动,也应高度怀疑异位妊娠;即使宫外未探及异常回声,也不能排除异位妊娠。由于子宫内有时可见到假孕囊(蜕膜管型与血液形成),应注意鉴别,以免误诊为宫内妊娠。直肠子宫陷凹积液也不能诊断异位妊娠。超声检查与血 hCG 测定相结合,对异位妊娠的诊断帮助更大。

2. **hCG 测定**　尿或血 hCG 测定对早期诊断异位妊娠至关重要。异位妊娠时,体内 hCG 水平较宫内妊娠低,但超过 99% 的异位妊娠患者 hCG 阳性,除非极少数陈旧性异位妊娠患者可表现为阴性结果。血 hCG 阳性,若经阴道超声可以见到孕囊、卵黄囊甚至胚芽,即可明确宫内或异位妊娠;若经阴道超声未能在宫内或宫外见到孕囊或胚芽,则为未知部位妊娠(PUL),需警惕异位妊娠的可能。血清 hCG 值有助于对 PUL 进一步明确诊断,若≥3 500IU/L,则应怀疑异位妊娠可能;若<3 500IU/L,则需继续观察 hCG 的变化:如果 hCG 持续上升,复查经阴道超声明确妊娠部位;如果 hCG 没有上升或上升缓慢,可以刮宫取内膜做病理检查。

3. **血清孕酮测定** 血清孕酮测定对预测异位妊娠意义不大。

4. **腹腔镜检查** 腹腔镜检查不再是异位妊娠诊断的"金标准",且有 3%~4% 的患者因孕囊过小而被漏诊,也可能因输卵管扩张和颜色改变而误诊为异位妊娠。目前很少将腹腔镜作为检查的手段,而更多作为手术治疗手段。

5. **经阴道后穹隆穿刺** 是一种简单可靠的诊断方法,适用于疑有腹腔内出血的患者。腹腔内出血最易积聚于直肠子宫陷凹,即使血量不多,也能经阴道后穹隆穿刺抽出血液。抽出暗红色不凝血液,说明有腹腔积血。若穿刺针头误入静脉,则血液较红,将标本放置 10 分钟左右即可凝结。当腹腔内出血量很少、血肿位置较高或直肠子宫陷凹有粘连时,可能抽不出血液,因此阴道后穹隆穿刺阴性不能排除异位妊娠。当出血量多,移动性浊音阳性时,也可行腹腔穿刺。

6. **诊断性刮宫** 很少应用,适用于与不能存活的宫内妊娠的鉴别诊断和超声检查不能确定妊娠部位者。将宫腔排出物或刮出物做病理检查,切片中见到绒毛,可诊断为宫内妊娠;仅见蜕膜未见绒毛,有助于诊断异位妊娠。

【鉴别诊断】

输卵管妊娠应与流产、急性输卵管炎、急性阑尾炎、黄体破裂及卵巢肿瘤蒂扭转鉴别,见表 8-2。

表 8-2 异位妊娠的鉴别诊断

临床表现	疾病					
	输卵管妊娠	流产	急性输卵管炎	急性阑尾炎	黄体破裂	卵巢肿瘤蒂扭转
停经	多有	有	无	无	多无	无
腹痛	突然撕裂样剧痛,自下腹一侧开始向全腹扩散	下腹中央阵发性坠痛	两侧下腹持续性疼痛	持续性疼痛,从上腹开始经脐周转至右下腹	下腹一侧突发性疼痛	下腹一侧突发性疼痛
阴道流血	量少,暗红色,可有蜕膜管型排出	开始量少,后增多,鲜红色,有小血块或绒毛排出	无	无	无或有如月经量	无
休克	程度与外出血不成正比	程度与外出血成正比	无	无	无或有轻度休克	无
体温	正常,有时低热	正常	升高	升高	正常	稍高
妇科检查	宫颈举痛,直肠子宫陷凹有包块	无宫颈举痛,宫颈口稍开,子宫增大变软	宫颈举痛或摇摆痛	无肿块触及,直肠指检右侧高位压痛	无肿块触及,一侧附件压痛	宫颈举痛,卵巢肿块边缘清晰,蒂部触痛明显
白细胞计数	正常或稍高	正常	升高	升高	正常或稍高	稍高
血红蛋白	下降	正常或稍低	正常	正常	下降	正常
经阴道后穹隆穿刺	可抽出不凝血液	阴性	可抽出渗出液或脓液	阴性	可抽出血液	阴性
hCG 检测	多为阳性	多为阳性	阴性	阴性	阴性	阴性
超声检查	一侧附件低回声区,其内有孕囊	宫内可见孕囊	附件区可有低回声区	子宫附件区无异常回声	一侧附件低回声区	一侧附件低回声区,边缘清晰,有条索状蒂

【治疗】

输卵管妊娠的治疗包括手术治疗、药物治疗和期待治疗。

1. **手术治疗**　根据是否保留患侧输卵管分为保守手术和根治手术。手术治疗适用于：①生命体征不稳定或有腹腔内出血征象者；②异位妊娠有进展者（如血 hCG＞3 000IU/L 或持续升高、有胎心搏动、附件区大包块等）；③随诊不可靠者；④药物治疗禁忌证或无效者；⑤持续性异位妊娠者。

（1）保守手术：适用于有生育要求的年轻女性，特别是对侧输卵管已切除或有明显病变者。近年异位妊娠早期诊断率明显提高，输卵管妊娠在流产或破裂前确诊者增多，采用保守手术明显增多。根据受精卵着床部位及输卵管病变情况选择术式，若为伞部妊娠可行挤压术将妊娠产物挤出；壶腹部妊娠行输卵管切开术，取出胚胎再缝合；峡部妊娠行病变节段切除及断端吻合。输卵管妊娠行保守手术后，残余滋养细胞有可能继续生长，再次发生出血，引起腹痛等，称为持续性异位妊娠（persistent ectopic pregnancy），发生率约 3.9%～11.0%。术后应密切监测血 hCG 水平，每周复查 1 次，直至正常水平。若术后血 hCG 不降或升高、术后 1 日血 hCG 未下降至术前的 50% 以下、或术后 12 日未下降至术前的 10% 以下，均可诊断为持续性异位妊娠，可给予甲氨蝶呤（methotrexate，MTX）治疗，必要时需再手术。发生持续性异位妊娠的相关因素包括术前血 hCG 水平过高、上升速度过快或输卵管包块过大等。

（2）根治手术：适用于无生育要求的输卵管妊娠、内出血并发休克的急症患者；目前的循证医学依据支持对侧输卵管正常者行患侧输卵管切除术。重症患者应在积极纠正休克同时，手术切除输卵管，并酌情处理对侧输卵管。

输卵管间质部妊娠，应争取在破裂前手术，避免可能威胁生命的大量出血。手术应做宫角楔形切除及患侧输卵管切除，必要时切除子宫。有生育要求者如病情允许也可行开窗取胚术。

输卵管妊娠手术通常在腹腔镜下完成，除非生命体征不稳定，需要快速进腹止血并完成手术。腹腔镜手术具有住院日更短、术后康复更快等优点。

2. **药物治疗**　采用化学药物治疗，主要适用于病情稳定的输卵管妊娠患者及保守手术后发生持续性异位妊娠者。化疗用于确诊异位妊娠和排除了宫内妊娠的患者。符合下列条件可采用此法：①无药物治疗的禁忌证；②输卵管妊娠未发生破裂；③输卵管包块直径＜4cm；④低血清 hCG 水平（＜5 000IU/L）；⑤无明显腹腔内出血。主要的禁忌证：①生命体征不稳定；②异位妊娠破裂；③输卵管包块直径≥4.0cm 或≥3.5cm 伴有心搏动；④药物过敏、慢性肝病、血液系统疾病、活动性肺部疾病、免疫缺陷、消化性溃疡等。化疗主要采用全身用药，亦可采用局部用药。常用甲氨蝶呤（MTX），治疗机制是抑制滋养细胞增生，破坏绒毛，使胚胎组织坏死、脱落、吸收。全身治疗方案包括单剂量、二次剂量和多剂量方案等，最佳治疗方案尚未达成共识。单剂量方案常用剂量为 50mg/m^2 MTX 肌内注射。局部用药可在超声引导下穿刺或在腹腔镜下将 MTX 直接注入输卵管的孕囊内。在 MTX 治疗期间，应用超声检查和血 hCG 进行严密监护，并注意患者的病情变化及药物毒副作用。若用药后 14 日血 hCG 下降并连续 3 次阴性，腹痛缓解或消失，阴道流血减少或停止者为显效。若病情无改善，甚至发生急性腹痛或输卵管破裂症状，则应立即进行手术治疗。

3. **期待治疗**　适用于无腹痛或合并轻微腹痛的病情稳定患者，超声提示无明显的腹腔内出血，输卵管妊娠包块平均直径不超过 3.0cm 且没有心管搏动，血清 hCG 水平＜2 000IU/L，且呈下降趋势。期待治疗期间，应用超声检查和血 hCG 进行严密监护，并注意患者的病情变化。

二、其他部位妊娠

（一）卵巢妊娠

卵巢妊娠（ovarian pregnancy）指受精卵在卵巢着床和发育，发病率为 1/（7 000～50 000）。卵巢妊娠的诊断标准：①输卵管完整；②异位妊娠位于卵巢组织内；③异位妊娠以卵巢固有韧带与子宫相连；④孕囊壁上有卵巢组织。

卵巢妊娠的临床表现与输卵管妊娠极相似，主要症状为停经、腹痛及阴道流血。卵巢妊娠绝大多数在早期破裂,有报道极少数可妊娠至足月,甚至胎儿存活。破裂后可引起腹腔内大量出血,甚至休克。因此,术前往往诊断为输卵管妊娠或误诊为卵巢黄体破裂。术中经仔细探查方能明确诊断,因此切除组织必须常规进行病理检查。

治疗方法为手术治疗,应根据病灶范围行卵巢部分切除术、卵巢楔形切除术、卵巢切除术或患侧附件切除术。

(二)腹腔妊娠

腹腔妊娠(abdominal pregnancy)指胚胎或胎儿位于输卵管、卵巢及子宫阔韧带以外的腹腔内,发病率为1/(10 000~25 000),母体病死率约为5%,胎儿存活率仅为1‰。腹腔妊娠分为原发性和继发性两类。原发性腹腔妊娠指受精卵直接种植于腹膜、肠系膜、大网膜等处,极少见。继发性腹腔妊娠往往发生于输卵管妊娠流产或破裂后,偶可继发于卵巢妊娠或宫内妊娠而子宫存在缺陷(如瘢痕子宫裂开或子宫腹膜瘘)。

患者有停经及早孕反应,且病史中多有输卵管妊娠流产或破裂症状,伴有腹痛及阴道流血,以后逐渐缓解。随后腹部逐渐增大,胎动时孕妇常感腹部疼痛。腹部检查发现子宫轮廓不清,但胎儿肢体极易触及,胎位异常,先露高浮,胎心异常清晰。妇科检查发现宫颈位置上移,子宫比妊娠月份小并偏于一侧,但有时不易触及,胎儿位于子宫另一侧。近预产期时可有阵缩样假分娩发动,但子宫颈口不扩张,经宫颈不易触及胎先露部。超声检查可发现宫腔内空虚,胎儿与子宫分离;在胎儿与膀胱间未见子宫肌层;胎儿与子宫关系异常或胎位异常;子宫外可见胎盘组织。磁共振成像、CT对诊断也有一定帮助。

腹腔妊娠确诊后,应立即行剖腹手术取出胎儿。胎盘的处理应根据其附着部位、胎儿存活及死亡时间决定。胎盘附着于子宫、输卵管或子宫阔韧带者,可将胎盘连同附着器官一并切除。胎盘附着于腹膜或肠系膜等处,胎儿存活或死亡不久(未达到4周),则不能触动胎盘,在紧靠胎盘处结扎脐带,将胎盘留在腹腔内,约需半年逐渐吸收,若未吸收而发生感染者,应再度剖腹酌情切除或引流;若胎儿死亡已久,则可试行剥离胎盘,有困难时仍宜将胎盘留于腹腔内,一般不做胎盘部分切除。术后需用抗菌药物预防感染。将胎盘留于腹腔内者,应定期通过超声检查及血hCG测定了解胎盘退化吸收程度。

(三)宫颈妊娠

受精卵着床和发育在宫颈管内者称为宫颈妊娠(cervical pregnancy),极罕见。发病率为1/(8 600~12 400),近年来辅助生殖技术的广泛应用,宫颈妊娠的发病率有所增高。多见于经产妇,有停经及早孕反应,由于受精卵着床于以纤维组织为主的子宫颈部,故妊娠一般很少维持至20周。主要症状为无痛性阴道流血或血性分泌物,流血量一般由少到多,也可为间歇性阴道大量流血。检查发现宫颈显著膨大呈桶状,变软变蓝,宫颈外口扩张边缘菲薄,内口紧闭,宫体大小正常或稍大。宫颈妊娠超声诊断标准:宫颈管膨胀,孕囊或胎盘位于宫颈管内(通常有胎心活动或血流信号)、无宫内妊娠表现、可见子宫内膜线。本病易误诊为难免流产,动态超声监测表现为持续性宫颈特异改变,有助于明确诊断。

手术治疗包括宫颈管搔刮术或宫颈管吸刮术,术前可联合宫颈局部注射升压素或经阴道结扎子宫动脉的宫颈阴道分支以降低出血风险。术前应做好输血准备,必要时行子宫动脉栓塞术以预防或减少术中出血。若出血不止可用纱布条填塞宫颈管创面或用小水囊压迫止血,极少数情况下可行经腹双侧髂内动脉结扎,甚至行子宫切除术以挽救生命。

血流动力学稳定的宫颈妊娠,可于术前给予MTX治疗。MTX每日肌内注射20mg,共5日,或MTX单次肌内注射50mg/m²,或将MTX 50mg直接注入孕囊内。如已有胎心搏动,也可先注入10%KCl 2ml到孕囊内。经MTX治疗后,胚胎死亡,其周围绒毛组织坏死,刮宫时出血量可能明显减少。

【附1】 子宫残角妊娠

子宫残角妊娠(pregnancy in rudimentary horn)指受精卵于残角子宫内着床并生长发育,多发生于初产妇。残角子宫为子宫先天发育畸形,系胚胎期米勒管融合过程中出现异常而导致一侧米勒管发育不全的结局。表现为子宫外还可见一较小的子宫,宫腔内有时可见内膜线。残角子宫往往不能与另一侧发育较好的宫腔相通,从而使残角子宫可能以下述 2 种方式妊娠:一种方式是精子经对侧输卵管外游走至患侧输卵管内与卵子结合而进入残角子宫;另一种方式是受精卵经对侧输卵管外游到患侧输卵管而进入残角子宫着床发育。残角子宫肌壁多发育不良,不能承受胎儿生长发育,多数于妊娠 14～20 周发生肌层完全破裂或不完全破裂,引起严重内出血,症状与输卵管间质部妊娠破裂相似。偶有妊娠达足月者,分娩期亦可出现宫缩,但因不可能经阴道分娩,胎儿往往在临产后死亡。子宫残角妊娠确诊后应及早手术,切除残角子宫,若为活胎,应先行剖宫产,然后切除残角子宫。

【附2】 剖宫产瘢痕妊娠

剖宫产瘢痕妊娠(cesarean scar pregnancy,CSP)指受精卵着床于前次剖宫产子宫切口瘢痕处的一种异位妊娠,是一个限时定义,仅限于早孕期。CSP 为剖宫产的远期并发症之一,近年来由于国内剖宫产率居高不下,此病的发生率呈上升趋势。病因至今尚未阐明,可能是由于剖宫产术后子宫切口愈合不良,瘢痕宽大,或者炎症导致瘢痕部位有微小裂孔,当受精卵运行过快或者发育迟缓,在通过子宫腔时未具种植能力,当抵达瘢痕处时通过微小裂孔进入子宫肌层而着床。

临床表现为既往有子宫下段剖宫产史,此次停经后伴不规则阴道流血。临床上常被误诊为宫颈妊娠、难免流产或不全流产,有时也被误诊为正常早孕而行人工流产导致大出血或流产后反复出血。由于子宫峡部肌层较薄弱,加之剖宫产切口瘢痕缺乏收缩能力,CSP 在流产或刮宫时断裂的血管不能自然关闭,可发生致命的大量出血。

经阴道超声联合彩色多普勒是诊断 CSP 的主要手段,典型的超声表现为:①宫腔内及宫颈管内无孕囊;②孕囊位于子宫峡部前壁,可见卵黄囊、胚芽、原始心管搏动或仅见混合性回声包块;③孕囊与子宫前壁浆膜层之间的肌层明显变薄甚至连续性中断;④彩色多普勒血流显像显示孕囊周边高速低阻血流信号。三维超声及磁共振成像可增加诊断的准确性。

由于大多数 CSP 预后凶险,一旦确诊,多建议终止妊娠。治疗方法包括手术治疗和/或药物治疗。手术是最主要的治疗手段,效果优于期待治疗和单独药物治疗。手术方式包括超声引导下吸宫术、宫腔镜或腹腔镜下 CSP 妊娠物清除术、经阴道前穹隆切开 CSP 妊娠物清除术等,应根据患者的停经周数、孕囊大小、瘢痕部位最薄肌层厚度、局部血流情况等综合判断,个体化治疗。首选的治疗药物是甲氨蝶呤,一般作为术前的预处理,不建议将 MTX 单独用于 CSP 的治疗。MTX 治疗 CSP 的适应证:①不愿意或不适合手术治疗的 CSP 患者,孕周越小,成功率越高;②手术治疗后有妊娠组织残留,血 hCG 水平下降缓慢者,且患者生命体征平稳,无 MTX 治疗禁忌证。

子宫动脉栓塞术是一种有效的辅助治疗手段,主要用于 CSP 终止妊娠时大出血的紧急处理,也可作为高出血风险 CSP 清宫或病灶切除术前的预处理措施。

CSP 可有不同的临床转归,若患者及家属坚决要求继续妊娠,必须充分告知相关风险,并严密监测,一旦发生并发症,应及时终止妊娠。至妊娠晚期,瘢痕处胎盘多有植入,分娩前应做好充分准备。

【附3】 复合妊娠

复合妊娠(heterotopic pregnancy,HP)指宫内妊娠与异位妊娠并存的一种病理性妊娠。自然发生率较低,随着辅助生殖技术的广泛应用,其发病率呈明显上升趋势。诊断需联合妇科、生殖科、超声科、产科等多学科协作,结合病史、症状、体征及辅助检查综合判断。HP 一经诊断,首先应在保证患者生命安全的基础上,个体化处理不同部位的异位妊娠,同时改善宫内妊娠的预后,并在 HP 手术后注意围手术期及孕期管理。

第三节 | 妊娠剧吐

【知识要点】

- 诊断需排除其他器质性疾病引起的呕吐。
- 治疗原则是止吐、维持体液及电解质平衡。
- 需要注意及早补充维生素 B_1 以预防发生 Wernicke 脑病。

妊娠剧吐（hyperemesis gravidarum, HG）指妊娠早期孕妇出现严重持续的恶心、呕吐，并引起脱水、酮症甚至酸中毒，需要住院治疗者。其发生率约为 0.3%～3.0%。

【病因】

1. 内分泌因素

（1）人绒毛膜促性腺激素（hCG）水平升高：鉴于早孕反应出现与消失的时间与孕妇 hCG 水平上升与下降的时间一致，加之葡萄胎、多胎妊娠孕妇血 hCG 水平明显升高，剧烈呕吐发生率也高，提示妊娠剧吐可能与 hCG 水平升高有关。

（2）雌激素水平升高：雌二醇水平升高容易导致妊娠期恶心呕吐，反之则较少发生，间接证实雌激素可能与妊娠剧吐有关。

2. 心理及社会因素　精神过度紧张、焦虑、忧虑及生活环境和经济状况较差的孕妇易发生妊娠剧吐。

【临床表现】

大多数妊娠剧吐发生于妊娠 10 周以前。典型表现为妊娠 6 周左右出现恶心、呕吐并随妊娠进展逐渐加重，至妊娠 8 周左右发展为持续性呕吐，不能进食，导致孕妇脱水、电解质紊乱甚至酸中毒。极为严重者出现嗜睡、意识模糊、谵妄甚至昏迷、死亡。孕妇体重下降，下降幅度甚至超过发病前的 5%，出现明显消瘦、极度疲乏、口唇干裂、皮肤干燥、眼球凹陷及尿量减少等症状。孕妇肝肾功能受损出现黄疸、血胆红素和转氨酶升高、尿素氮和肌酐增高、尿蛋白和管型。严重者可因维生素 B_1 缺乏引发 Wernicke 脑病。

【诊断与鉴别诊断】

妊娠剧吐为排除性诊断，应仔细询问病史，排除可能引起呕吐的其他疾病，如消化系统疾病（如胃肠道感染、胰腺炎、胆囊炎及病毒性肝炎等）；泌尿生殖系统疾病（如尿路感染、卵巢肿瘤蒂扭转等）。

根据典型临床表现，可明确诊断。妊娠剧吐的孕妇还应行辅助检查以协助了解病情。

1. 尿液检查　测定尿酮体、尿量、尿比重；中段尿细菌培养以排除泌尿系统感染。

2. 血液检查　测定血常规、肝肾功能、电解质等评估病情严重程度。部分妊娠剧吐的孕妇肝酶升高，但通常不超过正常上限值的 4 倍或 300U/L；血清胆红素水平升高，但不超过 4mg/dl。

3. 超声检查　排除多胎妊娠、妊娠滋养细胞疾病等。

【并发症】

1. 甲状腺功能亢进　妊娠后 hCG 水平升高，由于 hCG 与促甲状腺激素（TSH）的 β 亚单位化学结构相似，可刺激甲状腺分泌甲状腺激素，继而反馈性抑制 TSH 水平，故 60%～70% 的妊娠剧吐孕妇可出现短暂的甲状腺功能亢进，表现为 TSH 水平下降或游离 T_4 水平升高，常为暂时性，一般无须使用抗甲状腺药物，甲状腺功能通常在妊娠 20 周恢复正常。

2. Wernicke 脑病　一般在妊娠剧吐持续 3 周后发病，为严重呕吐引起维生素 B_1 严重缺乏所致。临床表现为眼球震颤、视力障碍、步态和站立姿势受影响，可发生木僵或昏迷甚至死亡。

【治疗】

持续性呕吐合并酮症的孕妇需要住院治疗，包括静脉补液、补充多种维生素尤其是 B 族维生素、纠正脱水及电解质紊乱、合理使用止吐药、防治并发症。

1. **一般处理及心理支持治疗** 应尽量避免接触容易诱发呕吐的气味、食品等。避免早晨空腹，鼓励少量多餐。

2. **纠正脱水及电解质紊乱** 不能进食及出现脱水症状者，应给予补液、补充多种维生素（尤其B族维生素）及静脉营养支持治疗。需要注意应早期给予维生素 B_1，以预防 Wernicke 脑病。治疗过程中应严密监测电解质水平，及时补充电解质以纠正电解质紊乱。同时注意预防静脉血栓发生。

3. **镇吐治疗** 可选择药物包括：①维生素 B_6 或维生素 B_6- 多西拉敏复合制剂；②甲氧氯普胺，妊娠早期应用甲氧氯普胺并未增加胎儿结构异常、自然流产的发生风险，新生儿出生体重与正常对照组相比无显著性差异；③昂丹司琼，仍缺乏足够证据证实昂丹司琼对胎儿的安全性，虽然其绝对风险低，但使用时仍需权衡利弊；④异丙嗪，异丙嗪的镇吐疗效与甲氧氯普胺基本相似，但副作用高于后者；⑤糖皮质激素，甲泼尼龙可缓解妊娠剧吐的症状，但鉴于妊娠早期应用与胎儿腭裂相关，应避免在妊娠 10 周前作为一线用药，且仅作为顽固性妊娠剧吐患者的最后镇吐方案。

【预后】

大多数妊娠剧吐患者，经过积极规范的治疗，病情会很快得以改善，并随着妊娠进展而自然消退，母儿预后总体良好。

（何 津）

第四节 | 妊娠期高血压疾病

【知识要点】
- 妊娠期高血压疾病是妊娠与高血压并存的一组疾病，严重威胁母婴健康。
- 子痫前期 - 子痫的基本病理生理变化是全身小血管痉挛和血管内皮细胞损伤。
- 子痫前期 - 子痫的主要特点为病因的异质性、严重程度的延续性和临床表现的多样性。
- 子痫前期 - 子痫的主要临床表现为妊娠期出现的高血压和蛋白尿，严重时可导致终末器官损伤，甚至发生抽搐。
- 子痫前期 - 子痫的治疗原则主要为降压、解痉、镇静等，密切监测母儿情况，适时终止妊娠是最有效的处理。

妊娠期高血压疾病（hypertensive disorders of pregnancy，HDP）是妊娠与血压升高并存的一组疾病，发生率为 5%～12%。该组疾病包括妊娠期高血压（gestational hypertension）、子痫前期（preeclampsia）、子痫（eclampsia），以及慢性高血压并发子痫前期（chronic hypertension with superimposed preeclampsia）和妊娠合并慢性高血压（chronic hypertension in pregnancy），严重影响母婴健康，是孕产妇和围产儿病死率升高的主要原因。

【分类与临床表现】

妊娠期高血压疾病的分类与临床表现见表 8-3。

表 8-3 妊娠期高血压疾病分类与临床表现

分类	临床表现
妊娠期高血压	妊娠 20 周后出现高血压，收缩压≥140mmHg 和 / 或舒张压≥90mmHg，于产后 12 周内恢复正常；尿蛋白（–）;产后方可确诊
子痫前期	妊娠 20 周后出现收缩压≥140mmHg 和 / 或舒张压≥90mmHg，伴有随机尿蛋白（++），或尿蛋白 / 肌酐比值≥0.3，或尿蛋白≥0.3g/24h

续表

分类	临床表现
子痫前期	或虽无蛋白尿,但合并下列任何 1 项者: ● 血小板减少(血小板＜100×10⁹/L) ● 肝功能损害(血清转氨酶水平为正常值 2 倍以上) ● 肾功能损害(血肌酐水平大于 1.1mg/dl 或为正常值 2 倍以上) ● 肺水肿 ● 新发头痛(药物治疗不能缓解且不能用其他疾病解释) ● 视觉障碍
子痫	子痫前期基础上发生不能用其他原因解释的抽搐
慢性高血压并发子痫前期	慢性高血压女性妊娠前无蛋白尿,妊娠 20 周后出现蛋白尿;或妊娠前有蛋白尿,妊娠后蛋白尿明显增加;或血压进一步升高;或出现血小板减少＜100×10⁹/L;或出现其他肝肾功能损害、肺水肿、新发头痛或视觉障碍等严重表现
妊娠合并慢性高血压	妊娠 20 周前收缩压≥140mmHg 和 / 或舒张压≥90mmHg(除外妊娠滋养细胞疾病),妊娠期无明显加重;或妊娠 20 周后首次诊断高血压并持续到产后 12 周以后

注:1. 普遍认为＜34 周发病者为早发型子痫前期(early-onset preeclampsia)。
　　2. 大量蛋白尿(24 小时尿蛋白≥5g)既不作为评判子痫前期严重程度的标准,亦不作为终止妊娠的指征,但需严密监测。

子痫前期 - 子痫、妊娠期高血压与妊娠合并慢性高血压在发病机制及临床处理上均不同,本节重点阐述子痫前期 - 子痫。

一、子痫前期 - 子痫

子痫前期 - 子痫是妊娠期特有的疾病,在妊娠 20 周之后发生。本病是一种动态性疾病,病情可呈持续性进展,这就是子痫前期 - 子痫严重程度的延续性。"轻度"子痫前期只代表诊断时的状态,任何程度的子痫前期都可能导致严重不良预后,因此不再诊断"轻度"子痫前期,而诊断为子痫前期,以免造成对病情的忽视。伴有严重表现(severe features)的子痫前期母儿不良预后风险明显增加,需要引起临床重视。为便于临床诊断和管理,故将伴有严重表现的子痫前期简称为"重度"子痫前期,诊断标准为子痫前期伴有下面任何 1 种表现。

(1)收缩压≥160mmHg 和 / 或舒张压≥110mmHg。

(2)血小板减少(血小板＜100×10⁹/L)。

(3)肝功能损害(血清转氨酶水平为正常值 2 倍以上),严重持续性右上腹或上腹疼痛,不能用其他疾病解释,或两者均存在。

(4)肾功能损害(血肌酐水平大于 1.1mg/dl 或无其他肾脏疾病时肌酐浓度为正常值 2 倍以上)。

(5)肺水肿。

(6)新发头痛(药物治疗不能缓解且不能用其他疾病解释)。

(7)视觉障碍。

(一)子痫前期

【诊断】

根据病史、临床表现及辅助检查即可作出诊断,由于该病临床表现的多样性,应注意评估有无多脏器损害。

1. 病史　注意询问妊娠前有无高血压、肾病、糖尿病、系统性红斑狼疮、血栓性疾病等病史,有无妊娠期高血压疾病家族史,了解患者此次妊娠后高血压、蛋白尿、头痛、视物模糊、上腹疼痛、少尿、抽搐等症状出现的时间和严重程度。

2. 高血压　同一手臂至少 2 次测量,收缩压≥140mmHg 和 / 或舒张压≥90mmHg 定义为高血压。若血压较基础血压升高 30/15mmHg,但低于 140/90mmHg 时,不作为诊断依据,但需严密观察。首次发现血压升高者,应间隔 4 小时或以上复测血压,为确保测量准确性,应选择型号合适的袖带(袖带长度应该是上臂围的 1.5 倍)。若收缩压≥160mmHg 和 / 或舒张压≥110mmHg 为重度高血压(severe hypertension),建议尽早复测明确诊断。

3. **尿蛋白** 高危孕妇每次产检均应检测尿蛋白,尿蛋白检查应选中段尿,对可疑子痫前期孕妇应测 24 小时尿蛋白定量。尿蛋白的诊断标准有 3 个:①随机尿蛋白≥++;②尿蛋白 / 肌酐比值≥0.3;③尿蛋白≥0.3g/24h。随机尿蛋白定性不准确,只有定量方法不可用时才考虑使用。同时要注意避免阴道分泌物或羊水污染尿液,并需与泌尿系统感染、严重贫血、心力衰竭和难产时所导致的蛋白尿进行鉴别。

4. **辅助检查** 应进行以下常规检查:①血常规;②尿常规;③凝血功能;④肝功能;⑤肾功能;⑥心电图;⑦电子胎心监护;⑧超声检查胎儿、胎盘和羊水等。视病情发展、诊治需要酌情增加以下有关检查项目:①眼底检查;②超声等影像学检查肝、胆、胰、脾、肾等脏器;③电解质;④动脉血气分析;⑤心脏彩色多普勒超声及心功能检查;⑥脐动脉血流、子宫动脉等多普勒血流监测;⑦头部 CT 或磁共振成像检查;⑧有条件的单位可检查自身免疫性疾病相关指标。

【鉴别诊断】
子痫前期主要与慢性肾炎相鉴别,妊娠期发生急性肾炎者较少见。妊娠前已存在慢性肾炎病变者,妊娠期常可发现蛋白尿,重者可发现管型及肾功能损害,伴有持续性血压升高,眼底可有肾炎性视网膜病变。隐匿型肾炎较难鉴别,需仔细询问相关病史,应进一步做肾小球及肾小管功能检查。该病还应与妊娠合并慢性高血压相鉴别,后者在妊娠前已存在高血压疾病。

【病因及发病机制】
至今病因及发病机制尚未完全阐明。子痫前期是一种多因素、多机制及多通路致病的疾病,无法以"一元论"来解释,这就是子痫前期病因的异质性。有学者提出子痫前期发病机制"两阶段"学说(图 8-4)。第一阶段为临床前期,即子宫螺旋动脉滋养细胞重塑障碍,导致胎盘缺血、缺氧,释放多种胎盘因子;第二阶段胎盘因子进入母体血液循环,促进系统性炎症反应的激活及血管内皮细胞损伤,引起子痫前期 - 子痫多样化的临床表现。有关病因及发病机制的主要学说有以下几种。

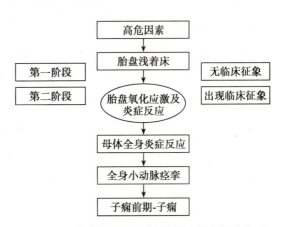

图 8-4 子痫前期发病机制"两阶段"学说示意图

1. **子宫螺旋小动脉重塑不足** 正常妊娠时,细胞滋养层细胞分化为绒毛滋养细胞和绒毛外滋养细胞(extravillous trophoblast,EVT)。EVT 包括间质绒毛外滋养细胞(interstitial extravillous trophoblast,iEVT)和血管内绒毛外滋养细胞(endovascular extravillous trophoblast,enEVT)。iEVT 负责浸润子宫内膜基质直至子宫肌层的内 1/3 处,enEVT 则进入子宫螺旋小动脉管腔并逐渐替代血管壁平滑肌细胞、内皮细胞,使动脉由高阻力低容量血管转变为低阻力高容量血管以提高胎盘的血流量、确保母胎之间物质交换正常进行和胎儿发育。但子痫前期绒毛外滋养细胞浸润能力受损,造成"胎盘浅着床"和子宫螺旋动脉重塑极其不足,仅蜕膜层血管重塑,子宫螺旋动脉的管腔径为正常妊娠的 1/2,血管阻力增大,胎盘灌注减少,从而引发子痫前期的一系列症状。目前,造成子宫螺旋小动脉重塑不足的机制尚待研究。

2. **炎症免疫过度激活** 子痫前期患者无论是母胎界面局部还是全身均存在炎症免疫反应过度激活现象。现有证据显示,母胎界面局部处于主导地位的天然免疫系统在子痫前期发病中起重要作用,Toll 样受体家族、蜕膜自然杀伤细胞(dNK)、巨噬细胞等的数量、表型和功能异常均可影响子宫螺旋小动脉重塑,造成胎盘浅着床。特异性免疫研究集中在 T 细胞,正常妊娠时母体 Th1/Th2 免疫状态向 Th2 转化,但子痫前期患者蜕膜局部 T 细胞向 Th1 型转移。近年来发现,CD4+CD25+ 调节性 T 细胞

（regulatory T cell，Treg细胞）参与Th1/Th2免疫状态的调控。当Treg细胞显著减少时，促进Th1占优势，使母体对胚胎免疫耐受降低，引发子痫前期。

3. 血管内皮细胞损伤　血管内皮细胞损伤是子痫前期的基本病理变化之一，其使扩血管物质如一氧化氮（NO）、前列腺素 I_2（前列环素）合成减少，而缩血管物质如内皮素（ET）、血栓素 A_2 等合成增加，从而促进血管痉挛。此外，血管内皮细胞损伤还可激活血小板及凝血因子，加重子痫前期的高凝状态。引起子痫前期血管内皮细胞损伤的因素很多，包括氧化应激和炎性介质，如肿瘤坏死因子、白细胞介素 -6 和极低密度脂蛋白等。

4. 遗传因素　子痫前期具有家族倾向性，提示遗传因素与该病发生有关，但遗传方式尚不明确。由于子痫前期的异质性，尤其是遗传和环境因素的交互作用产生了复杂的表型。在子痫前期遗传易感性研究中，尽管目前已定位了十几个子痫前期染色体易感区域，但在该区域内进一步寻找易感基因仍面临很大的挑战。

5. 营养缺乏　已发现多种营养因素如低白蛋白血症，钙、镁、锌、硒等缺乏与子痫前期发生发展可能有关，但是这些证据需要更多的临床研究进一步证实。

【病理生理变化及对母儿影响】

基本病理生理变化是全身小血管痉挛和血管内皮细胞损伤。全身各脏器各系统灌注减少，对母儿造成危害，甚至导致母儿死亡。

1. 脑　脑血管痉挛，通透性增加，导致脑水肿、充血、局部缺血、血栓形成及出血等。CT检查脑皮质呈现低密度区，并有相应的局部缺血和点状出血，提示脑梗死，并与昏迷及视力下降、失明相关。大范围脑水肿主要表现为感觉迟钝和思维混乱，个别患者可出现昏迷，甚至脑疝。子痫前期脑血管阻力和脑灌注压均增加，高灌注压可致明显头痛。而子痫的发生与脑血管自身调节功能丧失相关。

2. 肾脏　肾小球扩张，内皮细胞肿胀，纤维素沉积于内皮细胞。血浆蛋白自肾小球漏出形成蛋白尿。肾血流量及肾小球滤过率下降，导致血尿酸和肌酐水平升高。肾功能严重损害可致少尿及肾衰竭。

3. 肝脏　肝脏损害常表现为血清转氨酶水平升高。肝脏的特征性损伤是门静脉周围出血，严重时门静脉周围坏死和肝包膜下血肿形成，甚至发生肝破裂危及母儿生命。

4. 心血管　血管痉挛，血压升高，外周阻力增加，心肌收缩力受损和射血阻力（即心脏后负荷）增加，心输出量明显减少，心血管系统处于低排高阻状态，加之内皮细胞活化使血管通透性增加，血管内液进入心肌细胞间质，导致心肌缺血、间质水肿、心肌点状出血或坏死、肺水肿，严重时导致心力衰竭。

5. 血液　由于全身小动脉痉挛，血管壁渗透性增加，血液浓缩，血细胞比容上升。当血细胞比容下降时，多合并贫血或红细胞受损或溶血。

6. 内分泌及代谢　由于血管紧张素转换酶增加，妊娠晚期盐皮质激素、去氧皮质酮升高可致水钠潴留，血浆胶体渗透压降低，细胞外液可超过正常妊娠，但水肿与子痫前期的严重程度及预后关系不大。通常其电解质水平与正常妊娠无明显差异。子痫抽搐后，可出现乳酸性酸中毒及呼吸代偿性的二氧化碳丢失，可致血中碳酸盐浓度降低。

7. 子宫胎盘血流灌注　子宫螺旋动脉重塑不足导致胎盘灌注减少，子宫螺旋动脉平均直径仅为正常孕妇子宫螺旋动脉直径的 1/2，加之伴有内皮细胞损害及胎盘血管急性动脉粥样硬化，使胎盘功能下降，胎儿生长受限，胎儿窘迫。若胎盘床血管破裂可致胎盘早剥，严重时母儿死亡。

【预测与预防】

子痫前期的预测对于早期预防和早期治疗，降低母婴死亡率有重要意义，但目前尚无特别有效、可靠和经济的预测方法。首次产前检查常根据危险因素进行风险评估，有条件的单位可使用多项指标综合判断。

1. 危险因素　流行病学调查发现，多种危险因素与子痫前期密切相关。其中，初产、肥胖（BMI≥30kg/m^2）、子痫前期家族史（母亲或姐妹）、年龄≥35 岁、个人病史因素（低体重儿或小于胎龄儿分娩史、前次不良妊娠结局、距前次妊娠间隔时间≥10年)为中危因素,子痫前期病史(尤其伴有不良妊娠结局)、多胎妊娠、慢性高血压、1型或2型糖尿病、肾脏疾病、自身免疫性疾病(如系统性红斑狼疮、抗磷脂综合征)为高危因素。

2. 生化指标 包括胎盘生长因子(placental growth factor,PLGF)、可溶性酪氨酸激酶-1(soluble Fms-like tyrosine kinase-1,sFlt-1)、胎盘蛋白13(placental protein 13,PP13)、可溶性内皮因子(soluble endoglin,sEng)等。生化指标联合危险因素,有一定预测价值。

3. 子宫动脉多普勒血流检测 妊娠11~13^{+6}周时进行,如子宫动脉搏动指数和阻力指数持续升高或出现子宫动脉舒张早期切迹等病理波形,有助于预测子痫前期的发生。

对低危人群目前尚无有效的预防方法。对预测发现的高危人群,可能有效的预防措施有以下几条。

1. 适度锻炼 妊娠期应适度锻炼,合理安排休息,以保持妊娠期身体健康。

2. 合理饮食 妊娠期不推荐严格限制盐的摄入,也不推荐肥胖孕妇限制热量摄入。

3. 补钙 低钙摄入(摄入量<600mg/d)的孕妇建议补钙,每日口服1.5~2.0g。

4. 阿司匹林 子痫前期高风险者,可考虑使用低剂量阿司匹林预防。用法:自妊娠11~13^{+6}周,最晚不超过妊娠20周开始使用,每晚睡前口服阿司匹林100~150mg至36周,或者至终止妊娠前5~10日停止使用。

【治疗】

治疗目的是控制病情、延长孕周、尽可能保障母儿安全。治疗原则主要为降压、解痉、镇静等;密切监测母儿情况;适时终止妊娠是最有效的处理措施。

1. 评估和监测 子痫前期病情复杂、变化快,分娩和产后生理变化及各种不良刺激均可能导致病情变化。因此,对产前、产时和产后的病情进行密切监测和动态评估,以便及时了解疾病进展情况,及时合理干预,避免不良临床结局发生。评估和监测的内容及频率需根据病情严重程度决定。

评估和监测的内容包括:重视有无头痛、眼花、胸闷、腹部疼痛、阴道流血、水肿、少尿等自觉症状;完善血常规、尿蛋白、凝血功能、肝肾功能、超声心动图、电子胎心监护、产科超声、脐动脉血流等辅助检查;动态监测孕妇血压、体重、尿量及胎儿生长发育等变化。

2. 一般处理

(1)非重度子痫前期患者可门诊治疗,重度子痫前期患者应住院治疗。

(2)应注意适当休息,保证充足的蛋白质和热量,不建议限制食盐摄入。

(3)保证充足睡眠,必要时可睡前口服地西泮2.5~5mg。

3. 降压 降压治疗目的:预防子痫、心脑血管意外和胎盘早剥等严重母儿并发症。收缩压≥160mmHg和/或舒张压≥110mmHg的重度高血压必须积极降压治疗。收缩压≥140mmHg和/或舒张压≥90mmHg的非重度高血压可考虑降压,尤其是并发脏器功能损伤时。

目标血压:收缩压控制在130~139mmHg,舒张压控制在80~89mmHg为宜。降压过程力求平稳,不可波动过大,建议维持在130/80mmHg左右。

常用口服降压药物降压,若口服药物控制血压不理想,可静脉用药。为防止血液浓缩、有效循环血量减少和高凝倾向,妊娠期一般不使用利尿剂降压。不推荐使用阿替洛尔和哌唑嗪,禁止使用血管紧张素转换酶抑制剂(ACEI)和血管紧张素II受体阻滞剂(ARB)。常用的降压药物有以下几种。

(1)拉贝洛尔:为α、β受体拮抗剂,降低血压但不影响肾及胎盘血流量,并可对抗血小板凝集,促进胎儿肺成熟。该药显效快,不引起血压过低或反射性心动过速。用法:口服,50~150mg,3~4次/日;静脉注射,初始剂量20mg,10分钟后若无有效降压则剂量加倍,最大单次剂量80mg,直至血压控制;静脉滴注,50~100mg加入5%葡萄糖250~500ml,根据血压调整滴速,待血压稳定后改口服。

(2)硝苯地平:为钙通道阻滞剂,可解除外周血管痉挛,使全身血管扩张,血压下降,由于其降压作用迅速,一般不主张舌下含化。用法:口服10mg,6~8小时1次,必要时可以加量,一般30~90mg/d,

24 小时总量不超过 120mg。其副作用为心悸、头痛,使用时需监测血压变化,警惕血压太低而造成的严重并发症。

(3)甲基多巴:可兴奋血管运动中枢的 α 受体,抑制外周交感神经而降低血压,妊娠期使用效果较好。用法:250mg 口服,3～4 次 / 日。根据病情酌情增减,最高不超过 2g/d。其副作用为嗜睡、便秘、口干、心动过缓。

(4)尼卡地平:为二氢吡啶类钙通道阻滞剂。用法:口服初始剂量 20～40mg,3 次 / 日;静脉滴注 1mg/h 起,根据血压变化每 10 分钟调整剂量。

(5)乌拉地尔:为 α 受体拮抗剂,同时作用于中枢与外周,降压效果快。用法如下:静脉注射,10～50mg,5 分钟缓慢静脉注射,如效果不满意,5 分钟后可重复给药;静脉滴注,以 2mg/min 静脉滴注依据血压情况调整滴速,维持给药速率 9mg/h。其易引起直立性低血压;若用药前已予以其他降压药,则使用时保证充分间隔时间,必要时减量。

(6)硝酸甘油:作用于氧化亚氮合酶,可同时扩张动脉和静脉,降低前后负荷,主要用于合并心力衰竭和急性冠脉综合征时高血压急症的降压治疗。起始剂量 5～10μg/min 静脉滴注,每 5～10 分钟增加滴速至维持剂量 20～50μg/min。

(7)酚妥拉明:为 α 受体拮抗剂。用法:10～20mg 溶入 5% 葡萄糖 100～200ml,以 10μg/min 静脉滴注。

(8)硝普钠:由于其代谢产物对母儿可能有一定的毒副作用,目前仅适用于其他降压药物效果不佳的重度高血压孕妇。用法:50mg 加入 5% 葡萄糖溶液 500ml,以 0.5～0.8μg/(kg·min)静脉缓滴。用药期间,应严密监测血压及心率。

4. 解痉　硫酸镁是子痫治疗的一线药物,也是重度子痫前期预防子痫发作的关键药物。硫酸镁控制子痫再次发作的效果优于地西泮、苯巴比妥钠和冬眠合剂等镇静药物。除非存在硫酸镁应用禁忌或硫酸镁治疗效果不佳,否则不推荐使用地西泮和苯妥英钠等用于子痫的预防或治疗。

(1)作用机制:镁离子可通过下列机制解痉。①抑制运动神经末梢释放乙酰胆碱,阻断神经肌肉接头间的信号转导,使骨骼肌松弛;②刺激血管内皮细胞合成前列环素,抑制内皮素合成,降低机体对血管紧张素 II 的反应,从而缓解血管痉挛状态;③通过阻断谷氨酸通道阻止钙离子内流,解除血管痉挛、减少血管内皮细胞损伤;④提高孕妇和胎儿血红蛋白的亲和力,改善氧代谢。

(2)用药指征:①控制子痫抽搐及防止再抽搐;②预防重度子痫前期发展成为子痫;③重度子痫前期患者临产前用药,预防产时子痫或产后子痫。硫酸镁不可作为降压药使用。

(3)用药原则:①预防和治疗子痫的硫酸镁用药方案相同;②分娩前未使用硫酸镁者,分娩过程中可使用硫酸镁,并持续至产后至少 24～48 小时;③注意保持硫酸镁血药浓度的稳定性。

(4)用药方案:静脉用药:负荷剂量硫酸镁 4～6g,溶于 25% 葡萄糖 20ml 静脉注射(15～20 分钟),或者溶于 5% 葡萄糖 100ml 快速静脉滴注(15～20 分钟),继而硫酸镁 1～2g/h 静脉滴注维持。为了夜间更好的睡眠,可在睡眠前停用静脉给药,改为肌内注射 1 次,用法:25% 硫酸镁 20ml+2% 利多卡因 2ml 深部臀肌内注射。硫酸镁 24 小时用药总量一般不超过 30g,用药时限一般不超过 5 日。

(5)注意事项:血清镁离子有效治疗浓度为 1.8～3.0mmol/L,超过 3.5mmol/L 可能出现中毒症状。使用硫酸镁必备条件:①膝反射存在;②呼吸≥16 次 / 分;③尿量≥17ml/h 或≥400ml/24h;④备有 10% 葡萄糖酸钙。镁离子中毒时停用硫酸镁并缓慢静脉注射(5～10 分钟)10% 葡萄糖酸钙 10ml。如患者同时合并肾功能不全、心肌病、重症肌无力等,则硫酸镁应慎用或减量使用。条件许可,用药期间可监测血清镁离子浓度。

5. 镇静　镇静药物可缓解孕产妇精神紧张、焦虑症状,改善睡眠。当应用硫酸镁无效或有禁忌时,可使用镇静药物预防并控制子痫。

(1)地西泮:具有较强的镇静、抗惊厥、肌肉松弛作用,对胎儿及新生儿的影响较小。用法:2.5～5mg 口服,3 次 / 日或睡前服用;10mg 肌内注射或缓慢静脉注射(>2 分钟)可用于预防子痫发作。1

小时内用药超过 30mg 可能发生呼吸抑制。

（2）冬眠药物：可广泛抑制神经系统，有助于解痉降压，控制子痫抽搐。冬眠合剂由哌替啶 100mg、氯丙嗪 50mg、异丙嗪 50mg 组成，通常以 1/3 或 1/2 量肌内注射，或加入 5% 葡萄糖 250ml 内静脉缓慢滴注。由于氯丙嗪可使血压急剧下降，使肾及子宫胎盘血供减少，导致胎儿缺氧，且对母儿肝脏有一定的损害，现仅用于硫酸镁治疗效果不佳者。

（3）苯巴比妥钠：具有较好的镇静、抗惊厥、控制抽搐作用，子痫发作时给予 0.1g 肌内注射，预防子痫发作时给予 30mg/ 次口服，3 次 / 日。由于该药可致胎儿呼吸抑制，分娩前 6 小时慎用。

6. 利尿　不主张常规应用利尿剂，仅当患者出现全身性水肿、肺水肿、脑水肿、肾功能不全、急性心力衰竭时，可酌情使用呋塞米等快速利尿剂。

甘露醇主要用于脑水肿，该药属高渗性利尿剂，患者心力衰竭或潜在心力衰竭时禁用。甘油果糖适用于肾功能损伤的患者。严重低蛋白血症有腹腔积液者，可补充白蛋白后再给予利尿剂。

7. 促胎肺成熟　孕周<34 周的子痫前期患者，预计 1 周内可能分娩者应给予糖皮质激素促胎肺成熟治疗。妊娠 34～36 周是否使用存在争议，应权衡利弊，知情同意。

8. 分娩时机和方式　子痫前期患者经积极治疗母儿状况无改善或者病情持续进展时，终止妊娠是唯一有效的治疗措施。

（1）终止妊娠时机：①非重度子痫前期患者：可期待治疗至 37 周及之后终止妊娠。②重度子痫前期患者：妊娠<24 周经治疗病情不稳定者建议终止妊娠；妊娠 24～27 周根据母儿情况及当地医疗条件和医疗水平决定是否期待治疗；妊娠 28～33 周，若病情不稳定，经积极治疗 24～48 小时病情仍加重，促胎肺成熟后应终止妊娠；若病情稳定，可考虑继续期待治疗，并建议提前转至早产儿救治能力较强的医疗机构；妊娠≥34 周患者应考虑终止妊娠。

（2）终止妊娠的方式：如无产科剖宫产指征，原则上考虑阴道试产。但如果不能短时间内阴道分娩，病情有可能加重，可放宽剖宫产指征。

（3）分娩期间注意事项：注意观察自觉症状变化，监测血压并继续降压治疗，应将血压控制在≤160/110mmHg；监测胎心变化；积极预防产后出血。

9. 产后处理　子痫前期，尤其是重度子痫前期患者，产后应继续使用硫酸镁 24～48 小时，以预防产后子痫的发生。此外，产后 7～10 日是产褥期血压波动的高峰期，高血压、蛋白尿等症状仍可能反复出现甚至加重，需每日监测血压，当血压≥140/90mmHg 时应考虑降压治疗。如产后血压持续升高，需注意评估和排查患者是否存在其他系统疾病。

10. 早发型重度子痫前期的处理　重度子痫前期发生于妊娠 34 周之前者称为早发型子痫前期（early-onset preeclampsia），发生于妊娠 34 周及之后者为晚发型子痫前期（late-onset preeclampsia）。两者存在一些共同的临床特征，但发病机制和预后有所不同。早发型重度子痫前期临床表现更严重，妊娠结局更差，临床上需要更加严密监测和评估。早发型重度子痫前期，建议住院治疗，解痉、降压治疗并给予糖皮质激素促胎肺成熟，严密监测母儿情况，充分评估病情以明确有无严重的脏器损害，从而决定是否终止妊娠。当出现以下情况时建议终止妊娠：①患者出现持续不适症状或重度高血压；②子痫、肺水肿、HELLP 综合征；③发生严重肾功能不全或凝血功能障碍；④胎盘早剥；⑤孕周太小无法存活的胎儿；⑥胎儿窘迫。

（二）子痫

子痫是子痫前期 - 子痫最严重的阶段，发作前可有不断加重的严重表现，也可发生于无血压升高或升高不显著、尿蛋白阴性者。通常产前子痫较多，产后 48 小时约占 25%。子痫抽搐进展迅速，是造成母儿死亡的最主要原因，应积极处理。

【临床表现】

前驱症状短暂，表现为抽搐、面部充血、口吐白沫、深昏迷；随之深部肌肉僵硬，很快发展成典型的全身高张阵挛惊厥、有节律的肌肉收缩和紧张，持续约 1～1.5 分钟，其间患者无呼吸动作；此后抽搐停止,呼吸恢复,但患者仍昏迷,最后意识恢复,但易激惹、烦躁。

【诊断与鉴别诊断】

子痫通常在子痫前期的基础上发生抽搐,但应与癫痫、脑炎、脑肿瘤、脑血管畸形破裂出血、糖尿病高渗性昏迷、低血糖昏迷相鉴别,通过询问病史及检查,一般不难鉴别。

【治疗】

1. **一般急诊处理**　子痫发作时需保持气道通畅,维持呼吸、循环功能稳定,密切观察生命体征,留置导尿管监测尿量等。避免声、光等刺激。预防坠地外伤、唇舌咬伤。

2. **控制抽搐**　硫酸镁是治疗子痫及预防复发的首选药物。当患者存在硫酸镁应用禁忌或硫酸镁治疗无效时,可考虑应用地西泮、苯妥英钠或冬眠合剂控制抽搐。子痫患者产后需继续应用硫酸镁24～48 小时。

3. **降低颅内压**　可以 20% 甘露醇 250ml 快速静脉滴注降低颅内压。

4. **控制血压**　脑血管意外是子痫患者死亡的最常见原因。当收缩压持续≥160mmHg,舒张压≥110mmHg 时要积极降压以预防脑血管并发症。

5. **纠正缺氧和酸中毒**　面罩和气囊吸氧,根据动脉血气分析 pH、二氧化碳分压、碳酸氢根浓度等,给予适量 4% 碳酸氢钠纠正酸中毒。

6. **终止妊娠**　一旦抽搐控制后即可考虑终止妊娠。

二、其他类型的妊娠期高血压疾病

除子痫前期 - 子痫外,妊娠期高血压疾病还包括妊娠期高血压、妊娠合并慢性高血压及慢性高血压并发子痫前期。在此主要阐述后 3 种妊娠期高血压疾病的评估和处理原则。

(一)妊娠期高血压

【评估与监测】

妊娠 20 周后首次出现高血压,不伴蛋白尿,产后 12 周内血压恢复正常,方可确诊。50% 以上的患者可能会发展为子痫前期,妊娠期应密切监测,动态评估。

【治疗】

主要为降压治疗,降压目标和降压药物的选择原则同子痫前期。母儿情况稳定者,可在严密监测下期待至 37 周及之后终止妊娠。

(二)妊娠合并慢性高血压

【评估与监测】

慢性高血压患者发生胎盘早剥、胎儿生长受限等母儿风险增加,且 13%～40% 可能发展为慢性高血压并发子痫前期。因此,妊娠期应加强母儿监测和评估:①对已知或疑有慢性高血压的孕妇进行初步评估;②若出现顽固性高血压、血钾水平＜3.0mmol/L、血清肌酐水平＞97.2μmol/L 或有肾脏疾病家族史,建议转诊至高血压疾病专科门诊;③血压控制不佳者,应加强血压监测;对疑有"白大衣高血压"者,建议动态监测血压后再开始降压治疗;④监测胎儿生长发育和宫内状况,及时发现胎儿生长受限并进行相应处理。

【治疗】

治疗目标主要是为了预防高血压对母儿带来的风险,尽可能延长妊娠时间。治疗原则为:①降压目标和降压药物的选择原则同子痫前期;②终止妊娠的时机取决于有无其他并发症,若无其他并发症,妊娠38～39 周应终止妊娠。

(三)慢性高血压并发子痫前期

【评估与监测】

慢性高血压容易并发子痫前期,同时对母儿带来更高的风险,因此,慢性高血压患者应严密监测是否并发重度子痫前期,一旦并发重度子痫前期则按照子痫前期进行管理。

【治疗】

慢性高血压并发子痫前期的患者,母儿情况稳定,可在严密监测下期待至 37 周终止妊娠;若慢性高血压并发重度子痫前期,则按照前述的重度子痫前期的处理方案进行。

【附】 HELLP 综合征

HELLP 综合征(hemolysis,elevated liver enzymes,and low platelet count syndrome,HELLP syndrome)是在子痫前期 - 子痫基础上发生的以溶血、转氨酶升高及血小板减少为特点的一组综合征,是重度子痫前期的一组严重表现,常危及母儿生命。

【病因及发病机制】

本病的主要病理改变与子痫前期相同,但具体病因及发病机制尚不清楚,主要可能与自身免疫机制有关。

【对母儿的影响】

1. **对母体的影响**　HELLP 综合征孕妇可并发肺水肿、胎盘早剥、体腔积液、产后出血、弥散性血管内凝血(DIC)、肾衰竭、肝破裂等,剖宫产率高,死亡率明显增高。有资料表明,多器官功能衰竭及 DIC 是 HELLP 综合征最主要的死亡原因。

2. **对胎儿的影响**　因胎盘供血、供氧不足,胎盘功能障碍,导致胎儿生长受限、死胎、早产。

【临床表现】

常见主诉为右上腹或上腹部疼痛、恶心、呕吐、全身不适等非特异性症状,少数可有轻度黄疸,查体可发现右上腹或上腹肌紧张,体重骤增、水肿。如凝血功能障碍严重可出现血尿、消化道出血。

本病可发生于妊娠中期至产后数日的任何时间,70% 以上发生于产前。

【诊断】

本病表现多为非特异性症状,确诊主要依靠实验室检查,诊断指标有以下几个。

1. **血管内溶血**　外周血涂片中见破碎红细胞、球形红细胞等异形细胞。血清总胆红素 ≥20.5μmol/L,血清结合珠蛋白＜250mg/L。

2. **肝酶升高**　血清转氨酶水平为正常值 2 倍以上。乳酸脱氢酶(lactate dehydrogenase,LDH)水平升高,常以 LDH≥600U/L 为界。

3. **血小板减少**　血小板计数＜$100×10^9$/L。

LDH 升高和血清结合珠蛋白降低是诊断 HELLP 综合征的敏感指标,常在血清未结合胆红素升高和血红蛋白降低前出现。

【鉴别诊断】

HELLP 综合征应与血栓性血小板减少性紫癜、溶血性尿毒症综合征、妊娠期急性脂肪肝等鉴别(表 8-4)。

表 8-4　HELLP 综合征的鉴别诊断

临床表现	疾病			
	HELLP 综合征	血栓性血小板减少性紫癜	溶血性尿毒症性综合征	妊娠期急性脂肪肝
主要损害器官	肝脏	神经系统	肾脏	肝脏
妊娠期	中、晚期	中期	产后	晚期
高血压、蛋白尿	有	无	无	无
血小板	减少	严重减少	减少	正常 / 减少
PT/APTT	正常	正常	正常	延长
血糖	正常	正常	正常	降低

续表

临床表现	疾病			
	HELLP 综合征	血栓性血小板减少性紫癜	溶血性尿毒症性综合征	妊娠期急性脂肪肝
纤维蛋白原	正常	正常	正常	减少
肌酐	正常或增高	显著增高	显著增高	显著增高
转氨酶	增高	正常	正常	增高
胆红素	增高	增高	增高	显著增高
血氨	正常	正常	正常	显著增高
贫血	无/轻度	无/轻度	严重	无

注:PT,凝血酶原时间;APTT,活化部分凝血活酶时间。

【治疗】

治疗原则是在重度子痫前期处理原则的基础上,积极控制病情,预防各种严重并发症的发生,并及时终止妊娠。

1. **输注血制品**　当存在明显的溶血、凝血功能障碍或血小板明显减少时,需输注红细胞悬液、新鲜冰冻血浆、血小板等血制品。输注血小板的指征包括:①阴道分娩前血小板<$20×10^9$/L;②剖宫产术前血小板<$50×10^9$/L;③大量活动性出血;④已知血小板功能障碍;⑤血小板快速减少;⑥凝血功能障碍。

2. **糖皮质激素**　地塞米松是治疗 HELLP 综合征常用的糖皮质激素,当血小板<$50×10^9$/L 时可考虑使用,但目前对其改善不良妊娠结局的有效性尚存争议。

3. **终止妊娠**　治疗 HELLP 综合征唯一有效的治疗方法为终止妊娠。

(1)终止妊娠的时机:妊娠≥34 周或胎肺已成熟、胎儿窘迫、肝包膜下血肿及病情恶化者,应立即终止妊娠;病情稳定、妊娠<34 周、胎肺不成熟及胎儿情况良好者,可延长 48 小时,以完成糖皮质激素促胎肺成熟,然后终止妊娠。

(2)分娩方式:HELLP 综合征不是剖宫产指征,但可酌情放宽剖宫产指征。

(3)麻醉选择:因血小板减少,有局部出血危险,禁忌阴部阻滞和硬膜外麻醉,阴道分娩宜采用局部浸润麻醉,剖宫产采用局部浸润麻醉或全身麻醉。

(段　涛)

第五节 │ 妊娠期肝内胆汁淤积症

【知识要点】

● 为妊娠中晚期特发性疾病,病因不明。

● 临床表现为皮肤瘙痒,血清总胆汁酸升高。

● 熊去氧胆酸为治疗的常用药物。

妊娠期肝内胆汁淤积症(intrahepatic cholestasis of pregnancy,ICP)是妊娠中、晚期特有的并发症,主要表现为皮肤瘙痒,血清总胆汁酸升高,且产后症状迅速消失、生化指标逐渐恢复正常。ICP 对孕妇是一种良性疾病,但可导致如早产、羊水粪染、难以预测的胎死宫内、新生儿窒息等不良围产儿结局,增加围产儿病死率及剖宫产率。

【病因】

目前发病机制尚不清楚,可能与女性激素、遗传、免疫及环境等因素有关。

1. **雌激素**　ICP 多发生在妊娠晚期,多胎妊娠、既往有卵巢过度刺激病史及使用口服避孕药者,存在高雌激素水平状态。高雌激素水平可能与雌激素代谢异常及肝脏对妊娠期生理性增加的雌激素高敏感性有关。雌激素可使 Na^+-K^+-ATP 酶活性下降,导致胆汁酸代谢障碍;或使肝细胞膜中胆固醇与磷脂比例上升,胆汁流出受阻;或作用于肝细胞表面的雌激素受体,改变肝细胞蛋白质合成,导致胆汁回流增加。

2. **遗传和环境因素**　流行病学研究发现,ICP 发病率与季节有关,冬季高于夏季。此外,ICP 发病率也有显著的地域区别、家族聚集性和复发性,我国长江流域、智利、瑞典、英国等地发病率较高。有 ICP 家族史、既往 ICP 病史的女性中,ICP 发生率明显增高。

【对母儿的影响】

1. **对孕妇的影响**　对孕妇的影响较小,若 ICP 患者伴发明显的脂肪痢时,脂溶性维生素 K 的吸收减少,可导致产后出血。

2. **对胎儿及新生儿的影响**　由于胆汁酸毒性作用使围产儿发病率和死亡率明显升高,可发生胎儿缺氧、胎儿窘迫、早产、羊水粪染、新生儿窒息、新生儿颅内出血、呼吸窘迫综合征等,其严重危害为不能预测的突发的胎死宫内。

【临床表现】

1. **瘙痒**　无皮肤损伤的瘙痒是 ICP 的首发症状,70% 以上的患者在妊娠晚期出现,少数在妊娠中期出现。瘙痒程度不一,常呈持续性,白昼轻,夜间加剧。瘙痒一般始于手掌和脚掌,后渐向肢体近端延伸甚至可发展到面部,瘙痒症状常出现在实验室检查结果异常之前,多于分娩后 24～48 小时缓解。

2. **黄疸**　10%～15% 的患者出现轻度黄疸,多在瘙痒 2～4 周后出现,一般不随孕周的增加而加重,于分娩后 1～2 周消退。

3. **皮肤抓痕**　ICP 不存在原发皮损,因瘙痒抓挠,皮肤可见条状抓痕,皮肤组织活检无异常发现。

4. **其他**　少数孕妇出现恶心、呕吐、食欲缺乏、腹痛及轻度脂肪痢等不适,但症状一般不明显或较轻,精神状况良好。

【诊断】

ICP 的诊断主要根据典型临床症状和实验室检查,为排他性诊断,诊断 ICP 前推荐常规行病毒学检查及肝胆超声,排除其他导致肝功能异常或瘙痒的疾病。

1. **临床表现**　孕中晚期出现皮肤瘙痒,少数人有黄疸等不适,分娩后瘙痒症状迅速消失。

2. **实验室检查**

(1) 血清胆汁酸测定:血清总胆汁酸(total bile acid,TBA)测定是诊断 ICP 的主要实验证据,也是监测病情、治疗效果、预测围产儿结局的重要指标。若空腹 TBA≥10μmol/L 或随机 TBA≥19μmol/L,应考虑诊断 ICP。

(2) 肝功能测定:大多数 ICP 患者的天冬氨酸转氨酶(AST)、丙氨酸转氨酶(ALT)轻至中度升高,为正常水平的 2～10 倍,一般不超过 1 000U/L,ALT 较 AST 更敏感;部分患者 γ- 谷氨酰转移酶升高和胆红素水平升高,血清胆红素水平的升高以直接胆红素为主。分娩后肝功能多在 4～6 周恢复正常。

(3) 病毒学检查:需检查肝炎病毒、EB 病毒及巨细胞病毒感染等以排除病毒感染。

(4) 肝脏超声:ICP 患者肝脏无特异性改变,但建议检查肝脏超声排除肝脏及胆囊的基础疾病。

3. **ICP 分度**　对 ICP 的严重程度进行分度有助于临床管理,TBA 水平与围产结局密切相关,根据孕期 TBA 的峰值将 ICP 分为轻度(空腹 10≤TBA<40μmol/L 或随机 19≤TBA<40μmol/L)、重度(40≤TBA<100μmol/L)、极重度(TBA≥100μmol/L)。

【鉴别诊断】

ICP 需与非胆汁淤积所引起的皮肤瘙痒或肝功能异常的疾病鉴别。鉴别诊断主要包括:①皮肤瘙痒需与湿疹、荨麻疹、妊娠特异性皮炎、过敏反应、瘙痒性毛囊炎、尿毒症性瘙痒等鉴别;②肝功能异常需与病毒性肝炎、肝胆石症、急性脂肪肝、子痫前期和 HELLP 综合征等鉴别。

【治疗】

治疗原则是缓解瘙痒症状,改善肝功能,降低TBA水平,延长孕周,适时终止妊娠,改善母儿结局。

1. 母胎监测

(1)一般处理:对轻度 ICP 孕妇,每 1～2 周复查 1 次肝功能及血清总胆汁酸水平直至分娩,对重度和极重度孕妇可酌情增加生化指标检测频率,以及时了解病情程度及治疗反应。

(2)胎儿监测:建议通过胎动、电子胎心监护及超声检查等密切监测胎儿宫内情况。胎动是评估胎儿宫内状态最简便的方法,胎动减少、消失等是胎儿宫内缺氧的危险信号,应立即就诊。孕 32 周起可进行无应激试验。产科超声主要用于监测胎儿生长情况以及胎儿宫内状况不确定时的生物物理评分。

2. 降胆汁酸治疗　能减轻孕妇症状、改善胆汁淤积的生化指标和围产儿预后。有以下常用药物。

(1)熊去氧胆酸(ursodeoxycholic acid,UDCA):为 ICP 治疗的常用药物,可缓解瘙痒、降低血清学指标,延长孕周,改善母儿预后。常用剂量为每日 1g 或 10～15mg/(kg·d),分 3～4 次口服,产后即停用。治疗期间根据病情定期检查肝功能及血清总胆汁酸,监测生化指标的改变。

(2)S-腺苷甲硫氨酸(S-adenosylmethionine,SAMe):为治疗 ICP 的联合药物,可口服或静脉用药,用量为每日 1g,分次用药。

3. 辅助治疗

(1)促胎肺成熟:地塞米松可用于有早产风险的患者。

(2)改善瘙痒症状:炉甘石液、薄荷类、抗组胺药物对瘙痒有缓解作用。

(3)预防产后出血:产时加强宫缩。当伴发明显的脂肪痢或凝血酶原时间延长时,可补充维生素 K,每日 5～10mg,口服或肌内注射。

(4)护肝治疗:肝酶水平升高者可酌情加用护肝药物。

(5)镇静:休息差者夜间可给予镇静药物。

4. 产科处理　ICP 患者可发生不可预测的胎死宫内,但最新研究结果提示 TBA≥100μmol/L 才与死胎相关,因此选择合适的分娩时机,获得良好的围产结局是 ICP 孕期管理的最终目的。对于 TBA≥100μmol/L 孕妇需积极考虑终止妊娠,而 TBA<100μmol/L 孕妇,建议孕期动态监测血清总胆汁酸水平,综合判断决定分娩时机。

(1)病情严重程度:早期发病、病程较长的重度 ICP,期待治疗的时间不宜过久。

(2)终止妊娠的时机:轻度 ICP 建议可在妊娠 38～40 周分娩;重度 ICP 可在妊娠 36～38 周分娩;极重度 ICP 可在妊娠 35～36 周分娩。合并其他高危因素或特殊情况如双胎妊娠、妊娠期糖尿病、子痫前期、既往死胎史、肝功能恶化等的孕妇,应根据孕周、病情严重程度及治疗效果等综合判断,个性化选择终止妊娠的时机。

(3)终止妊娠的方式:ICP 不是绝对剖宫产指征,轻度 ICP,无其他剖宫产指征,可严密监护下经阴道试产,但产程中需密切监测宫缩及胎心情况,做好新生儿复苏准备,若可疑胎儿窘迫应适当放宽剖宫产指征。下列情况可考虑剖宫产:①重度、极重度 ICP;②既往有 ICP 病史并存在与之相关的死胎及新生儿窒息或死亡病史;③胎盘功能严重下降或高度怀疑胎儿窘迫;④合并双胎或多胎、重度子痫前期等;⑤或存在其他阴道分娩禁忌。

第六节 | 妊娠期急性脂肪肝

【知识要点】

● 妊娠期急性脂肪肝是较为罕见、起病急、病情重、严重危及母儿安全的产科特有疾病。

● 病因不清,以明显的消化道症状、肝功能异常及凝血功能障碍为特征。

● 及时终止妊娠是治疗的关键。

妊娠期急性脂肪肝(acute fatty liver of pregnancy,AFLP)是一种较为罕见且病情危急的产科特有疾病,为妊娠期常见的导致急性肝衰竭的疾病之一,发病率低,多发生于妊娠晚期,以明显的消化道症状、肝功能异常和凝血功能障碍为主要特征,起病急、进展快、病情重,严重危及母体及围产儿生命。AFLP为多器官受累的疾病,围产期常见并发症包括急性肾功能不全、弥散性血管内凝血(DIC)及多器官功能障碍综合征(MODS)。

【病因】

AFLP发病机制不明。目前AFLP发病的主导学说认为,该病是胎源性疾病,由胎儿线粒体脂肪酸氧化异常所致。研究发现,病毒感染、某些药物、遗传因素及营养情况等均可能损害胎儿线粒体脂肪酸β-氧化导致AFLP发生。妊娠期女性雌激素、肾上腺皮质激素及生长激素的升高也可使脂肪酸代谢障碍,游离脂肪酸的堆积可能引起AFLP。此外,初产妇、多胎妊娠及男性胎儿的孕妇中发病风险增加。

【临床表现】

多发于妊娠晚期,表现为乏力、持续的消化道症状,如恶心、呕吐,可伴有不同程度的厌食、疲倦、上腹痛、进行性黄疸等。病情继续进展可累及多器官系统,出现低血糖、凝血功能异常、肝肾衰竭、腹腔积液、肺水肿、意识障碍、肝性脑病等,可导致胎儿窘迫甚至死胎。

【诊断】

根据症状及辅助检查可作出AFLP的诊断,但需排除重型肝炎、药物性肝损伤等。肝穿刺活检虽是诊断AFLP的标准,但为有创性操作,临床很少使用。常用一下几种辅助检查。

1. **实验室检查**　转氨酶轻到中度升高,但碱性磷酸酶及胆红素明显升高,出现胆酶分离现象,低血糖,常伴肾功能异常,白细胞显著增多,凝血时间延长,纤维蛋白原减少及血小板减少等。

2. **影像学检查**　超声可发现弥漫性肝实质回声增强(明亮肝)或腹腔积液,肝脏CT检查提示密度降低,脂肪变性。但影像学检查有一定假阴性率,部分早期患者影像学改变不明显,其主要意义在于排除其他肝脏疾病。

3. **肝穿刺活检**　表现为弥漫性的肝细胞微泡性脂肪变性,炎症及坏死不明显。

【鉴别诊断】

1. **病毒性肝炎**　血清病毒标志物为阳性,转氨酶水平更高。

2. **HELLP综合征**　有子痫前期史,且无明显氮质血症的表现。

3. **妊娠期肝内胆汁淤积症**　以皮肤瘙痒为主要表现,血清胆汁酸升高,但无凝血功能障碍及肾功能损害,也无明显的消化道症状。

【处理】

一旦确诊,尽快终止妊娠,加强支持治疗,维持内环境稳定。

1. **产科处理**　尽快终止妊娠是改善母儿预后的关键,若估计短时间内无法经阴道分娩,应在改善凝血功能后尽快剖宫产终止妊娠。若阴道分娩不可避免,建议在积极预防产后出血的条件下尽早终止妊娠,阴道试产适用于病情稳定、已临产、无胎儿窘迫征象者。

2. **对症支持处理**　维持内环境稳定,补充能量及蛋白质;监测血糖情况,防止低血糖发生;纠正凝血功能异常,预防产后出血;预防感染,合理使用肝肾毒性低的抗菌药物;多学科协作,采用人工肝等方法防治肝性脑病、肾衰竭、感染等并发症。

【预后】

由于 AFLP 是一种胎源性和产后自限性疾病,及时诊断、尽快终止妊娠者预后较好。若发生多器官功能衰竭,预后不良。AFLP 患者产后完全恢复需要数周时间,一般不留后遗症。

(刘兴会)

第七节 ｜ 早 产

【知识要点】

- 早产是一种多因素引起的综合征,病因复杂,发病机制不明。
- 临床表现与足月临产相似,主要为规律宫缩伴宫颈管进行性缩短或扩张。
- 治疗原则为母胎安全的前提下,尽量期待治疗至 34 周,主要措施包括抑制宫缩、促胎肺成熟和保护胎儿脑神经等。

　　早产(preterm birth)指妊娠达到 28 周但不足 37 周分娩者,此时娩出的新生儿称为早产儿。有些国家将早产孕周下限定义为妊娠 24 周或 20 周。早产儿各器官发育尚不够健全,出生孕周越小,体重越轻,预后越差。早产可引起 1/3 以上的新生儿死亡,也是世界范围内 5 岁以下儿童死亡的首要原因。国内早产发生率为 5%~10%,随着早产儿的救治及监护水平不断进步,其生存率明显提高、伤残率明显下降。

【分类及病因】

　　1. 分类　①根据病因分类:早产分为自发性早产(spontaneous preterm birth,sPTB)和治疗性早产(indicated preterm birth)。自发性早产指妊娠不足 37 周出现早产临产或胎膜早破,继而发生早产分娩。治疗性早产指由于母体或胎儿的健康原因不允许继续妊娠,在不足 37 周时采取引产或剖宫产终止妊娠。②根据分娩孕周分类:早产分为早期早产(early preterm birth)和晚期早产(late preterm birth)。早期早产指发生于妊娠达 28 周但不足 34 周的早产。晚期早产指发生于妊娠达 34 周但不足 37 周的早产。

　　2. 病因　早产病因复杂,发病机制尚不明确。常见病因包括既往自发性早产史及中期妊娠流产史、母亲年龄过大或过小、消瘦、妊娠间隔短、多胎妊娠、子宫畸形、阴道流血、妊娠合并症及并发症等。可能机制包括感染、蜕膜出血、母胎免疫耐受破坏、子宫过度扩张、母胎应激及遗传因素等。

【预测】

　　早产是一种多因素引起的综合征,尚无确定有效的预测手段。目前临床多以宫颈长度测量作为预测手段,必要时可与高危因素和生化指标进行联合预测。

　　1. 高危因素　主要包括:①母体因素:母体年龄过小或过大、消瘦、妊娠间隔短于 18 个月、吸烟和心理因素等;②生育史:妊娠中期流产史、早产史;③子宫及宫颈因素:先天性生殖道畸形、扩宫和刮宫术史、宫颈手术创伤史、短宫颈、宫颈机能不全等;④此次妊娠伴发情况:辅助生殖技术受孕、多胎妊娠、产前出血、感染、胎儿及羊水量异常、妊娠合并症或并发症等。

　　2. 宫颈长度　标准的宫颈长度(cervical length,CL)测量方法是排空膀胱经阴道超声测量,妊娠 24 周前经阴道超声测量的宫颈长度≤25mm 被诊断为短宫颈(short cervix),提示早产风险增大。宫颈长度<15mm 和>30mm,对早产的阳性和阴性预测价值更大。

　　3. 生化指标　主要包括胎儿纤维连接蛋白(fetal fibronectin,fFN)、磷酸化胰岛素样生长因子结合蛋白 1(phIGFBP-1)、胎盘 α 微球蛋白 1(PAMG-1)。fFN 为临床常用指标,主要用于联合宫颈长度以提高早产预测的准确性,其中 fFN 的阴性预测价值更大。

【临床表现与诊断】

早产的主要临床表现是子宫收缩,最初为不规则宫缩,常伴有少许阴道流血或血性分泌物,可逐渐发展为规则宫缩,其分娩启动过程与足月临产相似。临床上,早产可分为先兆早产和早产临产两个阶段。先兆早产(threatened preterm labor)指规律宫缩(20分钟≥4次)伴宫颈管进行性缩短。早产临产(preterm labor)指规律宫缩(20分钟≥4次)伴宫颈管进行性缩短,且宫口扩张≥2cm。诊断早产一般并不困难,但应与妊娠晚期出现的生理性子宫收缩(Braxton Hicks contractions)相鉴别。生理性子宫收缩一般不规则、无痛感,且不伴有宫颈管缩短和宫口扩张等改变,又称假早产(false preterm labor)。

【治疗】

治疗原则为在母胎安全的前提下,胎膜完整者期待治疗至34周,胎膜早破者则按照未足月胎膜早破的原则处理(详见第十一章第四节"胎膜早破")。主要治疗措施包括抑制宫缩、促胎肺成熟、保护胎儿脑神经,必要时防治宫内感染,及时宫内转运,适时停止早产治疗。

1. **一般处理**　注意适当休息与合理饮食,积极给予心理支持,加强母胎监测及动态评估。

2. **抑制宫缩**　先兆早产患者,通过适当控制宫缩,可能有助于延长妊娠时间;早产临产患者,宫缩抑制剂虽不能阻止早产分娩,但可为促胎肺成熟治疗和宫内转运赢得时机。常用以下几种宫缩抑制剂。

(1)钙通道阻滞剂:可选择性减少慢通道Ca^{2+}内流、干扰细胞内Ca^{2+}浓度、抑制子宫收缩。常用药物为硝苯地平。具体用法为口服给药,起始剂量为20mg,然后根据宫缩情况调整,每次10~20mg,6~8小时1次。用药期间密切注意孕妇心率及血压变化。

(2)前列腺素合成酶抑制剂:能抑制前列腺素合成酶,减少前列腺素合成和抑制前列腺素释放,从而抑制宫缩。因其可通过胎盘,大剂量长期使用可使胎儿动脉导管提前关闭,导致肺动脉高压;且有使胎儿肾血管收缩,抑制胎尿形成,使肾功能受损、羊水减少的严重副作用,故此类药物仅在妊娠32周前短期选用。常用药物为吲哚美辛(indomethacin),初始剂量50~100mg,经直肠给药,也可口服,然后每6小时给予25mg维持48~72小时。用药过程中需密切监测羊水量及胎儿动脉导管血流。

(3)β受体激动剂:为子宫平滑肌细胞膜上的β_2受体激动剂,可激活细胞内腺苷酸环化酶,促使三磷腺苷合成环腺苷酸(cAMP),降低细胞内钙离子浓度,减弱子宫肌收缩蛋白活性,抑制子宫平滑肌收缩。此类药物抑制宫缩的效果肯定,但其受体选择性差,在兴奋β_2受体的同时也兴奋β_1受体,副作用较明显,主要表现为母胎心率增快、心肌耗氧量增加、血糖升高、水钠潴留、血钾降低等,严重时可出现肺水肿、心力衰竭,危及母体生命,故对合并心脏病、高血压、未控制的糖尿病和并发重度子痫前期、明显产前出血、双胎妊娠等孕妇慎用或禁用。常用药物有利托君(ritodrine),用法为起始剂量50~100μg/min静脉滴注,每10分钟可增加剂量50μg/min,至宫缩停止,最大剂量不超过350μg/min,共48小时。用药期间需密切观察孕妇主诉及心率等变化,并限制静脉输液量(每日不超过2 000ml),以防肺水肿。如患者心率>120次/分,应减慢滴速或停药;如心率>140次/分或出现胸痛,应停药。长期用药者应监测血钾、血糖、肝功能和超声心动图。

(4)缩宫素受体拮抗剂:主要是阿托西班(atosiban),通过竞争子宫平滑肌细胞膜上的缩宫素受体,抑制由缩宫素诱发的子宫收缩。用法为起始剂量6.75mg单次快速静脉推注,继之18mg/h静脉滴注,维持3小时;接着6mg/h缓慢静脉滴注,持续45小时。副作用轻,无明确禁忌证。

3. **促胎肺成熟**　妊娠<34周,1周内有可能分娩的孕妇,应使用糖皮质激素促胎儿肺成熟。妊娠34~36周应结合患者及家属意愿,知情同意后可以使用。方法:地塞米松注射液6mg肌内注射,每12小时1次,共4次;或倍他米松注射液12mg肌内注射,24小时后再重复1次。如果用药后超过1~2周,仍存在<34周早产可能者,可重复1个疗程。

4. **保护胎儿脑神经**　产前应用硫酸镁可以降低早产儿的脑瘫风险和严重程度,推荐妊娠34周前即将早产者,常规应用硫酸镁作为胎儿中枢神经系统保护剂。用法:负荷剂量硫酸镁4g静脉注射(20~30分钟),随后1g/h维持24小时或直至分娩。如使用24小时未分娩可停止注射,当产程发动可重复使用。高浓度的镁离子直接作用于子宫平滑肌细胞,拮抗钙离子对子宫收缩活性,亦有抑制子宫收缩的作用,一般用药不超过 48 小时。

5. 监控感染　感染是早产的重要原因之一,应重视对早产感染的筛查和防治,尤其对 B 族链球菌(GBS)的筛查。

6. 适时停止早产治疗　①宫缩进行性增强,经过治疗无法控制者;②衡量利弊,继续妊娠对母儿的风险大于终止妊娠的风险;③妊娠≥34 周。

7. 产时处理与分娩方式

(1)早产儿,尤其是<32 周的早产儿需要良好的新生儿救治条件,有条件时应提早转运到有早产儿救治能力的医院(宫内转运)分娩。

(2)大部分早产儿可经阴道分娩,分娩镇痛以硬膜外麻醉镇痛相对安全;慎用吗啡、哌替啶等抑制新生儿呼吸中枢的药物;产程中密切监护胎儿状况;对臀位特别是足先露者应根据当地早产儿救治条件,权衡剖宫产利弊,知情同意前提下,选择分娩方式。

(3)对于不需要复苏的早产儿应延迟断脐至少 30～60 秒,可减少新生儿输血的需要和降低脑室内出血的发生率。

【预防】

积极预防早产是降低围产儿死亡率的重要措施之一。

1. 加强孕前及产前保健　于孕前和产前及早识别早产高危因素,并对高危因素进行针对性的评估和处理。

2. 几种特殊预防措施

(1)宫颈环扎术:包括经阴道宫颈环扎术和经腹宫颈环扎术。

1)经阴道宫颈环扎术:又可分为:①以病史为指征的宫颈环扎术,是指有 3 次及以上的妊娠中期自然流产史或自发性早产史,或有 1 次及以上的妊娠中期无痛性宫颈扩张史,一般建议于妊娠 12～14 周手术,又称预防性宫颈环扎术;②以超声为指征的宫颈环扎术,是指有妊娠中期自然流产史或自发性早产史,本次妊娠 24 周前宫颈长度≤25mm,可行以超声为指征的环扎术;③以体格检查为指征的宫颈环扎术,是指在妊娠中期排除临产及胎盘早剥的前提下,体格检查发现宫口已扩张甚至羊膜囊已脱出宫颈外口,除外感染、宫缩及其他禁忌证后进行的环扎术,又称紧急宫颈环扎术。宫颈环扎术后,一般建议妊娠 36～38 周拆除宫颈环扎线,若发生难免流产或者临产,应立即拆除。

2)经腹宫颈环扎术:又可分为开腹和腹腔镜宫颈环扎术,主要适用于明确诊断宫颈机能不全且既往经阴道环扎失败者,或因宫颈切除术史等解剖因素无法实施经阴道宫颈环扎者。

(2)孕酮制剂:在预防早产方面有一定的作用。一般用于妊娠中期短宫颈,或有妊娠中期流产史或自发性早产史的孕妇。推荐经阴道给药,主要药物有微粒化孕酮胶囊和孕酮凝胶。其他口服及肌内注射制剂是否有效,尚需更多的临床证据。

(3)子宫颈托:虽有报道,但其有效性和临床应用仍有很大争议。

上述各种预防措施主要针对单胎妊娠,对多胎妊娠尚缺乏充足的循证证据。

第八节 ｜ 过期妊娠

【知识要点】

● 核实孕周和判断胎儿宫内状况是处理的关键。

● 根据母胎情况选择分娩方式,宫颈未成熟者引产前先促宫颈成熟。

● 若无禁忌证,妊娠≥41 周的孕妇可考虑引产,避免过期妊娠。

平时月经周期规则,妊娠达到或超过 42 周(≥294 日)尚未分娩者,称为过期妊娠(postterm pregnancy)。近年来由于对妊娠≥41 周孕妇的积极处理,过期妊娠的发生率明显下降。

【病理】

1. **胎盘**　过期妊娠的胎盘病理有两种类型:一种是胎盘功能正常,除重量略有增加外,胎盘外观和镜检均与足月妊娠胎盘相似;另一种是胎盘功能障碍,其物质交换、防御、合成及免疫功能等明显降低。

2. **羊水**　正常妊娠 38 周后,羊水量随孕周延长逐渐减少,妊娠 42 周后羊水迅速减少,约 30% 减至 300ml 以下;羊水粪染率明显增高,是足月妊娠的 2～3 倍,若同时伴有羊水过少,羊水粪染率达 71%。

3. **胎儿**　过期妊娠胎儿生长模式与胎盘功能有关,可分以下 3 种。

(1)正常生长及巨大胎儿:胎盘功能正常者,能维持胎儿继续生长,约 25% 成为巨大胎儿,其中 5.4% 的胎儿出生体重>4 500g。

(2)胎儿过熟综合征(postmaturity syndrome):胎儿表现为过熟综合征的特征性外貌,与胎盘功能障碍、胎盘血流灌注不足、胎儿缺氧及营养缺乏等有关。典型表现为皮肤干燥、松弛、起皱、脱皮,脱皮尤以手心和脚心明显;身体瘦长、胎脂消失、皮下脂肪减少,表现为消耗状;头发浓密,指(趾)甲长;新生儿睁眼、异常警觉和焦虑,容貌似 "小老人"。因为羊水减少和胎粪排出,胎儿皮肤黄染,羊膜和脐带呈黄绿色。

(3)胎儿生长受限:可与过期妊娠共存,后者更增加胎儿的危险性,约 1/3 过期妊娠的死胎为生长受限儿。

【对母儿的影响】

1. **对围产儿的影响**　除上述胎儿过熟综合征外,胎儿窘迫、死胎、胎粪吸入综合征、新生儿窒息及巨大胎儿等围产儿发病率及死亡率均明显增高。

2. **对母体的影响**　产程延长和难产率增高,使手术产率及母体产伤明显增加。

【诊断及胎儿宫内状况评估】

准确核实孕周是诊断过期妊娠的关键。

1. **核实孕周**

(1)病史:①以末次月经第 1 日计算,平时月经规则、周期为 28～30 的孕妇停经≥42 周尚未分娩,可诊断为过期妊娠。若月经周期超过 30 日,应酌情顺延。②根据排卵日推算,月经不规则、哺乳期受孕或末次月经记不清的孕妇,可根据基础体温提示的排卵期推算预产期,若排卵后≥280 日仍未分娩者可诊断为过期妊娠。③根据性交日期推算预产期。④根据辅助生殖技术(如人工授精、体外受精-胚胎移植)的日期推算预产期。

(2)临床表现:早孕反应开始出现时间、胎动开始出现时间以及早孕期妇科检查发现的子宫大小,均有助于推算孕周,但不够精准。

(3)辅助检查:①根据超声检查确定孕周。妊娠 22 周内,超声检查是确定妊娠周数最重要的参考指标,妊娠早期以胎儿顶臀长(CRL)推算妊娠周数最为准确,妊娠中期则综合胎儿双顶径、腹围和股骨长度作为推算预产期和评估胎儿生长发育的重要指标;②根据妊娠早期血、尿 hCG 增高的时间推算孕周。

2. **评估胎儿宫内状况**

(1)胎动情况:通过胎动自我监测,如胎动明显减少提示胎儿宫内缺氧。

(2)电子胎心监护:如无应激试验(NST)为无反应型需进一步做缩宫素激惹试验(OCT),若多次反复出现胎心晚期减速,提示胎盘功能障碍,胎儿明显缺氧。出现胎心变异减速,常提示脐带受压,多与羊水过少有关。

(3)超声检查:生物物理评分观察胎动、胎儿肌张力、胎儿呼吸运动及羊水量。另外,多普勒脐动脉血流检查,有助于判断胎儿宫内状况。

【处理】

妊娠41周以后围产儿并发症的发生率及相关死亡率增加,因此,妊娠≥41周即应考虑终止妊娠,避免过期妊娠。一旦过期妊娠,则应终止妊娠。终止妊娠的方式应根据胎儿宫内状况、胎儿大小、宫颈成熟度及产前监测综合分析,恰当选择。

1. 促宫颈成熟(cervical ripening) 在宫颈不成熟情况下直接引产,阴道试产成功率较低。评价宫颈成熟度的主要方法是 Bishop 评分,评分≥7 分者,可直接引产;评分<7 分者,引产前先促宫颈成熟。目前常用的促宫颈成熟的方法主要有:前列腺素 E_2(PGE_2)阴道制剂和宫颈扩张球囊。

2. 引产术(labor induction) 宫颈已成熟即可行引产术,常用静脉滴注缩宫素,诱发宫缩直至临产。胎头已衔接者,通常先人工破膜,1~2 小时后滴注缩宫素引产。人工破膜诱发内源性前列腺素的释放,增加引产效果的同时又可观察羊水性状。引产前可考虑使用剥膜术以降低引产率及过期妊娠率,但不宜与人工破膜同时进行。

3. 产程处理 过期妊娠时,常伴有胎儿窘迫、羊水粪染,分娩时做好相应准备。进入产程后连续胎心监护,注意羊水性状及胎心情况,若发现胎儿窘迫及时处理。若羊水胎粪污染,在胎儿娩出后,应首先评估新生儿有无活力:有活力时,继续初步复苏;无活力时,应在 20 秒内完成气管插管及吸引胎粪,以减少胎粪吸入综合征的发生。

4. 剖宫产术 过期妊娠时,胎儿窘迫风险增加,可适当放宽剖宫产指征。

(刘 铭)

思考题:
简述妊娠期高血压疾病的综合防治策略。

思考题解题思路

本章目标测试

本章思维导图

第九章 妊娠合并内外科疾病

孕妇在妊娠期间可发生各种内外科疾病,在妊娠前已有的各种内外科疾病也可在妊娠期间加重。妊娠与内外科疾病相互影响,若处理不当,可对母儿造成严重危害。

第一节 心脏病

【知识要点】
- 凡不宜妊娠的心脏病孕妇,应在妊娠早期终止妊娠。
- 妊娠 32 周后、分娩期和产后 3 日内是孕产妇心脏负担较重时期,应加强监护,警惕心力衰竭发生。
- 应于妊娠晚期评估适宜的分娩方式,可适当放宽剖宫产手术指征。

妊娠合并心脏病(包括妊娠前已有心脏病及妊娠后新发生的心脏病)在我国孕产妇死因顺位中位居第二,是最常见的非直接产科死因,其发病率为 0.5%～3.0%。

【妊娠、分娩期心脏血管系统的变化】

1. 妊娠期 母体循环系统在妊娠期发生了一系列的适应性变化,主要表现为总血容量、心输出量逐渐增加,至妊娠 32～34 周达高峰,并持续至分娩前;心率也逐渐增加,至妊娠晚期平均增加 10～15 次/分。血容量与血流动力学的变化增加了心脏病孕妇发生心力衰竭的风险。

2. 分娩期 分娩期为心脏负担最重的时期,每次宫缩有 250～500ml 液体进入体循环,全身血容量和心输出量增加,同时伴有血压增高、脉压增宽及中心静脉压升高。第二产程时由于孕妇屏气,先天性心脏病孕妇可能因肺循环压力增加,使原来左向右分流转为右向左分流而出现发绀。胎儿胎盘娩出后,子宫骤然缩小,胎盘循环停止,回心血量增加,加之腹腔内压骤减,大量血液向内脏灌注,造成血流动力学急剧变化,心脏病孕妇在此阶段极易发生心力衰竭。

3. 产褥期 妊娠期心血管系统出现的一系列变化,在产褥期尚不能立即恢复到妊娠前状态,除妊娠期组织间潴留的液体开始回到体循环外,子宫收缩也使一部分血液进入体循环,尤其以产后 3 日内为甚,此阶段心脏负担较重,心脏病产妇应警惕心力衰竭的发生。

综上所述,妊娠 32 周后、分娩期、产后 3 日内心脏负担最重,是心脏病孕产妇的危险时期,极易发生心力衰竭。

【妊娠合并心脏病的类型及其对妊娠的影响】

妊娠合并心脏病主要分为结构异常性心脏病、功能异常性心脏病和妊娠期特有心脏病 3 类。以结构异常性心脏病为主,其中先天性心脏病占 35%～50%。随着生活及医疗条件的改善,以往发病率较高的风湿性瓣膜性心脏病发病率逐年下降。妊娠期特有心脏病如妊娠期高血压疾病性心脏病、围产期心肌病等也占有一定的比例。

1. 结构异常性心脏病 妊娠合并结构异常性心脏病常见有先天性心脏病、瓣膜性心脏病和心肌炎。

(1)先天性心脏病:指出生时即存在心脏和大血管结构异常的心脏病,包括左向右分流型、右向左分流型和无分流型 3 类。

1) 左向右分流型先天性心脏病

A. 房间隔缺损(atrial septal defect):是最常见的先天性心脏病,约占20%,对妊娠的影响取决于缺损的大小。缺损面积<1cm²者多无症状,仅在体检时被发现,多能耐受妊娠及分娩;若缺损面积较大,在左向右分流基础上形成肺动脉高压,妊娠及分娩加重肺动脉高压,使原来的左向右分流逆转为右向左分流而出现发绀,极易发生心力衰竭。房间隔缺损面积>2cm²者,最好手术矫治后再妊娠。

B. 室间隔缺损(ventricular septal defect):以膜部缺损最常见,室间隔缺损导致心室水平的左向右分流。缺损面积<1.25cm²,分流量小,既往无心力衰竭史、也无其他并发症者,较少发生肺动脉高压和心力衰竭,一般能顺利度过妊娠与分娩。缺损面积较大且未行手术修补者,易出现肺动脉高压、心力衰竭和细菌性心内膜炎,死亡率极高,应禁止妊娠。若意外妊娠,也应于妊娠早期终止妊娠。

C. 动脉导管未闭(patent ductus arteriosus):是较多见的先天性心脏病,儿童期可手术治愈,故妊娠合并动脉导管未闭者并不多见。与其他分流一样,妊娠结局与动脉导管未闭部分的管径大小有关。未闭动脉导管口径较小、肺动脉压正常者,妊娠期一般无症状,可继续妊娠至足月。较大分流的动脉导管未闭,妊娠前未行手术矫治者,由于大量动脉血流向肺动脉,肺动脉高压使血流逆转出现发绀和心力衰竭。若妊娠早期已有肺动脉高压或有右向左分流者,建议终止妊娠。

2) 右向左分流型先天性心脏病:临床上以法洛四联症(tetralogy of Fallot)及艾森门格综合征(Eisenmenger syndrome)最常见。

A. 法洛四联症:是一种复杂的先天性心血管畸形,包括肺动脉狭窄、室间隔缺损、主动脉骑跨和右心室肥大,为最常见的发绀型心脏病。未行手术矫治者很少存活至生育年龄,少数存活至生育年龄者对妊娠期血容量增加和血流动力学改变的耐受力极差,自然流产率高达24%,孕妇死亡率增加,故这类心脏病患者不宜妊娠,若已妊娠也应尽早终止。经手术治疗后心功能为Ⅰ~Ⅱ级者,可在严密观察下继续妊娠。

B. 艾森门格综合征:又称肺动脉高压性右向左分流综合征,是一组先天性心脏病发展的后果。如先天性室间隔缺损、房间隔缺损、动脉导管未闭等持续存在时,肺动脉高压进行性发展,使右心系统压力持续增高甚至超过左心系统压力,原来的左向右分流转变为右向左分流而出现发绀,孕产妇死亡率增高。

3) 无分流型先天性心脏病

A. 肺动脉瓣狭窄(pulmonary stenosis):单纯肺动脉瓣狭窄的预后一般较好,多数可存活至生育期。轻度狭窄者,能度过妊娠及分娩期。重度狭窄者,由于妊娠期及分娩期血容量及心输出量增加,加重右心室负荷,严重时可发生右心衰竭。因此,严重肺动脉瓣狭窄宜于妊娠前行手术矫治。

B. 主动脉缩窄(coarctation of aorta):妊娠合并主动脉缩窄较少见。此病常伴其他心血管畸形,预后较差,合并妊娠时20%会发生各种心血管并发症,死亡率为3.5%~9%。

C. 马方综合征(Marfan syndrome,MFS):为结缔组织遗传性缺陷所致的主动脉中层囊性退变,患病率为0.065‰~0.2‰。此类患者妊娠期并发主动脉夹层风险为1%~3%,其致死率可高达50%。MFS患者如主动脉根部直径>45mm或有夹层病史则不宜妊娠。已妊娠者应严格控制血压并在整个妊娠期和产后6个月定期接受超声心动图检查。产科需要联合多学科对患者进行管理。

(2)风湿性心脏病(rheumatic heart disease)

1) 二尖瓣狭窄(mitral stenosis):最多见,占风湿性心脏病的2/3~3/4。无明显血流动力学改变的轻度二尖瓣狭窄(瓣口面积1.5~2.0cm²)患者,可以耐受妊娠。中、重度的二尖瓣狭窄患者,在妊娠期、分娩时和产后,肺水肿和心力衰竭等的发生率增高,母胎死亡率增加。因此,病变较严重、伴有肺动脉高压患者,应在妊娠前纠正二尖瓣狭窄,已妊娠者宜早期终止妊娠。

2) 二尖瓣关闭不全(mitral insufficiency):妊娠期外周血管阻力下降,使二尖瓣反流程度减轻,故单纯二尖瓣关闭不全者一般情况下能较好耐受妊娠。但风湿性二尖瓣关闭不全患者约半数合并二尖瓣狭窄。

3) 主动脉瓣狭窄及关闭不全(aortic stenosis and insufficiency):主动脉瓣狭窄增加左心射血阻力,

严重者应手术矫正后再考虑妊娠。主动脉瓣关闭不全者,妊娠期外周血管阻力降低可使主动脉反流减轻,一般可以耐受妊娠。

（3）心肌炎（myocarditis）:为心肌本身局灶性或弥漫性炎性病变,可发生于妊娠任何阶段,主要病因是病毒感染(柯萨奇病毒 B 组 /A 组、埃可病毒、流行性感冒病毒和疱疹病毒等),也可由细菌、真菌、原虫感染或药物、毒物反应所致。临床表现取决于心肌病变的广泛程度与部位,轻者可完全没有症状,重者可出现心源性休克及猝死。急性心肌炎病情控制良好者,可在密切监护下妊娠。心肌严重受累者,妊娠期发生心力衰竭风险明显增加。

2. 功能异常性心脏病　功能异常性心脏病是以心电和传导异常、起搏点异常为主要病理生理基础的一类心脏疾病,主要包括各种无心血管结构异常的心律失常。按照发生时心率的快慢,分为快速型和缓慢型心律失常。快速型心律失常包括室上性心律失常和室性心律失常;缓慢型心律失常主要包括窦性心动过缓、病态窦房结综合征和房室传导阻滞。此类患者能否耐受妊娠以及终止妊娠时机与方式,取决于心律失常的类型、严重程度及其对心功能的影响。

3. 妊娠期特有的心脏病

（1）妊娠期高血压疾病性心脏病:以往无心脏病病史的妊娠期高血压疾病孕妇,突然发生以左心衰竭为主的全心衰竭,称为妊娠期高血压疾病性心脏病,系因冠状动脉痉挛、心肌缺血、周围小动脉阻力增加、水钠潴留及血黏度增加等因素加重心脏负担而诱发的急性心力衰竭。若能及时诊治,常能度过妊娠及分娩期,产后病因消除,病情会逐渐缓解,多不遗留器质性心脏病变。

（2）围产期心肌病（peripartum cardiomyopathy,PPCM）:指既往无心血管疾病史的孕妇,在妊娠晚期至产后 6 个月内发生的扩张型心肌病,表现为心肌收缩功能障碍和充血性心力衰竭。确切病因不清,可能与病毒感染、免疫、高血压、肥胖、营养不良及遗传等因素有关。发生于妊娠晚期者占 30%,产褥期及产后 3 个月内最多,约占 60%,产后 3 个月以后者占 10%。

临床主要表现为呼吸困难、心悸、咳嗽、咯血、端坐呼吸、胸痛、肝大、水肿等心力衰竭症状,亦有部分患者表现为室性心律失常和 / 或心搏骤停。在 PPCM 诊断前后,外周动脉和静脉血栓栓塞发生率约为 7%。几乎所有患者都有心电图异常变化,如左心室肥大、ST 段及 T 波异常改变、各种心律失常。胸部 X 线检查见心脏普遍增大、肺淤血。超声心动图显示左室射血分数（left ventricular ejection fraction,LVEF）<45%,伴或不伴心腔扩大,以左心室、左心房扩大为主,室壁运动普遍减弱等。部分患者可因发生心力衰竭、肺栓塞或心律失常而死亡。患者预后与左心室功能受损的严重程度有关,50%～80% 的 PPCM 患者经治疗后左心室收缩功能可恢复到正常范围。因 PPCM 患者再次妊娠可能复发,故曾患 PPCM、心力衰竭且遗留心脏扩大者,应避免再次妊娠。

【妊娠合并心脏病对胎儿的影响】

不宜妊娠的心脏病患者一旦妊娠,或妊娠后心功能恶化者,流产、早产、死胎、胎儿生长受限、胎儿窘迫及新生儿窒息的发生率均明显增高。围产儿死亡率是正常妊娠的 2～3 倍。多数先天性心脏病为多基因遗传,双亲中任何一方患有先天性心脏病,其后代发生先天性心脏病及其他畸形的风险增加,如室间隔缺损、肥厚型心肌病、马方综合征等均有较高的遗传率。

【诊断】

由于正常妊娠的生理变化,非心脏病孕妇也可出现一些类似心脏病的症状和体征,如心悸、气短、踝部水肿、乏力、心动过速等;心脏检查可有轻度扩大、心脏杂音。妊娠还可使原有心脏病的某些体征发生变化,增加了诊断难度。在诊断时应注意以下几点。

1. 病史　孕前已确诊心脏病者,妊娠后保留原有的心脏病诊断,应注意补充心功能分级和并发症等诊断;孕前无心脏病病史,要询问是否有心悸、气短等症状,同时应关注家族性心脏病病史和猝死史。

2. 症状和体征　①症状:可出现心悸、胸闷、气促、胸痛、劳力性呼吸困难、夜间端坐呼吸、咯血等症状;②体征:有发绀、杵状指、持续性颈静脉怒张。心脏听诊有舒张期 2/6 级以上或粗糙的全收缩期3/6 级以上杂音;有心包摩擦音、舒张期奔马律和交替脉等。

3. 辅助检查　心电图显示各类心律失常,如 ST 段及 T 波异常改变、心房颤动、心房扑动、房室传导阻滞等;X 线检查显示心脏显著扩大,尤其个别心腔扩大;超声心动图示心肌肥厚、瓣膜运动异常、心内结构异常等。肌钙蛋白和脑钠肽(BNP)等生化指标可辅助诊断心力衰竭。

【心功能分级】

纽约心脏病协会(NYHA)依据患者日常活动受限程度,将心功能分为 4 级。

Ⅰ级:一般体力活动不受限。

Ⅱ级:一般体力活动轻度受限,休息时无不适,日常活动后乏力、心悸、轻度气短。

Ⅲ级:一般体力活动明显受限,休息时无不适,轻微活动后乏力、心悸、呼吸困难。

Ⅳ级:一般体力活动严重受限,休息时有心悸、呼吸困难,不能进行任何体力活动。

【常见并发症】

1. 心力衰竭　是妊娠合并心脏病常见的严重并发症,也是导致孕产妇死亡的重要原因,由于妊娠期及分娩期血容量和血流动力学的巨大变化,心力衰竭最容易发生在妊娠 32 周后、分娩期及产褥早期。临床上以急性肺水肿为主要表现的左心衰竭多见,常为突然发病。病情加重时可出现血压下降、脉搏细弱、神志模糊,甚至昏迷、休克、窒息而死亡。所以,应重视早期心力衰竭的临床表现:①轻微活动后即出现胸闷、心悸、气短;②休息时心率>110 次 / 分,呼吸>20 次 / 分;③夜间常因胸闷而坐起呼吸,或到窗口呼吸新鲜空气;④肺底部出现少量持续性湿啰音,咳嗽后不消失。

2. 感染性心内膜炎　是指由细菌、真菌和其他微生物(如病毒、立克次体、衣原体、螺旋体等)直接感染而发生的心瓣膜或心壁内膜炎症。最常见的症状是发热、心脏杂音、栓塞表现。若不及时控制,可诱发心力衰竭。

3. 肺动脉高压　肺动脉高压是心脏病的常见并发症之一,超声心动图估测肺动脉收缩压≥40mmHg 可诊断为肺动脉高压。妊娠可诱发肺动脉高压或使原有的肺动脉高压病情加重,出现疲劳、呼吸困难、胸闷、发绀、胸痛、晕厥等症状,伴右心功能不全时可出现恶心、呕吐、下肢甚至全身水肿等。严重者可进展为肺动脉高压危象。

4. 静脉血栓栓塞和肺栓塞　妊娠时血液呈高凝状态,心脏病患者伴静脉压增高及静脉淤滞者,发生深静脉血栓风险增加,一旦栓子脱落可发生肺栓塞,甚至导致孕产妇死亡。

5. 恶性心律失常　多在原有心脏病的基础上发生,可引起血流动力学改变,出现血压下降甚至休克,心、脑、肾等重要器官供血不足,严重者可致孕产妇猝死和心源性休克。

【处理】

心力衰竭是心脏病孕产妇的主要死亡原因之一。孕前咨询与评估、规范的孕期保健及干预可早期发现并减少心力衰竭发生。

1. 孕前咨询及评估　心脏病患者的病情可因妊娠发生改变,因此,孕前应经心脏专科医师及产科医师联合咨询及评估,根据心脏病种类、病变程度、是否需手术矫治、心功能分级等综合判断心脏耐受妊娠的能力。不宜妊娠者应做好避孕宣教;可以妊娠者,为其制定备孕期诊疗方案,使用药物治疗的患者,应根据病情和妊娠需要及时调整用药。

(1)可以妊娠:心脏病变较轻,心功能Ⅰ～Ⅱ级且既往无心力衰竭史,亦无其他并发症,妊娠风险低级别者,可以妊娠。但应告知妊娠和分娩可能加重心脏病或出现严重并发症,甚至危及生命。应从孕前开始规范管理,并动态进行妊娠风险评估。

(2)不宜妊娠:心脏病变复杂或较重、心功能Ⅲ～Ⅳ级、有极高孕产妇死亡和严重母儿并发症风险者,不宜妊娠。心脏病病程较长者,发生心力衰竭的可能性增加,也不宜妊娠。需行矫治手术的心脏病患者,应建议在孕前行心脏手术治疗,术后再由心脏专科、产科医师共同进行妊娠风险评估,患者在充分了解病情及妊娠风险的情况下再决定是否妊娠。

2. 妊娠期

(1)决定能否继续妊娠:凡不宜妊娠的心脏病孕妇,建议在早孕期终止妊娠,若实施手术终止妊娠,注意围手术期镇痛处理,并给予抗菌药物预防感染。妊娠中期首次产检者,终止妊娠的时机和方法应根据医疗条件、疾病严重程度、疾病种类及心脏并发症等综合考虑。

（2）加强孕期保健

1）产前检查频率:自妊娠早期开始进行产前检查,并告知妊娠风险和可能会发生的严重并发症,建议按照妊娠风险分诊至各级医院规范进行孕期保健。每次产检应进行妊娠风险评估,妊娠风险分级增高,产检次数应相应增加。妊娠32周后,发生心力衰竭的风险增高,应酌情增加产检次数。

2）产前检查内容:首次产检时应完善相关病史采集和心肺听诊。每次产检除常规的产科项目外,应询问患者的自觉症状,并增加评估心功能的检查。产科和心脏专科医师在孕期保健过程中要动态评估心脏病的严重程度及心功能,及时发现病情变化并适时转诊。若发现早期心力衰竭征象,应立即住院。妊娠期经过顺利者,亦应在妊娠36~38周提前住院待产。

3）胎儿监测:先天性心脏病患者的子代发生先天性心脏病的风险为5%~8%,妊娠期应行胎儿心脏结构的筛查,如发现异常需进行产前遗传咨询,评估胎儿预后。母体患心脏病的种类、缺氧的严重程度、心功能状况、妊娠期药物治疗、是否出现严重并发症等均与胎儿并发症密切相关,可能导致流产、早产、胎儿生长受限、低体重儿、胎儿颅内出血、新生儿窒息和新生儿死亡等,因此妊娠28周后要加强胎儿状况监测。

（3）防治心力衰竭:①保证充分休息,避免过劳及情绪激动。②合理膳食及适宜体重增加。适当限制食盐量,注意微量元素的补充,防治缺铁性贫血。③积极预防和治疗引起心力衰竭的诱因,包括预防上呼吸道感染,纠正贫血;对频发的室性期前收缩或快速室性心律失常,可予药物治疗;动态监测血压、尿蛋白等指标,防治妊娠期高血压疾病和其他合并症与并发症。④动态监测心脏功能:定期进行超声心动图检查,测定射血分数、心输出量、心排血指数及室壁运动状态,评估随妊娠进展的心功能变化。⑤心力衰竭的治疗:一旦发生急性心力衰竭,需多学科协同抢救。根据孕周、疾病的严重程度及母儿情况综合考虑终止妊娠的时机和方法。急性左心衰竭的处理原则同非孕期。但应用强心药时应注意,孕妇血液稀释、血容量增加及肾小球滤过率增强,同样剂量药物在孕妇血中浓度相对偏低;同时孕妇对洋地黄类药物耐受性较差,需注意其毒性反应。妊娠晚期发生心力衰竭,原则是待心力衰竭控制后再行产科处理;若为严重心力衰竭,经内科各种治疗措施均未能奏效,继续发展可能加重母儿不良预后时,可在控制心力衰竭的同时实施紧急剖宫产,减轻心脏负担,挽救母儿生命。

（4）终止妊娠的时机:①心脏病妊娠风险低且心功能Ⅰ级者可以妊娠至足月,如不伴有肺动脉高压的房间隔缺损、室间隔缺损、动脉导管未闭及不伴有心脏结构异常的单源、偶发的室上性或室性期前收缩等。但若出现严重心脏并发症或心功能下降则需提前终止妊娠。②妊娠风险较高但心功能Ⅰ级的心脏病患者可以妊娠至32~36周终止妊娠,妊娠期间需严密监护,必要时可提前终止妊娠。③对于有妊娠禁忌的严重心脏病患者,一旦诊断需尽快终止妊娠。

3. 分娩期　于妊娠晚期,应提前选择好适宜的分娩方式。

（1）经阴道分娩:心脏病妊娠风险低且心功能Ⅰ级者通常可耐受经阴道分娩。胎儿不大、胎位正常、宫颈条件良好者,可考虑在严密监护下经阴道分娩。分娩过程中需要心电监护,严密监测患者的自觉症状、心肺情况,避免产程过长。鼓励使用分娩镇痛,以减轻疼痛对血流动力学的影响。

1）第一产程:安慰及鼓励产妇,消除紧张情绪。密切监测血压、脉搏、呼吸、心率。一旦发现心力衰竭征象,应取半卧位,高流量面罩吸氧,并予去乙酰毛花苷0.2~0.4mg配5%葡萄糖注射液,缓慢静脉注射,必要时4~6小时重复给药1次。产程开始后即应给予抗菌药物预防感染。

2）第二产程:要避免用力屏气,积极助产,尽可能缩短第二产程。

3）第三产程:胎儿娩出后,可适当予以腹部加压,以防腹压骤降而诱发心力衰竭。产后出血可加重心肌缺血和心力衰竭,应做好产后出血的预防,可使用缩宫素,禁用麦角新碱。产后出血过多时,应及时输血、输液,注意输液速度不可过快。

（2）剖宫产:有产科指征或心功能Ⅲ~Ⅳ级者,均应择期剖宫产;心脏病妊娠风险分级高但心功能Ⅱ级者,也应考虑择期剖宫产。主张对心脏病孕妇适当放宽剖宫产指征,降低孕妇长时间宫缩诱发血流动力学异常的风险,选择适宜的麻醉方式。结构异常性心脏病者术前预防性应用抗菌药物1～2日。术中胎儿娩出后适当腹部加压,缩宫素预防产后出血。不宜再妊娠者,可考虑同时行输卵管结扎术。

4. **产褥期**　分娩后3日内,尤其产后24小时仍是发生心力衰竭的危险时期,产妇须充分休息并密切监护。所有心脏病产妇应控制每天液体入量和静脉输液速度,并继续使用抗菌药物预防感染5～10日;术后应给予有效的镇痛,以减轻疼痛引起的应激反应。产后出血、感染和静脉血栓栓塞是严重的并发症,极易诱发心力衰竭,应重点预防。心脏病妊娠风险低且心功能Ⅰ级者可以母乳喂养。对于病情严重的心脏病产妇,建议人工喂养。华法林可以分泌至乳汁中,长期服用者建议人工喂养。不宜再妊娠的阴道分娩者,应做好避孕措施的宣教。

第二节 | 糖尿病

【知识要点】
- 妊娠期高血糖主要包括孕前糖尿病合并妊娠和妊娠期糖尿病,其中85%以上是妊娠期糖尿病。
- 初次产检时应测空腹血糖筛查孕前糖尿病,妊娠24～28周行75g口服葡萄糖耐量试验筛查妊娠期糖尿病。
- 孕期可通过医学营养治疗、运动指导、降糖药物使用等措施实施血糖管理。
- 根据妊娠期高血糖类型及血糖控制情况决定分娩时机和方式。
- 重视妊娠期高血糖患者的产后随访。

妊娠期高血糖包括孕前糖尿病、糖尿病前期和妊娠期糖尿病。

1. **孕前糖尿病**（pregestational diabetes mellitus,PGDM）**合并妊娠**　根据其糖尿病类型分为1型糖尿病（type 1 diabetes mellitus,T1DM）合并妊娠或2型糖尿病（type 2 diabetes mellitus,T2DM）合并妊娠。

2. **糖尿病前期合并妊娠**　包括空腹血糖受损（impaired fasting glucose,IFG）和糖耐量受损（impaired glucose tolerance,IGT）合并妊娠。

3. **妊娠期糖尿病**（gestational diabetes mellitus,GDM）　指妊娠前血糖正常,妊娠期才出现的糖代谢异常。GDM患者的糖代谢异常大多于产后能恢复正常,但将来患2型糖尿病风险增加。

妊娠期高血糖孕妇中85%以上为GDM,PGDM者不足15%。妊娠期高血糖对母儿均有较大危害,需引起重视。本章将重点阐述GDM和PGDM。

一、妊娠期糖尿病

【妊娠期糖代谢的特点】

通过胎盘从母体获取的葡萄糖是胎儿能量的主要来源。在妊娠早中期,孕妇血浆葡萄糖水平随妊娠进展而降低,空腹血糖约降低10%,该生理变化是由于:①胎儿从母体获取葡萄糖随孕周而增加;②妊娠期肾血流量及肾小球滤过率均增加,而肾小管对糖的重吸收率不能相应增加,导致孕妇葡萄糖经尿液排出量增加;③雌激素和孕激素促进母体葡萄糖的利用,使孕妇空腹时清除葡萄糖能力较非妊娠期增强。到妊娠中晚期,孕妇体内拮抗胰岛素样物质增加,如人胎盘催乳素、雌激素、孕激素、皮质醇和胎盘胰岛素酶等,使孕妇对胰岛素的敏感性随孕周增加而下降,为维持正常糖代谢水平,机体胰岛素需求量增加;故胰岛素分泌无法满足孕期需求者,出现血糖升高,从而使既往无糖尿病的孕妇发生GDM,特别是有高危因素者,更容易发生GDM。

GDM高危因素包括:高龄、妊娠前超重或肥胖、多囊卵巢综合征、前次妊娠GDM史、巨大胎儿分娩史、慢性高血压、糖尿病家族史等。

【GDM 对母儿的影响】

GDM 对母儿的影响及其程度主要取决于妊娠中晚期的血糖控制水平。血糖控制不良者,出现母儿近、远期并发症的风险增高。

1. **对孕妇的影响** ①妊娠期高血压疾病的风险较非 GDM 孕妇增加;②血糖控制欠佳者易发生感染,如泌尿生殖道感染;③羊水过多发生率较非 GDM 孕妇升高,可能与胎儿高血糖、高渗性利尿有关;④巨大胎儿发生率增加,导致难产、产道损伤、手术产概率增高,产后出血风险增加;⑤产后 2 型糖尿病、心血管系统疾病的发生率较非 GDM 孕妇明显增加;再次妊娠时,GDM 复发率接近 50%。

2. **对胎儿的影响** ①巨大胎儿:血糖控制欠佳者,胎儿长期处于母体高血糖所致的胎儿高胰岛素血症环境中,其蛋白、脂肪合成增加,脂解作用受抑制,导致躯体过度发育,巨大胎儿发生率增加;②早产:GDM 孕妇可能因羊水过多发生胎膜早破,或因并发妊娠期高血压疾病、胎儿窘迫需提前终止妊娠等,早产发生率约为 8.0%~12.1%;③胎儿窘迫:高胰岛素血症可致胎儿过度发育,胎儿宫内耗氧量增加,容易发生宫内缺氧;④胎儿生长受限:若孕期过度限制能量摄入,可使胎儿生长受限风险增加;⑤胎儿畸形:血糖控制不理想的妊娠期高血糖孕妇,胎儿畸形的发生风险明显增加。

3. **对新生儿的影响** ①新生儿呼吸窘迫综合征(NRDS):高血糖刺激胎儿胰岛素分泌增加,形成高胰岛素血症,后者具有拮抗糖皮质激素促进Ⅱ型肺泡细胞表面活性物质合成及释放的作用,使胎儿肺表面活性物质产生及分泌减少,胎儿肺成熟延迟,发生新生儿呼吸窘迫综合征的风险增加;②新生儿低血糖:新生儿脱离母体高血糖环境后,高胰岛素血症仍存在,若不及时补充葡萄糖,易发生低血糖,严重时危及新生儿生命。

【临床表现与诊断】

1. **临床表现** GDM 经口服葡萄糖耐量试验(oral glucose tolerance test,OGTT)筛查确诊,一般无明显临床表现。

2. **诊断** ①对所有尚未被诊断为 PGDM 的孕妇,在妊娠 24~28 周行 75g OGTT;28 周后首次产检的孕妇若空腹血糖正常,也需行 OGTT。75g OGTT 的诊断标准:空腹及服糖后 1 小时、2 小时的血糖阈值分别为 5.1mmol/L、10.0mmol/L、8.5mmol/L。任何一点血糖值达到或超过上述标准即诊断为 GDM。②在医疗资源缺乏地区,建议妊娠 24~28 周首先检查空腹血糖(fasting blood glucose,FBG),FBG≥5.1mmol/L 者,可以直接诊断为 GDM,不必行 75g OGTT。

3. **GDM 的分型** 经过医学营养治疗和运动指导可将血糖控制达标者为 A1 型;需要加用降糖药物才能将血糖控制达标者为 A2 型。

【处理】

1. **孕期血糖的管理** 绝大多数 GDM 孕妇,都可以通过医学营养治疗、运动指导等措施达到理想的血糖控制,仅有少部分需要加用降糖药物治疗。

(1)医学营养治疗:是 GDM 血糖管理的最主要手段,目的是使 GDM 孕妇的血糖控制在目标范围,保证孕妇和胎儿的合理营养摄入,减少母儿并发症的发生。

应根据孕前 BMI 和妊娠期体重增长速度指导每日摄入的总能量,妊娠中晚期以 1 800~2 200kcal/d 为宜,以此为基础制定个体化、合理的膳食方案,将每天的总热量分配至 3 次正餐和 2~3 次加餐中,鼓励多摄入血糖生成指数较低的食物。切忌过分限制能量摄入,否则易发生饥饿性酮症,对孕妇和胎儿产生不利影响。

(2)运动指导:运动可降低妊娠期基础胰岛素抵抗,提高血糖达标率,改善母儿不良结局。无运动禁忌证的孕妇,推荐 1 周内至少 5 日、每日 30 分钟中等强度运动。

(3)妊娠期血糖控制目标:GDM 患者妊娠期血糖应控制在餐前及空腹<5.3mmol/L、餐后 1 小时<7.8mmol/L、餐后 2 小时<6.7mmol/L、夜间血糖不低于 3.3mmol/L。无低血糖风险者,妊娠期糖化血红蛋白(glycosylated hemoglobin,HbA1c)宜≤6.0%,有低血糖倾向者 HbA1c 控制目标可适当放宽至 7.0%。

(4)血糖监测:确诊 GDM 后应行微量血糖监测,记录空腹及餐后血糖直至血糖控制达标,之后 A1

型 GDM 孕妇每周监测 1 日空腹及三餐后血糖、A2 型 GDM 孕妇每 2～3 日监测 1 次空腹及三餐前后血糖。

（5）药物治疗：经医学营养治疗和运动指导，血糖不能达标，或调整饮食后出现饥饿性酮症、增加热量摄入后血糖又超标者，应及时加用降糖药物治疗。约 10% 的 GDM 患者需要加用降糖药物控制血糖，常用的降糖药物有胰岛素和二甲双胍，其中首选胰岛素。胰岛素用量应根据病情、孕期进展及血糖值加以调整，一般从小剂量开始，逐渐调整至血糖达标。目前最常用的方法是三餐前注射超短效或短效胰岛素调控餐后血糖，睡前注射长效胰岛素调控空腹血糖。

2. 孕期母儿监护　GDM 孕妇除监测血糖外，产检时还需监测血压、水肿情况、尿蛋白及胎儿状况，必要时可适当增加产检次数。有合并症或血糖控制不达标者，应定期测定肾功能及 HbA1c 水平，病情严重者可收入院诊治。每 4 周左右复查超声，监测胎儿生长发育情况和羊水量的变化；A1 型 GDM 孕妇，胎心监护可从妊娠 34 周开始，A2 型 GDM 孕妇，可将胎心监护提前至妊娠 32 周开始，若合并其他高危因素，可视情况将监护孕周进一步提前。

3. 分娩时机　①A1 型 GDM：若无母儿并发症，在严密监测下可期待至预产期，在妊娠 40 周终止妊娠；②A2 型 GDM：若血糖控制良好且无母儿并发症，在严密监测下，可在妊娠 39 周终止妊娠；血糖控制不满意或出现母儿并发症，应及时收入院观察，根据病情决定终止妊娠时机。

4. 分娩方式　GDM 不是剖宫产的指征，适宜阴道分娩者，应制订分娩计划，产程中密切监测孕妇血糖、宫缩及胎心变化。如怀疑巨大胎儿、胎儿窘迫、胎位异常、既往有死胎史或其他产科指征者，可适当放宽剖宫产手术指征。

5. 分娩期及产褥期处理

（1）一般处理：给予适当饮食，严密观察生命体征，加强胎儿监护。

（2）阴道分娩的产时处理：临产后情绪紧张及疼痛可使血糖波动，故产程中应严密监测血糖水平，将血糖水平控制在 5.0～8.0mmol/L。由于产程中进食不规律，使用胰岛素的孕妇，应停用皮下注射胰岛素，改静脉滴注，并根据监测的血糖值调整胰岛素用量。

（3）剖宫产的围术期处理：使用胰岛素者在手术日停止皮下注射胰岛素，术前与术中监测血糖，尽量使血糖控制在 5.0～8.0mmol/L。术后每 2～4 小时测 1 次血糖，直至饮食恢复。

（4）产后处理：分娩后仍需监测血糖，孕期使用胰岛素者在产后大多不再需要使用胰岛素。鼓励母乳喂养，可降低未来患 T2DM 的风险。产后 4～12 周需行 OGTT，结果正常者建议此后每 1～3 年复查 OGTT；若结果异常，建议生活方式干预并转内分泌专科随诊。

（5）新生儿出生后的处理：无论出生时状况如何，均应视为高危儿，需监测新生儿的呼吸情况，早吸吮，早开奶，并在出生后 30 分钟内行首次血糖检测，出生后 24 小时内每 3～6 小时检测 1 次血糖。一旦发现新生儿低血糖，需及时滴服葡萄糖液，复测血糖并请儿科医师会诊或转儿科治疗。

二、孕前糖尿病合并妊娠

【妊娠对糖尿病的影响】

非孕期的高血糖主要包括 T1DM、T2DM、IFG 和 IGT。妊娠后的生理变化可使原有糖尿病患者病情加重，特别是孕前需要药物治疗者。在妊娠早期，因生理改变、早孕反应、进食少等原因，空腹血糖较低，应用胰岛素治疗的孕妇需及时调整胰岛素用量，避免低血糖的发生。妊娠中晚期，生理性胰岛素抵抗逐渐增强，既往使用胰岛素控制血糖的患者，孕期可能需要增加胰岛素用量。而在分娩过程中，因体力消耗较大，进食不规则，若不及时调整胰岛素用量，容易发生血糖异常。产后胎盘娩出，胎盘分泌的抗胰岛素物质迅速消失，胰岛素用量需相应减少。

【PGDM 对母儿的影响】

PGDM 对母儿的影响贯穿整个围产期，其程度主要取决于糖尿病病情和血糖控制水平。病情较重或血糖控制不佳，对孕妇、胎儿及新生儿的不良影响主要表现为：①孕前或早孕期的高血糖可使胚胎发育异常（尤其是胎儿中枢神经系统、心脏和肾脏等）甚至死亡，流产发生率达 15%～30%；

②PGDM伴有微血管病变(尤其合并肾脏病变)时,妊娠期高血压及子痫前期发病率可高达50%以上,胎儿生长受限及胎儿窘迫发生风险也明显增加;③血糖控制不良易诱发糖尿病酮症酸中毒(diabetic ketoacidosis,DKA):T1DM和T2DM患者在妊娠期代谢变化的基础上伴发严重高血糖,可使脂肪分解加速,血清酮体急剧升高,进展为DKA,胎死宫内风险极大,严重者可导致孕产妇死亡;④高血糖相关的羊水过多、巨大胎儿和泌尿生殖道感染的发生风险高于GDM,致使PGDM患者发生早产、难产、产道损伤、阴道助产/剖宫产、产程延长和产后出血等的风险进一步升高;⑤PGDM孕妇分娩的新生儿出生时更容易发生低血糖和呼吸窘迫综合征。

【临床表现与诊断】

1. **临床表现**　PGDM孕期血糖控制良好者大多无明显的临床表现;若糖尿病患者不规范产检或血糖控制差,可出现多饮、多食、多尿等症状,也可并发羊水过多、巨大胎儿、FGR等。

2. **诊断**　符合以下2项中任意1项者,可确诊为PGDM。

(1)妊娠前已确诊为糖尿病的患者。

(2)妊娠前未进行过血糖检查的孕妇,首次产前检查时应明确是否存在孕前糖尿病,达到以下任何1项标准可诊断为PGDM:①FBG≥7.0mmol/L;②有高血糖临床表现,同时任意血糖≥11.1mmol/L;③HbA1c≥6.5%。

【妊娠合并糖尿病的分期】

依据患者发生糖尿病的年龄、病程以及是否存在血管并发症等进行分期(White分类法),有助于判断病情的严重程度及预后。

A级:妊娠期诊断的糖尿病。

A1级:经过营养管理和运动指导可将血糖控制理想者,即空腹血糖<5.3mmol/L,餐后2小时血糖<6.7mmol/L。

A2级:需要加用降糖药物才能将血糖控制理想者。

B级:显性糖尿病,20岁以后发病,病程<10年。

C级:发病年龄10~19岁,或病程达10~19年。

D级:10岁前发病,或病程≥20年,或合并单纯性视网膜病变。

F级:糖尿病性肾病。

R级:眼底有增生性视网膜病变或玻璃体积血。

H级:冠状动脉粥样硬化性心脏病。

T级:有肾移植史。

【处理】

1. **PGDM的孕前评估与保健**　糖尿病患者于妊娠前应行心血管、眼底、肾功能和糖脂代谢指标的检测,评估病情严重程度。器质性病变较轻、血糖控制良好者,可在积极治疗、密切监护下计划妊娠。血糖控制不佳且合并严重器官损伤者一旦妊娠,母儿并发症多,妊娠风险大,建议行多学科会诊,评估妊娠风险并调整用药方案:①在内分泌科医师协助下调控好血糖,使用口服降糖药物者需改用胰岛素控制血糖,尽量将HbA1c控制在6.5%以内,以降低胎儿先天性发育异常等母儿并发症的风险;②合并高血压者需调整降压药物,避免使用血管紧张素转换酶抑制剂或血管紧张素Ⅱ受体阻滞剂等药物;③积极治疗糖尿病肾病,有较严重的肾功能不全者不建议妊娠;④伴增生性糖尿病视网膜病变可行激光治疗。

2. **孕期血糖的管理**　PGDM的血糖管理原则同GDM,但大部分的PGDM孕妇在医学营养治疗、运动指导的基础上,需要应用降糖药物控制血糖。PGDM孕妇血糖控制目标同GDM。应加强血糖监测,特别是需用胰岛素控制血糖的T1DM/T2DM孕妇,在血糖控制不达标时,应每日规律地监测、记录空腹和三餐前后血糖并调整胰岛素用量,待血糖控制良好后,可适当调整监测频率。使用胰岛素治疗的PGDM孕妇在进食不规律或孕期运动时,需警惕低血糖(心悸、手抖、冷汗等)的发生。

妊娠期间若出现不明原因的恶心、呕吐、乏力、口渴、腹痛、意识障碍甚至昏迷等症状并伴高血糖时,要高度警惕 DKA 的发生。当随机血糖＞11.1mmol/L 时,应及时检测血酮体和尿酮体,出现酮症时应完善血气分析明确诊断。当血糖＞13.9mmol/L 伴血酮体≥3mmol/L 或尿糖和酮体阳性(++ 以上),血 pH(pH＜7.3)和 / 或二氧化碳结合力(HCO_3^-＜18mmol/L)降低,应诊断 DKA。确诊后应立即启动多学科会诊,并进行抢救:①补液是首要治疗措施,首选生理盐水,先快后慢,第 1 小时补液速度为 15～20ml/(kg·h),后续补液速度取决于患者脱水程度、电解质水平、尿量等,第 1 个 24 小时内补足预先估计的液体丢失量。②胰岛素治疗:胰岛素加入生理盐水,按 0.1U/(kg·h)速度持续静脉滴注;若伴有动脉血 pH＜7.0 和 / 或血 HCO_3^-＜10mmol/L 时,先予胰岛素 0.1U/kg 静脉注射,随后以 0.1U/(kg·h)速度持续滴注,并监测血糖、血酮体或尿酮体;当血糖降至 11.1mmol/L 时,改用胰岛素加 5% 葡萄糖液静脉滴注。③纠正电解质紊乱,在胰岛素及补液治疗基础上,若患者尿量正常,血钾＜5.2mmol/L 时应予以静脉补钾。④纠正酸中毒:严重酸中毒(pH≤6.9)需适当补充碳酸氢钠液。

3. 孕期母儿监护　PGDM 的孕期母儿监护原则同 GDM,但需要注意以下几点:①妊娠前或妊娠早期血糖控制欠佳的 PGDM 孕妇,超声检查时要关注胎儿中枢神经系统和心脏的发育情况,有条件者可行胎儿超声心动图检查。②PGDM 孕妇在妊娠早、中、晚期至少各监测 1 次 HbA1c 水平。③PGDM 合并有微血管病变者,并发妊娠期高血压疾病的风险增加,可口服阿司匹林预防子痫前期,每次产检时要监测血压、体重、尿蛋白等指标,定期检测肾功能和眼底的情况。④妊娠晚期每 2～4 周复查超声,以评估胎儿生长发育,监测羊水量。孕 32 周开始进行胎心监护,如合并其他高危因素,监护孕周可进一步提前。⑤若合并高血糖相关并发症,如高血压、肾功能异常等,可行多学科诊治,血糖难以控制或监护过程中出现严重并发症者,应及时收入院治疗。

4. 分娩时机与方式　血糖控制良好且无母儿并发症的 PGDM 孕妇,可在严密监护下妊娠至 39 周终止妊娠;血糖控制不满意或出现母儿并发症者,应及时收入院严密监护,诊疗方案应个体化,根据病情决定终止妊娠时机。PGDM 本身不是剖宫产指征,但若伴严重微血管病变或产科手术指征时,可行剖宫产终止妊娠。

5. 分娩期及产褥期处理　处理原则同 GDM。但需注意,PGDM 孕妇产后胰岛素需求量减少,需规律监测血糖,一旦恢复饮食,要根据血糖结果及时调整胰岛素用量;鼓励产妇母乳喂养,产后继续于内分泌科随诊。

第三节 │ 病毒性肝炎

【知识要点】
- 乙型病毒性肝炎最为常见,垂直传播是主要传播途径。
- 尽早识别、合理产科处理是成功救治重型肝炎的关键。
- 阻断垂直传播的措施:孕期抗病毒治疗,新生儿注射乙型肝炎免疫球蛋白和接种乙型肝炎疫苗。

病毒性肝炎是由肝炎病毒引起的以肝脏病变为主的传染性疾病,致病病毒包括甲型肝炎病毒(hepatitis A virus,HAV)、乙型肝炎病毒(hepatitis B virus,HBV)、丙型肝炎病毒(hepatitis C virus,HCV)、丁型肝炎病毒(hepatitis D virus,HDV)及戊型肝炎病毒(hepatitis E virus,HEV)5 种。除乙型肝炎病毒为 DNA 病毒外,其余均为 RNA 病毒。妊娠合并病毒性肝炎总体发病率为 0.8%～17.8%,我国是乙型肝炎的高发国家,妊娠合并重型肝炎仍是我国孕产妇死亡的重要原因之一。

【妊娠、分娩及产褥期肝脏的生理变化】

妊娠、分娩及产褥期的肝脏结构、功能均发生变化:①妊娠期基础代谢率增高,营养物质消耗增多,肝内糖原储备减少,对低糖耐受降低;②妊娠期大量雌激素在肝内灭活,妨碍肝脏对脂肪的转运和胆汁的排泄,血脂升高;③胎儿代谢产物需经母体肝脏代谢解毒;④分娩时因体力消耗、缺氧、酸性代谢产物增多及产后出血等因素,肝脏负担加重。上述生理变化虽不增加肝脏对肝炎病毒的易感性,但可使肝炎病情进展。妊娠期间若伴发其他合并症或并发症,也可能引起肝损害,部分临床表现易与病毒性肝炎混淆,增加诊治的复杂性和难度。

【对母儿的影响】

由于妊娠期的生理变化,肝脏负担随孕周增加逐渐加重,使妊娠中晚期肝炎患者发生重型肝炎的风险增加;重型肝炎可导致凝血功能障碍,产后出血风险增加,严重时可导致孕产妇死亡。肝功能异常时,可增加流产、早产、死胎和新生儿死亡的风险,围产儿病死率高达4.6%;妊娠期病毒载量高,分娩过程中病毒暴露量大,易发生垂直传播;新生儿未按时接种疫苗,感染风险增加,而围产儿免疫功能尚未完全发育,感染后有相当一部分将转为慢性病毒携带状态。

【肝炎病毒的垂直传播】

1. **甲型肝炎病毒**　甲型肝炎病毒经消化道传播,一般不会通过胎盘屏障感染胎儿,垂直传播的可能性极小。但分娩过程中接触母体血液、吸入羊水或受胎粪污染可致新生儿感染。

2. **乙型肝炎病毒**　垂直传播是慢性乙型肝炎病毒感染的主要原因,新生儿或婴幼儿感染HBV后,超过80%将成为慢性HBV感染者。即使乙型肝炎疫苗、乙型肝炎高效价免疫球蛋白联合免疫方案可以显著减少乙型肝炎的垂直传播,但仍有10%～15%的婴儿发生免疫失败。

3. **丙型肝炎病毒**　HCV垂直传播发生率约为4%～7%。当母血HCV-RNA滴度较高时,垂直传播发生率增加,发生宫内感染的新生儿有20%～30%在出生后1年内会自然转阴。

4. **丁型肝炎病毒**　HDV的复制和表达需依赖HBV,可伴随HBV感染引起肝炎,传播途径与HBV相同。

5. **戊型肝炎病毒**　有少数报道垂直传播的病例,传播途径与HAV相似。

【诊断】

应详细询问病史,结合临床表现、实验室及影像学检查进行综合判断。

1. **病史与临床表现**　①有与病毒性肝炎患者密切接触史,半年内曾有血制品输注史。病毒性肝炎的潜伏期:一般甲型肝炎为2～7周,乙型肝炎为6～20个月,丙型肝炎为2～26周,丁型肝炎为4～20周,戊型肝炎为2～8周。②出现不能用其他原因解释的消化系统症状(如食欲减退、恶心、呕吐、腹胀、肝区疼痛),伴乏力、畏寒、发热、皮肤巩膜黄染、尿色深黄等;体检可发现肝脏增大,肝区有叩击痛。

2. **实验室检查**　包括肝功能检查和病原学检查。前者主要包括:丙氨酸转氨酶(ALT)、天冬氨酸转氨酶(AST)、胆红素、凝血功能指标等,其中ALT是反映肝细胞损伤程度最常用的敏感指标,总胆红素水平在预后评估上较ALT及AST更有价值;胆红素持续上升而转氨酶下降,称为"胆酶分离",提示重型肝炎的肝细胞坏死严重,预后不良;凝血酶原时间活动度(prothrombin time activity,PTA)是判断病情严重程度和预后的主要指标,较转氨酶和胆红素具有更重要的临床意义,正常值为80%～100%,<40%是诊断重型肝炎的重要标志之一。病原学检查包括:①甲型肝炎病毒:检测血清HAV抗体及血清HAV-RNA,HAV-IgM阳性代表近期感染,HAV-IgG在急性期后期和恢复期出现,属保护性抗体;②乙型肝炎病毒:检测血清中HBV标志物,各标志物的临床意义见表9-1;③丙型肝炎病毒:HCV抗体阳性多为既往感染,伴HCV-RNA阳性为现症感染;④丁型肝炎病毒:需同时检测血清中HDV抗体和乙型肝炎血清学标志物;⑤戊型肝炎病毒:检测抗HEV-IgM、抗HEV-IgG和HEV-RNA,但HEV抗原检测困难,抗体出现较晚,在疾病急性期有时难以诊断,即使抗体阴性也不能排除诊断。

3. **影像学检查**　主要是超声检查,必要时可行磁共振成像检查,可以观察肝脾大小,有无出现肝硬化、腹腔积液、肝脏脂肪变性等表现。

4. **妊娠合并重型肝炎的诊断要点**　出现以下情况时考虑重型肝炎:①消化道症状严重;②血清总胆红素>171μmol/L(10mg/dl),或黄疸迅速加深,每日上升17.1μmol/L;③凝血功能障碍,全身出血倾向,PTA<40%;④肝脏缩小,出现肝臭气味,肝功能明显异常;⑤肝性脑病;⑥肝肾综合征。符合以

表 9-1　乙型肝炎血清学标志物及其意义

项目	临床意义
HBsAg	HBV 感染特异性标志,见于乙型肝炎患者或无症状携带者
HBsAb	曾感染 HBV 或已接种疫苗,已产生免疫力
HBeAg	血中有 HBV 复制,其滴度反映传染性强弱
HBeAb	血中 HBV 复制趋于停止,传染性减低
HBcAb-IgM	HBV 复制阶段,出现于肝炎早期
HBcAb-IgG	主要见于肝炎恢复期或慢性感染

注:HBsAg,乙型肝炎表面抗原;HBsAb,乙型肝炎表面抗体;HBeAg,乙型肝炎 e 抗原;HBeAb,乙型肝炎 e 抗体;HBcAb,乙型肝炎核心抗体;IgM,免疫球蛋白 M;IgG,免疫球蛋白 G。

下 3 点即可临床诊断为重型肝炎:①出现乏力、食欲缺乏、恶心呕吐等症状;②PTA<40%;③血清总胆红素>171μmol/L。

【鉴别诊断】

1. 妊娠期肝内胆汁淤积症　以妊娠中晚期发生瘙痒及胆汁酸升高为特点。转氨酶可轻至中度升高,胆红素可正常或升高,血清病毒学检测阴性。临床症状及肝功能异常于分娩后数日或数周内迅速消失并恢复正常。

2. 妊娠期急性脂肪肝(acute fatty liver of pregnancy,AFLP)　AFLP 多发于妊娠晚期,临床表现与重型肝炎相似。鉴别要点有:①AFLP 肝炎标志物一般为阴性;②重型肝炎转氨酶水平更高;③AFLP 患者尿胆红素阴性,而重型肝炎尿胆红素阳性;④AFLP 终止妊娠后 1 周左右病情常趋于稳定并好转,重型肝炎恢复较慢,病程甚至可长达数月。

3. HELLP 综合征　在妊娠期高血压疾病的基础上发生,以肝酶升高、血管内溶血、血小板减少为特征的综合征,终止妊娠后病情可迅速好转。

4. 妊娠剧吐导致的肝损害　妊娠早期出现严重食欲减退、恶心呕吐时可能有肝功能轻度异常。经纠正水电解质及酸碱平衡紊乱后,病情好转,肝功能可恢复,无黄疸出现。血清学检测阴性有助于鉴别。

5. 药物性肝损害　有肝毒性药物服用史,如氯丙嗪、异丙嗪、苯巴比妥类镇静药、甲巯咪唑、异烟肼、利福平等,停药后肝功能多可恢复。

【处理】

1. 孕前处理　感染 HBV 的生育期女性应在妊娠前行肝功能、血清 HBV-DNA 检测以及肝脏超声检查。最佳受孕时机是肝功能正常、血清 HBV-DNA 低水平、肝脏超声无特殊改变。若使用干扰素抗病毒治疗者,建议停药 6 个月后再考虑妊娠;长期使用核苷类药物抗病毒治疗者,备孕时首选替诺福韦,妊娠后可继续使用。

2. 妊娠期处理　轻症急性肝炎,经积极治疗后好转者可继续妊娠,治疗期间需与专科医师共同制定诊疗方案,主要治疗措施包括护肝、对症、支持疗法等,治疗期间严密监测肝功能、凝血功能等指标。慢性活动性肝炎者妊娠后若病情加重,治疗效果不好,应考虑终止妊娠。

3. 分娩期处理　分娩前做好肝功能及凝血功能的评估,备好血液制品;产程中应密切观察,积极处理,避免产程过长;妊娠合并病毒性肝炎者产后出血风险较高,需做好产后出血的防治。

4. 产褥期处理　注意休息和护肝治疗。选择肝损害较小的抗菌药物防治感染。HBsAg 阳性孕妇,无论 HBeAg 阳性还是阴性,其分娩的新生儿,经过主动及被动免疫后,都可以母乳喂养,无须检测乳汁的 HBV-DNA。因病情严重不宜哺乳者应退奶,可选择生麦芽口服或芒硝乳房外敷,禁用雌激素等对肝脏有损害的退奶药物。

5. 重型肝炎的处理　一旦孕妇出现病情恶化,有进展为重型肝炎的可能,需立即收治入院,并行多学科协同诊疗。

(1)护肝治疗:主要目的是防止肝细胞坏死、促进肝细胞再生、消退黄疸。常使用护肝药物、肝细胞膜保护剂、解毒保肝类及利胆类药物。

（2）相关并发症的处理：①防治肝性脑病：主要措施有去除诱因（严重感染、出血、电解质紊乱等），保持排便通畅，减少肠道氨等毒性产物的吸收，根据病情调整营养素的供给，使用降低血氨的药物，改善脑功能，必要时可采用人工肝支持治疗；②合并凝血功能异常时，可输注新鲜冰冻血浆与冷沉淀等改善凝血功能；③防治肝肾综合征：维持有效循环血量和水电解质平衡，避免使用对肝肾有损害的药物；④防治感染：重型肝炎患者易发生胆道、腹腔、肺部等部位的感染，可首选经验性抗感染药物，并积极行病原学检查，及时根据病原学检测及药敏试验结果调整用药。

（3）产科处理：积极控制病情的同时，宜尽快终止妊娠，分娩方式以剖宫产为宜，妊娠合并重型肝炎患者产后出血风险高，需积极防治产后出血，若出现难治性产后出血，各种治疗措施效果不佳时，宜及时行子宫切除术。

【肝炎病毒的垂直传播阻断】

1. **甲型肝炎**　存在甲型肝炎感染风险者，应于 7 日内肌内注射丙种球蛋白。有感染风险的新生儿出生后可肌内注射丙种球蛋白预防感染。甲型肝炎急性期禁止哺乳。

2. **乙型肝炎**　HBV 垂直传播的阻断措施包括：①所有孕妇产前应筛查乙型肝炎血清学指标；②妊娠中晚期 HBV-DNA 载量＞$2×10^5$IU/ml 者，在与孕妇充分沟通和知情同意后，可于妊娠 28 周开始给予替诺福韦进行抗病毒治疗，可减少 HBV 垂直传播；③不推荐以预防 HBV 垂直传播为目的的选择性剖宫产；④新生儿需行 HBV 母儿阻断，方案详见表 9-2。

表 9-2　新生儿 HBV 母儿阻断方案 [a]

新生儿	乙型肝炎免疫球蛋白（每支 100IU/ml）接种方案 [c]	乙型肝炎疫苗（每支 10μg/0.5ml）接种方案 [d]	乙型肝炎随访
足月或早产但出生体重≥2 000g			
母亲 HBsAg（-）	不需要	3 针：0、1、6 月方案	无须随访
母亲 HBsAg（+）	必须，出生后 12 小时内（越快越好）注射乙型肝炎免疫球蛋白	3 针：0、1、6 月方案；首针出生后 12 小时内（越快越好），按时接种第 2 针疫苗者，无须重复使用；第 2 针疫苗延迟接种；超过 1 个月者，重复使用 1 次	需要，最后 1 针后 1~6 个月
早产儿且出生体重＜2 000g [b]			
母亲 HBsAg（-）	不需要	3 针：出生体重≥2 000g 时，出生后 12 小时内第 1 针、间隔 1 个月第 2 针、再隔 5 个月第 3 针	不需要
母亲 HBsAg（+）	必须，出生后 12 小时内（越快越好）注射乙型肝炎免疫球蛋白。极早或极低体重早产儿，1 月龄时重复 1 次	4 针：出生 12 小时内第 1 针、3~4 周第 2 针、再隔 1 个月第 3 针、再隔 5 个月第 4 针	需要，最后 1 针后 1~6 个月

注：[a] 如果母亲 HBsAg 不明，建议按 HBsAg 阳性处理，特别是有乙型肝炎家族史者。

　　[b] 母亲 HBsAg 阴性，新生儿体重＜2 000g，待达到 2 000g 后接种第 1 针乙型肝炎疫苗；如出院前未达到 2 000g，在出院前接种第 1 针；母亲 HBsAg 阳性，新生儿身体稳定，需尽快接种第 1 针，无须待体重达到 2 000g。

　　[c] 母亲 HBsAg 阳性时，不管新生儿是否早产、状况如何（包括抢救），需 12 小时内注射 1 针乙型肝炎免疫球蛋白，越快越好，尽可能在数分钟内完成。

　　[d] 母亲 HBsAg 阳性时，不管新生儿是否早产和出生体重，只要身体状况稳定，需尽快注射第 1 针乙型肝炎疫苗，如果需要抢救或状况不佳，疫苗延迟接种，待病情稳定 1 周后接种第 1 针。

3. **丙型肝炎**　尚无特异的免疫方法，减少医源性感染是预防丙型肝炎的重要环节，易感人群可用丙种球蛋白进行被动免疫。

（王子莲）

第四节 | TORCH 综合征

【知识要点】

- 建议生育期女性孕前进行 TORCH 感染的血清学筛查,不推荐孕期进行常规筛查。
- 孕妇感染 TORCH,可通过胎盘、产道、母乳或产后密切接触感染胎儿或新生儿。
- 介入性产前病原学的检测结合超声评估可以帮助明确胎儿是否感染。不能仅凭血清学检查结果而建议孕妇终止妊娠。

　　TORCH 是由一组病原微生物英文名称的首字母组合而成,其中 T 指弓形虫(toxoplasma,TOX),O 指其他(others,如梅毒螺旋体、人类细小病毒 B19 等),R 指风疹病毒(rubella virus,RV),C 指巨细胞病毒(cytomegalovirus,CMV),H 主要指单纯疱疹病毒(herpes simplex virus,HSV)。TORCH 综合征指由 TORCH 感染所致的围产儿症状和体征,如流产、死胎、早产、先天畸形等,即使幸存,也可遗留中枢神经系统等损害。孕妇感染后多无症状或症状轻微,但可垂直传播给胎儿,引起宫内感染。本节主要对 TOX、RV 和 CMV 进行阐述,HSV 见第二十一章第六节"生殖器疱疹"。

【传播途径】

　　1. 孕妇感染　　TOX 多为食用含有包囊的生肉或未煮熟的肉、蛋类和未洗涤的蔬菜水果或接触带有虫卵的猫等动物排泄物而感染。RV 主要是直接传播或经呼吸道飞沫传播。CMV 主要通过飞沫、唾液、尿液和性接触感染,也可经输血、人工透析和器官移植感染。根据孕妇感染状态可分为以下 4 种情况:①原发感染:第一次感染 TORCH 病原体。②既往感染:既往有过症状明显的特定病原体感染史,或有可靠的血清学检测结果表明曾经感染过相应病原体。病原体可以完全被机体清除,也可以在机体内长期潜伏存在。③复发感染:在机体免疫功能低下的情况下,病原体重新激活导致感染。④再次感染:因暴露于外源性同种新病毒株所引起的感染,常需通过病毒分离和基因测序鉴定有新病毒株出现才能确认。

　　2. 垂直传播　　孕妇感染 TORCH 中任何 1 种病原体均可致胎儿感染,具体传播途径如下。

　　(1)宫内感染:病原体血行性经胎盘感染胚胎或胎儿;上行性经生殖道进入羊膜腔或沿胎膜外再经胎盘感染胎儿。

　　(2)产道感染:胎儿在分娩过程中通过被病原体感染的软产道而感染。

　　(3)出生后感染:通过母亲的乳汁、唾液和血液等感染新生儿。

【对母儿的影响】

　　1. 对孕妇的影响　　孕妇感染后大多无明显症状或症状轻微,部分孕妇可表现为不典型的感冒样症状,如低热、乏力、关节肌肉酸痛、局部淋巴结肿大等。RV 感染者可在面部广泛出现斑丘疹,并可扩散至躯干和四肢,还可伴有关节痛或关节炎、头颈部淋巴结病和结膜炎等。

　　2. 对胎儿和新生儿的影响　　原发感染的孕妇可通过胎盘或产道感染胎儿,感染时胎龄越小,先天畸形发生率越高,畸形越严重。

　　(1)弓形虫病:宫内感染率随孕周增加而增加,妊娠 13 周感染者为 15%,26 周感染者为 44%,36 周感染者为 71%,但妊娠早期感染对胎儿影响最严重,可引起胎儿死亡、流产或发育缺陷,多不能存活。大多数宫内感染儿出生时没有明显弓形虫病特征,随后可逐渐出现肝脾大、黄疸、贫血及颅内钙化、脑积水和小头畸形等神经系统疾病,还可发展为脉络膜视网膜炎、学习障碍等。有症状的感染儿远期并发症发生率高。

　　(2)RV 感染:妊娠 12 周之前孕妇感染 RV,90% 以上发生宫内感染;妊娠 13~14 周感染者宫内感染率为 54%;而妊娠中期末感染者宫内感染率为 25%。妊娠 20 周以后感染者一般不会导致出生缺陷。先天性风疹综合征可包括一个或多个脏器损害:①眼部缺陷:先天性白内障、青光眼、小眼和色素性视网膜病等;②先天性心脏病:动脉导管未闭、肺动脉狭窄、室间隔缺损、房间隔缺损、法洛四联症等;③感觉神经性耳聋:是最常见的单个缺陷;④中枢神经系统病变:小头畸形、脑膜脑炎、发育迟缓、智力低下等。远期后遗症有糖尿病、性早熟和进行性全脑炎等。

（3）CMV感染:原发感染孕妇中30%～40%可发生宫内感染,复发感染者宫内感染率仅为0.15%～2%。大多数宫内感染儿出生时无症状,仅5%～15%有症状,主要表现为胎儿生长受限、小头畸形、颅内钙化、肝脾大、皮肤瘀点、黄疸、脉络膜视网膜炎、血小板减少性紫癜及溶血性贫血等。远期可发生感觉神经性耳聋、视力障碍、神经功能缺陷、精神运动发育迟缓和学习障碍等后遗症。

（4）生殖器疱疹:妊娠早中期原发性生殖器疱疹对胎儿影响小,妊娠晚期原发感染可能与早产和胎儿生长受限有关。

【临床表现与诊断】

1. **病史和临床表现**

（1）反复流产、死胎或新生儿出生缺陷等病史。

（2）孕前或孕期宠物接触史,有摄食生肉或未煮熟肉类等生活习惯。

（3）风疹患者接触史,夫妻双方或一方曾患生殖器或其他部位皮疹或疱疹。

（4）孕期有发热和/或上呼吸道感染样症状等。

（5）超声影像学发现胎儿水肿等宫内发育异常。

2. **实验室诊断**

（1）病原学检查:采集母血、尿、乳汁、羊水、脐血、胎盘和新生儿血、尿等进行病原学检查,方法有循环抗原检测(弓形虫)、细胞学检查(CMV包涵体)、病毒分离(RV、CMV)及核酸扩增试验。妊娠21周后且距孕妇首次感染6周以后,检测羊水中特异性DNA或RNA,是诊断宫内感染首选方法。

（2）血清学检查:检测血清中TOX、RV和CMV特异性抗体IgM、IgG,并结合IgG亲和力指数确定孕妇感染状况:①IgG出现血清学转换、IgM阳性或IgG阳性并伴有IgG亲和力指数低,提示原发感染;若伴有IgG亲和力指数高,则提示复发感染。②IgG抗体滴度持续升高,病毒分离和基因测序鉴定为新病毒株可诊断再次感染。③IgG阳性、IgM阴性为既往感染。④TOX IgA和IgE可用于诊断急性感染。

3. **影像学检查** TORCH宫内感染儿的超声检查异常大多缺乏特异性,灵敏度只有15%左右,妊娠中晚期重复超声检查可发现迟发性胎儿异常表现。磁共振成像在胎儿神经系统结构异常诊断方面具有优势,能对脑室扩张程度及周围脑实质发育情况作出更准确判断,常用于胎儿超声检查发现异常后妊娠晚期的进一步检查。

【处理】

建议生育期女性孕前进行TORCH感染筛查,以明确孕前感染状态。不推荐对所有孕妇进行常规筛查,仅对有感染症状或与感染者有密切接触或胎儿超声检查发现异常的孕妇进行筛查。对宫内感染儿预后评估和处理需根据孕妇感染病原体种类、感染状态(原发感染与复发感染)、感染发生孕周和持续时间、介入性产前诊断结果,以及是否合并胎儿超声异常表现等多方面信息进行综合评估。不能仅凭血清学检查结果而建议孕妇终止妊娠。

1. **弓形虫病** 妊娠早期急性感染的孕妇,给予乙酰螺旋霉素每日3g口服,治疗7～10日。乙酰螺旋霉素很少通过胎盘,虽不能防止宫内感染的发生,但可降低垂直传播率;妊娠18周后感染的孕妇或怀疑胎儿感染者可以联合应用乙胺嘧啶、磺胺嘧啶和亚叶酸钙治疗。联合用药较单用乙酰螺旋霉素更能有效通过胎盘,杀灭TOX,减轻宫内感染儿合并症的严重程度。

2. **RV感染和CMV感染** 目前尚无特效治疗方法。对RV及CMV宫内感染儿,目前尚缺少治疗可改善围产儿结局的证据,故不推荐对RV及CMV宫内感染儿使用抗病毒药物,但需要综合评估胎儿预后。

【预防】

1. 对易感人群应早期检查,早期诊断,及时治疗。

2. 对 RV 抗体阴性的生育期女性建议孕前接种风疹疫苗,避孕 1～3 个月后计划妊娠。妊娠前 1 个月和妊娠期禁止接种此疫苗。但有证据显示,注射疫苗后意外妊娠或妊娠早期注射疫苗者,对孕妇及胎儿无明显危害。

(孙路明)

第五节 | 血液系统疾病

【知识要点】
- 孕妇外周血血红蛋白<110g/L 可诊断为妊娠期贫血。
- 妊娠期贫血以缺铁性贫血最常见,治疗依病因及贫血严重程度而异。
- 原发免疫性血小板减少症血小板计数<100×10^9/L,首选药物为糖皮质激素。

妊娠期较常见的母体血液系统疾病有贫血和血小板减少,两者均可对母儿造成危害。

一、贫血

贫血是妊娠期较常见的合并症。由于妊娠期血容量增加,且血浆增加多于红细胞增加,血液呈稀释状态,又称"生理性贫血"。贫血在妊娠各期对母儿均可造成一定危害,在资源匮乏地区,严重贫血也是孕产妇死亡的重要原因。妊娠期贫血以缺铁性贫血最常见。

【对母儿的影响】

1. **对孕妇的影响**　贫血孕产妇对分娩、手术和麻醉的耐受能力差;重度贫血可因心肌缺氧导致贫血性心脏病;贫血孕产妇对失血耐受性降低,易发生失血性休克;贫血降低孕产妇抵抗力,容易并发产褥感染。

2. **对胎儿的影响**　孕产妇中重度贫血可导致胎盘供氧和营养物质不足,易引起胎儿生长受限、胎儿窘迫、早产、死胎以及远期不良后果等。

【妊娠期贫血诊断标准】

孕妇外周血血红蛋白(hemoglobin,Hb)<110g/L 及血细胞比容<0.33 为妊娠期贫血。根据 Hb 水平分为轻度贫血(100～109g/L)、中度贫血(70～99g/L)、重度贫血(40～69g/L)和极重度贫血(<40g/L)。

(一)缺铁性贫血

缺铁性贫血(iron deficiency anemia,IDA)是妊娠期最常见的贫血,约占妊娠期贫血 95%。

【病因】

妊娠期铁的需要量增加是孕妇缺铁的主要原因。铁摄入不足、吸收障碍以及丢失过多也均可引起贫血。以每毫升血液含铁 0.5mg 计算,妊娠期血容量增加需铁 650～750mg。胎儿生长发育需铁 250～350mg,故妊娠期需铁约 1 000mg。随妊娠进展铁需要量增加,妊娠中晚期需要摄入元素铁 30mg/d。

【诊断】

1. **病史**　部分孕妇既往有月经过多等慢性失血性病史;有长期偏食、妊娠早期呕吐、胃肠功能紊乱等导致的营养不良病史,但多数患者并无明确病史。

2. **临床表现**　轻者无明显症状,或只有皮肤、口唇黏膜和睑结膜稍苍白;重者可有乏力、头晕、心悸、气短、食欲缺乏、腹胀、腹泻、皮肤黏膜苍白、皮肤毛发干燥、指甲脆薄以及口腔炎、舌炎、情绪抑郁等。

3. **实验室检查**

(1)血常规:外周血涂片为小细胞低色素性贫血。Hb<110g/L,红细胞<3.5×10^{12}/L,血细胞比容<0.33,红细胞平均体积(MCV)<80fl,红细胞平均血红蛋白浓度(MCHC)<320g/L,白细胞及血小板计数一般在正常范围。

（2）血清铁蛋白（serum ferritin，SF）：能较准确地反映铁储存量，是评估铁缺乏（iron deficiency，ID）最有效和最容易获得的指标。SF＜30μg/L提示ID，此时Hb可能正常。

（3）血清铁浓度、总铁结合力（total iron binding capacity，TIBC）和转铁蛋白饱和度（transferrin saturation，TSAT）：三者均易受昼夜变化等多种因素影响。

（4）骨髓象：红系造血呈轻度或中度增生活跃，以中、晚幼红细胞增生为主，骨髓铁染色可见细胞内外铁均减少，尤以细胞外铁减少明显。骨髓铁染色虽是评估铁储存量的"金标准"，但妊娠期很少使用。

【治疗】

治疗原则是补充铁剂和纠正病因。一般治疗包括增加营养和食用含铁丰富的饮食，对病因给予对症处理等。

1. 饮食 应多摄入富含铁的食物，如牛肉和猪肝等。水果及绿叶蔬菜等富含维生素C的食物可促进铁吸收。

2. 补充铁剂 以口服给药为主，Hb在70g/L以上者可口服给药。常用的口服药物有多糖铁复合物、富马酸亚铁、琥珀酸亚铁、硫酸亚铁及蛋白琥珀酸铁等，可同时服用维生素C以增加铁吸收率。中重度缺铁性贫血者、妊娠中晚期需快速纠正ID/IDA者、因严重胃肠道反应不能口服铁剂者、依从性不确定或口服铁剂无效者可选择注射铁剂，如蔗糖铁、低分子右旋糖酐铁、羧基麦芽糖铁等深部肌内注射或静脉滴注。

3. 输血 Hb＜70g/L者建议输血；Hb在70～100g/L，根据患者手术与否和心脏功能等因素，决定是否需要输血。

4. 产时及产后处理 产时加强母儿监护。产后继续随访，个体化补铁治疗。

【预防】

妊娠前积极治疗可能导致贫血的疾病，加强营养，鼓励进食含铁丰富的食物，增加铁的储备。孕期定期检测血常规和SF等。

（二）地中海贫血

地中海贫血（thalassemia）简称地贫，是指因珠蛋白基因突变或缺失导致的一种或多种珠蛋白肽链合成障碍引起的遗传性溶血性贫血。地贫在我国长江以南地区高发，尤以广东和广西最为严重，其地贫基因携带率分别高达10%和20%。近年来随着人口迁移和筛查普及，在长江以北地区也检出较多地贫基因携带者。

【分类】

地贫为常染色体隐性遗传病。根据珠蛋白基因缺陷累及珠蛋白链的类型，可分为α、β、γ、δ、δβ等类别，其中最常见的为α珠蛋白链合成障碍导致的α地贫和β珠蛋白链合成障碍导致的β地贫。

【临床表现】

地贫基因型不同临床表现各异。α地贫的临床表现随α珠蛋白基因缺陷数量增加而加重，临床上由轻到重可分为静止型、轻型、中间型（HbH病）和重型（Hb Barts）；β地贫的临床表现主要取决于基因型，由轻到重可分为轻型、中间型和重型。

静止型大多无特殊临床表现，轻型和中间型主要表现为不同程度的小细胞低色素性贫血，重型则具备特殊表现，预后差。如重型α地贫患儿在宫内即可出现重度贫血、严重水肿、肝脾大、生长受限甚至死胎等；而重型β地贫患儿出生后贫血进行性加重，需输血维持生存，若不积极治疗，一般无法存活至成年。

【筛查和诊断】

地贫的筛查应该在妊娠前或妊娠早期进行，尤其是夫妻双方中有一方明确为地贫患者时，需对配偶进行筛查。血常规是筛查地贫最简单和基础的检查，Hb正常或减少、MCV＜82fl、MCH＜27pg，提示地贫筛查阳性。

地贫筛查阳性者，应进一步行基因检测以明确诊断和分型。HbA2可协助明确其基因型，α地贫多为HbA2＜2.5%，β地贫则HbA2＞3.5%。既往有重型地贫胎儿分娩史且常见地贫基因检测阴性的夫妻，需注意排查是否携带罕见地贫基因。超声也可辅助诊断重型α地贫，如NT厚度、胎儿心胸比、胎盘厚度等可作为筛查指标。

【遗传咨询】

地贫的防控重点在于尽可能避免重型地贫患儿的出生。产前诊断是确诊胎儿有无地贫及其分型的"金标准",因此若夫妻双方为已知的同型地贫基因携带者,应在妊娠前或妊娠早期于产前诊断行遗传咨询。妊娠前咨询评估子代患重型地贫的风险,可行胚胎植入前遗传学诊断或在自然妊娠后尽早行产前诊断。

【孕前和孕期管理】

计划妊娠前,地贫患者可补充叶酸(5mg/d);合并缺铁性贫血者,可同时补充铁剂;中间型和重型地贫患者需评估病情,并在专科医师指导下调整药物使用;可通过监测 SF 评估地贫患者的铁储存情况。

妊娠后,轻型地贫患者需定期复查血常规;中间型和重型地贫患者若并发严重贫血,可予输血治疗,并注意静脉血栓风险评估和预防;重型地贫患者因孕期暂停或减少祛铁治疗,糖尿病及甲状腺疾病等发生或进展风险增加,需定期检测。

(三)再生障碍性贫血

再生障碍性贫血(aplastic anemia,AA),简称再障,是多种病因导致的骨髓造血功能障碍,以全血细胞(红系、粒系、巨核系)减少为主要表现。

【再障与妊娠的相互影响】

再障的病因尚不完全明确。妊娠不是再障的原因,但妊娠可能使原有病情反复或进展,尤其是未达到完全缓解的患者。颅内出血、心力衰竭及感染是再障孕产妇的常见死因。

轻度贫血者对胎儿影响不大,分娩后能存活的新生儿一般血常规正常,极少发生再障。中重度贫血者可导致流产、早产、胎儿生长受限、死胎等。

【临床表现与诊断】

主要表现为进行性贫血、皮肤与内脏出血及反复感染。依据实验室检查结果可分为重型和非重型。贫血呈正细胞型、全血细胞减少。骨髓象见多部位增生减低或严重减低,有核细胞甚少,幼粒细胞、幼红细胞、巨核细胞均减少,淋巴细胞相对增多。

【处理】

应由产科医师及血液科医师共同管理,以支持疗法为主。

1. **妊娠期**

(1)治疗性人工流产:再障患者在病情未缓解之前应避孕。若已妊娠,妊娠早期应在做好输血准备的同时行人工流产。妊娠中、晚期终止妊娠有较大危险,应加强支持治疗,严密监护至足月分娩。

(2)支持疗法:注意休息,增加营养,少量、间断、多次输新鲜血,提高全血细胞,使 Hb>60g/L。

(3)出现明显出血倾向:给予糖皮质激素治疗,如泼尼松 10mg,每日 3 次口服,但不宜久用。不推荐妊娠期应用雄激素,可酌情予以环孢素 A 治疗。

(4)预防感染:选用对胎儿无影响的广谱抗菌药物。

2. **分娩期** 多数能经阴道分娩,注意缩短第二产程,防止第二产程用力过度,必要时助产,以避免重要脏器出血。产后仔细检查软产道,预防产道血肿形成。有剖宫产术指征者,可采用手术止血措施,以减少产后出血。

3. **产褥期** 继续支持疗法,加强宫缩,预防产后出血和感染。

二、血小板减少

妊娠期血小板计数<$100×10^9$/L 诊断为妊娠期血小板减少。主要分为原发免疫性血小板减少症和妊娠期血小板减少症,前者为非妊娠特异性,后者为妊娠特异性。

(一)原发免疫性血小板减少症

原发免疫性血小板减少症(primary immune thrombocytopenia,ITP),曾称特发性血小板减少性紫癜,是一种常见的获得性自身免疫性出血性疾病,发病机制为血小板破坏过多和血小板生成不足。

【ITP 与妊娠的相互影响】

1. **妊娠对 ITP 的影响**　妊娠不影响本病病程及预后,但妊娠可使病情复发或加重,出血机会增多。

2. **ITP 对孕产妇的影响**　主要影响是出血,分娩过程中可诱发产道裂伤出血,血肿形成及产后出血等,甚至因孕妇用力屏气诱发颅内出血。ITP 患者妊娠时,自然流产率和母儿死亡率均高于正常孕产妇。

3. **ITP 对胎儿及新生儿的影响**　由于部分抗血小板抗体能通过胎盘进入胎儿血液循环,引起胎儿血小板破坏,导致胎儿、新生儿血小板减少,严重者有发生颅内出血的危险。新生儿血小板减少为一过性,随着新生儿体内血小板抗体的消失,血小板逐渐恢复正常。

【临床表现与诊断】

主要表现为无症状性血小板减少、皮肤黏膜出血以及重要器官出血。轻者仅有四肢及躯干皮肤的出血点、紫癜及瘀斑、鼻出血、牙龈出血,严重者可出现消化道、生殖道、视网膜及颅内出血。脾脏不大或轻度增大。实验室检查血小板计数$<100\times10^9$/L,一般血小板$<50\times10^9$/L 时才有症状。骨髓检查,巨核细胞正常或增多,成熟型血小板减少。血小板抗体测定多为阳性。

本病为排除性诊断,应排除其他引起血小板减少的疾病,如妊娠期血小板减少症、再生障碍性贫血、药物性血小板减少、妊娠合并 HELLP 综合征、遗传性血小板减少等。

【治疗】

1. **妊娠期处理**　ITP 患者妊娠期应由产科医师及血液科医师共同管理,其妊娠后一般不必终止妊娠,只有严重血小板减少伴有出血症状,且一线治疗无效者,才考虑终止妊娠。妊娠期 ITP 的治疗原则与非妊娠期相同。用药时尽可能减少对胎儿的不利影响。除支持疗法、纠正贫血外,可综合评估病情进行下述治疗。

(1)糖皮质激素:是治疗 ITP 的首选药物。当妊娠期血小板计数$<(20\sim30)\times10^9$/L 或伴有出血症状时,应给予糖皮质激素治疗。泼尼松起始用量为 $0.25\sim0.50$mg/(kg·d),$4\sim14$ 日起效,血小板计数增多并稳定后可逐渐减量,维持血小板$>30\times10^9$/L。

(2)静脉注射丙种球蛋白:可竞争性抑制单核巨噬细胞系统的 Fc 受体与血小板结合,减少血小板破坏。丙种球蛋白 400mg/(kg·d),$3\sim5$ 日为 1 个疗程;若用于快速增多血小板计数或手术之前,可给予丙种球蛋白 1g/(kg·d),$1\sim2$ 日。

(3)输注血小板:由于输注血小板后作用短暂,且可能刺激体内产生抗血小板抗体,加快血小板破坏。因此,只有在有如下指征时可输入血小板,血小板计数$<10\times10^9$/L、有出血倾向、为防止重要器官出血时,或手术、分娩时应用。同时可静脉给予糖皮质激素或静脉注射丙种球蛋白。

(4)其他:免疫抑制剂及雄激素在妊娠期不主张使用。妊娠期通常避免脾切除,如果确实必要,最好在妊娠 $3\sim6$ 个月进行。

2. **分娩期处理**　根据产科指征选择分娩方式,原则上以阴道分娩为主。阴道分娩者血小板计数应$>50\times10^9$/L;椎管内麻醉下剖宫产者血小板计数应$>70\times10^9$/L。阴道分娩时应禁止采取可能引起胎儿或新生儿出血的操作,如胎头吸引术。既往有胎儿或新生儿颅内出血史者也可行剖宫产。

3. **产后处理**　妊娠期应用糖皮质激素治疗者,产后应继续应用并随诊。

(二)妊娠期血小板减少症

妊娠期血小板减少症(gestational thrombocytopenia,GT),发病机制不明,可能与妊娠期血容量增多和血小板消耗有关,是妊娠期血小板减少的常见原因。患者通常无症状,多于妊娠中、晚期产检或分娩时发现,胎儿及新生儿无血小板减少。血小板计数$<100\times10^9$/L 为妊娠期血小板减少症的诊断标准。血小板计数一般不低于 70×10^9/L,若血小板计数$<70\times10^9$/L,需与 ITP 鉴别。血小板计数$<50\times10^9$/L 者按 ITP 处理。血小板计数一般可在分娩后 $1\sim2$ 个月恢复正常。

(郭　清)

第六节 | 甲状腺疾病

【知识要点】
- 妊娠合并甲状腺疾病主要包括甲状腺功能亢进和甲状腺功能减退。
- 诊断除临床表现外主要依靠血清促甲状腺激素和甲状腺激素水平。
- 治疗目的是将血清促甲状腺激素和甲状腺激素水平恢复到正常,减少妊娠和分娩不良结局发生。

常见的妊娠合并甲状腺疾病是甲状腺功能亢进和甲状腺功能减退。

一、甲状腺功能亢进

甲状腺功能亢进(hyperthyroidism),简称甲亢,是甲状腺腺体产生甲状腺激素过多,引起机体的神经、循环、消化等系统兴奋性增高和代谢亢进的内分泌疾病。由于妊娠期发生的一系列变化,妊娠合并甲亢在诊断、治疗上与非孕期有所不同。

【妊娠与甲亢的相互影响】

甲状腺激素分泌受妊娠影响较大,由于胎盘分泌人绒毛膜促性腺激素(hCG),其 α 亚单位与促甲状腺激素(thyroid-stimulating hormone,TSH)相似,具有刺激甲状腺的作用,可使血清 TSH 水平降低,血清总甲状腺激素(TT_4)、总三碘甲状腺原氨酸(TT_3)增加。妊娠期间,重症或未经治疗控制的甲亢孕妇容易发生流产、早产、胎儿生长受限、胎儿甲状腺功能减退和甲状腺肿等,甲亢未治疗或治疗欠佳的孕妇因为分娩或手术时应激、感染及停药不当,可诱发甲状腺危象。

【临床表现】

妊娠期甲亢包括妊娠前确诊的甲亢以及妊娠期新确诊的甲亢。妊娠期甲亢症状与非孕期相同,表现为代谢亢进、易激动、畏热多汗、皮肤潮红、脉搏快、脉压>50mmHg 等。体格检查可见皮温升高、突眼、手震颤,严重者心律失常、心界扩大。实验室检查 TSH 降低,游离 T_4(FT_4)或总 T_4(TT_4)增高。

如果患者出现危及生命的高热、心血管功能障碍、精神状态改变等严重症状,且生化检查表明存在甲亢,可诊断为甲状腺危象(thyroid storm)。临床怀疑甲状腺危象时均应检测甲状腺功能,可疑表现包括高热(体温>39℃)、心动过速(心率>130 次 / 分)、烦躁不安、恶心、呕吐、腹泻、黄疸,严重时出现低血压、心房颤动、休克、抽搐甚至昏迷。明确诊断多采用甲状腺危象诊断评分量表(BWPS),常见诱因为感染、外伤、手术、分娩等各种应激,孕产妇死亡率较高,必须紧急处理。

【诊断】

根据症状、高代谢率、甲状腺对称性弥漫性肿大以及突眼等体征,结合实验室检查多可确诊。妊娠早期,尤其是伴有妊娠剧吐且伴有 TSH 降低、FT_4 升高者,排除甲亢后应诊断妊娠期一过性甲亢(gestational transient thyrotoxicosis,GTT)。

【处理】

主要是抗甲状腺药物治疗,较少采用手术治疗,禁用放射碘治疗。

1. **甲亢患者孕前管理** 甲亢患者在备孕前应该达到甲状腺功能正常的稳定状态。^{131}I 对胎儿有影响,治疗后至少 6 个月方可妊娠。

2. **妊娠合并甲亢处理** GTT 一般不需要治疗。妊娠合并甲亢处置原则是既要控制甲亢发展,又要保障胎儿的正常发育,安全度过妊娠及分娩期。原则上首选药物治疗,丙硫氧嘧啶与甲巯咪唑是孕期甲亢的首选药物,妊娠 12 周前首选丙硫氧嘧啶。具体用法:丙硫氧嘧啶 100～150mg/ 次,每日 3 次;甲巯咪唑 10～20mg/ 次,每日 2 次。不能控制者或抗甲状腺药物过敏者等可在妊娠中期考虑行甲状腺部分切除术。妊娠期严禁用 ^{131}I 进行诊断或治疗。

3. 产科处理

（1）妊娠期：应加强监护,产科与内分泌科医师共同监测与治疗。

（2）分娩期：原则上选择阴道试产,注意产后出血及甲状腺危象,预防并发症的发生。

（3）新生儿：检查有无甲亢或甲状腺功能减退的症状和体征。

（4）产后哺乳：使用抗甲状腺药物,甲巯咪唑是哺乳期首选药物。

二、甲状腺功能减退

甲状腺功能减退（hypothyroidism）,简称甲减,是由于甲状腺激素合成和分泌减少或组织作用减弱导致的全身代谢减低的内分泌疾病,可分为临床甲减（overt hypothyroidism）和亚临床甲减（subclinical hypothyroidism,SCH）。

【对母儿的影响】

未得到有效治疗的甲减是导致不良妊娠结局的重要因素。

1. 对孕产妇的影响　甲减患者妊娠早、晚期产科并发症均明显增加,如子痫前期、胎盘早剥、心力衰竭等。

2. 对围产儿的影响　未经治疗的甲减孕妇,其胎儿流产、智力发育迟缓、胎儿生长受限等并发症发生率增加。

【临床表现】

主要有全身疲乏、困倦、记忆力减退、食欲减退、声音嘶哑、便秘、言语徐缓、活动迟钝、表情呆滞、头发稀疏、皮肤干燥、体温低等,严重者出现心脏扩大、心包积液、心动过缓、腱反射迟钝等症状和体征。

【诊断】

妊娠期甲减包括甲减患者妊娠及妊娠期新诊断甲减两类。有下列高危因素者建议早期筛查：①妊娠前已服用甲状腺激素制剂者;②有甲亢、甲减、产后甲状腺炎、甲状腺部分切除及 ^{131}I 治疗者;③有甲状腺病家族史者;④已知存在甲状腺自身抗体者;⑤甲状腺肿大者;⑥提示存在甲减症状或体征者;⑦1 型糖尿病患者;⑧患有其他自身免疫病者;⑨有颈部不适病史者;⑩不孕女性也应行 TSH 检查以除外甲减。

根据妊娠特异性 TSH 和 FT_4 参考范围诊断临床甲减和亚临床甲减。临床甲减：TSH 高于妊娠期参考值上限,FT_4 低于妊娠期参考值下限,或当无妊娠期特异性参考范围时,可用普通人群 TSH 参考范围上限下降 22% 得到的数值,或者 TSH>4.0mIU/L,结合症状可诊断。亚临床甲减：TSH 高于妊娠期参考值的上限,FT_4 正常;单纯低 T_4 血症：TSH 正常,仅 FT_4 降低。

【处理】

治疗目标是将 TSH 控制在妊娠期特异性参考范围的下 1/2,如无法获得妊娠期特异性参考范围,TSH 可控制在 2.5mIU/L 以下,常需与内科医师共同管理。主要治疗药物为左甲状腺素（LT_4）。

1. 孕前处理　既往患有甲减的生育期女性计划妊娠,调整 LT_4 剂量,使 TSH 在正常范围,最好小于 2.5mIU/L。

2. 临床甲减妊娠期处理　妊娠前确诊甲减且采用 LT_4 治疗患者,确定妊娠后 LT_4 用量较非孕期增加 30%～50%,根据甲状腺功能调整用药量,使 TSH 值于妊娠早期、中期、晚期分别控制在 0.1～2.5mIU/L、0.2～3.0mIU/L、0.3～3.0mIU/L。甲状腺功能应于妊娠 28 周前每 4 周监测 1 次,妊娠 28～32 周至少监测 1 次。

3. 亚临床甲减妊娠期处理　对单纯亚临床甲减孕妇是否需要治疗,目前尚无一致意见。但目前认为,所有 TSH 升高孕妇应该评估甲状腺过氧化物酶抗体（TPOAb）水平,是否给予 LT_4 干预应该根据 TSH 升高程度和 TPOAb 是否阳性而定。采用 LT_4 干预者,甲状腺功能应于妊娠 28 周前每 4 周监测 1 次,妊娠 28～32 周至少监测 1 次。

4. 单纯低 T_4 血症患者目前不推荐 LT_4 治疗。

5. 分娩后,无论是否伴有 TPOAb 阳性,均可在产后停用 LT_4,同时在产后 6 周评估血清 TSH 水平。

6. 除上述治疗外,孕期应加强营养指导,监测胎儿发育情况;加强孕期和分娩期胎儿的监护,及时发现胎儿窘迫;除外其他产科因素应鼓励阴道试产,注意预防产后出血及产褥感染。

7. **新生儿监护**　新生儿出生后应行甲状腺 TSH、FT_4/TT_4 检测,确诊新生儿甲减者,及时给予 LT_4 治疗,一般需维持 2~3 年。

第七节 ｜ 急性阑尾炎

【知识要点】

● 急性阑尾炎是妊娠期最常见的外科急腹症。

● 妊娠期的变化增加了阑尾炎诊断难度。

● 一经诊断,首选手术治疗。

妊娠合并急性阑尾炎是妊娠期最常见的外科急腹症,发病率占妊娠总数的 1/1 500~1/800。妊娠各期均可发生,但常见于妊娠期前 6 个月。妊娠期增大的子宫能使阑尾的位置发生改变,导致临床表现不典型,增加诊断难度。妊娠期阑尾炎穿孔及腹膜炎的发生率明显增加,对母儿均极为不利。因此,早期诊断和及时处理对预后有重要的影响。

【妊娠期阑尾位置的特点】

妊娠初期阑尾的位置与非妊娠期相似,在右髂前上棘至脐连线中外 1/3 处(麦氏点)。随妊娠子宫的不断增大,阑尾会逐渐向后上、向外移位。产后 14 日回到非妊娠时的位置。

【对母儿的影响】

1. **对母体的影响**　妊娠期阑尾炎穿孔继发弥漫性腹膜炎是非孕期的 1.5~3.5 倍。其原因是:①盆腔血液及淋巴循环丰富,毛细血管通透性增加,导致炎症发展迅速,更易发生阑尾穿孔;②增大子宫将壁腹膜与发炎的阑尾隔开,症状不典型;③增大子宫上推大网膜、妨碍大网膜对阑尾炎症的包裹,使炎症不易局限;④阑尾毗邻子宫,炎症累及子宫可诱发宫缩,宫缩又促使炎症扩散,易导致弥漫性腹膜炎;⑤阑尾位置上移及增大子宫的掩盖,急性阑尾炎并发局限性腹膜炎时腹肌紧张及腹膜刺激征不明显,体征与实际病变程度不符,容易漏诊而延误治疗时机。

2. **对围产儿的影响**　全身炎症反应及弥漫性腹膜炎可导致胎儿缺氧;诱发子宫收缩导致流产、早产。妊娠期间手术、药物可对胎儿产生不良影响,围产儿死亡率增加。

【临床表现与诊断】

妊娠不增加急性阑尾炎的发病率,但妊娠期急性阑尾炎的症状、体征受到妊娠期这一特殊生理状态的干扰,导致诊断和治疗的难度增加,而延误诊断及治疗,会明显增加孕产妇和胎儿不良预后的发生,因此应提高对阑尾在妊娠中晚期腹腔位置改变的认识,重视病史分析及体格检查,做到早期诊断。

在不同妊娠时期,急性阑尾炎的临床表现差别较大。妊娠早期急性阑尾炎的症状和体征与非孕期基本相同,腹部疼痛仍是最常见症状,约 80% 的患者有转移性右下腹痛,及右下腹压痛、反跳痛和腹肌紧张;妊娠中、晚期因增大的子宫使阑尾的解剖位置发生改变,常无明显的转移痛且腹痛和压痛的位置较高;当阑尾位于子宫后面时,疼痛可能位于右侧腰部;妊娠中晚期增大的子宫撑起壁腹膜,腹部压痛、反跳痛和腹肌紧张常不明显。严重时可以出现中毒症状,如发热、心率增快等;常合并消化道症状,如恶心、呕吐、厌食等。由于妊娠期有生理性白细胞增多,当白细胞计数超过 $15×10^9$/L、中性粒细胞增多时有诊断意义,超声、磁共振成像检查可协助诊断。

【鉴别诊断】

妊娠早期合并急性阑尾炎,若症状典型诊断多无困难。但要与右侧卵巢囊肿蒂扭转、右侧输卵管妊娠破裂相鉴别。妊娠中期要注意与右侧卵巢囊肿蒂扭转、子宫肌瘤红色变性、右侧肾盂积水、急性肾盂肾炎、右输尿管结石、急性胆囊炎相鉴别。妊娠晚期需要鉴别的疾病有先兆临产、胎盘早剥、妊娠期急性脂肪肝、肠粘连、肠梗阻、肠穿孔等。产褥期急性阑尾炎有时与产褥感染不易区别。

【处理】

妊娠合并阑尾炎发生穿孔概率为非妊娠期的 1.5～3.5 倍。若炎症累及子宫浆膜层时可刺激子宫诱发宫缩，且容易导致阑尾炎症扩散，从而导致流产、早产，甚至胎儿死亡。胎儿预后与是否并发阑尾穿孔直接相关，单纯性阑尾炎未并发阑尾穿孔时胎儿病死率为 1.5%～4%，而并发阑尾穿孔导致弥漫性腹膜炎时，胎儿病死率高达 21%～35%。因此，妊娠期急性阑尾炎一般不主张保守治疗。一旦诊断确立，应在积极抗感染治疗的同时立即行阑尾切除术。妊娠中、晚期高度怀疑急性阑尾炎而难以确诊时，应积极考虑剖腹探查。

1. **手术治疗**　手术方式可选择开腹手术或腹腔镜手术。但妊娠期采用腹腔镜手术的安全性仍有争议，有报道指出，妊娠期腹腔镜下阑尾切除术后导致早产率上升。开腹手术麻醉方式宜选择椎管内麻醉。术中应注意防止孕妇出现仰卧位低血压。妊娠早期可取麦氏切口，若诊断不能肯定时行下腹正中纵切口，有利于术中操作和探查。妊娠中、晚期手术切口应取压痛最明显处。手术时将手术床向左倾斜约 30°，使子宫左移，便于暴露阑尾。术中操作应轻柔，尽量避免刺激子宫。妊娠晚期需同时剖宫产时，应选择有利于剖宫产手术的下腹正中纵切口。若腹腔炎症严重而局限，阑尾穿孔，盲肠壁水肿，可放置腹腔引流管。

除非有产科急诊指征，原则上仅处理阑尾炎而不同时行剖宫产术。但以下情况可先行剖宫产术再行阑尾切除术：①术中暴露阑尾困难；②阑尾穿孔并发弥漫性腹膜炎，盆腔感染严重，子宫已有感染征象；③近预产期或胎儿基本成熟，已具生存能力。

2. **术后处理**　术后需继续妊娠者，应选择对胎儿影响小、对病原菌敏感的广谱抗菌药物继续抗感染治疗。本病厌氧菌感染占 75%～90%，应选择针对厌氧菌的抗菌药物，建议甲硝唑和青霉素类或头孢菌素类等联合使用。术后根据情况可短期应用宫缩抑制剂，以避免流产或早产的发生。若胎儿已成熟且有剖宫产指征者，可同时行剖宫产术，术后积极抗感染治疗。

第八节 | 急性胰腺炎

【知识要点】

- 妊娠合并急性胰腺炎起病急、并发症多、治疗困难、病死率高，严重威胁母儿健康。
- 临床诊断主要依靠病史，血、尿淀粉酶检测，超声，磁共振成像等检查。
- 处理依据患者病情轻重，多学科协同救治。

妊娠合并急性胰腺炎（acute pancreatitis in pregnancy，APIP）是妊娠期较为常见的外科急腹症之一，多发生在妊娠晚期及产褥期，发生率为 1/（1 000～12 000），近年来有上升的趋势。常见病因为脂代谢异常、胆道疾病。按病情严重程度分为轻症胰腺炎和重症胰腺炎，按病理改变过程分为急性水肿性胰腺炎、出血坏死性胰腺炎。具有发病急、并发症多、治疗困难、病死率高等特点，严重威胁母儿健康。

【临床表现与诊断】

1. **症状**　腹痛为常见症状，多于高脂饮食、饱餐后发作，疼痛可呈阵发性加剧，多位于左上腹，可放射至腰背肩部。由于妊娠期宫底升高，胰腺位置相对较深，腹痛症状可不典型。可伴有恶心、呕吐、腹胀、黄疸、发热等症状。重症胰腺炎者可出现脉搏细速，四肢厥冷等休克症状，亦可出现水电解质紊乱、呼吸急促、发绀、少尿、胃肠道出血等多器官功能衰竭表现。可导致胎儿严重缺氧、死胎、胎儿生长受限、流产或早产等。

2. **体征**　腹胀与腹痛同时存在，轻者常表现为上腹部压痛，无明显肌紧张。重症者可表现为反跳痛、肌紧张、肠鸣音减弱或消失、移动性浊音阳性等腹膜炎、腹腔积液体征。合并腹腔内压力增高可以导致腹腔间隔室综合征,少数重症患者因出血经腹膜后途径进入皮下,左腰部及脐周皮肤有青紫色斑(Grey Turner 征和 Cullen 征)。

3. 辅助检查

(1)淀粉酶、脂肪酶测定:血清、尿淀粉酶测定是最常用的诊断方法。血清淀粉酶在发病数小时内升高,24 小时达高峰,48 小时开始下降,4～5 日降至正常;尿淀粉酶在发病后 24 小时升高,48 小时达高峰,1～2 周恢复正常。血清淀粉酶正常时不能排除急性胰腺炎,因为胰腺广泛坏死时,淀粉酶也可不增高。必要时可行腹腔穿刺检测腹腔积液淀粉酶。血清脂肪酶一般在起病后 24～72 小时升高,持续 7～10 日,其持续时间较长,特异度和灵敏度优于淀粉酶。

(2)影像学检查:超声检查可见胰腺弥漫性增大,出血坏死时可见强大粗回声,胰腺周围渗液呈无回声区,但由于肠胀气可能会影响诊断效果。CT 增强扫描,可判断有无胰腺渗出、坏死或脓肿。除非确诊需要,CT 检查应在发病 72 小时后进行,即使对胎儿有影响,如果需要仍可采用。磁共振成像可以提供与 CT 类似的信息,对评估胰腺坏死、炎症范围以及有无游离气体有一定意义。

【鉴别诊断】

因胰腺位置相对较深以及增大子宫的覆盖,诊断较困难。妊娠早期因消化道症状容易被误诊为妊娠剧吐;妊娠晚期因炎症刺激导致宫缩易被误诊为临产;因腹膜炎导致的压痛、板状腹等体征易被误诊为胎盘早剥。此外,还应与急性胃肠炎、消化性溃疡穿孔、胆囊炎、阑尾炎、肠梗阻等疾病相鉴别。

【处理】

原则上与非孕期急性胰腺炎的处理基本相同,同时需要多学科联合处理,在治疗中应充分考虑起病原因、孕周以及对胎儿的影响。如果无并发症及器官功能障碍,保守治疗往往可获得较好的疗效。但对于重症胰腺炎,尤其是合并有壶腹部嵌顿结石者需尽快手术解除梗阻。若重症胰腺炎需要清除坏死组织、充分引流,应争取在 48～72 小时尽快手术治疗。

1. 保守治疗　禁食、禁水,持续胃肠减压减轻腹胀、降低腹腔内压力。静脉补液,防治休克,完全肠外营养,抗休克治疗,维持水电解质平衡。及时使用抑制胰酶的药物,如生长抑素、H_2 受体拮抗剂或质子泵抑制剂等;对甘油三酯血症性急性胰腺炎患者,使用调血脂药、采用血脂吸附或血浆置换。虽然以上药物能通过胎盘,但病情危重时仍须权衡利弊使用。其他治疗包括适当缓解患者疼痛,首选哌替啶 50～100mg,可加用阿托品,禁用吗啡以免造成 Oddi 括约肌痉挛。

2. 手术治疗　病情较重、有以下症状者建议手术治疗:①腹膜炎持续存在,不能排除其他急腹症;②重症胆源性胰腺炎伴壶腹部嵌顿结石,合并胆道梗阻感染者,应尽早手术解除梗阻;③胰腺坏死、腹腔内大量渗出液体、迅速出现多脏器功能损伤者,应手术消除坏死组织并充分引流;④合并肠穿孔、大出血或胰腺假性囊肿。

3. 产科处理　APIP 不是终止妊娠的指征,APIP 治疗期间需密切监测胎儿情况。终止妊娠的时机及方式取决于病情、对治疗的反应及孕周。若出现以下情况建议及时终止妊娠:①重症 APIP 或病情经治疗无明显好转;②胎儿窘迫;③胎儿已足月;④伴难免流产、早产临产症状等。

(陈敦金)

思考题:
简述妊娠期高血糖对母儿的不良影响。

思考题解题思路

本章目标测试

本章思维导图

第十章 | 胎儿异常与多胎妊娠

妊娠期由于孕妇营养不良或过度，或因遗传、合并其他疾病、感染等因素，可引起胎儿发育异常（包括胎儿生长受限或巨大胎儿），胎儿结构异常或染色体异常，甚至胎死宫内。双（多）胎妊娠母胎并发症多，属于高危妊娠，孕期需加强监护。双胎的妊娠结局取决于绒毛膜性，单绒毛膜性双胎由于胎盘之间存在血管吻合，胎儿并发症的发生概率较高。

第一节 | 胎儿结构异常

【知识要点】
- 胎儿结构异常发生的病因包括遗传因素、环境因素和两种因素相互作用。
- 超声是产前筛查和诊断胎儿结构异常的重要手段，建议每位孕妇在妊娠20~24周接受胎儿结构异常的系统超声筛查。
- 产前超声筛查的目标是发现严重致死、致残的结构异常。

胎儿结构异常（fetal structural anomaly）是指结构或解剖学表现与正常胎儿存在明显差异。常见的结构异常表现为畸形、发育不良、变形和阻断。胎儿结构异常发生的病因包括遗传因素、环境因素和两种因素相互作用。

胎儿结构异常的筛查主要通过孕20~24周的超声检查实现。产前超声筛查的目标是发现严重致死、致残的结构异常，如无脑儿、脊柱裂、全前脑、脑膨出、单心室与单一大动脉、腹裂、致死性侏儒、双肾缺如等。

一、无脑儿

无脑儿（anencephaly）是最常见的严重出生缺陷之一，系前神经孔闭合失败所致，是神经管缺陷中最严重的类型。女胎比男胎多4倍，由于缺少颅盖骨，眼球突出呈"蛙样"面容，颈项短，无大脑，仅见颅底或颅底部分脑组织，不可能存活。无脑儿产前超声筛查灵敏度高。妊娠14周后，超声检查见不到圆形颅骨光环，头端有不规则"瘤结"。无脑儿为严重的致死性出生缺陷，一经确诊建议终止妊娠。

二、脊柱裂

脊柱裂（spina bifida）属脊椎管部分未完全闭合的状态（图10-1），也是神经管缺陷中最常见的一种，发生率有明显的地域和种族差别。

脊柱在妊娠8~9周开始骨化，如两半椎体不融合则形成脊柱裂，多发生在胸腰段。脊柱裂有3种：①脊椎管缺损，多位于腰骶部，外面有皮肤覆盖，称为隐性脊柱裂，脊髓和脊神经多正常，无神经系统症状；②两个脊椎骨缺损，脊膜可从椎间孔突出，表面可见皮肤包着的囊，囊大时可含脊膜、脊髓及神经，称为脊髓脊膜膨出，多有神经系统症状；③形成脊髓部分的神经管缺

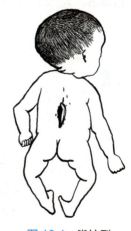

图 10-1 脊柱裂

失,停留在神经褶和神经沟阶段,称为脊髓裂。

隐性脊柱裂在产前超声检查中常难发现。开放性脊柱裂产前超声检查易发现,妊娠18～20周是发现的最佳时机,超声检查探及某段脊柱两行强回声的间距变宽,或形成角度呈V或W形,脊柱短小、不完整、不规则弯曲,或伴有不规则的囊性膨出物。母体血清AFP筛查高危或超声筛查高危的孕妇,建议妊娠中期进行针对性的超声诊断。

脊柱裂预后存在差异,产前确诊脊柱裂后应根据发现孕周、严重程度、孕妇和家属意愿,进行妊娠选择。若决定继续妊娠,应联合产科、新生儿科、小儿神经外科多学科会诊,制订产前产后一体化管理策略,提高脊柱裂胎儿出生后的存活率,减少远期神经系统的并发症。

三、全前脑

全前脑又称前脑无裂畸形(holoprosencephaly),是指胚胎前脑在孕3～4周未能分化为2个独立脑叶的脑部畸形。全前脑有3种经典类型,分别为无叶型、半叶型和叶型。无叶型全前脑是最严重的类型,超声表现为大脑纵裂和大脑镰完全缺失,只有单一的原始脑室,丘脑在中线处融合,常伴有面部异常。全前脑是一种严重的中枢神经系统畸形,通常合并面部畸形和遗传性疾病,13-三体综合征常合并全前脑。无叶型全前脑属于致死性结构异常,确诊后建议终止妊娠。

四、脑膨出

脑膨出(encephalocele)是由于颅骨缺损,脑膜及覆盖有脑膜的脑组织从缺损处疝出。好发于中线部位,以枕部多见,顶部次之。严重的脑膜脑膨出可在孕早期超声检查中发现,超声表现为头颅颅骨光环不完整,颅骨缺损处向外膨出混合性包块,颅内脑实质与膨出物相连,常伴有颅内脑室增宽。其病因包括染色体异常,如13-三体、18-三体等;单基因疾病,如Meckel-Gruber综合征、Walker-Warburg综合征等。严重脑膜脑膨出,一旦确诊建议终止妊娠。

五、单心室与单一大动脉

单心室(single ventricle)是指一个心室同时接受左右心房或共同心房的血液,伴或不伴有残余心腔,具有左右房室瓣或共同房室瓣,属于严重的先天性心脏发育异常,预后不良。超声检查在四腔心平面仅见单室腔或1个大的主心腔和1个小残余心腔。

单一大动脉是指仅有一条大动脉主干,另一条大动脉主干缺如或不显示,主要包括共同动脉干、肺动脉闭锁和主动脉闭锁。

随着小儿心脏外科治疗技术的进步,各种手术的生存率已有显著改善,但多数仍需分期实施,患儿在术后需要更多的社会和医疗资源的支持,故需要加强与孕妇及家属的沟通。建议由胎儿医学专家、小儿心脏专科医师多学科会诊后进行妊娠选择。

六、腹裂

腹裂(gastroschisis)是一侧前腹壁全层缺损所致。在产前超声检查中,可见胎儿腹壁回声连续性中断,胎儿腹腔空虚,胃、肠等内脏器官漂浮在羊水中,表面无膜覆盖。随着小儿外科手术技术的提高,未合并其他结构异常、非遗传因素引起的孤立性腹裂的患儿存活率＞90%,但腹裂伴肝脏突出者,死亡率有所上升。

腹裂继续妊娠者,建议由胎儿医学专家、遗传医师、小儿外科医师、产科医师多学科会诊,制订产前产后的一体化管理策略,评估是否可能进行产房手术、是否合并畸形,并及时转诊,尽早手术。

七、致死性侏儒

致死性侏儒(thanatophoric dwarfism)是一种最常见的致死性骨发育不良疾病,表现为长骨极短且弯曲、窄胸、头颅相对较大、腹膨隆,多伴有羊水过多。超声检查可见胎儿长骨呈"电话听筒"样表现,尤以股骨和肱骨更为明显。本病的死因与胸腔极度狭窄致肺发育不良、心肺衰竭有关。目前已证实致死性侏儒由 FGFR3 基因突变引起,确诊需基因检测。该病为散发性疾病,再发风险极低。一旦发现为致死性侏儒,应尽早终止妊娠。

八、双肾缺如

双肾缺如(bilateral renal agenesis)是由于双侧输尿管芽不发育,不能诱导后肾原基使其分化为后肾。产前主要依靠超声诊断,超声表现为两侧肾窝处及周边无肾脏组织,双侧肾上腺呈平卧征,孕中期羊水逐渐减少,最终无羊水,导致肺发育不良。羊水极少造成图像质量差时可采用胎儿磁共振成像检查辅助诊断。双肾缺如属于致死性结构异常,一旦确诊建议终止妊娠。

第二节 ｜ 胎儿生长受限

【知识要点】
- 胎儿生长受限指受到病理因素的影响,胎儿生长未达到其应有的潜能。
- 胎儿生长受限的病因复杂,主要涉及来自母亲、胎儿及胎盘脐带三方面的病理因素。
- 胎儿生长受限的诊治重点在于核实孕周、积极排查病因、加强胎儿监护、适时终止妊娠。

超声估测体重或腹围低于同胎龄应有体重或腹围第10百分位数的胎儿被称为小于胎龄儿(small for gestational age infant,SGA)。并非所有的 SGA 均为病理性的生长受限。SGA 还包含了部分健康小样儿,这部分 SGA 除体重及体格发育较小以外,各器官并没有结构异常及功能障碍,无宫内缺氧表现。

胎儿生长受限(fetal growth restriction,FGR)指受到母体、胎儿、胎盘疾病等病理因素影响,胎儿生长未达到其应有的潜能,多表现为胎儿的估测体重或腹围小于相应胎龄的第10百分位数,但部分胎儿的估测体重可在相应胎龄的正常范围(第10百分位数到第90百分位数),甚至大于相应胎龄的第90百分位数。胎儿估测体重或腹围小于相应胎龄第3百分位数或伴有血流异常时被定义为严重的FGR。严重的 FGR 预示不良妊娠结局的风险增高,是孕期筛查、诊断及管理的重点。

【病因】
胎儿生长受限的病因复杂,主要包括母体因素、胎儿因素及胎盘脐带因素等。

1. 母体因素

(1)营养因素:如孕妇存在偏食、妊娠剧吐以及摄入蛋白质、维生素及微量元素不足等情况,胎儿营养供应不足,可导致胎儿生长受限。

(2)妊娠并发症与合并症:常见妊娠并发症,如妊娠期高血压疾病、多胎妊娠、胎盘早剥、过期妊娠、妊娠期肝内胆汁淤积症等,常见妊娠合并症,如心脏病、肾炎、贫血、抗磷脂综合征、甲状腺功能亢进、自身免疫性疾病等,均可导致胎盘灌注减少,从而影响胎儿的生长。

(3)其他:胎儿生长与孕妇年龄、地域、体重、身高、经济状况等因素相关;多胎妊娠、宫内感染、子宫发育畸形、吸烟、吸毒、酗酒、母体接触放射线或有毒物质、孕期应用苯妥英钠、华法林等药物均可导致胎儿生长受限。

2. 胎儿因素　如某些胎儿遗传疾病,包括染色体病、基因组病、单基因病等临床可表现为 FGR;先天结构异常的胎儿,有 20%～30% 同时合并胎儿生长受限。且胎儿存在的先天缺陷越多,合并FGR 的概率越高。

3. 胎盘脐带因素　轮廓状胎盘、副胎盘、小胎盘及胎盘血管瘤等胎盘各种疾病可导致子宫胎盘血流量减少;单脐动脉、脐带过长、脐带过细(尤其是近脐带根部过细)、脐带扭转、脐带打结等脐带因素可影响胎儿血供,导致胎儿生长受限的发生。

【诊断】

FGR 的诊断流程包括核实孕周、超声评估和积极寻找病理因素。

1. **核实孕周**　根据孕妇的月经史、辅助生殖技术的相关信息和早、中孕期超声结果,综合判断是否存在纠正预产期的指征。

2. **超声评估胎儿生长**　测量胎儿双顶径、头围、腹围和股骨长度,并采取适宜的胎儿生长曲线估测胎儿体重(estimated fetal weight,EFW)。EFW 低于对应胎龄胎儿估重的第 10 百分位数或胎儿腹围(abdominal circumference,AC)低于对应胎龄胎儿腹围的第 10 百分位数,则诊断 SGA。

3. **寻找引起 SGA 的病理因素**　SGA 应尽可能寻找病因,如发现存在相关的病理因素则可诊断 FGR。

(1)母体因素的排查:详细评估母体病史,包括妊娠合并症,如孕前发绀型心脏病、慢性肾病、慢性高血压、糖尿病等及妊娠并发症,如子痫前期、妊娠期肝内胆汁淤积症等。当临床怀疑 FGR 的病理因素来自子宫胎盘灌注不良时,要考虑自身抗体筛查,以排除母体自身免疫系统疾病如抗磷脂综合征等。

(2)胎儿因素的排查:建议详细的超声结构筛查,评估胎儿是否存在结构发育异常,必要时采用介入性产前诊断技术获取胎儿的细胞或 DNA,对胎儿进行遗传学检测,评估是否合并胎儿遗传问题,如采用染色体核型分析及基因芯片技术排查胎儿染色体病及基因组病,采用全外显子组测序技术排查胎儿单基因病等。

(3)胎盘、脐带因素的排查:建议采用超声对胎儿附属物(胎盘和脐带)进行扫查,积极查找与 FGR 相关的胎盘脐带因素,如胎盘形态异常(轮廓胎盘、副胎盘等),胎盘绒毛膜血管瘤,单脐动脉,脐带帆状或边缘附着,脐带水肿等。

(4)其他因素的排查:TORCH 感染的高危人群或超声发现多个指标异常怀疑 TORCH 感染时,建议 TORCH 筛查。

【处理】

FGR 的治疗原则是加强对胎儿的监护,适时终止妊娠。

1. **一般治疗**　目前尚无证据表明,对 FGR 孕妇普遍采取营养补充、吸氧、住院治疗、低分子量肝素等能够改善胎儿的生长和宫内健康状况。如明确系母体营养不良所致的 FGR,可给予母体加强营养的措施。如明确系妊娠并发症与合并症所致的 FGR,应积极治疗相关疾病。

2. **胎儿监护**　FGR 诊断明确,建议每隔 2~3 周超声动态评估胎儿生长趋势,同时运用超声、电子监护等技术综合评估胎儿宫内健康状况,指导临床处理。具体评估包括以下几种。

(1)脐动脉超声多普勒频谱:FGR 胎儿脐动脉舒张末期血流通常低于该孕周应有的水平,低血流代表血管阻力增加,脐动脉的搏动指数可反映胎盘血管阻力。当病情恶化时脐动脉舒张末期的血流会出现缺失或倒置。

(2)大脑中动脉(middle cerebral artery,MCA)多普勒频谱:在正常生长的胎儿中,与脐动脉多普勒频谱相比,MCA 血流频谱表现出相对更高的大脑循环血管阻力。在 FGR 胎儿,胎盘功能不全导致胎儿缺氧时,血流从胎儿非重要脏器重分布至胎儿心脏、脑和肾上腺可引起正常高阻力的大脑血管床阻力降低,这个现象通常被称为"大脑保护效应"。MCA 搏动指数降低可反映 FGR 胎儿缺氧时的"大脑保护效应"。FGR 胎儿测量 MCA 多普勒频谱能够预测高危胎儿的不良围产儿结局,但缺乏有效的证据支持单独采用 MCA 多普勒血流指导分娩时机。

(3)胎儿静脉多普勒频谱:胎儿酸中毒损伤心功能,评估胎儿静脉系统被认为能够反映胎儿心室功能。酸中毒导致心脏前负荷增加,连同继发于胎盘血管功能异常的后负荷增加,在静脉导管(ductus venosus,DV)可以观察到缺失或反向 a 波(心房收缩)或脐静脉搏动。

(4)无应激试验和电子胎心监护:胎儿长时间处于子宫胎盘功能不全时,肾上腺将产生去甲肾上腺素效应,取代迷走神经的影响,导致胎儿心动过速和变异率减少。在胎心监护中,胎心率短变异是评估胎儿宫内健康状况的有效指标。

（5）生物物理评分（BPP）:包括对胎儿呼吸运动、胎动、肌张力及羊水量的评估,BPP评分降低在预测不良围产儿结局中有一定的价值。

（6）羊水量:诊断为FGR后,需超声评估羊水指数或羊水最大深度,动态监测羊水量。FGR胎儿合并羊水过少或无羊水时,提示胎盘功能恶化,胎儿缺氧或酸中毒可能。

3. 分娩时机与方式

（1）分娩时机:胎儿状况良好,胎盘功能正常,妊娠未足月、孕妇无合并症及并发症者,可以在密切监护下妊娠至足月。妊娠≥37周的FGR,应考虑适时终止妊娠。期待观察过程中应综合运用超声多普勒血流、胎心监护、羊水量、生物物理评分等措施,全面评估FGR胎儿的宫内健康状况,平衡继续期待与积极分娩胎儿的获益及风险,决定分娩的时机。

FGR胎儿仅表现为胎儿多普勒血流异常者,建议严密随访。若出现脐动脉舒张末期血流缺失,可期待妊娠至不超过孕34周;若出现脐动脉舒张末期血流倒置,可期待妊娠至不超过孕32周。若孕32周前出现脐动脉舒张末期血流缺失或倒置,合并静脉导管血流异常,结合孕周、新生儿重症监护及治疗水平,完成促胎肺成熟后,可考虑终止妊娠。孕周未达34周者,应使用硫酸镁保护胎儿神经系统,同时应促胎肺成熟后再终止妊娠。如果医院新生儿重症监护技术水平不足,应鼓励宫内转运。

（2）分娩方式选择:FGR胎儿对缺氧耐受力差,胎儿胎盘贮备不足,难以耐受分娩过程中子宫收缩时的缺氧状态,应适当放宽剖宫产指征。

1）阴道分娩:FGR孕妇自然临产后,应尽快入院,加强胎心监护。排除阴道分娩禁忌证,根据胎儿情况、宫颈成熟度及羊水量,决定是否引产及引产方式。

2）剖宫产:单纯FGR并非剖宫产指征。胎儿病情危重,产道条件欠佳,或合并有其他剖宫产指征,应行剖宫产终止妊娠。

【预防】

既往有FGR和子痫前期病史的孕妇,建议从孕11～13^{+6}周开始应用低剂量阿司匹林直至孕36周,可能降低再次发生FGR的风险。因母体因素引起的FGR,应积极治疗原发病,如戒除烟酒、毒品等,使FGR风险降至最低。子痫前期高危孕妇,预防性口服阿司匹林,除可预防子痫前期外,也可以预防FGR。

第三节 | 巨大胎儿

【知识要点】

- 大于胎龄儿指出生体重达到或超过同胎龄体重第90百分位数的胎儿。巨大胎儿指出生后体重达到或超过4 000g。
- 巨大胎儿可增加难产、产伤和产后出血的风险。
- 终止妊娠时机应根据孕周、胎儿成熟度、胎盘功能、是否合并糖尿病等因素综合评估。

大于胎龄儿（large for gestational age infant,LGA）指出生体重达到或超过同胎龄体重第90百分位数的胎儿。巨大胎儿（macrosomia）指出生后体重达到或超过4 000g。

【高危因素】

高危因素包括:①孕妇肥胖;②妊娠期高血糖,尤其是2型糖尿病;③过期妊娠;④经产妇;⑤父母身材高大;⑥高龄产妇;⑦有巨大胎儿分娩史;⑧种族、民族因素。

【对母儿的影响】

1. **对母体的影响** 头盆不称发生率上升,增加剖宫产率;经阴道分娩主要危险是肩难产,其发生率与胎儿体重成正比。肩难产处理不当可发生严重的阴道损伤、会阴裂伤甚至子宫破裂;子宫过度扩张,易发生子宫收缩乏力、产程延长,易导致产后出血。胎先露长时间压迫产道,容易发生尿瘘或粪瘘。

2. **对胎儿的影响** 因胎儿巨大,常需手术助产,可引起胎儿颅内出血、锁骨骨折、臂丛神经损伤等产伤,严重时甚至死亡。

3. **远期影响** 儿童期及成年后发生肥胖、糖耐量受损、代谢综合征的风险增加。

【诊断】

目前尚无方法准确预测胎儿大小,通过病史、临床表现及辅助检查可以初步估计胎儿体重,但巨大胎儿需出生后方能确诊。

1. **病史及临床表现** 孕妇多存在上述高危因素,妊娠期体重增加迅速,常在妊娠晚期出现呼吸困难,腹部沉重及两肋部胀痛等症状。

2. **腹部检查** 腹部明显膨隆,宫高>35cm。触诊胎体大,先露部高浮,若为头先露,多数胎头跨耻征为阳性。听诊时胎心清晰,但位置较高。

3. **超声检查** 通过测量胎儿双顶径、头围、腹围及股骨长度等指标估测胎儿体重,可用于宫内监测胎儿的生长发育情况,但超声预测巨大胎儿存在一定的难度,当胎儿腹围超过同胎龄的第90百分位数,提示巨大胎儿的风险增高。

【处理】

1. **妊娠期** 对存在高危因素的孕妇加强妊娠期管理,包括营养和运动指导、血糖监测,排查糖尿病。若确诊为糖尿病应积极治疗,控制血糖。对高度怀疑可能存在遗传问题的大于胎龄儿,必要时酌情提供介入性产前诊断。妊娠足月后根据孕周、胎儿成熟度、胎盘功能、糖尿病控制情况等因素综合评估终止妊娠的时机。

2. **分娩期**

(1)分娩时机:巨大胎儿并不是剖宫产的绝对指征,产前发现可疑巨大胎儿,可以在孕39~40周终止妊娠。如果无阴道分娩禁忌证,可进行引产。

(2)分娩方式:①估计胎儿体重≥4 000g且合并糖尿病者,建议剖宫产终止妊娠;②估计胎儿体重≥4 000g而无糖尿病者,可阴道试产,但产程中需注意放宽剖宫产指征。产时应充分评估,必要时产钳助产,同时做好处理肩难产的准备。分娩后应行宫颈及阴道检查,了解有无软产道损伤,并预防产后出血。

3. **新生儿处理** 预防新生儿低血糖,在出生后30分钟监测血糖。出生后1~2小时开始喂糖水,及早开奶。轻度低血糖者口服葡萄糖,严重低血糖者静脉滴注。新生儿易发生低钙血症,应补充钙剂,多用10%葡萄糖酸钙1ml/kg加入葡萄糖液中静脉滴注。

第四节 | 胎儿窘迫

【知识要点】

- 羊水粪染不能直接用于诊断急性胎儿窘迫,需要结合胎儿监护进行评估。胎动减少为胎儿缺氧的重要表现,应予警惕。
- 急性胎儿窘迫的处理应根据病因采取相应措施,迅速改善缺氧。
- 慢性胎儿窘迫应针对病因,根据孕周、胎儿成熟度及缺氧程度决定处理。

胎儿窘迫(fetal distress)指胎儿在子宫内因急性或慢性缺氧(hypoxia),危及其健康和生命的综合症状,发生率为2.7%～38.5%。急性胎儿窘迫多发生在分娩期;慢性胎儿窘迫常发生在妊娠晚期,可延续至分娩期并加重。

【病因】

母体血液含氧量不足、母胎间血氧运输及交换障碍、胎儿自身因素异常,均可导致胎儿窘迫。

1. **胎儿急性缺氧**　系因母胎间血氧运输及交换障碍或脐带血液循环障碍所致。常见因素有:①前置胎盘、胎盘早剥;②脐带异常,如脐带真结、脐带扭转、脐带脱垂、脐带血肿等;③母体严重血液循环障碍致胎盘灌注急剧减少,如各种原因导致休克等;④药物因素,如缩宫素使用不当,应用麻醉剂及镇静剂过量。

2. **胎儿慢性缺氧**　①母体血液含氧量不足,如合并先天性心脏病或伴心功能不全、肺部感染、慢性肺功能不全、哮喘反复发作及重度贫血等;②子宫胎盘血管硬化、狭窄、梗死,使绒毛间隙血液灌注不足,如妊娠期高血压疾病、慢性肾炎、糖尿病、过期妊娠等;③胎儿运输及利用氧能力下降,如胎儿严重的心血管疾病、呼吸系统疾病,严重胎儿结构异常,胎儿贫血,胎儿宫内感染、颅内出血及颅脑损伤等。

【病理生理变化】

子宫胎盘单位提供胎儿氧气及营养,同时排出二氧化碳和胎儿代谢产物。胎儿对宫内缺氧有一定的代偿能力。轻、中度和一过性的缺氧可以通过代偿缓解,长时间重度缺氧可引起严重并发症。

妊娠期慢性缺氧可使子宫胎盘灌注下降,导致胎儿生长受限,肾血流减少引起羊水减少。产时急性缺氧时,子宫胎盘单位功能失代偿,会导致胎儿血氧水平降低。胎儿全身血流重新分配,分流血液到心、脑及肾上腺等重要器官。如果缺氧持续,则无氧糖酵解增加,发展为代谢性酸中毒,出现胎儿重要器官尤其是脑和心脏的进行性损害,如不及时给予干预,则可能造成严重及永久性损害,如缺血缺氧性脑病甚至胎死宫内。重度缺氧可致胎儿呼吸运动加深,羊水吸入,出生后可出现新生儿吸入性肺炎。

【临床表现与诊断】

1. **急性胎儿窘迫**　主要发生在分娩期。多因脐带异常、胎盘早剥、宫缩过强、产程延长及休克等引起。

(1)产时胎心率异常:产时胎心率变化是急性胎儿窘迫的重要征象。应在产时定期胎心听诊或进行连续电子胎心监护,产时电子胎心监护的结果判读应采用三级判读系统。当出现胎心率基线变异缺失并且存在反复性晚期减速或反复性变异减速或胎心过缓(胎心率基线<110次/分),即Ⅲ类电子胎心监护图形时,提示胎儿缺氧严重。

(2)羊水胎粪污染:胎儿可在宫内排出胎粪,尽管胎儿宫内缺氧可能促发胎儿排出胎粪,但影响胎粪排出最主要的因素是孕周,孕周越大羊水胎粪污染的概率越高。某些高危因素也会增加胎粪排出的概率,如妊娠期肝内胆汁淤积症。10%～20%的分娩中会出现羊水胎粪污染,依据胎粪污染的程度不同,羊水污染分3度:Ⅰ度浅绿色;Ⅱ度黄绿色、浑浊;Ⅲ度稠厚、呈棕黄色。单纯的羊水胎粪污染不能直接诊断胎儿窘迫,需结合胎儿监护结果综合评估。出现羊水胎粪污染时,可考虑连续电子胎心监护,如果胎心监护正常,不需要进行特殊处理;如果胎心监护异常,存在宫内缺氧情况,可能引起胎粪吸入综合征(meconium aspiration syndrome,MAS),造成不良胎儿结局。

(3)胎动异常:多表现为胎动减弱及次数减少,进而消失。

(4)脐动脉血气分析:出生后采集胎儿脐血分析,若pH<7.00和/或碱剩余<-12.00mmol/L,和/或乳酸水平≥6.00mmol/L,提示胎儿酸血症。

2. **慢性胎儿窘迫**　主要发生在妊娠晚期,常延续至临产并加重。多因妊娠期高血压疾病、慢性肾炎、糖尿病等所致。

(1)胎动减少或消失:胎动减少为胎儿缺氧的重要表现,应予警惕,临床常见胎动消失24小时后胎心消失。若胎动计数≥10次/2小时为正常,<6次/2小时提示胎儿缺氧可能。

（2）产前电子胎心监护异常:无应激试验异常提示有胎儿缺氧可能,详见第六章第二节"评估胎儿健康的技术"。

（3）胎儿生物物理评分低:≤4分提示胎儿缺氧,5~6分为可疑胎儿缺氧。详见第六章第二节"评估胎儿健康的技术"。

（4）胎儿多普勒超声血流异常:胎儿生长受限的脐动脉多普勒血流可表现为脐动脉搏动指数升高,提示有胎盘功能障碍;若出现脐动脉舒张末期血流缺失或倒置和静脉导管反向a波,提示有胎死宫内的危险。

【处理】

1. 急性胎儿窘迫　应采取果断措施,改善胎儿缺氧状态。

（1）一般处理:应该立即采取相应措施纠正胎儿缺氧,包括改变孕妇体位、吸氧、停止使用缩宫素、抑制宫缩、纠正孕妇低血压等措施,并迅速查找病因,排除脐带脱垂、重度胎盘早剥、子宫破裂等,如果这些措施均不奏效,应该紧急终止妊娠。可疑胎儿窘迫者应综合考虑临床情况、持续胎心监护、采取其他评估方法来判定胎儿有无缺氧,可能需要宫内复苏来改善胎儿状况。

（2）病因治疗:若为不协调性子宫收缩过强,或因缩宫素使用不当引起宫缩过频过强,应给予特布他林或其他β受体激动剂抑制宫缩。若为羊水过少,有脐带受压征象,条件允许时可考虑经腹羊膜腔输液。

（3）尽快终止妊娠:根据产程进展,决定分娩方式,做好新生儿复苏准备。

1）Ⅲ类电子胎心监护图形,但是宫口未开全或预计短期内无法阴道分娩,应立即行剖宫产。

2）宫口开全,骨盆各径线正常者,胎头双顶径已达坐骨棘平面以下,一旦诊断为胎儿窘迫,应尽快行阴道助产术结束分娩。

无论阴道分娩或剖宫产均需做好新生儿窒息抢救准备,稠厚胎粪污染者需在胎头娩出后立即清理上呼吸道,如胎儿活力差则要立即气管插管洗净气道后再行正压通气。胎儿娩出后,留取胎儿脐动脉血样进行血气分析,以评估胎儿氧合及酸碱平衡状况。

2. 慢性胎儿窘迫　应针对妊娠合并症或并发症特点及其严重程度,根据孕周、胎儿成熟度及胎儿缺氧程度综合判断,制定处理方案。

（1）一般处理:主诉胎动减少者,应进行全面检查以评估母儿状况,包括NST和/或胎儿生物物理评分;多采取侧卧位;积极治疗妊娠合并症及并发症;加强胎儿监护,注意胎动变化。

（2）期待疗法:孕周小、估计胎儿娩出后存活可能性小的孕妇,尽量保守治疗延长胎龄,同时促胎肺成熟后适时终止妊娠。应向患者说明,期待过程中存在病情恶化胎死宫内可能。

（3）终止妊娠:妊娠近足月或胎儿已成熟,胎动减少,电子胎心监护异常、胎儿生物物理评分≤4分者,建议行剖宫产术终止妊娠。

第五节 | 死 胎

【知识要点】

- 确诊死胎的方法为超声检查。一旦确诊,积极寻找原因并尽快引产。
- 引产方法应综合判定。原则是尽量经阴道分娩,剖宫产仅在特殊情况下使用。
- 单胎胎死宫内4周以上要警惕弥散性血管内凝血的发生。

妊娠≥20周或胎儿体重≥350g,胎儿分娩时无呼吸、心跳、脐带搏动或随意肌的明确运动等生命迹象,称为死胎(stillbirth)。胎儿在分娩过程中死亡,也是死胎的一种。由于严重胎儿结构异常或胎儿不能存活的胎膜早破而引产的情况不属于死胎范畴。

【病因】

1. 胎盘及脐带因素　胎盘大量出血或脐带异常,导致胎儿缺氧。胎盘因素包括前置胎盘、胎盘早剥、血管前置、急性绒毛膜羊膜炎、绒毛膜血管瘤、绒癌等;脐带因素包括脐带打结、脐带脱垂等。

2. 胎儿因素　如胎儿严重结构异常、胎儿生长受限、双胎特殊并发症、胎儿感染、严重遗传性疾病、母儿血型不合等。

3. 孕妇因素　严重的妊娠合并症、并发症,如抗磷脂综合征、妊娠期肝内胆汁淤积症、糖尿病、心血管疾病、各种原因引起的休克等;子宫局部因素,如子宫张力过大或收缩力过强、子宫畸形、子宫破裂等致局部缺血而影响胎盘和胎儿。

4. 不明原因

【临床表现与诊断】

孕妇自觉胎动消失,腹部不再继续长大,检查时听不到胎心,子宫大小与停经周数不符,超声检查可确诊。

胎儿死亡后约80%在2~3周自然娩出,死胎在宫腔内停留过久可能引起母体凝血功能障碍。若胎儿死亡后3周仍未排出,退行性变的胎盘组织释放凝血活酶进入母体血液循环,激活血管内凝血因子,可能出现弥散性血管内凝血(DIC)。胎死宫内4周以上,DIC发生概率增加,可引起分娩时的严重出血。

【处理】

死胎一经确诊,首先应该详尽完善病史,包括家族史、既往史、本次妊娠情况,积极寻找原因并尽早引产。建议尸体解剖,记录胎儿所有异常结构的特征,对胎盘、脐带、胎膜进行大体和组织病理检查,并对死胎进行遗传学检测,必要时进行胎盘遗传学检测,尽可能寻找死胎原因。做好产后咨询和心理支持。

引产方法有多种,包括米索前列醇,经羊膜腔注入依沙吖啶及缩宫素引产等,应根据孕周及子宫有无瘢痕,结合孕妇意愿,知情同意下选择。妊娠28周前合并子宫手术史者,应制定个体化引产方案。妊娠28周后的引产应根据产科指南制定执行,建议尽量阴道分娩,剖宫产仅限于特殊情况下使用。

单胎胎儿死亡4周尚未排出者,应行凝血功能检查,异常者给予治疗使纤维蛋白原和血小板恢复到有效止血水平,然后再引产,并备新鲜血,注意预防产后出血和感染。

有死胎史的孕妇再发死胎的风险大约是正常妊娠的2.5倍。即使经过全面、系统评估,仍至少有1/4的病例无法明确病因。有合并症或并发症的高危孕妇,死胎的再次发生率明显增加。再次妊娠后,应制定个性化的产前管理方案,降低死胎的风险。

第六节 ｜ 多胎妊娠

【知识要点】

- 多胎妊娠属于高危妊娠,应加强妊娠期及分娩期母胎管理。
- 绒毛膜性决定围产儿结局,应在妊娠早期对多胎妊娠进行绒毛膜性的判断。
- 双胎输血综合征和选择性生长受限是单绒毛膜性双胎特有的严重并发症。

一次妊娠宫腔内同时有两个或两个以上胎儿时称为多胎妊娠(multiple pregnancy),以双胎妊娠(twin pregnancy)多见。随着辅助生殖技术广泛开展,多胎妊娠发生率明显增高。多胎妊娠易引起妊娠期高血压疾病、妊娠期肝内胆汁淤积症、贫血、胎膜早破及早产、产后出血、胎儿发育异常等并发症。

单绒毛膜性双胎还可能合并双胎输血综合征、选择性生长受限等特殊并发症,因此多胎妊娠属高危妊娠范畴。本节主要讨论双胎妊娠。

【双胎类型及特点】

1. **双卵双胎**　两个卵子分别受精形成的双胎妊娠,称为双卵双胎(dizygotic twins)。双卵双胎约占双胎妊娠的 2/3,与应用促排卵药物、多胚胎宫腔内移植及遗传因素有关。两个卵子分别受精形成两个受精卵,两个胎儿具有不同的遗传信息,生物学特征多呈现不同,性别可以相同或不同。胎盘多为两个,也可融合成一个,但血液循环各自独立。胎盘胎儿面有两个羊膜腔,中间隔有两层羊膜、两层绒毛膜(图 10-2)。

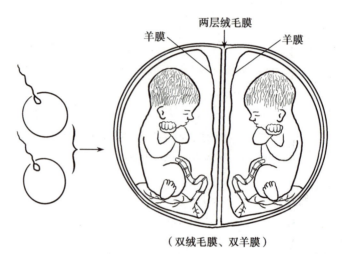

（双绒毛膜、双羊膜）

图 10-2　双卵双胎的胎盘及胎膜示意图

同期复孕(superfecundation)是两个卵子在短时间内不同时间受精而形成的双卵双胎。精子也可来自不同的男性。

2. **单卵双胎**　由一个受精卵分裂形成的双胎妊娠,称为单卵双胎(monozygotic twins)。单卵双胎约占双胎妊娠的 1/3。形成原因不明,不受种族、年龄、胎次的影响。一个受精卵分裂形成两个胎儿,两胎儿遗传信息基本相同,多呈现相同性别及生物学特征。由于受精卵在早期发育阶段发生分裂的时间不同,形成下述 4 种类型(图 10-3)。

(1)双绒毛膜双羊膜囊单卵双胎:分裂发生在桑葚胚期(早期胚泡),相当于受精后 3 日内,形成两个独立的胚胎、两个羊膜囊。两个羊膜囊之间隔有两层绒毛膜、两层羊膜,胎盘为两个或一个。此种类型约占单卵双胎的 1/3。

(2)单绒毛膜双羊膜囊单卵双胎:分裂发生在受精后 4～8 日,胚胎发育处于胚泡期,即已分化出滋养细胞,羊膜囊尚未形成。胎盘为一个,两个羊膜囊之间仅隔有两层羊膜,此种类型约占单卵双胎的 2/3。

(3)单绒毛膜单羊膜囊单卵双胎:受精卵在受精后 8～13 日分裂,此时羊膜囊已形成,两个胎儿共存于一个羊膜腔内,共有一个胎盘。此类型占单卵双胎的 1%～2%。

(4)连体双胎:受精卵在受精第 13 日后分裂,此时原始胚盘已形成,机体不能完全分裂成两个,形成不同形式的连体儿,极罕见。如两个胎儿共有一个胸腔或共有一个头部等。寄生胎(parasitus)也是连体双胎的一种形式,发育差的内细胞团被包入正常发育的胚胎体内,常位于胎儿的上腹部腹膜后,胎体的发育不完全。连体双胎发生率为单卵双胎的 1/1 500。

【诊断】

1. **病史及临床表现**　部分双卵双胎有家族史,或妊娠前曾用促排卵药物或体外受精行多个胚胎移植。但体外受精 - 胚胎移植后双胎未必一定为双卵双胎,亦可能移植两个胚胎后,只有一个胚胎存

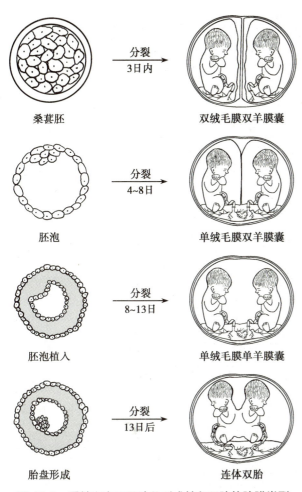

图 10-3　受精卵在不同阶段形成单卵双胎的胎膜类型

（左侧图示标注）
- 桑葚胚　分裂 3日内 → 双绒毛膜双羊膜囊
- 胚泡　分裂 4~8日 → 单绒毛膜双羊膜囊
- 胚泡植入　分裂 8~13日 → 单绒毛膜单羊膜囊
- 胎盘形成　分裂 13日后 → 连体双胎

活,而该受精卵又分裂为单绒毛膜性双胎。双胎妊娠通常恶心、呕吐等早孕反应重。妊娠中期后体重增加迅速,腹部增大明显,下肢水肿、静脉曲张等压迫症状出现早且明显,妊娠晚期常有呼吸困难,活动不便。

2. **产科检查**　子宫大于停经周数,妊娠中晚期腹部可触及多个小肢体或 3 个以上胎极;胎头较小,与子宫大小不成比例;不同部位可听到两个胎心,其间隔有无音区。双胎妊娠时胎位多为纵产式,以两个头位或一头一臀常见。

3. **超声检查**　在双胎绒毛膜性的判断、产前筛查及诊断、胎儿生长发育的评估、胎儿宫内健康状况的监护等方面具有重要的应用价值。

4. **绒毛膜性判断**　由于单绒毛膜性双胎特有的双胎并发症较多,因此在妊娠早期进行绒毛膜性判断非常重要。在妊娠 6~10 周,可通过宫腔内孕囊数目进行绒毛膜性判断,若宫腔内有两个孕囊,为双绒毛膜性双胎;若仅见一个孕囊,则单绒毛膜性双胎可能性较大。妊娠 10~14 周,可以通过胎膜与胎盘插入点呈"双胎峰"或者"T"字征来判断双胎的绒毛膜性。前者多为双绒毛膜性双胎,后者多为单绒毛膜性双胎。妊娠早期之后,绒毛膜性的检查难度增加,此时可以通过胎儿性别、两个羊膜囊间隔厚度、胎盘是否独立做综合判断。

5. **双胎的产前筛查及产前诊断**　妊娠 11~13⁺⁶ 周超声筛查可以通过检测胎儿颈项透明层厚度评估胎儿发生唐氏综合征的风险,并可早期发现部分严重的胎儿畸形。双胎产前筛查策略不同于单胎:①由于较高的假阳性率,不推荐单独使用传统的早孕期或中孕期血清学筛查方案。②超声测量胎儿颈项透明层厚度,结合母亲年龄或联合早孕期血清学筛查可用于评估胎儿发生唐氏综合征的风险。③采用母体血浆中胎儿游离 DNA 筛查双胎唐氏综合征具有较高的灵敏度和特异度,筛查效能与单胎妊娠近似。双胎妊娠的介入性产前诊断指征基本与单胎相似。双绒毛膜性双胎,应对两个胎儿进行取样。单绒毛膜性双胎,可对其中任一胎儿取样,但如出现一胎结构异常或双胎大小发育严重不一致,则应对两个胎儿分别取样。

【并发症】

1. **母胎并发症**

（1）妊娠期高血压疾病:比单胎妊娠多 3~4 倍,且发病早、程度重,容易出现心肺并发症及子痫。

（2）妊娠期肝内胆汁淤积症:发生率是单胎的 2 倍,胆汁酸常高出正常值 10 倍以上,易引起早产、胎儿窘迫、死胎,围产儿死亡率增高。

（3）贫血:是单胎的 2.4 倍,与铁及叶酸缺乏有关。

（4）羊水过多:发生率约为 12%,单卵双胎常在妊娠中期发生急性羊水过多,与双胎输血综合征及胎儿畸形有关。

（5）胎膜早破:发生率约达 14%,可能与宫腔内压力增高有关。

（6）宫缩乏力：子宫肌纤维伸展过度，常发生原发性宫缩乏力，致产程延长。

（7）胎盘早剥：是双胎妊娠产前出血的主要原因，可能与妊娠期高血压疾病发生率增加有关。第一胎儿娩出后，宫腔容积骤然缩小，是胎盘早剥另一常见原因。

（8）产后出血：经阴道分娩的双胎妊娠平均产后出血量≥500ml，与子宫过度膨胀致产后宫缩乏力及胎盘附着面积增大有关。

（9）流产及早产：流产发生率高于单胎2～3倍，与胚胎畸形、胎盘发育异常、胎盘血液循环障碍、宫腔内容积相对狭窄、宫腔压力过高有关。双胎妊娠并发早产的风险约为单胎妊娠的7～10倍。单绒毛膜性双胎和双绒毛膜性双胎在孕11～24周发生流产的风险分别为10%和2%，而在孕32周前早产发生率高达10%和5%。

（10）脐带异常：单羊膜囊双胎易发生脐带互相缠绕、扭转，可致胎儿死亡。脐带脱垂也是双胎常见并发症，多发生在双胎胎位异常或胎先露未衔接出现胎膜早破时，以及第一胎儿娩出后，第二胎儿娩出前，是胎儿急性缺氧死亡的主要原因。

（11）胎头交锁及胎头嵌顿：前者多发生在第一胎儿为臀先露、第二胎儿为头先露者，分娩时第一胎儿头部尚未娩出，而第二胎儿头部已入盆，两个胎头颈部交锁，造成难产；后者两个胎儿均为头先露，同时入盆，引起胎头嵌顿难产。

（12）胎儿畸形：双卵双胎妊娠胎儿畸形的发生概率与单胎妊娠相似；而在单卵双胎，胎儿畸形的发生率增加2～3倍。最常见的畸形为心脏畸形、神经管缺陷、面部发育异常、胃肠道发育异常和腹裂等。有些畸形为单卵双胎所特有，如连体双胎、无心畸形等。

2. 单绒毛膜性双胎特有并发症　单绒毛膜性双胎由于两胎儿共用一个胎盘，胎盘之间存在血管吻合，故可以出现较多且较严重的并发症，围产儿病率和死亡率均增加。

（1）双胎输血综合征（twin to twin transfusion syndrome，TTTS）：是单绒毛膜双羊膜囊单卵双胎的严重并发症。通过胎盘间的动-静脉吻合支，血液从动脉向静脉单向分流，使一个胎儿成为供血儿，另一个胎儿成为受血儿，造成供血儿贫血、血容量减少，致使肾灌注不足、羊水过少，甚至因营养不良而死亡；受血儿血容量增多，可发生充血性心力衰竭、胎儿水肿、羊水过多（图10-4）。TTTS的诊断依据如下。①单绒毛膜性双胎；②双胎出现羊水量差异，一胎羊水池最大深度大于8cm（妊娠20周后大于10cm），另一胎小于2cm。根据Quintero分期，TTTS可分为5期。Ⅰ期，仅羊水量异常；Ⅱ期，超声不能显示供血儿膀胱；Ⅲ期，出现脐动脉、静脉导管、脐静脉多普勒血流的异常；Ⅳ期，任何一胎水肿；Ⅴ期，任何一胎死亡。妊娠24周以前发生的Ⅱ期以上双胎输血综合征如果不经治疗，胎儿的病死率高达90%。

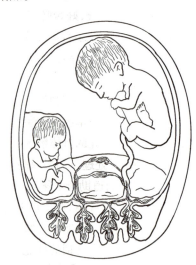

图10-4　双胎输血综合征

（2）选择性胎儿生长受限（selective intrauterine growth restriction，sIUGR）：亦为单绒毛膜性双胎特有的严重并发症。目前诊断主要是根据sIUGR胎儿估测体重位于该孕周第10百分位数以下，两胎儿估测体重相差25%以上，但诊断仍存在争议。其发病原因主要为胎盘分配不均，sIUGR胎儿通常存在脐带边缘附着或帆状插入。sIUGR可分为3型。Ⅰ型为小胎儿脐血流正常；Ⅱ型为小胎儿出现脐动脉舒张期血流缺失或倒置；Ⅲ型为小胎儿出现间歇性脐动脉舒张期改变。

sIUGR和双胎输血综合征在诊断上易出现混淆，但其诊断均需满足单绒毛膜性双胎这一前提。TTTS诊断的必需条件是两个胎儿出现双胎羊水过少-过多序列征（twin oligo-polyhydramnios sequence，TOPS），而并非两个胎儿体重是否有差异。sIUGR胎儿羊水量可正常，或仅出现一胎的羊水异常，其诊断依据为两胎之间出现的体重差异且一胎存在生长受限。

（3）双胎反向动脉灌注（twin reversed arterial perfusion，TRAP）序列征：又称无心畸胎，为少见畸

形,发生率为单绒毛膜性双胎的 2.6%,约为所有妊娠的 1/10 000。双胎之一心脏缺如、残留或无功能。最显著的特征是结构正常的泵血胎通过一根胎盘表面动脉 - 动脉吻合向寄生的无心胎供血。如不治疗,正常胎儿可发生心力衰竭而死亡。

(4)双胎贫血 - 多血质序列征(twin anemia polycythemia sequence,TAPS):TAPS 定义为单绒毛膜双羊膜囊双胎的一种慢性的胎 - 胎输血,两胎儿出现严重的血红蛋白差异但并不存在 TOPS。对 TAPS 的诊断主要通过大脑中动脉收缩期峰值流速(middle cerebral artery peak systolic velocity,MCA-PSV)的检测,多血质儿 MCA-PSV<1.0 中位数倍数(multiples of the median,MoM),贫血儿 MCA-PSV>1.5MoM,但最佳诊断标准仍存在争议。

(5)单绒毛膜单羊膜囊双胎:由于两胎儿共用一个羊膜腔,两胎儿之间无胎膜分隔,可因脐带缠绕和打结而发生宫内意外。

【处理】

1. 妊娠期处理及监护

(1)补充足够营养:进食含高蛋白质、高维生素及必需脂肪酸的食物,注意补充铁、叶酸及钙剂,预防贫血及妊娠期高血压疾病。

(2)防治早产:是双胎产前监护的重点,双胎孕妇应适当减少活动量。若在孕 34 周以前出现早产症状,应给予宫缩抑制剂。一旦出现宫缩或阴道流液,应住院治疗。

(3)及时治疗妊娠期并发症:双胎妊娠发生妊娠期高血压疾病、妊娠期肝内胆汁淤积症等风险增加,应及时诊断并尽早治疗。

(4)监护胎儿生长发育情况及胎位变化:发现胎儿畸形,尤其是连体双胎,应及早终止妊娠。双绒毛膜性双胎,定期(每 4 周 1 次)超声监测胎儿生长情况。单绒毛膜性双胎自妊娠 16 周开始每 2 周进行 1 次超声检查,妊娠晚期酌情增加检查次数。随访的内容包括胎儿生长发育情况、体重估测相差、羊水情况、彩色多普勒超声血流评估。超声检查发现胎位异常,一般不予纠正。但妊娠晚期确定胎位,对分娩方式选择有帮助。

2. 分娩时机 无并发症及合并症的双绒毛膜性双胎可期待至妊娠 38 周时再考虑分娩,最晚不应超过妊娠 39 周。无并发症及合并症的单绒毛膜双羊膜囊双胎可以在严密监测下至妊娠 35~37 周分娩。单绒毛膜单羊膜囊双胎的分娩孕周为 32~34 周。复杂性双胎如 TTTS、sIUGR 及 TAPS 需要结合每个孕妇及胎儿的具体情况制定个体化的分娩方案。

3. 分娩期处理 如果双胎妊娠计划阴道试产,无论何种胎方位,由于约 20% 发生第二胎儿胎位变化,需做好阴道助产及第二胎儿剖宫产术的准备。第一胎儿为头先露的双胎妊娠可经阴道分娩。若第一胎儿为头先露,第二胎儿为非头先露,第一胎儿阴道分娩后,第二胎儿需要阴道助产或剖宫产的风险较大。如第一胎儿为臀先露,当发生胎膜破裂时,易发生脐带脱垂;而如果第二胎儿为头先露,有发生两胎儿胎头交锁的可能,可放宽剖宫产指征。

产程中应注意:①产妇应有良好体力,应保证产妇足够的摄入量及睡眠;②严密观察胎心变化;③注意宫缩及产程进展,胎头已衔接者,可在产程早期行人工破膜,加速产程进展,如宫缩乏力,可在严密监护下,给予缩宫素静脉滴注加强宫缩;④第二产程必要时行会阴后 - 侧切开,减轻胎头受压。第一胎儿娩出后,胎盘侧脐带必须立即夹紧,以防第二胎儿失血。助手应在腹部固定第二胎儿为纵产式,并密切观察胎心、宫缩及阴道流血情况,及时阴道检查了解胎位及排除脐带脱垂,及早发现胎盘早剥。若无异常,等待自然分娩,通常在 20 分钟左右第二个胎儿娩出,若等待 15 分钟仍无宫缩,可行人工破膜并静脉滴注缩宫素,促进子宫收缩。无论阴道分娩还是剖宫产,均需积极防治产后出血。

4. 单绒毛膜性双胎及其特有并发症的处理 双胎的妊娠结局取决于绒毛膜性,而不是合子性(卵性)。单绒毛膜性双胎围产儿并发症及死亡率较高。Quintero 分期Ⅱ~Ⅳ期及部分Ⅰ期的孕 16~26 周的 TTTS,应首选胎儿镜激光术治疗。较晚发现的双胎输血综合征合并羊水过多,可采取快速羊水减量术。严重的 sIUGR 或者单绒毛膜性双胎一胎合并畸形或 TRAP,可采用选择性减胎术(射频消融术或脐带凝固术),减去生长受限胎儿或畸形胎儿。

第七节 ┃ 母儿血型不合

【知识要点】
- 母儿血型不合是一种同种异体免疫性疾病,主要影响胎儿,病变也可延续到新生儿早期。
- 妊娠期应当重视对已致敏 Rh 阴性血孕妇 Rh 抗体效价监测、超声多普勒血流监测。
- 未致敏的 Rh 阴性血孕妇,孕期及产后注射抗 D 免疫球蛋白可预防 Rh 血型不合的发生。

母儿血型不合(maternal-fetal blood group incompatibility)是指母体与胎儿之间因红细胞抗原不同而产生的同种异体免疫性疾病,发生在胎儿期和新生儿早期。妊娠 30 日起,胎儿红细胞开始表达抗原,胎儿红细胞进入母体的机会和数量随孕周增加,其中遗传自父亲的 50% 抗原成分可被母体免疫系统识别为外来物质。当胎儿红细胞进入母体的血液循环后,可诱导母体的免疫系统产生抗体,抗体通过胎盘进入胎儿血液循环系统,破坏胎儿红细胞,引起胎儿和新生儿溶血症(hemolytic disease of the fetus and newborn, HDFN)。

【病因】
人类红细胞抗原有多种亚型,但能引起母儿血型不合溶血性疾病的血型以 Rh 血型和 ABO 血型最为常见。虽然 ABO 血型不合的发生率很高,但宫内胎儿溶血的发生率很低,且病情较轻,妊娠期往往无须特别处理。Rh 血型不合虽少见,但会引起严重的 HDFN,是胎儿免疫性水肿的主要病因之一,故本节主要介绍 Rh 母儿血型不合。Rh 血型抗原是由 1 号染色体上 3 对紧密连锁的等位基因决定的,目前已经确定的 Rh 系统抗原多达 40 多个,但与临床关系密切、具有较大临床意义的主要有 5 个抗原,即 D、E、C、c 及 e。这 5 个抗原是 Rh 血型系统的主要抗原,其中 D 抗原最为重要,根据红细胞上 D 抗原的有无,可将红细胞分为 Rh 阳性或 Rh 阴性。

正常情况下胎儿红细胞不能通过胎盘,仅在妊娠或分娩期胎盘有破损时,绒毛血管内胎儿红细胞才可能进入母体。由于机体初次被抗原致敏的时间较长,产生的抗体以 IgM 为主,且自然界中极少存在与 Rh 抗原类似的物质致敏母体,因此 Rh 血型不合溶血病很少发生于初次妊娠。但当再次妊娠时已被致敏的母体可迅速产生能通过胎盘的 IgG 抗体,破坏胎儿红细胞,引起 HDFN。其他血型不合,如 MNS 血型不合等发病机制与 Rh 系统相近,发病率相对较低。

【临床表现】
Rh 血型不合溶血病的临床表现往往起病早、病情重、病程长,胎儿期可表现为贫血、心力衰竭、水肿甚至死胎等,新生儿期表现为贫血、溶血性黄疸和胆红素脑病等,严重者导致新生儿死亡。

【诊断】
母儿血型不合在妊娠期可根据病史、血型检测、Rh 抗体监测以及超声检查等进行临床诊断,但最终确诊仍需依靠新生儿期的检查。

1. 胎儿期诊断
(1)病史及血型:具有新生儿黄疸或水肿分娩史、流产史、早产史、胎死宫内史以及输血史的女性,备孕前建议夫妻双方进行血型和血型抗体检测。无高危因素的孕妇在初次产检时进行交叉血型检查。

(2)Rh 抗体监测:由母体间接 Coombs 抗体滴度评估 Rh 抗体效价。若 Rh 抗体效价>1∶32,胎儿发生溶血的风险较高。效价高低与胎儿发生溶血的严重程度并不一定呈正相关,还取决于胎盘对抗体通透屏障的作用和胎儿对溶血的耐受能力。

（3）超声检查：超声是评估胎儿贫血的有效手段。如超声提示胎儿腹腔积液、水肿、羊水过多，往往是胎儿严重贫血的表现。母儿血型不合的孕妇，多普勒超声检测胎儿 MCA-PSV 可用于筛查胎儿是否发生严重贫血。MCA-PSV＞1.5MoM 提示胎儿可能存在重度贫血。

（4）穿刺采样：如高度怀疑胎儿贫血，建议在给胎儿备血的前提下进行静脉穿刺，一旦确诊可及时进行宫内输血。

2. 新生儿期诊断 溶血性贫血的新生儿易出现皮肤苍白、水肿、心力衰竭等表现，并迅速出现黄疸，多数在 24～48 小时达高峰。新生儿娩出后，可通过检测血型、胆红素、直接 Coombs 试验、血清游离抗体和红细胞释放抗体等试验确诊母儿血型不合。另外，可通过检测外周血的血红蛋白、血细胞比容、网织红细胞及有核红细胞计数等了解溶血和贫血程度。

【**对母儿的影响**】

1. 对孕妇的影响 母儿血型不合时，可羊水过多，增加胎膜早破、早产、胎盘早剥、产后出血的风险。合并胎儿水肿时孕妇存在发生镜像综合征（mirror syndrome）、子痫前期等风险。

2. 对胎儿的影响 胎儿发生宫内贫血、心力衰竭，导致宫内死亡及发生远期神经系统损伤的风险等。

3. 对新生儿的影响 包括贫血、新生儿黄疸、胆红素脑病、死亡等。

【**处理**】

1. 妊娠期处理

（1）孕妇血浆置换：妊娠 20 周前发生过多次同种免疫性溶血导致胎死宫内的孕妇，为争取宫内输血的机会，可尝试在早孕期血浆置换，但其疗效尚待确定。

（2）胎儿宫内输血：妊娠 34～35 周前可对严重贫血胎儿进行宫内输血。目的是纠正贫血、避免胎儿水肿发生。

（3）终止妊娠：妊娠达 34 周并已完成促胎肺成熟后可考虑终止妊娠。分娩前建议启动输血科、新生儿重症监护科（NICU）等参与的多学科会诊，充分评估母儿风险并制订计划。

2. 新生儿观察和治疗 观察新生儿贫血、黄疸进展，是否合并有心力衰竭。症状较轻可采用非手术治疗，方法有光疗及选择性给予白蛋白、激素、保肝药、苯巴比妥钠、丙种球蛋白等治疗。严重贫血、黄疸的新生儿，可考虑输血或换血术。

【**预防**】

未致敏的 Rh 阴性血孕妇，注射抗 D 免疫球蛋白可预防 Rh 血型不合的发生。建议孕妇在孕 28 周及产后 72 小时内注射抗 D 免疫球蛋白。在异位妊娠、先兆流产、难免流产、介入性产前诊断等手术操作后也建议注射抗 D 免疫球蛋白。

（段 涛 孙路明）

思考题：

简述单绒毛膜性双胎妊娠的特殊并发症。

思考题解题思路

本章目标测试

本章思维导图

第十一章 | 胎儿附属物异常

胎儿附属物包括胎盘、胎膜、羊水和脐带,在胎儿生长发育过程中起重要作用,尤其胎盘是胎儿与母体"对话的窗口",若发生异常,对母儿危害较大。胎膜保护胎儿在宫内生长发育,胎膜早破与早产密切相关。正常妊娠时羊水的产生和吸收处于动态平衡中,若羊水的产生和吸收失衡,将导致羊水量异常。脐带是母儿间物质交换的通道,若发生异常,将对胎儿造成危害。

第一节 | 前置胎盘

【知识要点】
● 典型症状是妊娠晚期或临产后发生无诱因、无痛性反复阴道流血。
● 诊断首选阴道超声检查,怀疑合并胎盘植入时可行磁共振成像检查。
● 治疗的原则为抑制宫缩、纠正贫血和适时终止妊娠,根据前置胎盘类型决定分娩时机和方式。

妊娠 28 周以后,胎盘位置低于胎先露部,附着在子宫下段、下缘毗邻或覆盖宫颈内口称为前置胎盘(placenta previa)。为妊娠晚期阴道流血最常见的原因,也是妊娠期严重并发症之一。国外发病率为 0.3%~0.5%,国内报道为 0.24%~1.57%。

【病因】
病因尚不清楚,可能与下述因素有关。

1. **胎盘异常** 包括胎盘形态和大小异常。胎盘位置正常而副胎盘位于子宫下段接近宫颈内口;胎盘面积过大和膜状胎盘大而薄延伸至子宫下段;双胎较单胎妊娠前置胎盘的发生率高 1 倍。

2. **子宫内膜病变或损伤** 剖宫产、子宫手术史、多次流产刮宫史、产褥感染、盆腔炎等可引起子宫内膜炎或萎缩性病变。受精卵植入受损的子宫内膜,子宫蜕膜血管形成不良造成胎盘血供不足,为了摄取足够营养,胎盘延伸到子宫下段以增大面积。前次剖宫产手术瘢痕妨碍胎盘于妊娠晚期随着子宫峡部的伸展而上移等。

由于子宫下段蜕膜发育不良,胎盘绒毛穿透底蜕膜,侵入子宫肌层,发生胎盘植入性疾病(placenta accreta spectrum disorders,PAS)。前置胎盘是胎盘植入性疾病的常见高危因素。

3. **受精卵滋养层发育迟缓** 滋养层尚未发育到可以着床的阶段时,受精卵已达宫腔,继续下移,着床于子宫下段进而发育成前置胎盘。

4. **其他高危因素** 辅助生殖技术使用的促排卵药物,改变了体内性激素水平,由于受精卵的体外培养和人工植入,造成子宫内膜与胚胎发育不同步,人工植入时可诱发宫缩,导致其着床于子宫下段。子宫形态异常、吸烟、前置胎盘既往史等也与前置胎盘有关。

【分类】
按胎盘下缘与宫颈内口的关系,将前置胎盘分为 4 类:完全性前置胎盘、部分性前置胎盘、边缘性前置胎盘、低置胎盘(图 11-1)。

1. **完全性前置胎盘**(complete placenta previa) 或称中央性前置胎盘(central placenta previa),胎盘组织完全覆盖宫颈内口。

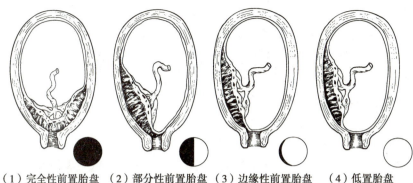

（1）完全性前置胎盘　（2）部分性前置胎盘　（3）边缘性前置胎盘　（4）低置胎盘

图 11-1　前置胎盘的类型

2. **部分性前置胎盘**（partial placenta previa）　胎盘组织覆盖部分宫颈内口。

3. **边缘性前置胎盘**（marginal placenta previa）　胎盘附着于子宫下段，下缘达到宫颈内口，但未超越宫颈内口。

4. **低置胎盘**（low-lying placenta）　胎盘附着于子宫下段，边缘距宫颈内口<2cm。

由于子宫下段的形成、宫颈管消失、宫口扩张等因素，胎盘边缘与宫颈内口的关系常随孕周的不同时期而改变。目前临床上以处理前最后一次检查结果来确定其分类。

【临床表现】

1. **症状**　典型症状为妊娠晚期或临产时发生无诱因、无痛性反复阴道流血。妊娠晚期子宫峡部拉长形成子宫下段，牵拉宫颈内口，宫颈管逐渐缩短；临产后规律宫缩使宫颈管消失成为软产道一部分。在子宫下段形成和宫颈口扩张时，附着于子宫下段及宫颈内口的胎盘前置部分伸展性差，与其附着处发生错位分离，血窦破裂出血。前置胎盘出血前一般无明显诱因，初次出血量较少，血液凝固出血可停止；但不排除有初次即发生致命性大出血而导致休克的可能性。由于子宫下段不断伸展，前置胎盘出血常频繁出现，出血量也增多。出血发生时间、出血量多少以及反复发生次数与前置胎盘类型有关。

2. **体征**　一般情况与出血量、出血速度密切相关，大量出血呈现面色苍白、脉搏细弱、四肢湿冷、血压下降等休克表现，反复出血表现为贫血貌。腹部检查：子宫软，无压痛，轮廓清楚，大小与孕周相符。由于胎盘占据子宫下段，影响胎先露部衔接入盆，故胎先露高浮，1/3 合并有胎位异常。反复出血或一次出血量过多可使胎儿缺氧，胎心异常甚至消失，严重者胎死宫内。当前置胎盘附着于子宫前壁时，可在耻骨联合上方闻及胎盘血流杂音。

【诊断】

1. **高危因素**　既往有多次流产史、宫腔操作史、产褥感染史、高龄、剖宫产史、多孕产次等。

2. **临床表现**

（1）症状：典型症状是妊娠晚期或临产时，发生无诱因、无痛性反复阴道流血。患者一般情况与出血量有关，大量出血呈现面色苍白、脉搏增快微弱、血压下降等休克表现。

（2）体征：子宫软，轮廓清楚，无压痛，子宫大小与孕周相符。胎位清楚，胎先露高浮或伴有胎位异常。若前置胎盘诊断明确，无须再行阴道检查。若必须通过阴道检查明确诊断或选择分娩方式时，可在输液、输血及做好紧急剖宫产的手术条件下进行。

3. **影像学检查**

（1）超声检查：可清楚显示子宫壁、胎盘、胎先露部及宫颈的位置，有助于确定前置胎盘类型。阴道超声检查能更准确地确定胎盘边缘和宫颈内口的关系，准确性明显高于腹部超声检查，故对怀疑胎盘位置异常的患者均推荐阴道超声检查。

超声诊断前置胎盘需注意孕周，胎盘覆盖宫腔的面积在妊娠中期约为 1/2，至妊娠晚期为 1/3 或 1/4。子宫下段的形成增加了宫颈内口与胎盘边缘之间的距离，原附着在子宫下段的胎盘可随宫体上移而改变为正常位置胎盘。妊娠中期超声检查发现胎盘前置者，不宜诊断为前置胎盘，而应称为胎盘前置状态。

（2）磁共振成像检查：怀疑合并胎盘植入性疾病者，有条件的医院可选择磁共振成像检查，以了解胎盘植入子宫肌层的深度，是否侵及膀胱、直肠或宫旁等。

【鉴别诊断】

前置胎盘应与胎盘早剥、胎盘边缘血窦破裂、脐带帆状附着、前置血管破裂、宫颈病变等产前出血疾病相鉴别。结合病史、临床表现及辅助检查，一般不难鉴别。

【对母儿的影响】

1. **产时及产后出血**　剖宫产时当子宫切口无法避开附着于前壁的胎盘，导致出血明显增多。胎儿娩出后，子宫下段肌组织菲薄，收缩力差，附着于此处的胎盘不易完全剥离，一旦剥离，因开放的血窦不易关闭，常发生产后出血，量多且不易控制。当前置胎盘合并胎盘植入性疾病时，更易发生产后出血。

2. **贫血及感染**　若孕期反复多次出血，可致贫血，细菌经阴道上行侵入靠近宫颈外口的胎盘剥离面，容易发生感染。

3. **围产儿预后不良**　治疗性早产率增加，低体重儿发生率和新生儿死亡率增高。出血量多可致胎儿窘迫，甚至发生胎死宫内或新生儿死亡。

【处理】

治疗原则是抑制宫缩、纠正贫血和适时终止妊娠。根据前置胎盘类型、出血程度、孕妇一般情况、妊娠周数、胎儿状况、是否临产等进行综合评估，给予相应临床处理。前置胎盘合并胎盘植入性疾病的患者应当在有救治条件的医院治疗。

1. **期待疗法**　目的是在保障母儿安全的前提下，尽量延长妊娠时间，提高胎儿存活率。适用于妊娠<36周、胎儿存活、一般情况良好、阴道流血量少、无须紧急分娩的孕妇。建议在有母儿抢救能力的医疗机构进行治疗，一旦有阴道流血，强调住院治疗的必要性，加强对母儿状况的监测及治疗。

（1）一般处理：应避免劳累、紧张、便秘、腹泻等诱发宫缩的因素；阴道流血期间减少活动量，注意休息，禁止直肠指检和不必要的阴道检查。密切观察阴道流血量，监护胎儿宫内状况；维持正常血容量，必要时输血。常规备血，做好急诊手术的准备。

（2）抑制宫缩：有早产风险的患者，可酌情给予宫缩抑制剂，防止因宫缩引起的进一步出血。

（3）纠正贫血：目标使血红蛋白含量≥110g/L，血细胞比容≥0.30，以增加母体储备。

（4）糖皮质激素：孕34周前有早产风险时，应促胎肺成熟。

2. **终止妊娠**

（1）指征：①出血量大甚至休克，为挽救孕妇生命，无须考虑胎儿情况，应立即终止妊娠；②出现胎儿窘迫等产科指征时，胎儿已可存活，可行急诊手术；③临产后诊断的前置胎盘，出血量较多，估计短时间内不能分娩者，也应终止妊娠；④无临床症状的前置胎盘根据类型决定分娩时机。完全性前置胎盘可于妊娠37周以上择期终止妊娠；部分性前置胎盘应根据胎盘遮盖宫颈内口的情况适时终止妊娠；边缘性前置胎盘可于38周及以上择期终止妊娠。有反复阴道流血史、合并胎盘植入性疾病或其他相关高危因素的前置胎盘孕妇，妊娠34~37周终止妊娠。

（2）手术管理：剖宫产术是前置胎盘终止妊娠的主要方式。手术应当由技术娴熟的医师实施，做好分级手术的管理。术前积极纠正贫血、预防感染及备血，做好处理产后出血和抢救新生儿的准备。参考产前超声检查及手术探查定位胎盘，子宫切口应尽量避开胎盘。胎儿娩出后，需加强宫缩。必要时采用局部缝合、子宫压迫缝合术、宫腔纱条填塞术、子宫动脉或髂内动脉结扎术、子宫动脉栓塞术等多种方法止血。若各项措施均无效，则与患者及家属充分沟通病情后实施子宫切除术。

在剖宫产术中发现子宫下段有局限性怒张血管，前置胎盘着床在前次剖宫产切口处，则应高度怀疑胎盘植入性疾病。应做好各种抢救产妇和新生儿的准备及并发症的处理。

（3）阴道分娩：仅适用于边缘性前置胎盘、低置胎盘、枕先露、阴道流血少，估计在短时间内能结束分娩者，在有条件的机构，备足血源的前提下，可在严密监测下行阴道试产。

【预防】

采取积极有效的避孕措施,避免多次人工流产及宫腔操作,预防感染。严格掌握剖宫产手术指征,降低剖宫产率。规范孕期检查,对前置胎盘做到早诊断并进行正确处理。

第二节 ｜ 胎盘早剥

【知识要点】

- 典型临床表现为妊娠20周后阴道流血、腹痛,可伴有子宫压痛,严重时出现失血性休克、DIC。
- 根据病史、临床表现、实验室检查结合超声检查诊断。
- 治疗原则为早期识别、纠正休克、及时终止妊娠、防治并发症。

胎盘早剥(placental abruption)指妊娠20周后正常位置的胎盘在胎儿娩出前,部分或全部从子宫壁剥离,发病率约为1%。属于妊娠晚期严重并发症,疾病发展迅猛,若处理不及时可危及母儿生命。

【病因】

确切发病机制不清,考虑与下述因素有关。

1. **血管病变**　妊娠期高血压疾病尤其是重度子痫前期、慢性高血压、慢性肾脏疾病或全身血管病变的孕妇,底蜕膜螺旋小动脉痉挛或硬化,引起远端毛细血管变性坏死甚至破裂出血,血液在底蜕膜与胎盘之间形成血肿,致使胎盘与子宫壁分离。此外,妊娠中、晚期或临产后,妊娠子宫压迫下腔静脉,回心血量减少,血压下降,子宫静脉淤血,静脉压突然升高,蜕膜静脉床淤血或破裂,形成胎盘后血肿,导致胎盘与子宫壁部分或全部剥离。

2. **机械性因素**　外伤尤其是腹部钝性创伤会导致子宫突然拉伸或收缩而诱发胎盘早剥。一般发生于外伤后24小时之内。

3. **宫腔内压力骤减**　未足月胎膜早破;双胎妊娠分娩时,第一胎儿娩出过快;羊水过多时,人工破膜后羊水流出过快,宫腔内压力骤减,子宫骤然收缩,胎盘与子宫壁发生错位而剥离。

4. **其他因素**　高龄多产、有胎盘早剥史的孕妇再发胎盘早剥的风险明显增高。此外,其他一些因素还包括吸烟、吸毒、绒毛膜羊膜炎、接受辅助生殖技术助孕、有血栓形成倾向等。

【病理及病理生理变化】

主要为底蜕膜出血、形成血肿,使该处胎盘自子宫壁剥离。如剥离面积小,血液易凝固而出血停止,临床可无症状或症状轻微。如继续出血,胎盘剥离面也随之扩大,形成较大胎盘后血肿,血液可冲开胎盘边缘及胎膜经宫颈管流出,称为显性剥离(revealed abruption)。如胎盘边缘或胎膜与子宫壁未剥离,或胎头进入骨盆入口压迫胎盘下缘,使血液积聚于胎盘与子宫壁之间而不能外流,故无阴道流血表现,称为隐性剥离(concealed abruption)(图11-2)。

当隐性剥离内出血急剧增多时,胎盘后血液积聚于胎盘与子宫壁之间,压力不断增加,血液浸入子宫肌层,引起肌纤维分离、断裂乃至变性。血液浸入浆膜层时,子宫表面呈现紫蓝色瘀斑,以胎盘附着处明显,称为子宫胎盘卒中(uteroplacental apoplexy),又称为库弗莱尔子宫(Couvelaire uterus)。血液还可渗入卵巢生发上皮下、输卵管系膜、子宫阔韧带内。大量组织凝血活酶从剥离处的胎盘绒毛和蜕膜中释放进入母体血液循环,激活凝血系统并影响血供,导致多器官功能障碍。随着促凝物质不断入

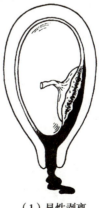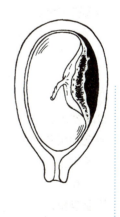

（1）显性剥离　　　（2）隐性剥离

图 11-2　胎盘早剥的类型

血,激活纤维蛋白溶解系统,产生大量的纤维蛋白原降解产物(FDP),引起继发性纤溶亢进。大量凝血因子消耗,最终导致凝血功能障碍。

【临床表现及分级】

典型临床表现是阴道流血、腹痛,可伴有子宫张力增高和子宫压痛,尤以胎盘剥离处最明显。阴道流血特征为陈旧不凝血,但出血量往往与疼痛程度、胎盘剥离程度不一定符合,尤其是后壁胎盘的隐性剥离。早期通常以胎心率异常为首发变化,宫缩间歇期子宫呈高张状态,胎位触诊不清。严重时子宫呈板状,压痛明显,胎心率改变或消失,甚至出现恶心、呕吐、出汗、面色苍白、脉搏细弱、血压下降等休克征象。

在临床上推荐按照胎盘早剥分级标准评估病情的严重程度,见表11-1。

表 11-1　胎盘早剥的分级标准

分级	临床特征
0 级	胎盘母体面有小凝血块,无症状,分娩后回顾性诊断
1 级	无阴道流血或少量阴道流血;子宫轻压痛;产妇无休克;无胎儿窘迫
2 级	无阴道流血至中等量阴道流血;子宫强直性收缩,有明显压痛;产妇无休克;胎儿窘迫
3 级	无阴道流血至大量阴道流血;子宫强直性收缩,触诊呈板状;产妇休克;胎儿死亡;1/3 的病例有凝血功能异常

注:0级或1级胎盘早剥常与胎盘部分剥离或边缘剥离有关,而2级或3级则与胎盘完全剥离或中心处的剥离有关。

【辅助检查】

1. **超声检查**　可协助了解胎盘的部位及胎盘早剥的类型,并可明确胎儿大小及存活情况。典型的声像图显示胎盘与子宫壁之间出现边缘不清楚的液性低回声区即为胎盘后血肿,胎盘异常增厚或胎盘边缘"圆形"裂开。需要注意的是,超声检查阴性结果不能完全排除胎盘早剥,尤其是胎盘附着在子宫后壁时。

2. **电子胎心监护**　协助判断胎儿的宫内状况,电子胎心监护可出现胎心基线变异消失、变异减速、晚期减速、正弦波形及胎儿心动过缓等。

3. **实验室检查**　包括全血细胞计数、血小板计数、凝血功能、肝肾功能及血电解质检查等。3 级患者应检测肾功能和血气分析,DIC 筛选试验结果可疑者进一步做纤溶确诊试验(包括凝血酶时间、优球蛋白溶解时间和血浆鱼精蛋白副凝试验)。血纤维蛋白原<250mg/dl 为异常,如果<150mg/dl 对凝血功能障碍有诊断意义。情况紧急时,可抽取肘静脉血 2ml 放入干燥试管中,7 分钟后若无血块形成或形成易碎的软凝血块,提示凝血功能障碍。

【诊断与鉴别诊断】

依据病史、症状、体征,结合实验室检查及超声检查等结果,不难作出临床诊断。怀疑有胎盘早剥时,应当在腹部体表画出子宫底高度,以便观察。0 级和 1 级临床表现不典型,通过超声检查辅助诊断,并需要与前置胎盘相鉴别。应密切关注症状以及凝血功能的变化。2 级及 3 级胎盘早剥症状与体征比较典型,诊断较容易,主要与先兆子宫破裂相鉴别。

【并发症】

1. **胎儿窘迫或死胎**　如胎盘早剥面积大,出血多,胎儿可因缺血缺氧发生胎儿窘迫或死亡。

2. **弥散性血管内凝血(DIC)**　胎盘早剥是妊娠期发生凝血功能障碍最常见的原因。DIC 的临床表现为皮肤、黏膜及注射部位出血,阴道流血不凝或凝血块较软,甚至发生血尿、咯血和呕血。一旦发生 DIC,病死率较高,应积极预防。

3. **失血性休克**　无论显性或隐性剥离,出血量多时可致休克。发生子宫胎盘卒中时,子宫肌层收缩受影响可致严重产后出血,凝血功能障碍也是导致出血的原因,若并发 DIC,产后出血难以纠正,引起休克、多器官功能衰竭、垂体及肾上腺皮质坏死,导致希恩综合征(Sheehan syndrome)的发生。

4. **急性肾衰竭**　胎盘早剥大量出血使肾脏灌注严重受损,导致肾皮质或肾小管缺血坏死。

5. 羊水栓塞 胎盘早剥时羊水可经剥离面开放的子宫血管进入母体血液循环,触发羊水栓塞。

【对母儿的影响】

胎盘早剥对母胎影响极大。剖宫产率、贫血发生率、产后出血率、DIC 发生率均升高。由于胎盘早剥出血引起胎儿急性缺氧,新生儿窒息率、早产率、死胎率明显升高,围产儿死亡率约为 11.9%,是无胎盘早剥者的 25 倍。更为严重的是,胎盘早剥新生儿还可遗留显著神经系统发育缺陷等后遗症。

【治疗】

胎盘早剥严重危及母儿生命,母儿的预后取决于处理是否及时与恰当。治疗原则为早期识别、纠正休克、及时终止妊娠、防治并发症。

1. 纠正休克 监测孕妇生命体征,积极输血、迅速补充血容量及凝血因子,维持全身血液循环系统稳定。依据血红蛋白量决定输注血制品的类型,包括红细胞、血浆、血小板、冷沉淀等。有 DIC 表现者尽早纠正其凝血功能障碍。应使血细胞比容>0.30,血红蛋白维持在 100g/L,尿量>30ml/h。

2. 监测胎儿宫内情况 连续监测胎心以判断胎儿宫内情况。有外伤史的孕妇,疑有胎盘早剥时,应连续胎心监护,以早期发现胎盘早剥。

3. 及时终止妊娠 一旦确诊 2、3 级胎盘早剥应及时终止妊娠。根据孕妇病情轻重、胎儿宫内状况、产程进展、胎产式等,决定终止妊娠的方式。

(1)阴道分娩:适用于 0～1 级患者,一般情况良好,病情较轻,以外出血为主,宫口已扩张,估计短时间内可结束分娩。可采用人工破膜使羊水缓慢流出,缩小子宫容积,必要时静脉滴注缩宫素缩短第二产程。产程中应密切观察心率、血压、宫底高度、阴道流血量以及胎儿宫内状况,发现异常征象,应行剖宫产术。

孕 20～34 周合并 1 级胎盘早剥的孕妇,胎儿宫内状况良好,尽可能保守治疗延长孕周,孕 34 周前应用糖皮质激素促进胎肺成熟。注意密切监测胎盘早剥情况,一旦出现明显阴道流血、子宫张力高、凝血功能障碍及胎儿窘迫时应立即终止妊娠。

(2)剖宫产术:①1 级胎盘早剥,出现胎儿窘迫征象者;②2 级胎盘早剥,不能在短时间内结束分娩者;③3 级胎盘早剥,产妇病情恶化,胎死宫内,不能立即分娩者;④破膜后产程无进展者;⑤产妇病情急剧加重危及生命时,不论胎儿是否存活,均应立即行剖宫产术。剖宫产术取出胎儿与胎盘后,立即注射宫缩剂,人工剥离胎盘的同时应促进子宫收缩。发现有子宫胎盘卒中时,可边按摩子宫,边用热盐水纱垫湿热敷子宫,多数子宫收缩转佳,出血量减少。若发生 DIC 以及难以控制的大量出血,应快速输血、补充凝血因子,必要时行子宫切除术。

4. 并发症的处理

(1)产后出血:胎儿娩出后应立即给予子宫收缩药物,如缩宫素、前列腺素制剂、麦角新碱等;胎儿娩出后,促进胎盘剥离。注意预防 DIC 的发生。若有不能控制的子宫出血或血不凝、凝血块较软,应按凝血功能障碍处理。另外,可采用子宫压迫止血、动脉结扎、动脉栓塞、子宫切除等手段控制出血。

(2)凝血功能障碍:迅速终止妊娠、阻断促凝物质继续进入孕妇血液循环,同时纠正凝血机制障碍,如补充血容量和凝血因子,及时、足量输入同等比例的红细胞悬液、血浆和血小板。也可酌情输入冷沉淀,补充纤维蛋白原。

(3)肾衰竭:若患者尿量<30ml/h 或无尿(<100ml/24h),提示血容量不足,应及时补充血容量;若尿量<17ml/h,在血容量已补足基础上可给予呋塞米 20～40mg 静脉注射,必要时重复用药。注意维持电解质及酸碱平衡。经过上述处理后,短期内尿量不增且血清尿素氮、肌酐、血钾进行性升高,二氧化碳结合力下降,提示肾衰竭可能性大。出现尿毒症时,应及时行血液透析治疗。

【预防】

健全孕产妇三级保健制度,对子痫前期、慢性高血压、肾脏疾病孕妇,应加强妊娠期管理并积极治疗;指导孕妇养成良好的生活习惯;预防宫内感染;避免腹部外伤;对于臀位有相关高危因素孕妇,不主张行外倒转术;行外倒转术纠正胎位时,动作应轻柔;羊膜腔穿刺应在超声引导下进行,尽量避开胎盘等;妊娠晚期或分娩期,应鼓励孕妇做适量的活动,避免长时间仰卧;应在宫缩间歇期进行人工破膜,减缓羊水流出的速度。

第三节　胎盘植入性疾病

【知识要点】

● 胎盘植入性疾病是胎盘绒毛异常侵及部分或全部子宫肌层的一组疾病。

● 影像学检查是判断胎盘植入性疾病的主要方法,首选彩色多普勒超声检查。

● 分娩前诊断主要依据高危因素结合超声和/或磁共振成像检查,确诊根据手术中或分娩时所见或分娩后的病理学诊断。

　　胎盘植入性疾病(placenta accreta spectrum disorders,PAS)是指胎盘绒毛异常侵及部分或全部子宫肌层的一组疾病。

　　根据胎盘绒毛侵入子宫肌层深度分为:①胎盘粘连(placenta accreta),胎盘绒毛黏附于子宫肌层表面;②胎盘植入(placenta increta),胎盘绒毛深入子宫肌壁间;③穿透性胎盘植入(placenta percreta),胎盘绒毛穿过子宫肌层到达或超过子宫浆膜面(图 11-3)。也可根据植入面积分成完全性胎盘植入和部分性胎盘植入。

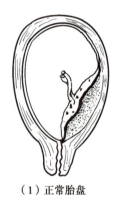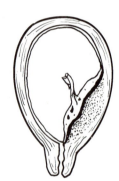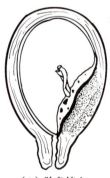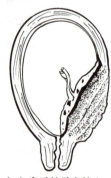

（1）正常胎盘　　　　（2）胎盘粘连　　　　（3）胎盘植入　　　　（4）穿透性胎盘植入

图 11-3　胎盘植入性疾病的分类

　　胎盘植入性疾病可引起严重产后出血、失血性休克,以致子宫切除,严重者甚至导致患者死亡,其产褥感染的发生率也增高。常见的高危因素为前置胎盘、剖宫产史、子宫肌瘤切除术史、子宫穿孔史、胎盘植入史、多次流产史、高龄妊娠等。

【临床表现与诊断】

　　无典型临床表现,可因合并前置胎盘发生阴道流血。临床诊断主要依据高危因素结合超声和/或磁共振成像检查,确诊需根据手术中或分娩时所见或分娩后的病理学诊断。

　　1. 临床表现　　主要表现为胎儿娩出后超过 30 分钟,胎盘仍不能自行剥离,伴或不伴阴道流血,行徒手取胎盘时剥离困难或发现胎盘与子宫壁粘连紧密无缝隙;或行剖宫产时发现胎盘植入,甚至穿透子宫肌层。

　　2. 影像学检查　　彩色多普勒超声检查是判断胎盘位置及胎盘植入最常用的方法。超声可提示胎盘部位正常结构紊乱、弥漫性或局灶性胎盘实质内腔隙血流、胎盘后方正常低回声区变薄或消失、子宫浆膜-膀胱交界处血管丰富。磁共振成像多用于评估子宫后壁的胎盘植入、胎盘侵入子宫肌层的深度、宫旁组织和膀胱受累程度,以及临床上高度疑诊、但超声不能确诊者。

【处理】

胎盘植入性疾病是导致产前、产后出血的重要原因,妊娠期间诊断胎盘植入性疾病者,应充分告知患者不良妊娠结局发生风险,不具备随访、处置条件的医院,应尽快转诊。建立多学科团队管理及救治,良好的监测设施和技能培训可改善患者妊娠结局。

1. 产前处理 预防及纠正贫血,适当增加超声检查次数,以评估胎盘位置、胎盘植入深度及胎儿发育情况。

2. 分娩时机 病情稳定者孕34~37周终止妊娠。若病情严重危及母胎生命,无论孕周大小,均需考虑立即终止妊娠。

3. 分娩方式 胎盘植入患者常进行计划分娩,多以剖宫产终止妊娠,非前置胎盘的患者无剖宫产指征可经阴道试产。

(1)剖宫产术前评估:建立多学科诊疗团队,血液制品、手术物品等应做好充分准备。

(2)手术方式:子宫切口依胎盘附着位置而定,原则上应避开胎盘或胎盘主体部分。术中可采用多样化止血措施,术后需预防性应用抗菌药物。视术中情况与手术进程制定最佳处理方案。若行胎盘原位保留需慎重。

第四节 | 胎膜早破

【知识要点】

● 临产前发生的胎膜破裂为胎膜早破,其主要原因是生殖道感染。

● 足月胎膜早破应及时终止妊娠。

● 未足月胎膜早破应根据孕周、母胎状况、当地新生儿救治水平及孕妇和家属的意愿进行综合决策。

临产前胎膜自然破裂称为胎膜早破(premature rupture of membranes,PROM)。妊娠≥37周发生者称为足月胎膜早破;<37周发生者称为未足月胎膜早破(preterm premature rupture of membranes,PPROM)。未足月胎膜早破是早产的主要原因之一,胎膜早破孕周越小,围产儿预后越差。单胎妊娠PPROM发生率为2%~4%,双胎妊娠PPROM发生率为7%~20%。

【病因】

引起胎膜早破有以下常见因素。

1. 生殖道感染 是胎膜早破的主要原因。常见病原体如厌氧菌、衣原体、B族链球菌(group B streptococcus,GBS)和淋病奈瑟球菌等上行侵袭宫颈内口局部胎膜,使胎膜局部张力下降而导致胎膜早破。

2. 羊膜腔压力升高 宫腔压力过高如双胎妊娠、羊水过多、巨大胎儿等。

3. 胎膜受力不均 胎位异常、头盆不称等可使胎先露部不能衔接,前羊膜囊所受压力不均;宫颈机能不全时,前羊膜囊楔入宫颈,胎膜受压不均致胎膜早破。

4. 创伤 羊膜腔穿刺不当、性生活刺激、撞击腹部等均可引起胎膜早破。

5. 营养因素 孕妇铜、锌及维生素等缺乏,影响胎膜的胶原纤维、弹力纤维合成,胎膜抗张能力下降,易引起胎膜早破。

6. 其他 PPROM病史、妊娠中晚期出血、宫颈长度缩短、体重指数低、吸烟和吸毒等也是胎膜早破的危险因素。

【临床表现】

典型症状是孕妇突感较多液体自阴道流出,增加腹压时阴道流液量增多。足月胎膜早破阴道检查触不到前羊膜囊,上推胎先露时阴道流液量增多,有时可见胎脂和胎粪。少量间断不能自控的阴道流液需与尿失禁、阴道炎溢液进行鉴别。

【诊断】

1. 胎膜早破的诊断

（1）临床表现：孕妇主诉阴道流液或外阴湿润等临床表现。

（2）辅助检查：①窥器检查可见液体自宫颈口内流出或后穹隆有液池形成。②超声检查发现羊水量较破膜前减少。③阴道液 pH 测定。阴道分泌物的正常 pH 为 3.8～4.5，羊水 pH 为 7.1～7.3，阴道液 pH≥6.5 时支持胎膜早破的诊断，但血液、尿液、宫颈黏液、精液及细菌污染可出现假阳性。④阴道液涂片检查（ferning 试验）。阴道后穹隆积液涂片见到羊齿状结晶。⑤宫颈阴道液生化检查。胰岛素样生长因子结合蛋白 -1（insulin like growth factor binding protein-1，IGFBP-1）检测；可溶性细胞间黏附分子 -1（soluble intercellular adhesion molecule-1，sICAM-1）检测；胎盘 α 微球蛋白 -1（placental alpha microglobulin-1，PAMG-1）检测。以上生化指标检测诊断 PROM 均具有较高的灵敏度及特异度，且不受精液、尿液、血液或阴道感染的影响。

2. 绒毛膜羊膜炎的诊断

（1）临床表现：①母体体温≥38℃；②阴道分泌物异味；③胎心率增快（胎心率基线≥160 次 / 分）或母体心率增快（心率≥100 次 / 分）；④母体外周血白细胞计数≥15×10^9/L；⑤子宫呈激惹状态、宫体有压痛。母体体温升高的同时伴有上述②～⑤任何一项表现可考虑绒毛膜羊膜炎，但应注意排除其他感染性疾病。

（2）胎盘、胎膜或脐带组织病理检查：结果提示感染或炎症，有助于绒毛膜羊膜炎的诊断。

【对母儿的影响】

1. 对母体的影响　①感染：宫内感染的风险随破膜时间延长和羊水量减少程度而增加；②胎盘早剥：胎膜早破后宫腔压力改变，容易发生胎盘早剥；③剖宫产率增加：羊水减少致使脐带受压、宫缩不协调、胎儿窘迫等需要终止妊娠时引产不易成功，导致剖宫产率增加。

2. 对围产儿的影响　①早产：PPROM 是早产的主要原因之一，早产儿的预后与胎膜早破的发生及分娩的孕周密切相关；②感染：并发绒毛膜羊膜炎时，易引起新生儿吸入性肺炎、颅内感染及败血症等；③脐带脱垂和受压：羊水过多及胎先露未衔接者胎膜破裂时脐带脱垂的风险增高，继发羊水减少，脐带受压，可致胎儿窘迫；④胎肺发育不良及胎儿受压：破膜时孕周越小，胎肺发育不良风险越高，羊水过少程度重、时间长，可出现胎儿受压表现，胎儿骨骼发育异常如铲形手、弓形腿及胎体粘连等。

【处理】

一旦诊断胎膜早破，首先应评估母儿状态，排除感染（绒毛膜羊膜炎）、胎盘早剥、胎儿窘迫、胎位异常等情况。

1. 足月胎膜早破　随着破膜时间延长，宫内感染风险增加，破膜超过 12 小时应预防性应用抗菌药物，同时尽量避免频繁阴道检查。若无明确剖宫产指征，宜在破膜后 2～12 小时积极引产。宫颈成熟的孕妇，首选缩宫素引产。宫颈不成熟且无阴道分娩禁忌证者，可应用前列腺素制剂促宫颈成熟，试产过程中应严密监测母胎情况。有明确剖宫产指征时宜行剖宫产终止妊娠。

2. 未足月胎膜早破　应根据孕周、母胎状况、当地新生儿救治水平及孕妇和家属的意愿进行综合决策；如果终止妊娠的益处大于期待治疗，则应考虑终止妊娠。

（1）终止妊娠的时机：①妊娠<24 周的 PPROM，由于胎儿存活率极低、母胎感染风险大，以引产为宜。②妊娠 24～27 周的 PPROM，可根据孕妇及家属意愿，新生儿抢救能力等决定是否引产。如要求期待治疗者，应充分告知期待治疗过程中的风险，慎重抉择。③妊娠 28～33 周无继续妊娠禁忌证（如感染、胎盘早剥、脐带脱垂或胎儿窘迫等），建议在密切监测下期待治疗。④妊娠 34～36 周的近足月 PPROM 孕妇，可个体化处理。一般建议终止妊娠，如采用期待治疗，应权衡母胎利弊，并严密监测，且不再使用宫缩抑制剂，期待治疗不应超过妊娠 37 周。若 GBS 筛查阳性不建议期待治疗。明确诊断的绒毛膜羊膜炎、胎儿窘迫、胎盘早剥等不宜继续妊娠，需要引产或剖宫终止妊娠。

（2）期待治疗具体内容：①一般处理与监测：保持外阴清洁，避免不必要的宫颈指检，动态监测体温、宫缩、母胎心率、阴道流液量和性状,定期复查血常规、羊水量、胎心监护和超声检查等,确定有无绒毛膜羊膜炎、胎儿窘迫和胎盘早剥等并发症。②促胎肺成熟:妊娠<34周者应给予地塞米松或倍他米松肌内注射,促进胎肺成熟。③预防感染:应及时预防性应用抗菌药物(如青霉素类、大环内酯类),可有效延长孕周,降低绒毛膜羊膜炎和新生儿感染的发生率。通常5~7日为1个疗程。GBS检测阳性者,青霉素为首选药物。④抑制宫缩:妊娠<34周者,给予宫缩抑制剂48小时,配合完成糖皮质激素的促胎肺成熟治疗并宫内转运至有新生儿ICU的医院。如有感染或胎盘早剥的迹象,应避免使用。⑤胎儿脑神经的保护。妊娠<34周前有早产风险者,给予硫酸镁静脉滴注,预防早产儿脑瘫发生。

(3)分娩方式:需综合考虑孕周、早产儿存活率、是否存在羊水过少和绒毛膜羊膜炎、胎儿能否耐受宫缩、胎方位等因素。无明确的剖宫产指征时应阴道试产。阴道分娩时不必常规会阴切开,不主张预防性产钳助产。有剖宫产指征时,选择剖宫产终止妊娠。分娩时应做好新生儿复苏的准备,分娩后采集胎盘和胎膜组织,进行病理检查,可疑或明确绒毛膜羊膜炎时,可行羊水和新生儿耳拭子培养。

【预防】

加强围产期卫生宣教与指导,积极预防和治疗生殖道感染。避免突然腹压增加。补充足量的维生素、钙、铜及锌等营养素。宫颈机能不全者可行宫颈环扎术。

第五节 | 羊水量异常

【知识要点】

- 超声检查最大羊水池深度≥8cm或羊水指数≥25cm可诊断羊水过多,与胎儿结构异常、多胎妊娠、妊娠期糖尿病等有关。
- 超声检查最大羊水池深度≤2cm或羊水指数≤5cm可诊断羊水过少,与胎儿结构异常、胎盘功能障碍等有关。
- 治疗取决于胎儿结构有无异常、孕周及孕妇自觉症状的严重程度。

正常妊娠时羊水的产生与吸收处于动态平衡中。若羊水产生和吸收失衡,将导致羊水量异常。羊水量异常不仅可预示潜在的母胎合并症及并发症,也可直接危害围产儿安全。

一、羊水过多

妊娠期间羊水量超过2 000ml,称为羊水过多(polyhydramnios)。发生率为0.5%~1%。羊水量在数日内急剧增多,称为急性羊水过多;在数周内缓慢增多,称为慢性羊水过多。

【病因】

在羊水过多的孕妇中,约1/3原因不明,称为特发性羊水过多。明显的羊水过多可能与胎儿结构异常、妊娠合并症和并发症等因素有关。

1. 胎儿疾病 包括胎儿结构异常、胎儿肿瘤、神经肌肉发育不良、代谢性疾病、染色体或遗传基因异常等。明显的羊水过多常伴有胎儿结构异常,以神经系统和消化道异常最常见。神经系统异常主要是无脑儿、脊柱裂等神经管缺陷。神经管缺陷因脑脊膜暴露,脉络膜组织增殖,渗出液增加,抗利尿激素缺乏,导致尿量增多;中枢吞咽功能异常,胎儿无吞咽反射,导致羊水产生增加和吸收减少。消化道结构异常主要是食管及十二指肠闭锁,使胎儿不能吞咽羊水,导致羊水积聚而发生羊水过多。羊水过多的原因还有腹壁缺陷、膈疝、心脏结构异常、先天性胸腹腔囊腺瘤、胎儿脊柱畸胎瘤等异常,以及新生儿先天性醛固酮增多症(Bartter综合征)等代谢性疾病。18-三体、21-三体、13-三体胎儿出现吞咽羊水障碍,也可引起羊水过多。

2. 多胎妊娠 双胎妊娠羊水过多的发生率约为10%,是单胎妊娠的10倍,以单绒毛膜性双胎居多,还可能并发双胎输血综合征,两个胎儿间的血液循环相互沟通,受血胎儿的循环血量多,尿量增加,导致羊水过多。

3. 胎盘脐带病变 胎盘绒毛膜血管瘤直径>1cm 时,15%～30% 合并羊水过多。巨大胎盘、脐带帆状附着也可导致羊水过多。

4. 妊娠合并症 妊娠期糖尿病患者羊水过多的发病率为 13%～36%。母体高血糖致胎儿血糖增高,产生高渗性利尿,并使胎盘胎膜渗出增加,导致羊水过多。母儿 Rh 血型不合,胎儿免疫性水肿、胎盘绒毛水肿影响液体交换可导致羊水过多。

【临床表现与诊断】

1. 临床表现

(1)急性羊水过多:较少见。多发生在妊娠 20～24 周。羊水迅速增多,子宫于数日内明显增大,因腹压增加而产生一系列压迫症状。孕妇自觉腹部胀痛,行动不便,表情痛苦,因膈肌抬高,胸部受到挤压,出现呼吸困难,甚至发绀,不能平卧。检查见腹壁皮肤紧绷发亮,严重者皮肤变薄,皮下静脉清晰可见。巨大的子宫压迫下腔静脉,影响静脉回流,出现下肢及外阴部水肿或静脉曲张。子宫明显大于妊娠月份,因腹部张力过高,胎位不清,胎心遥远或听不清。

(2)慢性羊水过多:较多见,多发生在妊娠晚期。数周内羊水缓慢增多,症状较缓和,孕妇多能适应,仅感腹部增大较快,临床上无明显不适或仅出现轻微压迫症状,如胸闷、气短,但能忍受。产检时宫高及腹围增加过快,测量宫底高度及腹围大于同期孕周,腹壁皮肤发亮、变薄。触诊时感觉子宫张力大,有液体震颤感,胎位不清,胎心遥远。四步触诊时,测量宫高大于孕龄或者胎儿触诊困难或有胎儿漂浮感,要考虑羊水过多可能性。

2. 辅助检查

(1)超声检查:是重要的辅助检查方法,不仅能测量羊水量,还可了解胎儿情况,如无脑儿、脊柱裂、胎儿水肿及双胎等。超声诊断羊水量异常的指标包括最大羊水池深度(deepest vertical pocket,DVP)和羊水指数(amniotic fluid index,AFI)。DVP 正常值为 2～8cm,AFI 正常范围为 8～25cm。DVP≥8cm 或 AFI≥25cm 诊断为羊水过多。也有认为以 AFI 大于该孕周的 3 个标准差或大于第 97.5 百分位数为诊断标准较为恰当。

(2)胎儿疾病检查:部分染色体异常胎儿可伴有羊水过多。羊水过多的孕妇,除超声排除结构异常外,可取羊水或脐血中胎儿细胞进行细胞或分子遗传学的检查,了解胎儿染色体数目、结构有无异常,还可以检测是否有染色体的微小缺失或重复。通过超声测量胎儿大脑中动脉收缩期峰值流速来预测有无合并胎儿贫血。另外,用 PCR 检测胎儿是否感染人类细小病毒 B19、梅毒螺旋体、弓形虫、单纯疱疹病毒、风疹病毒、巨细胞病毒等。但是,羊水过多孕妇进行羊水穿刺一定要告知有胎膜破裂的风险,由于羊水量多,羊膜腔张力过高,穿刺可能导致胎膜破裂而引起流产或早产。

(3)其他检查:母体糖耐量试验,Rh 血型不合者检测母体血型抗体的滴度。

【对母儿的影响】

1. 对母体的影响 一般很少有自觉症状,当羊水过多程度重或发展迅速时,可因子宫过度膨胀造成压力过高及压迫邻近脏器而引起症状,可出现类似腹腔间室综合征的表现,严重时可引起孕妇心力衰竭。子宫张力过高,除容易发生胎膜早破、早产外,还可发生胎盘早剥。子宫肌纤维伸展过度可致产后子宫收缩乏力,产后出血发生率明显增加。

2. 对胎儿的影响 胎位异常、胎儿窘迫、早产增多。破膜时羊水流出过快可导致脐带脱垂。羊水过多的程度越重,围产儿的死亡率越高。妊娠中期重度羊水过多的围产儿病死率超过 50%。

【处理】

取决于胎儿有无合并的结构异常及遗传性疾病、孕周大小及孕妇自觉症状的严重程度。

1. 羊水过多合并胎儿结构异常 如为严重的胎儿结构异常,应及时终止妊娠;非严重胎儿结构异常,应评估胎儿情况及预后,以及当前新生儿外科救治技术,并与孕妇及家属充分沟通后决定处理方法。合并母儿血型不合的溶血胎儿,应在有条件的胎儿医学中心行宫内输血治疗。

2. **羊水过多合并正常胎儿**　应寻找病因,治疗原发病。前列腺素合成酶抑制剂(如吲哚美辛)有抗利尿作用,可抑制胎儿排尿使羊水量减少。用药期间每周一次超声监测羊水量。由于吲哚美辛可使胎儿动脉导管闭合,不宜长时间应用,妊娠>32周者也不宜使用。不推荐仅为减少羊水量而使用吲哚美辛。

自觉症状轻者,注意休息,取侧卧位以改善子宫胎盘循环,需要时给予镇静剂。每周复查超声以便了解羊水指数及胎儿生长情况。自觉症状严重者,可经腹羊膜腔穿刺放出适量羊水,缓解压迫症状,必要时利用放出的羊水了解胎肺成熟度。放羊水时应密切观察孕妇血压、心率及呼吸变化,监测胎心,酌情给予镇静剂和抑制子宫收缩药物,预防早产。有必要时3~4周后可再次放羊水,以降低宫腔内压力。

羊水量反复增长,自觉症状严重者,妊娠≥34周,胎肺已成熟,可终止妊娠;如胎肺未成熟,可给予地塞米松促胎肺成熟治疗后再考虑终止妊娠。

3. **分娩时的处理**　应警惕脐带脱垂和胎盘早剥的发生。若破膜后子宫收缩乏力,可静脉滴注缩宫素加强宫缩,密切观察产程。胎儿娩出后及时应用宫缩剂,预防产后出血发生。

二、羊水过少

妊娠晚期羊水量少于300ml者,称为羊水过少(oligohydramnios)。羊水过少的发生率为0.4%~4%。羊水过少严重影响围产儿预后,与不良妊娠结局有关。

【病因】

羊水过少主要与羊水产生减少或羊水外漏增加有关。部分羊水过少原因不明。常见原因有以下几种。

1. **胎儿结构异常**　以胎儿泌尿系统结构异常为主,如Meckel-Gruber综合征、Prune-Belly综合征、胎儿肾缺如(如Potter综合征)、肾小管发育不全、输尿管或尿道梗阻、膀胱外翻等引起少尿或无尿,导致羊水过少。染色体异常、脐膨出、膈疝、法洛四联症、水囊状淋巴管瘤(cystic hygroma)、小头畸形、甲状腺功能减退等也可引起羊水过少。

2. **胎盘功能障碍**　过期妊娠、胎盘退行性变可导致胎盘功能障碍,子宫胎盘灌注减少。胎儿生长受限、胎儿慢性缺氧引起胎儿血液重新分配,为保障胎儿脑和心脏血供,肾血流量减少,胎儿尿生成减少,导致羊水过少。

3. **羊膜病变**　某些原因不明的羊水过少与羊膜通透性改变、炎症以及宫内感染有关。胎膜破裂,羊水外漏速度超过羊水生成速度,可导致羊水过少。

4. **母体因素**　妊娠期高血压疾病可致胎盘血流减少。孕妇脱水、血容量不足时,孕妇血浆渗透压增高,使胎儿血浆渗透压相应增高,尿液形成减少。孕妇服用某些药物,如前列腺素合成酶抑制剂、血管紧张素转换酶抑制剂等有抗利尿作用,使用时间过长,可发生羊水过少。一些免疫性疾病如系统性红斑狼疮、干燥综合征、抗磷脂综合征等,也可导致羊水过少。

【临床表现与诊断】

1. **临床表现**　羊水过少的临床症状多不典型。多伴有胎儿生长受限,孕妇自我感觉腹部较其他孕妇小,有时候孕妇于胎动时感腹部不适,胎盘功能障碍时常伴有胎动减少。检查见宫高腹围较同期孕周小,合并胎儿生长受限时更明显,有子宫紧裹胎儿感。子宫敏感,轻微刺激易引发宫缩。临产后阵痛明显,且宫缩多不协调。胎膜破裂者,阴道漏出清亮或者血性液体,或者孕妇内裤变湿等。阴道检查时,发现前羊膜囊不明显,胎膜紧贴胎先露部,人工破膜时羊水流出极少。

2. **辅助检查**

(1)超声检查:是最重要的辅助检查方法。妊娠晚期DVP≤2cm为羊水过少,≤1cm为严重羊水过少。AFI≤5cm诊断为羊水过少。超声检查还能及时发现胎儿生长受限,以及胎儿肾缺如、肾发育不全、输尿管或尿道梗阻等畸形。

(2)电子胎心监护:羊水过少胎儿的胎盘储备功能降低,无应激试验(NST)可呈无反应型。分娩时主要威胁胎儿,子宫收缩致脐带受压加重,可出现胎心变异减速和晚期减速。

（3）胎儿染色体检查:羊水或脐血穿刺获取胎儿细胞进行细胞学或分子遗传学检查,了解胎儿染色体数目、结构有无异常,以及可能检测的染色体微小缺失或重复。羊水过少时,穿刺取样较困难,应告知风险和失败可能。

【对母儿的影响】

1. 对胎儿的影响　羊水过少时,围产儿病死率明显增高。轻度羊水过少时,围产儿病死率增高13倍;重度羊水过少时,围产儿病死率增高47倍,死亡原因主要是胎儿缺氧和胎儿结构异常。羊水过少若发生在妊娠早期,胎膜与胎体粘连造成胎儿结构异常,甚至肢体短缺;若发生在妊娠中、晚期,子宫外压力直接作用于胎儿,引起胎儿肌肉骨骼畸形,如斜颈、曲背、手足畸形等;先天性无肾所致的羊水过少可引起 Potter 综合征(肺发育不全、内眦赘皮、扁平鼻、耳大位置低、铲形手及弓形腿等),预后极差,多数患儿娩出后即死亡。羊水过少往往伴有胎儿生长受限,甚至出现胎死宫内。

2. 对母体的影响　手术分娩率和引产率均增加。

【处理】

根据胎儿有无畸形和孕周大小选择治疗方案。

1. 羊水过少合并胎儿严重致死性结构异常　确诊胎儿为严重致死性结构异常应尽早终止妊娠。超声可明确胎儿结构异常,染色体异常检测依赖于介入性产前诊断,结果经评估并与孕妇及家属沟通后,胎儿无法存活者可终止妊娠。

2. 羊水过少合并正常胎儿　寻找并去除病因。动态监测胎儿宫内情况,包括胎动计数、胎儿生物物理评分、超声动态监测羊水量及脐动脉收缩期峰值流速与舒张末期流速(S/D)的比值、胎儿电子监护。

（1）终止妊娠:妊娠已足月、胎儿可宫外存活者,应及时终止妊娠。合并胎盘功能不良、胎儿窘迫,或破膜时羊水少且严重粪染,估计短时间不能结束分娩者,应采用剖宫产术终止妊娠,以降低围产儿死亡率。胎儿储备功能尚好,无明显宫内缺氧者,可以阴道试产,并密切观察产程进展,连续监测胎心变化。因胎膜早破导致的羊水过少,按照胎膜早破处理。

（2）严密观察:妊娠未足月,胎肺不成熟者,可针对病因对症治疗,尽量延长孕周。根据孕龄及胎儿宫内情况,必要时终止妊娠。

第六节 ｜脐带异常

【知识要点】

- 脐带异常可引起胎儿急性或慢性缺氧,甚至胎死宫内。
- 一旦发生脐带脱垂,应迅速改变体位后尽快终止妊娠。
- 脐带若发生先露或脱垂、缠绕、长度异常或打结等,可对胎儿造成危害。

一、脐带先露与脐带脱垂

胎膜未破时脐带位于胎先露部前方或一侧,称为脐带先露（presentation of umbilical cord）或隐性脐带脱垂。胎膜破裂时脐带脱出于宫颈口外,降至阴道内甚至露于外阴部,称为脐带脱垂（prolapse of umbilical cord）(图 11-4)。

【病因】

常见病因包括:①胎头未衔接,如头盆不称、胎头入盆困难;②胎位异常,如臀先露、肩先露、枕后位;③胎儿过小或羊水过多;④脐带过长;⑤脐带附着异常及低置胎盘等。

【对母儿的影响】

1. 对母体的影响　增加剖宫产率及手术助产率。

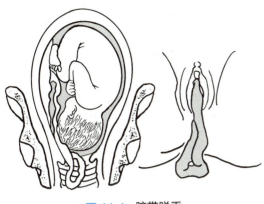

图 11-4　脐带脱垂

2. **对胎儿的影响**　发生在胎先露部尚未衔接、胎膜未破时的脐带先露,因宫缩时胎先露部下降,一过性压迫脐带导致胎心率异常。胎先露部已衔接、胎膜已破者,脐带受压于胎先露部与骨盆之间,引起胎儿缺氧,甚至胎心完全消失;以头先露最严重,肩先露最轻。若脐带血液循环阻断超过 7～8 分钟,可胎死宫内。

【诊断】

有脐带脱垂危险因素存在时,应警惕脐带脱垂的发生。胎膜未破,于胎动、宫缩后胎心率突然变慢,改变体位、上推胎先露部及抬高臀部后迅速恢复者,应考虑有脐带先露的可能,临产后应行胎心监护。胎膜已破出现胎心率异常,应立即行阴道检查,了解有无脐带脱垂和有无脐带血管搏动。在胎先露部旁或其前方以及阴道内触及脐带者,或脐带脱出于外阴者,即可确诊。超声检查,特别是彩色多普勒超声检查有助于明确诊断。

【治疗】

1. **脐带先露**　经产妇、胎膜未破、宫缩良好者,取头低臀高位,密切观察胎心率,等待胎头衔接,宫口逐渐扩张,胎心持续良好者,可经阴道分娩。初产妇、足先露、肩先露者,应行剖宫产术。

2. **脐带脱垂**　发现脐带脱垂,胎心尚好,胎儿存活者,应争取尽快娩出胎儿。

(1)宫口开全:胎头已入盆,行产钳术;臀先露行臀牵引术。

(2)宫口未开全:产妇立即取头低臀高位,将胎先露部上推,应用抑制子宫收缩的药物,以缓解或减轻脐带受压;严密监测胎心,同时尽快行剖宫产术。

【预防】

妊娠晚期及临产后,超声检查有助于尽早发现脐带先露。临产后胎先露部迟迟不入盆者,尽量不做或少做肛门及阴道检查。

二、脐带缠绕

脐带围绕胎儿颈部、四肢或躯干者,称为脐带缠绕(cord entanglement)。90% 为脐带绕颈,以绕颈 1 周者居多,占分娩总数的 20% 左右。发生原因与脐带过长、胎儿小、羊水过多及胎动频繁等有关。脐带绕颈对胎儿影响与脐带缠绕松紧、缠绕周数及脐带长短有关。

临床特点:①胎先露部下降受阻。脐带缠绕使脐带相对变短,影响胎先露部入盆,可使产程延长或停滞。②胎儿窘迫。当缠绕周数多、过紧使脐带受牵拉,或因宫缩使脐带受压,导致胎儿血液循环受阻,胎儿缺氧。③胎心率变异。胎儿宫内缺氧时,可出现频繁的变异减速。④彩色多普勒超声检查时,在胎儿颈部发现脐带血流信号。⑤超声检查见脐带缠绕处皮肤有明显压迹,脐带缠绕 1 周呈 U 形压迹,内含一小圆形衰减包块,并可见其中小短光条;脐带缠绕 2 周呈 W 形;脐带缠绕 3 周或 3 周以上呈锯齿形,其上为一条衰减带状回声。出现上述情况应高度警惕脐带缠绕,特别是胎心监护出现频繁的变异减速,经吸氧、改变体位不能缓解时,应及时终止妊娠。产前超声诊断为脐带缠绕,在分娩过程中应加强监护,一旦出现胎儿窘迫,及时处理。

三、脐带长度异常

脐带正常长度为 30～100cm,平均长度为 55cm。脐带短于 30cm 者,称为脐带过短(excessively short cord);脐带超过 100cm 者,称为脐带过长(excessively long cord)。妊娠期间脐带过短常无临床征象,临产后因胎先露部下降,脐带被牵拉过紧,使胎儿血液循环受阻,因缺氧出现胎心率异常;严重者导致胎盘早剥。胎先露部下降受阻,引起产程延长,以第二产程延长居多。经吸氧胎心率仍无改善,应立即行剖宫产结束分娩。脐带过长易造成脐带绕颈、绕体、打结、脱垂或脐带受压。

四、脐带打结

脐带打结有假结和真结两种。脐带假结指因脐血管较脐带长,血管卷曲似结,或因脐静脉较脐动脉长形成迂曲似结,通常对胎儿无大危害。脐带真结多先为脐带缠绕胎体,后因胎儿穿过脐带套环而成真结。脐带真结较少见。若脐带真结未拉紧则无症状,拉紧后胎儿血液循环受阻可致胎死宫内。多数在分娩后确诊。

五、脐带扭转

脐带扭转(torsion of umbilical cord),胎儿活动可使脐带顺其纵轴扭转呈螺旋状,生理性扭转可达6～11周。脐带过分扭转在近胎儿脐轮部变细呈索状坏死,引起血管闭塞或伴血栓形成,胎儿可因血供中断而致死亡。

六、脐带附着异常

脐带分别附着于胎儿脐部和胎盘。脐带在胎儿处附着异常时可发生脐膨出、腹裂等,超声检查大多可明确诊断,根据胎儿有无结构异常及预后情况而选择继续还是终止妊娠。

正常情况下,脐带附着于胎盘胎儿面的近中央处。若附着于胎盘边缘,称为球拍状胎盘(battledore placenta),分娩过程中对母儿无大影响,多在产后检查胎盘时发现。若附着于胎膜上,脐带血管通过羊膜与绒毛膜间进入胎盘,称为脐带帆状附着(umbilical cord velamentous insertion),若胎膜上的血管跨过宫颈内口位于胎先露部前方,称为前置血管(vasa previa)。由于前置的血管缺乏华通胶的保护,容易受到宫缩时胎先露的压迫或发生破膜时血管断裂,将导致脐血循环受阻、胎儿失血而出现胎儿窘迫,甚至突然死亡。由于脐带帆状附着对胎儿危害大,超声检查时应注意脐带附着于胎盘的部位,尤其是妊娠晚期超声发现胎盘低于正常位置者,应进一步评价脐带的插入位置。有前置血管高危因素的孕妇,如脐带低或脐带帆状附着,双叶胎盘或副胎盘或有阴道流血的孕妇,可行经阴道多普勒超声检查。诊断为脐带帆状附着合并前置血管的孕妇,妊娠期应加强监护,妊娠35周前促肺成熟,并在临产、胎膜破裂前择期剖宫产。

七、脐血管数目异常

正常脐带有3条血管,1条脐静脉,2条脐动脉。若脐带只有1条动脉时,为单脐动脉(single umbilical artery)。大多数病例在产前用超声检查可以发现。如果超声检查只发现单脐动脉这一因素,而没有其他结构异常,新生儿预后良好;如果同时有其他超声结构异常,染色体非整倍体以及其他畸形的风险增高,如肾脏发育不全、无肛门、椎骨缺陷等,应进行产前诊断。

(魏 瑗　李雪兰)

思考题:
简述前置胎盘与胎盘早剥的区别。

思考题解题思路

本章目标测试

本章思维导图

第十二章 正常分娩

妊娠达到及超过 28 周（196 日），胎儿及附属物从临产开始至全部从母体娩出的过程称为分娩（delivery）。妊娠达到 28 周不足 37 周（196~258 日）分娩称为早产（premature delivery）；妊娠达到 37 周不足 42 周（259~293 日）分娩称为足月产（term delivery）；妊娠达到及超过 42 周（≥294 日）分娩称为过期产（postterm delivery）。

第一节 分娩动因

【知识要点】
- 分娩启动是炎症因子、内分泌激素、机械性刺激等多因素综合作用的结果。
- 宫颈成熟是分娩启动的必备条件。
- 缩宫素与前列腺素是促进宫缩的最直接因素。

分娩启动的原因至今没有定论，也不能用单一机制来解释，现认为分娩启动是多因素综合作用的结果。

一、炎症反应学说

大量研究表明，炎症在分娩启动中扮演了重要角色。母胎界面免疫微环境由蜕膜中的免疫活性细胞及其分泌的细胞因子组成，母体的免疫调节系统参与调节该免疫微环境，使母体在妊娠期间对胎儿产生特异性免疫耐受以维持妊娠。在分娩启动过程中免疫系统发生变化，不仅表现在全身，在母胎界面也有明显变化，免疫平衡的改变可能在分娩启动中起重要作用。同时，分娩前子宫蜕膜、宫颈均出现明显的中性粒细胞和巨噬细胞的趋化和浸润，炎症因子表达增高，提示存在非感染性炎症。

二、内分泌控制理论

分娩启动时子宫平滑肌由非活跃状态向活跃状态转化，这种转化受多种内分泌激素的调控，最终触发宫缩及宫颈扩张，启动分娩。

1. **前列腺素** 前列腺素（PG）是一种旁 - 自分泌激素，主要在分泌的局部起作用。子宫前列腺素合成增加是分娩启动的重要因素，目前认为 PG 的主要作用包括：①诱发子宫有力地、协调地收缩；②促宫颈成熟；③上调缩宫素受体的表达，增强子宫对缩宫素的敏感性。

2. **甾体激素** 人类雌激素在妊娠期是由胎盘 - 胎儿单位共同合成的，雌激素水平增高可通过以下机制参与分娩启动：①促使子宫功能性改变；②刺激 PG 的产生，子宫肌层、子宫内膜及宫颈黏膜均能产生 PG，PG 不仅能诱发宫缩，还能促进宫颈成熟；③促进肌动蛋白蓄积于宫体部，增强宫缩；④增高子宫肌细胞膜电位活性，使子宫对缩宫素的敏感性增加，并促进宫颈成熟。相反，孕激素促进一氧化氮（NO）的合成，抑制细胞间连接的形成，下调 PG 的合成及钙通道和缩宫素受体的表达。雌 / 孕激素比例上升可能不是人类分娩的动因，但两者都对妊娠的维持和分娩的启动起重要作用。

3. **缩宫素** 研究表明缩宫素对分娩的启动起重要但非绝对的作用。妊娠期间母体循环中缩宫素的水平稳定,仅在分娩发动后,随产程进展逐渐增加,在第二产程胎儿娩出前达峰值。但子宫缩宫素受体的表达随妊娠的进展而增高,因而随妊娠进展子宫对缩宫素的敏感性增高。缩宫素可间接通过刺激胎膜前列腺素 E_2(PGE$_2$)和前列腺素 $F_{2\alpha}$(PGF$_{2\alpha}$)的释放,以及直接通过缩宫素受体或钙通道介导的途径来诱发宫缩。

三、机械性刺激

又称子宫张力理论。随着妊娠的进展,子宫容积增大,子宫壁的伸展张力增加,子宫壁收缩的敏感性增加;妊娠末期羊水量逐渐减少而胎儿不断生长,胎儿与子宫壁,特别是与子宫下段和宫颈部密切接触;此外,在宫颈部有 Frankenhauser 神经丛,胎先露部下降压迫此神经丛,均可刺激诱发宫缩。

四、子宫功能性改变

在内分泌激素的作用下,子宫通过肌细胞间隙连接以及细胞内钙离子水平增高发生子宫功能性改变。特别是缩宫素与子宫肌细胞上的缩宫素受体结合后,启动细胞膜上的离子通道,使细胞内游离的钙离子增加,促发宫缩。另外,胎盘分泌的缩宫素酶可降解缩宫素,两者的平衡变化与分娩启动相关。

第二节 | 决定分娩的因素

【知识要点】
- 决定分娩的因素是产力、产道、胎儿及社会心理因素。
- 子宫收缩力是临产后的主要产力,腹壁肌和膈肌收缩力是第二产程胎儿娩出的重要辅助力量,肛提肌收缩力是协助胎儿内旋转及胎头仰伸所需的力量。
- 骨盆三个平面的大小与形状、子宫下段形成、宫颈管消失与宫口扩张、会阴体伸展直接影响胎儿通过产道。

一、产力

将胎儿及其附属物从子宫内逼出的力量称产力。产力包括子宫收缩力(简称宫缩)、腹壁肌和膈肌收缩力(俗称腹压)和肛提肌收缩力。

(一) 子宫收缩力

子宫收缩力是临产后的主要产力,贯穿于整个分娩过程中。临产后的宫缩能迫使宫颈管消失、宫口扩张、胎先露部下降、胎儿和胎盘娩出。临产后正常宫缩包括以下特点。

1. **节律性** 子宫节律性收缩是临产的重要标志。每次子宫收缩都是由弱渐强(进行期),维持一定时间(极期),一般 30~40 秒,随后从强渐弱(退行期),直至消失进入间歇期。间歇期一般为 5~6 分钟(图 12-1)。随产程进展宫缩持续时间逐渐延长,间歇期逐渐缩短。当宫口开全后,宫缩可持续达

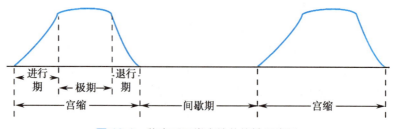

图 12-1 临产后正常宫缩节律性示意图

60 秒,间歇期仅 1~2 分钟,如此反复,直至分娩结束。宫缩极期使宫腔压力于第一产程末可达 40~60mmHg,于第二产程期间增至 100~150mmHg,而间歇期仅为 6~12mmHg。宫缩时,子宫肌壁血管受压,子宫血流量减少,但间歇期子宫血流量又恢复,对胎儿血流灌注有利。

2. 对称性和极性　正常宫缩起自两侧宫角部,迅速向宫底中线集中,左右对称,再以 2cm/s 的速度向子宫下段扩散,约 15 秒可均匀协调地遍及整个子宫,此为子宫收缩的对称性。宫缩以宫底部最强最持久,向下逐渐减弱,此为子宫收缩的极性(图 12-2)。宫底部收缩力的强度是子宫下段的 2 倍。

3. 缩复作用　每当宫缩时,宫体部肌纤维缩短变宽,间歇期虽松弛,但不能完全恢复到原来长度,经过反复收缩,肌纤维越来越短,这种现象称为缩复作用(retraction)。缩复作用使宫腔容积逐渐缩小,迫使胎先露部下降,宫颈管消失及宫口扩张。

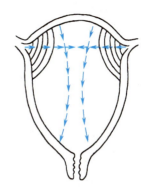

图 12-2　子宫收缩力的对称性和极性

(二)腹壁肌及膈肌收缩力

腹壁肌和膈肌收缩力是第二产程时娩出胎儿的重要辅助力量。宫口开全后,每当宫缩时,前羊膜囊或胎先露部压迫骨盆底组织及直肠,反射性地引起排便动作,产妇主动屏气向下用力,腹壁肌及膈肌强有力地收缩使腹内压增高。腹压在第二产程末期配合宫缩时运用最有效,能迫使胎儿娩出,在第三产程亦可促使已剥离的胎盘娩出。过早用腹压易使产妇疲劳和宫颈水肿,致使产程延长。

(三)肛提肌收缩力

肛提肌收缩力有协助胎先露部在骨盆腔进行内旋转的作用。当胎头枕部位于耻骨弓下时,能协助胎头仰伸及娩出。当胎盘娩出至阴道时,肛提肌收缩力有助于胎盘娩出。

二、产道

产道是胎儿从母体娩出的通道,包括骨产道和软产道两部分。

(一)骨产道

骨产道指真骨盆,是产道的重要组成部分,其大小及形状与分娩关系密切。骨盆腔有 3 个假想平面,即通常所称的骨盆平面。

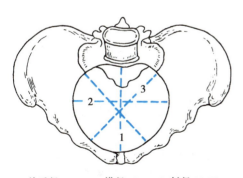

1. 前后径 11cm; 2. 横径 13cm; 3. 斜径 12.75cm

图 12-3　骨盆入口平面各径线

1. 骨盆入口平面(pelvic inlet plane)　即真假骨盆的交界面,呈横椭圆形,共有 4 条径线,即入口前后径、入口横径、入口左斜径及入口右斜径(图 12-3)。

(1)入口前后径:又称真结合径,指从耻骨联合上缘中点至骶岬前缘正中的距离,平均约为 11cm,胎先露入盆与此径线关系密切。

(2)入口横径:左右髂耻缘间的最大距离,平均约为 13cm。

(3)入口斜径:左斜径为左骶髂关节至右髂耻隆起间的距离,右斜径为右骶髂关节至左髂耻隆起间的距离,平均约为 12.75cm。

2. 中骨盆平面(mid-plane of pelvis)　为骨盆最小平面,呈纵椭圆形,其大小与分娩关系最为密切。其前方为耻骨联合下缘,两侧为坐骨棘,后为骶骨下端。中骨盆平面有 2 条径线,即中骨盆横径和中骨盆前后径(图 12-4)。

(1)中骨盆横径:又称坐骨棘间径,指两侧坐骨棘间的距离,平均约为 10cm,其长短与胎先露内旋转关系密切。

(2)中骨盆前后径:是指耻骨联合下缘中点通过两侧坐骨棘间连线中点到骶骨下端间的距离,平均约为 11.5cm。

3. **骨盆出口平面**(pelvic outlet plane)　由 2 个不同平面的三角形组成。前三角顶端为耻骨联合下缘,两侧为耻骨降支。后三角顶端为骶尾关节,两侧为骶结节韧带。骨盆出口平面共有 4 条径线,即出口前后径、出口横径、前矢状径及后矢状径(图 12-5)。

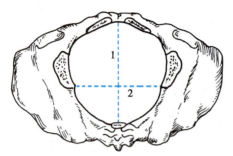

1. 前后径 11.5cm; 2. 横径 10cm

图 12-4　中骨盆平面各径线

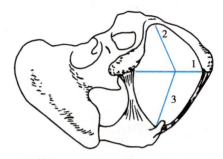

1. 出口横径; 2. 出口前矢状径; 3. 出口后矢状径

图 12-5　骨盆出口平面各径线(斜面观)

(1)出口前后径:指耻骨联合下缘到骶尾关节间的距离,平均约为 11.5cm。

(2)出口横径:指两侧坐骨结节内侧缘的距离,又称坐骨结节间径,平均约为 9cm。出口横径是胎先露部通过骨盆出口的径线,与分娩关系密切。

(3)出口前矢状径:耻骨联合下缘至坐骨结节连线中点的距离,平均约为 6cm。

(4)出口后矢状径:骶尾关节至坐骨结节连线中点的距离,平均约为 8.5cm。若出口横径稍短,则应测量出口后矢状径,如两径线之和>15cm 时,中等大小的足月胎头可通过后三角区经阴道分娩。

4. **骨盆轴与骨盆倾斜度**　骨盆轴为连接骨盆各假想平面中点的曲线。分娩及助产时,胎儿沿此轴娩出。骨盆轴上段向下向后,中段向下,下段向下向前(图 12-6)。骨盆倾斜度是指女性直立时,骨盆入口平面与地平面所成的角度,一般为 60°。若倾斜度过大,则常影响胎头的衔接。改变体位可改变骨盆倾斜度(图 12-7)。

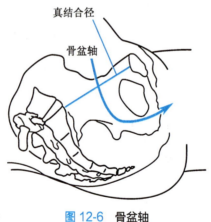

真结合径

骨盆轴

图 12-6　骨盆轴

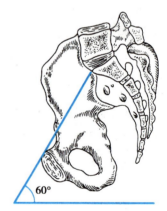

60°

图 12-7　骨盆倾斜度

(二) 软产道

由子宫下段、宫颈、阴道及盆底软组织共同组成的弯曲管道。

1. **子宫下段的形成**　由非孕时的子宫峡部形成。子宫峡部上界为宫颈管最狭窄的解剖学内口,下界为宫颈管的组织学内口。非孕时子宫峡部长约 1cm,妊娠 12 周后逐渐伸展成为宫腔的一部分,随着妊娠的进展被逐渐拉长,至妊娠末期形成子宫下段。临产后,规律的宫缩使子宫下段进一步拉长达 7～10cm。由于宫体部肌纤维的缩复作用,使上段肌壁越来越厚,下段肌壁被动牵拉而越来越薄(图 12-8)。在子宫内面的上、下段交界处形成环状隆起,称为生理性缩复环(physiological retraction ring)。生理情况时,此环不能从腹部见到(图 12-9)。

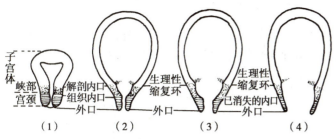

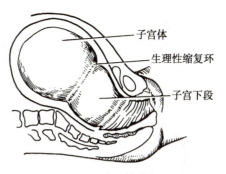

（1）非妊娠子宫；（2）足月妊娠子宫；

（3）分娩第一产程妊娠子宫；（4）分娩第二产程妊娠子宫

图 12-8 子宫下段形成及宫口扩张

图 12-9 生理性缩复环

2. **宫颈管消失及宫口扩张**　临产后宫颈发生 2 个变化：①宫颈管消失；②宫口扩张。初产妇通常是先宫颈管消失，随后宫口扩张。临产后宫口扩张主要是子宫收缩及缩复向上牵拉的结果。临产前宫颈管长约 2～3cm，临产后由于宫缩牵拉及胎先露、前羊膜囊的直接压迫，使宫颈内口向上向外扩张，宫颈管形成漏斗状，随后宫颈管逐渐变短、消失。宫缩使胎先露部衔接，在宫缩时前羊水不能回流，加之子宫下段的胎膜容易与该处蜕膜分离而向宫颈管突出，形成前羊膜囊，协助宫口扩张。宫口近开全时胎膜多自然破裂，破膜后胎先露部直接压迫宫颈，使宫口扩张明显加快。当宫口开全时，妊娠足月胎头方能通过。经产妇一般是宫颈管消失与宫口扩张同时进行（图 12-10）。

3. **阴道、骨盆底及会阴的变化**　正常阴道伸展性良好，一般不影响分娩。临产后前羊膜囊及胎先露部将阴道上部撑开，破膜以后胎先露部直接压迫盆底，软产道下段形成一个向前向上弯曲的筒状通道，阴道壁黏膜皱襞展平、阴道扩张变宽。肛提肌向下及两侧扩展，肌纤维逐步拉长，使会阴由 5cm 厚变成 2～4mm 薄，以利胎儿通过。但由于会阴体部承受压力大，分娩时可造成裂伤。

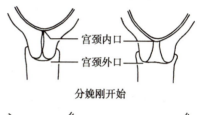

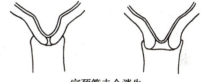

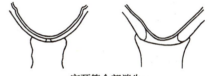

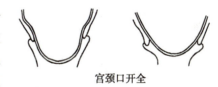

（1）初产妇　　　　（2）经产妇

图 12-10 宫颈管消失与宫口扩张

三、胎儿

胎儿的大小、胎位及有无畸形是影响分娩及决定分娩难易程度的重要因素之一。主要通过超声检查并结合宫高测量来估计胎儿体重。一般估计的胎儿体重与实际出生体重相差在 10% 以内即视为评估较准确。胎头是胎体的最大部分，也是胎儿通过产道最困难的部分。分娩时，即使骨盆大小正常，但如果胎儿过大致胎头径线过长，可造成头盆不称导致难产。

（一）胎头各径线及囟门

1. **胎头各径线**　胎头主要有 4 条径线：双顶径、枕额径、枕下前囟径及枕颏径（图 12-11）。双顶径可用于判断胎儿大小，胎儿一般以枕额径衔接，以枕下前囟径通过产道。胎头各径线的测量及长度见表 12-1。

2. **囟门**　胎头颅缝交界空隙较大处称为囟门。大囟门又称前囟，是由两侧额骨、两侧顶骨及额缝、冠状缝、矢状缝形成的菱形骨质缺如部位。小囟门又称后囟，由两侧顶骨、枕骨及颅缝形成的三角形骨质缺如部位。囟门是确定胎方位的重要标志（图 12-11）。在分娩过程中，颅缝与囟门使头颅骨板有一定的活动余地，胎头在通过产道时受到挤压，颅缝轻度重叠，使胎头变形、变小，有利于胎儿娩出。

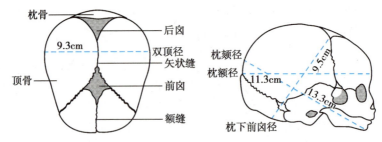

图 12-11 胎儿颅骨、颅缝、囟门及径线

表 12-1 胎头各径线的测量及长度

名称	测量方法	长度 /cm
双顶径（BPD）	两顶骨隆突间的距离,为胎头最大横径	9.3
枕额径	鼻根上方至枕外隆凸间的距离	11.3
枕下前囟径	前囟中央至枕外隆凸下方的距离	9.5
枕额径	额骨下方中央至后囟顶部的距离	13.3

（二）胎位

产道为一纵行管道。纵产式(头先露或臀先露)时,胎体纵轴与骨盆轴相一致,容易通过产道。头先露时,胎头先通过产道,通过触清矢状缝及前后囟,可以确定胎方位。其中枕前位更利于完成分娩机转,易于分娩,其他胎方位会不同程度增加分娩难度。臀先露时,胎臀先娩出。因胎臀较胎头周径小且软,产道不能充分扩张,在胎头后娩出时无变形机会,因此胎头娩出较胎臀困难。未足月时胎头相对于胎臀更大,故更易发生后出头困难。肩先露时,胎体纵轴与骨盆轴垂直,足月活胎不能通过产道,对母儿威胁极大。

（三）胎儿畸形

胎儿某一部分发育异常,如脑积水、连体双胎等,由于胎头或胎体过大,通过产道常发生困难。

四、社会心理因素

分娩虽属生理过程,但对产妇确实可产生心理上的应激。产妇的社会心理因素可引起机体产生一系列变化从而影响产力,因而也是决定分娩的重要因素之一。对分娩疼痛的恐惧和紧张可导致宫缩乏力、宫口扩张缓慢、胎头下降受阻、产程延长,甚至可导致胎儿窘迫、产后出血等。因此在分娩过程中,应给予产妇心理支持,耐心讲解分娩的生理过程,使产妇掌握分娩时必要的呼吸和躯体放松技术,尽量消除产妇的焦虑和恐惧心理。

第三节 | 枕先露的分娩机制

【知识要点】

● 胎儿通过衔接、下降、俯屈、内旋转、仰伸、复位及外旋转、肩娩出等一连串适应性动作,以其最小径线通过产道。

● 胎头双顶径进入骨盆入口平面,颅骨的最低点接近或达到坐骨棘水平为衔接。

● 下降贯穿分娩全过程,是胎儿娩出的首要条件。

分娩机制(mechanism of labor)指胎儿先露部在通过产道时,为适应骨盆各平面的不同形态,被动地进行一系列适应性转动,以其最小径线通过产道的全过程。临床上枕先露左前位最多见,故以枕左前位的分娩机制为例详细说明,包括衔接、下降、俯屈、内旋转、仰伸、复位及外旋转、胎肩及胎儿娩出等动作(图12-12)。分娩机制各动作虽然分别描述,但其过程实际是连续的。

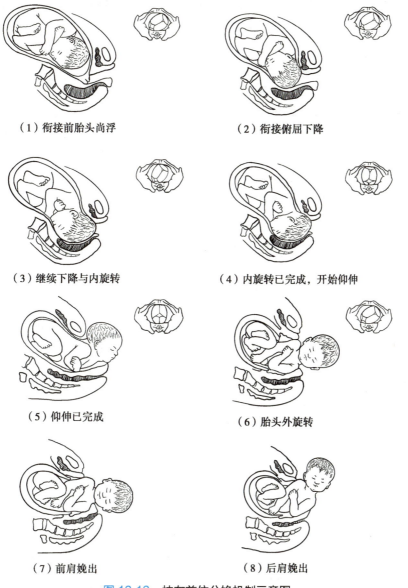

（1）衔接前胎头尚浮　　　　　　　　　　（2）衔接俯屈下降

（3）继续下降与内旋转　　　　　　　　　（4）内旋转已完成,开始仰伸

（5）仰伸已完成　　　　　　　　　　　　（6）胎头外旋转

（7）前肩娩出　　　　　　　　　　　　　（8）后肩娩出

三维模型

图 12-12　枕左前位分娩机制示意图

1. **衔接**（engagement）　胎头双顶径进入骨盆入口平面,颅骨的最低点接近或达到坐骨棘水平,称为衔接。胎头呈半俯屈状态进入骨盆入口,以枕额径衔接。由于枕额径大于骨盆入口前后径,胎头矢状缝多在骨盆入口右斜径上。部分初产妇在预产期前1~2周衔接,经产妇多在临产后才衔接。

2. **下降**（descent）　胎头沿骨盆轴前进的动作称为下降。下降贯穿于分娩全过程,并与其他动作同时进行。当宫缩时胎头下降,间歇时胎头又稍退缩,因此胎头与骨盆之间的相互挤压也是间歇性的,这样对母胎均有利。促使胎头下降的因素有:①宫缩时通过羊水传导,压力经胎轴传至胎头;②宫缩时宫底直接压迫胎臀;③胎体伸直伸长;④腹肌收缩使腹压增加。初产妇因宫口扩张缓慢,软组织阻力大,胎头下降速度较经产妇慢。观察胎头下降程度是临床判断产程进展的重要标志。

3. **俯屈**（flexion）　当胎头继续下降至骨盆底时,处于半俯屈状态的胎头遇到肛提肌阻力,进一步俯屈,使胎儿下颏更加接近胸部,使胎头衔接时的枕额径变为枕下前囟径,有利于胎头继续下降。

4. **内旋转**（internal rotation）　当胎头下降至骨盆底遇到阻力时,胎头为适应前后径长、横径短的特点,枕部向母体中线方向旋转45°达耻骨联合后方,使其矢状缝与中骨盆及骨盆出口前后径相一致的动作称为内旋转。胎头于第一产程末完成内旋转。枕先露时胎头枕部最低,遇到骨盆底肛提肌阻力,肛提肌收缩将胎头枕部推向阻力小、部位宽的前方。

5. **仰伸**(extension)　当胎头完成内旋转后,俯屈的胎头即达到阴道口。宫缩、腹压迫使胎头下降,而肛提肌收缩又将胎头向前推进,两者的合力使胎头沿骨盆轴下段向下、向前推进。当胎头枕骨下部达耻骨联合下缘时,即以耻骨弓为支点,胎头逐渐仰伸,胎头的顶、额、鼻、口、颏相继娩出。当胎头仰伸时,胎儿双肩径进入骨盆入口左斜径。

6. **复位及外旋转**　胎头娩出时,胎儿双肩径沿骨盆入口左斜径下降。胎头娩出后,为使胎头与胎肩恢复正常解剖关系,胎头枕部向母体左外旋转45°,称为复位(restitution)。胎肩在盆腔内继续下降,前肩向前向母体中线旋转45°时,胎儿双肩径转成与骨盆出口前后径相一致的方向,胎儿枕部需在外继续向母体左外侧旋转45°,以保持胎头与胎肩的垂直关系,称为外旋转(external rotation)。

7. **胎肩及胎儿娩出**　外旋转后,胎儿前肩在耻骨弓下先娩出,后肩从会阴体前缘娩出,胎体及下肢随之娩出,完成分娩全部过程。

第四节 | 先兆临产、临产与产程

【知识要点】
- 临产开始的标志为规律且逐渐增强的子宫收缩,同时伴随进行性宫颈管消失、宫口扩张和胎先露下降。
- 第一产程指从规律宫缩到宫口开全,初产妇潜伏期一般不超过 20 小时,活跃期以宫口开大 5cm 为标志。
- 初产妇第二产程多在 2 小时内,不应超过 3 小时,实施硬膜外麻醉镇痛者不应超过 4 小时;第三产程一般约 5~15 分钟,不应超过 30 分钟。

一、先兆临产

分娩发动前,往往出现一些预示即将临产的症状,如不规律宫缩、胎儿下降感以及阴道少量淡血性分泌物(俗称见红),称为先兆临产(threatened labor)。

1. **不规律宫缩**　又称假临产(false labor)。分娩发动前,由于子宫肌层敏感性增强,可出现不规律宫缩。其特点:①宫缩频率不一致,持续时间短、间歇时间长且无规律;②宫缩强度未逐渐增强;③常在夜间出现而于清晨消失;④不伴有宫颈管缩短、宫口扩张等;⑤给予镇静剂能将其抑制。

2. **胎儿下降感**(lightening)　由于胎先露部下降、入盆衔接使宫底降低,孕妇自觉上腹部较前舒适,下降的胎先露部可压迫膀胱引起尿频。

3. **见红**(show)　分娩发动前 24~48 小时,因宫颈内口附近的胎膜与该处的子宫壁分离,毛细血管破裂而少量出血,与宫颈管内的黏液相混合呈淡血性黏液排出,称为见红,是分娩即将开始的比较可靠征象。若阴道流血较多,达到或超过月经量,应考虑是否为病理性产前出血,常见原因有前置胎盘或胎盘早剥。

二、临产诊断

临产(in labor)的重要标志为有规律且逐渐增强的子宫收缩,持续 30 秒或以上,间歇 5~6 分钟,同时伴随进行性宫颈管消失、宫口扩张和胎先露部下降。用镇静剂不能抑制临产。确定是否临产需严密观察宫缩的频率、持续时间及强度。消毒外阴后行阴道检查,了解宫颈长度、位置、质地、扩张情况及先露高低。目前多采用 Bishop 评分法判断宫颈成熟度(表 12-2)以估计试产的成功率,满分为 13 分,>9 分均成功,7~9 分的成功率为 80%,4~6 分的成功率为 50%,≤3 分均失败。

表 12-2　Bishop 宫颈成熟度评分法

指标	分数 / 分			
	0	1	2	3
宫口开大 /cm	0	1～2	3～4	≥5
宫颈管消退（未消退为 2～3cm）/%	0～30	40～50	60～70	≥80
先露位置（坐骨棘水平 =0）	−3	−2	−1～0	+1～+2
宫颈硬度	硬	中	软	
宫口位置	朝后	居中	朝前	

三、总产程及产程分期

分娩全过程即总产程，指从规律宫缩开始至胎儿、胎盘娩出的全过程，临床上分为如下 3 个产程。

1. **第一产程**（first stage of labor）　又称宫颈扩张期，指从规律宫缩开始到宫颈口开全（10cm）。第一产程又分为潜伏期和活跃期：①潜伏期为宫口扩张的缓慢阶段，初产妇一般不超过 20 小时，经产妇不超过 14 小时；②活跃期为宫口扩张的加速阶段，可在宫口开至 4～5cm 即进入活跃期，也可最迟至 6cm 才进入活跃期，直至宫口开全（10cm）。此期宫口扩张速度应≥0.5cm/h。目前以宫口扩张 5cm 作为进入活跃期的标志，在此之前尽量减少不必要的干预。

2. **第二产程**（second stage of labor）　又称胎儿娩出期，指从宫口开全至胎儿娩出。未实施硬膜外麻醉者，初产妇最长不应超过 3 小时，经产妇不应超过 2 小时；实施硬膜外麻醉镇痛者，可在此基础上延长 1 小时，即初产妇最长不应超过 4 小时，经产妇不应超过 3 小时。值得注意的是，第二产程不应盲目等待至产程超过上述标准方进行评估，初产妇第二产程超过 1 小时即应关注产程进展，超过 2 小时必须由有经验的医师进行母胎情况全面评估，决定下一步的处理方案。

3. **第三产程**（third stage of labor）　又称胎盘娩出期，指从胎儿娩出到胎盘娩出。一般约 5～15 分钟，不超过 30 分钟。

第五节 | 产程处理与分娩

【知识要点】
- 产程中应对母体与胎儿状况等进行综合评估。
- 1 分钟 Apgar 评分评估新生儿出生时状况，反映宫内的情况；5 分钟 Apgar 评分则反映复苏效果，与近期和远期预后关系密切。
- 推荐对不需要复苏的足月儿和早产儿延迟断脐至少 30～60 秒。

一、第一产程

第一产程为正式临产到宫口开全（10cm）。由于临产时间有时难以确定，孕妇过早住院，可能带来不必要的干预，增加剖宫产率。因此推荐初产妇确定正式临产后，宫颈管完全消退可住院待产，经产妇则确定临产后尽快住院分娩。

【临床表现】

第一产程表现为宫缩规律、宫口扩张、胎先露下降及胎膜破裂。

1. **宫缩规律**　第一产程开始时，子宫收缩力弱，持续时间较短约 30 秒，间歇期较长约 5～6 分钟。随产程进展，宫缩强度增加，持续时间延长，间歇期缩短。当宫口开全时，宫缩持续时间可长达 1 分钟,间歇仅 1～2 分钟。

2. **宫口扩张**(cervical dilatation)　表现为宫颈管逐渐变软、变短、消失,宫颈展平并逐渐扩大。开始宫口扩张速度较慢,后期速度加快。当宫口开全(10cm)时,子宫下段、宫颈及阴道共同形成桶状的软产道。

3. **胎先露下降**　是决定能否经阴道分娩的重要指标。随着产程进展,先露部逐渐下降,并在宫口开大 4～6cm 后快速下降,直到先露部达到外阴及阴道口。

4. **胎膜破裂**(rupture of membranes)　胎儿先露部衔接后,将羊水分隔为前后两部,在胎先露部前面的羊水称为前羊水。当宫缩时羊膜腔内压力增加到一定程度时胎膜自然破裂,前羊水流出。自然分娩胎膜破裂多发生在宫口近开全时。

【产程观察及处理】

在整个分娩过程中,需要观察产程进展,密切监护母儿安危,尽早发现异常,及时处理。

1. **产程进展观察及处理**

(1)子宫收缩包括宫缩频率、强度、持续时间、间歇时间、子宫放松情况。常用观察子宫收缩的方法包括腹部触诊及仪器监测。

1)腹部触诊:是最简单也是最重要的方法。助产人员将手掌放于产妇的腹壁上,宫缩时可感到宫体部隆起变硬、间歇期松弛变软。

2)仪器监测:最常用的是外监测(external electronic monitoring)。将电子监测仪的宫腔压力探头放置于孕妇腹壁宫体部,连续描记 40 分钟,可显示子宫收缩开始、高峰、结束及相对强度。10 分钟内出现 3～5 次宫缩即为有效产力,可使宫颈管消失、宫口扩张和胎先露下降;10 分钟内＞5 次宫缩定义为宫缩过频。

(2)宫口扩张及胎先露下降:经阴道检查宫口扩张和胎先露下降情况,建议潜伏期每 4 小时进行 1 次阴道检查,活跃期每 2 小时进行 1 次阴道检查。消毒外阴,通过示指和中指直接触摸了解骨盆、产道情况,了解宫颈管消退和宫口扩张情况、胎先露高低、确定胎方位、胎先露下方有无脐带。

胎头于活跃期下降加快,平均每小时下降 0.86cm。胎头下降情况有 2 种评估方法:①腹部触诊在骨盆入口平面(真假骨盆分界)上方可触及的剩余胎头部分,以国际五分法表示,用于初步判断:双手掌置于胎头两侧,触及骨盆入口平面时,双手指尖可在胎头下方彼此触及为剩余 5/5;双手掌指尖在胎头两侧有汇聚但不能彼此触及为剩余 4/5;双手掌在胎头两侧平行为剩余 3/5;双手掌在胎头两侧呈外展为剩余 2/5;双手掌在胎头两侧呈外展且手腕可彼此触及为剩余 1/5(图 12-13)。②胎儿颅骨最低点与坐骨棘平面的关系:阴道检查可触及坐骨棘,胎头颅骨最低点平坐骨棘时,以 "0" 表示;在坐骨棘平面(以 S 表示)上 1cm 时,以 "-1" 表示;在坐骨棘平面下 1cm 时,以 "+1" 表示,余依次类推(图 12-14)。

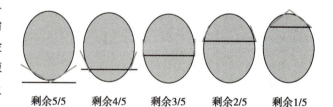

剩余5/5　　剩余4/5　　剩余3/5　　剩余2/5　　剩余1/5

图 12-13　骨盆入口平面触诊胎头入盆情况的国际五分法示意图

(3)胎膜破裂:一旦胎膜破裂,应立即监测胎心,并观察羊水性状(颜色和流出量),记录破膜时间,测量体温。若有胎心异常,应立即阴道检查排除脐带脱垂。破膜后应每 2 小时测量产妇体温,注意排查绒毛膜羊膜炎,根据临床指标决定是否启用抗菌药物预防或治疗感染。若无感染征象,破膜超过 12 小时尚未分娩可给予抗菌药物预防感染。

2. **胎心和母体观察及处理**

(1)胎心监测:胎心应在宫缩间歇期听

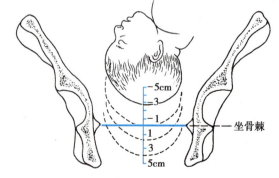

图 12-14　阴道检查判断胎头高低示意图

诊,随产程进展适当增加听诊次数。潜伏期至少每60分钟听诊1次,活跃期至少每30分钟听诊1次。高危妊娠或怀疑胎儿受累、羊水异常时建议连续电子胎心监护评估胎心率、基线变异及其与宫缩的关系等,密切监测胎儿宫内情况。

（2）母体观察及处理

1）生命体征:每4小时测量1次产妇生命体征并记录。第一产程宫缩时血压可升高5～10mmHg,间歇期恢复。产妇有不适或发现血压或体温升高应增加测量次数,并给予相应评估和处理。产妇有循环、呼吸等其他系统合并症或并发症时,还应监测呼吸、氧饱和度、尿量等。

2）阴道流血:观察有无异常阴道流血,警惕前置胎盘、胎盘早剥、前置血管破裂出血等情况。

3）饮食:产妇宜少量多次摄入无渣饮食,既保证充沛的体力,又利于在需要急诊剖宫产时的麻醉安全。

4）活动与休息:宫缩不强且未破膜,产妇可在室内适当活动。低危产妇适度活动和采取站立姿势有助于缩短第一产程。

5）排尿:鼓励产妇每2～4小时排尿1次,避免膀胱充盈影响宫缩及胎头下降,必要时导尿。

6）精神支持:产妇的精神状态可影响宫缩和产程进展。支持产妇克服阵痛带来的无助和恐惧感,增强产妇对自然分娩的信心,调动产妇的积极性与助产人员密切合作,有助于分娩顺利进行。

二、第二产程

第二产程为胎儿娩出期,即从宫口开全至胎儿娩出。第二产程的正确评估和处理对母儿结局至关重要。鉴于第二产程时限过长与母胎不良结局(产后出血、产褥感染、严重会阴裂伤、新生儿窒息或感染等)增加相关,因此第二产程的处理不应只考虑时限长短,更应重点关注胎心监测、宫缩、胎头下降、有无头盆不称、产妇一般情况等。既要避免试产不充分而轻易改变分娩方式,又要避免因评估不正确盲目延长第二产程可能增加母儿并发症的风险,应该在适宜的时间点选择正确的产程处理方案。

【临床表现】

宫口近开全或开全后,胎膜多会自然破裂。若仍未破膜,可影响胎头下降,应于宫缩间歇期行人工破膜。当胎头下降压迫盆底组织时,产妇有反射性排便感,并不自主地产生向下用力屏气的动作,会阴膨隆、变薄,肛门括约肌松弛。

胎头于宫缩时露出于阴道口,在宫缩间歇期又缩回阴道内,称为胎头拨露（head visible on vulval gapping）;当胎头双顶径越过骨盆出口,宫缩间歇期胎头不再回缩时称为胎头着冠（crowning of head）（图12-15）。产程继续进展,胎头娩出,接着胎头复位及外旋转,随后前肩和后肩相继娩出,胎体很快娩出,后羊水随之涌出。经产妇第二产程短,有时仅需几次宫缩即可完成胎头娩出。

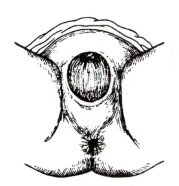

图 12-15 胎头着冠

【产程观察及处理】

1. 密切监测胎心　此期宫缩频而强,应增加胎心监测频率,每次宫缩过后或每5分钟监测1次,听诊胎心应在宫缩间歇期且至少听诊30～60秒。有条件者建议行连续电子胎心监护评估胎心率及其与宫缩的关系等,并区分胎心率与母体心率。若发现胎心异常,应立即行阴道检查,综合评估产程进展情况,尽快结束分娩。

2. 密切监测宫缩　第二产程宫缩持续时间可达60秒,间隔时间1～2分钟。宫缩的质量与第二产程时限密切相关,必要时可给予缩宫素加强宫缩。

3. 阴道检查　每隔1小时或有异常情况时行阴道检查,评估羊水性状、胎方位、胎头下降、胎头产瘤及胎头变形情况。胎头下降的评估务必先行腹部触诊,后行阴道检查,排除头盆不称。

4. 会阴护理　会阴热敷或按摩有助于保持会阴完整,降低严重会阴裂伤的风险。可根据产妇具体情况酌情采用。

5. 指导产妇用力 推荐产妇在有向下屏气用力的感觉后再指导用力,从而更有效地利用好腹压。但对于使用椎管内镇痛的初产妇,推荐在第二产程开始时即应在指导下用力,以降低绒毛膜羊膜炎和新生儿酸中毒的风险。胎头下降有异常时需评估产妇用力方法是否得当有效,并给予正确指导。方法是让产妇双足蹬在产床上,两手握住产床把手,宫缩时深吸气后屏气,然后如排便样向下用力以增加腹压。于宫缩间歇期,产妇自由呼吸并全身肌肉放松。宫缩时,再做同样的屏气动作,以加速产程进展。

【接产】

1. 接产准备 初产妇宫口开全、经产妇宫口扩张 5cm 以上且宫缩规律有力时,将产妇送上分娩床做分娩准备,提前打开新生儿辐射台预热。通常让产妇头高足低位仰卧于产床上,两腿屈曲分开露出外阴部,消毒外阴部 2～3 次,顺序依次为大阴唇、小阴唇、阴阜、大腿内上 1/3、会阴及肛门周围,臀下铺消毒巾。

2. 接产

(1)接产要领:向产妇做好分娩解释,取得产妇配合。接生者在产妇分娩时协助胎头俯屈,控制胎头娩出速度,适度保护会阴,让胎头以最小径线(枕下前囟径)缓慢通过阴道口,降低会阴严重撕裂伤风险。

(2)接产步骤:接生者站在产妇正面,当宫缩来临产妇有便意感时指导产妇屏气用力。胎头着冠时,指导产妇何时用力和呼气。会阴水肿、过紧、炎症,耻骨弓过低,胎儿过大、娩出过快等,均易造成会阴撕裂。接生者应在接产前做初步评估,接生时个体化指导产妇用力,并用手控制胎头娩出速度,同时左手轻轻下压胎头枕部,协助胎头俯屈,使胎头双顶径缓慢娩出,此时若娩出过急则可能撕裂会阴。当胎头枕部在耻骨弓下露出时,让产妇在宫缩间歇时期稍向下屏气,左手协助胎头仰伸,使胎头缓慢娩出,清理口鼻黏液。胎头娩出后,不宜急于娩出胎肩,而应等待宫缩使胎头自然完成复位及外旋转,使胎肩旋转至骨盆出口前后径。再次宫缩时接生者右手托住会阴,左手将胎儿颈部向下牵拉,使前肩从耻骨弓下顺势娩出,继之托胎颈向上,使后肩从会阴前缘缓慢娩出。双肩娩出后,保护会阴的右手放松,双手协助胎体娩出(图 12-16)。胎儿娩出后用器皿置于产妇臀下计量产后失血量。

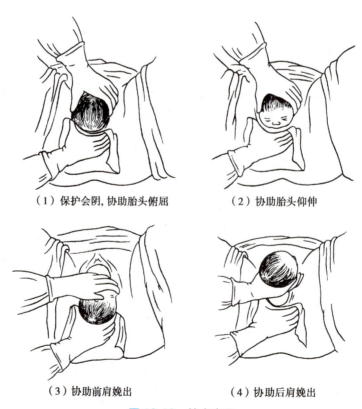

(1)保护会阴,协助胎头俯屈　　(2)协助胎头仰伸

(3)协助前肩娩出　　(4)协助后肩娩出

图 12-16　接产步骤

（3）限制性会阴切开：不应对初产妇常规会阴切开,但应采取会阴保护以减少损伤。当出现下列情况时才考虑会阴切开术：会阴过紧或胎儿过大、估计分娩时会阴撕裂不可避免者,或母儿有病理情况急需结束分娩者。产钳或胎头负压吸引器助产,视母儿情况和手术者经验决定是否需要会阴切开。一般在胎头着冠时或决定手术助产时切开,可以减少出血。

会阴切开缝合术（episiotomy and suture）,阴部神经阻滞麻醉联合会阴切口局麻生效后常用以下 2 种术式：①会阴后 - 侧切开术（postero-lateral episiotomy）：多为左侧,术者于宫缩时以左手示、中两指伸入阴道内撑起左侧阴道壁,右手用剪刀自会阴后联合中线向左向后 45° 剪开会阴,长 4～5cm。②会阴正中切开术（median episiotomy）：术者于宫缩时沿会阴后联合正中垂直剪开 2cm。此法优点为剪开组织少、出血量少、术后组织肿胀疼痛轻微。但切口有自然延长撕裂肛门括约肌的危险,胎儿大或接产技术不熟练者不宜采用。

胎儿娩出前纱布压迫切口止血。胎儿胎盘娩出后缝合切口,注意彻底止血,恢复解剖结构。

（4）延迟脐带结扎：推荐对不需要复苏的足月儿和早产儿娩出后延迟脐带结扎至少 30～60 秒,有利于胎盘血液转运至新生儿,增加新生儿血容量、血红蛋白含量,且有利于维持早产儿循环的稳定性,并可降低脑室内出血的风险。

三、第三产程

第三产程为胎盘娩出期,即从胎儿娩出到胎盘娩出,约需 5～15 分钟,不超过 30 分钟。

【临床表现】

胎儿娩出后,宫腔容积明显缩小,胎盘与子宫壁发生错位剥离,胎盘剥离面出血形成积血。子宫继续收缩,使胎盘完全剥离而娩出。胎盘剥离征象有：①宫体变硬呈球形,胎盘剥离后降至子宫下段,下段被动扩张,宫体呈狭长形被推向上方,宫底升高达脐上（图 12-17）；②阴道口外露的脐带段自行延长；③阴道少量流血；④用手掌尺侧在产妇耻骨联合上方轻压子宫下段,宫体上升而外露的脐带不再回缩。胎盘剥离后从阴道排出体外。

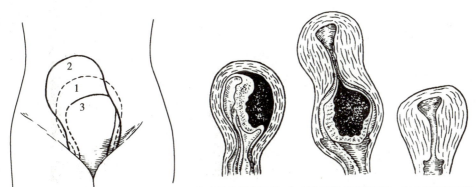

（1）胎盘剥离开始　（2）胎盘降至子宫下段　（3）胎盘娩出后

图 12-17　胎盘剥离时子宫的形状

胎盘剥离及排出方式有 2 种：①胎儿面娩出式：多见,胎盘胎儿面先排出。胎盘从中央开始剥离,而后向周围剥离,其特点是胎盘先排出,随后见少量阴道流血。②母体面娩出式：少见,胎盘母体面先排出,胎盘从边缘开始剥离,血液沿剥离面流出,其特点是先有较多阴道流血,胎盘后排出。

【处理】

1. 新生儿处理

（1）一般处理：新生儿出生后置于辐射台上擦干、保暖。

（2）清理呼吸道：新生儿口咽部分泌物量多或气道梗阻时,可用吸球吸去气道黏液及羊水,当确定气道通畅仍未啼哭时,可用手抚摸新生儿背部或轻拍新生儿足底,待新生儿啼哭后,即可处理脐带。

（3）新生儿阿普加评分（Apgar score）及脐动脉血气 pH 测定的意义：Apgar 评分是用于快速评估

新生儿出生后一般状况并指导复苏的方法,由 5 项体征组成,包括心率、呼吸、肌张力、喉反射及皮肤颜色。5 项体征中的每一项授予分值 0 分、1 分或 2 分,然后将 5 项分值相加,即为 Apgar 评分的分值(表 12-3)。1 分钟 Apgar 评分评估出生时状况,反映宫内的情况,但窒息新生儿不能等 1 分钟后才开始复苏。5 分钟 Apgar 评分则反映复苏效果,与近期和远期预后关系密切。脐动脉血气分析代表胎儿在产程中血气变化的结局,提示有无缺氧、酸中毒及其严重程度,反映窒息的病理生理本质,较 Apgar 评分更为客观、更具有特异性。

表 12-3 新生儿 Apgar 评分法

体征	0 分	1 分	2 分
每分钟心率	0	<100 次	≥100 次
呼吸	无	浅慢,不规则	佳,哭声响亮
肌张力	松弛	四肢稍屈曲	四肢屈曲,活动好
喉反射	无反射	有些动作	咳嗽,恶心
皮肤颜色	全身苍白	身体红,四肢青紫	全身粉红

我国新生儿窒息标准:①1 或 5 分钟 Apgar 评分≤7,仍未建立有效呼吸;②脐动脉血气 pH<7.15;③排除其他引起低 Apgar 评分的病因;④产前具有可能导致窒息的高危因素。以上①~③为必要条件,④为参考指标。

(4)处理脐带:剪断脐带后在距脐根上方 0.5cm 处用丝线、弹性橡皮圈或脐带夹结扎,残端消毒后用无菌纱布包扎,注意扎紧以防脐带出血。

(5)其他处理:新生儿体格检查,将新生儿足底印及母亲拇指印留于新生儿病历上,新生儿手腕带和包被标明性别、体重、出生时间、母亲姓名。帮助新生儿早吸吮。

2. **协助胎盘娩出** 正确处理胎盘娩出可预防产后出血。在胎儿前肩娩出后将缩宫素 10~20U 稀释于 250~500ml 生理盐水中静脉快速滴注,并控制性牵拉脐带,确认胎盘已完全剥离,以左手握住宫底,拇指置于子宫前壁,其余 4 指放于子宫后壁并按压,同时右手轻拉脐带,当胎盘娩至阴道口时,接生者双手捧起胎盘,向一个方向旋转并缓慢向外牵拉,协助胎盘胎膜完整剥离排出(图 12-18)。若在胎膜排出过程中,发现胎膜部分断裂,可用血管钳夹住断裂上端的胎膜,再继续向原方向旋转,直至胎膜完全排出。

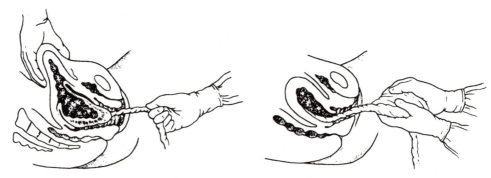

图 12-18 协助胎盘胎膜娩出

3. **检查胎盘胎膜** 将胎盘铺平,先检查胎盘母体面胎盘小叶有无缺损,然后将胎盘提起,检查胎膜是否完整,再检查胎盘胎儿面边缘有无血管断裂,及时发现副胎盘(succenturiate placenta)(图 12-19)。

4. **检查软产道** 胎盘娩出后,应仔细检查会阴、小阴唇内侧、尿道口周围、阴道及宫颈有无裂伤。若有裂伤,应立即缝合。

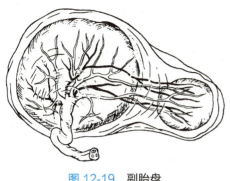

图 12-19　副胎盘

5. **预防产后出血**　为减少产后失血量,在胎儿前肩娩出后应用缩宫素等宫缩剂结合按摩子宫加强子宫收缩,注意观察并精确测量出血量。

6. **观察产后一般情况**　胎盘娩出 2 小时内是产后出血的高危期,有时被称为第四产程。应在分娩室观察一般情况、产妇面色、结膜和甲床色泽,测量血压、脉搏和阴道流血量。注意子宫收缩、宫底高度、膀胱充盈否、会阴及阴道有无血肿等,发现异常情况及时处理。产后 2 小时无异常,将产妇和新生儿送回病房。

【附】　剖宫产术后再次妊娠阴道分娩

剖宫产术后瘢痕子宫再次妊娠面临分娩方式的选择:重复剖宫产或剖宫产术后再次妊娠阴道试产(trial of labor after cesarean,TOLAC)。剖宫产术后再次妊娠阴道分娩(vaginal birth after cesarean,VBAC)有助于减少重复剖宫产及母儿并发症。

TOLAC 的成功率约 60%～70%,子宫破裂率通常低于 1%。对瘢痕子宫孕妇应在首诊时回顾病史,详细了解患者一般情况,既往有无阴道分娩史;剖宫产时的孕周,剖宫产指征(尤其是头盆不称或产程异常),剖宫产的时机(择期、急诊或产程中转剖宫产),宫口开大情况,子宫切口类型及缝合方式,是否有手术并发症(子宫切口撕裂、产后出血或感染)以及新生儿出生体重、是否存活等。2 次分娩间隔≥18 个月者可以考虑 TOLAC。

1. **适应证**　既往 1 次子宫下段剖宫产史且无阴道试产禁忌证者。

2. **禁忌证**　有子宫破裂史,高位纵切口的古典式剖宫产史,>2 次剖宫产史,倒 "T" 或 "J" 形子宫切口或广泛子宫底部手术,子宫下段纵切口,有其他合并症不适宜阴道分娩,不具备急诊剖宫产条件者。

3. **TOLAC 产程管理**　分娩发动后,做好术前准备。产程中给予连续电子胎心监护,早期识别子宫破裂征象。异常胎心监护图是子宫破裂最早、最常见的征象。产程中尤其在宫缩间歇期应注意有无瘢痕部位的压痛;子宫破裂的其他表现有异常阴道流血、血尿、低血容量性休克、胎头位置升高或从阴道回缩等。严密监测产程进展,当产程进展缓慢,尤其是活跃期进展不佳或胎头下降受阻时,应高度警惕子宫破裂的可能性,放宽重复剖宫产指征。当怀疑或诊断子宫破裂时,应迅速启动急救预案,实施紧急剖腹探查术。

第六节 ｜ 分娩镇痛

【知识要点】

● 理想的分娩镇痛对促进阴道分娩有重要作用。
● 产妇自临产至第二产程均可分娩镇痛。
● 小剂量麻醉性镇痛药和低浓度局部麻醉药联合用于腰麻或硬膜外麻醉镇痛为首选。

分娩镇痛的目的是有效缓解疼痛,同时可能有利于增加子宫血流,减少产妇因过度换气而引起的不良影响。产妇自临产至第二产程均可分娩镇痛。

1. **疼痛的原因**　第一产程疼痛主要来自宫缩时子宫肌缺血缺氧和宫颈扩张时肌肉过度紧张,通过交感神经由第 10～12 胸神经后段传递至脊髓。第二产程疼痛还包括来自胎头对盆底、阴道、会阴的压迫,通过第 2～4 骶神经的感觉纤维传递至脊髓。另外,产妇紧张、焦虑可导致害怕 - 紧张 - 疼痛

NOTES

综合征。

2. 分娩镇痛的基本原则　①对产程影响小；②安全、对产妇及胎儿不良作用小；③药物起效快、作用可靠、给药方法简便；④有创镇痛由麻醉医师实施并全程监护。

3. 分娩镇痛种类

（1）非药物镇痛：产痛与精神紧张相关，因此产前应进行宣教，强调分娩是一个自然的生理过程，给予足够的心理支持，获得产妇的主动配合。非药物镇痛包括调整呼吸、全身按摩、家属陪伴、导乐以及针灸或穴位电刺激等，可单独应用或联合药物镇痛法等应用。

（2）全身阿片类药物麻醉：可以通过静脉注射或肌内注射间断给予，也可以通过患者自控性镇痛（patient controlled analgesia，PCA）。全身应用阿片类药物对于宫缩疼痛的镇痛效果个体差异比较大，镇痛效果有限，而且可能导致产妇过度镇静、恶心、呼吸抑制、胃肠道排空延迟、胎心变异减少以及新生儿呼吸抑制等。常用阿片类药物包括哌替啶、芬太尼、瑞芬太尼、纳布啡等。

（3）椎管内分娩镇痛：通过局部麻醉药作用达到身体特定区域的感觉阻滞，包括蛛网膜下腔麻醉（腰麻）、硬膜外麻醉或腰硬联合麻醉。其优点为镇痛平面固定，较少引起运动阻滞，易于掌握用药剂量，可以长时间保持镇痛效果。但如果麻醉平面过高可导致严重呼吸抑制。其他并发症还包括低血压、局部麻醉药毒性反应、过敏反应、麻醉后头痛、神经损伤、产时发热、第二产程延长等。由于其副作用和并发症，麻醉医师除掌握麻醉技术并规范操作外还应熟悉并发症的紧急处理。

（顾蔚蓉）

思考题：
试述先兆临产和临产的诊断要点。

思考题解题思路

本章目标测试

本章思维导图

第十三章 | 异常分娩

异常分娩（abnormal labor）又称难产（dystocia），其影响因素包括产力、产道、胎儿及社会心理因素，这些因素既相互影响又互为因果。任何因素发生异常，或者四个因素间相互不能适应，都可能使分娩进程受到阻碍，称为异常分娩。

第一节 | 概 论

【知识要点】
- 异常分娩的常见病因为产力、产道及胎儿因素。
- 常见的产程异常有第一产程异常（包括潜伏期延长、活跃期延长和活跃期停滞），第二产程异常（包括胎头下降延缓、胎头下降停滞和第二产程延长）。
- 应综合分析决定分娩方式。

异常分娩时，必须早期识别，综合分析产力、产道、胎儿及社会心理因素，如骨盆狭窄可导致胎位异常及宫缩乏力，宫缩乏力亦可引起胎位异常，其中宫缩乏力和胎位异常可以纠正，从而有可能转化为正常分娩。应寻找异常分娩的病因，及时作出正确判断并恰当处理，以保证分娩顺利和母胎安全。

【病因】
最常见为产力、产道及胎儿因素。

1. **产力异常** 包括各种收缩力异常（子宫、腹肌及膈肌、肛提肌），其中主要是子宫收缩力异常。子宫收缩力异常又分为收缩乏力（协调性子宫收缩乏力及不协调性子宫收缩乏力）和收缩过强（协调性子宫收缩过强及不协调性子宫收缩过强）。子宫收缩乏力可致产程延长或停滞；子宫收缩过强可引起急产或严重的并发症。

2. **产道异常** 产道异常易导致头盆不称，主要包括骨产道异常及软产道异常，其中骨盆狭窄最常见。骨产道异常是指骨盆大小、形态异常，导致一个或几个径线缩短，主要分为骨盆狭窄、病理性骨盆及畸形骨盆。

3. **胎儿因素** 包括胎位异常（头先露异常、臀先露及肩先露等）及胎儿相对过大和胎儿发育异常。

【临床表现】
胎先露异常、胎儿发育异常、骨产道严重狭窄或软产道异常，在产前容易诊断。而多数异常分娩是在分娩过程中表现出来的。

1. **母体表现**

（1）产妇全身衰竭症状：产程延长，产妇烦躁不安、体力衰竭、进食减少。严重者出现脱水、代谢性酸中毒及电解质紊乱，肠胀气或尿潴留。

（2）产科情况：表现为子宫收缩乏力或过强、过频；宫颈水肿或宫颈扩张缓慢、停滞；胎先露下降延缓或停滞。严重时，子宫下段极度拉长、出现病理性缩复环、子宫下段压痛、血尿、先兆子宫破裂甚至子宫破裂。头盆不称或胎位异常时，先露部与骨盆之间有空隙，前后羊水交通，前羊膜囊受力不均，宫缩时胎膜承受压力过大而发生胎膜早破。因此,胎膜早破往往是异常分娩的征兆,需要查明有无头盆不称或胎位异常。

2. 胎儿表现

(1)胎头未衔接或延迟衔接:临产后胎头高浮,宫口扩张5cm以上胎头仍未衔接或才衔接为衔接异常,提示骨盆入口平面有严重的头盆不称或胎头位置异常。

(2)胎位异常:胎头位置异常是导致头位难产的首要原因,有胎方位衔接异常如高直位、不均倾位,有内旋转受阻如持续性枕后位及枕横位,有胎头姿势异常如胎头仰伸呈前顶先露、额先露或面先露以及胎头侧屈呈前不均倾。胎头位置异常使胎头下降受阻,宫颈扩张延缓、停滞,继发宫缩乏力。

(3)胎头水肿或血肿:产程进展缓慢或停滞时,胎头先露部位软组织长时间受产道挤压或牵拉使骨膜下血管破裂,形成胎头水肿(又称产瘤)或头皮血肿。

(4)胎儿颅骨缝过度重叠:在分娩过程中,通过颅骨缝轻度重叠,可以缩小胎头体积,有利于胎儿娩出。但骨产道狭窄致产程延长时,胎儿颅骨缝过度重叠,表明存在明显头盆不称。

(5)胎儿窘迫:产程延长,尤其第二产程延长,导致胎儿缺氧,胎儿代偿能力下降或失代偿可出现胎儿窘迫征象。

3. 产程异常

(1)第一产程异常:包括潜伏期延长(prolonged latent phase)和活跃期异常。

1)潜伏期延长:从临产规律宫缩开始至活跃期起点(5cm)称为潜伏期。初产妇>20小时、经产妇>14小时称为潜伏期延长。

2)活跃期异常:包括活跃期延长(protracted active phase)和活跃期停滞(arrested active phase)。从活跃期起点(5cm)至宫颈口开全称为活跃期。活跃期宫颈口扩张速度<0.5cm/h称为活跃期延长。当破膜且宫颈口扩张≥5cm后,若宫缩正常,宫颈口停止扩张≥4小时;若宫缩欠佳,宫颈口停止扩张≥6小时称为活跃期停滞。

(2)第二产程异常:包括胎头下降延缓(protracted descent)、胎头下降停滞(arrested descent)和第二产程延长(protracted second stage)。

1)胎头下降延缓:第二产程初产妇胎头先露下降速度<1cm/h,经产妇<2cm/h,称为胎头下降延缓。

2)胎头下降停滞:第二产程胎头先露停留在原处不下降>1小时,称为胎头下降停滞。

3)第二产程延长:初产妇>3小时,经产妇>2小时(硬膜外麻醉镇痛分娩时,初产妇>4小时,经产妇>3小时),产程无进展(胎头无下降和旋转),称为第二产程延长。

【处理】

原则应以预防为主,应综合评估子宫收缩力、胎儿大小与胎位、骨盆大小以及头盆关系是否相称等,综合分析决定分娩方式。有条件可借助产时超声检查协助判断产程进展和分娩难易程度。

1. 阴道试产　若无明显的头盆不称,原则上可阴道试产。为了避免随意诊断难产,应注意:①第一产程宫颈扩张4cm之前,不应诊断难产;②使用人工破膜和缩宫素后产程仍无进展,才可诊断难产。在试产过程中,若出现产程异常,根据不同情况及时处理。

(1)潜伏期延长:由于难以确定准确的临产时间而使潜伏期延长的诊断很困难。潜伏期延长不是剖宫产的指征。宫口开大0~3cm而潜伏期超过8小时,可予哌替啶100mg肌内注射,以纠正不协调性子宫收缩,缓解宫缩引起的疼痛,让产妇充分休息后,常能进入活跃期。如用镇静剂后宫缩无改善,可给予缩宫素静脉滴注。宫颈口开大超过3~5cm而2~4小时宫口扩张无进展,应给予人工破膜和缩宫素静脉滴注加强产力,以促进产程进展。

(2)活跃期异常:活跃期延长时,首先应做阴道检查详细了解骨盆情况及胎方位,若无明显头盆不称及严重的胎头位置异常,可行人工破膜,然后给予缩宫素静脉滴注加强产力,促进产程进展。发现胎方位异常如枕横位或枕后位,可手转胎头矫正胎方位。活跃期停滞提示头盆不称,应行剖宫产术。

（3）第二产程异常：第二产程异常时，要高度警惕头盆不称，需立即评估孕妇屏气用力情况、胎心率、胎方位、骨盆情况、胎头位置高低、胎头水肿或颅骨重叠情况。若无头盆不称或严重胎头位置异常，可用缩宫素加强产力并指导孕妇屏气用力；若胎头为枕横位或枕后位，可徒手旋转胎头为枕前位。若胎头下降至 S≥+3 水平，可行产钳或胎头吸引器助产术；若处理后胎头下降无进展，胎头位置在 S≤+2 水平，应及时行剖宫产术。

2. 剖宫产　产程过程中一旦发现严重的胎位异常如胎头呈高直后位、前不均倾位、额先露及颏后位，应停止阴道试产，立即行剖宫产术结束分娩。骨盆绝对性狭窄或胎儿过大、明显头盆不称、肩先露或臀先露尤其是足先露时，应行择期剖宫产术。产力异常发生病理性缩复环或先兆子宫破裂时，不论胎儿是否存活，应抑制宫缩同时行剖宫产术。产程中出现胎儿窘迫而宫口未开全，且胎头位置在 S+2 水平以上时，也应考虑行剖宫产术。

第二节 ｜ 产力异常

【知识要点】
- 子宫收缩力异常包括宫缩乏力和宫缩过强，而各自又分为协调性和不协调性。
- 协调性和不协调性宫缩乏力的处理原则分别为加强子宫收缩和调节子宫收缩。
- 协调性宫缩过强以预防为主，正确处理急产；不协调性宫缩过强的处理包括抑制强直性子宫收缩，去除原因等。

子宫收缩力是临产后贯穿于分娩全过程的主要动力，具有节律性、对称性、极性及缩复作用的特点。任何原因引发的子宫收缩的节律性、对称性及极性不正常或其收缩力的强度、频率异常均称为子宫收缩力异常，简称产力异常（abnormal uterine action）。

临床上子宫收缩力异常主要有两类：子宫收缩乏力简称宫缩乏力（uterine inertia）及子宫收缩过强简称宫缩过强（uterine over contraction）（图 13-1）。每类又分为协调性子宫收缩异常和不协调性子宫收缩异常。

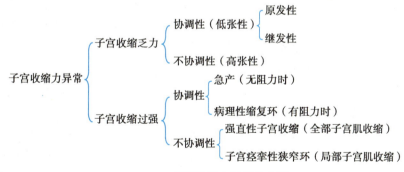

图 13-1　子宫收缩力异常的分类

一、子宫收缩乏力

【病因】
影响子宫收缩功能的因素出现异常均会引起子宫收缩乏力。

1. **子宫肌源性因素**　任何影响子宫肌纤维正常收缩能力的因素，如子宫肌纤维过度伸展（如羊水过多、巨大胎儿、多胎妊娠等），子宫畸形，子宫肌瘤，子宫腺肌病，经产妇，高龄产妇等均可导致子宫收缩乏力。

2. **头盆不称或胎位异常**　由于胎头下降受阻，先露部不能紧贴子宫下段及宫颈内口，不能刺激子宫收缩。

3. 内分泌失调　分娩启动后,胎先露衔接异常的产妇体内乙酰胆碱、缩宫素及前列腺素合成及释放减少,或缩宫素受体量少以及子宫对宫缩物质的敏感性降低,胎儿、胎盘合成与分泌硫酸脱氢表雄酮量较少,致宫颈成熟度欠佳,均可直接或间接导致子宫收缩乏力。

4. 精神源性因素　产妇对分娩有恐惧、紧张等精神心理障碍使大脑皮质功能紊乱,待产时间久、过于疲劳、睡眠不足、体力过多消耗、膀胱过度充盈、水及电解质紊乱,均可导致原发性宫缩乏力。

5. 其他　在产程中过早、大剂量使用宫缩抑制剂及解痉、镇静、镇痛剂,可直接抑制子宫收缩。

【临床表现与诊断】

1. 协调性子宫收缩乏力　又称低张性子宫收缩乏力(hypotonic uterine inertia)。特点为子宫收缩节律性、对称性和极性均正常,仅收缩力弱,压力低于180Montevideo单位,宫缩<2次/10分钟,持续时间短,间歇期较长。宫缩高峰时,子宫没有隆起,按压时有凹陷。根据宫缩乏力的发生时期分为:①原发性宫缩乏力:产程早期出现的宫缩乏力;②继发性宫缩乏力:产程早期宫缩正常,在进展到第一产程活跃期后期或第二产程后宫缩强度减弱,使产程延长或停滞,多伴有胎位或骨盆异常。协调性宫缩乏力多为继发性宫缩乏力,此种宫缩乏力对胎儿的影响并不大。

2. 不协调性子宫收缩乏力　又称高张性子宫收缩乏力(hypertonic uterine inertia)。表现特点为宫缩失去正常的节律性、对称性,尤其是极性,宫缩的兴奋点来自子宫下段一处或多处,节律不协调、高频率的宫缩波自下而上扩散,不能产生向下的合力,致使宫缩时宫底部收缩力较子宫下段弱,宫缩间歇期子宫不能很好地松弛,使宫口扩张受限,胎先露不能如期下降,为无效宫缩。产妇可出现持续性腹痛、腹部拒按、烦躁不安,严重时可出现水及电解质紊乱、尿潴留、肠胀气、胎儿-胎盘循环障碍及静息宫内压升高,胎心率异常。此种宫缩多为原发性宫缩乏力。

【对产程及母儿影响】

1. 对产程的影响　宫缩乏力使产程进展缓慢甚至停滞。原发性宫缩乏力引起潜伏期延长,继发性宫缩乏力根据其发生时限不同,分别导致第一、二产程延长或停滞。

2. 对母体的影响　产程延长会导致产妇休息欠佳以及精神与体力消耗;呻吟和过度换气、进食减少,可出现精神疲惫、乏力、排尿困难及肠胀气。严重者引起产妇脱水、低钾血症或酸中毒,最终影响子宫收缩,导致手术产率增加。第二产程延长可因产道受压过久,发生产后尿潴留;受压组织长期缺血,可继发水肿、坏死及软产道受损,形成生殖道瘘。同时,易导致产后出血和产褥感染。

3. 对胎儿的影响　不协调性宫缩乏力时子宫收缩间歇期子宫壁不能完全松弛,对子宫胎盘循环影响较大,易发生胎儿窘迫;产程延长使胎头及脐带等受压时间过久,手术助产机会增加,易导致新生儿窒息、产伤、颅内出血及吸入性肺炎等。

【处理】

1. 协调性子宫收缩乏力　应首先明确病因。阴道检查宫口扩张和胎先露下降情况,及时发现有无头盆不称或胎位异常。若估计不能经阴道分娩者,应及时行剖宫产术;无头盆不称和胎位异常,且无胎儿窘迫征象,估计能经阴道分娩者,则应加强宫缩。

(1)第一产程

1)一般处理:解除产妇对分娩的心理顾虑与紧张情绪,指导其休息、饮食及大小便,及时补充膳食营养及水分等,必要时可静脉补充营养及水分和给予导尿等措施。潜伏期出现的宫缩乏力,可用强镇静剂如哌替啶100mg或吗啡10mg肌内注射,绝大多数潜伏期宫缩乏力者在充分休息后可自然转入活跃期。

2)加强宫缩:①人工破膜。适用于宫口扩张超过3~5cm、无头盆不称、胎头已衔接而产程延缓者。破膜可使胎头直接紧贴子宫下段及宫颈内口,反射性引起子宫收缩,加速产程进展。注意破膜前要检查胎儿有无脐带先露,人工破膜时机应在宫缩间歇期,破膜后要注意检查有无脐带脱垂,同时观察羊水容量、性状和胎心率变化。破膜后宫缩仍未改善者可考虑应用缩宫素加强宫缩。②缩宫素静脉滴注。适用于协调性宫缩乏力、胎心率良好、胎位正常、头盆相称者。原则是以最小浓度获得最佳宫缩，一般将缩宫素 2.5U 配制于 0.9% 生理盐水 500ml 中，从 1～2mU/min 开始，根据宫缩强弱进行调整，调整间隔为 15～30 分钟，每次增加 1～2mU/min 为宜，最大给药剂量通常不超过 20mU/min，维持宫缩时宫腔内压力达 50～60mmHg，宫缩间隔 2～3 分钟，持续 40～60 秒。不敏感者可酌情增加缩宫素给药剂量。

应用缩宫素时，应有医师或助产士在床旁守护，监测宫缩、胎心率、血压及产程进展等状况。评估宫缩强度的方法有 3 种：触诊子宫；电子胎心监护；宫腔内导管测量子宫收缩力，计算 Montevideo 单位（MU）。MU 的计算是将 10 分钟内每次宫缩产生的压力（mmHg）相加而得。一般临产时宫缩强度为 80～120MU，活跃期宫缩强度为 200～250MU，应用缩宫素促进宫缩时必须达到 200～300MU，才能引起有效宫缩。若 10 分钟内宫缩 >5 次、持续 1 分钟以上或胎心率异常，应立即停止静脉滴注缩宫素。外源性缩宫素在母体血中的半衰期为 1～6 分钟，故停药后能迅速好转，必要时加用镇静剂。若发现血压升高，应减慢缩宫素静脉滴注速度。由于缩宫素有抗利尿作用，水的重吸收增加，可出现尿少，需警惕水中毒的发生。有明显产道梗阻者不宜使用。

（2）第二产程：宫缩乏力若无头盆不称应静脉滴注缩宫素加强宫缩，同时指导产妇配合宫缩屏气用力。母儿状况良好，胎头下降至 S+3 水平及以下，可等待自然分娩或行阴道助产分娩；若处理后胎头下降无进展，胎头位置在 S+2 水平以上，应及时行剖宫产术。

（3）第三产程：胎肩娩出后可立即给予缩宫素 10～20U 静脉注射，预防产后出血。产程长、破膜时间久及手术产者，应给予抗菌药物预防感染。

2. 不协调性子宫收缩乏力　处理原则为调节子宫不协调收缩，使其恢复正常节律性及极性。可给予哌替啶 100mg 或吗啡 10mg 肌内注射，经充分休息多可恢复为协调性子宫收缩，若此时宫缩仍较弱，按协调性宫缩乏力处理。在子宫收缩未恢复为协调性之前，严禁使用缩宫剂。伴有胎儿窘迫征象及头盆不称或应用镇静剂后宫缩仍不协调者，应考虑行剖宫产术。

二、子宫收缩过强

【临床表现与诊断】

1. 协调性子宫收缩过强　子宫收缩的节律性、对称性及极性均正常，仅子宫收缩力过强、过频。若产道无阻力，产程常短暂，总产程 <3 小时分娩者，称为急产（precipitate delivery），以经产妇多见；若存在产道梗阻或瘢痕子宫，宫缩过强时可出现病理性缩复环（pathologic retraction ring），甚至子宫破裂。

2. 不协调性子宫收缩过强

（1）强直性子宫收缩（tetanic contraction of uterus）：子宫收缩失去节律性、无间歇，呈持续性强直性收缩，常见于缩宫剂使用不当。产妇因持续性腹痛常出现烦躁不安，腹部拒按，胎心听不清，不易查清胎位。若合并产道梗阻，亦可出现病理性缩复环、血尿等先兆子宫破裂征象。

（2）子宫痉挛性狭窄环（constriction ring of uterus）：子宫局部平滑肌持续不放松，痉挛性不协调性收缩形成的环形狭窄。多因精神紧张、过度疲劳和不适当使用缩宫剂或粗暴实施阴道内操作所致。狭窄环位于胎体狭窄部及子宫上下段交界处如胎儿颈部、腰部，不随宫缩上升，与病理性缩复环不同。产妇可出现持续性腹痛，烦躁不安，胎心率时快时慢，宫颈扩张缓慢，胎先露部下降停滞，手取胎盘时可在宫颈内口上方直接触及此环（图 13-2）。第三产程常造成胎盘嵌顿（placental incarceration）。

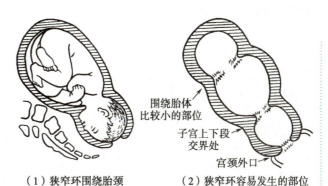

（1）狭窄环围绕胎颈　　（2）狭窄环容易发生的部位

图 13-2　子宫痉挛性狭窄环

【对产程及母儿影响】

1. 对产程及母体的影响　协调性子宫收缩过强可致急产，易造成软产道裂伤，甚至子宫破裂;不协调性子宫收缩过强形成子宫痉挛性狭窄环或强直性子宫收缩时,可导致产程异常、胎盘嵌顿、产后出血、产褥感染及手术产概率增加。

2. 对胎儿的影响 子宫收缩过强使子宫胎盘血流减少,子宫痉挛性狭窄环使产程停滞并延长,易发生胎儿窘迫、新生儿窒息甚至死亡。胎儿娩出过快,胎儿在产道内压力解除过快,致使新生儿颅内出血。若接产准备不充分,新生儿易发生感染、骨折及外伤。

【处理】

1. 预防为主,寻找原因,仔细观察及时纠正异常。有急产史(包括家族有急产史)者应提前住院待产,临产后慎用缩宫剂及各种加强宫缩的措施,包括灌肠、人工破膜等。提前做好接产及抢救新生儿窒息的准备。

2. 发生强直性子宫收缩或子宫痉挛性狭窄环时,应当停止阴道内操作及缩宫剂使用。给予吸氧的同时应用宫缩抑制剂,如特布他林或硫酸镁等,必要时使用哌替啶。若宫缩恢复正常则等待自然分娩或阴道助产;若宫缩不缓解,已出现病理性缩复环而宫口未开全,胎头位置较高或出现胎儿窘迫征象者,应立即行剖宫产术;若发生胎死宫内且宫口已开全者,使用药物缓解宫缩,随后以不损害母体为原则,阴道助产处理死胎。

第三节 | 产道异常

【知识要点】

- 以骨产道异常为多见。中骨盆平面狭窄多合并骨盆出口平面狭窄。
- 产科检查结合骨盆测量是诊断狭窄骨盆的主要方法。
- 分娩时应明确狭窄骨盆的类型和程度,结合产力和胎儿因素综合判断,决定分娩方式。

产道异常包括骨产道及软产道异常,以骨产道异常多见。产道异常使胎儿娩出受阻。分娩时应通过产科检查,评估骨盆大小与形态,明确狭窄骨盆的类型和程度,并结合产力、胎儿等因素,综合判定,决定分娩方式。

一、骨产道异常

骨盆径线过短或形态异常,致使骨盆腔小于胎先露部可通过的限度,阻碍胎先露部下降,影响产程顺利进展,称为狭窄骨盆(contracted pelvis)。狭窄骨盆可以是一个径线过短或多个径线同时过短,也可以是一个平面狭窄或多个平面同时狭窄。当一个径线过短时,要观察同一个平面其他径线的长短,再结合整个骨盆腔大小与形态进行综合分析,作出正确判断。

【分类】

1. 骨盆入口平面狭窄(contracted pelvic inlet) 以扁平型骨盆为代表,主要为骨盆入口平面前后径狭窄。以对角径为主,分3级(表13-1)。扁平型骨盆常见以下2种类型。

表 13-1 骨盆三个平面狭窄的分级 单位:cm

分级	入口平面狭窄	中骨盆平面狭窄		出口平面的狭窄	
	对角径	坐骨棘间径	坐骨棘间径 + 中骨盆后矢状径	坐骨结节间径	坐骨结节间径 + 出口后矢状径
Ⅰ级(临界性)	11.5	10.0	13.5	7.5	15.0
Ⅱ级(相对性)	10.0～11.0	8.5～9.5	12.0～13.0	6.0～7.0	12.0～14.0
Ⅲ级(绝对性)	≤9.5	≤8.0	≤11.5	≤5.5	≤11.0

（1）单纯扁平骨盆:骨盆入口呈横扁圆形,骶岬向前下突出,使骨盆入口前后径缩短而横径正常
（图 13-3）。

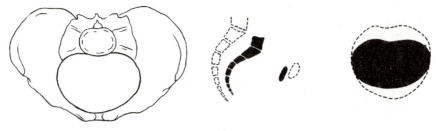

图 13-3 单纯扁平骨盆

（2）佝偻病性扁平骨盆:骨盆入口呈横的肾形,骶岬向前突,骨盆入口前后径短。骶骨变直向后翘。
尾骨呈钩状突向骨盆出口平面。由于坐骨结节外翻,耻骨弓角度增大,骨盆出口横径变宽（图 13-4）。

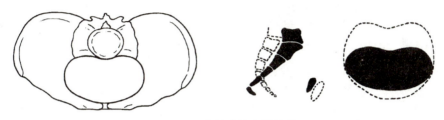

图 13-4 佝偻病性扁平骨盆

2. **中骨盆平面狭窄**（contracted midpelvis） 中骨盆平面狭窄较入口平面狭窄更常见,主要见于
男型骨盆及类人猿型骨盆,以坐骨棘间径和中骨盆后矢状径为主,分 3 级（表 13-1）。

3. **骨盆出口平面狭窄**（contracted pelvic outlet） 常与中骨盆平面狭窄相伴行,主要见于男型骨
盆,以坐骨结节间径及骨盆出口后矢状径为主,分 3 级（表 13-1）。

中骨盆平面和骨盆出口平面的狭窄常见以下 2 种类型。

（1）漏斗型骨盆（funnel shaped pelvis）:骨盆入口各径线值正常,两侧骨盆壁内收,状似漏斗得名。
其特点是中骨盆及骨盆出口平面均明显狭窄,使坐骨棘间径和坐骨结节间径缩短,坐骨切迹宽度（骶棘
韧带宽度）<2 横指,耻骨弓角度<90°,坐骨结节间径加出口后矢状径<15cm,常见于男型骨盆（图 13-5）。

（2）横径狭窄骨盆（transversely contracted pelvis）:与类人猿型骨盆类似。骨盆各平面横径均缩
短,入口平面呈纵椭圆形（图 13-6）。常因中骨盆及骨盆出口平面横径狭窄导致难产。

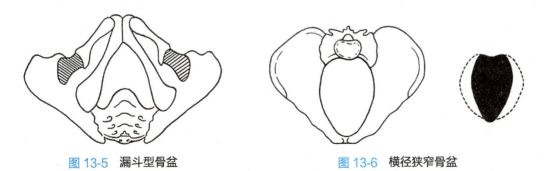

图 13-5 漏斗型骨盆　　　　　　图 13-6 横径狭窄骨盆

4. **骨盆三个平面狭窄** 骨盆外形属正常女型骨盆,但骨盆三个平面各径线均比正常值小 2cm 或
更多,称为均小骨盆（generally contracted pelvis）,多见于身材矮小、体形匀称的女性。

5. **畸形骨盆及病理性骨盆** 指骨盆失去正常形态及对称性,包括跛行及脊柱侧凸所致的偏斜骨
盆和骨盆骨折所致的畸形骨盆。偏斜骨盆的特征是骨盆两侧的侧斜径（一侧髂后上棘与对侧髂前上
棘间径）或侧直径（同侧髂后上棘与髂前上棘间径）之差>1cm（图 13-7）。骨盆骨折常见于尾骨骨折

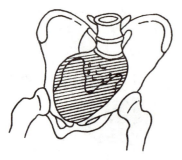

图 13-7　偏斜骨盆

使尾骨尖前翘或骶尾关节融合使骨盆出口前后径缩短,导致骨盆出口狭窄而影响分娩。

【临床表现】

1. 骨盆入口平面狭窄

(1) 胎先露及胎方位异常:狭窄骨盆孕妇异常胎位如臀先露、肩先露或面先露等发生率是正常骨盆者3倍以上。头先露时头盆不称的发生率高,初产妇多呈尖腹,经产妇易悬垂腹,临产后胎头迟迟不入盆,胎头跨耻征阳性;偶有胎头尚未衔接,但在阴道口见到胎头产瘤的假象,扁平骨盆且骨盆较浅时,产程初期,胎头常呈不均倾位或仰伸位入盆,耻骨联合上方仍可触及胎头双顶径,误认为胎头位置低。

骨盆入口平面Ⅰ级临界性狭窄,绝大多数可经阴道分娩;Ⅱ级相对性狭窄,阴道分娩的难度明显增加,胎儿不大且产力较好时可以考虑试产(需经试产后才能决定是否可以经阴道分娩);Ⅲ级绝对性狭窄,须行剖宫产术。

(2) 产程进展异常:根据骨盆狭窄程度、胎位情况、胎儿大小及产力强弱情况表现各异。当骨盆入口平面狭窄而致相对性头盆不称时,常见潜伏期及活跃期早期产程延长,经充分试产,一旦胎头衔接,则活跃期晚期产程进展顺利。绝对性头盆不称,即使产力、胎儿大小及胎位均正常,胎头仍不能入盆,常导致宫缩乏力及产程停滞,甚至出现梗阻性难产。

(3) 其他:胎膜早破及脐带脱垂等分娩期发病率增高。偶有狭窄骨盆伴有宫缩过强和产道梗阻,表现为腹痛拒按、排尿困难、尿潴留等症状。检查可发现产妇下腹压痛、耻骨联合分离、宫颈水肿,甚至出现病理性缩复环、肉眼血尿等先兆子宫破裂征象,不及时处理可导致子宫破裂。

2. 中骨盆平面狭窄

(1) 胎方位异常:胎头衔接后下降至中骨盆平面时,由于中骨盆横径狭窄致使胎头内旋转受阻,双顶径受阻于中骨盆狭窄部位,导致持续性枕后(横)位,经阴道分娩受阻。

(2) 产程进展异常:胎头多于宫口近全时完成内旋转,因持续性枕后(横)位引起继发性宫缩乏力,多导致第二产程延长甚至停滞。

(3) 其他:胎头受阻于中骨盆,强行通过以及手术助产矫正胎方位等易导致胎头发生变形、软组织水肿及产瘤较大,严重者发生胎儿颅内出血、头皮血肿及胎儿窘迫等;阴道助产则可导致严重的会阴、阴道损伤和新生儿产伤。严重的中骨盆狭窄而宫缩又较强时,可发生先兆子宫破裂甚至子宫破裂。

3. 骨盆出口平面狭窄　常与中骨盆平面狭窄并存。易致继发性宫缩乏力和第二产程停滞,胎头双顶径不能通过骨盆出口平面。不宜强行阴道助产,否则会导致严重的软产道裂伤及新生儿产伤。

【诊断】

在分娩过程中,骨盆是个不变因素。在估计分娩难易时,骨盆是重点评估的因素。在妊娠期间应评估骨盆有无异常,有无头盆不称,及早作出诊断,以选择适当的分娩方式。

1. 病史询问　产妇既往是否患佝偻病、脊柱和髋关节结核、脊髓灰质炎及骨外伤等,经产妇更应详细询问既往分娩史、有无难产及阴道助产史、新生儿有无产伤史等。

2. 全身检查　观察孕妇体形、步态有无异常。身高<145cm者应警惕均小骨盆。注意有无脊柱及髋关节畸形,米氏菱形窝是否对称。脊柱侧凸或跛行者可伴有偏斜骨盆。骨骼粗壮、颈部较短者易合并漏斗型骨盆。米氏菱形窝对称但过扁者易伴有扁平骨盆、过窄者易伴有中骨盆狭窄,两髂后上棘对称突出且狭窄者多是类人猿型骨盆特征;米氏菱形窝不对称、一侧髂后上棘突出者则偏斜骨盆可能性大。

3. 腹部检查　观察腹部形态,初产妇呈尖腹者,可能提示有骨盆入口平面的狭窄。测量孕妇宫高、腹围,四步触诊法评估胎先露、胎方位及胎先露部位是否衔接入盆,也可借助腹部超声检查等协助诊断。临产后应持续观察评估胎头下降情况,有无胎头跨耻征阳性。

检查方法:嘱孕妇排空膀胱后仰卧,两腿伸直,检查者一手放在耻骨联合上方,另一手将胎头向盆腔方向推压。

（1）胎头跨耻征阴性:胎头低于耻骨联合平面,提示胎头已衔接入盆。

（2）胎头跨耻征可疑阳性:胎头与耻骨联合平面在同一平面,提示可疑头盆不称。

（3）胎头跨耻征阳性:胎头高于耻骨联合平面,表示头盆不称(cephalopelvic disproportion,CPD)（图 13-8）。

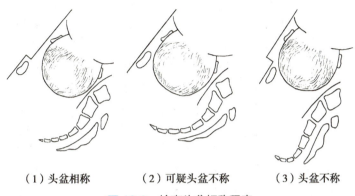

　　（1）头盆相称　　　　（2）可疑头盆不称　　　　（3）头盆不称

图 13-8　检查头盆相称程度

　　不能单凭胎头跨耻征阳性轻易作出临床诊断,头盆不称提示有骨盆相对性或绝对性狭窄可能。头盆是否相称还与骨盆倾斜度和胎方位相关,所以需要观察产程进展或试产后方可作出最后诊断。

　　4. **骨盆测量**　主要通过产科检查评估骨盆大小。检查内容包括:测量对角径、中骨盆前后径、出口前后径、出口后矢状径、坐骨结节间径及耻骨弓角度等;检查骶岬是否突出、坐骨切迹宽度、坐骨棘凸出程度、骶凹弧度及骶尾关节活动度等。骨盆各平面径线小于正常值 2cm 或以上为均小骨盆。对角径<11.5cm,骶岬突出为骨盆入口平面狭窄,属扁平骨盆。坐骨切迹宽度间接反映中骨盆后矢状径长短,中骨盆平面狭窄及骨盆出口平面狭窄往往同时存在,因此通过测定坐骨结节间径、出口后矢状径、耻骨弓角度、坐骨棘凸出程度及坐骨切迹宽度,间接判断中骨盆狭窄程度;坐骨结节间径<8cm,坐骨结节间径与出口后矢状径之和<15cm,耻骨弓角度<90°,坐骨切迹宽度<2 横指时,为中骨盆平面和出口平面狭窄,属漏斗型骨盆。

　　5. **胎位及产程动态监测**　预示狭窄骨盆的以下情况应当警惕:初产妇临产后胎头尚未衔接或呈臀先露、肩先露等异常胎先露,或头先露呈不均倾位衔接,或胎头内旋转受阻以及产力、胎位正常而产程进展缓慢时,应及时检查评估,根据头盆相称程度确定是否可经阴道试产。

【对产程及母儿影响】

　　1. **对产程的影响**　狭窄骨盆可使产程延长及停滞。骨盆入口狭窄影响胎先露部衔接,容易发生胎位异常;中骨盆狭窄可使胎头下降延缓、胎头下降停滞、活跃期及第二产程延长;骨盆出口狭窄可使胎头下降停滞、第二产程延长。

　　2. **对母体的影响**　若为骨盆入口平面狭窄,影响胎先露部衔接,容易发生胎位异常。若为中骨盆平面狭窄,影响胎头内旋转,容易发生持续性枕横位或枕后位。胎先露部下降受阻多导致继发性宫缩乏力,产程延长或停滞,使手术助产、软产道裂伤及产后出血的发生率增加;产道受压过久,严重时可形成尿瘘或粪瘘;严重梗阻性难产伴宫缩过强可形成病理性缩复环,从而导致先兆子宫破裂甚至子宫破裂;因胎膜早破、手术助产增加以及产程异常行阴道检查次数过多,产褥感染机会亦增加。

　　3. **对胎儿及新生儿的影响**　骨盆入口狭窄导致胎头高浮,使胎膜早破、脐带先露及脐带脱垂机会增多;产程延长,胎头在产道受压过久,易发生胎儿缺血缺氧;胎儿强行通过狭窄产道或手术助产时,易引起颅内出血及其他新生儿产伤、感染等。

【分娩处理】

　　骨盆绝对性狭窄已很少见,临床多见的是骨盆临界性或相对性狭窄。分娩时应明确狭窄骨盆的类型和程度,了解产力、胎方位、胎儿大小、胎心率、宫口扩张程度、胎先露下降程度、破膜与否,同时结合既往分娩史、产次、年龄等进行综合分析、判断,决定分娩方式。

1. 骨盆入口平面狭窄的处理

(1)绝对性骨盆入口狭窄:对角径≤9.5cm,应行剖宫产术结束分娩。

(2)相对性骨盆入口狭窄:对角径10.0~11.0cm,而胎儿大小适宜,产力、胎位及胎心均正常时,可在严密监护下进行阴道试产。试产充分与否的判断,除参考宫缩强度外,应以宫口扩张程度为衡量标准。骨盆入口狭窄的试产可等到宫口扩张至4cm以上。胎膜未破者可在宫口扩张超过3~5cm时行人工破膜。若破膜后宫缩较强,产程进展顺利,多数能经阴道分娩。试产过程中若出现宫缩乏力,可用缩宫素静脉滴注加强宫缩。试产后胎头仍迟迟不能入盆,宫口扩张停滞或出现胎儿窘迫征象,应及时行剖宫产术结束分娩。

2. 中骨盆平面狭窄的处理

中骨盆平面狭窄主要导致胎头俯屈及内旋转受阻,易发生持续性枕横位或枕后位。产妇多表现为活跃期或第二产程延长及停滞、继发性宫缩乏力等。若宫口开全,胎头双顶径达坐骨棘水平或更低,可经阴道徒手旋转胎头为枕前位,待其自然分娩,或行产钳助产或胎头吸引术助产;若胎头双顶径未达坐骨棘水平,或出现胎儿窘迫征象,应行剖宫产术结束分娩。

3. 骨盆出口平面狭窄的处理

骨盆出口平面狭窄阴道试产应慎重。临床上常用坐骨结节间径与出口后矢状径之和估计出口大小。若两者之和>15cm,多数可经阴道分娩,有时需行产钳助产或胎头吸引术助产;若两者之和≤15cm,足月胎儿不易经阴道分娩,应行剖宫产术结束分娩。

4. 均小骨盆的处理

若估计胎儿不大,产力、胎位及胎心均正常,头盆相称,可以阴道试产;若胎儿较大,头盆不称,应及时行剖宫产术。

5. 畸形骨盆的处理

根据畸形骨盆种类、狭窄程度、胎儿大小、产力等情况具体分析。若畸形严重,明显头盆不称者,应及时行剖宫产术。

二、软产道异常

软产道由阴道、宫颈、子宫下段及骨盆底软组织构成。软产道异常同样可致异常分娩。软产道异常可由先天发育异常及后天疾病因素引起。

【阴道异常】

1. **阴道横隔**　多位于阴道上、中段,在横隔中央或稍偏一侧常有一小孔,易被误认为宫颈外口。在分娩时应仔细检查。阴道横隔影响胎先露部下降,当横隔被撑薄时,可在直视下自小孔处将横隔做X形切开,待分娩结束再切除剩余的横隔,用可吸收线间断或连续锁边缝合残端。若横隔高且坚厚,阻碍胎先露部下降,则需行剖宫产术结束分娩。

2. **阴道纵隔**　阴道纵隔若伴有双子宫、双宫颈,位于一侧子宫内的胎儿下降,通过该侧阴道分娩时,纵隔被推向对侧,分娩多无阻碍。当阴道纵隔发生于单宫颈时,有时纵隔位于胎先露部的前方,胎先露部继续下降,若纵隔薄可自行断裂,分娩无阻碍。若纵隔厚阻碍胎先露部下降时,须在纵隔中间剪断,待分娩结束后,再剪除剩余的隔,后用可吸收线间断或连续锁边缝合残端。

3. **阴道包块**　包括阴道囊肿、阴道肿瘤和阴道尖锐湿疣。阴道壁囊肿较大时,阻碍胎先露部下降,此时可行囊肿穿刺抽出其内容物,待分娩后再选择时机进行处理。阴道内肿瘤阻碍胎先露部下降而又不能经阴道切除者,应行剖宫产术,原有病变待分娩后再行处理。较大或范围较广的尖锐湿疣可阻塞产道,阴道分娩可能造成严重的阴道裂伤,以行剖宫产术为宜。

【宫颈异常】

1. **宫颈粘连和瘢痕**　宫颈粘连和瘢痕可由损伤性刮宫、感染、手术和物理治疗所致。宫颈粘连和瘢痕易致宫颈性难产。轻度的宫颈膜状粘连可试行粘连分离、机械性扩展或宫颈放射状切开,严重的宫颈粘连和瘢痕应行剖宫产术。

2. **宫颈坚韧**　常见于高龄初产妇,宫颈成熟不良,缺乏弹性或精神过度紧张使宫颈痉挛,宫颈不易扩张。分娩时可于宫颈两侧各注入 0.5% 利多卡因 5～10ml,若不见缓解,应行剖宫产术。

3. **宫颈水肿**　多见于扁平骨盆、持续性枕后位或潜伏期延长,宫口未开全时过早使用腹压,致使宫颈前唇长时间被压于胎头与耻骨联合之间,血液回流受阻引起水肿,影响宫颈扩张。轻者可抬高产妇臀部,减轻胎头对宫颈压力,也可于宫颈两侧各注入 0.5% 利多卡因 5～10ml,待宫口近开全时,用手将水肿的宫颈前唇上推,使其逐渐越过胎头,即可经阴道分娩。若经上述处理无明显效果,可行剖宫产术。

4. **宫颈癌**　癌肿质硬而脆,经阴道分娩易致宫颈裂伤、出血及癌肿扩散,应行剖宫产术。

【子宫异常】

1. **子宫畸形**　包括纵隔子宫、双子宫、双角子宫等,子宫畸形时难产发生概率明显增加;胎位和胎盘位置异常的发生率增加;易出现子宫收缩乏力、产程异常、宫颈扩张慢和子宫破裂。子宫畸形合并妊娠者,临产后应严密观察,适当放宽剖宫产手术指征。

2. **瘢痕子宫**　包括曾经行剖宫产、穿过子宫内膜的肌瘤挖除、输卵管间质部及宫角切除、子宫成形等手术后形成的瘢痕子宫,这类女性再孕分娩时子宫破裂的风险增加。由于初次剖宫产后再孕分娩者增加,应当注意并非所有曾行剖宫产者再孕后均须剖宫产。剖宫产术后再次妊娠阴道分娩应根据前次剖宫产术式、指征、术后有无感染、术后再孕间隔时间、既往剖宫产次数、有无紧急剖宫产的条件,以及本次妊娠胎儿大小、胎位、产力及产道情况等综合分析决定。若只有一次剖宫产史、切口为子宫下段横切口、术后无感染、两次分娩间隔时间超过 18 个月,且胎儿体重适中时,剖宫产术后再次妊娠阴道试产成功率较高。

【盆腔肿瘤】

1. **子宫肌瘤**　较小的肌瘤且无阻塞产道可经阴道分娩,肌瘤待分娩后再行处理。子宫下段及宫颈部位的较大肌瘤可占据盆腔或阻塞骨盆入口,阻碍胎先露部下降,宜行剖宫产术。

2. **卵巢肿瘤**　妊娠合并卵巢肿瘤时,由于卵巢随子宫提升、子宫收缩的激惹和胎儿先露部下降的挤压,使卵巢肿瘤容易发生蒂扭转、破裂。卵巢肿瘤位于骨盆入口阻碍胎先露衔接者,应行剖宫产术,并同时切除卵巢肿瘤。

第四节 ｜ 胎位异常

【知识要点】

- 持续性枕后(横)位、高直前位可阴道试产。
- 持续性额横位、高直后位及肩先露应行剖宫产术。
- 根据臀先露类型、骨盆大小、胎儿大小等,决定臀先露的分娩方式。
- 胎位异常是造成难产的主要因素,包括头先露、臀先露及肩先露等胎位异常。

以胎头为先露的难产,又称头位难产,是最常见的胎位异常。

一、持续性枕后位、枕横位

当胎头以枕后位或枕横位衔接,胎头双顶径抵达中骨盆平面时完成内旋转动作,大多数能向前转成枕前位,胎头得以最小径线通过骨盆最窄平面顺利经阴道自然分娩。若经充分试产,胎头枕部不能转向前方,仍位于母体骨盆后方或侧方,致使分娩发生困难者,称为持续性枕后位(persistent occiput posterior position)或持续性枕横位(persistent occiput transverse position)。发生率约占分娩总数的 5%。

【原因】

1. **骨盆异常与胎头俯屈不良**　多见于男型骨盆与类人猿型骨盆,入口平面前半部较狭窄,后半部较宽,可以枕后位或枕横位衔接入盆。这两种类型的骨盆多伴有中骨盆狭窄,阻碍胎头内旋转,容易发生持续性枕后位或枕横位。扁平骨盆及均小骨盆容易使胎头以枕横位衔接,伴胎头俯屈不良、内旋转困难,使胎头枕横位,胎头嵌顿在中骨盆形成持续性枕横位。

2. 其他异常　宫颈肌瘤、头盆不称、前置胎盘、子宫收缩乏力、胎儿过大或过小以及胎儿发育异常等均可影响胎头俯屈及内旋转,形成持续性枕后位或枕横位。

【诊断】

1. 临床表现　分娩发动后胎头枕后位衔接导致胎头俯屈不良及下降缓慢,宫颈不能有效扩张及反射性刺激内源性缩宫素释放,易致协调性宫缩乏力,使第二产程延长。当出现持续性枕后位时,初产妇的分娩时间平均增加 2 小时,而经产妇平均增加 1 小时。此外,由于胎儿枕部压迫直肠,产妇自觉肛门坠胀及排便感,宫口尚未开全时过早使用腹压,致其体力消耗过大,宫颈前唇水肿,使胎头下降延缓或停滞,产程延长。

2. 腹部检查　前腹壁容易触及胎儿肢体,胎背偏向母体后方或侧方,且胎心多易在胎儿肢体侧闻及。

3. 阴道检查及肛门检查　枕后位时盆腔后部空虚。查明胎头矢状缝与骨盆横径一致,后囟位于骨盆左侧,为枕左横位;若后囟在右侧为枕右横位。胎头矢状缝位于骨盆左斜径,前囟在骨盆右前方,后囟在骨盆左后方为枕左后位,反之为枕右后位。因胎头俯屈差,前囟常低于后囟(图 13-9)。若宫口开全,因胎头水肿、颅骨重叠而无法触清颅缝及囟门时,可借助胎儿耳郭及耳屏位置及方向判定胎方位;也可借助肛门检查了解骨盆后部情况,协助确定胎方位。肛门检查前用消毒纸覆盖阴道口避免粪便污染,检查者戴手套用右手示指蘸润滑剂伸入直肠内检查。

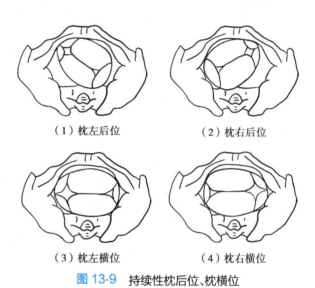

（1）枕左后位　　　　（2）枕右后位

（3）枕左横位　　　　（4）枕右横位

图 13-9　持续性枕后位、枕横位

4. 超声检查　通过超声探测胎头枕部及眼眶方位即可明确胎头的位置。

【分娩机制】

无头盆不称的情况,大多数枕后位及枕横位在强有力的宫缩作用下,可使胎头枕部向前旋转90°～135° 成为枕前位。若分娩过程中不能自然转为枕前位者,其分娩机制有以下几种。

1. 枕后位　左或右枕后位内旋转时向后旋转 45° 成为正枕后位(occiput directly posterior),有 2 种情况。

（1）俯屈良好:胎头继续下降至前囟抵达耻骨联合下时,以前囟为支点,继续俯屈,自会阴前缘先娩出顶部及枕部,随后胎头仰伸,经过耻骨联合下后,相继娩出额、鼻、口、颏。此种分娩方式是枕后位经阴道助产最常见的方式。(图 13-10)

（2）俯屈不良:胎头以较大的枕额周径旋转,分娩较前者更加困难,除少数产力好、胎儿小能以正枕后位自然娩出外,一般均需手术助产。往往胎头额部先拨露,当鼻根出现在耻骨联合下缘时,以鼻根为支点,胎头先俯屈,使前囟、顶部及枕部相继从会阴前缘娩出,胎头再发生仰伸,自耻骨联合下相继娩出额、鼻、口及颏(图 13-10)。

2. 枕横位　一般能经阴道分娩,但多需用手或胎头吸引器(或产钳)协助将胎头转成枕前位后娩出。枕横位在下降过程中内旋转受阻或枕后位仅向前旋转 45° 可发展为持续性枕横位,应当警惕。

【对产程及母儿影响】

1. 对产程的影响　持续性枕后(横)位易导致第二产程胎头下降延缓甚至停滞。若未及时处理会导致第二产程延长。

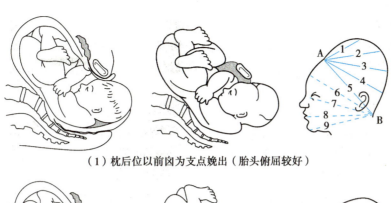

（1）枕后位以前囟为支点娩出（胎头俯屈较好）

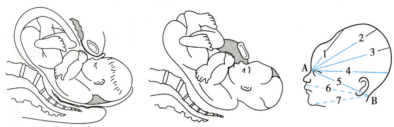

（2）枕后位以鼻根为支点娩出（胎头俯屈不良）

图 13-10　枕后位分娩机制

2. **对母体的影响**　容易导致继发性宫缩乏力,引起产程延长。若胎头长时间压迫软产道,可发生缺血坏死脱落;邻近脏器受压,如膀胱麻痹可致尿潴留,甚至发生生殖道损伤或瘘。阴道手术助产机会增多,软产道裂伤、产后出血及产褥感染发生率增高。

3. **对胎儿的影响**　第二产程延长及手术助产概率增加,易致胎儿窘迫和新生儿窒息等,使围产儿死亡率增高。

【处理】

持续性枕后位、枕横位无骨盆异常、胎儿不大时,可试产,应严密观察产程,注意宫缩强度、宫口扩张程度、胎头下降及胎心有无改变。

1. **第一产程**

（1）潜伏期:保证产妇充分休息与营养,可注射哌替啶。若宫缩乏力,可使用缩宫素。

（2）活跃期:宫口开全之前不宜过早用力屏气。除外头盆不称后,在宫口开大超过 3～5cm 可行人工破膜同时阴道检查,了解骨盆大小,静脉滴注缩宫素加强宫缩,可能经阴道分娩。如果在试产过程中出现胎儿窘迫征象或经人工破膜、静脉滴注缩宫素等处理效果不佳,每小时宫口开大<0.5cm 或无进展时,应行剖宫产术结束分娩。

2. **第二产程**　若第二产程进展缓慢,初产妇已近 2 小时,经产妇已近 1 小时,应行阴道检查确定胎方位。若 S+3 及以下(双顶径已达坐骨棘及以下)时,可先徒手将胎头枕部转向前方(图 13-11)或用胎头吸引器(或产钳)辅助将胎头转至枕前位后阴道助产。若转成枕前位困难,亦可向后转至正枕后位产钳助产。若以枕后位娩出时,由于胎头俯屈差,往往以枕额径娩出,宜行较大的会阴后-侧切开术娩出胎儿,以防会阴部裂伤。若第二产程延长而胎头双顶径仍在坐骨棘以上或 S+2 以上,或伴胎儿窘迫时,应考虑行剖宫产术。

3. **第三产程**　做好新生儿复苏准备,同时由于产程延长容易继发产后宫缩乏力,胎盘娩出后应立即给予子宫收缩剂,以防发生产后出血。有软产道裂伤者,应及时修补,并给予抗菌药物预防感染。

二、胎头高直位

胎头以不屈不仰姿势(枕额径)衔接入盆,其矢状缝与骨盆入口前后径相一致,称为胎头高直位(sincipital presentation)。胎头高直位包括:①高直前位:指胎头枕骨向前靠近耻骨联合者,又称枕

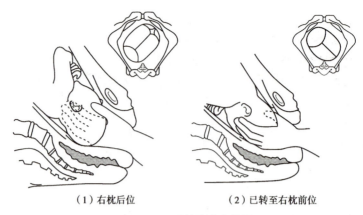

（1）右枕后位　　　　　　　（2）已转至右枕前位

图 13-11　手转胎头内旋转

耻位（occipitopubic position）；②高直后位：指胎头枕骨向后靠近骶岬者，又称枕骶位（occipitosacral position）。约占分娩总数的1%。胎头高直位对母儿危害较大，应妥善处理。

【诊断】

1. 临床表现　由于临产后胎头不俯屈，进入骨盆入口的胎头径线增大，入盆困难，活跃期宫口扩张延缓或停滞，产程延长。高直后位时，胎头不能通过骨盆入口，即使宫口能够开全，胎先露部仍高浮，易发生滞产、先兆子宫破裂或子宫破裂等。

2. 腹部检查　胎头高直前位时，胎背占据腹前壁，不易触及胎儿肢体，胎心位置稍高靠近腹中线。胎头高直后位时，胎儿肢体占据腹前壁，有时可能在耻骨联合上方触及胎儿下颏。

3. 阴道检查　因胎头嵌顿于骨盆入口，宫口很难开全，常停滞在3～5cm。胎头矢状缝在骨盆入口的前后径上，其偏斜度不应超过15°。高直前位（图13-12）时，后囟在耻骨联合后，前囟在骶骨前，反之则为高直后位。

4. 超声检查　高直前位及高直后位的胎头双顶径均与骨盆入口横径一致。高直后位时可在耻骨联合上方探及胎儿眼眶反射；高直前位时可在母体腹壁正中探及胎儿脊柱反射。

【分娩机制】

胎头高直前位临产后，胎头有俯屈的余地，极度俯屈的胎儿枕骨下部支撑在耻骨联合后方支点上。首先是前囟滑过骶岬，然后额部沿骶骨下滑入盆衔接，胎头不断下降，双顶径达坐骨棘平面以下，待胎头极度俯屈姿势纠正后，胎头不需要内旋转，可按正枕前位分娩，或仅转45°，以枕前位分娩。相反，高直后位时胎儿脊柱与母体脊柱相贴，枕额径不能通过较短的骨盆入口前后径，妨碍胎头俯屈和下降，使胎头高浮无法入盆，即使完成入盆也难以旋转180°变为枕前位，因而很难经阴道分娩。

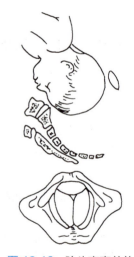

图 13-12　胎头高直前位

【处理】

高直前位时，若无骨盆狭窄、胎儿正常大小、产力强，应给予阴道试产机会。加强宫缩促进胎头衔接、下降。若试产失败或伴明显骨盆狭窄，应行剖宫产分娩。高直后位一经确诊，应行剖宫产术。

三、前不均倾位

枕横位入盆的胎头侧屈，以其前顶骨先入盆，称为前不均倾位（anterior asynclitism）。发生率为0.5%～0.8%。易发生在头盆不称、骨盆倾斜度过大、腹壁松弛时。

【诊断】

1. 临床表现　因前顶骨先入盆，致使后顶骨入盆困难，出现胎头下降停滞，产程延长。若膀胱颈受压于前顶骨与耻骨联合之间，产妇可能会过早出现排尿困难、尿潴留等。

2. **腹部检查**　前顶骨侧屈入盆,后顶骨不能入盆,胎头折叠于胎肩之后,在耻骨联合上方不易触及胎头,形成胎头已衔接入盆的假象。

3. **阴道检查及肛门检查**　胎头矢状缝与骨盆入口横径方向一致,矢状缝向后移靠近骶岬侧。后顶骨的大部分尚在骶岬之上,致使盆腔后半部空虚。而前顶骨紧嵌于耻骨联合后方,宫颈前唇因受压出现水肿,尿道亦因受压导致导尿管插入困难。可借助肛门检查了解骨盆后部情况,协助确定胎方位。

【分娩机制】

前不均倾位时,因耻骨联合后面直而无凹陷,前顶骨紧紧嵌顿于耻骨联合后,使胎头不能正常衔接入盆,故需行剖宫产术(图 13-13)。

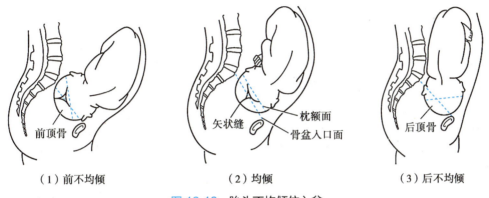

（1）前不均倾　　　　　（2）均倾　　　　　（3）后不均倾

图 13-13　胎头不均倾位入盆

【处理】

尽量避免胎头以前不均倾位衔接临产,产程早期产妇宜取坐位或半卧位,以减小骨盆倾斜度。一旦发现前不均倾位,除个别胎儿小、骨盆宽大且宫缩强者可给予短时间试产外,均应尽快以剖宫产结束分娩。

四、面先露

面先露(face presentation)是指胎头以极度仰伸的姿势(枕颏径)通过产道,使胎儿枕部与胎背接触,以颜面为先露,多于临产后发现。发病率为 0.8‰～2.7‰,经产妇多于初产妇。面先露以颏骨为指示点,有颏左前位、颏左后位、颏右前位、颏右后位、颏左横位、颏右横位 6 种胎位。

【诊断】

1. **临床表现**　胎头不易入盆,常有第一产程延长。

2. **腹部检查**　颏前位(mentoanterior position)因胎体伸直使胎儿胸部更贴近孕妇腹前壁,胎儿肢体侧下腹部胎心听诊更清晰。颏后位(mentoposterior position)在胎背侧触及极度仰伸的枕外隆凸,于耻骨联合上方可触及胎儿枕外隆凸与胎背之间有明显凹沟,胎心较遥远而弱。

3. **阴道检查**　触诊胎儿口腔及下颏的位置可确诊胎方位。触不到圆而硬的颅骨,在宫口开大后仅能触及不平坦且柔软的胎儿颜面,如口、鼻、眼、颧骨及眼眶等。但面先露低垂部位如口唇等出现水肿时不易与臀先露的肛门相区别,有可能将面先露误诊为臀先露。

4. **超声检查**　根据胎头眼眶及枕部的位置,可明确区分面先露与臀先露,并确定胎方位。

【分娩机制】

在骨盆入口平面很少发生面先露,通常是额先露在胎儿下降过程中胎头进一步仰伸而形成面先露。

1. **颏前位**　颏右前位时,胎头以枕颏径衔接于骨盆入口左斜径上,下降至中骨盆平面。胎头极度仰伸,颏部为最低点,向左前方转 45°,使颏部达耻骨弓下,形成颏前位。当先露部达盆底,颏部抵住耻骨弓,胎头逐渐俯屈,使口、鼻、眼、额、顶、枕相继自会阴前缘娩出,经复位及外旋转,使胎肩及胎体相继娩出(图 13-14)。

2. **颏后位**　胎儿面部到达骨盆底后,若能够内旋转 135°,可以颏前位娩出。部分产妇因内旋

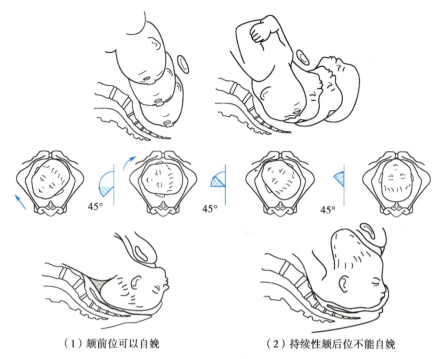

（1）颏前位可以自娩　　　　　　　（2）持续性颏后位不能自娩

图 13-14　面先露的分娩机制

受阻,胎颈极度伸展,成为持续性颏后位,不能适应产道大弯,故不能经阴道自然娩出,需行剖宫产术结束分娩(图 13-14)。

3. 颏横位　颏横位时,多数可向前转 90° 以颏前位娩出,而持续性颏横位不能自然娩出。

【处理】

面先露均在临产后发生。如出现产程延长及停滞时,应及时行阴道检查,尽早确诊。颏前位时,如产力强,无头盆不称且胎心正常者,应给予阴道试产。继发性宫缩乏力者,可人工破膜和静脉滴注缩宫素。如第二产程延长,可行产钳助产,但要做较大的会阴切开。颏前位伴头盆不称或出现胎儿窘迫征象,或持续性颏后位,均应行剖宫产术。

五、臀先露

臀先露(breech presentation)占足月分娩总数的 3%～4%,为最常见且容易诊断的胎先露异常。臀先露以骶骨为指示点,有骶左(右)前、骶左(右)横、骶左(右)后 6 种胎方位。

【病因】

1. 胎儿发育因素　胎龄愈小臀先露发生率愈高,如晚期流产儿及早产儿臀先露发生率高于足月产儿。臀先露多于妊娠 28～32 周间转为头先露,并相对固定胎位。无论早产还是足月产,先天畸形如无脑儿、脑积水等及低体重儿时臀先露的发生率明显增高。

2. 胎儿活动空间因素　胎儿活动空间过大或受限可导致臀先露。双胎及多胎妊娠时,发生率远高于单胎妊娠。羊水过多及羊水过少时,可因胎儿活动范围过大或受限而使臀先露发生率高。经产妇腹壁过于松弛或子宫畸形(单角子宫、纵隔子宫)、脐带过短尤其合并胎盘附着宫底或一侧宫角、前置胎盘等,可合并臀先露;盆腔肿瘤(如子宫下段或宫颈肌瘤等)、骨盆狭窄阻碍产道时,也可导致臀先露。

【分类】

根据胎儿双下肢的姿势分为:混合臀先露、单臀先露和足先露(见图 5-4)。

1. 混合臀先露(mixed breech presentation)　又称完全臀先露(complete breech presentation),较多见。胎儿双髋关节以及双膝关节均屈曲,先露部位为胎儿臀部及双足。

2. 单臀先露(frank breech presentation)　又称腿直臀先露,最多见。胎儿双髋关节屈曲以及双膝关节伸直,先露部位为胎儿臀部。

3. **足先露**(footling presentation) 又称不完全臀先露(incomplete breech presentation),较少见。胎儿以一足或双足、一膝或双膝、一足一膝为先露。膝先露(knee presentation)一般是暂时的,产程开始后常转为足先露。

【诊断】

1. **临床表现** 妊娠晚期孕妇胎动时常有季肋部胀痛感,临产后因胎足及胎臀不能充分紧贴子宫下段、宫颈及宫旁盆底神经丛,宫口扩张缓慢,产程延长,容易发生宫缩乏力。足先露时容易发生胎膜早破和脐带脱垂。

2. **腹部四步触诊** 宫底部可触及圆而硬的胎头、按压时有浮球感。在腹部一侧可触及宽而平坦的胎背,对侧可触及不平坦的小肢体。若未衔接,在耻骨联合上方触及可上下移动的,不规则、宽而软的胎臀。通常在脐左(或右)上方胎背侧胎心听诊响亮,衔接后胎心听诊以脐下最明显。

3. **阴道检查** 胎膜已破及宫颈扩张 3cm 以上可直接触及胎臀包括肛门、坐骨结节及骶骨等。触及肛门、坐骨结节时应与面先露相鉴别,准确触诊胎儿的骶骨对明确胎方位很重要。在完全臀先露时可触及胎足,通过趾的方位可帮助判断是左足还是右足;触及胎足时需与胎手相鉴别(图 13-15),胎足趾短而平齐,且有足跟,而胎手指长,指端不平齐。胎臀进一步下降后尚可触及外生殖器,当不完全臀先露触及胎儿下肢时应注意有无与脐带同时脱出。

4. **超声检查** 可以确定臀先露的类型,并估计胎儿大小。

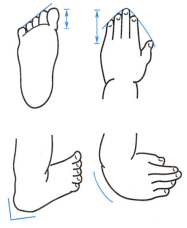

图 13-15 胎手与胎足的鉴别

【分娩机制】

较小且软的臀部先娩出后,较大的胎头常娩出困难,常导致难产。以骶右前位为例阐述臀先露分娩机制(图 13-16)。

1. **胎臀娩出** 临产后,胎儿臀部的最大径(股骨粗隆间径)衔接于骨盆入口平面右斜径上。胎儿不断下降,前臀下降较快,当其遇到盆底阻力时向母体的右前方内旋转 45°,使前臀转向耻骨联合后方,而股骨粗隆间径与母体骨盆出口前后径一致。胎臀继续下降过程中胎体为适应产道侧屈,后臀先在会阴前缘娩出,胎体稍伸直,前臀进而从耻骨弓下娩出。随后双腿、双足相继娩出。

2. **胎肩娩出** 胎臀娩出后,胎体轻度向母体左前方旋转。随着胎背转向前方,胎儿双肩径衔接在骨盆入口右斜径或横径上,胎肩快速下降,当达到骨盆底时,前肩向母体右前方旋转 45°,转至耻骨弓下,使双肩径与骨盆出口前后径一致,胎体顺产道侧屈,使后肩及后上肢先自会阴前缘娩出,随后使前肩及前上肢从耻骨弓下娩出。

3. **胎头娩出** 当胎肩降至会阴后,胎头矢状缝衔接于骨盆入口的左斜径或横径上。当胎头枕骨达骨盆底时向母体左前方旋转 45°,使枕骨朝向耻骨联合。当枕骨下凹抵达耻骨弓下时,以此处为支点,胎头继续俯屈,会阴前缘相继娩出颏、面及额部,随后枕骨自耻骨弓下娩出。

【对产程及母儿影响】

1. **对产程的影响** 因胎臀周径小于胎头,不能紧贴子宫下段及宫颈内口,影响宫颈扩张进程,容易发生活跃期延长及停滞。

2. **对母体的影响** 胎臀形状不规则,前羊膜囊压力不均匀,易致胎膜早破,导致产褥感染机会增加。胎先露部扩张宫颈及刺激宫旁神经丛的张力不如头先露,易导致继发性宫缩乏力和产后出血。无论阴道助产还是剖宫产,均使产妇手术产率增多。若宫口未开全强行牵拉,容易造成宫颈撕裂甚至累及子宫下段。

3. **对胎儿及新生儿的影响** 胎膜早破易致早产,脐带脱垂发生率是头先露的 10 倍,臀先露后出胎头时,胎头需变形方可通过骨盆,脐带受压于胎头与宫颈、盆壁间,导致胎儿低氧血症及酸中毒的

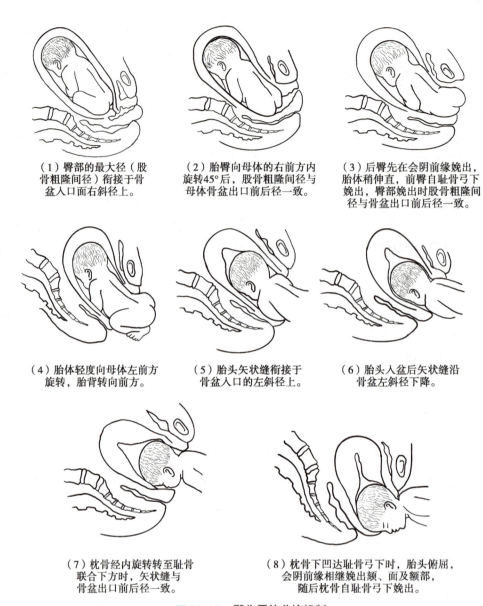

（1）臀部的最大径（股骨粗隆间径）衔接于骨盆入口面右斜径上。

（2）胎臀向母体的右前方内旋转45°后，股骨粗隆间径与母体骨盆出口前后径一致。

（3）后臀先在会阴前缘娩出，胎体稍伸直，前臀自耻骨弓下娩出，臀部娩出时股骨粗隆间径与骨盆出口前后径一致。

（4）胎体轻度向母体左前方旋转，胎背转向前方。

（5）胎头矢状缝衔接于骨盆入口的左斜径上。

（6）胎头入盆后矢状缝沿骨盆左斜径下降。

（7）枕骨经内旋转转至耻骨联合下方时，矢状缝与骨盆出口前后径一致。

（8）枕骨下凹达耻骨弓下时，胎头俯屈，会阴前缘相继娩出颏、面及额部，随后枕骨自耻骨弓下娩出。

图 13-16　臀先露的分娩机制

发生,严重者有新生儿窒息甚至死亡。臀先露新生儿出生后 1 分钟低 Apgar 评分率明显高于头先露。另外,胎体娩出时宫口未必开全,而此时强行娩出胎头易直接损伤胎头及头颈部神经肌肉,导致小脑幕撕裂、脊柱损伤、颅内出血、臂丛麻痹、胸锁乳突肌血肿及死胎。

【处理】

1. **妊娠期**　妊娠 36 周前,大部分臀先露能自行转为头先露,无须处理。若妊娠 36 周后仍为臀先露可予矫正。矫正方法有以下几种。

（1）外倒转术（external cephalic version,ECV）:操作者用手向孕妇腹壁施加压力,向前或向后旋转胎儿,使其由臀位或横位变成头位的一种操作。虽然存在胎盘早剥、胎儿窘迫、胎膜早破及早产等潜在风险,但发生率低。一般建议在妊娠 36~37 周后实施,需排除阴道分娩禁忌证,术前给予宫缩抑制剂,做好紧急剖宫产的准备,并在超声及电子胎心监护下进行。手术步骤见图 13-17。

（2）针灸或艾灸至阴穴（足小趾外侧趾甲角旁 0.1 寸）。1~2 次 / 日,15~30 分钟 / 次,1~2 周为 1 个疗程。

2. **分娩期**　临产前应根据产妇年龄、本次妊娠经过、胎产次、骨盆类型、臀先露类型、胎儿大小、胎儿是否存活及发育是否正常以及有无合并症等,与孕妇讨论分娩方式,临床上绝大多数孕妇选择剖宫产。

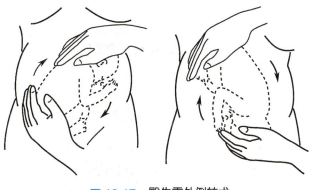

图 13-17　臀先露外倒转术

（1）择期剖宫产手术指征：骨盆狭窄、瘢痕子宫、估测胎儿体重大于 3 500g、胎儿生长受限、胎儿窘迫、胎头仰伸位、有难产史、妊娠合并症、脐带先露和不完全臀先露、无臀先露助产经验等。

（2）经阴道分娩：应由有臀先露助产经验的医师和助产士进行处理。

1）第一产程：尽可能防止胎膜过早破裂，产妇取侧卧位休息，减少站立走动，予以足够的水分和营养，不灌肠、少做阴道检查，不用药物引产。一旦破膜，应立即听胎心。胎心率异常者需检查有无脐带脱垂。如发现有脐带脱垂，宫口未开全，胎心尚好，应立即行剖宫产抢救胎儿；如无脐带脱垂，可以继续严密观察胎心率及产程进展。当宫缩在阴道外口见胎足时，此时宫颈口往往仅扩张 4～5cm，不可误认为宫口已开全。当宫缩时用无菌巾以手掌堵住阴道口，阻止胎臀娩出，以利于宫颈和阴道充分扩张，待宫口开全、阴道充分扩张后，才能让胎臀娩出（图 13-18）。在"堵"的过程中，应每隔 10～15 分钟听 1 次胎心，并检查宫颈口是否开全，做好接产准备。

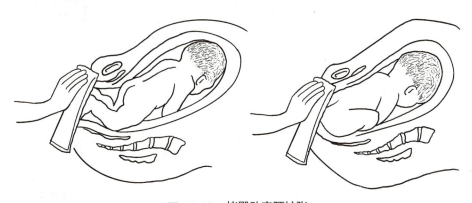

图 13-18　堵臀助宫颈扩张

2）第二产程：做好接产前准备，排空膀胱，初产妇应行会阴后 - 侧切开术。有 3 种娩出方式：①臀助产术：胎臀自然娩出至脐部后，由接产者协助胎肩及胎头的娩出（图 13-19，图 13-20）。通过滑脱法助娩胎肩，即术者右手握持上提胎儿双足，使胎体向上侧屈后肩显露于会阴前缘，左手示、中指伸入阴道内顺胎儿后肩及上臂滑行屈其肘关节，使胎手上举按洗脸样动作顺胸前滑出阴道。同时后肩娩出，再向下侧伸胎体使前肩自然由耻骨弓下娩出。也可用旋转胎体法助娩胎肩，即术者双手握持胎臀，逆时针方向旋转胎体同时稍向下牵拉，先将前肩娩出于耻骨弓下，再顺时针方向旋转娩出后肩。胎肩及上肢全部娩出后，将胎背转向前方，胎体骑跨在术者左前臂上，同时术者左手示指及环指扶于两侧上颌骨，术者右手中指压低胎头枕骨助其俯屈，示指和环指置于胎儿两侧锁骨上（避开锁骨上窝），先向下方牵拉至胎儿枕骨结节抵于耻骨弓下时，再将胎体上举，以枕部为支点，相继娩出胎儿下颏、口、鼻、眼及额。助娩胎头下降困难时，可用后出胎头

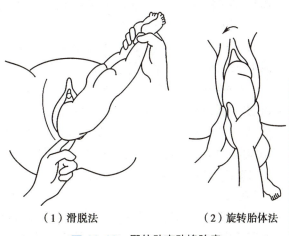

（1）滑脱法　　　　（2）旋转胎体法

图 13-19　臀位助产助娩胎肩

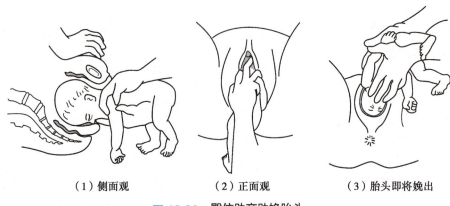

（1）侧面观　　　　　（2）正面观　　　　（3）胎头即将娩出

图 13-20　臀位助产助娩胎头

产钳助产分娩。产钳助产可避免用手强力牵拉所致的胎儿锁骨骨折、颈椎脱臼及胸锁乳突肌血肿等损伤，但需将产钳头弯扣在枕颏径上，并使胎头充分俯屈后娩出。②臀牵引术：接产者全程牵拉娩出胎儿，通常因对胎儿损伤大而少用。③自然分娩：少见，仅见于经产妇、胎儿小、宫缩强、骨产道宽大者。

臀位分娩时应注意：脐部娩出后一般应于 8 分钟内结束分娩，以免因脐带受压而致死胎；胎头娩出时不应猛力牵拉，以防胎儿颈部过度牵拉损伤臂丛或颅骨剧烈变形引起大脑镰及小脑幕等硬脑膜撕裂而致的颅内出血。

3）第三产程：继发子宫收缩乏力易使产程延长导致产后出血，应肌内注射缩宫素或前列腺素制剂预防产后出血，同时应积极抢救新生儿窒息。常规检查软产道，有损伤时应及时缝合，给予抗菌药物预防感染。

六、肩先露

胎先露部为肩，称为肩先露（shoulder presentation），为对母儿最不利的胎位。此时胎体横卧于骨盆入口之上，胎体纵轴与母体纵轴相垂直，占妊娠足月分娩总数的 0.25%。以肩胛骨为指示点，有肩左前、肩左后、肩右前、肩右后 4 种胎方位。除死胎及早产儿胎体可折叠娩出外，足月活胎不可能经阴道娩出。若不及时处理，容易造成子宫破裂，威胁母儿生命。

【原因】

与臀先露相类似，但不完全相同。常见原因：①经产妇腹壁过度松弛，如悬垂腹时子宫前倾使胎体纵轴偏离骨产道，斜向一侧或呈横产式；②未足月胎儿，尚未转至头先露时；③前置胎盘；④子宫畸形或肿瘤；⑤羊水过多；⑥骨盆狭窄。

【诊断】

1. 腹部检查　子宫呈横椭圆形，宫底高度低于孕周，宫底部触不到胎头或胎臀，耻骨联合上方空虚；宫体横径较正常妊娠宽，一侧可触到胎头，另侧触到胎臀。肩前位时，胎背朝向母体腹壁，触之平坦；肩后位时，可于腹壁触及不规则的小肢体。在脐周两侧胎心听诊最清晰。

2. 阴道检查　肩先露的判断需在胎膜已破、宫口开大的情况下行阴道检查。横位临产时胎膜多已破，阴道检查可触及胎儿肩胛骨或肩峰、肋骨及腋窝等，腋窝尖端指向胎儿头端及肩部位，据此可决定胎头在母体左或右侧。肩胛骨朝向母体后方为肩后位，反之为肩前位。若胎手已脱出于阴道口外，可用握手法鉴别是胎儿左手或右手，检查者只能与胎儿同侧的手相握。可运用前反后同原则：如肩左前位时脱出的是右手，只能与检查者的右手相握；肩左后位时脱出的是左手，检查者只能用左手与之相握；同样可以此类推。

3. 超声检查　通过检测胎头、脊柱、胎心等，准确诊断出肩先露，并能确定具体胎方位。

【对产程及母儿的影响】

1. 对产程的影响　肩先露时胎体嵌顿于骨盆上方，宫颈不能开全。若双胎妊娠第一儿娩出后，第二儿发生肩先露(如未及时处理),可致胎先露部下降停滞及第二产程延长。

2. 对母体的影响　肩先露很难有效扩张宫颈内口,易致宫缩乏力;对前羊膜囊压力不均易导致胎膜早破,破膜后宫腔容积缩小,胎体易被宫壁包裹、折叠;随着产程进展胎肩及胸廓一部分被挤入骨盆入口,胎儿颈部进一步侧屈使胎头折向胎体腹侧,嵌顿在一侧髂窝,胎臀则嵌顿在对侧髂窝或折叠在宫腔上部,胎肩先露侧上肢脱垂入阴道,形成对母体最不利的忽略性(嵌顿性)肩先露(图 13-21),直接阻碍产程进展,导致产程停滞。随着宫缩不断增强,可形成先兆子宫破裂的病理性缩复环。嵌顿性肩先露时,妊娠足月者无论活胎或死胎均无法经阴道自然娩出,增加手术产及术中术后出血、感染等机会。

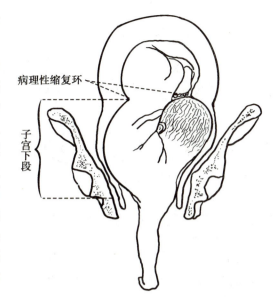

图 13-21　嵌顿性肩先露及病理性缩复环

3. 对胎儿的影响　胎先露部不能有效衔接,对前羊膜囊压力不均,发生胎膜早破,可致脐带及上肢脱垂,直接增加胎儿窘迫甚至死胎发生率。妊娠足月活胎均需手术助产分娩,若处理不及时,形成嵌顿性肩先露时,增加手术难度和分娩损伤。

【处理】

1. 妊娠期　定期产前检查,及时发现并纠正肩先露,方法同臀先露。可试行外倒转术转成头先露。若 ECV 未成功,应提前住院待产。

2. 分娩期　应根据胎儿大小、胎产次、胎儿存活与否、宫颈扩张程度、胎膜破裂与否以及有无并发症等,决定分娩方式。

(1)活胎:初产妇无论宫口扩张程度以及胎膜是否破裂,应行剖宫产术。经产妇首选剖宫产分娩;若宫口开大 5cm 以上,胎膜已破,羊水未流尽,胎儿不大,可在全身麻醉或硬膜外麻醉下行内转胎位术(图 13-22),转成臀先露后分娩。双胎妊娠第一胎儿娩出后未及时固定第二胎儿胎位,由于宫腔容积骤减使第二胎儿变成肩先露时,应立即行内转胎位术,使第二胎儿转成臀/头先露娩出。

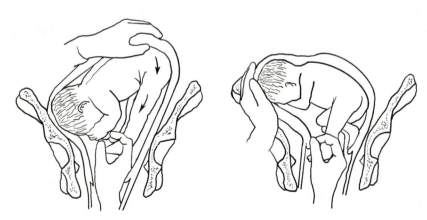

图 13-22　内转胎位术

(2)出现先兆子宫破裂或子宫破裂征象:不论胎儿是否存活,为抢救产妇生命,均应行剖宫产术;子宫破裂口大、有感染者可切除子宫。

(3)胎死宫内、无先兆子宫破裂:若宫口已开全,可尝试在全身麻醉下,行毁胎术。术后常规检查子宫下段、宫颈及阴道等软产道有无裂伤,及时给予修补缝合,并预防产后出血及产褥感染。

七、复合先露

胎头或胎臀伴有四肢（上肢或下肢）作为先露部同时进入骨盆入口，称为复合先露（compound presentation）。发生率为 0.08%～0.1%。常发生于早产时，以胎头与一手或一前臂的复合先露多见。

【原因】

胎先露部与骨盆入口未能完全嵌合留有空间时，或者胎先露周围有空隙时均可使小肢体滑入骨盆而形成复合先露。常见原因有胎头高浮、骨盆狭窄、胎位异常、胎膜早破、早产、羊水过多、经产妇腹壁松弛及双胎妊娠等。

【诊断】

产程进展缓慢，常在行阴道检查时发现复合先露。以胎头和手复合先露最常见（见图 5-5），应注意与肩先露及臀先露相鉴别。

【处理】

发现复合先露时，首先应除外头盆不称。确认无头盆不称后，让产妇向脱出肢体的对侧侧卧，肢体常可自然回缩。若复合先露部分均已入盆，可待宫口近开全或开全后上推肢体还纳，然后宫底加压助胎头下降经阴道助产分娩；若还纳失败，阻碍胎头下降时，宜行剖宫产分娩。若胎臀并手复合先露，一般不影响分娩，无须特殊处理。若有明显的头盆不称或伴有胎儿窘迫征象，应尽早行剖宫产。

第五节 ｜ 肩难产

【知识要点】

- 超过 50% 发生于正常体重新生儿，无法准确预测和预防。
- 常见的母儿并发症包括新生儿锁骨骨折、臂丛损伤和严重会阴裂伤等。
- 首选屈大腿法联合耻骨上加压法，避免加压子宫底。

胎头娩出后，胎儿前肩被嵌顿于耻骨联合上方，用常规助产方法不能娩出胎儿双肩者称为肩难产（shoulder dystocia）。以胎头 - 胎体娩出时间间隔定义肩难产证据不足。其发生率因胎儿体重而异，胎儿体重 2 500～<4 000g 时发生率为 0.3%～1%，4 000～<4 500g 时发生率为 3%～12%，≥4 500g 为 8.4%～14.6%。超过 50% 的肩难产发生于正常体重新生儿，因此无法准确预测和预防。

【高危因素】

产前高危因素包括：①巨大胎儿；②肩难产史；③妊娠期高血糖；④过期妊娠；⑤骨盆解剖结构异常。产时高危因素包括：①第一产程活跃期延长；②第二产程延长伴"乌龟征"（胎头娩出后胎头由前冲状态转为回缩）；③使用胎头吸引器或产钳助产。

【对母儿的影响】

1. **对母体的影响**　①严重会阴裂伤（Ⅲ度及Ⅳ度裂伤）和产后出血；②其他并发症包括宫颈裂伤、子宫破裂、生殖道瘘和产褥感染等并发症。

2. **对新生儿的影响**　①臂丛损伤最常见，其中 2/3 为 Duchenne-Erb 麻痹，由第 5、6 颈神经根受损引起。多数为一过性损伤。除助产损伤外，肩难产时产妇的内在力量对胎儿不匀称的推力也是造成臂丛损伤的原因。②其他并发症还包括新生儿锁骨骨折、肱骨骨折、新生儿窒息，严重时可导致新生儿颅内出血、神经系统受损，甚至死亡。

【诊断】

一旦胎头娩出后，胎头回缩，胎儿颏部紧压会阴，胎肩娩出受阻，除外胎儿畸形，即可诊断为肩难产。

【处理】

缩短胎头 - 胎体娩出间隔，是新生儿能否存活的关键。应做好新生儿复苏抢救准备。

1. **请求援助和会阴切开**　一旦诊断肩难产，立即呼叫有经验的产科医师、麻醉医师、助产士和儿科医师到场援助。同时进行会阴切开或加大切口，以增加阴道内操作空间。

2. **屈大腿法（McRoberts 法）**　让产妇双腿极度屈曲贴近腹部，双手抱膝，减小骨盆倾斜度，使腰骶部前凹变直，骶骨位置相对后移，骶尾关节稍增宽，使嵌顿在耻骨联合上方的前肩自然松解，同时助产者适当用力向下牵引胎头而娩出前肩。

3. **耻骨上加压法**　助产者在产妇耻骨联合上方触到胎儿前肩部位并向后下加压，使双肩径缩小，同时助产者轻柔牵拉胎头，两者相互配合持续加压与牵引，切忌使用暴力。

经过屈大腿法联合耻骨上加压法（图 13-23），超过 50% 的肩难产得到解决。

4. **牵后臂娩后肩法**　助产者的手沿骶骨伸入阴道，握住胎儿后上肢，使其肘关节屈曲于胸前，以"反向洗脸"的方式娩出后臂，从而协助后肩娩出。切忌抓胎儿的上臂，以免肱骨骨折。经过该操作方法，超过 95% 的肩难产在 4 分钟内能娩出胎儿。

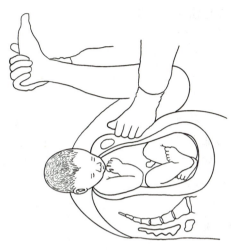

图 13-23　屈大腿法联合耻骨上加压法

5. **旋肩法（Rubin 法和 Woods 法）**　Rubin 法是助产者将手指置于胎儿前肩后部，着力于肩胛骨将胎肩向胎儿胸部推动，协助旋转胎肩至骨盆入口斜径，使嵌入的前肩从耻骨联合下松解，继而娩出双肩。Woods 法是助产者将手指置于胎儿后肩前方，向其背侧用力，使后肩向耻骨联合方向旋转。还可以联合 Rubin 法和 Woods 法，两手同时操作，协助胎肩旋转娩出。

6. **手 - 膝位法（Gasbin 法）**　又称为"四肢着床"法，协助产妇翻转至双手和双膝着床，利用重力作用或这种方法产生的骨盆径线增加可能会解除胎肩嵌塞状态。在使用以上操作方法时，也可考虑使用此体位。

当以上方法均无效时，还可以采取一些较为极端的方法，包括胎头复位法（Zavanelli 法）、耻骨联合切开、断锁骨法，预后可能不良，需严格掌握适应证，谨慎使用。

（漆洪波）

思考题：
简述导致异常分娩的原因分析及处理。

思考题解题思路

本章目标测试

本章思维导图

第十四章 | 分娩并发症

在分娩过程中可出现一些严重威胁母胎生命安全的并发症,如产后出血、羊水栓塞、子宫破裂等,是导致孕产妇死亡的主要原因。

第一节 | 产后出血

【知识要点】

- 产后出血是导致我国孕产妇死亡的首位原因。
- 子宫收缩乏力是最常见的产后出血原因。
- 处理原则包括针对病因迅速止血、补充血容量、纠正休克等。

产后出血(postpartum hemorrhage,PPH)指胎儿娩出后 24 小时内,阴道分娩者出血量≥500ml,剖宫产者≥1 000ml,或者失血后伴有低血容量的症状或体征。严重产后出血指胎儿娩出后 24 小时内出血量≥1 000ml。国内外文献报道产后出血的发病率为 5%~10%,但由于临床上估计的产后出血量往往比实际出血量低,因此产后出血的实际发病率更高。

产后出血是分娩期常见并发症,是导致我国孕产妇死亡的首要原因。近年来,随着对产后出血疾病认识的深入以及国家政策的扶持,产后出血所导致的孕产妇死亡率明显下降,女性健康权益得到了有效保障。

【病因】

子宫收缩乏力、胎盘因素、软产道裂伤及凝血功能障碍是产后出血的主要原因。这些原因可共存、相互影响或互为因果。

1. **子宫收缩乏力**(uterine inertia) 是产后出血最常见的原因。胎儿娩出后,子宫肌纤维收缩和缩复使胎盘剥离面迅速缩小,血窦关闭,出血控制。任何影响子宫肌纤维收缩和缩复功能的因素,均可引起子宫收缩乏力性出血。常见因素有以下几种。

(1)全身因素:产妇精神过度紧张、疲乏、体质虚弱、高龄、肥胖或合并慢性全身性疾病。

(2)产科因素:产程延长、急产以及前置胎盘、胎盘早剥、妊娠期高血压疾病、宫腔感染等。

(3)子宫因素:①子宫过度膨胀(如多胎妊娠、羊水过多、巨大胎儿);②子宫肌壁损伤(剖宫产史、肌瘤切除术后、产次过多等);③子宫病变(子宫肌瘤、子宫畸形、子宫肌纤维变性)等。

(4)药物因素:临产后过多使用镇静剂、麻醉剂或子宫收缩抑制剂等。

2. **胎盘因素**

(1)胎盘滞留(retained placenta):胎盘多在胎儿娩出后 15 分钟内娩出,若 30 分钟后仍不排出,将导致出血。常见原因有:①膀胱充盈:使已剥离胎盘滞留宫腔;②胎盘嵌顿:宫颈内口肌纤维出现环形收缩,使已剥离的胎盘嵌顿于宫腔;③胎盘剥离不全。

(2)胎盘植入:根据侵入深度分为粘连性、植入性和穿透性胎盘植入。根据胎盘粘连或植入的面积分为部分性或完全性,部分性胎盘粘连或植入表现为胎盘部分剥离,部分未剥离,已剥离面血窦开放发生严重出血。完全性胎盘粘连或植入因胎盘未剥离而出血不多。胎盘植入可导致严重产后出血,甚至子宫破裂等,穿透性胎盘植入还可导致膀胱或直肠损伤。

（3）胎盘部分残留:指部分胎盘小叶、副胎盘或部分胎膜残留于宫腔,影响子宫收缩而出血。

3. 软产道裂伤　分娩过程中可能出现软产道裂伤而导致产后出血,软产道裂伤包括会阴、阴道和宫颈裂伤,严重裂伤者可达阴道穹隆、子宫下段甚至盆壁,导致腹膜后或阔韧带内血肿,甚至子宫破裂。导致软产道裂伤的原因有阴道手术助产、巨大胎儿分娩、急产、软产道静脉曲张、外阴水肿、软产道组织弹性差等。

4. 凝血功能障碍　任何原发或继发的凝血功能异常均能造成产后出血。原发性血小板减少、再生障碍性贫血、肝脏疾病等,因凝血功能障碍可引起手术创面及子宫的胎盘剥离面出血。胎盘早剥、死胎、羊水栓塞、重度子痫前期等产科并发症,可引起弥散性血管内凝血(DIC),从而导致子宫大量出血。

【临床表现】

胎儿娩出后阴道流血,严重者出现失血性休克、重度贫血等相应表现。

1. 阴道流血　胎儿娩出后立即发生阴道流血,鲜红色,应考虑软产道裂伤;胎儿娩出后数分钟出现阴道流血,暗红色,应考虑胎盘因素;胎盘娩出后阴道流血较多,应考虑子宫收缩乏力或胎盘、胎膜残留;胎儿或胎盘娩出后阴道持续流血,且血液不凝,应考虑凝血功能障碍;低血容量症状表现明显,伴阴道疼痛而阴道流血不多,应考虑隐匿性软产道损伤,如阴道血肿。

剖宫产时主要表现为胎儿胎盘娩出后胎盘剥离面的广泛出血,亦有子宫切口出血严重者。

2. 低血压症状　头晕、面色苍白、呼吸加快、脉搏细数、皮肤湿冷、烦躁等。

【诊断】

诊断产后出血的关键在于对出血量的正确测量和估计,低估出血量将会丧失抢救时机。应准确估计出血量以明确诊断并判断原因,及早处理。

1. 估测失血量　有以下几种方法。

（1）称重法:失血量(ml)=[胎儿娩出后接血敷料湿重(g)－接血前敷料干重(g)]/1.05(血液比重 g/ml)。

（2）容积法:用接血容器收集血液后,放入量杯测量失血量。

（3）面积法:可按纱布浸血面积估计失血量。

（4）休克指数法(shock index,SI):休克指数＝脉率／收缩压。产妇 SI 正常范围为 0.7～0.9,提示血容量正常;当 SI=1.0,失血量为 20%(1 000ml);SI=1.5,失血量为 30%(1 500ml);SI=2.0,失血量≥50%(≥2 500ml)。

（5）血红蛋白测定:血红蛋白每下降 10g/L,估计失血量为 400～500ml。但需注意在产后出血早期,由于血液浓缩,血红蛋白值并不准确,故不能准确反映实际出血量。

需要注意的是,任何单一方法估计出血量都存在一定的缺陷,容易低估出血量,可以采用多种方法综合评估失血情况。此外,出血速度也是反映病情轻重的重要指标。

2. 失血原因的诊断　根据阴道流血发生时间、出血量与胎儿、胎盘娩出之间的关系,能初步判断引起产后出血的原因。产后出血原因常互为因果。

（1）子宫收缩乏力:正常情况下胎盘娩出后,宫底平脐或脐下一横指,子宫收缩呈球状、质硬。子宫收缩乏力时,宫底升高,子宫质软、轮廓不清,阴道流血多。按摩子宫及应用宫缩剂后,子宫变硬,阴道流血减少或停止,可确诊为子宫收缩乏力。

（2）胎盘因素:胎儿娩出后胎盘未娩出,阴道大量流血,应考虑胎盘因素,胎盘部分剥离、嵌顿、胎盘部分粘连或植入、胎盘残留等是引起产后出血的常见原因。胎盘娩出后应常规检查胎盘及胎膜是否完整,确定有无残留。胎盘胎儿面如有断裂血管,应想到副胎盘残留的可能。徒手剥离胎盘时如发现胎盘与宫壁难以剥离,牵拉脐带时子宫壁与胎盘一起内陷,可能为胎盘植入,应立即停止剥离。

（3）软产道裂伤:疑有软产道裂伤时,应立即仔细检查宫颈、阴道及会阴处是否有裂伤。

1）宫颈裂伤：巨大胎儿、手术助产、臀牵引等分娩后，常规检查宫颈。裂伤常发生在宫颈 3 点与 9 点处，有时可上延至子宫下段、阴道穹隆。

2）阴道裂伤：检查者用中指、示指压迫会阴切口两侧，仔细查看会阴切口顶端及阴道壁有无损伤及损伤程度，有无活动性出血。若触及张力大、压痛明显、有波动感的包块且表面皮肤颜色有改变者为阴道壁血肿。

3）会阴裂伤：按损伤程度分为 4 度。Ⅰ度裂伤指会阴部皮肤及阴道入口黏膜撕裂，出血不多；Ⅱ度裂伤指裂伤已达会阴体筋膜及肌层，累及阴道后壁黏膜甚至向阴道后壁两侧沟延伸并向上撕裂，解剖结构不易辨认，出血较多；Ⅲ度裂伤指裂伤向会阴深部扩展，肛门外括约肌已断裂，直肠黏膜尚完整；Ⅳ度裂伤指肛门、直肠和阴道完全贯通，直肠肠腔外露，组织损伤严重，出血量可不多。

（4）凝血功能障碍：主要因为失血过多引起继发性凝血功能障碍，亦有极少数患者是原发性疾病所导致，表现为持续阴道流血，血液不凝；全身多部位出血、身体瘀斑。根据临床表现及血小板计数、纤维蛋白原、凝血酶原时间等凝血功能检测结果可作出诊断。

【处理】

处理原则：针对出血原因，迅速止血；补充血容量，纠正失血性休克；防止感染。

1. 一般处理　在寻找产后出血原因的同时需要进行一般处理。包括调集医护资源；交叉配血；建立双静脉通道，积极补充血容量；保持气道通畅，必要时给氧；监测生命体征和出血量；留置尿管，记录尿量；进行基础的实验室检查（血常规、凝血功能等）并动态监测。

2. 氨甲环酸的使用　氨甲环酸具有抗纤维蛋白溶解的作用，适用于各种病因的产后出血患者。一旦发生产后出血，应在产后 3 小时内尽早使用。使用方法：1g 静脉滴注，滴注时间不少于 10 分钟，如果 30 分钟后出血仍未控制或 24 小时后再次出血，可重复使用 1 次。

3. 针对产后出血原因的处理

（1）子宫收缩乏力：加强宫缩能迅速止血。导尿排空膀胱后可采用以下方法。

1）按摩或按压子宫：①腹部子宫按摩法：胎盘娩出后，术者一手的拇指在前、其余四指在后，在下腹部按摩并压迫宫底，挤出宫腔内积血，按摩子宫应均匀而有节律。②腹部-阴道双手压迫子宫法：一手戴无菌手套伸入阴道，握拳置于阴道前穹隆，顶住子宫前壁，另一手在腹部按压子宫后壁，使宫体前屈，两手相对紧压并均匀有节律地按摩子宫或按压子宫。需要注意按摩子宫一定要有效，评价有效的标准是子宫轮廓清楚、子宫收缩有皱褶、阴道或子宫切口出血减少。按压时间以子宫恢复正常收缩并能保持收缩状态为止，按摩时配合使用宫缩剂（图 14-1）。

2）应用宫缩剂：缩宫素是预防和治疗产后出血的一线药物，其他药物应根据情况个体化选择。①缩宫素（oxytocin）。稀释后持续静脉滴注（5～10U/h），也可缩宫素 10U 肌内注射或子宫肌层注射或宫颈注射，但 24 小时内总量应控制在 60U 内。卡贝缩宫素，100μg 缓慢静脉注射或肌内注射，2 分钟起效，半衰期 40～50 分钟。②麦角新碱。0.2mg 直接肌内注射，必要时可以每隔 2～4 小时重复给药，最多不超过 5 次。但禁用于妊娠期高血压疾病及某些特殊的心血管病变者。③前列腺素类药物。主要包括卡前列素氨丁三醇、米索前列醇和卡前列甲酯等，首选肌内注射。

3）宫腔填塞：包括宫腔纱条填塞（图 14-2）和宫腔球囊填塞（图 14-3），需排除宫腔妊娠组织残留和子宫破裂。阴道分娩后宜使用球囊填塞，剖宫产术中可选用球囊填塞或纱条填塞。宫腔填塞后应密切观察出血量、宫底高度及患者生命体征，动态监测血常规及凝血功能。填塞后一般 24 小时内取出，注意预防感染，同时联合使用宫缩剂。取出纱条或球囊时亦应联合使用宫缩剂。

4）子宫压缩缝合术（uterine compression sutures）：适用于经宫缩剂和按压子宫无效者，尤其适用于宫缩乏力导致的产后出血。常用 B-Lynch 缝合法（图 14-4），近年来出现了多种改良的子宫缝合技术，如 Hayman 缝合术、Cho 缝合术及 Pereira 缝合术等，可根据不同的情况选择不同术式。

5）结扎盆腔血管：以上治疗无效时，可行子宫动脉上、下行支结扎，必要时行髂内动脉结扎。

6）经导管动脉栓塞术（transcatheter arterial embolization，TAE）：此方法在有介入条件的医院使用。

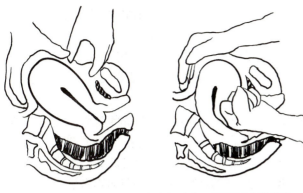

图 14-1 腹部子宫按摩法与腹部 - 阴道子宫按摩法

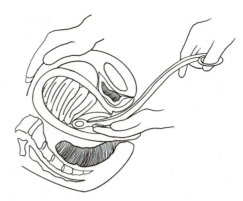

图 14-2 宫腔纱条填塞

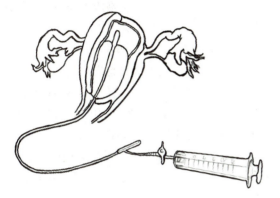

图 14-3 宫腔球囊填塞

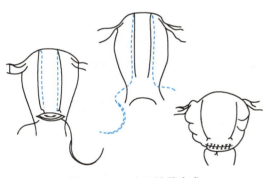

图 14-4 子宫压缩缝合术

适用于保守治疗无效的产后出血且生命体征平稳患者。经股动脉穿刺插入导管至髂内动脉或子宫动脉,注入明胶海绵颗粒栓塞动脉。栓塞剂可于 2～3 周后吸收,血管复通。

7)切除子宫:经积极抢救无效、危及产妇生命时,应尽早行次全子宫切除术或全子宫切除术,以挽救产妇生命。

(2)胎盘因素:胎儿娩出后,疑有胎盘滞留时,立即做宫腔检查。若胎盘已剥离则应立即取出胎盘;若胎盘粘连,可试行徒手剥离胎盘后取出。若剥离困难疑有胎盘植入,停止剥离,根据患者出血情况及胎盘剥离面积行保守治疗或子宫切除术。

1)保守治疗:适用于孕产妇一般情况良好,无活动性出血;胎盘植入面积小、子宫收缩好、出血量少者。可采用局部切除、经导管动脉栓塞术、米非司酮、甲氨蝶呤等治疗。保守治疗过程中应用彩色多普勒超声监测胎盘周围血流变化,观察阴道流血量,若出血增多,应行清宫术,必要时行子宫切除术。

2)切除子宫:若有活动性出血、病情加重或恶化、穿透性胎盘植入时应切除子宫。完全性胎盘植入可无活动性出血或出血较少,此时切忌强行剥离胎盘而造成大量出血,可直接切除子宫。特别强调瘢痕子宫合并前置胎盘,尤其胎盘附着于子宫瘢痕处时,临床处理较为棘手,必要时及时转诊至有条件的医院。

(3)软产道损伤:应彻底止血,缝合裂伤。宫颈裂伤浅,无活动性出血,不需要缝合;若裂伤深,有活动性出血应予缝合。缝合第一针应超过裂口顶端 0.5cm,常用间断缝合;若裂伤累及子宫下段,可经腹修补,缝合时应避免损伤膀胱和输尿管。修补阴道和会阴裂伤时,需按解剖层次缝合各层,不留死腔,避免缝线穿透直肠黏膜。软产道血肿应切开血肿、清除积血,彻底止血、缝合,必要时可置橡皮片引流。

（4）凝血功能障碍:尽快补充凝血因子,并纠正休克。常用的血液制品包括新鲜冰冻血浆、冷沉淀、血小板等,以及纤维蛋白原或凝血酶原复合物、凝血因子等。若并发 DIC 应按 DIC 处理。

（5）失血性休克

1）密切观察生命体征,保暖、吸氧、呼救,做好记录。

2）及时快速补充血容量,有条件的医院应测中心静脉压指导输血输液。

3）血压低时临时应用升压药物及肾上腺皮质激素,改善心、肾功能。

4）抢救过程中随时做血气检查,及时纠正酸中毒。

5）防治肾衰竭,如尿量少于 25ml/h,应积极快速补充液体,监测尿量。

6）保护心脏,出现心力衰竭时应用强心药物同时加用利尿剂,如呋塞米 20～40mg 静脉注射,必要时 4 小时后可重复使用。

（6）预防感染:通常给予广谱抗菌药物。

4. **产后出血的输血治疗** 应结合临床实际情况掌握好输血指征,做到输血及时合理。血红蛋白 <60g/L 几乎均需要输血,血红蛋白<70g/L 可考虑输血,若评估继续出血风险仍较大,可适当放宽输血指征。通常给予成分输血:①红细胞悬液;②凝血因子:包括新鲜冰冻血浆、冷沉淀、血小板和纤维蛋白原等。大量输血方案（massive transfusion protocol,MTP）:常用的推荐方案为红细胞:血浆:血小板以 1:1:1 的比例输入(如 10U 红细胞悬液 +1 000ml 新鲜冰冻血浆 +1U 机采血小板)。但是随着实验室和床旁检测技术的发展和应用,也可采用目标导向的输血方案（targeted transfusion protocol,TTP）,即根据产妇临床情况和实验室检测结果来个体化补充相应成分血制品。有条件的医院可使用自体血液过滤后回输。

【预防】

1. **产前预防** 加强围产保健,预防及治疗贫血,对有可能发生产后出血的高危人群进行一般转诊和紧急转诊。

2. **产时预防** 密切观察产程进展,防止产程延长,正确处理第二产程,积极处理第三产程。预防性使用宫缩剂是处理第三产程最重要的措施。

3. **产后预防** 因产后出血多发生在产后 2 小时内,故胎盘娩出后,密切监测生命体征,包括血压、脉搏、阴道流血量、子宫高度、膀胱充盈情况,及早发现出血和休克。鼓励产妇排空膀胱,与新生儿早接触、早吸吮,以便能反射性引起子宫收缩,减少出血量。

第二节 | 羊水栓塞

【知识要点】

● 典型表现为骤然出现的低氧血症、低血压和凝血功能障碍。

● 诊断应基于临床表现,是排除性诊断。

● 治疗主要采用支持及对症的综合处理原则。

羊水栓塞（amniotic fluid embolism,AFE）是产科特有的罕见并发症。以起病急骤、病情凶险、预测困难为其临床特点,因在临产和分娩过程中羊水及胎儿异体抗原进入母体血液循环,引起肺动脉高压、低氧血症、循环衰竭、弥散性血管内凝血以及多器官功能衰竭等一系列病理生理变化及临床表现,是导致孕产妇死亡的重要原因之一。全球范围内羊水栓塞的发病率和死亡率存在很大的差异。根据目前文献报道,其发病率为(1.9～7.7)/10 万,病死率为 19%～86%。近年来,随着医学科学的发展和医疗技术的进步,羊水栓塞导致的孕产妇死亡率有明显下降趋势。

【病因】

高龄初产、经产妇、宫颈裂伤、羊水过多、多胎妊娠、子宫收缩过强、急产、胎膜早破、前置胎盘、子宫破裂、剖宫产和刮宫术等可能是羊水栓塞的诱发因素。具体原因不明,可能与下列因素有关。

1. **羊膜腔内压力过高** 临产后,特别是第二产程子宫收缩时羊膜腔内压力可高达100～175mmHg。当羊膜腔内压力明显超过静脉压时,羊水有可能被挤入破损的微血管而进入母体血液循环。

2. **血窦开放** 分娩过程中各种原因引起的宫颈或宫体损伤、血窦破裂,羊水可通过破损血管或胎盘后血窦进入母体血液循环。

3. **胎膜破裂** 大部分羊水栓塞发生在胎膜破裂以后,羊水可从子宫蜕膜或宫颈管破损的小血管进入母体血液循环中。

【病理生理】

羊水成分进入母体循环是羊水栓塞发生的先决条件,可能发生的病理生理变化见图14-5。

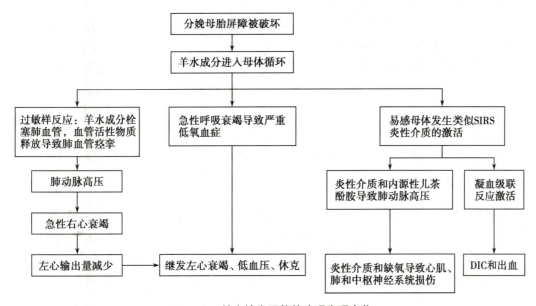

图 14-5 羊水栓塞可能的病理生理变化

1. **过敏样反应** 羊水中的抗原成分可引起I型变态反应。在此反应中肥大细胞脱颗粒、异常的花生四烯酸代谢产物包括白三烯、前列腺素、血栓素等进入母体血液循环,出现过敏样反应。

2. **肺动脉高压** 羊水中的有形物质刺激肺组织产生和释放血管活性物质,使肺血管反射性痉挛,致使肺动脉高压,直接使右心负荷加重,导致急性右心扩张及充血性右心衰竭,使左心房回心血量减少,左心输出量明显减少,引起周围血液循环衰竭,使血压下降产生一系列休克症状,产妇可因重要脏器缺血而突然死亡。

3. **炎症损伤** 羊水栓塞所致的炎性介质系统的突然激活,引起类似于全身炎症反应综合征(systemic inflammatory response syndrome,SIRS)。

4. **弥散性血管内凝血(DIC)** 是羊水栓塞的临床特点之一,甚至是唯一的临床表现,也是导致孕产妇死亡的主要原因。羊水中含大量促凝物质类似于组织凝血活酶,进入母血后易在血管内产生大量的微血栓,消耗大量凝血因子及纤维蛋白原;同时炎性介质和内源性儿茶酚胺大量释放,触发凝血级联反应,导致DIC。

【临床表现】

羊水栓塞通常起病急骤、病情凶险。70%发生在阴道分娩时,19%发生在剖宫产时。大多发生在分娩前2小时至产后30分钟。极少发生在中期妊娠引产、羊膜腔穿刺术中和外伤时。患者可能在短时间内因心肺衰竭而猝死。

1. 典型羊水栓塞　以骤然出现的低氧血症、低血压(血压与失血量不符合)和凝血功能障碍为特征,又称羊水栓塞三联征。

(1)前驱症状:30%～40%的患者出现非特异性的前驱症状,如呼吸急促、胸痛、憋气、寒战、呛咳、头晕、乏力、心悸、恶心、呕吐、麻木、针刺样感觉、焦虑、烦躁和濒死感,胎心减速,胎心基线变异消失等。重视前驱症状有助于及时识别羊水栓塞。

(2)呼吸循环功能衰竭:出现突发的呼吸困难、发绀、抽搐、意识丧失或昏迷;脉搏细数、血压急剧下降、血氧饱和度下降;肺底部湿啰音;心电图可表现为右心负荷增加,病情严重者可出现心室颤动、无脉性室性心动过速及心搏骤停,于数分钟内猝死。

(3)凝血功能障碍:出现以子宫出血为主的全身出血倾向,如切口渗血、全身皮肤黏膜出血、针眼渗血、血尿、消化道大出血等。

(4)多脏器功能损害:全身脏器均可受损,除心肺衰竭及凝血功能障碍外,中枢神经系统和肾脏也是常见的受损器官。

羊水栓塞临床表现具有多样性和复杂性,有时可按上述顺序出现,有时也可不按上述顺序出现。

2. 不典型羊水栓塞　临床症状隐匿、较轻,病情发展缓慢,缺乏急性呼吸、循环衰竭等症状。当其他原因不能解释患者临床症状并作出诊断时,应考虑羊水栓塞的可能性。

【诊断】

羊水栓塞的诊断是临床诊断,以下5条需全部符合:①急性发生的低血压或心搏骤停;②急性低氧血症,呼吸困难、发绀或呼吸停止;③凝血功能障碍,有血管内凝血因子消耗或纤溶亢进的实验室证据,或临床上表现为严重的出血,但无其他可以解释的原因;④上述症状发生在分娩、剖宫产术、刮宫术或产后短时间内(多数发生在胎盘娩出后 30 分钟内);⑤上述出现的症状和体征不能用其他疾病来解释。

当出现其他原因不能解释的急性孕产妇心肺衰竭伴以下一种或几种情况时,可以考虑羊水栓塞:低血压、心律失常、呼吸短促、抽搐、急性胎儿窘迫、心搏骤停、凝血功能障碍、孕产妇出血,以及乏力、麻木、烦躁、针刺感等前驱症状。

需要注意的是,目前尚无国际统一的羊水栓塞诊断标准和有效的实验室诊断依据,母血中找到胎儿或羊水成分不再作为诊断的必须依据。即使血液或器官组织找到羊水有形物质,如果临床表现不支持,也不能诊断为羊水栓塞;反之,血液或器官组织未找到羊水有形物质,但是临床表现支持,也应诊断为羊水栓塞。

【鉴别诊断】

羊水栓塞的诊断需要排除其他可能导致心力衰竭、呼吸衰竭、循环衰竭的疾病,如肺栓塞、心肌梗死、心律失常、围产期心肌病、主动脉夹层破裂、脑血管意外、药物过敏性反应、输血反应、麻醉并发症、子宫破裂、胎盘早剥、子痫等。此外,还需注意与严重产后出血引起的凝血功能障碍相鉴别。

【治疗】

一旦怀疑羊水栓塞应立刻抢救、分秒必争,启动包括产科、麻醉科、呼吸科、心血管科、重症医学科等多学科密切协作,对于抢救成功及改善预后至关重要。治疗原则是维持呼吸循环等生命体征及保护器官功能,并针对性进行生命支持、抗休克、保护器官功能及纠正凝血功能障碍的治疗。

1. 呼吸支持治疗　保持呼吸道通畅,采取对症措施和支持治疗,尽快根据患者病情选择面罩、无创呼吸机、气管插管甚至体外膜肺氧合(ECMO)等方式增加患者氧合。

2. 循环支持治疗　羊水栓塞初期表现为肺动脉高压及右心功能不全进而造成全身循环衰竭,因此需严密监测患者血流动力学状态,采用各种措施保证心输出量及血压稳定。

(1)维持血流动力学稳定:使用血管活性药物及正性肌力药物进行强心、维持血压治疗。药物可选用去甲肾上腺素、多巴酚丁胺、磷酸二酯酶抑制剂等。

（2）解除肺动脉高压：使用特异性舒张肺血管平滑肌的药物。药物可选用依前列醇、西地那非、伊洛前列素、曲前列环素或一氧化氮吸入及内皮素受体抑制剂（波生坦）等。其他药物如罂粟碱、阿托品、氨茶碱、酚妥拉明等作用有限。

（3）补充血容量：不管任何原因引起的休克都存在有效血容量不足，应尽快恢复血容量，包括液体复苏及成分输血，以纠正休克；抢救过程中监测患者中心静脉压，了解心脏负荷状况以指导治疗。

（4）心搏骤停处理：即刻进行高质量的心肺复苏及高级生命支持，同时保持妊娠子宫左倾避免下腔静脉受压。心肺复苏成功后注意维持内环境稳定，积极防治感染，加强神经系统保护，维持肝肾胃肠等器官功能。

3. 抗过敏 应用大剂量糖皮质激素治疗羊水栓塞尚存在争议。基于临床实践的经验，可以尝试尽早使用大剂量糖皮质激素。常用药物：氢化可的松 500～1 000mg/d 或甲泼尼龙 80～160mg/d，静脉滴注；亦可地塞米松 20mg 静脉注射后，再以 20mg 静脉滴注。

4. 纠正凝血功能障碍 凝血功能障碍发生率极高，因此应早期进行凝血功能评估，并在治疗过程中动态监测凝血功能。及时、快速启动大量输血方案，包括输注红细胞悬液、大量新鲜冰冻血浆、冷沉淀、纤维蛋白原、血小板等。同时可进行抗纤溶治疗，不推荐肝素治疗。

5. 维持内环境稳定、预防肾衰竭 循环呼吸衰竭常伴有代谢性酸中毒等内环境紊乱及肾功能损害，应及时行动脉血气分析和电解质测定，并纠正酸中毒和电解质紊乱，同时预防肾衰竭、预防感染。

6. 产科处理

（1）如羊水栓塞发生在胎儿娩出前，应在抢救孕妇的同时行阴道助产或紧急剖宫产终止妊娠。心搏骤停患者应立即心肺复苏，孕周在 23 周以上时可考虑实施紧急剖宫产，可能有利于后续复苏。

（2）应积极处理产后出血，加强宫缩，必要时加用手术止血措施。若产后出血难以控制，应果断、快速切除子宫，赢得抢救时间。

【预防】

人工破膜时，不推荐剥膜，以减少子宫颈管小血管的破损，同时避免在宫缩时进行人工破膜。剖宫产术中，刺破羊膜前需保护好子宫切口处的开放性血管。掌握缩宫素的应用指征，避免宫缩过强造成的不良影响。对于死胎、胎盘早剥等，需监测凝血功能，并采取相应的处理措施。同时，应避免产伤、子宫破裂和子宫颈裂伤等并发症的发生。

第三节 ｜ 子宫破裂

【知识要点】

- 常见原因为瘢痕子宫及胎先露部下降梗阻。
- 主要临床表现为腹痛、病理性缩复环及胎心率异常。
- 一旦确诊应尽快剖宫产终止妊娠。

子宫破裂（uterine rupture）是指在妊娠期或分娩过程中子宫体部或子宫下段发生的破裂，是一种少见但严重的产科并发症，可危及母胎生命。大多数的子宫破裂发生在分娩期，是导致孕产妇死亡的重要原因。

【病因】

1. 子宫手术史（瘢痕子宫） 是近年来导致子宫破裂的常见原因，如剖宫产术、子宫肌瘤切除术、宫角切除术、输卵管间质部妊娠病灶清除术、子宫成形术、超声聚焦消融术、反复人工流产术等。手术后子宫肌壁形成瘢痕，在妊娠晚期或分娩期由于宫腔内压力增高可使瘢痕破裂。而前次手术后伴感染、切口愈合不良、分娩间隔时间过短者，临产后发生子宫破裂的风险更高。

2. **梗阻性难产**　近年来临床已少见,但须重视。常见于头盆不称、巨大胎儿、胎位异常、畸形胎儿的分娩。

3. **不协调收缩或过强收缩**　包括自发性的或因缩宫素、前列腺素等药物使用所致的子宫不协调收缩或过强收缩。

4. **产科手术损伤**　宫颈口未开全时行产钳助产、中－高位产钳助产或臀牵引术等也可造成产时宫颈裂伤延及子宫下段;同时,一些获得性因素,如胎盘植入,可因强行剥离植入性或粘连的胎盘,进而导致子宫破裂。

5. **其他**　如子宫先天发育异常等使得子宫局部肌层菲薄,导致子宫自发破裂。

【临床表现】

子宫破裂多发生于分娩期,部分发生于妊娠晚期。按其破裂程度,分为完全性子宫破裂和不完全性子宫破裂。子宫破裂的发生通常是渐进的,多数由先兆子宫破裂进展为子宫破裂。胎儿窘迫是常见的临床表现,大多数子宫破裂有胎心率异常。子宫破裂常见的临床表现还包括:电子胎心监护(EFM)异常、宫缩间歇仍有严重腹痛、阴道异常流血、血尿、宫缩消失、胎先露异常、腹部轮廓改变、孕妇心动过速、低血压等。

1. **先兆子宫破裂**　常见于产程长、有梗阻性难产因素的产妇。表现为:①子宫呈强直性或痉挛性过强收缩,产妇烦躁不安,呼吸、心率加快,下腹剧痛难忍;②因胎先露部下降受阻,子宫收缩过强,子宫体部肌肉增厚变短,子宫下段肌肉变薄拉长,在两者间形成环状凹陷,称为病理性缩复环(pathologic retraction ring)(图 14-6),随着产程进展,可见该环逐渐上升平脐或脐上,压痛明显;③膀胱受压充血,出现排尿困难及血尿;④因宫缩过强、过频,无法触清胎体,胎心率加快或减慢或听不清。

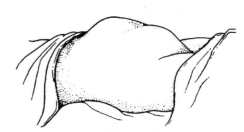

图 14-6　先兆子宫破裂时的腹部外观

2. **子宫破裂**

(1) 不完全性子宫破裂:子宫肌层破裂但浆膜层完整,宫腔与腹腔不相通,胎儿及其附属物仍在宫腔内,称为不完全性子宫破裂。多见于子宫下段剖宫产切口瘢痕破裂。常缺乏先兆破裂症状,仅在不完全性破裂处有压痛,体征也不明显。若破裂口累及两侧子宫血管可导致急性大出血。若破裂发生在子宫侧壁子宫阔韧带两叶之间,可形成阔韧带血肿。

(2) 完全性子宫破裂:子宫破裂累及子宫壁全层,包括浆膜层,宫腔与腹腔相通,伴或不伴胎儿或胎盘娩出子宫外,称为完全性子宫破裂。常发生于瞬间,产妇突感下腹一阵撕裂样剧痛,子宫收缩骤然停止。腹痛稍缓和后,因羊水、血液进入腹腔刺激腹膜,出现全腹持续性疼痛,并伴有低血容量性休克的征象。全腹压痛明显、有反跳痛,腹壁下可清楚扪及胎体,子宫位于侧方,胎心胎动消失。阴道检查可有鲜血流出,胎先露部升高,开大的宫颈口缩小,若破口位置较低,部分产妇可扪及子宫下段裂口。上述表现可能继发于先兆子宫破裂的症状之后,但子宫体部瘢痕破裂多为完全性子宫破裂,常无先兆子宫破裂的典型症状。穿透性胎盘植入者发生子宫破裂时,可表现为持续性腹痛,多伴有胎心率异常,易误诊为其他急腹症或先兆临产。

【诊断】

典型的子宫破裂根据病史、症状、体征、影像学检查,不难诊断。若子宫切口瘢痕破裂,症状体征不明显,应结合前次剖宫产史、子宫下段压痛、胎心率异常、胎先露部上升、宫颈口缩小等进行综合判断,超声检查能协助诊断。

【鉴别诊断】

子宫破裂往往以腹痛、子宫压痛、胎心率异常为主要临床表现,需与胎盘早剥、宫内感染、胎儿窘迫等鉴别诊断。

【处理】

处理子宫破裂的关键在于早期诊断、及时干预。

1. **先兆子宫破裂**　应立即抑制子宫收缩并尽快手术,可采用全身麻醉。

2. **子宫破裂**　应在抢救休克的同时,无论胎儿是否存活均应尽快手术治疗。

(1)子宫破口整齐、破裂时间短、无明显感染者,可行破口修补术;子宫破口大、不整齐、有明显感染者,应行次全子宫切除术;破口大、裂伤累及宫颈者,应行全子宫切除术。

(2)手术前后足量足疗程使用广谱抗菌药物控制感染。严重休克者应尽可能就地抢救,若必须转院,应在输血输液及生命体征稳定的情况下方可转送。

【预防】

1. 做好产前保健,有子宫破裂高危因素患者,提前入院待产。

2. 严密观察产程进展,警惕并尽早发现先兆子宫破裂征象并及时处理。

3. 严格掌握宫缩剂应用指征,并应有专人监护、严密观察,避免宫缩过强;瘢痕子宫的孕妇阴道试产时应严密监测,并具备紧急手术的条件。

4. 正确掌握产科手术助产的指征及操作常规,阴道助产术后应仔细检查宫腔及软产道,及时发现损伤并给予修补。

(刘兴会)

思考题:

简述产后出血的处理原则及处理措施。

思考题解题思路

本章目标测试

本章思维导图

第十五章 产褥期与产褥期疾病

从胎盘娩出至产妇全身各器官除乳腺外恢复至正常未孕状态所需的一段时期,称为产褥期(puerperium),通常为6周。产褥期为女性一生生理及心理发生急剧变化的时期之一,多数产妇恢复良好,少数可能发生产褥期疾病。

第一节 正常产褥

【知识要点】
- 产后2小时内是产后严重并发症的高发时期,应严密观察。
- 子宫复旧是产褥期母体重要的变化,产后6周恢复至未孕状态。
- 乳腺在产后开始泌乳,吸吮和不断排空乳房是持续泌乳的重要条件。
- 产后恶露的量、颜色及内容物随时间而变化,一般持续4～6周。
- 注意补充水分,通风,预防产后血栓形成及产褥中暑。

一、产褥期母体变化

产褥期母体的变化包括全身各个系统,以生殖系统变化最为显著。

(一) 生殖系统的变化

1. **子宫** 产褥期子宫变化最大。在胎盘娩出后子宫逐渐恢复至未孕状态的全过程称为子宫复旧,一般为6周,其主要变化为宫体肌纤维缩复和子宫内膜再生,同时还有子宫血管变化、子宫下段和宫颈复原等。

(1)宫体肌纤维缩复:子宫复旧不是肌细胞数目减少,而是肌细胞质中的蛋白质被分解排出,使细胞质减少致肌细胞缩小。被分解的蛋白质及其代谢产物通过肾脏排出体外。胎盘娩出后,宫体逐渐缩小,于产后1周子宫缩小至约妊娠12周大小,于产后6周恢复至妊娠前大小。子宫重量也逐渐减少,分娩结束时约为1 000g,产后1周时约为500g,产后2周时约为300g,产后6周恢复至50～70g。

(2)子宫内膜再生:胎盘、胎膜从蜕膜海绵层分离并娩出后,遗留的蜕膜分为2层,表层发生变性、坏死、脱落,形成恶露的一部分自阴道排出;接近肌层的子宫内膜基底层逐渐再生新的功能层,约于产后第3周,除胎盘附着部位外,宫腔表面均由新生内膜覆盖,胎盘附着部位内膜完成修复需至产后6周。

(3)子宫血管变化:胎盘娩出后,胎盘附着面立即缩小,面积约为原来的一半。子宫复旧导致开放的子宫螺旋动脉和静脉窦压缩变窄,数小时后血管内形成血栓,出血量逐渐减少直至停止。若在新生内膜修复期间,胎盘附着面因复旧不良出现血栓脱落,可导致晚期产后出血。

(4)子宫下段及宫颈变化:产后子宫下段肌纤维缩复,逐渐恢复为非孕时的子宫峡部。胎盘娩出后的宫颈外口呈环状如袖口。产后2～3日,宫口仍可容纳2指。产后1周后宫颈内口关闭,宫颈管复原。产后4周宫颈恢复至非孕时形态。分娩时宫颈外口常发生轻度裂伤,使初产妇的宫颈外口由产前圆形(未产型),变为产后"一"字形横裂(已产型)。

2. **阴道** 分娩后阴道腔扩大,阴道黏膜及周围组织水肿,阴道黏膜皱襞因过度伸展而减少甚至消失,致使阴道壁松弛及肌张力低。阴道壁肌张力于产褥期逐渐恢复,阴道腔逐渐缩小,阴道黏膜皱襞约在产后3周重新显现,但阴道至产褥期结束时仍不能完全恢复至未孕时的紧张度。

3. **外阴**　分娩后外阴轻度水肿,产后2~3日逐渐消退。会阴部血液循环丰富,若有轻度撕裂或会阴侧切缝合,多于产后3~4日愈合。

4. **盆底组织**　在分娩过程中,由于胎儿先露部长时间的压迫,使盆底肌肉和筋膜过度伸展致弹性降低,且常伴有盆底肌纤维的部分撕裂,产褥期应避免过早进行重体力劳动。若能于产褥期坚持做产后康复锻炼,盆底肌可能在产褥期内即恢复至接近未孕状态。若盆底肌及其筋膜发生严重撕裂造成盆底松弛,加之产褥期过早参加重体力劳动;或者分娩次数过多,且间隔时间短,盆底组织难以完全恢复正常,容易导致盆腔器官脱垂。

(二) 乳房的变化

乳房的主要变化为泌乳。妊娠期孕妇体内雌激素、孕激素、人胎盘催乳素升高,使乳腺发育、乳腺体积增大、乳晕加深,为泌乳做好准备。当胎盘剥离娩出后,产妇血中雌激素、孕激素及人胎盘催乳素水平急剧下降,抑制下丘脑分泌的催乳素抑制因子释放,在催乳素作用下,乳汁开始分泌。婴儿每次吸吮乳头时,来自乳头的感觉信号经传入神经到达下丘脑,通过抑制下丘脑分泌多巴胺及其他催乳素抑制因子,使腺垂体催乳素呈脉冲式释放,促进乳汁分泌。吸吮乳头还能反射性地引起神经垂体释放缩宫素,缩宫素使乳腺腺泡周围的肌上皮收缩,使乳汁从腺泡、小导管进入输乳管和输乳管窦而喷出乳汁,此过程称为喷乳反射。若此期乳汁不能正常排空,可出现乳汁淤积,导致乳房胀痛及硬结形成;若乳汁不足可出现乳房空软。

(三) 循环及血液系统的变化

胎盘剥离后,子宫胎盘血液循环终止且子宫缩复,大量血液从子宫涌入产妇体循环,加之妊娠期潴留的组织间液吸收,产后72小时内,产妇循环血量增加15%~25%,应注意预防心力衰竭的发生。循环血量于产后2~3周恢复至未孕状态。

产褥早期血液仍处于高凝状态,有利于胎盘剥离创面形成血栓,减少产后出血量,这也是产褥期发生深静脉血栓和肺栓塞的危险因素。纤维蛋白原、凝血酶、凝血酶原于产后2~4周降至正常。血红蛋白水平于产后1周左右回升。白细胞总数于产褥早期较多,可达(15~30)×10⁹/L,一般1~2周恢复正常。淋巴细胞稍减少,中性粒细胞增多,血小板数量增多。红细胞沉降率于产后3~4周降至正常。

(四) 消化系统的变化

妊娠期胃肠蠕动及肌张力均减弱,胃液中盐酸分泌量减少,产后需1~2周逐渐恢复。产后1~2日产妇常感口渴,喜进流食或半流食。产褥期活动减少,肠蠕动减弱,加之腹肌及盆底肌松弛,容易便秘。

(五) 泌尿系统的变化

产后1周内尿量增多。妊娠期发生的肾盂及输尿管扩张,产后需2~8周恢复正常。在产褥期,尤其在产后24小时内,由于膀胱肌张力降低,对膀胱内压的敏感性降低,加之外阴切口疼痛、产程中会阴部受压迫过久、器械助产、区域阻滞麻醉等均可能增加尿潴留的发生。

(六) 内分泌系统的变化

产后雌激素及孕激素水平急剧下降,至产后1周时已降至未孕时水平。人胎盘催乳素于产后6小时已不能测出。催乳素水平因是否哺乳而异,哺乳产妇的催乳素于产后下降,但仍高于非妊娠水平;不哺乳产妇的催乳素于产后2周降至非妊娠水平。血hCG通常于产后10日左右恢复至非妊娠水平。

月经复潮及排卵时间受哺乳影响。不哺乳产妇通常在产后6~10周月经复潮,在产后10周左右恢复排卵。哺乳产妇的月经复潮延迟,有的在哺乳期间月经一直不来潮,平均在产后4~6个月恢复排卵。产后较晚月经复潮者,首次月经来潮前多有排卵,故哺乳产妇月经虽未复潮,却仍有受孕可能。

(七) 腹壁的变化

妊娠期出现的下腹正中线色素沉着,在产褥期逐渐消退。初产妇腹壁紫红色妊娠纹变成银白色陈旧妊娠纹。腹壁皮肤受增大的妊娠子宫影响,部分弹力纤维断裂,腹直肌出现不同程度分离,产后腹壁明显松弛,腹壁紧张度需在产后 6~8 周恢复。

二、产褥期临床表现

1. **生命体征** 产后体温多数在正常范围内。体温可在产后 24 小时内略升高,一般不超过 38℃,可能与产程延长致过度疲劳有关。产后 3~4 日出现乳房血管、淋巴管极度充盈,乳房胀大,伴体温升高,称为泌乳热,一般持续 4~16 小时体温即下降,但需排除其他原因尤其是感染引起的发热。产后脉搏在正常范围内。产后呼吸深慢,一般每分钟 14~16 次,是由于产后腹压降低,膈肌下降,由妊娠期的胸式呼吸变为胸腹式呼吸所致。产褥期血压维持在正常水平,变化不大。

2. **子宫复旧** 产后初期子宫圆而硬,宫底在脐下一指。产后第 1 日略上升至脐平,以后每日下降 1~2cm,至产后 1 周在耻骨联合上方可触及,于产后 10 日子宫降至骨盆腔内,腹部检查触不到宫底。

3. **产后宫缩痛** 在产褥早期因子宫收缩引起下腹部阵发性剧烈疼痛,称为产后宫缩痛,多见于经产妇。哺乳时反射性缩宫素分泌增多使疼痛加重,不需要特殊用药。

4. **恶露** 产后子宫蜕膜脱落,含有血液、分泌物、坏死蜕膜等的产道排出物,称为恶露。恶露有血腥味,但无臭味,持续 4~6 周,总量为 250~500ml。因其颜色、内容物及时间不同,恶露分为以下几种。

(1)血性恶露:因含大量血液得名,鲜红色,量多,有时有小血块。镜下见多量红细胞、坏死蜕膜及少量胎膜。血性恶露持续 3~4 日,出血逐渐减少,浆液增加,转变为浆液恶露。

(2)浆液恶露:因含多量浆液得名,淡红色。镜下见较多坏死蜕膜组织、宫腔渗出液、宫颈黏液,少量红细胞及白细胞,且有细菌。浆液恶露持续 10 日左右,浆液逐渐减少,白细胞增多,变为白色恶露。

(3)白色恶露:因含大量白细胞,色泽较白得名,质黏稠。镜下见大量白细胞、坏死蜕膜组织、表皮细胞及细菌等。白色恶露约持续 3 周干净。

若子宫复旧不全或宫腔内残留部分胎盘、胎膜或合并感染时,恶露增多,血性恶露持续时间延长并有臭味。

5. **褥汗** 产后 1 周内皮肤排泄功能旺盛,排出大量汗液,以夜间睡眠和初醒时更明显,不属病态。但要注意补充水分,防止脱水及中暑。

三、产褥期处理及保健

产褥期母体各系统变化很大,虽属生理范畴,但若处理和保健不当可转变为病理情况。

(一)产褥期处理

1. **产后 2 小时内的处理** 产后 2 小时内极易发生严重并发症,如产后出血、子痫、产后心力衰竭等,应严密观察产妇的生命体征、子宫收缩情况及阴道流血量,并注意宫底高度及膀胱是否充盈等。用计量方法评估阴道流血量的变化,尤其是产后出血的高危孕妇。若发现子宫收缩乏力,应按摩子宫并同时使用子宫收缩剂。若阴道流血量不多,但子宫收缩不良、宫底上升者,提示宫腔内可能有积血,应压宫底排出积血,并持续给予子宫收缩剂。若产妇自觉肛门坠胀,提示有阴道后壁血肿的可能,应进行阴道或阴道 - 直肠联合检查,确诊后及时给予处理。在此期间还应协助产妇首次哺乳。若产后 2 小时一切正常,将产妇连同新生儿送回病房。

2. **饮食** 分娩后 2 小时内可给予清淡、易消化食物,以后可进普通饮食。食物应富有营养、热量和水分,并适当补充维生素和铁剂,推荐补充铁剂 3 个月。

3. **排尿与排便** 鼓励产妇尽早自行排尿。产后 4 小时内应让产妇排尿。若排尿困难,除鼓励产妇起床排尿,可选用以下方法:①用温开水冲洗尿道外口周围诱导排尿,热敷下腹部,按摩膀胱,刺激膀胱肌收缩;②针刺关元、气海、三阴交、阴陵泉等穴位;③肌内注射甲硫酸新斯的明,兴奋膀胱逼尿肌促其排尿,但注射此药前要排除其用药禁忌。若使用上述方法均无效时应予留置导尿管。

产后因缺乏运动,食物缺乏纤维素,加之肠蠕动减弱,产褥早期腹肌、盆底肌张力降低,容易发生便秘,应鼓励产妇多吃蔬菜及早下床活动。若发生便秘,可口服缓泻剂。

4. 观察子宫复旧及恶露　每日手测宫底高度,以了解子宫复旧情况。测量前应嘱产妇排尿。应每日观察恶露量、颜色及气味。若子宫复旧不全,血性恶露增多且持续时间延长时,应及早给予子宫收缩剂。若合并感染,恶露有臭味且有子宫压痛,应给予广谱抗菌药物控制感染。

5. 会阴处理　平时应尽量保持会阴部清洁及干燥。会阴部有缝线者,应每日检查切口有无红肿、硬结及分泌物。若伤口感染,应提前拆线引流或行扩创处理。

6. 观察情绪变化　经历妊娠及分娩的激动与紧张后,精神疲惫、对哺育新生儿的担心、产褥期的不适等,均可造成产妇情绪不稳定,尤其在产后 3～10 日,可表现为轻度抑郁。应帮助产妇减轻身体不适,并给予精神关怀、鼓励、安慰,使其恢复自信。建议产后进行心理评估和抑郁症筛查,尽早诊断及干预。

7. 乳房护理　详见本章第二节"母乳喂养"。

8. 预防产褥中暑　产褥期因高温环境使体内余热不能及时散发,引起中枢性体温调节功能障碍的急性热病,称为产褥中暑(puerperal heat stroke),表现为高热、水电解质紊乱、循环衰竭和神经系统功能损害等。本病虽不多见,但起病急骤,发展迅速,若处理不当可发生严重后遗症,甚至死亡。其常见原因是身体处于高温、高湿状态,导致体温调节中枢功能障碍所致。临床诊断根据病情程度分为:①中暑先兆:发病前多有短暂的先兆症状,表现为口渴、多汗、心悸、恶心、胸闷、四肢无力,此时体温正常或低热;②轻度中暑:产妇体温逐渐升高达 38.5℃以上,随后出现面色潮红、胸闷、脉搏增快、呼吸急促、口渴、痱子满布全身;③重度中暑:产妇体温继续升高达 41～42℃,呈稽留热型,可出现面色苍白、呼吸急促、谵妄、抽搐、昏迷。若处理不及时可在数小时内因呼吸、循环衰竭而死亡。幸存者也常遗留中枢神经系统不可逆的后遗症。治疗原则是立即改变高温和不通风环境,迅速降温,及时纠正水、电解质紊乱及酸中毒。其中迅速降低体温是抢救成功的关键。正确识别产褥中暑对及时正确地处理十分重要。

(二) 产褥期保健

目的是防止产后出血、感染等并发症发生,促进产后生理功能的恢复。

1. 饮食起居　合理饮食,保持身体清洁,产妇居室应清洁通风,衣着应宽大透气,注意休息。

2. 适当活动及做产后康复锻炼　产后尽早适当活动。产后康复锻炼有利于体力恢复、排尿及排便,避免或减少栓塞性疾病的发生,且能使盆底及腹肌张力恢复。产后康复锻炼的运动量应循序渐进。

3. 避孕指导　若已恢复性生活,应采取避孕措施,哺乳者以工具避孕为宜,不哺乳者可选用药物或工具避孕。

4. 产后检查　包括产后访视和产后健康检查两部分。产妇出院后,由社区医疗保健人员在产妇产后 1 周内、产后 14 日和产后 28 日分别做 3 次产后访视,了解产妇及新生儿健康状况。内容包括:①了解产妇饮食、睡眠等一般状况;②检查乳房,了解哺乳情况;③观察子宫复旧及恶露;④观察会阴切口、剖宫产腹部切口;⑤了解产妇心理状况。若发现异常应及时给予指导。

产妇应于产后 6 周至医院常规检查,包括全身检查及妇科检查。前者主要测血压、脉搏,查血、尿常规,了解哺乳情况,若有内外科合并症或产科并发症等应做相应检查;后者主要观察盆腔内生殖器是否已恢复至非孕状态。同时应对婴儿进行检查。

第二节 ｜ 母乳喂养

【知识要点】

- 母乳是婴儿最合适的天然食品,各级组织、家庭及个人都应该提倡、支持母乳喂养。
- 帮助母亲在产后 1 小时内开始母乳喂养,按需哺乳,实行 24 小时母婴同室。
- 坚持纯母乳喂养 6 个月,提倡母乳喂养 2 年或以上。

世界卫生组织已将帮助母亲在产后 1 小时内开始哺乳、实施 24 小时母婴同室、坚持纯母乳喂养 6 个月、提倡母乳喂养 2 年以上等纳入促进母乳喂养成功的措施之中。

1. 母乳喂养对母婴的益处　母乳喂养对母婴健康均有益。对婴儿可以提供满足其 6 个月内发育所需的营养,6 个月后母乳仍是婴儿能量和高质量营养的重要来源。母乳喂养可提高婴儿免疫力,促进婴儿牙齿及颜面部的发育,增加母婴感情等。对母亲可促进子宫复旧,减少产后出血,加快产后康复,降低其患乳腺癌、卵巢癌的风险等。成功的母乳喂养会增强母亲的自信心,降低产后焦虑、抑郁的风险。

2. 母乳喂养的时间及方法　哺乳是一种自然行为,提倡按需哺乳。每次一般为 20～30 分钟,根据哺乳的环境,可采用摇篮式、环抱式、交叉式、半躺式和侧卧式等姿势,以母婴舒服的体位进行哺乳。

哺乳前,母亲应洗手并用温开水清洁乳房及乳头。哺乳时,母亲及新生儿均应选择最舒适位置,一手拇指放在乳房上方,余四指放在乳房下方,将乳头和大部分乳晕放入新生儿口中,用手扶托乳房,防止乳房堵住新生儿鼻孔。让新生儿吸空一侧乳房后,再吸吮另一侧乳房。哺乳后佩戴合适棉质乳罩。每次哺乳后,应将新生儿抱起轻拍背部 1～2 分钟,排出胃内空气以防吐奶。乳汁确实不足时,应及时补充配方乳。如遇下列问题应及时处理。

（1）乳胀:产后 3～5 日出现生理性乳胀是正常现象,此时感到乳房充盈或者轻微发热、胀痛,并非都是由于乳汁蓄积,而是由于血液、淋巴液聚集引起的,这种变化对于分泌乳汁是必要的。婴儿频繁有效地吸吮,可以有效缓解乳胀。哺乳前湿热敷、哺乳间期冷敷等方法可以缓解不适,避免暴力通乳和盲目按摩。

（2）催乳:吸吮及不断排空乳房是保持乳腺不断泌乳的重要条件。由于乳汁分泌量与产妇营养、睡眠、情绪和健康状况密切相关,若出现乳汁不足,应鼓励产妇树立信心,指导哺乳方法,保证产妇休息、足够睡眠和营养丰富饮食,避免精神刺激。

（3）退奶:产妇不能哺乳,应尽早退奶。最简单的退奶方法是停止哺乳,必要时可辅以药物。常用的退奶药有:①生麦芽 60～90g,水煎当茶饮,每日 1 剂,连服 3～5 日;②芒硝 250g 分装两纱布袋内,敷于两乳房并包扎,湿硬时更换;③维生素 B_6 200mg,每日 3 次,连服 3～5 日。甾体激素、溴隐亭等不推荐作为一线退奶药物。

（4）乳头皲裂:轻者可继续哺乳,尝试调整哺乳姿势,让婴儿更好地含接,减轻疼痛。哺乳后挤少许乳汁涂在乳头和乳晕上,短暂暴露和干燥,加强护理。皲裂严重者应停止哺乳,可挤出或用吸乳器将乳汁吸出后喂给新生儿,等伤口愈合后再继续哺乳。

3. 判断乳汁分泌量是否充足　判断母乳充足的主要标准:①每日满意的母乳喂养 8 次左右;②婴儿每日排尿 5～6 次,排便 2～4 次;③婴儿体重增长及睡眠情况良好。

4. 母乳储存的条件　无法直接哺乳,可将乳汁吸出,储存于储奶袋中,20～30℃保存不超过 4 小时,4℃不超过 48 小时,-15～-5℃可保存 6 个月。

5. 不宜或暂停母乳喂养的指征　主要包括母亲患传染病急性期、严重器官功能障碍性疾病、严重的产后心理障碍和精神疾病、婴儿患有乳糖不耐受症等不宜进行母乳喂养的疾病,母亲酗酒、暴怒、服用对婴儿有影响的特殊药物等。

第三节 | 产褥感染

【知识要点】

- 发热、疼痛、异常恶露是产褥感染的三大主要症状。
- 产褥发热者,首先考虑产褥感染,再排除引起产褥发热的其他疾病。
- 首选广谱高效抗菌药物,再依据细菌培养和药敏试验结果调整种类和剂量。

产褥感染(puerperal infection)指分娩及产褥期生殖道受病原体侵袭,引起局部或全身感染,其发病率约为6%。产褥发热(puerperal fever)指分娩24小时以后的10日内,每日间隔4小时测量体温,有2次体温达到或超过38℃。产褥发热常由产褥感染引起,但也可由生殖道以外感染如急性乳腺炎、上呼吸道感染、泌尿系统感染、血栓静脉炎等原因所致。

【病因】

1. 诱因　正常女性阴道对外界致病因子侵入有一定防御能力。其对入侵病原体的反应与病原体的种类、数量、毒力和机体的免疫力有关。阴道有自净作用,羊水中含有抗菌物质。妊娠和正常分娩通常不会给产妇增加感染的机会。只有在机体免疫力与病原体毒力及数量之间平衡失调时,才会导致感染的发生。产妇体质虚弱、营养不良、孕期贫血、孕期卫生不良、胎膜早破、羊膜腔感染、慢性疾病、产科手术、产程延长、产前产后出血过多、多次宫颈检查等,均可成为产褥感染的诱因。

2. 病原体种类　正常女性阴道内寄生大量微生物,包括需氧菌、厌氧菌、真菌、衣原体和支原体,可分为致病微生物和非致病微生物。有些非致病微生物在一定条件下可以致病称为条件病原体,但即使是致病微生物也需要达到一定数量或机体免疫力下降时才会致病。

(1)需氧菌

1)链球菌:以乙型溶血性链球菌致病性最强,能产生致热外毒素与溶组织酶,使病变迅速扩散导致严重感染。需氧链球菌可以寄生在阴道中,也可通过医务人员或产妇其他部位感染而进入生殖道。其临床特点为发热早,寒战,体温>38℃,心率快,腹胀,子宫复旧不全,子宫或附件区触痛,甚至并发脓毒血症。

2)杆菌:以大肠埃希菌、克雷伯菌属、变形杆菌属多见。这些菌常寄生于阴道、会阴、尿道口周围,能产生内毒素,是菌血症和感染性休克最常见的病原菌,在不同环境对抗菌药物敏感性有很大差异。

3)葡萄球菌:主要致病菌是金黄色葡萄球菌和表皮葡萄球菌。前者多为外源性感染,容易引起伤口严重感染,因能产生青霉素酶,易对青霉素耐药;后者存在于阴道菌群中,引起的感染较轻。

(2)厌氧菌

1)革兰氏阳性球菌:消化链球菌和消化球菌存在于正常阴道中。当产道损伤、胎盘残留、局部组织坏死缺氧时,细菌迅速繁殖,若与大肠埃希菌混合感染,会有异常恶臭气味。

2)杆菌属:常见的厌氧性杆菌为脆弱拟杆菌。拟杆菌多与需氧菌和厌氧性球菌混合感染,形成局部脓肿,产生大量脓液,有恶臭味。感染还可引起化脓性血栓性静脉炎,形成感染性血栓,脱落后随血液循环到达全身各器官形成脓肿。

3)芽胞梭菌:主要是产气荚膜梭菌,产生外毒素,毒素可溶解蛋白质而能产气及溶血。产气荚膜梭菌引起感染,轻者为子宫内膜炎、腹膜炎、脓毒血症,重者引起溶血、黄疸、血红蛋白尿、急性肾衰竭、循环衰竭、气性坏疽,甚至死亡。

(3)支原体:解脲支原体及人型支原体均可在女性生殖道内寄生,引起生殖道感染,其感染多无明显症状,临床表现轻微。

此外,沙眼衣原体、淋病奈瑟球菌均可导致产褥感染。

3. 感染途径

(1)外源性感染:指外界病原体进入产道所致的感染。可通过医务人员消毒不严或被污染衣物、用具、各种手术器械及产妇临产前性生活等途径侵入机体。

(2)内源性感染:寄生于正常孕妇生殖道的微生物,多数并不致病,当抵抗力降低和/或病原体数量、毒力增加等感染诱因出现时,由非致病微生物转化为致病微生物而引起感染。内源性感染比外源性感染更重要,因孕妇生殖道病原体不仅可导致产褥感染,而且还能通过胎盘、胎膜、羊水间接感染胎儿,导致流产、早产、胎儿生长受限、胎膜早破、死胎等。

【病理及临床表现】

发热、疼痛、异常恶露,为产褥感染三大主要症状。产褥早期发热的最常见原因是脱水,但在2~

3日低热后突然出现高热,应考虑感染可能。由于感染部位、程度、扩散范围不同,其临床表现也不同。依感染发生部位,分为会阴、阴道、宫颈、腹部伤口、子宫切口局部感染,急性子宫内膜炎,急性盆腔结缔组织炎、腹膜炎,血栓静脉炎,脓毒血症等。

1. **急性外阴、阴道、子宫颈炎**　分娩时会阴部损伤导致感染,以葡萄球菌和大肠埃希菌感染为主。会阴裂伤或会阴侧切伤口感染,表现为会阴部疼痛,坐位困难。局部伤口红肿、发硬、伤口裂开,压痛明显,脓性分泌物流出,较重时可出现低热。阴道裂伤及挫伤感染表现为黏膜充血、水肿、溃疡、脓性分泌物增多。感染部位较深时,可引起阴道旁结缔组织炎。子宫颈裂伤感染向深部蔓延,可达宫旁组织,引起盆腔结缔组织炎。

2. **子宫感染**　包括急性子宫内膜炎、子宫肌炎。病原体经胎盘剥离面侵入,扩散至子宫蜕膜层称为子宫内膜炎,侵入子宫肌层称为子宫肌炎,两者常伴发。若为子宫内膜炎,子宫内膜充血、坏死,阴道内有大量脓性分泌物且有臭味;若为子宫肌炎,腹痛,恶露增多呈脓性,子宫压痛明显,子宫复旧不全,可伴发高热、寒战、头痛,白细胞明显增多等全身感染症状。

3. **急性盆腔结缔组织炎和急性输卵管炎**　病原体沿宫旁淋巴和血行达宫旁组织,出现急性炎性反应而形成炎性包块,同时累及输卵管,形成急性输卵管炎。临床表现为下腹痛伴肛门坠胀,可伴寒战、高热、脉速、头痛等全身症状。体征为下腹明显压痛、反跳痛、肌紧张;宫旁一侧或两侧结缔组织增厚、压痛和/或触及炎性包块,严重者整个盆腔形成"冰冻骨盆"。淋病奈瑟球菌沿生殖道黏膜上行感染,达输卵管与盆腹腔,形成脓肿后,高热不退,白细胞持续增多,中性粒细胞明显增多,核左移。

4. **急性盆腔腹膜炎及弥漫性腹膜炎**　炎症继续发展,扩散至子宫浆膜,形成盆腔腹膜炎。继而发展成弥漫性腹膜炎,全身中毒症状明显,高热、恶心、呕吐、腹胀,检查时下腹部明显压痛、反跳痛。腹膜面分泌大量渗出液,纤维蛋白覆盖引起肠粘连,也可在直肠子宫陷凹形成局限性脓肿,若脓肿累及肠管与膀胱,会出现腹泻、里急后重与排尿困难。急性期治疗不彻底可发展成盆腔炎性疾病后遗症而导致不孕。

5. **血栓性静脉炎**　盆腔内血栓性静脉炎常侵及子宫静脉、卵巢静脉、髂内静脉、髂总静脉及阴道静脉,厌氧菌为常见病原体。病变单侧居多,产后1~2周多见,表现为寒战、高热,症状可持续数周或反复发作。局部检查不易与盆腔结缔组织炎相鉴别。下肢血栓性静脉炎常继发于盆腔静脉炎,多发生在股静脉、腘静脉及大隐静脉,表现为弛张热,下肢持续性疼痛,局部静脉压痛或触及硬索状结构,使血液回流受阻,引起下肢水肿,皮肤发白,俗称股白肿。病变轻时无明显阳性体征,彩色多普勒超声检查可协助诊断。

6. **脓毒血症**　感染血栓脱落进入血液循环可引起菌血症,继续发展可并发脓毒血症和迁徙性脓肿(肺脓肿、肾脓肿)。若病原体大量进入血液循环,繁殖并释放毒素,可形成严重脓毒血症、感染性休克和/或多器官功能衰竭,表现为持续高热、寒战、全身明显中毒症状、多器官受损,甚至危及生命。

【诊断】

1. **病史**　详细询问病史及分娩全过程,对产褥发热者,首先考虑为产褥感染,再排除引起产褥发热的其他疾病。

2. **全身及局部检查**　仔细检查腹部、盆腔及会阴伤口,确定感染部位和严重程度。

3. **辅助检查**　超声、CT、磁共振成像等检查手段能够对感染形成的炎性包块、脓肿,作出定位及定性诊断。检测血清C反应蛋白升高,有助于早期诊断感染。

4. **确定病原体**　通过宫腔分泌物、脓肿穿刺物、后穹隆穿刺物做细菌培养和药敏试验,必要时需做血培养。病原体抗原和特异抗体检测可以作为快速确定病原体的方法。

【鉴别诊断】

主要与上呼吸道感染、急性乳腺炎、泌尿系统感染相鉴别。

【处理】

一旦诊断产褥感染,原则上应给予广谱、足量、有效抗菌药物,并根据感染的病原体调整抗菌药物治疗方案。脓肿形成或宫内残留感染组织者,应积极进行感染灶的处理。

1. **支持疗法** 加强营养并补充足够维生素,增强全身抵抗力,纠正水、电解质失衡。病情严重或贫血者,多次少量输注新鲜血或血浆,以增加抵抗力。取半卧位,有利于恶露引流或使炎症局限于盆腔。

2. **胎盘、胎膜残留处理** 在有效抗感染的同时,清除宫腔内残留物。患者急性感染伴发高热,应有效控制感染,同时行宫内感染组织钳夹术,在感染彻底控制、体温正常后,再彻底清宫,避免因刮宫引起感染扩散、子宫内膜破坏和子宫穿孔。

3. **应用抗菌药物** 未能确定病原体时,应根据临床表现及临床经验,选用广谱高效抗菌药物。然后依据细菌培养和药敏试验结果,调整抗菌药物种类和剂量,保持有效血药浓度。当中毒症状严重者,短期加用适量的肾上腺皮质激素,可提高机体应激能力。

4. **抗凝治疗** 血栓静脉炎时,应用大量抗菌药物的同时,可加用肝素钠,即150U/(kg·d)肝素钠加入5%葡萄糖注射液500ml静脉滴注,每6小时1次,体温下降后改为每日2次,连用4～7日;尿激酶40万U加入0.9%氯化钠注射液或5%葡萄糖注射液500ml,静脉滴注10日。用药期间监测凝血功能。同时,还可口服双香豆素、阿司匹林等其他抗凝药物。

5. **手术治疗** 会阴伤口或腹部切口感染,应及时切开引流;盆腔脓肿可经腹或后穹隆穿刺或切开引流;子宫严重感染,经积极治疗无效,炎症继续扩展,出现不能控制的出血、脓毒血症及感染性休克时,应及时行子宫切除术,清除感染源,挽救患者生命。

【**预防**】

加强营养、增强体质。加强妊娠期卫生宣传,保持外阴清洁。及时治疗外阴阴道炎及宫颈炎症。严格无菌操作,减少不必要的阴道检查和手术操作。正确掌握手术指征。对于剖宫产手术,建议在皮肤切开前使用抗菌药物预防感染。

第四节 | 晚期产后出血

【**知识要点**】
- 胎盘、胎膜残留、子宫切口愈合不良以及感染是晚期产后出血的常见原因。
- 主要临床表现为产褥期发生阴道流血,常伴有感染。
- 临床处理包括抗感染、促进子宫收缩等,大量出血时需手术或介入治疗。

分娩24小时后,在产褥期内发生的子宫大量出血,称为晚期产后出血(late puerperal hemorrhage)。以产后1～2周发病最常见,亦有迟至产后2月余发病者。阴道流血多为少量或中等量,持续或间断;亦可表现为大量出血,同时有血凝块排出。产妇可伴有寒战、低热,且常因失血过多导致贫血或失血性休克。

【**病因与临床表现**】

1. **胎盘、胎膜残留** 为阴道分娩后晚期产后出血最常见的原因,多发生于产后10日左右,黏附在宫腔内的残留胎盘组织发生变性、坏死、机化,当坏死组织脱落时,暴露基底部血管,引起大量出血。临床表现为血性恶露持续时间延长,以后反复出血或突然大量出血。检查发现子宫复旧不全,宫口松弛,有时可见有残留组织。

2. **蜕膜残留** 蜕膜多在产后1周内脱落,并随恶露排出。若蜕膜剥离不全,长时间残留,影响子宫复旧,继发子宫内膜炎症,引起晚期产后出血。临床表现与胎盘残留不易鉴别,宫腔刮出物病理检查可见坏死蜕膜,混以纤维素、玻璃样变的蜕膜细胞和红细胞,但不见绒毛。

3. **子宫胎盘附着面复旧不全** 胎盘娩出后其附着面迅速缩小,附着部位血管即有血栓形成,继而血栓机化,出现玻璃样变,血管上皮增厚,管腔变窄、堵塞。胎盘附着部边缘有内膜向内生长,底蜕膜深层残留腺体和内膜重新生长,子宫内膜修复,此过程需6～8周。若胎盘附着面复旧不全可引起血栓脱落,血窦重新开放,导致子宫出血。多发生在产后2周左右,表现为突然大量阴道流血,检查发现子宫大而软,宫口松弛,阴道及宫口有血凝块。

4. 感染　以子宫内膜炎症多见。感染引起胎盘附着面复旧不全和子宫收缩欠佳,血窦关闭不全导致子宫出血。

5. 剖宫产术后子宫切口愈合不良　引起切口愈合不良造成出血主要有以下原因。

（1）子宫下段横切口两端切断子宫动脉向下斜行分支,造成局部供血不足。术中止血不良,形成局部血肿或局部感染组织坏死,致使切口不愈合。多次剖宫产切口处菲薄,多造成瘢痕组织局部供血不足,影响切口愈合。胎头位置过低,取胎头时造成切口向下延伸撕裂,因伤口对合不好而影响愈合。

（2）横切口选择过低或过高:①横切口过低,宫颈侧以结缔组织为主,血供较差,组织愈合能力差,且靠近阴道,增加感染机会;②横切口过高,切口上缘宫体肌组织与切口下缘子宫下段肌组织厚薄相差大,缝合时不易对齐,愈合不良。

（3）缝合不当:组织对位不佳;手术操作粗暴;出血血管缝扎不紧;切口两侧角部未将回缩血管缝扎形成血肿;缝扎组织过多过密,切口血液循环供应不良等,均可导致切口愈合不良。

（4）切口感染:因子宫下段横切口与阴道靠近,术前有胎膜早破、产程延长、多次阴道检查、前置胎盘、术中出血多或贫血,易发生切口感染。

上述因素均可导致子宫切口愈合不良,缝线溶解脱落后血窦重新开放,出现大量阴道流血,甚至休克。

6. 其他　子宫动静脉畸形、子宫动脉假性动脉瘤、产后子宫滋养细胞肿瘤、子宫黏膜下肌瘤、子宫颈癌等,均可引起晚期产后出血。

【诊断】

1. 病史　若为阴道分娩,应注意产程进展及产后恶露变化,有无反复或突然阴道流血病史;若为剖宫产,应了解手术指征、术式及术后恢复情况。

2. 症状和体征

（1）阴道流血:胎盘胎膜残留、蜕膜残留引起的阴道流血多在产后10日内发生。胎盘附着部位复旧不全常发生在产后2周左右,可以反复多次阴道流血,也可突然大量阴道流血。剖宫产子宫切口裂开或愈合不良所致的阴道流血,多在术后2~3周发生,常是子宫突然大量出血,可导致失血性休克。

（2）腹痛和发热:常合并感染,伴恶露增加,恶臭。

（3）全身症状:继发性贫血,严重者因失血性休克危及生命。

（4）体征:子宫复旧不全可触及子宫增大、变软,宫口松弛,有时可触及残留组织和血块,伴有感染者子宫明显压痛。

3. 辅助检查

（1）血常规、凝血功能:了解贫血、凝血功能和感染情况。

（2）超声检查:了解子宫大小、宫腔有无残留物、子宫切口愈合及切口周围血肿等情况。

（3）病原体培养和药敏试验:宫腔分泌物培养、发热时行血培养,选择有效广谱抗菌药物。

（4）血 hCG 测定:有助于排除胎盘残留及绒毛膜癌。

（5）病理检查:宫腔刮出物或子宫切除标本,应送病理检查。

（6）CT 和磁共振成像检查:对于评估病灶范围、与子宫肌层关系更有优势。

【处理】

针对病因进行处理。

1. 少量或中等量阴道流血,应给予广谱抗菌药物、子宫收缩剂、中药制剂及支持疗法。阴道大量流血且血流动力学不稳定的产妇需紧急干预。

2. 疑有胎盘、胎膜、蜕膜残留者,静脉输液、备血及准备手术的条件下行清宫术,操作应轻柔,以防子宫穿孔。刮出物应送病理检查,以明确诊断。术后继续给予抗菌药物及子宫收缩剂。

3. 疑剖宫产子宫切口裂开者,仅少量阴道流血也应住院,给予广谱抗菌药物及支持疗法,密切观察病情变化;若阴道流血量多,可行剖腹探查或腹腔镜检查。若切口周围组织坏死范围小、炎症反应轻微,可行清创缝合及髂内动脉、子宫动脉结扎止血;若为切口假性动脉瘤形成,首选髂内动脉或选择性子宫动脉栓塞术;若组织坏死范围大,酌情行次全子宫切除术或全子宫切除术。

4. 肿瘤引起的阴道流血,应按肿瘤性质、部位做相应处理。

【预防】

1. 了解是否有出血倾向的危险因素,并进行相应检查。

2. 产后应仔细检查胎盘、胎膜,注意是否完整,若有残缺应及时取出。在不能排除胎盘残留时应行宫腔探查。

3. 剖宫产时合理选择切口位置,避免子宫下段横切口两侧角部撕裂并合理缝合。

4. 严格无菌操作,术后应用抗菌药物预防感染。

第五节 ｜产褥期抑郁症

【知识要点】

● 主要症状为持续的情绪压抑、自我评价降低等,严重者有自杀或杀婴倾向。

● 诊断主要依据症状,但需排除器质性疾病。

● 及时筛查和早期进行干预。

产褥期抑郁症是产褥期精神障碍的一种常见类型,主要表现为产褥期持续和严重的情绪低落以及一系列症状。产褥期抑郁症除给产妇造成痛苦外,还会影响婴儿的健康和发育。其发病率较高,通常在产后 2 周内出现症状。

【临床表现】

主要表现有:①情绪改变:心情压抑、沮丧、情绪淡漠,甚至焦虑、恐惧、易怒,晨重夜轻;有时表现为孤独、不愿见人或伤心、流泪。②自我评价降低,自暴自弃、自罪感,对身边的人充满敌意,与家人、丈夫关系不协调。③创造性思维受损,主动性降低。④对生活缺乏信心,觉得生活无意义,出现厌食、睡眠障碍、易疲倦、性欲减退。严重者甚至绝望、有自杀或杀婴倾向,有时陷于错乱或昏睡状态。

【诊断】

产褥期抑郁症至今尚无统一的诊断标准。目前应用较多的是美国精神病学会(American Psychiatric Association,APA)2013 年在《精神障碍诊断与统计手册》(第 5 版)(DSM-5)中制定的标准,产褥期抑郁症诊断标准如下。

1. 在 2 周内每天或几乎每天出现下列 5 个或以上的症状(必须包括第一项或第二项症状之一)

(1)情绪抑郁。

(2)对全部或多数活动明显缺乏兴趣或愉悦。

(3)体重显著减轻或增加。

(4)失眠或睡眠过度。

(5)精神运动性兴奋或阻滞。

(6)疲劳或乏力。

(7)遇事均感毫无意义或有自罪感。

(8)思维能力减退或注意力不集中。

(9)反复出现想死亡的想法。

2. 症状不符合其他精神疾病的标准。

3. 症状妨碍工作、学习及社会活动的功能。

4. 症状不是由物质或一般药物直接引起。

5. 在产后 4 周内发病。

【鉴别诊断】

需排除器质性精神障碍或精神活性物质和非成瘾物质所致抑郁,需与产后忧郁以及产后精神病进行区分。

【处理】

包括心理治疗和药物治疗。

1. 心理治疗　为重要的治疗手段。包括心理支持、咨询与社会干预等。通过心理教育、认知行为疗法,帮助产妇改变其不健康的思维和行为模式,从而改善其情绪和功能,并预防婴儿出现问题,应为产褥期产妇提供更多的情感及社会支持。

2. 药物治疗　适用于中重度抑郁症及心理治疗无效患者。应在专科医师指导下用药为宜,可根据以往疗效及患者特点个性化选择药物。首选选择性 5- 羟色胺再摄取抑制剂,尽量选用不进入乳汁的抗抑郁药。

(1) 选择性 5- 羟色胺再摄取抑制剂:①盐酸帕罗西汀:起始量和有效量为 20mg,每日早餐时 1 次,2～3 周后,若疗效不佳且副作用不明显,可以 10mg 递增,最大剂量 50mg(低体重者 40mg),每日 1 次。肝肾功能不全患者慎用。注意不宜骤然停药。②盐酸舍曲林:口服,开始每日 50mg,每日 1 次,与食物同服。数周后增至每日 100～200mg。常用剂量为每日 50～100mg,最大剂量为每日 150～200mg(此量不得连续应用超 8 周以上)。需长期应用者,需用最低有效剂量。

(2) 三环类抗抑郁药:阿米替林(amitriptyline),常用量开始一次 25mg,每日 2～3 次,然后根据病情和耐受情况逐渐增至每日 150～250mg,分 3 次口服,最高剂量每日不超过 300mg,维持量每日 50～150mg。

【预防】

1. 产褥期抑郁症的发生受社会因素、心理因素及妊娠因素的影响,故应加强对孕产妇的精神关怀,所有医疗保健专业人员都应在每次接触时关注孕产妇的心理健康。

2. 利用孕妇学校等多种渠道普及有关妊娠、分娩常识,减轻孕产妇对妊娠、分娩的紧张、恐惧心理,完善自我保健。

3. 在产后进行抑郁症筛查。目前常用的是爱丁堡产后抑郁量表(Edinburgh Postnatal Depression Scale,EPDS)和患者健康问卷(Patient Health Questionnaire-9,PHQ-9)。

4. 应与患者讨论药物的风险和益处,以及未经治疗的风险,以便让患者作出知情和个性化的选择。

5. 鼓励产妇积极参与促进健康的社会活动。

【预后】

产褥期抑郁症发作平均持续 3～6 个月,但约 30% 的女性在产后 1 年内仍保持抑郁状态,再次妊娠复发率约 20%～40%。其下一代认知能力可能受一定影响。

(时青云)

思考题:

简述晚期产后出血的病因、临床表现以及处理要点。

思考题解题思路

本章目标测试

本章思维导图

第十六章 | 妇科病史及检查

本章数字资源

病史采集和体格检查是诊断疾病的主要依据,也是妇科临床实践的基本技能。妇科检查更是妇科所特有的检查方法。在书写妇科病历时,不仅要熟悉有关妇科病史的采集方法,还要通过不断临床实践,逐步掌握妇科检查技术。本章除介绍妇科病史的采集和妇科检查方法外,还重点列举妇科疾病常见症状的鉴别要点。

第一节 | 妇科病史

【知识要点】

- 病史采集是疾病诊治的重要步骤,要做到准确、完整,关爱患者。
- 月经史和生育史是妇科病史的重要组成部分。
- 必须重视医患沟通技巧和尊重患者隐私。

病史采集是医师诊治患者的第一步,也是医患沟通、建立良好医患关系的重要时机。必须重视沟通技巧的培养。

一、病史采集方法

为正确判断病情,要细致询问病情和耐心倾听陈述。应注意充分医患沟通,有效的医患沟通是对患者所患疾病正确评估和处理的基础,不仅使采集到的病史完整、准确,还可以提高患者的安全感,改善患者的就诊体验,提高患者的依从性和治疗效果,并减少医患纠纷。采集病史时,应做到态度和蔼、语言亲切。询问病史应有目的性,切勿遗漏关键性的病史内容,以免造成漏诊或误诊。应采用启发式提问,但需避免暗示和主观臆测。危重患者,应在初步了解病情后立即抢救,以免贻误治疗。外院转诊者,应调取病情介绍作为重要参考资料。自己不能口述的危重患者,可询问最了解其病情的家属或亲友。应考虑患者的隐私,遇有不愿说出实情(如性生活史)者,不宜反复追问,可先行体格检查和辅助检查,待明确病情后再予补充。

二、病史内容

1. **一般项目** 包括患者姓名、性别、年龄、籍贯、职业、民族、婚姻、住址、入院日期、病史记录日期、病史陈述者及可靠程度。若非患者陈述,应注明陈述者及其与患者的关系。

2. **主诉** 指促使患者就诊的主要症状(或体征)及持续时间。要求通过主诉初步估计疾病的大致范围。力求简明扼要,通常不超过20字。主诉一般采用症状学名称,避免使用病名。妇科临床常见症状有外阴瘙痒、阴道流血、白带增多、闭经、不孕、下腹疼痛、下腹包块等。若患者有多个临床症状,如有停经、阴道流血及腹痛3种主要症状,应按其发生时间的顺序,将主诉书写为:停经×日,阴道流血×日,腹痛×小时。若患者无任何自觉症状,仅检查时发现子宫肌瘤,主诉应写为:检查发现"子宫肌瘤"×日。

3. **现病史** 指患者本次疾病发生、演变和诊疗全过程,为病史的主要组成部分,应以主诉症状为核心,按时间顺序书写。包括起病时间、主要症状、发生部位和特点、有无诱因、加重或者缓解因素、伴

NOTES

219

随症状、有鉴别意义的阴性症状、发病后诊疗情况及结果,睡眠、饮食、体重及大小便等一般情况的变化,以及与鉴别诊断有关的阳性或阴性资料等。与本次疾病虽无密切关系,但仍需治疗的其他疾病以及用药情况,可在现病史后另起一段记录。

4. **月经史**　包括初潮年龄、月经周期及经期持续时间、经量、经期伴随症状。如 11 岁初潮,周期 28～30 日,经期持续 4 日,可简写为 $11(月经初潮年龄)\dfrac{4(月经持续天数)}{28～30(月经周期)}$。经量评估可询问患者每日更换卫生巾次数,有无血块,经血颜色。伴随症状包括经期有无不适,有无痛经,疼痛部位、性质、程度以及痛经起始和消失时间。常规询问并记录末次月经(last menstrual period,LMP)起始日期及其经量和持续时间,若其流血情况不同于以往正常月经时,还应问清楚前次月经(past menstrual period,PMP)起始日期。绝经后患者应询问绝经年龄,绝经后有无阴道流血、阴道分泌物增多等。

5. **婚育史**　婚次及每次结婚年龄,是否近亲结婚(直系血亲及三代旁系血亲),男方健康状况,有无性病史及双方性生活情况等。有多个性伴侣者,性传播疾病及子宫颈癌的风险增加,应问清性伴侣情况。生育史包括足月产、早产及流产次数以及现存子女数,依次以 4 个阿拉伯数字表示。如足月产 1 次,无早产,流产 1 次,现存子女 1 人,可记录为 1-0-1-1,或仅用孕 2 产 1(G_2P_1)表示。记录分娩方式,有无难产史,新生儿出生情况,有无产后出血或产褥感染;询问人工流产或自然流产及妊娠终止时间,异位妊娠或葡萄胎及治疗方法,生化妊娠史,末次分娩或流产日期。采用何种避孕措施及其效果,有无阴道炎、盆腔炎史,炎症类型和治疗情况。

6. **既往史**　指患者过去的健康和疾病情况。内容包括以往健康状况、疾病史、传染病史、预防接种史(包括 HPV 疫苗接种史)、手术外伤史、输血史、药物过敏史。为避免遗漏,可按全身各系统依次询问。若患过某种疾病,应记录疾病名称、患病时间及诊疗转归。

7. **个人史**　生活和居住情况,出生地和曾居住地区,有无烟、酒嗜好,有无毒品使用史。

8. **家族史**　父母、兄弟、姐妹及子女健康状况。家族成员有无遗传性疾病(如血友病、白化病等),可能与遗传有关的疾病(如糖尿病、高血压、乳腺癌、卵巢癌等)及传染病(如结核等)。

第二节 | 体格检查

【知识要点】
- 妇科检查是女性生殖系统疾病诊断的重要手段,双合诊是妇科检查中最重要的项目。
- 妇科检查时,要关心体贴患者,保护患者隐私,并按规范进行。
- 检查结束后应按解剖部位先后顺序记录检查结果。

体格检查应在采集病史后进行。检查范围包括全身检查、腹部检查和妇科检查。除病情危急外,应按下列先后顺序进行。不仅要记录与疾病有关的重要体征,还要记录有鉴别意义的阴性体征。体格检查完成后,应及时告知患者或家属检查结果。

一、全身检查

常规测量体温、脉搏、呼吸及血压,必要时测量体重和身高。其他检查项目包括患者神志、精神状态、面容、体态、全身发育及毛发分布情况、皮肤、浅表淋巴结(特别是左锁骨上淋巴结和腹股沟淋巴结)、头部器官、颈(注意甲状腺是否肿大)、乳房(注意其发育、皮肤有无凹陷、有无包块、分泌乳汁或液体)、心、肺、脊柱及四肢。

二、腹部检查

为妇科疾病体格检查的重要组成部分,应在妇科检查前进行。视诊观察腹部有无隆起或呈蛙腹状,腹壁有无瘢痕、静脉曲张、妊娠纹、腹壁疝、腹直肌分离等。触诊腹壁厚度,肝、脾、肾有无增大及压痛,腹部有无压痛、反跳痛和肌紧张,能否触及包块。若触及包块,应描述包块部位、大小(以 cm 为单位表示)、形状、质地、活动度、表面是否光滑或有高低不平隆起以及有无压痛等。叩诊时注意鼓音和浊音分布范围,有无移动性浊音。必要时听诊了解肠鸣音情况。若合并妊娠,应检查腹围、子宫底高度、胎位、胎心及胎儿大小等。

三、妇科检查

妇科检查,国外一般称为盆腔检查(pelvic examination),包括外阴、阴道、子宫颈、子宫体及双侧附件检查。

1. 基本要求

(1)医师应关心体贴患者,做到态度和蔼、语言亲切、检查仔细、动作轻柔。检查前告知患者妇科检查可能引起不适,不必紧张并尽可能放松腹肌。

(2)除尿失禁患者外,检查前应排空膀胱,必要时导尿。粪便充盈者应于排便或灌肠后检查。

(3)为避免交叉感染,置于臀部下面的垫单或纸单应一人一换,一次性使用。

(4)患者取膀胱截石位。臀部置于台缘,头部略抬高,两手平放于身旁,以使腹肌松弛。检查者面向患者,站立在患者两腿之间。不宜搬动的危重患者,可在病床上检查。

(5)应避免于经期做妇科检查。若为阴道异常流血则必须检查。检查前消毒外阴,使用无菌手套及器械,以防发生感染。

(6)无性生活史者,禁做阴道窥器检查及双合诊检查,应行直肠 - 腹部诊。确有检查必要时,应先征得患者及其家属同意后,方可做阴道窥器检查或双合诊检查。

(7)疑有盆腔内病变的腹壁肥厚、高度紧张不合作患者,若双合诊检查不满意时,应行超声检查,必要时可在麻醉下进行检查。

2. 检查方法及步骤

(1)外阴部检查:观察外阴发育及阴毛多少和分布情况(女性型或男性型),有无畸形、皮炎、溃疡、赘生物或肿块,注意皮肤和黏膜色泽或色素减退及质地变化,有无增厚、变薄或萎缩。分开小阴唇,暴露阴道前庭观察尿道外口和阴道口。查看尿道外口周围黏膜色泽及有无赘生物。无性生活女性的处女膜一般完整未破,其阴道口勉强可容示指;已有性生活的阴道口能容两指通过;经产妇的处女膜仅余残痕或可见会阴后 - 侧切瘢痕。检查时还应让患者用力向下屏气,观察有无阴道前后壁膨出、子宫脱垂或尿失禁等。

(2)阴道窥器检查:使用阴道窥器检查阴道和子宫颈时,应注意阴道窥器的结构特点。

1)放置和取出:临床常用鸭嘴形阴道窥器,可以固定,便于阴道内治疗操作。阴道窥器有大小之分,根据阴道宽窄选用。当放置窥器时,应先将其前后两叶前端并合,表面涂润滑剂以利插入,避免损伤。若拟做子宫颈细胞学检查或取阴道分泌物做涂片检查时,不应用润滑剂,改用生理盐水润滑,以免影响涂片质量。放置窥器时,检查者用一手拇指、示指将两侧小阴唇分开,另一手将窥器避开敏感的尿道周围区,斜行沿阴道侧后壁缓慢插入阴道内,边推进边将窥器两叶转正并逐渐张开,暴露子宫颈、阴道壁及穹隆部,然后旋转窥器,充分暴露阴道各壁(图16-1)。取出窥器前,先将前后叶合拢再沿阴道侧后壁缓慢取出。

2)视诊:①检查阴道:观察阴道前后壁和侧壁

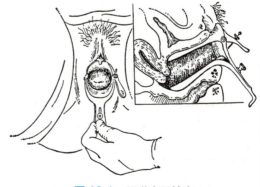

图 16-1　阴道窥器检查
阴道窥器放置完毕所显示的正面及侧面观(暴露子宫颈及阴道侧壁)。

及穹隆黏膜颜色、皱襞多少，是否有阴道隔或双阴道等先天畸形，有无溃疡、赘生物或囊肿等。注意阴道内分泌物量、性质、色泽，有无臭味。阴道分泌物异常者应做滴虫、假丝酵母菌、淋病奈瑟球菌及线索细胞等检查。需要注意的是所有健康女性都会有一定程度的阴道分泌物，因此区分正常和异常阴道分泌物很重要。②检查子宫颈：暴露子宫颈后，观察子宫颈大小、颜色、外口形状，有无出血、肥大、糜烂样改变、撕裂、外翻、腺囊肿、息肉、赘生物，子宫颈管内有无出血或分泌物。同时可采集子宫颈外口鳞-柱交接部脱落细胞做子宫颈细胞学检查和 HPV 检测。

（3）双合诊（bimanual examination）：是妇科检查中最重要的项目。检查者一手的两指或一指放入阴道，另一手在腹部配合检查，称为双合诊。目的在于检查阴道、子宫颈、子宫体、输卵管、卵巢、子宫旁结缔组织以及骨盆腔内壁有无异常。

检查方法：检查者戴无菌手套，一手示、中两指蘸润滑剂，顺阴道后壁轻轻插入，检查阴道通畅度、深度、弹性，有无畸形、瘢痕、肿块及阴道穹隆情况。再扪触子宫颈大小、形状、硬度及外口情况，有无接触性出血。随后检查子宫体，将阴道内两指放在子宫颈后方，另一手掌心朝下手指平放在患者腹部平脐处，当阴道内手指向上向前方抬举子宫颈时，腹部手指往下往后按压腹壁，并逐渐向耻骨联合部位移动，通过内、外手指同时分别抬举和按压，相互协调，即能扪清子宫位置、大小、形状、软硬度、活动度及有无压痛（图 16-2）。子宫位置一般是前倾略前屈。"倾"指子宫体纵轴与身体纵轴的关系。若子宫体朝向耻骨，称为前倾（anteversion）；当子宫体朝向骶骨，称为后倾（retroversion）。"屈"指子宫体与子宫颈间的关系。若两者的纵轴形成的角度朝向前方，称为前屈（anteflexion），形成的角度朝向后方，称为后屈（retroflexion）。扪清子宫后，将阴道内两指由子宫颈后方移至一侧穹隆部，尽可能往上向盆腔深部触及；与此同时，另一手从同侧下腹壁髂嵴水平开始，由上往下按压腹壁，与阴道内手指相互对合，以触摸该侧附件区有无包块、增厚或压痛（图 16-3）。若触及包块，应查清其位置、大小、形状、软硬度、活动度、与子宫的关系以及有无压痛等。正常卵巢偶可触及，触后稍有酸胀感，正常输卵管不能触及。

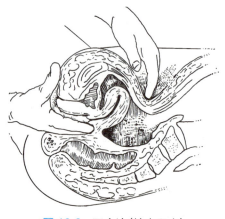

图 16-2　双合诊（检查子宫）

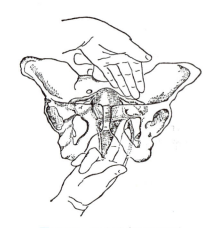

图 16-3　双合诊（检查附件）

（4）三合诊（vagino-recto-abdominal examination）：经直肠、阴道、腹部联合检查，称为三合诊。方法是双合诊结束后，一手示指放入阴道，中指插入直肠，其余检查步骤与双合诊时相同（图 16-4），是对双合诊检查不足的重要补充。通过三合诊能扪清后倾或后屈子宫大小，发现子宫后壁、子宫颈旁、直肠子宫陷凹、子宫骶韧带和盆腔后部病变，评估盆腔内病变范围，及其与子宫或直肠的关系，特别是肿瘤与盆壁间的关系，以及触诊直肠阴道隔、骶骨前方或直肠内有无病变。因此三合诊在生殖器官肿瘤、结核、子宫内膜异位症、炎症的检查时尤显重要。

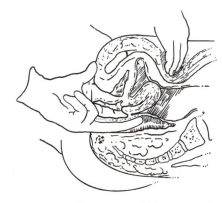

图 16-4　三合诊

（5）直肠 - 腹部诊（recto-abdominal examination）：检查者一手示指伸入直肠，另一手在腹部配合检查，称为直肠 - 腹部诊。适用于无性生活史、阴道闭锁或有其他原因不宜行双合诊的患者。

行双合诊、三合诊或直肠 - 腹部诊时，除应按常规操作外，掌握下述各点有利于检查的顺利进行：①当两手指放入阴道后，患者感疼痛不适时，可单用示指替代双指进行检查；②三合诊时，在将中指伸入肛门时，嘱患者像排便一样用力向下屏气，使肛门括约肌自动放松，可减轻患者疼痛和不适感；③若患者腹肌紧张，可边检查边与患者交谈，使其张口呼吸而使腹肌放松；④当检查者无法查明盆腔内解剖关系时，继续强行触诊，不但患者难以耐受，且往往徒劳无益，此时应停止检查。待下次检查时，多能获得满意结果。

3. **记录** 妇科检查结束后，应将检查结果按解剖部位先后顺序记录。

外阴：发育情况及婚产式（未婚、已婚未产或经产）。有异常发现时，应详加描述。

阴道：是否通畅，黏膜情况，分泌物量、色、性状及有无异味。

子宫颈：大小、硬度，有无糜烂样改变、撕裂、息肉、腺囊肿，有无接触性出血、举痛及摇摆痛等。

子宫体：位置、大小、硬度、活动度、表面是否平整、有无突起，有无压痛等。

附件：有无包块、增厚或压痛。若触及包块，记录其位置、大小、硬度，表面光滑与否，活动度，有无压痛以及与子宫和盆壁关系。左右两侧情况分别记录。

实验室和特殊检查：摘录已有的实验室和特殊检查结果，外院检查结果应注明医院名称和检查日期。

第三节 | 妇科疾病常见症状的鉴别要点

【知识要点】
- 相同的症状可由不同的妇科疾病所引起。
- 掌握各种症状特征有助于疾病的诊断与鉴别诊断。
- 注意排除其他器官、系统疾病。

阴道流血、白带异常、外阴瘙痒、下腹部疼痛及下腹部包块等是妇科疾病的常见就诊症状，不同年龄女性有可能症状相同，但其原因可能完全不同。掌握这些症状的鉴别要点对妇科疾病的诊治极为重要。

一、阴道流血

为最常见的主诉之一。除正常月经外，女性生殖系统任何部位，包括阴道、子宫颈、子宫体及输卵管均可发生出血，虽然绝大多数出血来自子宫，但在明确出血部位之前，统称"阴道流血"。

1. **原因** 引起阴道流血有以下常见原因。

（1）妊娠相关子宫出血：常见的有流产、异位妊娠、葡萄胎、产后胎盘部分残留和子宫复旧不全等。

（2）生殖器官炎症：如阴道炎、急性子宫颈炎、子宫颈息肉和子宫内膜炎等。

（3）生殖器官良性病变：如子宫内膜息肉、子宫腺肌病、子宫内膜异位症等。

（4）生殖器官肿瘤：子宫肌瘤是引起阴道流血的常见良性肿瘤，分泌雌激素的卵巢肿瘤也可引起阴道流血。其他几乎均为恶性肿瘤，包括阴道癌、子宫颈癌、子宫内膜癌、子宫肉瘤、妊娠滋养细胞肿瘤、输卵管癌等。

（5）损伤、异物和外源性性激素：生殖道创伤如阴道骑跨伤、性交所致处女膜或阴道损伤，放置宫内节育器，幼女阴道内放入异物等均可引起阴道流血。雌激素或孕激素（包括含性激素保健品）使用不当也可引起"突破性出血"或"撤退性出血"。

（6）与全身疾病有关的阴道流血：如血小板减少性紫癜、再生障碍性贫血、白血病、肝功能损害等均可导致子宫出血。

（7）卵巢内分泌功能失调：卵巢内分泌功能失调引起的异常子宫出血主要包括无排卵性和排卵性异常子宫出血两类，但应首先排除妊娠及所有器质性疾病。另外，由于子宫内膜局部异常、月经间期卵泡破裂造成的雌激素水平短暂下降也可致子宫出血。

2. 临床表现　阴道流血有以下几种形式。

（1）经量增多：主要表现为月经周期基本正常，但月经量增多（>80ml）或经期延长。多与子宫肌瘤、子宫腺肌病、排卵性异常子宫出血、放置宫内节育器以及凝血功能障碍等相关。

（2）周期不规则的阴道流血：多为无排卵性异常子宫出血，但围绝经期女性应注意排除子宫内膜癌。性激素或避孕药物引起的"突破性出血"也表现为不规则阴道流血。

（3）无任何周期可辨的长期持续阴道流血：多为生殖器官恶性肿瘤所致，首先应考虑子宫颈癌或子宫内膜癌的可能。

（4）停经后阴道流血：发生于生育期女性，应首先考虑与妊娠有关的疾病，如流产、异位妊娠、葡萄胎等；发生于青春期无性生活女性或围绝经期女性，多为无排卵性异常子宫出血，但应首先排除生殖器官恶性肿瘤。

（5）阴道流血伴白带增多：一般应考虑晚期子宫颈癌、子宫内膜癌或子宫黏膜下肌瘤伴感染。

（6）接触性出血：于性交后或阴道检查后立即出现的鲜血，量可多可少，应考虑急性子宫颈炎、子宫颈癌、子宫颈息肉或子宫黏膜下肌瘤的可能。

（7）经间出血：若发生在下次月经来潮前14～15日，历时3～4日，且血量少，偶可伴有下腹疼痛和不适，多为排卵期出血。主要是由于月经间期卵泡破裂，雌激素水平暂时下降子宫内膜脱落导致。

（8）经前或经后点滴出血：月经来潮前数日或来潮后数日，持续极少量阴道褐红色分泌物，可见于排卵性异常子宫出血或为放置宫内节育器的副作用。子宫内膜异位症亦可能出现类似情况。此外，剖宫产术后子宫瘢痕憩室也可能导致月经后淋漓不尽少量出血。

（9）绝经后阴道流血：若流血量极少，历时2～3日即净，多为绝经后子宫内膜脱落引起的出血或萎缩性阴道炎；若流血量较多、流血持续不净或反复阴道流血，应考虑子宫内膜癌可能。

（10）间歇性阴道排出血性液体：应警惕有输卵管癌的可能。

（11）外伤后阴道流血：常见于骑跨伤后，流血量可多可少。

除上述各种不同形式的阴道流血外，年龄对诊断也有重要参考价值。新生女婴出生后数日有少量阴道流血，系因离开母体后雌激素水平骤然下降，子宫内膜脱落所致。幼女出现阴道流血，应考虑有性早熟或生殖器官恶性肿瘤的可能。青春期少女出现阴道流血，多为无排卵性异常子宫出血。生育期女性出现阴道流血，应考虑与妊娠相关的疾病。围绝经期女性出现阴道流血，以无排卵性异常子宫出血最多见，但应首先排除生殖器官恶性肿瘤。绝经多年后阴道流血应首先排除子宫内膜癌的可能。

二、白带异常

白带（leucorrhea）是由阴道黏膜渗出液，子宫颈管、子宫内膜及输卵管腺体分泌物等混合而成，其形成与雌激素作用有关。正常白带呈白色稀糊状或蛋清样，黏稠、量少，无腥臭味，称为生理性白带。生理状态下，白带的量及性状也会随月经周期变化而呈现出周期性变化，尤其是在排卵期，会呈现蛋清样的透明拉丝样分泌物；青春期前及绝经后白带较少。生殖器官炎症如阴道炎和急性子宫颈炎或发生癌变时，白带量显著增多且有性状改变，称为病理性白带。临床常见以下几种。

1. 透明黏性白带　外观与正常白带相似，但分泌量显著增多，应考虑子宫颈病变，也可见于卵巢功能失调，偶见于阴道腺病或子宫颈黏液性肿瘤等疾病。

2. 灰黄色或黄白色泡沫状稀薄白带　为阴道毛滴虫病的特征，多伴有异味，可伴外阴瘙痒，部分严重患者可表现为阴道黏膜充血、溃疡、外阴红肿等。

3. **凝乳块状或豆腐渣样白带**　为外阴阴道假丝酵母菌病的特征,常伴严重外阴瘙痒或灼痛。

4. **灰白色匀质鱼腥味白带**　常见于细菌性阴道病,可伴外阴轻度瘙痒。

5. **脓性白带**　色黄或黄绿,黏稠伴臭味,多为病原体感染所致。可见于淋菌性阴道炎、急性子宫颈炎及子宫颈管炎等。阴道癌或子宫颈癌并发感染、子宫腔积脓或阴道内异物残留等也可导致脓性白带。

6. **血性白带**　白带中混有血液,血量多少不一,应考虑子宫颈癌、子宫内膜癌、子宫颈息肉、子宫颈炎或子宫黏膜下肌瘤等。放置宫内节育器亦可引起血性白带。

7. **水样白带**　持续流出淘米水样白带且具奇臭者,一般为晚期子宫颈癌、阴道癌或子宫黏膜下肌瘤伴感染。间断性排出清澈、黄红色或红色水样白带,应考虑输卵管癌的可能。

三、下腹疼痛

下腹疼痛为女性常见的症状,多由妇科疾病所引起。应根据下腹痛的性质和特点,考虑各种不同妇科疾病,但也可由其他系统疾病引起,应注意鉴别。

1. **起病缓急**　内生殖器炎症或恶性肿瘤所引起的下腹痛多起病缓慢而逐渐加剧;卵巢囊肿蒂扭转或破裂,或子宫浆膜下肌瘤蒂扭转则急骤发病;反复隐痛后突然出现撕裂样剧痛,应想到输卵管妊娠破裂或流产的可能。

2. **疼痛部位**　下腹正中出现疼痛,多由子宫病变引起,较少见;一侧下腹痛,应考虑为该侧附件病变,如卵巢囊肿蒂扭转、输卵管卵巢急性炎症、异位妊娠等;右侧下腹痛还应考虑急性阑尾炎;双侧下腹痛常见于盆腔炎性疾病;整个下腹痛甚至全腹疼痛常见于卵巢囊肿破裂、输卵管妊娠破裂或盆腔腹膜炎。

3. **疼痛性质**　持续性钝痛多由炎症或腹腔内积液所致;顽固性疼痛难以忍受,常为晚期生殖器官肿瘤所致;子宫或输卵管等空腔器官收缩表现为阵发性绞痛;输卵管妊娠或卵巢肿瘤破裂可引起撕裂性锐痛;子宫腔内有积血或积脓不能排出常导致下腹坠痛。

4. **疼痛时间**　在月经周期中间出现一侧下腹隐痛,应考虑为排卵性疼痛;经期出现腹痛即为痛经,常为原发性痛经,也可为继发性痛经(子宫内膜异位症);周期性下腹痛但无月经来潮多由经血排出受阻所致,见于先天性生殖道畸形或术后子宫腔、子宫颈管粘连等;与月经周期无关的慢性下腹痛见于下腹部手术后组织粘连、盆腔炎性疾病后遗症、盆腔静脉淤血综合征及妇科肿瘤等。

5. **放射部位**　腹痛放射至肩部,应考虑为腹腔内出血;放射至腰骶部,多由子宫颈、子宫病变所致;放射至腹股沟及大腿内侧,多由该侧附件病变所引起。

6. **伴随症状**　腹痛同时有停经史,多为妊娠合并症;伴恶心、呕吐,应考虑有卵巢囊肿蒂扭转的可能;伴畏寒、发热,常为盆腔炎性疾病;伴休克症状,应考虑有腹腔内出血;出现肛门坠胀,常为直肠子宫陷凹积液所致;伴恶病质,常为晚期生殖器官肿瘤所致。

四、外阴瘙痒

外阴瘙痒(pruritus vulvae)是妇科患者常见症状,多由外阴阴道各种不同病变引起,外阴阴道正常者也可发生。当瘙痒严重时,患者坐卧不安,甚至影响生活与工作。

1. **原因**

(1)局部原因:外阴阴道假丝酵母菌病和阴道毛滴虫病是引起外阴瘙痒最常见的原因。细菌性阴道病、萎缩性阴道炎、阴虱、疥疮、蛲虫病、寻常疣、疱疹、湿疹、外阴色素减退性疾病,药物过敏或护肤品刺激及不良卫生习惯等,也常是外阴瘙痒的原因。

(2)全身原因:糖尿病、黄疸、维生素 A/B 族缺乏、重度贫血、白血病、妊娠期肝内胆汁淤积症等均可能导致外阴瘙痒。

除局部原因和全身原因外,还有不明原因的外阴瘙痒。

2. 临床表现

（1）外阴瘙痒部位：外阴瘙痒多位于阴蒂、小阴唇、大阴唇、会阴甚至肛周等部位。长期搔抓可出现局部皮损或继发毛囊炎。

（2）外阴瘙痒症状与特点：外阴瘙痒可为阵发性，也可为持续性，通常夜间加重。瘙痒程度因不同疾病和不同个体而有明显差异。外阴阴道假丝酵母菌病、阴道毛滴虫病以外阴瘙痒、白带增多为主要症状。外阴色素减退性疾病以外阴奇痒为主要症状，伴有外阴皮肤色素脱失。蛲虫病引起的外阴瘙痒以夜间为甚。糖尿病患者尿糖对外阴皮肤刺激，特别是并发外阴阴道假丝酵母菌病时，外阴瘙痒特别严重。无原因的外阴瘙痒一般仅发生在生育期或绝经后女性，外阴瘙痒症状严重，甚至难以忍受，但局部皮肤和黏膜外观正常，或仅有抓痕和血痂。黄疸、维生素 A/B 族缺乏、重度贫血、白血病等慢性疾病患者出现外阴瘙痒时，常为全身瘙痒的一部分。妊娠期肝内胆汁淤积症也可出现包括外阴在内的全身皮肤瘙痒。瘙痒时间长，伴有局部皮损，尤其是年龄较大的患者，需要考虑外阴癌的可能。

五、下腹部包块

下腹部包块是妇科患者就医时常见主诉。下腹部包块可以是增大的子宫、附件包块、肠道或肠系膜包块、泌尿系统包块、腹腔包块、腹壁或腹膜后包块。包块本身一般并无明显症状，可能是患者本人或家属无意发现，或因其他症状（如下腹痛、阴道流血等）做妇科检查或超声检查时发现。根据包块质地不同，分为囊性包块和实性包块。囊性包块多为良性病变，如卵巢囊肿、输卵管卵巢囊肿、输卵管积水等或为充盈膀胱，若包块在短时期内明显增大，应考虑恶性肿瘤的可能。实性包块除妊娠子宫为生理情况，子宫肌瘤、卵巢纤维瘤、盆腔炎性包块等为良性病变外，其他实性包块均应首先考虑为恶性肿瘤。

1. 子宫增大　位于下腹正中且与子宫颈相连，可能有以下原因。

（1）妊娠子宫：生育期女性有停经史，下腹部正中可触及包块，应首先考虑为妊娠子宫。停经后出现不规则阴道流血，且子宫增大超过停经周数者，需考虑妊娠滋养细胞疾病的可能。妊娠早期子宫峡部变软，子宫体似与子宫颈分离，此时应警惕将子宫颈误认为子宫体，而将妊娠子宫误诊为卵巢肿瘤。

（2）子宫肌瘤：子宫可均匀增大，或表面有单个或多个球形隆起。子宫肌瘤典型症状为月经过多。带蒂的浆膜下肌瘤仅蒂与子宫体相连，一般无症状，妇科检查时有可能将其误诊为卵巢实性肿瘤。

（3）子宫腺肌病：子宫均匀增大，通常不超过妊娠 3 个月大，质硬。患者多伴有进行性加剧的痛经、经量增多及经期延长。

（4）子宫恶性肿瘤：老年患者子宫增大且伴有不规则阴道流血，应考虑子宫内膜癌。子宫增大迅速且伴有腹痛及不规则阴道流血，可能为子宫肉瘤。有生育史或流产史，特别是有葡萄胎史，子宫增大且外形不规则，伴有子宫不规则出血时，应考虑妊娠滋养细胞肿瘤的可能。

（5）子宫畸形：双子宫或残角子宫可触及子宫另一侧有与其对称或不对称的包块，两者相连，硬度也相似。

（6）子宫腔阴道积血或子宫腔积脓：青春期无月经来潮伴有周期性腹痛，并于下腹部正中触及包块，应考虑处女膜闭锁或阴道无孔横隔。子宫增大也可见于子宫内膜癌合并子宫腔积脓。

2. 附件包块　附件（adnexa）包括输卵管和卵巢。输卵管和卵巢通常不能触及，当附件出现包块时，多属病理现象。临床常见以下几种附件包块。

（1）输卵管妊娠：患者多有短期停经史，包块位于子宫旁，大小、形状不一，有明显触痛，并可能存在阴道持续少量流血及腹痛。

（2）附件炎性包块：包块多为双侧性，位于子宫两旁，与子宫有粘连，压痛明显。急性附件炎患者有发热、腹痛，附件区压痛明显，应考虑输卵管卵巢脓肿或输卵管积脓的可能。输卵管卵巢积水患者多有不孕及下腹隐痛史，甚至出现反复急性盆腔炎发作。

（3）卵巢子宫内膜异位囊肿：多为与子宫粘连、活动受限、有压痛的囊性包块，可有继发性痛经、性交痛、不孕等病史。

（4）卵巢非赘生性囊肿：多为单侧、可活动的囊性包块，通常直径不超过 8cm，多为黄体囊肿或输卵管卵巢囊肿。黄体囊肿可出现于早期妊娠。葡萄胎常并发一侧或双侧卵巢黄素化囊肿。输卵管卵巢囊肿常有不孕或盆腔感染病史，附件区囊性包块，可有触痛，边界清或不清，活动受限。

（5）卵巢赘生性包块：不论包块大小，其表面光滑、囊性且可活动者，多为良性肿瘤。包块固定于子宫一侧，实性，表面不规则，活动受限，特别是盆腔内触及其他多个结节包块、伴有腹腔积液或伴有胃肠道症状者，多为卵巢恶性肿瘤。若为双侧包块，还要考虑卵巢转移性肿瘤的可能。

3. 肠道及肠系膜包块

（1）粪块积聚：包块位于左下腹，多呈圆锥状，直径 4～6cm，质偏实，略能推动。排便后包块消失。

（2）阑尾脓肿：初发病时先有脐周疼痛，随后疼痛逐渐转移并局限于右下腹。包块位于右下腹，边界不清，距子宫较远且固定，有明显压痛伴发热、白细胞增多和红细胞沉降率加快。

（3）腹部手术或感染后继发的肠管、大网膜粘连：患者以往有手术史或盆腔感染史，包块边界不清，叩诊时部分区域呈鼓音。

（4）肠系膜包块：部位较高，包块表面光滑，左右移动度大，上下移动受限制，易误诊为卵巢肿瘤。

（5）结肠癌：包块位于下腹部一侧，特别是左下腹，呈条块状，略能推动，有轻压痛。患者多有下腹隐痛、便秘、腹泻或便秘腹泻交替以及粪便带血史。

4. 泌尿系统包块

（1）充盈膀胱：包块位于下腹正中、耻骨联合上方，呈囊性，表面光滑，不活动。导尿后囊性包块消失。

（2）异位肾：先天异位肾多位于髂窝部或盆腔内，形状类似正常肾，但略小。通常无自觉症状。静脉尿路造影可确诊。

5. 腹盆腔包块

（1）腹腔积液：大量腹腔积液常与巨大卵巢囊肿相混淆。腹腔积液腹部叩诊两侧为浊音，脐周为鼓音。腹腔积液合并卵巢肿瘤时，通过腹部冲击触诊法可发现潜在包块。

（2）盆腔结核包裹性积液：包块为囊性，表面光滑，界限不清，固定不活动。囊肿可随患者病情加剧而增大或好转而缩小。

（3）直肠子宫陷凹脓肿：包块呈囊性，向后穹隆突出，压痛明显，伴发热及急性盆腔腹膜炎体征。后穹隆穿刺抽出脓液可确诊。

6. 腹壁及腹膜后包块

（1）腹壁血肿或脓肿：患者有腹部手术或外伤史。包块位于腹壁内，与子宫不相连。患者抬起头部使腹肌紧张，若包块更明显，多为腹壁包块。

（2）腹膜后肿瘤或脓肿：包块位于直肠和阴道后方，与后腹壁固定，不活动，多为实性，以肉瘤最常见；亦可为囊性，如畸胎瘤、脓肿等。静脉尿路造影可见输尿管移位。

（郭　丰　胡丽娜）

思考题：
简述如何采集妇科急腹症病史和进行体格检查。

思考题解题思路

本章目标测试

本章思维导图

第十七章 | 外阴色素减退性疾病

外阴色素减退性疾病是一组以瘙痒为主要症状、外阴皮肤色素减退为主要体征的外阴皮肤病变。以慢性、进展性、难治性、复发性为其特点，严重影响生活质量。其病因不明，曾称外阴白斑、外阴干枯症、慢性外阴营养不良、外阴非瘤样病变等。这组疾病主要包括外阴硬化性苔藓（vulvar lichen sclerosus，VLS）、外阴慢性单纯性苔藓（vulvar lichen simplex chronicus，VLSC）和外阴扁平苔藓（vulvar lichen planus，VLP）等苔藓类疾病，应与继发性外阴色素减退性疾病相鉴别。

第一节 | 外阴硬化性苔藓

【知识要点】

● 以外阴、会阴、肛周皮肤变薄、色素减退呈白色病变为主要特征。
● 外阴瘙痒、疼痛、烧灼感是主要症状，确诊依靠组织病理学检查。
● 糖皮质激素为首选局部治疗药物，但治愈率较低，需终身随访管理。

外阴硬化性苔藓（VLS）以外阴、会阴、肛周皮肤变薄、色素减退呈白色病变为主要特征，可发生于任何年龄，绝经后女性最多见，其次是青春期前的少女。虽然应用糖皮质激素缓解症状有效，但难以彻底治愈，需要终身随访管理。

【病因】

病因不明，发病因素有：①自身免疫，部分患者自身抗体增加，IgG 升高，部分患者同时合并其他免疫性疾病；②感染；③遗传，有的患者有家族史，但尚未发现特异基因；④性激素缺乏，有的患者血清双氢睾酮和雄烯二酮水平低。

【病理】

大体观，皮肤病变呈白色。镜下可见表皮变薄、过度角化、棘细胞层萎缩及黑色素细胞减少，上皮脚变钝或消失；真皮浅层早期水肿，后期胶原纤维化形成均质化胶原带，其下伴带状淋巴细胞浸润；基底层细胞水肿，黑色素细胞减少。少数病例伴有炎症和溃疡。少数病例可发生非 HPV 相关外阴癌前病变，甚至鳞状细胞癌。

【临床表现】

1. **症状** 主要为病变区瘙痒、疼痛、烧灼感，晚期影响性生活。幼女患者瘙痒症状多不明显，可在排尿或排便时感外阴或肛周不适。

2. **体征** 病变区常位于大阴唇、小阴唇、阴蒂包皮、阴唇后联合及肛周，多呈对称性。一般不累及阴道黏膜。早期皮肤红肿，出现粉红色、象牙白色或有光泽的多角形小丘疹，丘疹融合成片后呈紫癜状。若病变发展，出现外阴萎缩，表现为大阴唇变薄，小阴唇变小甚至消失，阴蒂萎缩，皮肤变白、发亮、皱缩、弹性差，常伴有皲裂及脱皮，并可累及会阴及肛周而呈蝴蝶状。晚期病变皮肤菲薄、皱缩似卷烟纸或羊皮纸，阴道口挛缩狭窄。由于幼女病变过度角化不似成年人明显，检查见局部皮肤呈珠黄色或与色素沉着点相间形成花斑样，若为外阴及肛周病变，可呈现锁孔状或白色病损。部分患者的病变在青春期可自行消失。

【诊断】

根据病史、临床症状、体格检查可以作出临床诊断,确诊依靠组织病理学检查,但活检不列为常规检查,特别是对青春期前患者。缺乏典型的临床特征或诊断不确定,或有以下指征者需要活检:①持续溃疡、糜烂及怀疑瘤样或恶性病变;②长期药物治疗无效或恶化;③合并子宫颈或阴道鳞状上皮内病变的患者。有时组织病理学缺乏特征性,特别是病变早期或治疗后。非特异性的病理表现并不能排除此类疾病。

【鉴别诊断】

VLS 应与慢性单纯性苔藓、扁平苔藓、白癜风、黏膜类天疱疮、接触性皮炎、外阴上皮内病变以及糖尿病、感染、免疫性疾病等继发性皮肤病变相鉴别。

【治疗】

除部分儿童至青春期 VLS 可自然缓解外,大部分 VLS 患者需要及时治疗,长期管理。

治疗目的是缓解临床症状,控制病情进展,保护外阴功能,预防瘢痕粘连,防止恶性转变,改善生活质量。治疗原则:①早期及时治疗;②在一般治疗的基础上,首选外用糖皮质激素(topical corticosteroid,TC)治疗;③一线治疗效果不佳,可行二线治疗和/或物理治疗;④需要维持治疗和长期管理。

1. 一般治疗　保持局部皮肤清洁干燥,不食辛辣、过敏食物,不用刺激性药物或肥皂清洗外阴,忌穿不透气的化纤内裤。瘙痒症状明显以致紧张、失眠者,可加用镇静催眠类药物和抗过敏药物。

2. 局部用药

(1)糖皮质激素:糖皮质激素具有较强的抗炎、抗过敏、免疫抑制、抗增生,以及收缩血管、抑制有丝分裂等作用,常用于一般治疗不能控制症状者。外用糖皮质激素是 VLS 一线治疗药物,分为诱导缓解和维持治疗两个阶段。患者病变程度不同,外用糖皮质激素的效能选择应个体化,按效能主要分为 3 类:①低效,1%、2.5% 氢化可的松;②中效,0.1% 糠酸莫米松,0.1% 丁酸氢化可的松,0.1%、0.025% 曲安奈德,0.5% 丁酸氯倍他松;③高效,0.05% 丙酸氯倍他索,0.05% 二丙酸倍他米松,0.5% 曲安奈德,0.3% 戊酸二氟可龙。软膏为治疗首选剂型,疗效更好,刺激性更小。

初始治疗阶段推荐中、高效 TC,如 0.05% 丙酸氯倍他索软膏等治疗 VLS,一般病变角化或瘙痒程度越重,选择效能越高,用药频次越高。每日 1～2 次,持续 4 周;然后隔日或每日 1 次,持续 4 周;最后每周 2 次,持续 4 周;共 3 个月。

维持治疗阶段是每周 1～2 次,选用低、中效 TC,如 0.1% 糠酸莫米松、0.1% 丁酸氢化可的松、1% 或 2.5% 氢化可的松等。初始治疗中每个月评估疗效,维持治疗中每 3～6 个月进行 1 次评估,必要时调整药物,直至病情稳定或病变恢复正常。外用药物前,可先用温水坐浴,有利于症状缓解和药物吸收。考虑药物对患者有刺激性,可先使用皮肤保湿剂或润肤剂后再使用 TC。

绝经后外阴萎缩严重者,可适当加用雌激素软膏。青春期前无症状、无角化者,可暂时观察,不用 TC;有症状、有角化者,可采用中低效 TC,并缩短用药时间。VLS 患者症状控制后,增厚的皮肤仍需较长时间才能有明显改善或恢复正常。

(2)钙调磷酸酶抑制剂:诊断确立,一线治疗无效、有禁忌或皮肤萎缩风险增加者,推荐使用钙调磷酸酶抑制剂。其可抑制淋巴细胞活性,改善 VLS 相关的瘙痒和炎症反应,部分患者病变皮肤颜色可恢复。目前常用的为 0.1% 他克莫司软膏(适用于成年人),1% 吡美莫司软膏及 0.03% 他克莫司软膏(适用于 2 岁及以上儿童)。活动性病变,建议每日 1～2 次,共 4 周,逐渐减量为每日或隔日 1 次,共 4 周,再减为每周 1～2 次,共 4 周。

3. 全身用药　阿维 A 为一种类似维 A 酸的芳香族合成物质,有维持上皮和黏膜正常功能和结构的作用,用于严重的外阴硬化性苔藓。用法:口服 20～30mg/d。另外,可口服多种维生素。

4. 物理治疗　局部物理治疗是通过去除局部异常上皮组织和破坏真皮层神经末梢,从而阻断瘙痒和搔抓所引起的恶性循环,适用于症状严重或药物治疗无效者。常用方法:①点阵激光治疗:其作用于皮肤后可产生热效应,局部组织气化,表皮剥脱及热传导作用,胶原蛋白形成增加,血流量增加。

其创伤小,恢复快,安全性良好,无瘢痕形成。②聚焦超声治疗:是利用超声的良好穿透性和定位性,在不破坏表面组织的前提下,通过热效应、空化效应、机械效应破坏病变的真皮和皮下组织,促进局部的微循环和组织修复,从而缓解症状和改善皮肤弹性。

5. **手术治疗** 一般无须手术治疗。有以下情况可考虑手术:怀疑癌前病变或癌;严重粘连、瘢痕形成,影响排尿和性功能等。病情严重或药物治疗无效者,可行表浅外阴切除,但手术切除复发率高。术前术后使用药物和物理治疗可改善病变情况,提高或维持手术效果。

第二节 | 外阴慢性单纯性苔藓

【知识要点】
- 以皮肤局部增厚、色素减退或沉着的苔藓样斑块为主要特征。
- 以外阴奇痒为主要症状,确诊靠组织病理学检查。
- 部分患者可以治愈,但容易复发。

外阴慢性单纯性苔藓(VLSC),曾称外阴鳞状上皮增生和增生性营养不良。可见于任何年龄,以生育期女性多见。以长期搔抓或摩擦等慢性刺激引起的皮肤局部增厚、色素减退或沉着的苔藓样斑块为主要特征。

【病因】
病因不明。可分原发性 VLSC 和继发性 VLSC 两种,原发性 VLSC 多与神经精神因素、皮肤神经功能障碍、过敏体质、局部环境因素导致的慢性摩擦或搔抓刺激有关。继发性 VLSC 可继发于 VLS、VLP 或其他外阴疾病。

【病理】
大体观,皮肤病变呈红色或白色斑块,或苔藓样。组织学形态缺乏特异性,主要表现为鳞状上皮表层细胞的角化过度和角化不全,棘层细胞增生,真皮浅层纤维化并伴有不等量炎性细胞浸润。上皮细胞层次排列整齐,极性保持,细胞的大小和核形态、染色均正常。

【临床表现】
1. **症状** 主要为外阴奇痒,多难耐受,而搔抓和摩擦虽可暂时缓解不适,但可破坏皮肤屏障,从而导致表皮增厚和持续损伤,形成痒 - 抓循环。

2. **体征** 病变常位于大阴唇、阴唇间沟、阴蒂包皮及阴唇后联合等处,可为孤立、多发或左右形态对称性病灶。病变早期表现为皮肤暗红色或粉红色,加重后则为白色病变。后期则表现为皮肤增厚、色素沉着,皮肤纹理明显,呈苔藓样改变,可有抓痕、皲裂、溃疡等。

【诊断】
1. **依据患者的病史、症状及全面的体格检查进行临床诊断** 无活检指征,可不常规进行活检,特别是年轻患者。

2. **确诊依靠组织病理学** 应在色素减退区、粗糙、隆起、硬结、皲裂、溃疡处取材活检。非特异性的病理表现并不能排除此类疾病。

【鉴别诊断】
慢性单纯性苔藓应与白癜风、白化病、特异性外阴炎、外阴鳞状上皮内病变及癌等相鉴别。

【治疗】
治疗目的是消除诱发原因,治疗原发疾病,减轻炎症反应,阻断痒 - 抓循环,恢复外阴功能。部分患者处理得当可以治愈,但病情容易复发。

1. **一般治疗** 消除局部刺激因素,忌辛辣饮食,无刺激性消炎洗液坐浴,必要时抗炎、抗过敏、镇静等治疗,可咨询心理疗法。

2. 药物治疗 方案基本同 VLS 治疗。局部应用中高效 TC 控制瘙痒。症状控制后改为低效 TC 维持。糖皮质激素不耐受者可选用 0.1% 他克莫司或 1% 吡美莫司,VLSC 症状控制后,增厚的皮肤需要较长时间才能明显改善。

3. 物理治疗 症状严重或药物治疗无效者,可应用物理治疗去除局部异常上皮组织和破坏真皮层神经末梢,阻断痒 - 抓循环。常用方法有点阵激光、聚焦超声等。

4. 手术治疗 外阴慢性单纯性苔藓一般很少发生恶变,很少形成瘢痕。手术治疗影响外观及局部功能,且有远期复发的可能,故一般不采用。手术治疗仅适用于:①反复药物、物理治疗无效;②出现不典型增生或有恶变可能者。

第三节 | 其他外阴色素减退性疾病

【知识要点】
- 外阴扁平苔藓为细胞免疫异常所致,分为三种类型,其中糜烂型和肥厚型可以恶变。
- 贝赫切特病基本病理改变是以系统性血管炎为基础的自身免疫性炎性反应。
- 继发性外阴白色病变需要积极治疗原发病。

一、外阴扁平苔藓

外阴扁平苔藓(VLP)是一种以基底细胞破坏为特征的慢性炎性皮肤黏膜病变。本病病因不明,可能与 T 细胞介导的皮肤黏膜免疫调节异常有关。本病有 3 种类型:①糜烂型:最常见,以阴道前庭黏膜、阴道口皮肤黏膜交界处糜烂为特征。部分患者伴有口腔黏膜受累。②丘疹鳞屑型:表现为灰白、粉红或紫色的扁平丘疹或斑块。③肥厚型:最少见,主要表现为大阴唇、会阴的白色或粉红色疣状或增厚性斑块。本病可伴随艾滋病、恶性肿瘤、肝硬化、消化性溃疡、乙型病毒性肝炎、丙型病毒性肝炎、溃疡性结肠炎等。本病主要见于围绝经期或绝经后女性,几乎无年轻患者。主要症状为疼痛、烧灼感,部分病例瘙痒或无症状。确诊依靠组织学检查。该病少数患者可以自愈。VLP 的初始治疗为高效 TC 治疗,每日 2 次;病情好转,逐渐减量减效,可长期小剂量维持;一线治疗无效,可选用二线治疗。疾病晚期或治疗不及时,可以出现小阴唇和阴蒂包皮粘连、阴道口狭窄,此时需手术治疗。糜烂型和肥厚型恶变风险较高,应长期随访,早期发现,及时处理。

二、贝赫切特病

贝赫切特病(Behcet disease)又称眼 - 口 - 生殖器综合征(oculo-oral-genital syndrome)或白塞综合征(Behcet syndrome),是一种慢性、复发性、全身性疾病。以反复发作的口腔黏膜溃疡、外阴溃疡、眼炎或其他皮肤病变为主要特征,可伴有心血管、关节甚至中枢神经系统损害。病因不清,基本病理改变是系统性血管炎为基础的自身免疫性炎性反应。临床上以 20~40 岁年轻女性多见,先出现口腔溃疡,然后外阴溃疡,最后出现眼部病变。溃疡为单个或多个,边界清楚,溃疡愈合后可形成瘢痕。溃疡初发时局部疼痛显著,急性期可有发热、乏力、头痛等全身症状。眼部病变最初表现结膜炎、视网膜炎,晚期可出现眼前房积脓,最后可发生视神经萎缩等,甚至失明。具备 2 个主要症状或伴有其他系统症状,并且反复发作,可作出诊断。皮肤穿刺试验阳性有助于确诊。急性期内,白细胞中度增多,红细胞沉降率加快,但溃疡局部病理检查无特异性。治疗主要是对症处理。若溃疡疼痛剧烈,可给予镇静剂或局部麻醉剂镇痛。急性期内,给予糖皮质激素可促进溃疡愈合,若为预防复发,可给予小剂量长期应用。

三、外阴白癜风

外阴白癜风（vulvar vitiligo）是黑色素细胞被破坏所引起的疾病。病因不明，可能与自身免疫有关。表现为外阴大小不等、形态不一、单发或多发的白色斑片区，界限分明。病变区皮肤光滑润泽，弹性正常，身体其他部位也可伴发白癜风。患者一般无不适。故除伴发皮炎应按炎症处理外，通常无须治疗。

四、继发性外阴色素减退性疾病

伴发于各种慢性外阴病变，包括糖尿病外阴炎、外阴阴道假丝酵母菌病、外阴擦伤、外阴湿疣等。患者多有局部瘙痒、灼热甚至疼痛等自觉症状，检查可见外阴表皮过度角化，角化表皮常脱屑而呈白色，临床上常误诊为外阴单纯性苔藓。但通常在原发疾病治愈后，白色区随之消失。若在表皮脱屑区涂以油脂，白色也可减退，可以鉴别诊断。应针对原发疾病进行治疗。此外，还应注意个人卫生，保持外阴干燥、清洁，不宜常用肥皂、清洁剂、药物擦洗外阴。

各种苔藓类外阴色素减退性疾病诊断不及时，治疗不规范，可导致外阴萎缩、粘连、瘢痕形成，甚至癌变等严重并发症，严重影响患者生活质量。早期诊断、早期治疗和长期管理十分重要。

（王彦龙）

思考题：

简述外阴色素减退性疾病如何长期管理。

思考题解题思路

本章目标测试

本章思维导图

第十八章 │ 外阴及阴道炎

本章数字资源

外阴及阴道炎是妇科最常见疾病,各年龄组均可发病。外阴阴道与尿道、肛门毗邻,局部潮湿,易受污染;外阴阴道是性交器官,生育期女性性活动较活跃,且外阴阴道是经阴分娩、子宫腔操作的必经之道,容易受到损伤及外界病原体的感染;绝经后女性及婴幼儿雌激素水平低,局部抵抗力下降,也易发生感染。外阴及阴道炎可单独存在,也可两者同时存在。

第一节 │ 阴道微生态

【知识要点】

● 阴道微生态是由阴道微生物群、宿主的内分泌系统、阴道解剖结构及阴道局部免疫系统共同组成的生态系统。

● 雌激素、局部 pH、乳杆菌以及阴道黏膜免疫系统在维持阴道微生态平衡中起重要作用。

● 阴道微生态评价系统包括形态学检测和功能学检测两部分,以形态学检测为主。

阴道微生态是由阴道微生物群、宿主的内分泌系统、阴道解剖结构及阴道局部免疫系统共同组成的生态系统。正常阴道微生物群种类繁多,包括:①革兰氏阳性需氧菌和兼性厌氧菌:乳杆菌、棒状杆菌、非溶血性链球菌、肠球菌及表皮葡萄球菌等;②革兰氏阴性需氧菌和兼性厌氧菌:加德纳菌（*Gardnerella*,此菌革兰氏染色变异,有时呈革兰氏阳性）、大肠埃希菌及摩根菌（*Morganella*）等;③专性厌氧菌:消化球菌、消化链球菌、拟杆菌、动弯杆菌（*Mobiluncus*）、梭杆菌及普雷沃菌（*Prevotella*）等;④其他:包括支原体、假丝酵母菌等。

1. **阴道微生态平衡及影响因素** 正常阴道内虽有多种微生物存在,但这些微生物与宿主阴道之间以及微生物与微生物之间相互依赖、相互制约,达到动态的生态平衡,并不致病。在维持阴道微生态平衡的因素中,雌激素、局部 pH、乳杆菌以及阴道黏膜免疫系统起重要作用。雌激素可使阴道鳞状上皮增厚,并增加糖原含量,后者可在乳杆菌作用下转化为乳酸,维持阴道正常的酸性环境（pH≤4.5,多为 3.8～4.4）。此外,雌激素还可维持阴道黏膜免疫功能,尤其是 T 细胞功能。阴道的酸性环境可以抑制其他病原体生长,而利于阴道乳杆菌生长。正常情况下,阴道微生物群中以产过氧化氢（H_2O_2）的乳杆菌为优势菌。乳杆菌除维持阴道的酸性环境外,还可分泌 H_2O_2、细菌素及其他抗微生物因子,抑制或杀灭致病微生物,同时通过竞争排斥机制阻止致病微生物黏附于阴道上皮细胞,维持阴道微生态平衡。阴道黏膜免疫系统除具有黏膜屏障作用外,免疫细胞及其分泌的细胞因子还可发挥免疫调节作用,具有免疫功能的主要细胞类型是上皮细胞、间质成纤维细胞和淋巴细胞;阴道分泌物中的黏液包含多种免疫调节分子,包括细胞因子、化学因子、抗菌蛋白酶等,在防御阴道感染中起重要作用。

若阴道微生态平衡被打破,则可能导致阴道感染的发生。雌激素水平低下的婴幼儿及绝经后人群可发生婴幼儿外阴阴道炎及萎缩性阴道炎。阴道的酸性环境被改变,不利于乳杆菌生长,若厌氧菌过度生长,可导致细菌性阴道病;若需氧菌过度生长,则可导致需氧菌性阴道炎。长期应用广谱抗菌药物,可抑制乳杆菌生长,若真菌过度增殖,可导致外阴阴道假丝酵母菌病。外源性病原体如阴道毛滴虫的侵入,可导致阴道毛滴虫病。

2. **阴道微生态评价及临床应用** 阴道微生态评价系统包括形态学检测和功能学检测两部分,目前以形态学检测为主,功能学检测为辅。形态学检测包括阴道分泌物湿片及革兰氏染色涂片的显微镜检查。湿片主要检查线索细胞、阴道毛滴虫以及白细胞。革兰氏染色涂片主要评价优势菌、Nugent评分、需氧菌性阴道炎评分以及有无假丝酵母菌的假菌丝、芽生孢子。功能学检测主要包括pH、H_2O_2、反映炎性指标的白细胞酯酶以及厌氧菌代谢产物唾液酸苷酶的测定等。

阴道微生态评价系统在阴道感染的诊治中起着主要作用。阴道微生态评价系统不仅可准确诊断单一病原体的阴道感染,而且可及时发现各种混合阴道感染,并对评价阴道感染治疗后阴道微生态的恢复情况具有指导意义。

第二节 │ 前庭大腺炎

【知识要点】
- 病原体多为混合性细菌,包括葡萄球菌、大肠埃希菌、链球菌、肠球菌等。
- 急性炎症期主要表现为局部肿胀、疼痛等。治疗主要是抗感染,若形成前庭大腺脓肿,需及时行切开引流术。
- 前庭大腺囊肿可观察或行造口术。

前庭大腺位于两侧大阴唇下 1/3 深部,腺管开口于处女膜与小阴唇之间。前庭大腺炎症由病原体侵入前庭大腺所致,可分为前庭大腺炎(bartholinitis)、前庭大腺脓肿(abscess of Bartholin gland)和前庭大腺囊肿(Bartholin cyst)。生育期女性多见,幼女及绝经后期女性少见。

【病原体】

多为混合性细菌感染。主要病原体为葡萄球菌、大肠埃希菌、链球菌、肠球菌等。随着性传播疾病发病率的升高,沙眼衣原体及淋病奈瑟球菌也成为常见病原体。

病原体初期侵袭前庭大腺腺管,导致前庭大腺炎;若腺管开口因肿胀或渗出物凝聚而阻塞,分泌物积存不能外流,感染进一步加重则形成前庭大腺脓肿;若脓肿消退,腺管阻塞,脓液吸收被黏性分泌物所替代,或腺管开口阻塞,分泌物积存,均可形成前庭大腺囊肿。前庭大腺囊肿可继发感染,形成脓肿,并反复发作。

【临床表现】

前庭大腺炎起病急,多为一侧。初起时局部产生肿胀、疼痛、烧灼感,检查见患侧局部皮肤红肿、压痛明显,前庭大腺开口处有时可见白色小点。若感染进一步加重,脓肿形成并快速增大,直径可达3～6cm,局部疼痛剧烈,行走不便,脓肿成熟时局部可触及波动感。少数患者可能出现发热等全身症状,腹股沟淋巴结可呈不同程度增大。当脓肿内压力增大时,表面皮肤黏膜变薄,脓肿可自行破溃。若破孔大,可自行引流,炎症较快消退而痊愈;若破孔小,引流不畅,则炎症持续存在,并反复发作。

前庭大腺囊肿多为单侧,也可为双侧。若囊肿小且无急性感染,患者一般无自觉症状,往往于妇科检查时方被发现;若囊肿大,可感到外阴坠胀或性交不适。检查见患侧前庭大腺部位肿大,在外阴部后下方可触及无痛性囊性肿物,多呈圆形、边界清楚。

【治疗】

1. **抗菌药物治疗** 急性炎症发作时,需保持局部清洁,可取前庭大腺开口处分泌物做细菌培养,确定病原体。常选择头孢菌素类或喹诺酮类抗菌药物,与甲硝唑联合用药,也可辅以中药坐浴。

2. **手术治疗** 前庭大腺脓肿需尽早切开引流,缓解疼痛,控制炎症。切口应选择在波动感明显处,并放置引流条,脓液可送细菌培养。无症状的前庭大腺囊肿可随访观察,囊肿较大或反复发作者可行囊肿造口术。

第三节 | 外阴阴道假丝酵母菌病

【知识要点】
● 病原体为假丝酵母菌,属机会致病菌,主要为内源性感染。
● 临床特点为外阴阴道瘙痒、烧灼痛,阴道分泌物呈豆腐渣样或凝乳状。
● 确诊依据为阴道分泌物检查发现假丝酵母菌的芽生孢子或假菌丝,可选择局部或全身抗真菌药物治疗。

外阴阴道假丝酵母菌病(vulvovaginal candidiasis,VVC)曾称外阴阴道念珠菌病、念珠菌性阴道炎,是由假丝酵母菌引起的常见外阴阴道炎。国外资料显示,约75%女性一生中至少患过1次外阴阴道假丝酵母菌病,45%女性经历过2次或2次以上的发病。

【病原体及诱发因素】

80%~90%的病原体为白假丝酵母菌,10%~20%为非白假丝酵母菌,如光滑假丝酵母菌、近平滑假丝酵母菌、热带假丝酵母菌等。假丝酵母菌适宜在酸性环境中生长,其阴道pH通常<4.5。假丝酵母菌对热的抵抗力不强,加热至60℃,1小时即死亡;但对干燥、日光、紫外线及化学制剂等因素的抵抗力较强。发病的常见诱因有长期应用广谱抗菌药物、妊娠、糖尿病、大量应用免疫抑制剂以及接受大量雌激素治疗等,胃肠道假丝酵母菌感染者的粪便污染阴道、穿紧身化纤内裤及肥胖使外阴局部温度与湿度增加,也是发病的影响因素。

【传播途径】

主要为内源性感染,假丝酵母菌作为机会致病菌,除阴道外,可寄生于人的口腔、肠道,这3个部位的假丝酵母菌可互相传染,也可通过性交直接传染。少部分患者通过接触污染的衣物间接传染。

【临床表现】

主要表现为外阴阴道瘙痒、阴道分泌物增多,呈豆腐渣样或凝乳状。外阴阴道瘙痒症状明显,严重者坐立不安,以夜晚更加明显。部分患者可出现外阴部烧灼痛、性交痛以及尿痛,尿痛是排尿时尿液刺激水肿的外阴所致。阴道分泌物的特征为白色稠厚,呈凝乳状或豆腐渣样。妇科检查见外阴红斑、水肿,可伴有抓痕,严重者可见皮肤皲裂、表皮脱落甚至出现糜烂。阴道黏膜红肿、小阴唇内侧及阴道黏膜附白色块状物,擦除后露出红肿黏膜面,急性期还可见到糜烂及浅表溃疡。

外阴阴道假丝酵母菌病可分为单纯性外阴阴道假丝酵母菌病和复杂性外阴阴道假丝酵母菌病,后者占10%~20%。单纯性外阴阴道假丝酵母菌病包括非妊娠期女性发生的散发性、白假丝酵母菌所致的轻或中度外阴阴道假丝酵母菌病;复杂性外阴阴道假丝酵母菌病包括非白假丝酵母菌所致的外阴阴道假丝酵母菌病、重度外阴阴道假丝酵母菌病、复发性外阴阴道假丝酵母菌病、妊娠期外阴阴道假丝酵母菌病或其他特殊患者如未控制的糖尿病、免疫低下者所患外阴阴道假丝酵母菌病。判断外阴阴道假丝酵母菌病严重程度的临床评分标准,见表18-1,评分<7分为轻、中度外阴阴道假丝酵母菌病;评分≥7分为重度外阴阴道假丝酵母菌病。

表 18-1 外阴阴道假丝酵母菌病临床评分标准

评分项目	0分	1分	2分	3分
瘙痒	无	偶有发作,可被忽略	能引起重视	持续发作,坐立不安
疼痛	无	轻	中	重
阴道黏膜充血、水肿	无	轻	中	重
外阴抓痕、皲裂、糜烂	无	/	/	有
分泌物量	无	较正常稍多	量多,无溢出	量多,有溢出

【诊断】

有阴道炎临床表现的女性,阴道分泌物显微镜检查找到假丝酵母菌的芽生孢子或假菌丝即可确诊。阴道分泌物制片可采用革兰氏染色涂片或 10% 氢氧化钾湿片或生理盐水湿片,三者检查灵敏度分别为 65%~83%、40%~60%、30%~50%,因此首选革兰氏染色涂片法。有症状而显微镜检查为阴性、治疗效果不好或复发性外阴阴道假丝酵母菌病患者,可采用培养法,同时行药敏试验。

需注意外阴阴道假丝酵母菌病容易合并细菌性阴道病、需氧菌性阴道炎。pH 测定具有鉴别意义,若 pH<4.5,可能为单纯假丝酵母菌感染,若 pH>4.5 提示可能存在混合感染,尤其是合并细菌性阴道病、需氧菌性阴道炎的混合感染。

【治疗】

消除诱因,根据患者情况选择局部或全身抗真菌药物。

1. **消除诱因** 及时停用广谱抗菌药物、雌激素等药物,积极治疗糖尿病。患者应勤换内裤,用过的毛巾等生活用品用开水烫洗。

2. **单纯性外阴阴道假丝酵母菌病** 常采用唑类抗真菌药物。

(1)局部用药:可选用下列药物放置于阴道深部:①克霉唑制剂:克霉唑阴道片 1 粒(0.5g),单次用药;或克霉唑栓剂 1 粒(0.15g),每晚 1 次,连用 7 日;或 1% 克霉唑乳膏 5g,每日 1 次,连用 7~14 日;②咪康唑制剂:咪康唑 1 粒(1.2g),单次用药;或每晚 1 粒(0.4g),连用 3 日;或每晚 1 粒(0.2g),连用 7 日;③制霉菌素 1 粒(10 万 U),每晚 1 次,连用 14 日。

(2)全身用药:常用氟康唑 0.15g,顿服。

3. **复杂性外阴阴道假丝酵母菌病**

(1)重度外阴阴道假丝酵母菌病:在单纯性外阴阴道假丝酵母菌病治疗的基础上延长 1 倍的治疗时间。若为口服或局部用药一日疗法的方案,则在 72 小时后加用 1 次;外阴局部症状严重者,可涂抹低浓度糖皮质激素软膏或唑类霜剂,减轻症状。

(2)复发性外阴阴道假丝酵母菌病(recurrent vulvovaginal candidiasis,RVVC):1 年内有症状并经真菌学证实的外阴阴道假丝酵母菌病发作 4 次或以上,称为复发性外阴阴道假丝酵母菌病。治疗重点在于积极寻找并去除诱因,预防复发。抗真菌治疗方案分为强化治疗与巩固治疗,根据真菌培养和药物敏感试验选择药物。在强化治疗达到真菌学治愈后,给予巩固治疗半年。强化治疗具体方案可采用:①局部用药,可选用下列药物放置于阴道深部:克霉唑阴道片 1 粒(0.5g),第 1、4、7 日应用;或咪康唑 1 粒(1.2g),第 1、4、7 日应用;或咪康唑 1 粒(0.4g),每晚 1 次,共 6 日;或制霉菌素 1 粒(10 万 U),每晚 1 次,共 14 日。②全身用药:氟康唑 0.15g,第 1、4、7 日口服。巩固治疗目前国内外尚无成熟方案,可口服氟康唑 0.15g,每周 1 次,连续 6 个月;也可选择咪康唑 1 粒(1.2g),每周 1 次,连续 6 个月;或克霉唑阴道片 1 粒(0.5g),每周 1 次,连续 6 个月;或制霉菌素 1 粒(10 万 U),每晚 1 次,在月经前后各用 7 日,连续 6 个月。

(3)妊娠期外阴阴道假丝酵母菌病:以局部用药为主,以小剂量长疗程为佳,禁用口服唑类抗真菌药物。

4. **注意事项** 无须对性伴侣进行常规治疗。有阴茎头炎症者,需要进行假丝酵母菌检查及治疗,以预防女性重复感染。男性伴侣包皮过长者,需要每日清洗,建议择期手术。症状反复发作者,需考虑阴道混合性感染及非白假丝酵母菌感染的可能。

5. **随访** 若症状持续存在或治疗后 2 个月内复发者,需随访,可做真菌培养同时行药敏试验。复发性外阴阴道假丝酵母菌病患者在治疗结束后 7~14 日、1 个月、3 个月和 6 个月各随访 1 次,3 个月及 6 个月时建议同时进行真菌培养。

第四节 | 细菌性阴道病

【知识要点】
- 为阴道内乳杆菌减少、加德纳菌及其他厌氧菌增加所致的阴道微生态失调。
- 主要病原体有加德纳菌、动弯杆菌、普雷沃菌、紫单胞菌、拟杆菌、阴道阿托波菌等。
- 临床特点为鱼腥臭味的稀薄阴道分泌物增加,但阴道黏膜无炎症改变。
- 诊断主要采用 Amsel 临床诊断标准及 Nugent 评分实验室诊断标准。
- 治疗主要采用针对厌氧菌的抗菌药物,首选甲硝唑。

细菌性阴道病(bacterial vaginosis,BV)是阴道内正常产生 H_2O_2 的乳杆菌减少或消失,而厌氧菌增多导致的阴道内源性感染。

【病因】

正常情况下,阴道内以产生 H_2O_2 的乳杆菌占优势。细菌性阴道病时,阴道内乳杆菌减少,其他厌氧微生物大量繁殖,引起阴道微生态失调。主要病原体有加德纳菌;还有其他厌氧菌,如动弯杆菌、普雷沃菌、紫单胞菌、拟杆菌、阴道阿托波菌、消化链球菌等;此外,还常伴有人型支原体混合感染。促使阴道菌群发生变化的原因仍不清楚,可能与频繁性交、反复阴道灌洗等因素有关。

【临床表现】

10%~40% 患者无临床症状。有症状者以带有鱼腥臭味的稀薄阴道分泌物增多为其临床特点,可伴有轻度外阴瘙痒或烧灼感,性交后症状加重。分泌物呈鱼腥臭味,是厌氧菌产生的胺类物质(尸胺、腐胺、三甲胺)所致。妇科检查阴道黏膜无明显充血等炎症表现;分泌物呈灰白色、均匀一致、稀薄状,常黏附于阴道壁,但容易从阴道壁拭去。

【诊断】

主要采用 Amsel 临床诊断标准和革兰氏染色 Nugent 评分实验室诊断标准。Amsel 临床诊断标准,下列 4 项中具备 3 项,即可诊断为细菌性阴道病。

1. 匀质、稀薄、灰白色阴道分泌物。
2. 阴道分泌物 pH>4.5。
3. 胺试验(whiff test)阳性:取阴道分泌物少许放在玻片上,加入 10% 氢氧化钾溶液 1~2 滴,产生烂鱼肉样腥臭气味,系因胺遇碱释放氨。
4. 线索细胞(clue cell)阳性:线索细胞为细胞表面及周围黏附大量加德纳菌及其他厌养菌的阴道脱落鳞状上皮细胞。严重细菌性阴道病患者镜下线索细胞数量占鳞状上皮细胞比例可>20%。

Nugent 评分法目前为细菌性阴道病的实验室诊断标准,见表 18-2,将阴道分泌物涂片行革兰氏染色,在 1 000 倍油镜下观察不同细菌形态,并进行量化评分,总分范围为 0~10 分;评分 0~3 分为正常,4~6 分为 BV 中间态,≥7 分诊断为 BV。

表 18-2 Nugent 评分标准

评分	乳杆菌样菌	加德纳菌及类杆菌样菌	革兰氏染色不定的弯曲小杆菌
0	4+	0	0
1	3+	1+	1+ 或 2+
2	2+	2+	3+ 或 4+
3	1+	3+	−
4	0	4+	−

注:各项根据每 10 个油镜视野下观察到的每类形态细菌的平均数量进行评分;0:未见细菌;1+:<1 个细菌;2+:1~4 个细菌;3+:5~30 个细菌;4+:>30 个细菌;−:无此项。

除上述诊断标准外,目前国内外还有分子诊断、酶学检测等用于细菌性阴道病的诊断。细菌性阴道病由阴道微生物菌群失调造成,因此细菌培养在诊断中意义不大。

【治疗】

有症状者均需进行治疗。治疗选用抗厌氧菌药物,主要有甲硝唑、替硝唑、克林霉素。甲硝唑可抑制厌氧菌生长而不影响乳杆菌生长,是较理想的治疗药物。

1. **全身用药**　首选方案:甲硝唑 0.4g,口服,每日 2 次,连用 7 日。可选方案:替硝唑 2g,口服,每日 1 次,连用 2 日;或替硝唑 1g,口服,每日 1 次,连用 5 日;或克林霉素 0.3g,口服,每日 2 次,连用 7 日。现不再推荐使用甲硝唑 2g 顿服。

2. **局部用药**　首选方案:0.75% 甲硝唑凝胶 5g,阴道给药,每日 1 次,连用 5 日;或甲硝唑阴道泡腾片 0.2g,阴道给药,每晚 1 次,连用 7 日;或 2% 克林霉素软膏 5g,阴道涂抹,每晚 1 次,连用 7 日。可选方案:克林霉素栓剂 0.1g,阴道给药,每晚 1 次,连用 3 日。

3. **注意事项**　①细菌性阴道病可能导致子宫内膜炎、盆腔炎性疾病及子宫切除后阴道残端感染,准备进行子宫腔手术操作或子宫切除的患者即使无症状也需要接受治疗;②细菌性阴道病与绒毛膜羊膜炎、胎膜早破、早产、产后子宫内膜炎等不良妊娠结局有关,有症状的妊娠期患者均应接受治疗;③细菌性阴道病复发者可选择与初次治疗不同的抗厌氧菌药物,也可试用阴道乳杆菌制剂恢复及重建阴道微生态平衡。

第五节 │ 需氧菌性阴道炎

【知识要点】

- 为阴道内乳杆菌减少、需氧菌增多所致的阴道微生态失调。
- 主要病原体包括 B 族链球菌、大肠埃希菌、金黄色葡萄球菌、粪肠球菌等。
- 临床特点为黄色阴道分泌物增多、外阴阴道烧灼感、性交痛等,阴道黏膜充血水肿。
- 诊断采用阴道分泌物生理盐水湿片诊断标准或革兰氏染色涂片结合临床特征的联合诊断标准。
- 治疗主要采用针对需氧菌的抗菌药物。

需氧菌性阴道炎(aerobic vaginitis,AV)是指阴道内正常产生 H_2O_2 的乳杆菌减少或消失,需氧菌增多导致的阴道炎。

【病因】

需氧菌性阴道炎时,阴道内产生 H_2O_2 的乳杆菌减少,需氧菌大量繁殖、阴道菌群多样性增加,引起阴道微生态失调。主要病原体包括 B 族链球菌、大肠埃希菌、金黄色葡萄球菌、粪肠球菌、咽峡炎链球菌、肺炎克雷伯菌等多种需氧菌和兼性厌氧菌。目前对于促进需氧菌性阴道炎阴道菌群变化的因素仍不明确,可能与肠道细菌的阴道定植、阴道局部免疫失调、局部雌激素缺乏等有关。

【临床表现】

10%～20% 的需氧菌性阴道炎患者无症状。有症状者主要临床特点为阴道分泌物增多、外阴阴道瘙痒或烧灼感、性交痛等,分泌物特点为稀薄脓性,黄色或黄绿色,有异味但非鱼腥臭味,妇科检查可见阴道黏膜红肿、溃疡或一定程度的阴道黏膜萎缩表现。

【诊断】

需氧菌性阴道炎是阴道微生态失调,无须进行细菌培养。可采用生理盐水湿片诊断标准(表 18-3),≥3 分,结合患者临床症状、体征诊断需氧菌性阴道炎。评分 3～4 分为轻度、5～6 分为中度、7～10 分为重度需氧菌性阴道炎。

表 18-3　需氧菌性阴道炎生理盐水湿片诊断标准

AV 评分 / 分	LBG	白细胞数量	含中毒颗粒的白细胞所占比例	背景菌落	PBC 所占比例
0	Ⅰ级,Ⅱa级	≤10/HPF	无或散在	不明显或溶胞性	无或<1%
1	Ⅱb级	>10/HPF 且 ≤10/ 上皮细胞	≤50% 白细胞	肠杆菌样小杆菌	≥1% 且≤10%
2	Ⅲ级	>10/ 上皮细胞	>50% 白细胞	球菌样或呈链状	>10%

注:生理盐水湿片法(400×,相差显微镜);LBG,乳杆菌分级(Lactobacillary grade);Ⅰ级,多量多形乳杆菌,无其他细菌;Ⅱa级,混合菌群,但以乳杆菌为主;Ⅱb级,混合菌群,乳杆菌比例明显减少,少于其他细菌;Ⅲ级,乳杆菌严重减少或缺失,其他细菌过度增殖;HPF,高倍视野(high power field),400× 放大倍数;PBC,基底旁上皮细胞(parabasal epitheliocytes)。

由于生理盐水湿片不易保存、无法重复阅片,对检验人员及设备要求较高(需要相差显微镜,观察细菌难度较高),难以推广,并且上述评分标准未结合患者的临床症状和体征。而革兰氏染色涂片可保存、可重复阅片,使用普通光学显微镜即可观察,对检验人员及设备要求较低,既可在 400 倍放大倍数观察细胞,又可进一步在 1 000 倍下观察细菌,显示细菌更清晰。故国内学者提出革兰氏染色涂片结合临床特征的需氧菌性阴道炎联合诊断标准(表 18-4),通过普通显微镜观察阴道分泌物革兰氏染色涂片,≥4 分诊断需氧菌性阴道炎。评分 4～5 分为轻度、6～7 分为中度、8～10 分为重度需氧菌性阴道炎。

表 18-4　革兰氏染色涂片结合临床特征的需氧菌性阴道炎联合诊断标准

评分/分	LBG (1 000×)	背景菌落 (1 000×)	白细胞数 (400×)	PBC/上皮细胞 (400×)	临床特征
0	Ⅰ级和Ⅱa级	不明显	≤10/HPF	<1%	pH≤4.5 且无异常体征 *
1	Ⅱb级	肠杆菌样小杆菌	>10/HPF 且 ≤10/ 上皮细胞	≥1% 且≤10%	pH>4.5 或 出现任一项或两项异常体征
2	Ⅲ级	球菌样或呈链状	>10/ 上皮细胞	>10%	pH>4.5 且 出现任一项或两项异常体征

注:* 异常体征包括阴道黏膜充血、阴道黄色分泌物。

【治疗】

有症状者需治疗,无症状者是否需要治疗存在争议。

1. 需氧菌性阴道炎治疗　主要采用抗需氧菌的药物进行治疗。

(1)针对需氧菌感染的治疗:若背景菌落主要为革兰氏阳性球菌,可选用 2% 克林霉素乳膏 5g,阴道涂抹,每日 1 次,连用 7～21 日。若背景菌落为革兰氏阴性杆菌,可选用头孢呋辛酯 0.25g,口服,每日 2 次,连服 7 日。若背景菌落为两者同时增多,可选用左氧氟沙星 0.2g,口服,每日 2 次,连服 7 日;或莫西沙星 0.4g,口服,每日 1 次,连服 6 日。

(2)针对阴道黏膜萎缩的治疗:可选用氯喹那多 - 普罗雌烯阴道片,每日 1 片,睡前阴道用药,连用 12 日。

(3)针对外阴阴道黏膜局部炎症反应的治疗:局部应用糖皮质激素治疗。

(4)其他治疗:阴道局部应用乳杆菌等微生态调节剂、中成药等对需氧菌性阴道炎有一定的治疗作用。

2. 性伴侣管理　需氧菌性阴道炎患者的男性性伴侣无须常规筛查与治疗。

3. 随访　若症状持续或反复发作需要随访。

第六节 ｜ 阴道毛滴虫病

【知识要点】

● 病原体为阴道毛滴虫。

● 以性接触为主要传播方式，也可间接传播。

● 临床特点为阴道分泌物异常及外阴瘙痒，分泌物典型特点为稀薄脓性、泡沫状、有异味。

● 最常用的诊断方法是阴道分泌物生理盐水湿片法，镜下可见到活动的阴道毛滴虫。

● 治疗多采用口服抗滴虫药物，性伴侣需同时治疗。

　　阴道毛滴虫病（vaginal trichomoniasis）又称滴虫阴道炎（trichomonal vaginitis，TV）是由阴道毛滴虫引起的常见阴道炎，也是常见的性传播疾病。

【病原体】

　　阴道毛滴虫生存力较强，适宜在温度 25～40℃、pH 5.2～6.6 的潮湿环境中生长，在 pH 5.0 以下环境中其生长受到抑制。在潮湿的毛巾、衣裤上可存活 23 小时。月经前后阴道 pH 发生变化，月经后接近中性，隐藏在腺体及阴道皱襞中的滴虫得以繁殖，故阴道毛滴虫病常于月经前后发作。滴虫能消耗或吞噬阴道上皮细胞内的糖原，阻碍乳酸生成，使阴道 pH 升高。滴虫能消耗氧，使阴道成为厌氧环境，易致厌氧菌繁殖，约 60% 患者同时合并细菌性阴道病。阴道毛滴虫还能吞噬精子，影响精子在阴道内存活，导致不孕。滴虫不仅寄生于阴道，还常侵入尿道或尿道旁腺，甚至膀胱、肾盂，可以引发多种症状。

【传播方式】

　　阴道毛滴虫的主要传播方式为性交直接传播。滴虫可寄生于男性的包皮皱褶、尿道或前列腺中，男性由于感染滴虫后常无症状，易成为感染源，阴道毛滴虫也可经被污染的浴盆、浴巾、坐式便器、衣物等间接传播。

【临床表现】

　　潜伏期为 4～28 日。70%～85% 患者无症状或有轻微症状，未经治疗患者感染可持续数月至数年。主要症状是阴道分泌物增多及外阴瘙痒，间或出现灼热、疼痛、性交痛等。分泌物典型特点为稀薄脓性、泡沫状、有异味。分泌物灰黄色、黄白色呈脓性是因其中含有大量白细胞，若合并其他感染则呈黄绿色；呈泡沫状、有异味是滴虫无氧酵解碳水化合物，产生腐臭气体所致。瘙痒部位主要为阴道口及外阴。若合并尿道感染，可有尿频、尿痛的症状，有时可有血尿。妇科检查见阴道黏膜充血，严重者有散在出血点，甚至子宫颈有出血斑点，形成"草莓样"子宫颈。部分无症状感染者阴道黏膜无异常改变。

【诊断】

　　根据典型临床表现容易诊断，阴道分泌物中找到滴虫即可确诊。最简便的方法是阴道分泌物生理盐水湿片法，显微镜下可见到呈波状运动的阴道毛滴虫及增多的白细胞被推移。此方法的灵敏度为 40%～70%。取分泌物前 24～48 小时避免性交、阴道灌洗或局部用药。取分泌物时阴道窥器不涂润滑剂，分泌物取出后应及时送检并注意保暖，否则滴虫活动力减弱，造成辨认困难。分泌物革兰氏染色涂片检查会使滴虫活动消失造成检出率下降，有条件的单位可采用核酸扩增试验，诊断灵敏度和特异度均超过 95%，且分泌物取材不受使用润滑剂、性生活时间等限制。

　　本病应与其他常见的阴道炎相鉴别，见表 18-5。

【治疗】

　　阴道毛滴虫病患者可同时存在尿道、尿道旁腺、前庭大腺多部位滴虫感染，治愈此病需全身用药。

表 18-5　常见 4 种阴道炎的鉴别诊断

临床表现	疾病			
	阴道毛滴虫病	外阴阴道假丝酵母菌病	细菌性阴道病	需氧菌性阴道炎
症状	分泌物增多轻度瘙痒	重度瘙痒烧灼感	分泌物增多无或轻度瘙痒	分泌物增多外阴阴道瘙痒、烧灼感
分泌物特点	稀薄、脓性泡沫状	白色豆腐渣样	白色、匀质腥臭味	黄色或黄绿色脓性
阴道黏膜	散在出血点	水肿、红斑	正常	充血、散在出血点
阴道 pH	>4.5	<4.5	>4.5	>4.5
胺试验	可为阳性	阴性	阳性	阴性
显微镜检查	阴道毛滴虫	芽胞及假菌丝	乳杆菌减少厌氧菌样菌增多线索细胞	乳杆菌减少需氧菌样菌增多基底旁上皮细胞增加
	大量白细胞	少量白细胞	极少白细胞	大量白细胞

主要治疗药物为硝基咪唑类药物。

1. **全身用药**　首选方案:甲硝唑 0.4g,每日 2 次,连服 7 日。可选方案:替硝唑 2g,单次顿服。甲硝唑用药期间及停药 24 小时内,替硝唑用药期间及停药 72 小时内禁止饮酒,哺乳期用药不宜哺乳。

2. **性伴侣的治疗**　阴道毛滴虫病主要由性行为传播,性伴侣应同时进行治疗,并告知患者及性伴侣治愈前应避免无保护性行为。

3. **随访及治疗失败的处理**　由于阴道毛滴虫病患者再感染率很高,可考虑对患有阴道毛滴虫病的所有性活跃女性在最初治疗后 3 个月内重新进行检测。考虑为初次治疗失败且排除再次感染者,可增加用药剂量及疗程,建议同时进行药敏试验。具体治疗方案为:口服甲硝唑或替硝唑 2g,每日 1 次,连服 7 日。若再次治疗失败,可采用替硝唑 2g 口服,每日 1 次,联合替硝唑 0.5g 阴道用药,每日 2 次,共 14 日。为避免重复感染,对密切接触的用品如内裤、毛巾等建议煮沸 5~10 分钟以杀灭病原体。

第七节 ｜ 萎缩性阴道炎

【知识要点】

● 为雌激素水平降低、阴道局部抵抗力下降、以需氧菌感染为主的阴道炎。

● 临床表现为阴道分泌物增多、外阴瘙痒等,常伴有性交痛;阴道黏膜萎缩,有散在出血点。

● 治疗原则为补充雌激素,增强阴道抵抗力;使用抗菌药物抑制细菌生长。

萎缩性阴道炎(atrophic vaginitis)为雌激素水平降低、阴道局部抵抗力下降、以需氧菌感染为主的阴道炎。常见于自然绝经或人工绝经后的女性,也可见于产后闭经、接受药物假绝经治疗者。绝经过渡期及绝经后期女性雌激素下降除引起生殖道感染外,还可引起泌尿系统感染及性生活困难,出现这些症状和体征的集合表现,称为绝经生殖泌尿综合征(genitourinary syndrome of menopause,GSM),萎缩性阴道炎为绝经生殖泌尿综合征的表现之一。

【病因】

绝经后女性因卵巢功能衰退或缺失,雌激素水平降低,阴道壁萎缩,黏膜变薄,上皮细胞内糖原减少,阴道内 pH 升高(多为 5.0~7.0),乳杆菌不再为优势菌,局部抵抗力降低,以需氧菌为主的其他致病菌过度繁殖或病原体入侵,从而引起阴道炎。

【临床表现】

主要症状为外阴烧灼样不适、瘙痒，可伴有性交痛。阴道分泌物稀薄，呈淡黄色，感染严重者阴道分泌物呈脓血性。检查时见阴道皱襞消失、萎缩、菲薄。阴道黏膜充血，有散在小出血点或点状出血斑，有时见浅表溃疡。

【诊断】

根据绝经、卵巢手术史、盆腔放射治疗史及临床表现，排除其他疾病，可以诊断。阴道分泌物显微镜检查见大量白细胞而未见滴虫、假丝酵母菌等致病菌。萎缩性阴道炎患者因受雌激素水平低落的影响，阴道上皮脱落细胞量少，且多为基底旁细胞。有血性阴道分泌物者，应与生殖道恶性肿瘤进行鉴别。出现阴道壁肉芽组织及溃疡者，需行局部活组织检查，与阴道癌相鉴别。

【治疗】

治疗原则为补充雌激素，增加阴道抵抗力；使用抗菌药物抑制细菌生长。

1. **雌激素治疗**　补充雌激素主要是针对病因的治疗，以增加阴道抗感染能力。首选阴道局部应用雌激素制剂，如雌三醇乳膏、结合雌激素软膏、普罗雌烯乳膏、氯喹那多 - 普罗雌烯阴道片等。同时需要性激素补充治疗者，可采用口服雌激素补充治疗。

2. **其他治疗**　阴道局部应用抗菌药物、保妇康栓等中药制剂或微生态调节剂改善阴道微生态。

第八节 ｜ 婴幼儿外阴阴道炎

【知识要点】

- 由婴幼儿雌激素水平低、外阴皮肤黏膜薄或阴道内异物等所致的继发感染。
- 临床表现主要为阴道脓性分泌物及外阴瘙痒，严重者可发生小阴唇粘连。
- 主要治疗措施为保持外阴清洁、对症处理、针对病原体选择抗菌药物。

婴幼儿外阴阴道炎（infantile vulvovaginitis）是由婴幼儿雌激素水平低、外阴皮肤黏膜薄或阴道内异物等所致的外阴阴道继发感染。常见于 5 岁以下婴幼儿。

【病因】

由于婴幼儿的解剖、生理特点，其外阴阴道容易发生炎症。①婴幼儿阴道环境与成人不同，新生儿出生后 2～3 周，母体来源的雌激素水平下降，自身雌激素水平低，阴道上皮薄，糖原少，pH 升至 6.0～8.0，乳杆菌没有成为优势菌，阴道抵抗力差，易受其他细菌感染；②婴幼儿外阴尚未完全发育好，不能遮盖尿道外口及阴道前庭，细菌容易侵入；③婴幼儿卫生习惯不良，外阴不洁、尿液及粪便污染、外阴损伤或蛲虫感染，均可引起炎症；④阴道内误放异物，造成继发感染。常见病原体有大肠埃希菌及葡萄球菌、链球菌等，也有可能为淋病奈瑟球菌、阴道毛滴虫、白假丝酵母菌等病原体感染。

【临床表现】

主要症状为阴道分泌物增多，呈脓性。临床上多由监护人发现婴幼儿内裤有脓性分泌物而就诊。大量分泌物刺激引起外阴痛痒，患儿哭闹、烦躁不安或用手搔抓外阴。部分患儿伴有下泌尿道感染，出现尿急、尿频、尿痛。检查可见外阴、阴蒂、尿道外口、阴道口黏膜充血、水肿，有时可见脓性分泌物自阴道口流出。病情严重者，外阴表面可见溃疡，小阴唇可发生粘连。粘连的小阴唇有时遮盖阴道口及尿道外口，粘连的上、下方各有一裂隙，尿液可从粘连的裂隙排出。

【诊断】

婴幼儿语言表达能力差，采集病史常需详细询问患儿监护人。结合症状及查体所见，通常可作出初步诊断。可用细棉拭子或吸管取阴道分泌物做病原学检查，以明确病原体；必要时做细菌及真菌培养。必要时还应做直肠指检及超声检查排除阴道异物及肿瘤。有小阴唇粘连者，应注意与外生殖器畸形鉴别。

【治疗】

①保持外阴清洁、干燥,减少摩擦。②针对病原体选择相应口服抗菌药物治疗,或用吸管将抗菌药物溶液滴入阴道。③对症处理。有蛲虫者,给予驱虫治疗;若阴道内有异物,应及时取出;小阴唇粘连者外涂雌激素软膏后,多可松解,严重者应分离粘连,并涂以抗菌药物软膏。

(薛凤霞)

思考题:

简述常见阴道炎的诊断与鉴别诊断。

思考题解题思路

本章目标测试

本章思维导图

第十九章 子宫颈炎

子宫颈炎是妇科常见疾病之一,包括子宫颈阴道部炎及子宫颈管黏膜炎。因子宫颈阴道部鳞状上皮与阴道鳞状上皮相延续,阴道炎均可引起子宫颈阴道部炎。由于子宫颈管黏膜上皮为单层柱状上皮,抗感染能力较差,易发生感染。临床多见的子宫颈炎是急性子宫颈管黏膜炎,若急性子宫颈炎未经及时诊治或病原体持续存在,可导致慢性子宫颈炎。

第一节 急性子宫颈炎

【知识要点】
- 病原体可为性传播疾病的病原体或内源性病原体,但部分病原体不明确。
- 临床表现为阴道分泌物增多、经间期出血或伴泌尿系统感染症状等。
- 子宫颈分泌物呈黏液脓性,镜检白细胞增多,棉拭子擦拭子宫颈管易诱发出血可初步诊断。
- 病原体检测,尤其是性传播疾病的病原体检测,首选核酸扩增试验。
- 主要选择抗菌药物治疗,包括经验性和针对病原体的抗菌药物治疗。

急性子宫颈炎(acute cervicitis)指子宫颈局部充血、水肿,上皮变性、坏死,黏膜、黏膜下组织及腺体周围见大量中性粒细胞浸润,腺腔中可有脓性分泌物。急性子宫颈管黏膜炎以柱状上皮感染为主,包括子宫颈管内的柱状上皮以及外移或外翻至子宫颈阴道部的柱状上皮。

【病因及病原体】
急性子宫颈管黏膜炎的病原体主要包括:①性传播疾病病原体,淋病奈瑟球菌、沙眼衣原体、生殖支原体、单纯疱疹病毒和巨细胞病毒,主要见于性传播疾病的高危人群;②内源性病原体,包括需氧菌和厌氧菌,尤其是引起细菌性阴道病的病原体;③部分患者病原体不明确,可能与阴道微生物群异常有关。淋病奈瑟球菌及沙眼衣原体均可感染子宫颈管柱状上皮,沿黏膜面扩散引起浅层感染,病变以子宫颈管明显。除子宫颈管柱状上皮外,淋病奈瑟球菌及沙眼衣原体还常侵袭尿道变移上皮等,引起泌尿系统症状。

【临床表现】
大部分患者无症状。有症状者主要表现为阴道分泌物增多,呈黏液脓性,阴道分泌物刺激可引起外阴瘙痒及灼热感。此外,可出现经间期出血、性交后出血等症状。若合并泌尿系统感染,可出现尿急、尿频、尿痛。妇科检查见子宫颈充血、水肿、黏膜外翻,有黏液脓性分泌物附着甚至从子宫颈管流出。子宫颈管黏膜或者外移的柱状上皮质脆,容易诱发接触性出血。若为淋病奈瑟球菌感染,因尿道旁腺、前庭大腺受累,可见尿道外口、阴道口黏膜充血、水肿以及多量脓性分泌物。

【诊断】
出现两个特征性临床体征之一,并且显微镜检查子宫颈或阴道分泌物白细胞增多,可作出急性子宫颈炎的初步诊断。子宫颈炎诊断后,需进一步做性传播疾病病原体及阴道炎症的检测。

1. 两个特征性临床体征,具备一个或两个同时具备
(1)于子宫颈管或子宫颈管棉拭子标本上,肉眼见到脓性或黏液脓性分泌物。

（2）用棉拭子擦拭子宫颈管口的黏膜时,容易诱发出血。

2. 白细胞检测　子宫颈管分泌物或阴道分泌物中白细胞增多,后者需排除引起白细胞增多的阴道炎,包括阴道毛滴虫病和需氧菌性阴道炎。

（1）子宫颈管脓性分泌物涂片做革兰氏染色,中性粒细胞＞30个/HPF。

（2）阴道分泌物湿片检查白细胞＞10个/HPF。

3. 病原体检测　性传播疾病的病原体常用检测方法如下。

（1）核酸扩增试验:淋病奈瑟球菌、沙眼衣原体、生殖支原体均以核酸扩增试验为主,该方法灵敏度高,特异度高。

（2）培养法:淋病奈瑟球菌培养可同时进行耐药菌株的分离及药敏试验,但培养条件要求高,与核酸扩增试验相比,灵敏度较差。沙眼衣原体和生殖支原体体外培养困难,临床极少应用。

（3）抗原检测:淋病奈瑟球菌可行酶联免疫吸附试验,但目前临床未广泛应用。沙眼衣原体可行酶联免疫吸附试验、直接免疫荧光法或快速免疫层析试验。生殖支原体尚无抗原检测方法。

除性传播疾病病原体检查外,还应进行阴道炎症的检查。主要采用阴道微生态评价方法,检测阴道毛滴虫病、需氧菌性阴道炎及细菌性阴道病。前两者可引起阴道分泌物白细胞增多,后者的相关病原体可导致子宫颈炎。

子宫颈炎可引起上行感染,因此子宫颈炎患者应注意有无上生殖道感染。

【治疗】

主要为抗菌药物治疗。可根据不同情况采用经验性抗菌药物治疗或针对病原体的抗菌药物治疗。

1. 经验性抗菌药物治疗　有性传播疾病高危因素者(如年龄＜25岁,过去60日有新性伴侣,性伴侣同时有其他性伴侣,或新性伴侣患性传播疾病等),在获得病原体检测结果前,应进行经验性抗菌药物治疗。临床沙眼衣原体感染常见,因此可采用覆盖沙眼衣原体的广谱抗菌药物进行经验性治疗,用药方案为:多西环素0.1g,每日2次,连服7日;或阿奇霉素1g单次顿服。如果高度疑似淋病奈瑟球菌感染者或者是居住于高流行率地区者,应加用覆盖淋病奈瑟球菌的药物。

2. 针对病原体抗菌药物治疗　已明确病原体者,可选择针对病原体的抗菌药物。

（1）单纯急性淋病奈瑟球菌性子宫颈炎:主张大剂量、单次给药,可选用药物包括:①头孢菌素类:头孢曲松钠0.5~1g,单次肌内注射;或头孢唑肟钠0.5g,单次肌内注射;或头孢噻肟钠0.5~1g,单次肌内注射;或头孢克肟0.8g,单次口服。②头霉素类:头孢西丁钠2g,单次肌内注射,加用丙磺舒1g口服。③氨基糖苷类:大观霉素4g,单次肌内注射。

（2）沙眼衣原体感染所致子宫颈炎:治疗药物主要有:①四环素类:如多西环素0.1g,每日2次,连服7~10日;米诺环素0.1g,每日2次,连服7~10日。②大环内酯类:阿奇霉素第1日1g,第2、3日每日0.5g,共服3日,或阿奇霉素1g,单次顿服;克拉霉素0.25g,每日2次,连服7~10日;红霉素0.5g,每日4次,连服7~10日。③喹诺酮类:氧氟沙星0.3g,每日2次,连服7~10日;左氧氟沙星0.5g,每日1次,连服7~10日;莫西沙星0.4g,每日1次,连服7日。

由于淋病奈瑟球菌感染常伴有衣原体感染,因此,若为淋菌性子宫颈炎,治疗时除选用抗淋病奈瑟球菌药物外,同时应用抗沙眼衣原体感染药物。

3. 合并细菌性阴道病　同时治疗细菌性阴道病,否则将导致子宫颈炎持续存在。

4. 性伴侣管理　若子宫颈炎患者的病原体为淋病奈瑟球菌或沙眼衣原体,应对其性伴侣进行相应的检查及治疗。

第二节 | 慢性子宫颈炎

【知识要点】

- 多数患者无症状,也可表现为阴道分泌物持续增多或性交后出血。
- 持续存在的慢性子宫颈管黏膜炎应查找原因,对因处理。
- 有症状的慢性子宫颈炎可采用局部治疗,子宫颈息肉应行子宫颈息肉摘除术。

慢性子宫颈炎(chronic cervicitis)指子宫颈间质内有大量淋巴细胞、浆细胞等慢性炎细胞浸润,可伴有子宫颈腺上皮及间质的增生和鳞状上皮化生。慢性子宫颈炎可由急性子宫颈炎迁延而来,也可为病原体持续感染或阴道微生物群持续异常所导致,病原体与急性子宫颈炎相似。

【病理】

1. **慢性子宫颈管黏膜炎**　由于子宫颈管黏膜皱襞较多,感染后容易形成持续性子宫颈管黏膜炎,表现为子宫颈管黏液增多及脓性分泌物,反复发作。

2. **子宫颈息肉**　是子宫颈管腺体和间质的局限性增生,并向子宫颈外口突出形成息肉。显微镜下见息肉表面被覆高柱状上皮,间质水肿、血管丰富以及慢性炎细胞浸润。子宫颈息肉极少恶变,但应与子宫恶性肿瘤鉴别。

3. **子宫颈肥大**　慢性炎症的长期刺激导致腺体及间质增生。此外,子宫颈深部的腺囊肿也可使子宫颈呈不同程度肥大,硬度增加。

【临床表现】

慢性子宫颈炎多无症状,少数患者可有阴道分泌物增多,淡黄色或脓性,性交后出血,月经间期出血,偶有分泌物刺激引起外阴瘙痒或不适。妇科检查可见子宫颈黏膜外翻、水肿或子宫颈呈糜烂样改变,表面覆有黄色分泌物或子宫颈口可见黄色分泌物流出,少数严重者可在糜烂样改变的表面见到颗粒状或乳头状突起。若为子宫颈息肉,可为单个或多个,红色,质软而脆,可呈舌形,可有蒂,蒂宽窄不一,根部可附于子宫颈外口,也可在子宫颈管内。

【诊断与鉴别诊断】

根据临床表现可初步作出慢性子宫颈炎的诊断,但应注意将妇科检查的阳性体征与子宫颈的常见病理生理改变进行鉴别。

1. **生理性子宫颈柱状上皮异位**(ectopy of cervical columnar epithelium)**和子宫颈鳞状上皮内病变**(squamous intraepithelial lesion,SIL)　除慢性子宫颈炎外,子宫颈生理性柱状上皮异位、子宫颈鳞状上皮内病变,甚至早期子宫颈癌也可表现为子宫颈糜烂样改变。生理性柱状上皮异位是阴道镜下描述子宫颈管内柱状上皮生理性外移至子宫颈阴道部的术语,由于柱状上皮菲薄,其下间质透出而呈肉眼所见的红色。曾将此种情况称为"宫颈糜烂",并认为是慢性子宫颈炎最常见的病理类型之一。目前已明确"宫颈糜烂"并非病理学上的上皮溃疡、缺失所致的真性糜烂,也与慢性子宫颈炎的炎细胞间质浸润不一致。因此,"宫颈糜烂"作为慢性子宫颈炎的诊断术语并不恰当,已不再使用。子宫颈糜烂样改变只是一个临床征象,可为生理性改变,也可为病理性改变。生理性柱状上皮异位多见于雌激素分泌旺盛的青春期、生育期女性,妊娠期或口服避孕药者,由于雌激素的作用,鳞 - 柱交接部外移,子宫颈局部呈糜烂样改变外观。此外,子宫颈 SIL 及早期子宫颈癌也可使子宫颈呈糜烂样改变。因此,子宫颈糜烂样改变者需进行 HPV 检测和 / 或子宫颈细胞学检查,必要时行阴道镜及活组织检查以除外子宫颈 SIL 和子宫颈癌。

2. **子宫颈腺囊肿**　子宫颈腺囊肿绝大多数情况下是子宫颈的生理性变化。子宫颈转化区内鳞状上皮取代柱状上皮过程中,新生的鳞状上皮覆盖子宫颈腺管口或伸入腺管,将腺管口阻塞,导致腺体分泌物引流受阻,潴留形成囊肿。子宫颈局部损伤或子宫颈慢性炎症使腺管口狭窄,也可导致子宫颈腺囊肿形成。镜下见囊壁被覆单层扁平、立方或柱状上皮。浅部的子宫颈腺囊肿妇科检查见子宫颈表面突出单个或多个青白色小囊泡,容易诊断。但深部的子宫颈腺囊肿,子宫颈表面无异常,表现为子宫颈肥大,应与子宫颈腺癌鉴别。

3. **子宫恶性肿瘤** 子宫颈及子宫体的恶性肿瘤也可呈息肉状,从子宫颈口突出,应与子宫颈息肉相鉴别。鉴别方法为子宫颈息肉切除,行组织病理学检查确诊。除慢性炎症外,内生型子宫颈癌尤其是腺癌也可引起子宫颈肥大,因此对子宫颈肥大者,可行 HPV 检测和 / 或子宫颈细胞学检查,必要时行子宫颈管搔刮术进行鉴别。

【治疗】

不同病理类型采用不同的治疗方法。

1. **慢性子宫颈管黏膜炎** 慢性子宫颈管黏膜炎需了解有无沙眼衣原体及淋病奈瑟球菌的再次感染、性伴侣是否已进行治疗、阴道微生物群失调是否持续存在,针对病因给予治疗。病原体不明确者,尚无有效治疗方法。表现为糜烂样改变者,若为无症状的生理性柱状上皮异位无须处理。糜烂样改变伴有分泌物增多、乳头增生或接触性出血者,可给予局部物理治疗,包括激光、冷冻、微波等方法,也可给予中药保妇康栓治疗或将其作为物理治疗前后的辅助治疗。但治疗前必须除外子宫颈上皮内病变和子宫颈癌。

物理治疗是最常用的有效治疗方法。其原理是以各种物理方法将子宫颈糜烂面单层柱状上皮破坏,使其坏死脱落后,为新生的复层扁平上皮覆盖,创面愈合需 4～8 周。物理治疗注意事项:①治疗前,应常规行子宫颈癌筛查;②有急性生殖道炎症列为禁忌证;③治疗时间应选在月经干净后 3～7 日进行;④物理治疗后有阴道分泌物增多,甚至有大量水样排液,治疗后 1～2 周脱痂时可有少许出血;⑤在创面尚未愈合期间(4～8 周)禁盆浴、性交和阴道冲洗;⑥物理治疗有引起术后出血、子宫颈管狭窄、不孕、感染的可能,治疗后应定期复查,观察创面愈合情况直到痊愈,同时注意有无子宫颈管狭窄。

2. **子宫颈息肉** 行子宫颈息肉切除术,术后将切除息肉送组织病理学检查。

3. **子宫颈肥大** 一般无须治疗。

(哈春芳)

思考题:
简述子宫颈糜烂样改变常见原因、临床鉴别诊断和治疗。

思考题解题思路

本章目标测试

本章思维导图

第二十章 | 盆腔炎性疾病及生殖器结核

盆腔炎性疾病是常见的女性上生殖道感染性疾病,若未及时处理或处理不彻底,将严重影响女性生殖健康。近年来,生殖器结核发病率有升高趋势,需引起足够的重视。

第一节 | 盆腔炎性疾病

【知识要点】
- 盆腔炎性疾病是指女性生殖道自然防御功能受损,病原体入侵引起的上生殖道感染性疾病。
- 病原体包括外源性病原体与内源性病原体,常为混合感染。
- 临床症状最常见为下腹痛及阴道分泌物增多,病情严重者可出现发热等全身感染症状。
- 妇科检查结果为最低诊断标准,实验室检查结果为附加诊断标准,病理或影像学检查结果为特异性诊断标准。
- 一经诊断应及时给予抗菌药物治疗,必要时手术治疗。

盆腔炎性疾病(pelvic inflammatory disease,PID)指女性上生殖道的一组感染性疾病,主要包括子宫内膜炎(endometritis)、输卵管炎(salpingitis)、输卵管卵巢脓肿(tubo-ovarian abscess,TOA)、盆腔腹膜炎(pelvic peritonitis)。炎症可局限于一个部位,也可同时累及多个部位,以输卵管炎、输卵管卵巢炎最常见。盆腔炎性疾病多发生在性活跃的生育期女性,初潮前、无性生活和绝经后女性很少发生盆腔炎性疾病,即使发生也常是邻近器官炎症的扩散。盆腔炎性疾病若未能得到及时、彻底治疗,可导致不孕、输卵管妊娠、慢性盆腔痛、炎症反复发作,从而严重影响女性生殖健康。

【女性生殖道的自然防御机制】
女性生殖道的解剖、生理、生化及免疫学特点使其具有比较完善的自然防御功能,以抵御感染的发生。健康女性阴道内虽有多种微生物存在,但通常保持生态平衡状态,并不引起炎症。

1. **解剖和生理特点**
(1)两侧大阴唇自然合拢,遮掩阴道口、尿道外口。
(2)由于盆底肌的作用,阴道口闭合,阴道前后壁紧贴,可防止外界污染。保护阴道正常微生物群,维持阴道微生态平衡,可抑制其他细菌生长。
(3)子宫颈内口紧闭,子宫颈管黏膜为分泌黏液的单层柱状上皮所覆盖,黏膜形成皱褶、嵴突或陷窝,从而增加黏膜表面积;子宫颈管分泌大量黏液形成胶冻状黏液栓,成为预防上生殖道感染的机械屏障。
(4)生育期女性子宫内膜周期性剥脱,也是消除宫腔感染的有利条件。
(5)输卵管黏膜上皮细胞的纤毛向子宫腔方向摆动以及输卵管的蠕动,均有利于阻止病原体侵入。

2. **生化特点** 子宫颈黏液栓内含乳铁蛋白、溶菌酶,可抑制病原体侵入子宫内膜。子宫内膜与输卵管分泌液都含有乳铁蛋白、溶菌酶,清除偶尔进入子宫腔及输卵管的病原体。

3. **生殖道黏膜免疫系统** 生殖道黏膜如阴道黏膜、子宫颈管黏膜和子宫内膜聚集有不同数量的淋巴细胞,包括 T 细胞、B 细胞。此外,中性粒细胞、巨噬细胞、补体以及一些细胞因子,均在局部有重要的免疫功能,发挥抗感染作用。

当自然防御功能遭到破坏,或机体免疫功能降低、内分泌发生变化或外源性病原体侵入,均可导致炎症发生。

【病原体及其致病特点】

盆腔炎性疾病的病原体有外源性及内源性两个来源,两种病原体可单独存在,但通常为混合感染,可能是外源性的衣原体或淋病奈瑟球菌感染造成输卵管损伤后,容易继发内源性的需氧菌及厌氧菌感染。

1. 外源性病原体　主要为性传播疾病的病原体,如沙眼衣原体、淋病奈瑟球菌。其他尚有巨细胞病毒、阴道毛滴虫及支原体。

2. 内源性病原体　来自原寄居于阴道内的菌群,包括需氧菌及厌氧菌,可以仅为需氧菌或仅为厌氧菌感染,但以两者的混合感染多见。主要的需氧菌及兼性厌氧菌有金黄色葡萄球菌、溶血性链球菌、大肠埃希菌和加德纳菌等;厌氧菌有脆弱拟杆菌、消化球菌、消化链球菌、普雷沃菌等。厌氧菌感染的特点是容易形成盆腔脓肿、感染性血栓静脉炎,脓液有粪臭并有气泡。

【感染途径】

1. 沿生殖道黏膜上行蔓延　病原体侵入外阴、阴道后,或阴道内的病原体沿子宫颈黏膜、子宫内膜、输卵管黏膜,蔓延至卵巢及腹腔,是非妊娠期、非产褥期盆腔炎性疾病的主要感染途径。淋病奈瑟球菌、沙眼衣原体及葡萄球菌等,常沿此途径扩散(图 20-1)。

2. 经淋巴系统蔓延　病原体经外阴、阴道、子宫颈及子宫体创伤处的淋巴管侵入盆腔结缔组织及内生殖器其他部分,是产褥感染、流产后感染及放置宫内节育器后感染的主要途径。链球菌、大肠埃希菌、厌氧菌多沿此途径蔓延(图 20-2)。

3. 经血液循环传播　病原体先侵入人体的其他系统,再经血液循环感染生殖器,为结核分枝杆菌感染的主要途径(图 20-3)。

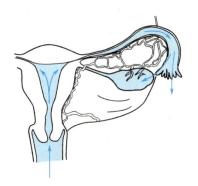
图 20-1　炎症经黏膜上行蔓延

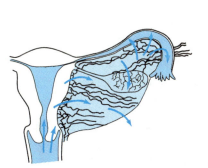
图 20-2　炎症经淋巴系统蔓延

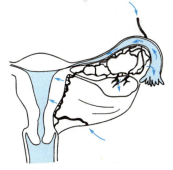
图 20-3　炎症经血行传播

4. 直接蔓延　腹腔其他脏器感染后,直接蔓延到内生殖器,如阑尾炎可引起右侧输卵管炎。

【高危因素】

了解高危因素有利于盆腔炎性疾病的正确诊断及预防。

1. 年龄　盆腔炎性疾病的高发年龄为 25～44 岁。生育期女性容易发生盆腔炎性疾病,可能与频繁性活动、子宫颈柱状上皮异位等有关。

2. 性活动　盆腔炎性疾病多发生在性活跃期女性,尤其是初次性交年龄小、有多个性伴侣、性交过频以及性伴侣有性传播疾病者。

3. 下生殖道感染　下生殖道感染如淋病奈瑟球菌性子宫颈炎、沙眼衣原体性子宫颈炎以及细菌性阴道病与盆腔炎性疾病的发生密切相关。

4. 子宫腔内手术操作后感染　如刮宫术、输卵管通液术、子宫输卵管造影术、宫腔镜检查等,由于手术所致生殖道黏膜损伤、出血、坏死,导致下生殖道内源性病原体上行感染。

5. 性卫生不良　经期性交,使用不洁月经垫等,均可使病原体侵入而引起炎症。此外,不注意性卫生保健,阴道频繁冲洗者盆腔炎性疾病的发生率高。

6. 邻近器官炎症　如阑尾炎、腹膜炎等蔓延至盆腔,病原体以大肠埃希菌为主。

7. 盆腔炎性疾病史　盆腔炎性疾病所致的盆腔广泛粘连、输卵管损伤、输卵管防御能力下降,容易造成再次感染,导致急性发作。

【病理及发病机制】

1. 子宫内膜炎及子宫肌炎　子宫内膜充血、水肿,有炎性渗出物,严重者内膜坏死、脱落形成溃疡。镜下见大量白细胞浸润,炎症向深部侵入形成子宫肌炎。

2. 输卵管炎、输卵管积脓、输卵管卵巢脓肿　输卵管炎症因病原体传播途径不同而有不同的病变特点。

（1）炎症经子宫内膜向上蔓延:首先引起输卵管黏膜炎,输卵管黏膜肿胀、间质水肿及充血、大量中性粒细胞浸润,严重者输卵管上皮发生退行性变或成片脱落,引起输卵管黏膜粘连,导致输卵管管腔及伞端闭锁,若有脓液积聚于管腔内则形成输卵管积脓。淋病奈瑟球菌及大肠埃希菌、拟杆菌以及普雷沃菌,除直接引起输卵管上皮损伤外,其细胞壁脂多糖等内毒素引起输卵管纤毛大量脱落,导致输卵管运输功能减退、丧失。因衣原体的热激蛋白与输卵管热激蛋白有相似性,感染后引起的交叉免疫反应可损伤输卵管,导致输卵管黏膜结构及功能严重破坏,并引起盆腔广泛粘连。

（2）病原体通过子宫颈的淋巴播散:通过子宫旁结缔组织,首先侵袭输卵管浆膜层,发生输卵管周围炎,然后累及肌层,而输卵管黏膜层可不受累或受累极轻。病变以输卵管间质为主,其管腔常可因肌壁增厚受压变窄,但仍能保持通畅。轻者输卵管仅有轻度充血、肿胀、略增粗;严重者输卵管明显增粗、弯曲,纤维素性脓性渗出物增多,造成与周围组织粘连。

卵巢很少单独发生炎症,白膜是良好的防御屏障,卵巢常与发炎的输卵管伞端粘连而发生卵巢周围炎,称为输卵管卵巢炎,俗称附件炎。炎症可通过卵巢排卵的破孔侵入卵巢实质形成卵巢脓肿,脓肿壁与输卵管积脓粘连并穿通,形成输卵管卵巢脓肿。输卵管卵巢脓肿多位于子宫后方、子宫阔韧带后叶及肠间粘连处,可破入直肠或阴道,若破入腹腔则引起弥漫性腹膜炎。

3. 盆腔腹膜炎　盆腔内生殖器发生严重感染时,往往蔓延到盆腔腹膜,表现为腹膜充血、水肿,并有少量含纤维素的渗出液,形成盆腔脏器粘连。当有大量脓性渗出液积聚于粘连的间隙内,可形成散在脓肿;积聚于直肠子宫陷凹处形成盆腔脓肿,较多见。脓肿可破入直肠而使症状突然减轻,也可破入腹腔引起弥漫性腹膜炎。

4. 盆腔结缔组织炎　病原体经淋巴管进入盆腔结缔组织而引起结缔组织充血、水肿及中性粒细胞浸润。以子宫旁结缔组织炎最常见,开始局部增厚,质地较软,边界不清,以后向两侧盆壁呈扇形浸润,若组织化脓形成盆腔腹膜外脓肿,可自发破入直肠或阴道。

5. 脓毒症　因感染引起的宿主反应失调导致危及生命的器官功能障碍。严重的输卵管卵巢脓肿或盆腔脓肿者可出现脓毒症。

6. 肝周围炎　指肝包膜炎症而无肝实质损害。常见于淋病奈瑟球菌及衣原体感染。由于肝包膜水肿,吸气时右上腹疼痛。肝包膜上有脓性或纤维渗出物,早期在肝包膜与前腹壁腹膜之间形成疏松粘连,晚期形成琴弦样粘连。5%~10% 输卵管炎可出现肝周围炎,临床表现为继下腹痛后出现右上腹痛,或下腹痛与右上腹痛同时出现。

【临床表现】

可因炎症轻重及范围大小而有不同的临床表现。轻者无症状和体征,随着病变的发展可出现以下表现。

1. 症状

（1）下腹痛、阴道分泌物增多:是最常见症状,腹痛为持续性,活动或性交后加重。

（2）月经异常：月经期发病可出现经量增多、经期延长。

（3）消化道症状：若伴有腹膜炎，出现消化系统症状如食欲减退、恶心、呕吐、腹胀、腹泻等。若子宫后方有脓肿形成，可有直肠刺激症状，出现腹泻、里急后重感和排便困难。

（4）泌尿系统症状：伴有泌尿系统感染可有尿急、尿频、尿痛症状。若子宫前方有脓肿形成，可出现排尿困难。

（5）全身症状：病情严重时可出现发热甚至高热、寒战、头痛、乏力等症状。

2. 体征　患者体征差异较大，轻者无明显异常，或妇科检查仅发现子宫颈举痛或子宫体压痛或附件区压痛。严重病例呈急性病容，体温升高，心率加快，下腹部有压痛、反跳痛及肌紧张，甚至出现腹胀，肠鸣音减弱或消失。妇科检查：阴道可见脓性臭味分泌物；子宫颈充血、水肿，将子宫颈表面分泌物拭净，若见脓性分泌物从子宫颈口流出，说明子宫颈管黏膜或子宫腔有急性炎症；子宫颈举痛；子宫体稍大，有压痛，活动受限；子宫两侧压痛明显，若为单纯输卵管炎，可触及增粗的输卵管，压痛明显；若为输卵管积脓或输卵管卵巢脓肿，可触及包块且压痛明显，不活动；子宫旁结缔组织炎时，可触及子宫旁一侧或两侧片状增厚，或两侧子宫骶韧带高度水肿、增粗，压痛明显；若有盆腔脓肿形成且位置较低时，则后穹隆触痛明显，可在直肠子宫陷凹处触及包块，并可有波动感，三合诊检查更有利于了解盆腔脓肿的情况及与邻近器官的关系。

【诊断】

根据病史、症状、体征及实验室检查可作出初步诊断。由于盆腔炎性疾病的临床表现差异较大，临床诊断准确性不高（与腹腔镜相比，阳性预测值为 65%～90%）。目前尚无特征性病史、体征及灵敏度和特异度较高的实验室检查方法。由于临床正确诊断盆腔炎性疾病比较困难，而延误诊断又导致盆腔炎性疾病后遗症的发生。2021 年美国疾病预防控制中心（Center for Disease Control and Prevention，CDC）推荐的盆腔炎性疾病的诊断标准（表 20-1），旨在对年轻女性出现腹痛或有异常阴道分泌物或不规则阴道流血者，提高对盆腔炎性疾病的认识，对可疑患者进行进一步的评价，及时治疗，减少后遗症的发生。

表 20-1　盆腔炎性疾病的诊断标准

标准等级	诊断标准
最低标准	子宫颈举痛或子宫压痛或附件区压痛
附加标准	口腔温度超过 38.3℃ 子宫颈异常黏液脓性分泌物或子宫颈脆性增加 阴道分泌物生理盐水湿片镜检出现大量白细胞 红细胞沉降率升高 血 C- 反应蛋白升高 实验室检查证实的子宫颈淋病奈瑟球菌或衣原体阳性
特异标准	子宫内膜活检证实子宫内膜炎 阴道超声或磁共振成像检查显示输卵管增粗，输卵管积液，伴或不伴有盆腔积液、输卵管卵巢包块 腹腔镜检查发现盆腔炎性疾病征象

最低诊断标准提示性活跃的年轻女性或者具有性传播疾病的高危人群，若出现下腹痛，并可排除其他引起下腹痛的原因，妇科检查符合最低诊断标准，即可给予抗菌药物治疗。

附加标准可增加最低诊断标准的特异性，多数盆腔炎性疾病患者有子宫颈黏液脓性分泌物，或阴道分泌物生理盐水湿片中见到大量白细胞，若子宫颈分泌物正常并且阴道分泌物镜下见不到白细胞，盆腔炎性疾病的诊断需慎重，应考虑其他引起腹痛的疾病。阴道分泌物检查还可同时发现是否合并阴道感染，如细菌性阴道病及阴道毛滴虫病。

特异标准基本可诊断盆腔炎性疾病，但由于除超声检查及磁共振成像检查外，均为有创检查，特异标准仅适用于一些有选择的病例。腹腔镜诊断盆腔炎性疾病标准包括：①输卵管表面明显充血；

②输卵管壁水肿;③输卵管伞端或浆膜面有脓性渗出物。腹腔镜诊断输卵管炎准确率高,并能直接采取感染部位的分泌物做细菌培养,但临床应用有一定局限性,如对轻度输卵管炎的诊断准确性较低、对单独存在的子宫内膜炎无诊断价值。因此,并非所有怀疑盆腔炎性疾病的患者均需腹腔镜检查。

在作出盆腔炎性疾病的诊断后,建议进一步行微生物检查明确病原体。子宫颈管分泌物及经阴道后穹隆穿刺液的涂片、培养及病原体核酸检测,也可通过开腹或腹腔镜探查直接采取感染部位的分泌物做培养及药敏试验。涂片可做革兰氏染色,可以根据细菌形态及时选用抗菌药物;细菌培养及药敏试验,为选择敏感抗菌药物提供依据。除病原体检查外,还可根据病史(如是否为性传播疾病高危人群)、临床症状及体征特点初步判断病原体。

【鉴别诊断】

盆腔炎性疾病应与急性阑尾炎、输卵管妊娠流产或破裂、卵巢囊肿蒂扭转或破裂等急症相鉴别。

【治疗】

以抗菌药物治疗为主,必要时手术治疗。抗菌药物治疗可清除病原体,改善症状及体征,减少后遗症。经恰当的抗菌药物积极治疗,绝大多数盆腔炎性疾病能彻底治愈。抗菌药物的治疗原则为及时、广谱和个体化。①及时应用抗菌药物:诊断后应立即开始治疗,诊断 48 小时内及时用药将明显减少盆腔炎性疾病后遗症的发生;②选择广谱抗菌药物:由于盆腔炎性疾病多为混合感染,选择的抗菌药物应覆盖所有可能的病原体,包括淋病奈瑟球菌、沙眼衣原体、支原体、厌氧菌和需氧菌等;③个体化选择抗菌药物:应综合考虑安全性、有效性、经济性、患者依从性等因素选择治疗方案,根据疾病的严重程度决定静脉给药或非静脉给药。根据药敏试验结果选用抗菌药物较合理,但在未获得药敏试验结果前的初始治疗主要是根据当地流行病学特点,以及患者症状、体征推测的病原体选择抗菌药物治疗。

1. 非静脉给药方案　若患者一般状况好,症状轻,能耐受口服抗菌药物,并有随访条件,可在门诊给予口服或肌内注射抗菌药物治疗,用药方案见表 20-2。

表 20-2　盆腔炎性疾病非静脉用药方案

方案选择	用药方案
首选方案	**β- 内酰胺类 + 甲硝唑 + 四环素类方案** 头孢曲松钠 0.5g,单次肌内注射;或头孢西丁钠 2g,单次肌内注射,同时联用丙磺舒 1g,顿服;或其他第三代头孢菌素类药物 为覆盖厌氧菌,加用甲硝唑 0.4g 口服,每日 2 次,连用 14 日 为覆盖沙眼衣原体或支原体,可加用多西环素 0.1g 口服,每日 2 次,连用 14 日;或米诺环素 0.1g 口服,每日 2 次,连用 14 日
可选方案	**方案 1:喹诺酮类 + 甲硝唑方案** 左氧氟沙星 0.5g 口服,每日 1 次,连用 14 日;或莫西沙星 0.4g 口服,每日 1 次,连用 14 日;加用甲硝唑 0.4g 口服,每日 2 次,连用 14 日 **方案 2:大环内酯类 + 甲硝唑方案** 阿奇霉素 0.5g 口服,每日 1 次,应用 1～2 日后改为 0.25g 口服,每日 1 次,连用 7 日;加用甲硝唑 0.4g 口服,每日 2 次,连用 14 日

2. 静脉给药方案　若患者病情严重,一般情况差,不能排除急症手术可能;或伴有输卵管卵巢脓肿、高热、恶心、呕吐或妊娠;或门诊治疗无效;或不能耐受口服抗菌药物;或诊断不明确,均应住院给予静脉抗菌药物治疗为主的综合治疗。

(1)支持疗法:卧床休息,半卧位有利于脓液积聚于直肠子宫陷凹而使炎症局限。给予高热量、高蛋白、高维生素流食或半流食,补充液体,注意纠正电解质紊乱及酸碱失衡。高热时采用物理降温。

(2)抗菌药物治疗:初始给药途径以静脉滴注为主,起效快,在临床症状改善后,应继续静脉给药至少 24 小时,然后转为口服药物治疗,至少给予 14 日。常用的配伍方案见表 20-3。

若为淋病奈瑟球菌感染,首选头霉素或头孢菌素类药物。目前由于耐喹诺酮类药物淋病奈瑟球菌株的出现,不推荐该类药物治疗盆腔炎性疾病。若存在以下因素:淋病奈瑟球菌地区流行率低、有

表 20-3　盆腔炎性疾病静脉用药方案

方案选择	用药方案
首选方案	**β- 内酰胺类 + 四环素类（+ 甲硝唑）方案** 头孢曲松钠 1g，静脉滴注，每 24 小时 1 次；或头孢替坦 2g，静脉滴注，每 12 小时 1 次；或头孢西丁钠 2g，静脉滴注，每 6 小时 1 次；加用多西环素 0.1g，口服，每 12 小时 1 次；或米诺环素 0.1g，口服，每 12 小时 1 次 若选用的抗菌药物未覆盖厌氧菌，加用甲硝唑 0.5g，静脉滴注，每 12 小时 1 次；或甲硝唑 0.4g，口服，每 12 小时 1 次
可选方案	**方案 1：氨苄西林 + 四环素类方案** 氨苄西林舒巴坦 3g，静脉滴注，每 6 小时 1 次；加用多西环素 0.1g，口服，每 12 小时 1 次；或米诺环素 0.1g，口服，每 12 小时 1 次 **方案 2：克林霉素 + 庆大霉素方案** 克林霉素 0.9g，静脉滴注，每 8 小时 1 次；加用庆大霉素，首次负荷剂量为 2mg/kg，静脉滴注或肌内注射，维持剂量 1.5mg/kg，每 8 小时 1 次 **方案 3：喹诺酮类 + 甲硝唑方案** 氧氟沙星 0.4g，静脉滴注，每 12 小时 1 次；或左氧氟沙星 0.5g，静脉滴注，每日 1 次；加用甲硝唑 0.5g，静脉滴注，每 12 小时 1 次

良好的随访条件、头孢菌素不能应用（对头孢菌素类药物过敏）等，可考虑应用喹诺酮类药物，但在开始治疗前，必须进行淋病奈瑟球菌培养及药敏试验。

3. 影像学引导下的穿刺治疗　穿刺治疗联合抗菌药物可作为盆腔脓肿的治疗手段之一。常用的影像学引导包括超声、CT，穿刺途径可根据脓肿具体位置选择经腹、经阴道、经直肠、经臀部，穿刺治疗方式包括穿刺抽吸术和穿刺置管引流术。适应证包括：脓肿较大和 / 或抗菌药物治疗效果差者；药物治疗症状缓解，巩固治疗后包块仍未消失但已局限化；多次盆腹腔手术史或复发脓肿，盆腹腔粘连重，评估手术困难者；高龄体质差，合并心肺等脏器功能不全的疾病而不能耐受手术者。穿刺时要注意避开肠管、大血管及重要脏器。

4. 手术治疗　主要用于抗菌药物控制不满意的输卵管卵巢脓肿或盆腔脓肿。手术指征有：①药物治疗无效。输卵管卵巢脓肿或盆腔脓肿经药物治疗 48～72 小时，体温持续不降，患者中毒症状加重或包块增大者，应及时手术，以免发生脓肿破裂。②脓肿持续存在。经药物治疗或穿刺治疗病情有好转，但包块持续存在或复发，应手术切除，以免日后再次急性发作。③脓肿破裂。突然腹痛加剧，寒战、高热、恶心、呕吐、腹胀，检查腹部拒按或有中毒性休克表现，应怀疑脓肿破裂。若脓肿破裂未及时诊治，死亡率高。因此，一旦怀疑脓肿破裂，需立即在抗菌药物治疗的同时行探查手术。

手术途径及手术范围，应根据患者症状轻重、脓肿大小、病变累及范围、患者一般状态、是否保留生育功能等全面考虑。手术途径有腹腔镜手术及开腹手术。手术范围可行脓肿切开引流或患侧附件切除术，甚至行全子宫及双侧附件切除术。

5. 中药治疗　在抗菌药物治疗的基础上，辅以中药治疗，能减少慢性盆腔痛等后遗症的发生。

【性伴侣的治疗】

对盆腔炎性疾病患者出现症状前 60 日内接触过的性伴侣进行检查和治疗。如果最近一次性交发生在 60 日前，则应对最后的性伴侣进行检查、治疗。在女性盆腔炎性疾病患者治疗期间应避免无保护性性交。

【随访】

抗菌药物治疗的患者，应在 72 小时内随诊，明确有无临床情况的改善。若抗菌药物治疗有效，在治疗后的 72 小时内患者的临床表现应有改善，如体温下降，腹部压痛、反跳痛减轻，子宫颈举痛、子宫压痛、附件区压痛减轻。若此期间症状无改善，需进一步检查，重新进行评价，必要时腹腔镜探查。无论其性伴侣接受治疗与否，建议沙眼衣原体和淋病奈瑟球菌感染者治疗后 4～6 周以及 3～6 个月复查。若 3～6 个月时未复查，应于治疗后 1 年内任意 1 次就诊时复查。

【盆腔炎性疾病后遗症】

若盆腔炎性疾病未得到及时正确的诊断或治疗,可能会发生盆腔炎性疾病后遗症(sequelae of PID),其主要病理改变为组织破坏、广泛粘连、增生及瘢痕形成,可表现为:①慢性输卵管炎,可导致输卵管阻塞、输卵管增粗;②输卵管卵巢粘连形成输卵管卵巢包块;③若输卵管伞端闭锁、浆液性渗出物聚集形成输卵管积水;输卵管积脓或输卵管卵巢脓肿形成后脓液被吸收,由浆液性渗出物形成输卵管积水或输卵管卵巢囊肿;④盆腔结缔组织表现为子宫主韧带、子宫骶韧带增生变厚,若病变广泛,可使子宫固定。

1. 临床表现

(1)不孕:输卵管粘连阻塞可致不孕。盆腔炎性疾病后不孕发生率为20%～30%。

(2)慢性盆腔痛:炎症形成的粘连、瘢痕以及盆腔充血,常引起下腹部坠胀、疼痛及腰骶部酸痛,常在劳累、性交后及月经前后加剧。文献报道约20%急性盆腔炎发作后遗留慢性盆腔痛。慢性盆腔痛常发生在急性发作后的4～8周。

(3)异位妊娠:盆腔炎性疾病后异位妊娠发生率是正常女性的8～10倍。

(4)盆腔炎性疾病反复发作:由于盆腔炎性疾病造成的输卵管组织结构破坏,局部防御功能减退,若患者仍有同样的高危因素,可造成盆腔炎性疾病反复发作。有盆腔炎性疾病病史者,约25%将再次发作。

2. 体格检查　若为输卵管病变,则在子宫一侧或两侧触到条索状增粗输卵管,并有轻度压痛;若为输卵管积水或输卵管卵巢囊肿,则在盆腔一侧或两侧触及囊性肿物,活动多受限;若为盆腔结缔组织病变,子宫常呈后倾后屈,活动受限或粘连固定,子宫一侧或两侧有片状增厚、压痛,子宫骶韧带常增粗、变硬,有触痛。

3. 治疗　盆腔炎性疾病后遗症,需根据不同情况选择治疗方案。不孕患者,多需要辅助生殖技术协助受孕。慢性盆腔痛患者,尚无有效的治疗方法,对症处理或给予中药、理疗等综合治疗,治疗前需排除子宫内膜异位症等其他引起盆腔痛的疾病。盆腔炎性疾病反复发作者,在抗菌药物治疗的基础上,可根据具体情况选择手术治疗。

【预防】

①注意性生活卫生,减少性传播疾病的发生。对沙眼衣原体感染高危女性筛查和治疗可降低盆腔炎性疾病发生率。②及时治疗下生殖道感染。③公共卫生教育,提高公众对生殖道感染的认识,宣传预防感染的重要性。④严格掌握妇科手术指征,做好术前准备,术时注意无菌操作,预防感染。⑤及时治疗盆腔炎性疾病,防止后遗症发生。

第二节 ｜ 生殖器结核

【知识要点】

- 生殖器结核是由结核分枝杆菌引起的女性生殖器炎症,血行传播为最主要的传播途径。
- 常见临床症状为不孕、月经异常、下腹坠痛及发热、盗汗等。
- 临床诊断较为困难,根据病史、临床表现及辅助检查进行诊断。以抗结核药物治疗为主,必要时手术治疗。

由结核分枝杆菌引起的女性生殖器炎症,称为生殖器结核(genital tuberculosis),又称结核性盆腔炎。包括卵巢结核、输卵管结核、子宫内膜结核、子宫颈结核、外阴和阴道结核、盆腔腹膜结核。多见于20～40岁女性,近年来发现在40～50岁女性中发病率有升高趋势。

【传播途径】

生殖器结核是全身结核的表现之一,常继发于身体其他部位结核如肺结核、肠结核、腹膜结核等,约10%肺结核患者伴有生殖器结核。生殖器结核潜伏期很长,可达1～10年,多数患者在日后发现生殖器结核时,其原发病灶已经痊愈。生殖器结核常见的传播途径如下。

1. **血行传播**　为最主要的传播途径。青春期时正值生殖器官发育,血供丰富,结核分枝杆菌易通过血行传播。结核分枝杆菌感染肺部后,约1年内可感染内生殖器,由于输卵管黏膜有利于结核分枝杆菌的潜伏感染,结核分枝杆菌首先侵袭输卵管,然后依次扩散到子宫内膜、卵巢,侵袭子宫颈、阴道、外阴者较少。

2. **直接蔓延**　腹膜结核、肠结核可直接蔓延到内生殖器。

3. **淋巴传播**　较少见。消化道结核可通过淋巴管传播感染内生殖器。

4. **性交传播**　极罕见。男性患泌尿系统结核,通过性交传播上行感染。

【病理】

1. **输卵管结核**　占女性生殖器结核的90%～100%,即几乎所有的生殖器结核均累及输卵管,双侧居多。由于不同感染途径,结核性输卵管炎初期分为3种类型:①结核性输卵管周围炎,输卵管浆膜表面满布灰白色粟粒样小结节,开始并不累及深肌层和黏膜组织;②结核性输卵管间质炎,系血行播散而来,最初在黏膜下层或肌层出现散在的小结节,继续发展向黏膜和浆膜方向侵袭;③结核性输卵管黏膜炎,系输卵管黏膜首先受累,常发生于输卵管远端。随着细菌毒力及机体免疫力的不同,病变继续发展,分2种类型:①增生粘连型:较为普遍,80%属于此类,管壁增粗,变硬,伞端肿大尤为明显,但管口可能张开,状如烟斗;②渗出型:由于管壁有干酪样坏死而黏膜有粘连,管腔内大量渗出物不能外溢以致管腔严重肿胀形成输卵管积脓。

2. **子宫内膜结核**　常由输卵管结核蔓延而来,占生殖器结核的50%～80%。输卵管结核患者约半数同时有子宫内膜结核。早期病变出现在两侧子宫角,子宫大小、形状无明显变化,随着病情进展,子宫内膜受到不同程度结核病变破坏,最后代以瘢痕组织,可使子宫腔粘连变形、缩小。

3. **卵巢结核**　占生殖器结核的20%～30%,主要由输卵管结核蔓延而来,因有白膜包围,通常仅有卵巢周围炎,侵袭卵巢深层较少。少部分卵巢结核由血行传播而致,可在卵巢深部形成结节及干酪样坏死性脓肿。

4. **子宫颈结核**　较少见,占生殖器结核的10%～20%。常由子宫内膜结核蔓延而来或经淋巴或血行传播,病变可表现为乳头状增生或溃疡,外观易与子宫颈癌混淆。

5. **盆腔腹膜结核**　盆腔腹膜结核多合并输卵管结核。根据病变特征不同分为:①渗出型,以渗出为主,特点为腹膜及盆腔脏器浆膜面布满无数大小不等的散在灰黄色结节,渗出物为浆液性草黄色澄清液体,积聚于盆腔,有时因粘连形成多个包裹性囊肿;②粘连型,以粘连为主,特点为腹膜增厚,与邻近脏器之间发生紧密粘连,粘连间的组织常发生干酪样坏死,易形成瘘管。

【临床表现】

依病情轻重、病程长短而异。有的患者无任何症状,有的患者则症状较重。

1. **症状**

（1）不孕:多数生殖器结核因不孕而就诊。在原发性不孕患者中生殖器结核为常见原因之一。由于输卵管黏膜破坏与粘连,常使管腔阻塞;或因输卵管周围粘连,有时管腔尚保持部分通畅,但黏膜纤毛被破坏,输卵管僵硬、蠕动受限,丧失运输功能;子宫内膜结核影响受精卵的着床与发育,也可致不孕。

（2）月经失调:早期因子宫内膜充血及溃疡,可有经量过多;晚期因子宫内膜遭不同程度破坏而表现为月经稀少或闭经。多数患者就诊时已为晚期。

（3）下腹坠痛:由于盆腔炎性疾病和粘连,可有不同程度的下腹坠痛,经期加重。

（4）全身症状:若为活动期,可有结核病的一般症状,如发热、盗汗、乏力、食欲缺乏、体重减轻等。轻者全身症状不明显,有时仅有经期发热,但症状重者可有高热等全身中毒症状。

2. **体征**　由于病变程度与范围不同而有较大差异,较多患者因不孕行诊断性刮宫、子宫输卵管造影及腹腔镜检查才发现患有盆腔结核,而无明显体征和其他自觉症状。严重盆腔结核常合并腹膜结核,检查腹部时有柔韧感或腹腔积液征,形成包裹性积液时,可触及囊性包块,边界不清,不活动。子宫一般发育较差,往往因周围有粘连使活动受限。若附件受累,在子宫两侧可触及条索状的输卵管或输卵管与卵巢等粘连形成的大小不等及形状不规则的包块,质硬、表面不平,呈结节状突起,或可触及钙化结节。

【诊断】

多数患者缺乏明显症状,阳性体征不多,故诊断时易被忽略。为提高确诊率,应详细询问病史,尤其当患者有原发性不孕、月经稀少或闭经时,未婚青年女性有低热、盗汗、盆腔炎性疾病或腹腔积液时,既往有结核病接触史或本人曾患肺结核、胸膜炎、肠结核时,均应考虑有生殖器结核的可能。若能找到病原学或组织学证据即可确诊。常用的辅助诊断方法如下。

1. **子宫内膜病理检查**　是诊断子宫内膜结核最可靠的依据。由于经前子宫内膜较厚,若有结核分枝杆菌,此时阳性率高,故应选择在经前1周或月经来潮6小时内行刮宫术。术前3日及术后4日应每日肌内注射链霉素0.75g及口服异烟肼0.3g,以预防刮宫引起结核扩散。由于子宫内膜结核多由输卵管蔓延而来,故刮宫时应注意刮取子宫角部内膜,并将刮出物送病理检查,在病理切片上找到典型结核结节,诊断即可成立,但阴性结果并不能排除结核的可能。若有条件应将部分刮出物或分泌物做结核分枝杆菌培养。若子宫腔小而坚硬,无组织物刮出,结合临床病史及症状,也应考虑为子宫内膜结核,并做进一步检查。若子宫颈可疑结核,应做活组织检查确诊。

2. **影像学检查**

(1)胸部X线片或CT:可发现不同时期、不同位置、不同大小的结核病灶。

(2)盆腔X线片或CT:发现孤立钙化点,提示曾有盆腔淋巴结结核病灶。

(3)子宫输卵管造影:宜选择在经后2～3日进行,闭经者随时可进行。附件有炎性包块且有发热者禁忌。为防止病灶激活扩散可于造影前后肌内注射链霉素及口服异烟肼等抗结核药物。

可能见到下列征象:①子宫腔呈不同形态和不同程度狭窄或变形,边缘呈锯齿状;②输卵管管腔有多个狭窄部分,呈典型串珠状或显示管腔细小而僵直;③盆腔淋巴结、输卵管、卵巢部位有钙化灶;④若碘油进入子宫一侧或两侧静脉丛,应考虑有子宫内膜结核的可能。子宫输卵管造影对生殖器结核的诊断帮助较大,但也有可能将输卵管管腔中的干酪样物质及结核分枝杆菌带到腹腔。

3. **超声检查**　经阴道超声检查可发现分隔状腹腔积液;双侧附件散在小钙化灶;网膜增厚;腹膜增厚等。

4. **腹腔镜检查**　能直接观察子宫、输卵管浆膜面有无粟粒样结节,并可取腹腔积液行结核分枝杆菌培养,或在病变处做活组织检查。做此项检查时应注意避免肠道损伤。

5. **宫腔镜检查**　对子宫内膜结核的诊断有一定价值。宫腔镜下可直视病变的部位,病变的程度,子宫腔结构的变化。同时取组织做病理检查可提高阳性诊断率。为防止病灶激活扩散,术中应降低膨宫压力,术后预防性应用抗结核药物。

6. **结核分枝杆菌检查**　取月经血或子宫腔刮出物或腹腔积液做结核分枝杆菌检查,常用方法:①涂片抗酸染色查找结核分枝杆菌;②结核分枝杆菌培养,此法准确,但结核分枝杆菌生长缓慢,通常1～2个月才能得到结果;③分子生物学方法,如PCR技术,方法快速、简便,但可能出现假阳性;④动物接种,方法复杂,需时较长,难以推广。

7. **结核菌素试验**　结核菌素试验阳性说明体内曾有结核分枝杆菌感染,若为强阳性说明目前仍有活动性病灶,但不能说明病灶部位,若为阴性一般情况下表示未有过结核分枝杆菌感染。

8. **γ干扰素释放试验**(interferon-γ release assay,IGRA)　是诊断结核病的方法之一,其包括QuantiFERON-TB试验和结核感染T细胞斑点试验(T-SPOT.TB)。其中T-SPOT.TB灵敏度和特异度最高。

9. **其他**　白细胞计数不高,分类中淋巴细胞增多,不同于化脓性盆腔炎性疾病;活动期红细胞沉降率增快,但正常不能除外结核病变,这些实验室检查均为非特异性,只能作为诊断参考。

【鉴别诊断】

结核性盆腔炎性疾病应与盆腔炎性疾病后遗症、子宫内膜异位症、卵巢恶性肿瘤,尤其是卵巢上皮性癌鉴别,诊断困难时,可做腹腔镜检查或剖腹探查确诊。

【治疗】

采用抗结核药物治疗为主,休息营养为辅,必要时手术治疗的治疗原则。

1. 抗结核药物治疗　抗结核药物治疗对 90% 女性生殖器结核有效。生殖器结核抗结核药物的选择、用法、疗程常参考肺结核病。药物治疗应遵循早期、联合、规律、适量、全程的原则。《中国结核病防治工作技术指南》(2021 年版)推荐:对于利福平敏感或耐药性未知患者,无特殊情况下推荐使用一线抗结核药物(异烟肼、利福平、利福喷丁、吡嗪酰胺、乙胺丁醇和链霉素)进行抗结核治疗,优先选用固定剂量复合剂。对利福平耐药患者,治疗方案分为长程治疗方案(至少由 4 种有效抗结核药物组成的 18~20 个月治疗方案,针对氟喹诺酮类敏感和耐药分别有推荐标准化方案)和短程治疗方案(由 7 种抗结核药物组成的 9~11 个月标准化组合治疗方案),如患者适合则优先选择短程治疗方案。

2. 支持疗法　急性患者至少应休息 3 个月,慢性患者可以从事部分工作和学习,但要注意劳逸结合,加强营养,适当参加体育锻炼,增强体质。

3. 手术治疗　出现以下情况应考虑手术治疗:①盆腔包块经药物治疗后缩小,但不能完全消退;②治疗无效或治疗后又反复发作者,或难以与盆腹腔恶性肿瘤鉴别者;③盆腔结核形成较大的包块或较大的包裹性积液者;④子宫内膜结核严重,内膜破坏广泛,药物治疗无效者。为避免手术时感染扩散,提高手术后治疗效果,手术前后需应用抗结核药物治疗。手术范围根据患者年龄、病变部位而定,年龄大患者手术以全子宫及双侧附件切除术为宜;年轻女性应尽量保留卵巢功能;病变局限于输卵管、迫切希望生育者,可行双侧输卵管切除术,保留卵巢及子宫。由于生殖器结核所致的粘连常较广泛而紧密,术前应做好肠道清洁准备,术时应注意解剖关系,避免损伤。

【预后】

虽然生殖器结核经规范抗结核药物治疗取得良好疗效,但治疗后的妊娠成功率极低,部分希望妊娠者可行辅助生殖技术助孕。

【预防】

增强体质,做好卡介苗接种,积极防治肺结核、淋巴结结核和肠结核等。

(王晓黎)

思考题:

简述盆腔炎性疾病的防治策略。

思考题解题思路

本章目标测试

本章思维导图

第二十一章 | 性传播疾病

性传播疾病（sexually transmitted disease，STD）指主要通过性接触、类似性行为及间接性接触传染的一组疾病。女性常见的 STD 包括淋病、梅毒、尖锐湿疣、沙眼衣原体感染、支原体感染、生殖器疱疹、艾滋病。STD 不仅引起泌尿生殖器官病变，还可累及全身各器官，严重者危及生命。妊娠期的性传播疾病还可导致母胎并发症。

第一节 | 淋 病

【知识要点】

● 由淋病奈瑟球菌感染引起的泌尿生殖系统感染。

● 无并发症淋病以淋球菌性子宫颈炎最常见，10%～20% 可发展为有并发症淋病。

● 治疗以第三代头孢菌素类为主，妊娠期首选治疗方案与非妊娠期相同。

淋病（gonorrhea）是由淋病奈瑟球菌（*Neisseria gonorrhoeae*）感染引起的以泌尿生殖系统化脓性感染为主要表现的 STD，也可有眼、咽、直肠感染和播散性淋球菌感染。潜伏期短、传染性强，可导致多种并发症和后遗症。

【发病相关因素】

淋病奈瑟球菌，简称淋球菌，是无鞭毛、无芽孢的革兰氏阴性球菌，人类是其唯一的自然宿主。淋球菌主要侵袭泌尿生殖道黏膜，导致黏膜细胞溶解破裂，出现充血、水肿和化脓。若未得到及时诊治，可发展为慢性感染。

【传播途径】

主要通过性接触传播，少数情况下也可通过接触有淋球菌的分泌物或被污染的衣物或器具而传播。孕妇感染后可累及绒毛膜、羊膜导致胎儿宫内感染。新生儿经过患病母亲的产道时，眼部被感染可引起新生儿淋菌性眼炎。

【对母儿的影响】

妊娠各期感染淋球菌对妊娠结局均有不良影响。妊娠早期淋菌性子宫颈管炎可致感染性流产和流产后感染。妊娠晚期可使胎膜脆性增加，易发生绒毛膜羊膜炎、宫内感染、胎儿窘迫、胎儿生长受限、死胎、胎膜早破和早产等。分娩后产妇抵抗力低，易促使淋病播散，引起子宫内膜炎、输卵管炎等产褥感染，严重者可致播散性淋病。约 1/3 胎儿通过未经治疗产妇的软产道感染淋球菌，引起新生儿淋菌性结膜炎、肺炎，甚至出现败血症，使围产儿死亡率增加。

【临床表现】

1. **无并发症淋病** 主要累及下泌尿生殖道。以淋菌性子宫颈炎最常见，表现为阴道黏液脓性分泌物增多、外阴瘙痒或灼热。妇科检查子宫颈水肿、充血、脓性分泌物附着等表现，也可有尿道炎、尿道旁腺炎、前庭大腺炎等表现。

2. **有并发症淋病** 10%～20% 的患者可发展为有并发症淋病。急性期表现为腹痛、性交痛、异常阴道流血、发热。妇科检查可有典型的盆腔炎性疾病体征。若治疗不当，可反复发作，导致不孕、输卵管妊娠或慢性盆腔痛。淋球菌经血行播散可导致播散性淋病,表现为发热、寒战、关节炎-皮炎综合征等全身不适,但临床上较罕见。

【诊断与鉴别诊断】

根据病史、临床表现和实验室检查作出诊断。实验室检查包括:①核酸扩增试验(NAAT)灵敏度高,适用于多种泌尿生殖道样本;②培养法特异度高,灵敏度低于核酸检测,尤其适用于治疗失败或怀疑感染耐药菌株时;③革兰氏染色镜检不作为首选检测方法,因子宫颈分泌物可能存在其他非致病性革兰氏阴性球菌;④抗原检测,采用酶免疫测定(enzyme immunoassay,EIA)检测子宫颈拭子或尿液样本中的淋球菌抗原,目前未广泛应用。本病需与其他性传播病原体感染,如沙眼衣原体、单纯疱疹病毒、梅毒螺旋体感染,以及阴道毛滴虫病、外阴阴道假丝酵母菌病及非淋菌性尿道炎等进行鉴别。

【治疗】

治疗原则是及时、足量、规范化应用抗菌药物。

1. **无并发症淋病推荐治疗方案**　头孢曲松钠 0.5g 或 1g 单次肌内注射或静脉给药;或大观霉素 2g(子宫颈炎 4g)单次肌内注射。可选方案:头孢噻肟 1g 单次肌内注射;或其他第三代头孢菌素类,如已证明其疗效较好,亦可作可选药物。若未排除沙眼衣原体混合感染,加用抗沙眼衣原体感染药物。

2. **有并发症淋病推荐治疗方案**　头孢曲松钠 1g 肌内注射或静脉注射,每日 1 次,共 10 日,联合多西环素 0.1g 口服,每日 2 次,共 14 日;淋菌性盆腔炎时联合甲硝唑 0.4g 口服,每日 2 次,共 14 日。

3. **妊娠期治疗方案**　妊娠期淋病按照其不同感染类型采用相应的非妊娠期患者治疗方案。未排除衣原体混合感染的孕妇,推荐加用阿奇霉素或红霉素。

4. **分娩期处理**　妊娠期淋病不是剖宫产的指征,可在分娩期及分娩后治疗孕妇及新生儿。分娩后新生儿应尽快给予 0.5% 红霉素眼膏预防淋菌性眼炎,并预防性使用头孢曲松钠 20~50mg/kg(最大剂量不超过 250mg)单次肌内注射或静脉注射。应注意新生儿播散性淋病的发生,治疗不及时可致新生儿死亡。

【随访】

所有患者(包括孕妇)在治疗后 2 周~3 个月都应接受复查;持续存在淋病高风险的孕妇应在妊娠晚期复查。

第二节 │ 梅　毒

【知识要点】

- 由梅毒螺旋体引起的慢性全身性感染,临床表现取决于疾病分期。
- 根据疾病分期选择治疗方案,首选青霉素类药物。
- 妊娠期梅毒首选治疗方案同非妊娠期,且新生儿出生后应尽快开始抗梅毒治疗。

梅毒(syphilis)是由梅毒螺旋体(*Treponema pallidum*)感染引起的慢性系统性 STD。梅毒螺旋体可侵袭全身各组织器官,临床表现多样。若不及时治疗,随时间推移可呈现不同的分期。

【发病相关因素】

梅毒螺旋体,又称苍白螺旋体,不易在人工培养基生长。梅毒螺旋体通过黏多糖酶降解细胞表面的黏多糖,造成组织溃疡性病损或坏死。抗梅毒螺旋体抗体对机体无保护作用,在血清中可长期甚至终身存在。

【传播途径】

性接触传播为最主要传播途径。偶可因哺乳、接触污染衣物或通过医源性途径而感染。未经治疗的患者在感染后 1~2 年具有强传染性,随着病期延长,传染性逐渐减弱,病期超过 4 年者基本无传染性。

妊娠4个月后,梅毒螺旋体可通过胎盘及脐静脉由母体传染给胎儿,引起先天性梅毒。梅毒孕妇即使病期超过4年,梅毒螺旋体仍可通过胎盘感染胎儿,导致先天性梅毒。新生儿也可在分娩过程中被感染,但不属先天性梅毒。

【对母儿的影响】

梅毒螺旋体可经胎盘传给胎儿引起流产、早产、死胎、低体重儿和先天性梅毒。先天性梅毒儿约占死胎的30%,即使幸存,病情也较重。早期表现为皮肤大疱、皮疹、鼻炎及鼻塞、肝脾大、淋巴结肿大;晚期多出现在2岁以后,表现为楔状齿、鞍鼻、间质性角膜炎、骨膜炎、神经性耳聋等,病死率及致残率均明显增高。

【临床表现】

早期主要表现为硬下疳、硬化性淋巴结炎、全身皮肤黏膜损害(如梅毒疹、扁平湿疣、梅毒性脱发及口、舌、咽喉或生殖器黏膜红斑、水肿和糜烂等),晚期表现为永久性皮肤黏膜损害,并可侵袭心血管、神经系统等多种组织器官而危及生命。

【诊断与鉴别诊断】

根据传播途径不同,梅毒分为获得性(后天性)梅毒及胎传(先天性)梅毒。根据病程不同,分为早期梅毒和晚期梅毒。早期梅毒包括一期梅毒、二期梅毒和早期潜伏梅毒;晚期梅毒包括三期梅毒、心血管梅毒、神经梅毒和晚期潜伏梅毒。一期梅毒主要表现为硬下疳及硬化性淋巴结炎,一般无全身症状,常可在数周内自愈,约25%未治疗或治疗不彻底者可发展为二期梅毒,后者主要表现为皮肤黏膜及系统性损害。早期梅毒未治疗或治疗不当,经过3~4年(最早2年,最晚20年),约40%的患者发展为三期梅毒,主要表现为结节性梅毒疹和梅毒性树胶肿,此外还可侵袭全身各重要组织和器官。

凡有梅毒感染史,无临床症状或临床症状已消失,除梅毒血清学阳性外无任何阳性体征,且脑脊液检查正常者称为潜伏梅毒。病程在2年以内者为早期潜伏梅毒,病程2年以上者或无法判断病程者为晚期潜伏梅毒。

诊断除依据病史和临床表现外,主要依据以下实验室检查结果。

1. **病原体检查** 取病损处分泌物涂片,用暗视野显微镜或直接荧光抗体检查梅毒螺旋体确诊。

2. **血清学检查** ①非梅毒螺旋体抗原试验:半定量抗体滴度测定,包括快速血浆反应素试验(RPR)、性病研究实验室试验(VDRL)等方法,灵敏度高、特异度低,可反映感染活动性及治疗反应性,确诊需梅毒螺旋体试验。②梅毒螺旋体抗原试验:定性试验,包括梅毒螺旋体颗粒凝集试验(TPPA)、梅毒螺旋体血凝试验(TPHA)、荧光密螺旋体抗体吸收试验(FTA-ABS)等,测定血清特异性IgG抗体,但该抗体终身阳性,故不能用于观察疗效、鉴别复发或再感染。

3. **脑脊液检查** 用于诊断神经梅毒,包括脑脊液VDRL、白细胞计数和蛋白定量等。

诊断或高度怀疑先天性梅毒的依据:①先天性梅毒的临床表现;②病变部位、胎盘、羊水或脐血找到梅毒螺旋体;③体液中抗梅毒螺旋体IgM抗体阳性;④脐血或新生儿血非梅毒螺旋体试验抗体滴度较母血增高4倍以上。

一期梅毒应与软下疳、生殖器疱疹、下疳样脓皮病和生殖器部位肿瘤进行鉴别。二期梅毒应与银屑病、玫瑰糠疹、扁平苔藓和皮肤淋巴瘤等进行鉴别。三期梅毒应与皮肤结核、麻风和皮肤肿瘤等进行鉴别。

【治疗】

治疗原则是及早、足量、规范应用抗菌药物,尽可能避免并发症的发生。

1. **早期梅毒** 苄星青霉素240万U,分两侧臀部肌内注射,每周1次,连续2次;或普鲁卡因青霉素80万U,肌内注射,每日1次,连用15日。替代方案:头孢曲松钠0.5~1g,肌内注射或静脉注射,每日1次,连用10日。青霉素过敏者给予多西环素0.1g,口服,每日2次,连用15日。

2. **晚期梅毒** 苄星青霉素240万U,分两侧臀部肌内注射,每周1次,连续3次;或普鲁卡因青霉素80万U,肌内注射,每日1次,连用20日为1个疗程,也可考虑给予第2个疗程,疗程间停药2周。青霉素过敏者给予多西环素0.1g,口服,每日2次,连用30日。

3. **妊娠期梅毒**　苄星青霉素剂量同晚期梅毒;或普鲁卡因青霉素 80 万 U,肌内注射,每日 1 次,连用 15 日。孕妇如对青霉素过敏,目前尚无最佳替代治疗方案,可谨慎选用头孢曲松钠 1g,肌内注射,每日 1 次,连用 10 日。红霉素必须在确保无耐药的情况下方可使用。孕妇禁用四环素和多西环素。

4. **分娩期处理**　妊娠合并梅毒不是剖宫产指征。妊娠期用红霉素治疗的孕妇,在分娩后应使用多西环素(0.1g,每日 2 次,连用 15 日)复治,治疗期间暂停哺乳;因红霉素和阿奇霉素无法通过胎盘,新生儿出生后应尽快开始抗梅毒治疗。用青霉素治疗时应注意监测和预防吉 - 海反应,主要表现为发热、子宫收缩、胎动减少和胎心监护提示晚期减速等。分娩前已接受规范治疗且效果良好者,排除胎儿感染后可母乳喂养。

5. **先天性梅毒**　首选水剂青霉素 5 万 U/kg,静脉滴注,出生 7 日内,每 12 小时 1 次;出生 7 日后,每 8 小时 1 次,连用 10～14 日;或普鲁卡因青霉素 5 万 U/kg,肌内注射,每日 1 次,连用 10～14 日。

【随访】

经规范治疗后,应用非梅毒螺旋体抗原试验复查抗体滴度评价疗效。早期梅毒应在 3 个月后下降 2 个稀释度,6 个月后下降 4 个稀释度;多数一期梅毒 1 年后,二期梅毒 2 年后转阴。晚期梅毒治疗 2 年后仍有约 50% 未转阴。晚期梅毒抗体滴度低水平持续 3 年以上者可诊断为血清学固定。分娩后随访与未孕梅毒患者一致。梅毒孕妇分娩的新生儿应密切随诊。

第三节 | 尖锐湿疣

【知识要点】

- 由低危型人乳头瘤病毒感染引起的皮肤和黏膜疣状增生。
- 诊断可依据典型临床表现和病史,不典型病变可结合组织病理进行诊断。
- 治疗包括药物、物理和手术治疗,妊娠期可选择物理或手术治疗。

尖锐湿疣(condyloma acuminatum,CA),是由低危型人乳头瘤病毒(human papilloma virus,HPV)感染引起的皮肤和黏膜疣状增生 STD。

【发病相关因素】

HPV 是一类无包膜的双链 DNA 病毒,临床可见的尖锐湿疣 90% 以上由 HPV6 型或 11 型引起,也可合并 HPV16、18、31、33 和 35 型等高危型感染。过早性行为、多个性伴侣等不安全性行为是尖锐湿疣的主要危险因素。

【传播途径】

主要传播途径是性传播。生殖道感染的孕妇可通过胎盘、软产道将 HPV 垂直传播给新生儿。少数情况可因口、手与生殖器的接触而感染。

【对母儿的影响】

妊娠期病灶易生长迅速。巨大尖锐湿疣可阻塞产道。妊娠期尖锐湿疣有垂直传播危险。婴幼儿感染 HPV 6 型和 11 型可引起呼吸道乳头瘤。

【临床表现】

通常无自觉症状,偶可有外阴瘙痒、灼痛或异物感。病灶可单发或多发,初起为单个或多个散在的淡红色小丘疹,后逐渐增多、增大,可融合呈乳头状、菜花状或鸡冠状,表面易发生糜烂,有渗液、浸渍和破溃,也可合并出血及感染。病变多发生在性交易受损部位,如阴唇后联合、小阴唇内侧、阴道前庭、尿道外口或肛周部位,也可累及阴道、子宫颈或尿道。

【诊断与鉴别诊断】

根据典型临床皮损,结合病史可诊断。实验室检查包括:①醋酸试验,因诊断阳性预测值低,仅适用于治疗过程中对可疑皮损的鉴别;②皮肤镜和阴道镜,有助于诊断微小皮损;③组织病理活检,典型皮损,组织病理活检不是必需的,如皮损不典型、诊断不明确或病情加重者,应取活检行组织病理学检查;④HPV 检测,皮损 HPV 检测并非诊断的常规必需项目。

本病需与以下疾病进行鉴别:①鳞状上皮乳头状疣、假性湿疣、皮脂腺异位症和光泽苔藓、扁平苔藓等良性丘疹性皮肤病;②传染性软疣、梅毒等其他性传播疾病;③生殖器癌前病变以及恶性肿瘤等。

【治疗】

治疗原则以局部去除疣体为主,尽可能消除疣体周围亚临床感染和潜伏感染,减少复发。包括外用药物、物理和手术治疗,根据患者情况制定个体化治疗方案。

1. **外用药物治疗**　疣体较小、局限者可选用 5% 咪喹莫特乳膏、0.5% 鬼臼毒素酊、5% 氟尿嘧啶乳膏。注意局部不良反应及处理。妊娠期不宜应用。

2. **物理治疗**　适用于病灶广泛或多发的患者。包括冷冻消融、激光消融、微波治疗和光动力治疗。

3. **手术治疗**　有蒂、大体积疣,或其他治疗失败者,可行切除术。

4. **妊娠期治疗**　外阴较小病灶,可用 80%～90% 三氯醋酸局部涂擦。若病灶大且有蒂,可行物理治疗。巨大疣体可行手术切除。

5. **分娩期处理**　妊娠合并尖锐湿疣不是剖宫产指征。若病灶局限于外阴部,可经阴道分娩。若病灶广泛,阻塞产道,经阴道分娩易发生软产道损伤导致大出血,应行剖宫产术。

【随访与预防】

大多数复发或难治性病变发生在治疗后的最初 3 个月。治疗后 3 个月内,至少每 2 周随诊 1 次;3 个月后,可适当延长随访间隔期,直至末次治疗后 6～9 个月。性伴侣应接受尖锐湿疣的评估和治疗,推荐使用避孕套阻断传播途径。非孕期接种四价或九价 HPV 疫苗可有效预防 HPV 感染和尖锐湿疣的发生。

第四节 ｜ 沙眼衣原体感染

【知识要点】

● 由沙眼衣原体感染泌尿生殖道引起的 STD。

● 多数感染者无症状或症状轻微,部分表现为子宫颈炎、尿道炎或盆腔炎。

● 非妊娠期感染者治疗首选多西环素,妊娠期首选阿奇霉素。

生殖道沙眼衣原体(*Chlamydia trachomatis*)感染是一种以沙眼衣原体为致病菌的泌尿生殖系统感染。最常见的感染部位是子宫颈,其次是尿道、上生殖道,引起盆腔炎性疾病,可增加输卵管性不孕和异位妊娠风险。

【发病相关因素】

沙眼衣原体是一种真核细胞内寄生的原核细胞型微生物,主要感染上皮细胞,引起子宫颈、子宫内膜和输卵管黏膜炎症。

性活跃年轻女性沙眼衣原体感染率高,常合并其他性传播病原体感染,如支原体、淋病奈瑟球菌、阴道毛滴虫等。

【传播途径】

主要经性接触传播,间接传播少见。孕妇感染后可发生宫内感染。分娩时胎儿经软产道感染是最主要的垂直传播途径。

【对母儿的影响】

妊娠期感染沙眼衣原体可增加胎膜早破、早产和低体重儿的风险。新生儿感染主要表现为新生儿结膜炎和肺炎。

【临床表现】

多数感染者无症状或症状轻微,有症状者表现为阴道分泌物增多,上行感染可引起急性子宫颈炎、尿道炎、子宫内膜炎、异位妊娠、不孕等,严重者可见腹膜炎或肝周围炎。

【诊断与鉴别诊断】

诊断需结合病史、临床表现和实验室检查进行综合判断。实验室检查包括:①核酸检测,灵敏度和特异度高,应防止污染的假阳性;②抗原检测,包括直接免疫荧光和酶联免疫吸附试验(ELISA);③培养法,取子宫颈管拭子标本培养沙眼衣原体,因培养困难,临床很少应用;④抗体检测,新生儿衣原体肺炎血清沙眼衣原体 IgM 抗体滴度升高,有诊断意义。

本病需与淋病进行鉴别。

【治疗】

1. **子宫颈炎** 推荐多西环素 0.1g,口服,每日 2 次,连用 7 日。替代方案:阿奇霉素 1g,单次口服;或四环素 0.5g,每日 4 次,连用 7 日;或红霉素 0.5g,每日 4 次,连用 7 日;或氧氟沙星 0.3g,每日 2 次,连用 7 日。

2. **盆腔炎** 详见第二十章第一节。

3. **妊娠期治疗** 首选方案:阿奇霉素 1g,单次口服。替代方案:阿莫西林 0.5g,每日 3 次,连用 7 日;红霉素 0.5g,每日 4 次,连用 7 日。妊娠期忌用喹诺酮类和四环素类药物。

对可能感染的新生儿应及时治疗。新生儿肺炎推荐红霉素 50mg/(kg·d),分 4 次口服,连用 14 日。替代方案:阿奇霉素 20mg/(kg·d)口服,每日 1 次,连用 3 日。0.5% 红霉素眼膏或 1% 四环素眼膏出生后立即滴眼有助于预防沙眼衣原体眼炎,若有沙眼衣原体结膜炎可用 1% 硝酸银液滴眼。

【随访】

建议规范治疗后 3 个月复查。妊娠或症状持续存在者,在治疗完成至少 4 周后进行沙眼衣原体复查。

第五节 | 支原体感染

【知识要点】

- 支原体感染可无症状,部分可引起子宫颈炎、子宫内膜炎和盆腔炎。
- 无症状携带者无须治疗,有症状者需治疗。
- 下生殖道检出支原体且有症状的妊娠期女性首选阿奇霉素治疗。

感染人类泌尿生殖道的支原体主要有解脲支原体(*Ureaplasma urealyticum*,UU)、人型支原体(*Mycoplasma hominis*,MH)及生殖支原体(*Mycoplasma genitalium*,MG),是女性阴道炎和子宫颈炎的常见致病菌。

【发病相关因素】

支原体是独立生存的最小微生物,没有细胞壁。常存在于女性泌尿生殖道中,通过其表面蛋白黏附于泌尿生殖道的黏膜,常合并沙眼衣原体感染。

【传播途径】

支原体存在于阴道、子宫颈外口、尿道外口周围及尿液中,主要经性接触传播。孕妇感染后,可经胎盘垂直传播,或经生殖道上行扩散引起宫内感染。分娩过程中经污染的产道感染胎儿。

【对母儿的影响】

目前有关支原体感染是否与不良妊娠结局有关尚存争议。有证据表明支原体可导致羊膜腔感染,但妊娠期阴道支原体定植与低体重儿、胎膜早破及早产的发生无显著相关性。因此,建议如果怀疑下生殖道支原体上行感染至子宫腔导致绒毛膜羊膜炎和早产,需要从上生殖道取样进行评估。

【临床表现】

人型支原体感染主要引起阴道炎、子宫颈炎和输卵管炎,解脲支原体主要表现为非淋球菌性尿道炎,生殖支原体多引起子宫颈炎、子宫内膜炎和盆腔炎。支原体尤其是解脲支原体在泌尿生殖道存在定植现象,多与宿主共存,无感染症状,仅在某些条件下引起机会性感染。

【诊断与鉴别诊断】

有复发性子宫颈炎及患盆腔炎性疾病的女性应考虑检测支原体。实验室检查包括:①培养法,人型支原体或解脲支原体可通过培养检出,而生殖支原体生长极其缓慢,几乎无法通过体外培养诊断;②核酸检测,较培养法灵敏度高,可进行分型;③血清学检查,无症状女性血清特异性抗体水平低,再次感染后血清抗体可显著升高。

本病应与其他病原体引起的阴道炎、子宫颈炎、尿道炎及盆腔炎进行鉴别,尤其是沙眼衣原体和淋病奈瑟球菌。

【治疗】

若人型支原体和解脲支原体检测阳性但无症状,考虑为携带者,无须治疗。有症状者可选用多西环素 0.1g,口服,每日 2 次,连用 7 日;阿奇霉素 1g,单次口服,或 0.25g,每日 1 次,首次加倍,连用 5~7 日;左氧氟沙星 0.5g,口服,每日 1 次,连用 7 日;莫西沙星 0.4g,口服,每日 1 次,连用 7~14 日。若患者合并盆腔炎,疗程则需 14 日。

不需要对下生殖道检出支原体而无症状的孕妇进行干预和治疗,对有症状者首选阿奇霉素 1g 顿服,替代疗法为红霉素 0.5g 口服,每日 2 次,连用 14 日。新生儿感染选用红霉素 25~400mg/(kg·d),分 4 次静脉滴注,或口服红霉素,连用 7~14 日。

【随访】

目前没有最佳随访方案的证据。通常明确支原体感染的患者需要在治疗后随访,采用培养法宜在停药后 2 周复查,采用核酸检测法宜在停药后 4 周复查。

第六节 | 生殖器疱疹

【知识要点】
- 以单纯疱疹病毒为病原体的生殖道感染,分为初发性、复发性、亚临床型生殖器疱疹。
- 病情发作时应尽快启动抗病毒治疗,频繁复发者可采用长期抑制疗法。
- 妊娠期感染者抗病毒治疗可减轻症状,缩短病程,控制传染性。

生殖器疱疹(genital herpes,GH)是单纯疱疹病毒(herpes simplex virus,HSV)感染泌尿生殖器及肛周皮肤黏膜而引起的 STD。抗病毒治疗可缩短原发性感染患者症状和体征的持续时间,但尚不能彻底清除体内潜伏感染的 HSV,导致疾病迁延复发。

【发病相关因素】

HSV 属双链 DNA 病毒,分为 HSV-1 和 HSV-2 两个血清型。多数生殖器疱疹由 HSV-2 感染引起。HSV 侵入机体后,通过逆行转运方式进入感觉神经节,并长期潜伏于骶神经节。

【传播途径】

HSV 存在于皮损渗液、子宫颈和阴道分泌物、精液和前列腺液中,主要通过性接触传播。原发性 HSV 感染的孕妇可通过胎盘或子宫颈造成宫内感染。新生儿可通过子宫内、产道或产后接触感染 HSV,围产期经产道感染者占多数。

【对母儿的影响】

妊娠早期原发性感染多数不会导致流产或死胎,而妊娠晚期原发性感染可能与早产和胎儿生长受限有关。严重宫内感染病例罕见。

【临床表现】

生殖器疱疹分为初发性、复发性和亚临床型 3 种类型。

1. **初发性生殖器疱疹** 首次出现临床表现者,包括原发性生殖器疱疹(HSV 首次感染)和非原发性初发性生殖器疱疹(既往有 HSV 感染)。表现为生殖器及肛门皮肤簇集或散在的小水疱,破溃后形成糜烂或浅溃疡,后结痂自愈,自觉疼痛。常伴腹股沟淋巴结肿痛、发热、头痛、乏力等全身症状。

2. **复发性生殖器疱疹** 首次复发多出现在原发感染后 1~4 个月,皮损一般于原部位出现。皮损类似于原发性生殖器疱疹,但病情较轻,发疹前常有前驱症状(如局部烧灼感、针刺感或感觉异常等)。

3. **亚临床型生殖器疱疹** 50% 的 HSV-1 感染者和 70%~80% 的 HSV-2 感染者缺乏典型临床表现,是生殖器疱疹的主要传染源。其不典型皮损可表现为生殖器部位的微小裂隙、溃疡等。

【诊断与鉴别诊断】

因临床表现缺乏特异性,诊断需依据实验室检查。实验室检查包括:①核酸检测,检测皮损标本、血液、脑脊液和子宫颈分泌物 HSV DNA,可提高诊断灵敏度,并可分型。②病毒培养:取皮损处标本行病毒培养、分型和药敏试验。因病毒培养困难,临床少用。③抗原检测,直接免疫荧光法或酶联免疫试验检测皮损标本 HSV 抗原,是临床常用快速诊断方法。④血清学检测,用 ELISA 检测血清及新生儿脐血中特异性 HSV IgG、IgM,以判断孕妇感染状态;脐血中 HSV IgM 阳性,提示子宫内感染。

本病需与硬下疳、软下疳、带状疱疹、贝赫切特病及药疹等进行鉴别。

【治疗】

1. **初发性感染** 在出现病变后 72 小时内尽快启动抗病毒治疗。可选择以下药物:①阿昔洛韦 0.2g,口服,每日 5 次,连用 7~10 日;或 0.4g,口服,每日 3 次,连用 7~10 日。②泛昔洛韦 0.25g,口服,每日 3 次,连用 7~10 日;或伐昔洛韦 0.5g,口服,每日 2 次,连用 7~10 日。

2. **复发性感染** 分为发作期治疗和长期抑制疗法。发作期治疗是指在患者病情发作时应尽可能在疾病发作后 24 小时内启动抗病毒治疗。可选择以下药物:①阿昔洛韦 0.8g,口服,每日 2 次,连用 5 日;或 0.4g,每日 3 次,连用 5 日。②泛昔洛韦 1g,口服,每日 2 次,用 1 日;或 0.5g,口服 1 次,再改为 0.25g,每日 2 次,连用 2 日;或 0.125g,每日 2 次,连用 5 日。③伐昔洛韦 0.5g,口服,每日 2 次,连用 3 日;或 1g,每日 1 次,连用 5 日。频繁复发(每年 ≥6 次)的患者可采用长期抑制疗法,疗程一般为 4~12 个月,可选择阿昔洛韦 0.4g,口服,每日 2 次;或泛昔洛韦 0.25g,口服,每日 2 次;或伐昔洛韦 0.5g,口服,每日 1 次。

3. **妊娠期治疗** 尽管部分感染具有自限性,但治疗有利于减轻症状,缩短病程,控制传染性。妊娠早期应用阿昔洛韦对胎儿或新生儿的安全性需要更多证据,可选用阿昔洛韦 0.4g 口服,每日 3 次,连用 7~10 日;若 10 日后未完全治愈,可延长治疗时间。随后,应在妊娠 36 周时重新开始阿昔洛韦抗病毒治疗直至分娩,以抑制病毒复制。

4. **分娩期处理** ①有感染史的孕妇,分娩前应对可疑病变进行病毒培养或 PCR,建议在妊娠 35~36 周定量检测血清 IgG、IgM 抗体。②有生殖道活动性疱疹或前驱症状者,建议剖宫产分娩。有感染史,但分娩时没有活动性生殖器病变不是剖宫产指征。③分娩时应避免有创操作如人工破膜、使用头皮电极、胎头吸引器或产钳助产术等,以减少新生儿暴露于 HSV 的机会。④活动性感染产妇,乳房若没有活动性损伤可以哺乳,但应严格洗手。⑤哺乳期禁用泛昔洛韦,慎用阿昔洛韦和伐昔洛韦。

【随访】

每年评估是否需要持续抑制性抗病毒治疗,因无论是否进行抗病毒治疗,复发的次数都会随着时间推移而减少。

第七节 | 艾滋病

【知识要点】

● 分为急性 HIV 感染、无症状 HIV 感染和艾滋病 3 个阶段。

● 目前尚无治愈方法,应在确诊后立即启动抗逆转录病毒治疗。

● 孕妇感染的治疗目标是预防垂直传播,分娩方式根据抗病毒治疗、病毒载量综合确定。

艾滋病全称获得性免疫缺陷综合征(acquired immunodeficiency syndrome,AIDS),是由人类免疫缺陷病毒(human immunodeficiency virus,HIV)感染引起的一种 STD。HIV 主要引起 CD4$^+$ 细胞(如 T 淋巴细胞、单核巨噬细胞等)损害,逐渐引起严重免疫缺陷,进而导致各种严重的机会性感染及罕见恶性肿瘤,最终导致死亡,是人类主要的致死性传染病之一。

【发病相关因素】

HIV 属逆转录 RNA 病毒,分为 HIV-1 型和 HIV-2 型,HIV-1 是艾滋病的主要流行型,HIV-2 主要在非洲西部区域局限性流行。HIV 最常通过肛门及生殖器黏膜进入宿主。不安全性行为、注射吸毒者、输注血制品者、有针刺暴露者是 HIV 感染的风险人群。

【传播途径】

HIV 可存在于感染者的血液、精液、阴道分泌物、胸腔积液、腹腔积液、乳汁和脑脊液中。艾滋病患者及 HIV 携带者均有传染性。主要经性接触传播,其次为血液传播和母婴传播。孕妇感染 HIV 可通过胎盘传染给胎儿,或分娩时经产道感染新生儿。母婴传播中 20% 发生在妊娠 36 周前,50% 发生在分娩前几日,30% 发生在产时,出生后也可经母乳喂养感染新生儿。

【对母儿的影响】

妊娠期因免疫功能受抑制,可影响 HIV 感染病程,加速 HIV 感染者从无症状期发展为 AIDS,并可加重 AIDS 及其相关综合征的病情。HIV 可增加不良妊娠结局的发生,如流产、早产、死胎、低体重儿和新生儿 HIV 感染等。未接受抗逆转录病毒治疗的孕妇,HIV 母婴传播率约为 30%;经抗逆转录病毒治疗、产科干预(如妊娠 38 周时选择性剖宫产)和避免母乳喂养可降低至 2% 以下。

【临床表现】

从感染 HIV 到发展为艾滋病可大致分为急性 HIV 感染、无症状 HIV 感染和艾滋病 3 个阶段。

1. **急性 HIV 感染**　通常发生在接触 HIV 后 1～2 周。病毒大量复制而 CD4$^+$T 淋巴细胞急剧下降,部分感染者出现 HIV 病毒血症和免疫系统急性损伤。临床表现以发热最常见,可伴有乏力、盗汗、咽痛、恶心、呕吐、腹泻、皮疹、关节疼痛、淋巴结肿大及神经系统症状。大多数患者症状轻微,持续 1～3 周后自行缓解。

2. **无症状 HIV 感染**　可由原发 HIV 感染或急性感染症状消失后延伸而来,短至数个月,长至 20 年,持续时间平均 8～10 年。临床上无任何表现,部分患者可出现持续性淋巴结肿大维持相当长的时间。

3. **艾滋病**　患者发热、腹泻、体重减轻、全身浅表淋巴结肿大,常合并各种机会性感染(如口腔念珠菌感染、肺孢子菌肺炎、巨细胞病毒感染、疱疹病毒感染、弓形虫感染、隐球菌脑膜炎及活动性肺结核等)和肿瘤(如卡波西肉瘤、淋巴瘤等),约半数的患者出现中枢神经系统症状。

【诊断与鉴别诊断】

根据病史、临床表现和实验室检查作出诊断。孕妇在第一次产检时应行 HIV 筛查,有 HIV 感染高危因素的孕妇在妊娠 36 周前行第二次筛查。主要包括以下实验室检查。

1. **抗体筛查试验**　包括免疫凝集试验、免疫层析试验(ICA)、免疫渗滤试验(IFA)、酶联免疫吸附试验（ELISA）、化学发光免疫试验（CLIA）、抗体抗原联合检测试验等。

2. **补充试验** 包括抗体确证试验和核酸试验。抗体确证试验包括免疫印迹试验、条带/线性免疫试验、免疫层析试验、免疫渗滤试验及特定条件下的替代试验。核酸试验包括核酸定性试验和核酸定量试验。

3. **病毒载量测定** 用于提供开始抗病毒治疗依据、评估治疗效果、预测疾病进程、指导治疗方案调整，也可作为 HIV 感染诊断的参考指标。

4. **CD4$^+$T 淋巴细胞计数** 采用流式细胞术检测 CD4$^+$T 淋巴细胞数。

5. **耐药性检测** 可为抗病毒治疗方案的制定和调整提供参考。

本病需与梅毒、播散性淋病，以及 EB 病毒或巨细胞病毒单核细胞增多症引起的皮疹进行鉴别。

【治疗】

目前尚无治愈方法，主要采取抗病毒药物治疗和一般支持对症处理。

1. **抗逆转录病毒治疗**（anti-retroviral therapy，ART） HIV 感染者应在确诊后立即开始 ART。初始治疗者推荐方案为 2 种核苷类反转录酶抑制剂（NRTI）类骨干药物联合第三类药物治疗。第三类药物可以为非核苷类反转录酶抑制剂（NNRTI）、增强型蛋白酶抑制剂（PI）、整合酶抑制剂（INSTI）或复方单片制剂（STR）。

2. **免疫调节治疗** 可用 α 干扰素、白细胞介素 -2、静脉用人血丙种免疫球蛋白、粒细胞 - 巨噬细胞集落刺激因子及粒细胞集落刺激因子等。

3. **支持对症治疗** 加强营养支持，治疗机会性感染及恶性肿瘤。

4. **妊娠期治疗** HIV 感染孕妇的治疗目标是预防垂直传播和治疗 HIV 感染。具体方案应根据是否接受过 ART、是否耐药、孕周、HIV RNA 水平、CD4$^+$T 淋巴细胞计数等制定。孕期发现 HIV 感染的孕产妇，应当立即启动 ART，并主动为其提供预防艾滋病母婴传播咨询与评估。ART 可选择以下 3 种方案中的任意 1 种。方案一：替诺福韦（TDF）+ 拉米夫定（3TC）+ 洛匹那韦 / 利托那韦（LPV/r）。方案二：替诺福韦（TDF）+ 拉米夫定（3TC）+ 依非韦伦（EFV）。方案三：齐多夫定（AZT）+ 拉米夫定（3TC）+ 洛匹那韦 / 利托那韦（LPV/r）。

孕前已接受 ART 治疗的孕妇，根据病毒载量检测结果评估病毒抑制效果。如病毒载量小于 50 拷贝 /ml，可保持原治疗方案不变；否则，酌情调整 ART 用药方案。孕 28 周之后发现的 HIV 感染孕妇，有条件的情况下推荐使用替诺福韦（TDF）+ 拉米夫定（3TC）+ 恩曲他滨（FTC）+ 整合酶抑制剂。既往使用 ART 但现已停药者，可行耐药性检测，并在之前治疗情况和耐药性检测的基础上重新开始 ART。

5. **分娩期处理** HIV 感染不是剖宫产的指征。孕早、中期已开始 ART，规律服用药物、无艾滋病临床症状，或孕晚期病毒载量 <1 000 拷贝 /ml，或已临产的孕产妇，不建议行剖宫产。建议尽早到医院待产，避免紧急剖宫产。当病毒载量 >1 000 拷贝 /ml，或分娩时病毒载量未知，建议在妊娠 38 周计划剖宫产，尽量减少围产期 HIV 传播。分娩时尽量避免进行有创操作，如会阴切开术、人工破膜、胎头吸引器或产钳助产术、胎儿头皮血检测等，以减少胎儿暴露于 HIV 的危险。临产后可予以齐多夫定首剂 2mg/kg 静脉注射（>1 小时），之后 1mg/（kg·h）持续静脉滴注直至分娩。产后给予科学的喂养指导。仍可检测到病毒载量的母亲，不推荐母乳喂养；如坚持母乳喂养，则整个哺乳期都应当坚持 ART，方案与孕期一致，且新生儿在 6 个月之后立即停止母乳喂养。产后出血建议用催产素和前列腺素类药物。麦角生物碱类药物可与反转录酶抑制剂和蛋白酶抑制剂协同促进血管收缩，不建议使用。

【随访与预防】

开始 ART 的患者一般应该在 1～2 周随访，以询问患者对治疗方案的理解、不良反应、依从性和传播的预防。一旦患者采用 ART 方案后临床情况稳定，随访频率可降低至每 3～6 个月 1 次。病毒学失败的患者应进行耐药性检测。

AIDS 重在预防：①利用各种形式进行宣传教育，了解 HIV/AIDS 的危害性及传播途径；②取缔吸毒;③对 HIV 感染的高危人群进行 HIV 抗体检测,对 HIV 阳性者进行教育及随访,防止继续播散,有条件应对其性伴侣检测抗 HIV 抗体;④献血人员献血前检测抗 HIV 抗体;⑤防止医源性感染;⑥广泛宣传避孕套预防 AIDS 传播的作用;⑦预防生育期女性感染艾滋病,以及预防艾滋病感染女性非意愿妊娠;⑧及时治疗 HIV 感染的孕产妇。

（张　瑜）

思考题：
简述预防和切断艾滋病母婴传播的方法。

思考题解题思路

本章目标测试

本章思维导图

22章

本章数字资源

第二十二章 | 子宫内膜异位症与子宫腺肌病

子宫内膜异位症和子宫腺肌病均由具有生长功能的异位子宫内膜所致,临床上常可并存。两者的发病机制及组织发生不同,临床表现及其对卵巢激素的敏感性亦有显著差异。

第一节 | 子宫内膜异位症

【知识要点】
- 内异症是激素依赖性侵袭性疾病。
- 内异症最常累及卵巢、子宫骶韧带等部位。
- 内异症主要症状为继发性、进行性痛经,不孕及月经异常。
- 腹腔镜手术是内异症手术的首选方式,病理检查阴性不能除外内异症。
- 治疗内异症的目的是消除病灶,减轻疼痛,促进生育,减少复发。

子宫内膜组织(腺体和间质)出现在子宫体以外的部位时,称为子宫内膜异位症(endometriosis,EMT),简称内异症。异位内膜可侵袭全身任何部位,以卵巢、子宫骶韧带最常见,其次为子宫及其他脏腹膜、直肠阴道隔等,其他部位如脐、膀胱、肾、输尿管、肺、胸膜、乳腺,甚至手臂、大腿等处也可受累,但绝大多数位于盆腔脏器和壁腹膜,故有盆腔子宫内膜异位症之称(图 22-1)。内异症病变广泛,形态学上呈良性表现,但在临床行为学上极具侵袭性,易复发。由于内异症是激素依赖性疾病,在自然绝经和人工绝经(包括药物作用、射线照射或手术切除双侧卵巢)后,异位内膜病灶可逐渐萎缩吸收。妊娠或使用性激素抑制卵巢功能,可暂时阻止疾病发展。

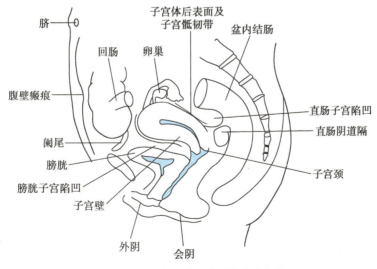

图 22-1 子宫内膜异位症的发生部位

【发病率】
流行病学调查显示,内异症是生育期女性的多发病、常见病,约 10% 的生育期女性患有内异症。

其中 76%~85% 发病年龄在 25~45 岁,与内异症是激素依赖性疾病的特点相符合;20%~50% 的不孕女性合并内异症;71%~87% 的慢性盆腔疼痛女性患有内异症。亦有绝经后使用激素补充治疗的女性发生内异症的报道。生育少、生育晚的女性发病明显高于生育多、生育早者。近年来发病率呈明显上升趋势,与社会经济状况呈正相关,与剖宫产率增高、人工流产与宫腔镜操作增多有关。

【发病相关因素】

异位子宫内膜来源至今尚未阐明,目前关于内异症的来源主要有以下几种学说。

1. 种植学说　1927 年,Sampson 提出种植学说,该学说认为异位内膜来源于子宫内膜组织,转移到子宫腔以外的部分,并种植、生长和发生病变。其传播途径主要包括以下几种。

(1)经血逆流:经期时子宫内膜腺上皮和间质细胞可随经血逆流,经输卵管进入盆腔,种植于卵巢和邻近的盆腔腹膜,并在该处继续生长、蔓延,形成盆腔内异症,称为经血逆流学说。

(2)淋巴及静脉播散:子宫内膜也可通过淋巴及静脉向远处播散,发生异位种植。远离盆腔的器官,如肺、四肢皮肤、肌肉等发生内异症,可能就是内膜通过血行和淋巴播散的结果。

(3)医源性种植:剖宫产术后腹壁切口或分娩后会阴切口出现内异症,可能是手术时将子宫内膜带至切口直接种植所致。

2. 体腔上皮化生学说　该学说由 19 世纪著名病理学家 Robert Meyer 提出。认为卵巢表面上皮、盆腔腹膜均由胚胎期具有高度化生潜能的体腔上皮分化而来,在受到卵巢激素或经血及慢性炎症的反复刺激后,能被激活转化为子宫内膜样组织。

3. 诱导学说　未分化的腹膜组织在内源性生物化学因素诱导下,可发展成为子宫内膜组织,种植的内膜可以释放化学物质诱导未分化的间充质形成子宫内膜异位组织。

4. 遗传因素　内异症具有一定的遗传易感性和家族聚集性。患者一级亲属的发病风险是无家族史者的 7 倍,人群研究发现单卵双胎姐妹中一方患有内异症时,另一方发生率可达 75%。此外,有研究发现内异症与谷胱甘肽硫转移酶、半乳糖基转移酶和雌激素受体的基因多态性有关。

5. 免疫与炎症因素　免疫调节异常在内异症的发生、发展各环节起重要作用,表现为免疫监视功能、免疫杀伤细胞的细胞毒作用减弱而不能有效清除异位内膜。内异症患者腹腔液中巨噬细胞、促炎性细胞因子、生长因子、促血管生成物质增加;前列腺素 E_2(PGE$_2$)促使芳香化酶表达异常,形成局部炎症、促进内异症病变进展。

6. 其他因素　郎景和提出"在位内膜决定论",认为在位子宫内膜的生物学特性是内异症发生的决定因素,局部微环境是影响因素。内异症患者在位子宫内膜的特性如黏附性、侵袭性、刺激形成血管的能力均强于非内异症患者的在位子宫内膜。环境因素,如多氯联苯和二噁英也与内异症发生存在潜在联系。

【病理】

内异症的基本病理变化为异位子宫内膜随卵巢激素变化而发生周期性出血,病灶局部反复出血和缓慢吸收导致周围纤维组织增生和囊肿、粘连形成,在病变区出现紫褐色斑点或小泡,最终发展为大小不等的紫褐色实质性结节或包块。内异症根据发生的部位不同,分为不同病理类型。

1. 巨检

(1)卵巢型内异症(ovarian endometriosis):卵巢最易被异位内膜侵袭,累及一侧者占 80%,累及双侧者占 50%。卵巢的异位内膜病灶分为 2 种类型:①微小病变型:位于卵巢浅表层的红色、蓝色或棕色等斑点或小囊,病灶只有数毫米大小,常导致卵巢与周围组织粘连,手术中刺破后有黏稠咖啡色液体流出。②典型病变型:又称囊肿型。异位内膜在卵巢皮质内生长,形成单个或多个囊肿,称为卵巢子宫内膜异位囊肿。囊肿表面呈灰蓝色,大小不一,直径多在 5cm 左右,大至 10~20cm。典型情况下,陈旧性血液聚集在囊内形成咖啡色黏稠液体,似巧克力样,俗称卵巢巧克力囊肿(chocolate cyst of ovary)。因囊肿周期性出血,囊内压力增大,囊壁易反复破裂,破裂后囊内容物刺激腹膜发生局部炎性反应和组织纤维化,导致卵巢与邻近器官、组织紧密粘连,造成囊肿固定、活动受限,手术时囊壁极易破裂。较大的囊肿由于外力或自发形成较大的破口时,大量囊内容物流入盆腹腔,可出现腹膜刺激症状,引起急腹症。

（2）腹膜型内异症（peritoneal endometriosis）:分布于盆腔腹膜和各脏器表面,以子宫骶韧带、直肠子宫陷凹和子宫后壁下段浆膜最为常见。在病变早期,病灶局部有散在紫褐色出血点或颗粒状散在结节。随病变发展,子宫后壁与直肠前壁粘连,直肠子宫陷凹变浅,甚至完全消失。输卵管内异症多累及管壁浆膜层,累及黏膜者较少。输卵管常与周围组织粘连,可因粘连和扭曲而影响其正常蠕动,严重者可致管腔不通,是内异症导致不孕的原因之一。腹膜型内异症亦分为 2 型:①色素沉着型:即典型的蓝紫色或褐色腹膜异位结节,术中较易辨认;②无色素沉着型:为异位内膜的早期病变,较色素沉着型更常见,也更具生长活性,表现形式多种多样,依其外观又可分为红色病变和白色病变,红色病变多由内膜腺体或细胞构成,富含血管,白色病变多为出血被吸收后形成的结缔组织。

（3）深部浸润型内异症（deep infiltrating endometriosis,DIE）:指病灶浸润深度≥5mm 的内异症,累及部位包括子宫骶韧带、直肠子宫陷凹、阴道穹隆、直肠阴道隔、直肠或结肠壁等,也可侵袭至膀胱壁和输尿管。

（4）其他部位的内异症:包括瘢痕内异症（如腹壁切口、会阴切口等）以及其他少见的远处内异症,如肺、胸膜等部位的内异症。

2. 镜检　典型的异位内膜组织在镜下可见子宫内膜腺体、间质、纤维素及红细胞 / 含铁血黄素细胞 4 种成分。但异位内膜反复出血后,这些组织结构可被破坏而难以发现,出现临床表现典型而组织学证据不足的现象。故镜下找到少量内膜间质细胞或红细胞 / 含铁血黄素细胞,即可确诊内异症。肉眼正常的腹膜组织镜检时发现子宫内膜腺体及间质,称为镜下内异症,发生率为 10%～15%。

【临床表现】

内异症的临床表现因人和病变部位的不同而多种多样,症状特征与月经周期密切相关。有 25% 患者无任何症状。

1. 症状

（1）下腹痛和痛经:是内异症的主要症状,可表现为痛经、慢性盆腔痛、性交痛及急腹痛。

1）痛经:表现为继发性痛经、进行性加重;疼痛多发生于月经开始前 1～2 日,月经第 1 日最剧烈;多位于下腹、腰骶,有时可放射至会阴部、肛门及大腿,疼痛严重程度与病灶大小不一定成正比,粘连严重的卵巢异位囊肿患者可能并无疼痛,而盆腔内小的散在病灶却可引起难以忍受的疼痛。但有 27%～40% 患者无痛经,因此痛经不是内异症诊断的必需症状。

2）慢性盆腔痛（chronic pelvic pain,CPP）:少数患者表现为慢性盆腔痛,经期加重。

3）性交痛:多见于直肠子宫陷凹有异位病灶或因局部粘连使子宫后倾固定者。一般表现为深部性交痛,月经来潮前性交痛最明显。

4）急腹痛:较大卵巢子宫内膜异位囊肿出现大的破裂时,囊内液体流入盆腹腔可引起突发性剧烈腹痛,伴恶心、呕吐和肛门坠胀。破裂多发生在经期前后或经期,破裂前多有性生活或其他腹压增加的情况。

（2）不孕:内异症患者不孕率高达 50%。引起不孕的原因复杂,如盆腔广泛粘连、解剖结构异常导致输卵管梗阻和扭曲,影响精卵结合及运送;盆腔微环境改变、免疫功能异常导致抗子宫内膜抗体增加而破坏子宫内膜正常代谢及生理功能、卵巢功能异常导致排卵障碍和黄体形成不良等;内异症患者自然流产率高达 40%。此外,未破卵泡黄素化综合征（luteinized unruptured follicle syndrome,LUFS）在内异症患者中具有较高的发病率。

（3）月经异常:15%～30% 患者有经量增多、经期延长或月经淋漓不尽、经前期点滴出血。可能与卵巢实质病变、无排卵、黄体功能异常或合并有子宫腺肌病、子宫肌瘤有关。

（4）其他特殊症状:盆腔外任何部位有异位内膜种植生长时,均可在局部出现周期性疼痛、出血和肿块,并出现相应症状。肠道内异症可出现腹痛、腹泻、便秘或周期性少量便血,严重者可因肿块压迫肠腔而出现肠梗阻症状;膀胱内异症常在经期出现尿痛和尿频,甚至血尿;异位病灶侵袭和/或压迫输尿管时,引起输尿管狭窄、阻塞,出现腰痛和血尿,甚至形成肾盂积水和继发性肾萎缩;呼吸道内异症可出现经期咯血及气胸;手术瘢痕内异症患者常在剖宫产或会阴侧切术后数月至数年出现周期性瘢痕处疼痛和包块,并随时间延长而加剧。

2. 体征　典型盆腔内异症,双合诊或三合诊检查时可发现子宫后倾固定,直肠子宫陷凹、子宫骶韧带或子宫后壁下方可触及触痛性结节,一侧或双侧附件处触及囊实性包块,活动度差;囊肿破裂时腹膜刺激征阳性。病变累及直肠阴道间隙时,可在阴道后壁触及、触痛明显,或直接看到局部隆起的小结节或紫蓝色斑点。

【诊断】

内异症普遍存在诊断延迟情况,导致病情加重、进一步影响疾病治疗及预后,降低患者的生活质量。因此,早期诊断内异症很重要。目前内异症的诊断分为临床诊断和手术诊断。临床诊断对内异症的早期干预非常重要。根据临床表现即可作出初步诊断,影像学检查、生物标志物检查有助于诊断,腹腔镜检查可以明确诊断。

1. 临床表现　生育期女性有继发性痛经且进行性加重、不孕或慢性盆腔痛、性交痛,结合妇科检查触及盆腔内有触痛性结节就可以临床诊断内异症。

2. 影像学检查　超声检查是诊断卵巢异位囊肿和膀胱、直肠内异症的重要方法,可确定异位囊肿位置、大小和形状。囊肿呈圆形或椭圆形与周围器官粘连,特别是与子宫粘连,囊壁厚而粗糙,囊内有细小的絮状光点。盆腔 CT 及磁共振成像检查对评估累及肠管、膀胱或输尿管的深部内异症病灶的范围有诊断价值,但不作为初选的诊断方法。早期内异症病灶影像学检查多无特殊发现,因此即使超声或磁共振成像检查正常,也不应排除内异症的诊断。

3. 生物标志物检查　目前,尚无能准确诊断内异症的外周血或子宫内膜生物标志物。内异症患者可有血清糖类抗原 125(CA125)水平升高,重症患者更为明显,因此 CA125 多用于重度内异症和疑有深部异位病灶者。但 CA125 在其他疾病如卵巢癌、盆腔炎性疾病中也可出现升高,CA125 诊断内异症的灵敏度和特异度均较低,不作为独立的诊断依据,但有助于监测病情变化、评估疗效和预测复发。

4. 腹腔镜检查　目前国际公认的内异症手术诊断的最佳方法。通过腹腔镜,可对病变部位及范围进行探查,并对可疑病变组织进行病理学诊断。腹腔镜检查还能根据术中所见确定内异症临床分期、分型和生育力评估。

5. 其他特殊检查　可疑膀胱内异症或肠道内异症,可行膀胱镜或肠镜检查并行活检确诊。

【鉴别诊断】

内异症易与以下疾病混淆,应予以鉴别。

1. 卵巢恶性肿瘤　早期无症状,有症状时多呈持续性腹痛、腹胀,疾病进展快,一般情况差。超声图像显示包块为囊实性或实性。血清 CA125 和人附睾蛋白 4(HE4)的表达水平多显著升高。腹腔镜检查或剖腹探查可鉴别。

2. 盆腔炎性包块　多有急性或反复发作的盆腔感染史,疼痛无周期性,平时亦有下腹部隐痛,可伴发热和白细胞增多等,抗菌药物治疗有效。

3. 子宫腺肌病　痛经症状与内异症相似,但多位于下腹正中且更剧烈,子宫多呈均匀性增大,质硬。经期检查时,子宫触痛明显。此病常与内异症并存。

【临床分期】

目前采用美国生殖医学学会(American Society for Reproductive Medicine,ASRM)提出的"修正子宫内膜异位症分期法"。该分期法于 1985 年最初提出,1997 年再次修正。内异症分期需在腹腔镜下或剖腹探查手术时进行,要求详细观察并对异位病灶的部位、数目、大小、粘连程度等进行记录,最后进行评分(表 22-1)。该分期法有利于评估疾病严重程度、正确选择治疗方案、准确比较和评价各种治疗方法的疗效,并有助于判断患者的预后。

表 22-1　ASRM 修正子宫内膜异位症分期法（1997 年）　　　　单位:分

器官部位	异位病灶	病灶大小				粘连范围		
		<1cm	1~3cm	>3cm		<1/3 包裹	1/3~2/3 包裹	>2/3 包裹
腹膜	浅	1	2	4				
	深	2	4	6				
卵巢	右,浅	1	2	4	薄膜	1	2	4
	右,深	4	16	20	致密	4	8	16
	左,浅	1	2	4	薄膜	1	2	4
	左,深	4	16	20	致密	4	8	16
输卵管	右				薄膜	1	2	4
					致密	4	8	16
	左				薄膜	1	2	4
					致密	4	8	16
直肠子宫陷凹	部分消失	4			完全消失	40		

注:1. 若输卵管伞端完全粘连,评 16 分。

2. Ⅰ期(微型):1~5 分;Ⅱ期(轻型):6~15 分;Ⅲ期(中型):16~40 分;Ⅳ期(重型):>40 分。

【治疗】

治疗内异症的目的是消除病灶,减轻疼痛,促进生育,减少复发。治疗原则:根据患者年龄、症状、病变部位和范围以及对生育要求等选择个体化治疗;在临床诊断基础上,可以尽早开始经验性药物治疗;掌握手术指征、规范手术时机和术式类型,注意保护卵巢功能和生育功能;术后进行综合治疗、预防复发;定期复查、警惕发生恶变;重视对内异症的长期管理。诊治流程见图 22-2。

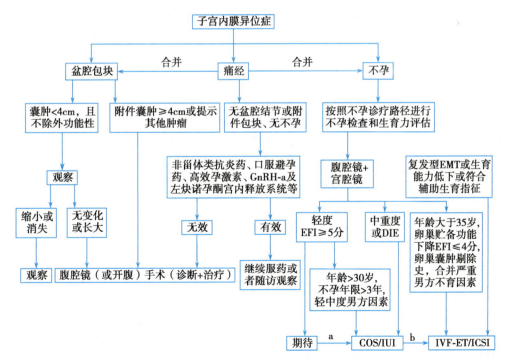

图 22-2　子宫内膜异位症诊治流程

a. 半年未孕;b. 3~4 周期未孕。GnRH-a,促性腺激素释放激素激动剂;EFI,内异症生育指数;DIE,深部浸润型内异症;EMT,子宫内膜异位症;COS,控制性卵巢刺激;IUI,宫腔内人工授精;ICSI,卵胞质内单精子注射;IVF-ET,体外受精 - 胚胎移植。

1. 药物治疗 适用于未合并不孕及附件包块的盆腔疼痛患者;或者有附件包块、但直径<4cm的患者;或者手术治疗前的先期药物治疗,使异位病灶缩小软化、有利于缩小手术范围和手术操作。

（1）非甾体抗炎药（NSAID）:是一类不含糖皮质激素的抗炎、解热、镇痛药物,主要作用机制是通过抑制前列腺素的合成,减轻疼痛。根据需要应用,间隔不少于6小时。副作用主要为胃肠道反应,偶有肝肾功能异常。长期应用要警惕胃溃疡的可能。

（2）孕激素:单用人工合成高效孕激素,通过抑制垂体促性腺激素分泌,造成无周期性的低雌激素状态,并与内源性雌激素共同作用,造成高孕激素性闭经和内膜蜕膜化形成假孕。各种制剂疗效相近。如地诺孕素（dienogest）,2mg/d,口服;甲羟孕酮（medroxyprogesterone）,30mg/d,口服;地屈孕酮（dydrogesterone）,10～20mg/d,口服,月经第5～25日;左炔诺孕酮宫内释放系统（LNG-IUS）。副作用有恶心、轻度抑郁、水钠潴留、体重增加及阴道不规则点滴流血等。其中地诺孕素日剂量低,对肝肾功能及代谢影响小,耐受性好,可作为内异症长期管理的首选药物。

（3）口服避孕药:是最早用于治疗内异症的激素类药物,其目的是降低垂体促性腺激素水平,并直接作用于子宫内膜和异位内膜,导致内膜萎缩和经量减少。长期连续服用避孕药造成类似妊娠的人工闭经,称为假孕疗法（pseudopregnancy therapy）。适用于轻度内异症患者。临床上常用低剂量高效孕激素和炔雌醇复合制剂,用法为每日1片,连续用6～9个月。副作用主要有恶心、呕吐,并应警惕血栓形成风险。

（4）促性腺激素释放激素激动剂（GnRH-a）:在短期促进垂体LH和FSH释放后,持续抑制垂体分泌促性腺激素,导致卵巢激素水平明显下降,出现暂时性闭经,此疗法又称药物性卵巢切除（medical oophorectomy）。目前常用的GnRH-a类药物包括亮丙瑞林3.75mg,月经第1日皮下注射后,每隔28日注射1次,共3～6次;戈舍瑞林3.6mg,用法同前。用药后一般第2个月开始闭经,可使痛经缓解,停药后短期内可恢复排卵。副作用主要有潮热、阴道干燥、性欲减退和骨质丢失等绝经症状,停药后多可消失。但骨质丢失需1年才能逐渐恢复正常。因此在应用GnRH-a 3～6个月时可酌情给予反向添加治疗（add-back therapy）提高雌激素水平,预防低雌激素状态相关的血管症状和骨质丢失的发生,如戊酸雌二醇0.5～1.0mg加甲羟孕酮2mg,每日1次或替勃龙1.25mg/d。

（5）孕激素受体拮抗剂:米非司酮（mifepristone）与子宫孕激素受体的亲和力是孕酮的5倍,具有强抗孕激素作用,每日口服25～100mg,造成闭经使病灶萎缩。长期疗效有待证实。

（6）雄激素衍生物:孕三烯酮（gestrinone）和达那唑（danazol）,孕三烯酮为19-去甲睾酮甾体类药物,有抗孕激素、中度抗雌激素和抗性腺效应,也是一种假绝经疗法。每周用药2次,每次2.5mg,于月经第1日开始服药,6个月为1个疗程。达那唑为合成的17α-乙炔睾酮衍生物,抑制FSH、LH峰,抑制卵巢合成甾体激素,导致子宫内膜萎缩,出现闭经。目前临床上已经很少使用。

（7）中药:中药可以有效缓解痛经症状。

2. 手术治疗 适用于药物治疗无效或合并不孕或附件包块直径≥4cm者。腹腔镜手术是首选的手术方法。有以下几种手术方式。

（1）保留生育功能手术:切净或破坏所有可见的异位内膜病灶、分离粘连、恢复正常的解剖结构,但保留子宫和至少部分卵巢组织。适用于药物治疗无效、年轻和有生育要求的患者。其中,内异症合并附件囊肿患者,尤其年龄超过35岁,推荐囊肿切除术。卵巢子宫内膜异位囊肿切除术易造成卵巢储备功能降低,因此术前应评估手术对卵巢储备功能的影响;术中注意组织的解剖层面,尽量保护正常卵巢组织;术后复发率高,约为40%,有生育计划的患者,且术中病灶切除彻底,建议积极试孕,术后6～12个月是妊娠最佳时期;如暂时无生育计划,应药物治疗并长期管理。复发囊肿,不建议反复手术。

（2）保留卵巢功能手术:切除盆腔内病灶及子宫,保留至少部分卵巢。适用于Ⅲ、Ⅳ期患者、症状明显且无生育要求的45岁以下患者。术后复发率约为5%。

（3）根治性手术:将子宫、双附件及盆腔内所有异位内膜病灶予以切除和清除,适用于45岁以上重症患者。术后不用雌激素补充治疗者,几乎不复发。

3. 内异症其他特殊情况治疗

（1）内异症伴不孕处理：内异症合并不孕患者首先按照不孕的诊疗路径进行全面的不孕症检查，包括：①病情程度（既往治疗经过、卵巢囊肿大小、是否合并子宫腺肌病）；②生育力评估（年龄、窦状卵泡数、抗米勒管激素水平、基础内分泌水平等）；③输卵管通畅性检查；④排卵情况；⑤男方精液检查。

治疗方法：①年龄＞35 岁的不孕症患者，存在男方精液异常或配子运输障碍，卵巢疑似子宫内膜异位囊肿，建议直接体外受精 - 胚胎移植（IVF-ET）。②年龄≤35 岁、不存在男方因素的内异症患者，行宫腹腔镜联合检查治疗，进行内异症生育指数（endometriosis fertility index，EFI）评定。EFI≥5 分患者，腹腔镜术后可期待半年，给予自然妊娠机会；EFI≤4 分者，建议直接行 IVF-ET。

（2）复发内异症处理：内异症复发是指经规范的手术和药物治疗，病灶缩小或消失以及症状缓解后再次出现临床症状且恢复至治疗前的水平或加重，或再次出现内异症病灶。2 年内平均复发率20%，5 年内平均复发率50%。复发的高危因素包括年龄轻、既往内异症药物或手术治疗史、分期重、痛经严重、初次手术不彻底、DIE、术后未予以药物巩固治疗及合并子宫腺肌病等。

治疗方法：①有生育要求的内异症复发患者，在排除恶变可能的前提下，避免再次手术继发卵巢储备功能降低，建议药物保守治疗；②无生育要求的复发患者，术后如疼痛复发，首选药物治疗；术后子宫内膜异位囊肿复发，建议早期孕激素治疗，推延手术时间，药物治疗失败且进展者，或年龄≥45 岁，如无生育要求，可考虑子宫切除术加双侧附件切除术。

（3）内异症恶变处理：内异症恶变率约为 0.5%～1%，恶变主要来源于腺上皮，主要部位在卵巢。常见的组织学类型是卵巢子宫内膜样癌和透明细胞癌。

临床有以下情况应警惕内异症恶变：①年龄≥45 岁；②绝经后；③内异症病程≥10 年；④内异症相关的不孕；⑤疼痛节律改变；⑥卵巢囊肿直径≥8cm；⑦影像学检查提示卵巢囊肿内实性或乳头状结构，血流丰富、阻力低；⑧合并子宫内膜病变。治疗应遵循卵巢癌的治疗原则，此类患者年龄较轻、期别较早，预后一般比非内异症恶变的卵巢癌好。

【预防】

内异症病因不明确，因此预防作用有限，主要注意以下几点以减少其发病。

1. 防止经血逆流　及时发现并治疗引起经血潴留的疾病，如先天性梗阻性生殖道畸形和继发性子宫颈粘连、阴道狭窄等。

2. 药物避孕　口服避孕药可抑制排卵、促使子宫内膜萎缩，降低内异症的发病风险，有高发家族史、容易带器妊娠者，可以选择。

3. 防止医源性异位内膜种植　尽量避免多次的子宫腔手术操作。进入子宫腔内的手术，缝合子宫壁时避免缝线穿过子宫内膜层，手术结束后应冲洗腹壁切口。月经前禁止做输卵管通畅试验，以免将内膜碎屑推入腹腔。子宫颈及阴道手术不宜在经前进行，以避免经血中内膜碎片种植于手术创面。人工流产吸宫术时，子宫腔内负压不宜过高，避免突然将吸管拔出。

4. 内异症复发的预防　在手术后予以有效的药物治疗，如复方口服避孕药（COC）、孕激素、GnRH-a（推荐 6 个月）和 LNG-IUS。

第二节 ┃ 子宫腺肌病

【知识要点】

- 多发生于生育期经产妇，常合并内异症和子宫肌瘤。
- 主要症状是月经改变和进行性、继发性痛经。
- 无根治性的药物，治疗方式主要是以手术为主的综合治疗。

　　子宫腺肌病（adenomyosis）是由子宫内膜腺体及间质侵入子宫肌层生长所引起的良性疾病。多发生于30～50岁经产妇,约15%的患者同时合并内异症,约半数患者合并子宫肌瘤。对尸检和因病切除的子宫行连续切片检查,发现10%～47%子宫肌层中有子宫内膜组织,但其中35%无临床症状。子宫腺肌病与子宫内膜异位症病因不同,但均受雌激素影响。

【发病相关因素】

　　子宫腺肌病病因不明。有学者认为子宫腺肌病由基底层子宫内膜侵入肌层生长所致,因为通过对子宫腺肌病的子宫标本连续组织切片发现,子宫肌层中的内膜病灶与子宫腔内膜直接相连,并且由于内膜基底层缺乏黏膜下层,内膜直接与肌层接触,使得在解剖结构上子宫内膜易于侵入肌层。多次妊娠及分娩、人工流产、慢性子宫内膜炎等造成子宫内膜基底层损伤,与子宫腺肌病发病密切相关。子宫腺肌病常合并子宫肌瘤和子宫内膜增生,提示高水平雌孕激素刺激,也可能是促进内膜向肌层生长的原因之一。另外,还有米勒管遗迹化生及成体干细胞分化学说、炎症刺激学说、遗传学说、上皮-间质转化学说、免疫学说等。

【病理】

　　子宫腺肌病可分为弥漫型和局限型2种类型。①弥漫型:异位内膜在子宫肌层多呈弥漫性生长,累及后壁居多,故子宫呈均匀性增大,前后径增大明显,呈球形,一般不超过12周妊娠子宫大小。剖面见子宫肌壁显著增厚且质硬,无旋涡状结构,肌壁中见粗厚肌纤维带和微囊腔,腔内偶有陈旧血液。②局限型:少数腺肌病病灶呈局限性生长形成结节或团块,似肌壁间肌瘤,称为子宫腺肌瘤（adenomyoma）。因局部反复出血导致病灶周围纤维组织增生,故与周围肌层无明显界限,手术时难以切除。镜下特征为肌层内有呈岛状分布的异位内膜腺体及间质,其周围平滑肌纤维呈不同程度增生。特征性的小岛由典型的子宫内膜腺体与间质组成,属基底层不成熟的内膜,对雌激素有反应性改变,但对孕激素无反应或不敏感,故异位腺体常呈增殖期改变,偶尔见到局部区域有分泌期改变。

【临床表现】

　　呈多样化,有35%患者无典型症状。主要症状是经量过多、经期延长、逐渐加重的继发性痛经和不孕。子宫腺肌病患者中月经过多发生率为40%～50%,表现为连续数个周期月经量增多,一般大于80ml,并影响女性身体、心理、社会和经济等方面的生活质量。月经过多主要与子宫内膜面积增加、子宫肌壁间病灶使子宫肌层收缩不良、子宫内膜增生等因素有关。子宫腺肌病痛经的发生率约为30%～40%。疼痛位于下腹正中,常于经前1周开始,直至月经结束。子宫腺肌病患者约20%伴有不孕,妊娠后出现流产、早产及产后出血等风险增加。妇科检查子宫呈均匀增大或有局限性结节隆起,质硬且有压痛,经期压痛更甚。无症状者有时不易与子宫肌瘤鉴别。

【诊断】

　　可依据典型的进行性继发性痛经和月经过多史、妇科检查子宫均匀增大或局限性隆起、质硬且有压痛而作出初步诊断,但诊断的“金标准”仍然是病理诊断。影像学检查包括超声、磁共振成像及CT检查,对于诊断有一定帮助,可酌情选择。血清CA125水平可能升高。

【鉴别诊断】

　　子宫腺肌病需与以下疾病鉴别。

　　1. 子宫肌瘤　大多无明显症状,合并黏膜下肌瘤时可伴月经量增多,大多无痛经。影像学检查提示包块边界清晰,血清CA125无明显升高。

　　2. 子宫内膜癌　患者常以异常阴道流血为主要表现,妇科检查提示子宫饱满,可有压痛,血清肿瘤标志物明显升高,行宫腔镜内膜病理检查有助于鉴别。

　　3. 子宫肉瘤　子宫肉瘤超声表现为病灶边界不清,血流异常丰富,结合磁共振成像可初步作出判断,必要时超声阴道穿刺活检辅助诊断。

【治疗】

　　应视患者症状、年龄和生育要求而定。目前无根治性的有效药物,症状较轻、有生育要求及近绝经期患者可试用非甾体抗炎药、口服避孕药、口服孕激素类药物、GnRH-a 或左炔诺孕酮宫内释放系统（LNG-IUS）治疗，均可缓解症状，但需要注意药物的副作用，并且停药后症状可复现。在 GnRH-a 治疗时应注意患者骨质丢失的风险，可给予反向添加治疗和钙剂补充。年轻或希望生育的子宫腺肌瘤患者，可试行病灶切除术，但术后有复发风险。症状严重、无生育要求或药物治疗无效者，可行全子宫切除术。是否保留卵巢，取决于卵巢有无病变和患者年龄。此外，保留子宫意愿强烈、药物治疗依从性差、不愿意接受手术且排除恶性肿瘤可能的子宫腺肌病患者也可考虑介入治疗，包括高强度聚焦超声消融治疗、子宫动脉栓塞术等治疗方法，这些方法仅能缩小病灶，近期可改善症状，但不能切除病灶、无法获取病变组织行病理检查，故应严格掌握治疗的适应证。

（狄　文　胡丽娜）

思考题：

简述子宫内膜异位症的临床症状和诊断。

思考题解题思路

本章目标测试

本章思维导图

第二十三章 | 女性生殖器官与性发育异常

女性生殖器官发育异常主要与性染色体决定的性腺和生殖器官发育调控相关。染色体和性腺异常最常见的临床表现是外生殖器性别模糊和青春期后性征发育异常。女性生殖器官的发育是一个非常复杂的过程，包括细胞的分化、移行、融合以及凋亡机制调控下的腔化过程。女性生殖系统与泌尿系统在起源上密切相关，两者的发育可相互影响，因此在生殖器官发育异常时，应考虑是否伴有泌尿器官发育异常。

第一节 │ 女性生殖器官发育异常

【知识要点】
- 处女膜闭锁以青春期原发性闭经伴周期性下腹痛为特征。
- 阴道发育异常有梗阻性症状的患者需要手术矫正。
- 子宫颈发育异常的患者症状明显，手术矫正比较困难。
- 子宫体结构异常在生殖器官发育异常中最多见。
- 梗阻性畸形或影响生育者需要手术治疗。

一、外生殖器发育异常

外生殖器发育异常中最常见的类型是处女膜闭锁（imperforate hymen），又称无孔处女膜，系发育过程中，阴道末端的泌尿生殖窦未腔化所致。由于处女膜无孔，阴道分泌物或月经初潮的经血排出受阻，积聚在阴道内无法排出。有时经血可经输卵管逆流至腹腔。若不及时切开引流，反复多次的月经来潮使积血逐渐增多，发展为子宫腔、输卵管和盆腔积血，输卵管可因积血粘连而致伞端闭锁，经血逆流至盆腔易发生子宫内膜异位症。部分处女膜发育异常可表现为筛孔处女膜和纵隔处女膜。

绝大多数患者至青春期出现周期性下腹坠痛，进行性加剧，而无月经血排出。严重者可引起肛门胀痛、尿频及排尿排便困难等症状。检查可见处女膜膨出，表面呈紫蓝色；直肠指检可触及盆腔囊性包块。偶有幼女因大量黏液潴留在阴道内，而后发现处女膜向外凸出。妇科超声检查可见阴道内有积液或积血。确诊后应及时手术治疗，通常行X形切开。

二、阴道发育异常

阴道发育异常因米勒管（副中肾管）的形成和融合过程异常所致。根据1998年美国生殖学会提出的分类法，可分为：①米勒管发育不良，包括子宫、阴道未发育，即MRKH综合征（Mayer-Rokitansky-Küster-Hauser syndrome），也称先天性子宫阴道缺如综合征；②泌尿生殖窦发育不良，典型患者表现为部分阴道闭锁；③米勒管融合异常，又分为垂直融合异常和侧面融合异常，垂直融合异常表现为阴道横隔，侧面融合异常表现为阴道纵隔和阴道斜隔综合征。

（一）MRKH综合征

系双侧米勒管发育不全或尾端发育不良所致，发生率为1/（4 000～5 000）。表现为先天性无阴道,几乎均合并无子宫或仅有始基子宫,卵巢功能多为正常。症状为原发性闭经及性生活困难。检查见患者体格、第二性征以及外阴发育正常,但无阴道口,或仅在前庭后部见一浅凹,偶见短浅阴道盲端。根据有无泌尿系统、骨骼系统等其他系统发育异常,可将 MRKH 综合征分为Ⅰ型单纯型和Ⅱ型复杂型。染色体核型为 46,XX,性激素检测为正常女性水平。

建议 18 岁后进行治疗。非手术治疗为一线推荐的方法,最常用的有顶压法,即用阴道模具压迫阴道凹陷,使其扩张并延伸到接近正常阴道的长度。顶压法失败或不能耐受时可考虑手术治疗即阴道成形术,各种方法均是在膀胱直肠间造穴,可置入各种衬里,完成阴道成形术,如生物补片法、腹膜法、乙状结肠法等。

(二) 阴道闭锁(atresia of vagina)

系米勒管远端发育异常所致。根据阴道闭锁的解剖学特点可将其分为:①阴道下段闭锁,又称Ⅰ型阴道闭锁,阴道上段、子宫颈和子宫体均正常;②阴道完全闭锁,又称Ⅱ型阴道闭锁,多合并子宫颈发育不良,子宫体发育正常或虽有畸形但内膜有功能。

阴道下段闭锁者因子宫内膜功能多为正常,因此症状出现较早,主要表现为阴道上段扩张,严重时可以合并子宫颈、子宫腔积血,甚至经血逆流至盆腔引发子宫内膜异位症。妇科检查发现直肠前方有积血的包块,阴道前庭无阴道开口,闭锁处黏膜表面色泽正常,亦不向外隆起,直肠指检可触及突向直肠的包块,位置较处女膜闭锁高。阴道完全闭锁患者多合并子宫发育不良,内膜分泌功能异常,症状出现较晚,不形成阴道积血性包块,但经血容易逆流至盆腔,常发生子宫内膜异位症。超声和磁共振成像检查可帮助诊断。

一旦明确诊断,应尽早手术解除梗阻、重建阴道和预防再粘连。阴道下段闭锁手术设计应根据闭锁段的长度,闭锁长度<3cm 可采用直接下拉法阴道成形,术后短期置模具扩张以保持通畅;闭锁长度≥3cm 建议使用腹膜、羊膜、生物补片等组织衬里行阴道成形术,且术后需要更长时间的模具放置和定期扩张,以防贯通的阴道再挛缩。也可以分期手术,先置管引流经血,再贯通放置模具。阴道完全闭锁应充分评价子宫颈发育不良程度,手术方法有子宫切除术、子宫阴道贯通术、子宫颈端端贯通术等。

(三) 阴道横隔(transverse vaginal septum)

系两侧米勒管融合后的尾端与泌尿生殖窦相接处未贯通或部分贯通所致。很少伴有泌尿系统和其他器官的异常,横隔以位于阴道上、中段者为多。阴道横隔无孔称为完全性横隔,隔上有小孔称为不全性横隔(图 23-1)。

不全性横隔位于阴道上段者多无症状,位置偏低者可影响性生活,阴道分娩时影响胎先露部下降。完全性横隔可导致原发性闭经伴周期性腹痛,并呈进行性加剧。不全性横隔妇科检查见阴道较短或仅见盲端,横隔中部可见小孔,直肠指检时可触及子宫颈及子宫体。完全性横隔因经血潴留,可在相当于横隔上方部位触及包块。

治疗方法为手术切除横隔,缝合止血,也可以锯齿状切开后错位缝合,适当放置模具可减少术后挛缩的机会。

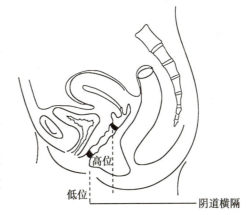

图 23-1　阴道横隔示意图

分娩时,若横隔薄者可于胎先露部下降压迫横隔时切开横隔,胎儿娩出后再切除横隔;横隔厚者应行剖宫产术。术后要定期扩张阴道或放置阴道模具,防止挛缩。

(四) 阴道纵隔(longitudinal vaginal septum)

系双侧米勒管融合后,尾端纵隔未消失或部分消失所致,常伴有双子宫、双子宫颈。可分为完全纵隔和不全纵隔,前者下端达阴道口,后者未达阴道口。

阴道完全纵隔者无症状,也可因阴道相对狭窄而导致性交痛。不全纵隔者可有性生活困难或不适,分娩时胎先露下降可能受阻。阴道检查可见阴道被一纵向黏膜壁分为两条纵向通道,黏膜壁上端近子宫颈。阴道纵隔影响性生活者,应将纵隔切除。若阴道分娩时发现阴道纵隔,可当胎先露部下降压迫纵隔时先切断纵隔的中部,待胎儿娩出后再切除纵隔。

(五)阴道斜隔综合征(oblique vaginal septum syndrome,OVSS)

病因尚不明确,可能由于一侧米勒管向下延伸未达到泌尿生殖窦而形成盲端。常伴有同侧泌尿系统发育异常,多为双子宫体、双子宫颈及斜隔侧肾缺如。

根据女性生殖器官畸形命名及定义修订的中国专家共识,阴道斜隔综合征分为4种类型(图23-2):①Ⅰ型为无孔斜隔,隔后的子宫与外界及另侧子宫完全隔离,子宫腔积血聚积在隔后腔;②Ⅱ型为有孔斜隔,隔上有小孔,隔后子宫与另侧子宫隔绝,经血通过小孔滴出,引流不畅;③Ⅲ型为无孔斜隔合并子宫颈瘘管,在两侧子宫颈间或隔后阴道腔与对侧子宫颈之间有小瘘管,有隔一侧经血可通过另一侧子宫颈排出,但引流亦不通畅;④Ⅳ型为子宫颈闭锁型,闭锁侧子宫颈发育不良,其下方的阴道斜隔隔后腔窄小无积血,但也可无此隔后腔。

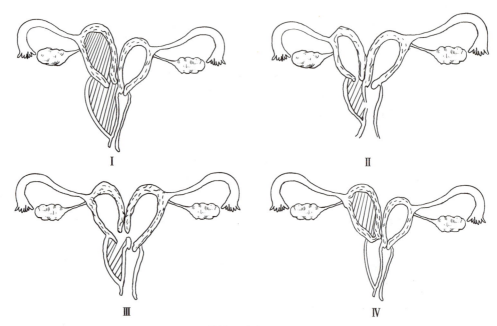

图 23-2　阴道斜隔综合征 4 种类型示意图

四型均有痛经,Ⅰ、Ⅳ型较重,平时有一侧下腹痛;Ⅱ、Ⅲ型伴有经期延长,月经间期少量出血,合并感染时可有脓性分泌物;四型的月经周期均正常。妇科检查一侧穹隆或阴道壁可触及囊性包块,Ⅰ、Ⅳ型包块较硬,伴增大子宫及附件包块;Ⅱ、Ⅲ型包块张力较小,压迫时有陈旧血流出,局部消毒后在包块下部穿刺,抽出陈旧血,即可诊断。超声检查可见一侧子宫腔积血,阴道旁囊肿,同侧肾缺如。必要时应做泌尿系统造影检查。阴道斜隔可采用经阴道或阴道内镜斜隔切除术。手术关键在于充分切除斜隔,保证引流通畅,术后注意预防手术创面粘连。Ⅳ型诊断明确后应切除梗阻不通的子宫和输卵管。

三、子宫颈及子宫发育异常

多由形成子宫段米勒管发育及融合异常所致。

(一)先天性子宫颈发育异常(congenital cervical dysplasia)

主要包括子宫颈未发育、条索状子宫颈、子宫颈外口闭塞、子宫颈残迹、先天性子宫颈管狭窄、子宫颈角度异常、先天性子宫颈延长症伴子宫颈管狭窄、双子宫颈等,临床上罕见。若患者子宫内膜有功能,则青春期后可因子宫腔积血而出现周期性腹痛,经血还可经输卵管逆流入腹腔,引起盆腔子宫内膜异位症。超声和磁共振成像检查有助于诊断。可手术穿通子宫颈,建立人造子宫阴道通道,但常有术后子宫颈粘连、狭窄,有再次手术的可能。

（二）子宫发育不良

包括：①始基子宫（primordial uterus）：系双侧米勒管融合后不久即停止发育，子宫极小，多数无宫腔或为一实体肌性子宫，无子宫内膜。②幼稚子宫（hypoplastic uterus，infantile uterus）：系双侧米勒管融合形成子宫后停止发育，有子宫内膜。两者卵巢均发育正常。始基子宫无症状，常因青春期后无月经就诊，经检查诊断，可不予特殊处理。幼稚子宫可因月经血潴留或经血逆流出现周期性腹痛，需手术切除。

（三）单角子宫与残角子宫

单角子宫（unicornous uterus）：仅一侧米勒管正常发育形成单角子宫，同侧卵巢功能正常；另一侧米勒管完全未发育或未形成管道，未发育侧卵巢、输卵管和肾脏亦往往同时缺如。残角子宫（rudimentary uterine horn）：系一侧米勒管发育，另一侧米勒管中下段发育缺陷，形成残角子宫。有正常输卵管和卵巢，但常伴有同侧泌尿器官发育畸形。残角子宫可分为：①残角子宫有子宫腔，并与单角子宫腔相通；②残角子宫有子宫腔，但与单角子宫腔不相通；③残角子宫为无子宫腔实体，仅以纤维带与单角子宫相连。

单角子宫常无症状。残角子宫若内膜有功能，但其宫腔与单角宫腔不相通者，因月经血逆流或子宫腔积血出现痛经，也可发生子宫内膜异位症。子宫输卵管碘油造影、超声和磁共振成像检查有助于诊断。单角子宫不予处理。单角子宫伴无功能残角子宫不用处理，而功能性残角子宫确诊后，应予切除残角子宫及同侧输卵管。

妊娠的残角子宫，若在早、中期妊娠时发现，应及时切除，避免子宫破裂；若在晚期妊娠时发现，则在剖宫产分娩后，切除残角子宫。

（四）双子宫（didelphic uterus）

为两侧米勒管未融合，各自发育形成两个子宫和两个子宫颈，也可为一侧子宫颈发育不良、缺如。双子宫可伴有阴道纵隔或斜隔。检查可触及子宫呈分叉状。子宫腔探查或子宫输卵管碘油造影可见两个子宫腔。一般不予处理。

（五）双角子宫与弓形子宫

双角子宫（bicornuate uterus）为两侧米勒管部分融合，形成两个子宫角独立但子宫腔相通的形态，通常为一个子宫颈，子宫底浆膜下陷的深度>1cm。根据中隔下陷是否达到子宫颈内口分为完全双角子宫和不全双角子宫，一般无症状。有时双角子宫月经量较多并伴有程度不等的痛经。检查可触及子宫底部有凹陷。超声、磁共振成像和子宫输卵管碘油造影等有助于诊断。一般不予处理。

弓形子宫（arcuate uterus）指子宫底中间有一凹陷，浆膜内陷和子宫底肌层内突深度均<1cm，不足以诊断纵隔子宫。一般无症状，也与不良妊娠结局无关，不需要特殊处理。

（六）纵隔子宫（septate uterus）

是最常见的子宫畸形。分2类：①完全纵隔子宫：纵隔末端到达或超过子宫颈内口，外观似双子宫颈；②不全纵隔子宫：纵隔末端终止在内口以上水平。

一般无症状。临床可表现为影响生育期女性的妊娠结局，包括反复流产、早产、胎膜早破等，其中以反复流产为最常见。经阴道超声检查是目前最常用的诊断方法，更推荐三维超声准确测量。超声影像表现为2个内膜回声区域，子宫底部无明显凹陷切迹或凹陷深度<1cm，而子宫腔内中隔长度以两侧输卵管开口连线为底，高度>1cm，且隔的夹角≤90°。

目前证据不支持预防性切除子宫纵隔，如合并不良孕产史或不孕，可行手术治疗，经宫腔镜下子宫纵隔切除术为治疗的最佳方法，通常术后2个月便可妊娠。

四、输卵管发育异常

输卵管发育异常较罕见，为米勒管头端发育受阻所致。单纯的输卵管缺如几乎不存在，通常合并子宫体、子宫颈的发育异常，几乎均在因其他疾病手术时偶然发现。常见的类型有：①输卵管缺失或输卵管痕迹（rudimentary fallopian tube）；②输卵管发育不全；③副输卵管；④单侧或双侧双输卵管。

五、卵巢发育异常

包括：①卵巢未发育或发育不良：其中卵巢发育不良又称条索状卵巢（streak ovary），通常见于性腺发育异常的患者；②异位卵巢或卵巢下降不良：卵巢形成后仍停留在原生殖腺嵴下降通道的不同位置，未下降至盆腔内，与附着于米勒管的引带密切相关；③副卵巢（supernumerary ovary）。

第二节 ｜ 女性性发育异常

【知识要点】

- 女性性发育异常为一组疾病的总称，分类倾向于依据染色体核型。
- 各类疾病的临床特征主要体现在第二性征发育与否、外生殖器男性化程度及性染色体、性腺或生殖器之间的相符程度。
- 特纳综合征是最常见的性发育异常。

女性性发育异常（disorder of sex development，DSD）是一组疾病，这组疾病的患者在性染色体、性腺、外生殖器或性征方面存在一种或多种先天性异常或不一致。

【分类】

DSD 的分类较为复杂，目前倾向于根据染色体核型分成 3 大类，即性染色体异常型 DSD、46，XX型 DSD 和 46，XY 型 DSD（表 23-1）。

表 23-1　性发育异常的分类

染色体核型	种类
46，XY 型 DSD	性腺（睾丸）发育异常 （1）完全型性腺发育不全（Swyer 综合征） （2）部分型性腺发育不良（如 *SRY*，*SOX9*，*SF1*，*WT1*，*DHH*，*DMRT1*，*ATRX*，*ARX*，*WNT4* 或 *DAX1* 重复等） （3）睾丸退化（testis regression） （4）卵睾性 DSD 雄激素合成或作用障碍 （1）雄激素生物合成缺陷 a. LH 受体突变（*LHCGR*）（如 Leydig 细胞发育不全或无发育） b. Smith-Lemli-Opitz 综合征（*DHCR7*） c. 类固醇合成急性调节蛋白（*STAR*）突变 d. 胆固醇侧链裂解酶突变（*CYP11A1*） e. 3β- 羟基甾体脱氢酶 2 缺乏（*HSD3B2*） f. 17- 羟基甾体脱氢酶缺乏（*HSD17B3*） g. 5α- 还原酶 2 缺乏（*SRD5A2*） （2）雄激素作用缺陷 a. 完全型雄激素不敏感综合征（CAIS） b. 部分型雄激素不敏感综合征（PAIS） 其他类别 （1）综合征相关的男性生殖道发育异常（如泄殖腔异常、Robinow 综合征、Aarskog-Scott 综合征、手 - 足 - 生殖器综合征、腘翼状赘肉综合征） （2）米勒管永存综合征（*AMH*，*AMHR2*） （3）与激素缺陷无关的（孤立的）尿道下裂（*MAMLD1*） （4）先天性低促性腺激素性性腺功能减退 （5）隐睾症（*INSL3*，*GREAT*） （6）环境影响

续表

染色体核型	种类
46,XX 型 DSD	性腺(卵巢)发育障碍 (1)性腺发育不全 (2)卵睾性 DSD (3)睾丸性 DSD(如 *SRY*+,重复 *SOX9*,*RSPO1*) 雄激素过多 (1)胎儿肾上腺因素 a. 21- 羟化酶缺乏(*CYP21A2*) b. 11β- 羟化酶缺乏(*CYP11B1*) c. 3β- 羟基甾体脱氢酶 2 缺乏(*HSD3B2*) d. 细胞色素 P450 氧化还原酶缺乏(*POR*) e. 糖皮质激素受体突变 (2)胎儿胎盘因素 a. 芳香化酶缺乏(*CYP19*) b. 细胞色素 P450 氧化还原酶缺乏(*POR*) (3)母体因素 a. 男性化肿瘤(如黄体瘤) b. 外源性雄激素药物 其他类别
性染色体异常型 DSD	45,XO(特纳综合征和变异) 47,XXY(Klinefelter 综合征和变异) 45,XO/46,XY(MGD,卵睾性 DSD) 46,XX/46,XY(嵌合体,卵睾性 DSD)

注:MGD(mixed gonadal dysgenesis),混合性性腺发育不良。

【常见的临床病变】

根据第二性征与性染色体、性腺或生殖器的相符性,本节以第二性征的特点为特征,简要介绍部分性分化异常的常见病变。

1. 第二性征发育正常的性发育异常 此类病变的性染色体核型为 XX 型,第二性征发育、卵巢多为正常,但内生殖器发育异常。

2. 第二性征发育不全的性发育异常 此组病变多为染色体异常,核型可为 45,XO、45,XO 的嵌合型或 47,XXX 等。

(1)特纳综合征(Turner syndrome):最为常见的性发育异常,其染色体核型异常包括 45,XO、45,XO 的嵌合型(45,XO/46,XX)、多种 X 染色体结构异常等。其主要病变为卵巢不发育伴有体格发育异常。临床表现为两眼间距宽、身材矮小(不足 150cm)、蹼颈、盾状胸、肘外翻;第二性征不发育、子宫发育不良及原发性闭经。特纳综合征治疗原则为促进身高、刺激乳房与生殖器发育及预防骨质疏松。

(2)46,XY 单纯性腺发育不全:又称 Swyer 综合征,分为完全型和部分型。染色体核型为 46,XY。因原始性腺未能分化为睾丸,其既不分泌米勒管抑制因子(MIF),也不产生雄激素,则米勒管不退化,发育出子宫和阴道,外阴亦为女型。患者主要表现为第二性征发育不全与原发性闭经。外阴阴道呈幼女型,子宫小,但通过激素补充治疗后可促使子宫发育并来月经;性腺为条索状或发育不良的睾丸,容易继发肿瘤,诊断明确后建议尽早切除。部分型 46,XY 单纯性腺发育不全患者可有外阴男性化的表现,可予以整形治疗。

3. 女性男性化的性发育异常 此类患者染色体核型为 46,XX,性腺为卵巢,内生殖器为子宫、输卵管、阴道,但胚胎或胎儿期暴露于过多的雄激素,故其外生殖器可有不同程度的男性化。外生殖器男性化程度取决于胚胎或胎儿暴露于雄激素的时期和雄激素剂量,轻者表现为后联合抬高,重者可为阴唇融合并阴蒂增大。雄激素过高的原因主要为先天性肾上腺皮质增生症和其他来源雄激素。

（1）先天性肾上腺皮质增生症（congenital adrenal hyperplasia，CAH）：是一种常染色体隐性遗传病，胎儿合成皮质醇所必需的肾上腺皮质的几种酶缺陷，其中21-羟化酶缺陷（21-hydroxylase deficiency）最常见，占CAH总数的90%～95%。由于酶缺乏不能将17α-羟孕酮转化为皮质醇，皮质醇合成量减少，对下丘脑和垂体负反馈作用消失，导致垂体促肾上腺皮质激素分泌增加，刺激肾上腺增生，同时也刺激肾上腺皮质分泌大量的雄激素，致使女性胎儿外生殖器不同程度男性化。

应尽早治疗单纯男性化型21-羟化酶缺陷。肾上腺皮质分泌过多的雄激素可加速骨骺愈合，因此治疗越晚，患者的最终身高越矮。另外，早治疗还可避免男性化体征加重。外阴发育异常可手术矫治。

（2）其他来源雄激素：孕妇于妊娠早期服用具有雄激素作用的药物，可致使女胎外生殖器男性化，但程度较轻，且在出生后至青春期月经来潮期间男性化不再加重；生殖内分泌激素均在正常范围。

（任琛琛）

思考题：
简述梗阻性子宫阴道发育异常的诊治策略。

思考题解题思路

本章目标测试

本章思维导图

第二十四章 | 盆底功能障碍性疾病与生殖道瘘

女性盆底支持组织因退化、创伤等因素导致其支持薄弱,从而发生盆底功能障碍(pelvic floor dysfunction,PFD)。盆底功能障碍性疾病的治疗与否取决于是否影响患者的生活质量,治疗有非手术和手术治疗两种方法。

当损伤导致女性生殖道与相邻的泌尿道、肠道出现异常通道时,形成生殖道瘘,临床上表现为尿瘘和粪瘘,其诊断和定位取决于各种检查,手术是主要的治疗方法。

第一节 | 女性盆底支持结构的腔室理论

【知识要点】
● 盆底组织承托盆腔脏器并保持其正常位置。
● 盆底结构可分为垂直方向上的三个腔室和水平方向上的三个水平。
● 盆底结构的腔室理论是盆底功能障碍性疾病手术治疗的解剖学基础。

女性盆底是由封闭骨盆出口的多层肌肉和筋膜组成,尿道、阴道和直肠经此贯穿而出。盆底组织承托子宫、膀胱和直肠等盆腔脏器并保持其正常位置。

现代解剖学对盆底结构的描述日趋细致,"腔室理论"是代表,其要点是:在垂直方向上将盆底分为前、中、后3个腔室,前腔室包括阴道前壁、膀胱、尿道;中腔室包括阴道顶部、子宫;后腔室包括阴道后壁、直肠。由此将脱垂量化到各个腔室。在水平方向上,DeLancey于1994年提出了盆底支持结构三个水平的理论:水平1为上层支持结构(子宫主韧带-子宫骶韧带复合体);水平2为旁侧支持结构(肛提肌群及膀胱、直肠阴道筋膜);水平3为远端支持结构(会阴体及括约肌)(图24-1)。盆底结构的腔室理论是盆底功能障碍性疾病手术治疗的解剖学基础。

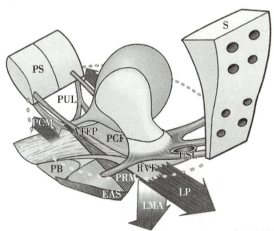

PS—耻骨联合;PUL—耻骨尿道韧带;PCM—耻尾肌;ATFP—盆腱弓筋膜;PB—会阴体;PCF—耻骨宫颈筋膜;EAS—肛门外括约肌;PRM—耻骨直肠肌;RVF—直肠阴道筋膜;LMA—肛门纵肌;LP—提肛板;USL—子宫骶韧带;S—骶骨

图 24-1 DeLancey 盆底支持结构的三个水平理论

第二节 | 盆腔器官脱垂

【知识要点】

● 女性盆底组织退化、创伤等因素导致其支持薄弱,发生盆腔器官脱垂和压力性尿失禁等盆底功能障碍性疾病。

● 盆底功能障碍性疾病的治疗与否取决于对患者的生活质量影响,治疗有非手术和手术治疗两种方法。

● 盆底功能障碍性疾病的预防主要是提高产科质量,治疗导致慢性腹压增加的疾病,避免肥胖和重体力劳动。

盆底肌肉群、筋膜、韧带及其神经构成复杂的盆底支持系统,其互相作用和支持以维持盆腔器官的正常位置。PFD 又称盆底缺陷（pelvic floor defects）或盆底支持组织松弛（relaxation of pelvic supports）,是各种病因导致的盆底支持薄弱,进而盆腔脏器移位,连锁引发其位置和功能异常。

盆腔器官脱垂（pelvic organ prolapse,POP）指盆腔器官脱出于阴道内或阴道外。2001 年美国国立卫生研究院（National Institutes of Health,NIH）提出:POP 指任何阴道节段的前缘达到或超过处女膜缘外 1cm。可单独发生,但一般情况下是联合发生。

阴道前壁膨出,又称阴道前壁脱垂。阴道前壁上 2/3 膀胱区域脱出,称为膀胱膨出（cystocele）（图 24-2）。若支持尿道的膀胱宫颈筋膜受损严重,尿道紧连的阴道前壁下 1/3 以尿道外口为支点向下膨出,称为尿道膨出（urethrocele）。阴道后壁膨出又称直肠膨出（rectocele）（图 24-3）,常伴随直肠子宫陷凹疝,如内容物为肠管,称为肠疝（图 24-4）。子宫从正常位置沿阴道下降,子宫颈外口达坐骨棘水平以下,甚至子宫全部脱出阴道口以外,称为子宫脱垂（uterine prolapse）（图 24-5）。子宫切除术后

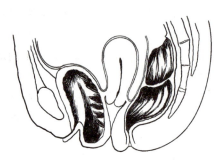

图 24-2　阴道前壁膨出（膀胱膨出）示意图

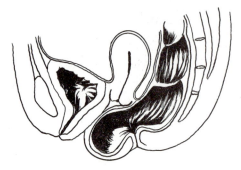

图 24-3　阴道后壁膨出（直肠膨出）示意图

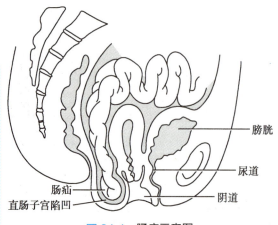

膀胱

尿道

肠疝

阴道

直肠子宫陷凹

图 24-4　肠疝示意图

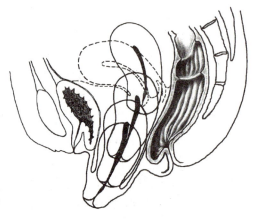

图 24-5　子宫脱垂示意图

若阴道顶端支持结构缺损,则发生阴道穹隆脱垂(vaginal vault prolapse)(图 24-6)。

【病因】

1. **妊娠、分娩**　特别是产钳或胎吸下困难的阴道分娩,盆腔筋膜、韧带和肌肉可能因过度牵拉而被削弱其支撑力量。若产后过早参加体力劳动,特别是重体力劳动,将影响盆底组织张力的恢复而发生盆腔器官脱垂。

2. **衰老**　随着年龄的增长,特别是绝经后出现的支持结构的萎缩,在盆底松弛的发生或发展中也具有重要作用。

3. **腹压增加**　如慢性咳嗽、腹腔积液、腹型肥胖、持续负重或便秘可造成腹腔内压力增加,导致盆腔器官脱垂。

4. **医源性原因**　包括没有充分纠正手术时所造成的盆腔支持结构缺损。

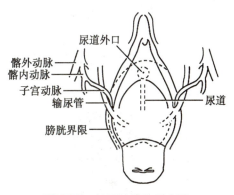
图 24-6　阴道穹隆脱垂示意图

【临床表现】

1. **症状**　轻症患者一般无症状。重度脱垂韧带筋膜有牵拉,盆腔充血,患者有不同程度的腰骶部酸痛或下坠感,站立过久或劳累后症状明显,卧床休息则症状减轻。阴道前壁膨出常伴有尿频、排尿困难、残余尿增加,部分患者可发生压力性尿失禁,但随着膨出的加重,其压力性尿失禁症状可消失,甚至需要手助压迫阴道前壁帮助排尿,易并发尿路感染。阴道后壁膨出常表现为便秘,甚至需要手助压迫阴道后壁帮助排便。盆腔器官脱出后,轻者经卧床休息,能自行回纳,重者则不能回纳。暴露在外的子宫颈和阴道黏膜长期与衣裤摩擦,可致子宫颈和阴道壁发生溃疡而出血,如感染则有脓性分泌物。子宫脱垂不管程度多重一般不影响月经,轻度子宫脱垂也不影响受孕、妊娠和分娩。

2. **体征**　阴道前后壁组织或子宫颈及子宫体可脱出阴道口外。脱垂的阴道前后壁、子宫颈黏膜常增厚角化,可有溃疡和出血。阴道后壁膨出,直肠指检手指向前方可触及向阴道凸出的直肠,呈盲袋状。位于后穹隆部的球形突出是肠疝,直肠指检可触及疝囊内的小肠。

年轻患者的子宫脱垂常伴有子宫颈延长并肥大。随脱垂子宫的下移,膀胱、输尿管下移与尿道开口形成正三角区(图 24-7)。

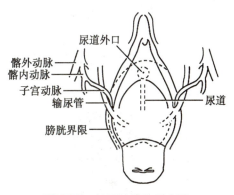
图 24-7　输尿管移位示意图

【临床分度】

临床分度有多种方法,国际上应用最多的是 POP-Q 分度。临床诊疗中并不绝对强调一种分度。手术治疗前后采用同一种即可。程度评价均以最大用力向下屏气(Valsalva 动作)时程度为准。

中国沿用的传统分度是根据我国 1981 年部分省、市、自治区"两病"科研协作组的意见,将子宫脱垂分为 3 度(图 24-8)。

Ⅰ度轻型:子宫颈外口距处女膜缘<4cm,未达处女膜缘。

　重型:子宫颈已达处女膜缘,阴道口可见子宫颈。

Ⅱ度轻型:子宫颈脱出阴道口,子宫体仍在阴道内。

　重型:部分子宫体脱出阴道口。

Ⅲ度:子宫颈与子宫体全部脱出阴道口外。

阴道前壁膨出中国传统分度为 3 度。

Ⅰ度:阴道前壁形成球状物,向下突出,达处女膜缘,但仍在阴道内。

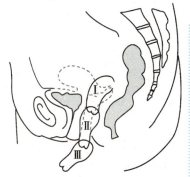
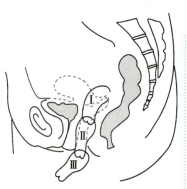
图 24-8　子宫脱垂分度示意图

Ⅱ度:阴道壁展平或消失,部分阴道前壁突出于阴道口外。

Ⅲ度:阴道前壁全部突出于阴道口外。

阴道后壁膨出中国传统分度为 3 度。

Ⅰ度:阴道后壁达处女膜缘,但仍在阴道内。

Ⅱ度:阴道后壁部分脱出阴道口外。

Ⅲ度:阴道后壁全部脱出阴道口外。

国外多采用 Bump 提出的盆腔器官脱垂定量分度法(pelvic organ prolapse quantitation,POP-Q)(表 24-1,表 24-2)。此分度系统是分别利用阴道前壁、阴道顶端、阴道后壁上的 2 个解剖指示点与处女膜的关系来界定盆腔器官的脱垂程度。与处女膜平行以 0 表示,位于处女膜以上用负数表示,处女膜以下则用正数表示。阴道前壁上的 2 个点分别为 Aa 和 Ba 点;阴道顶端的 2 个点分别为 C 和 D 点;阴道后壁的 Ap、Bp 两点与阴道前壁 Aa、Ba 点是对应的。另外,还包括阴裂(genital hiatus,gh)的长度、会阴体(perineal body,pb)的长度,以及阴道的总长度(total vaginal length,TVL)。gh 为尿道外口中线到处女膜后缘的中线距离。pb 为阴裂的后端边缘到肛门中点距离。TVL 为总阴道长度。测量值均用厘米表示。

表24-1 盆腔器官脱垂评估指示点(POP-Q 分度法)

指示点	内容描述	范围
Aa	阴道前壁中线距处女膜 3cm 处,相当于尿道膀胱沟处	−3～+3cm
Ba	阴道顶端或前穹隆到 Aa 点之间阴道前壁上段中的最远点	在无阴道脱垂时,此点位于 −3cm,在子宫切除术后阴道完全外翻时,此点将为 +TVL
C	子宫颈或子宫切除后阴道顶端所处的最远端	−TVL～+TVL
D	有子宫颈时的后穹隆的位置,它提示了子宫骶韧带附着到近端子宫颈后壁的水平	−TVL～+TVL 或空缺(子宫切除后)
Ap	阴道后壁中线距处女膜 3cm 处,Ap 与 Aa 点相对应	−3～+3cm
Bp	阴道顶端或后穹隆到 Ap 点之间阴道后壁上段中的最远点,Bp 与 Ba 点相对应	在无阴道脱垂时,此点位于 −3cm,在子宫切除术后阴道完全外翻时,此点将为 +TVL

注:POP-Q 分度应在向下用力屏气时,以脱垂最大限度出现时的最远端部位距离处女膜的正负值计算。

表24-2 盆腔器官脱垂分度(POP-Q 分度)

分度	内容
0 度	无脱垂,Aa、Ap、Ba、Bp 均在 −3cm 处,C、D 两点在阴道总长度和阴道总长度 −2cm 之间,即 C 或 D 点量化值≤−(TVL−2)cm
Ⅰ度	脱垂最远端在处女膜平面上>1cm,即量化值<−1cm
Ⅱ度	脱垂最远端在处女膜平面上≤1cm,即量化值≥−1cm,但≤+1cm
Ⅲ度	脱垂最远端超过处女膜平面>1cm,但<阴道总长度 −2cm,即量化值>+1cm,但<(TVL−2)cm
Ⅳ度	下生殖道呈全长外翻,脱垂最远端即子宫颈或阴道残端脱垂超过阴道总长度 −2cm,即量化值≥(TVL−2)cm

注:POP-Q 分度应在向下用力屏气时,以脱垂完全呈现出来时的最远端部位计算。应针对每个个体先用 3×3 表格量化描述,再进行分度。为了补偿阴道的伸展性及内在测量上的误差,在 0 和Ⅳ度中的 TVL 值允许有 2cm 的误差。

POP-Q 通过 3×3 表格记录以上各测量值,客观地反映盆腔器官脱垂变化的各个部位的具体数值(图 24-9)。

除以上解剖学分度外,还应建立一套标准有效的描述盆腔器官脱垂引起功能症状的程度分级,手术前后分别询问患者泌尿系统症状、肠道症状、性生活情况等,推荐应用经中文验证过的问卷:盆底功能影响问卷简表(pelvic floor impact questionnaire short form 7,PFIQ-7)和盆腔器官脱垂及尿失禁性

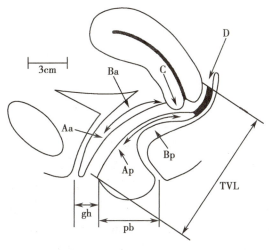

图 24-9　POP-Q 盆腔器官脱垂分度图解

功能问卷（pelvic organ prolapse/urinary incontinence sexual questionnaire，PISQ），评估上述症状的严重程度及对生活质量的影响，才能更精确地评价盆腔器官的功能及手术效果。

【诊断】

根据病史及检查所见容易确诊。妇科检查前，应嘱患者向下屏气判断脱垂的最重程度，并予以分度。同时注意有无溃疡及其部位、大小、深浅、有无感染等。嘱患者在膀胱充盈时咳嗽，观察有无溢尿情况，即压力性尿失禁情况。注意子宫颈的长短，行子宫颈细胞学检查。若为重度子宫脱垂，可触摸子宫大小，将脱出的子宫还纳，行双合诊检查子宫两侧有无包块。应用单叶窥器可辅助阴道全面检查，压住阴道前壁时嘱患者向下用力，可显示肠疝和直肠膨出。妇科检查还应注意盆底肌肉组织的检查，主要了解肛提肌的肌力和生殖裂隙宽度。若有大便失禁，直肠指检时还应注意肛门括约肌功能。

【鉴别诊断】

1. **阴道壁肿物**　阴道壁肿物位于阴道壁内，固定、边界清楚。膀胱膨出时可见阴道前壁有半球形块状物膨出，柔软，直肠指检时可于包块上方触及子宫颈和子宫体。

2. **子宫颈延长**　双合诊检查阴道内子宫颈较长，子宫体在盆腔内，屏气并不下移。

3. **子宫黏膜下肌瘤**　患者有月经过多病史，子宫颈口见红色、质硬肿块，表面找不到子宫颈口，但在其周围或一侧可触及被扩张变薄的子宫颈边缘。

【治疗】

1. **非手术疗法**　非手术治疗通常用于 POP-Q Ⅰ～Ⅱ度有症状的患者，也适用于希望保留生育功能，不能耐受手术治疗或者不愿意手术治疗的重度（POP-Q Ⅲ～Ⅳ度），或传统Ⅱ度轻型及以下脱垂患者。非手术治疗的目标为缓解症状，增加盆底肌肉的强度、耐力和支持力，预防脱垂加重，避免或延缓手术干预。目前的非手术治疗方法包括应用子宫托、盆底康复治疗（pelvic floor rehabilitation）和行为指导。

（1）子宫托是一种支持子宫和阴道壁并使其维持在阴道内而不脱出的支撑装置。子宫托分支撑型和填充型（图 24-10），是盆腔器官脱垂的一线治疗方法，对所有脱垂患者都应该首先推荐。以下情况尤其适用于子宫托治疗：患者全身状况不适宜做手术；妊娠期和产后；膨出面溃疡，术前促进溃疡面的愈合。

子宫托可能造成阴道刺激和溃疡。子宫托应间断性地取出、清洗并重新放置，否则可能会出现瘘的形成、嵌顿和感染等严重后果。

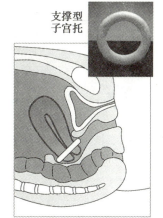
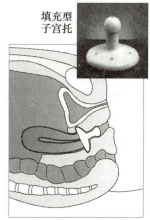

图 24-10　各种子宫托示意图

（2）盆底康复治疗增加盆底肌肉群的张力。盆底肌肉（肛提肌）锻炼适用于国内分度为轻度或 POP-Q 分度为Ⅰ度和Ⅱ度的盆腔器官脱垂者。也可作为重度患者手术前后的辅助治疗方法。Kegel 最早提出让患者自身锻炼的方法，嘱患者行收缩肛门运动，用力收缩盆底肌肉 3 秒以上后放松，每次 10～15 分钟，每日 2～3 次。生物反馈的盆底肌肉锻炼效果更好。

（3）中药和针灸：对促进盆底肌张力恢复，缓解局部症状也有一定疗效。

2. 手术治疗　脱垂超出处女膜的有症状患者可考虑手术治疗。根据患者不同年龄、生育要求及全身健康状况，治疗应个体化。手术的主要目的是缓解症状，恢复正常的解剖位置和脏器功能，有满意的性功能并能够维持效果。可以选择以下常用手术方法，合并压力性尿失禁患者应同时行膀胱颈悬吊手术或阴道无张力尿道中段悬吊带术。手术分封闭手术和重建手术。

阴道封闭术分阴道半封闭术（又称 LeFort 手术）和阴道全封闭术。该手术将阴道前后壁分别剥离长方形黏膜面，然后将阴道前后壁剥离创面相对缝合以部分或完全封闭阴道。术后失去性交功能，故仅适用于年老体弱不能耐受较大手术者。

盆底重建手术重点是对中盆腔的重建，通过吊带、网片和缝线把阴道穹隆组织或子宫骶韧带悬吊固定于骶骨前纵韧带、骶棘韧带，也可行自身子宫骶韧带缩短缝合术。盆底重建手术时，子宫可以切除或保留。手术可经阴道或经腹腔镜或开腹完成，目前应用较多的是子宫/阴道骶骨固定术、骶棘韧带固定术、子宫骶韧带悬吊术。

（1）自身组织修复重建手术：①骶棘韧带缝合固定术，通过对顶端悬吊骶棘韧带进行Ⅰ水平重建；②子宫骶韧带悬吊术，通过自身子宫骶韧带缩短缝合进行顶端悬吊，达到Ⅰ水平重建目的；③阴道前后壁修补术，主要针对筋膜修补，为Ⅱ水平重建。

（2）年轻子宫颈延长的子宫脱垂患者可行曼彻斯特手术（Manchester operation）：包括阴道前后壁修补、子宫主韧带缩短及子宫颈部分切除术。

（3）经腹或腹腔镜子宫/阴道骶骨固定术：通过将顶端悬吊于骶骨前纵韧带达到Ⅰ水平重建。

（4）经阴道网片植入手术：顶端植入吊带悬吊至骶棘韧带水平达到Ⅰ水平重建，阴道前后壁植入网片达Ⅱ水平筋膜重建。临床效果肯定，但部分患者植入网片的并发症非常严重，美国 FDA 已经禁用，业内尚有争议。

3. 术后处理及随诊　术后 3 个月内避免增加腹压及负重。禁性生活 3 个月，或者确认阴道黏膜修复完好为止。术后建议规律终身随访，及时发现复发并处理手术并发症。

【预防】

避免腹压增加的疾病和劳作。有子宫脱垂者应在行子宫切除同时顶端重建，以免术后发生穹隆脱垂和肠膨出。

第三节 ｜ 压力性尿失禁

【知识要点】

- 尿失禁程度有主观分度和客观分度，客观分度主要基于尿垫试验。
- 压力试验、指压试验和尿动力学检查是主要的辅助检查。
- 盆底肌肉锻炼等非手术治疗适用于轻、中度患者和手术前后的辅助治疗。
- 手术适用于中、重度及非手术治疗无效的患者。
- 尿道中段悬吊带术和耻骨后膀胱尿道悬吊术是主要方法。

压力性尿失禁（stress urinary incontinence, SUI）指腹压突然增加导致的尿液不自主流出，但不是由逼尿肌收缩压或膀胱壁对尿液的张力压所引起。其特点是正常状态下无遗尿，而腹压突然增高时尿液自动流出，又称真性压力性尿失禁、张力性尿失禁、应力性尿失禁。2006 年中国流行病学调查显示，压力性尿失禁在成年女性的发生率为 18.9%，是一个重要的卫生和社会问题。

【病因】

压力性尿失禁分为两型。90% 以上为解剖型压力性尿失禁，由盆底组织松弛引起。盆底组织松弛的原因主要有妊娠与阴道分娩损伤、绝经后雌激素水平降低等。最为广泛接受的压力传导理论认为,压力性尿失禁的病因在于盆底支持结构缺损而使膀胱颈/近端尿道脱出于盆底外。因此,咳嗽时腹腔内压力不能被平均地传递到膀胱和近端的尿道,导致增加的膀胱内压力大于尿道内压力而出现漏尿。不足10%的患者为尿道内括约肌障碍型,为先天发育异常所致。

【临床表现】

几乎所有的下尿路症状及许多阴道症状都可见于压力性尿失禁。腹压增加下不自主溢尿是最典型的症状,而尿急、尿频、急迫性尿失禁和排尿后膀胱区胀满感亦是常见的症状。80%的压力性尿失禁患者伴有阴道前壁膨出。

【分度】

有主观分度和客观分度。客观分度主要基于尿垫试验,临床常用简单的主观分度如下。

Ⅰ度:只有发生在剧烈腹压下,如咳嗽、打喷嚏或慢跑。

Ⅱ度:发生在中度腹压下,如快速运动或上下楼梯。

Ⅲ度:发生在轻度腹压下,如患者在仰卧位时可控制尿液,但站立位发生不自主漏尿。

【诊断】

无单一的压力性尿失禁的诊断性试验。以患者的症状为主要依据,压力性尿失禁除常规体格检查、妇科检查及相关的神经系统检查外,还需相关压力试验、指压试验、棉签试验和尿动力学检查等辅助检查,排除急迫性尿失禁、充盈性尿失禁及感染等情况。

压力试验(stress test):患者膀胱充盈时,取截石位检查。嘱患者咳嗽的同时,医师观察尿道外口。如果每次咳嗽时均伴随着尿液的不自主溢出,则可提示SUI。延迟溢尿,或有大量的尿液溢出提示非抑制性的膀胱收缩。如果截石位状态下没有尿液溢出,应让患者站立位时重复压力试验。

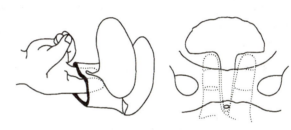

指压试验(Bonney test):检查者把中、示指放入阴道前壁的尿道两侧,指尖位于膀胱与尿道交接处,向前上抬高膀胱颈,再行诱发压力试验,如压力性尿失禁现象消失,则为阳性(图24-11)。

图24-11　指压试验示意图

棉签试验(Q-tip test):患者取仰卧位,将涂有利多卡因凝胶的棉签置入尿道,使棉签头处于尿道膀胱交界处,分别测量患者在静息时及Valsalva动作(紧闭声门)时棉签棒与地面之间形成的角度。在静息及做Valsalva动作时该角度差小于15°为良好结果,说明有良好的解剖学支持;如角度差大于30°,说明解剖学支持薄弱;15°~30°时,结果不能确定(图24-12)。

尿动力学检查(urodynamics):包括膀胱内压测定和尿流率测定,膀胱内压测定主要观察逼尿肌的反射以及患者控制或抑制这种反射的能力,膀胱内压力的测定可以区别患者是因为非抑制性逼尿肌收缩还是SUI引起的尿失禁。尿流率测定可以了解膀胱排尿速度和排空能力。

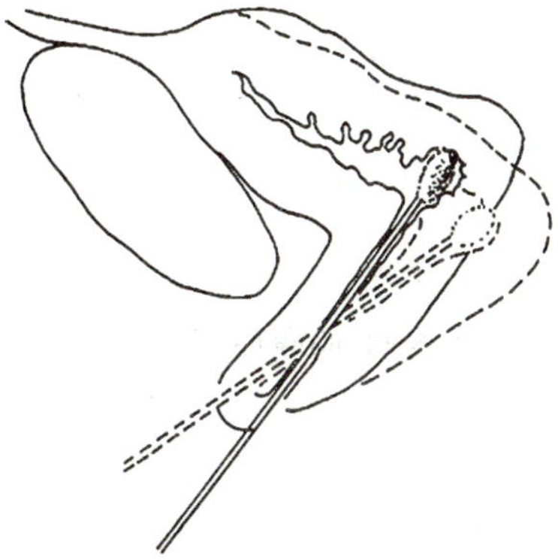

尿道膀胱镜检查(cystoscopy)和超声检查可辅助诊断。

【鉴别诊断】

急迫性尿失禁在症状和体征上最易与压力性尿失禁混淆,可通过尿动力学检查来鉴别诊断。

【治疗】

1. 非手术治疗　用于轻、中度压力性尿失禁治疗和手术治疗前后的辅助治疗。非手术治疗包括盆底肌肉锻炼、盆底电刺激、α-肾上腺素能受体激动剂(adrenoceptor agonist)和阴道局部雌激素治疗。30%~60%的患者经非手术治疗能改善症状,并治

图24-12　棉签试验示意图

愈轻度的压力性尿失禁。产后进行盆底肌肉锻炼对产后尿失禁的女性有所帮助。

2. 手术治疗　压力性尿失禁的手术有100多种术式。目前世界上公认的最有效手术方法是耻骨后膀胱尿道悬吊术和阴道无张力尿道中段悬吊带术。因阴道无张力尿道中段悬吊带术更加微创，临床上应用最多。压力性尿失禁的手术治疗一般在患者完成生育后进行。

（1）耻骨后膀胱尿道悬吊术：经腹膜外（Retzius间隙）将膀胱颈和近端尿道两侧的筋膜缝合至耻骨联合（Marshall-Marchetti-Krantz手术）或Cooper韧带（Burch手术），以增大膀胱尿道连接处的角度。Burch手术应用最多，有开腹途径、腹腔镜途径和"缝针法"。手术适用于解剖型压力性尿失禁。手术后1年治愈率为85%～90%，随着时间推移会稍有下降。

（2）阴道无张力尿道中段悬吊带术：除解剖型压力性尿失禁外，尿道内括约肌障碍型压力性尿失禁和合并有急迫性尿失禁的混合性尿失禁也为该手术适应证。悬吊带术可用自身筋膜或不可吸收合成材料，目前聚丙烯材料的悬吊带术已成为应用更多的一线治疗方法，术后1年治愈率约为90%，最长术后11年随诊的治愈率达70%以上。

以Kelly手术为代表的阴道前壁修补术方法简单，通过对尿道近膀胱颈部折叠筋膜缝合，达到增加膀胱尿道阻力作用。这曾经是治疗压力性尿失禁的主要术式，但解剖学和临床效果均较差，术后1年治愈率约30%，并随时间推移而下降，目前已不再作为治疗压力性尿失禁的有效术式。

【**预防**】
同盆腔器官脱垂。

第四节 ｜ 生殖道瘘

【**知识要点**】
- 典型症状为尿液或粪便自阴道排出，不能自我控制。
- 治疗前应明确诊断，并确定瘘管部位。
- 手术修补是治疗生殖道瘘的主要方法。

由于各种原因导致生殖道与其毗邻器官之间形成异常通道称为生殖道瘘。临床上以尿瘘（urinary fistula），又称泌尿生殖瘘（urogenital fistula），最常见，其次为粪瘘（fecal fistula）。两者可同时存在，称为混合性瘘（combined fistula）（图24-13）。

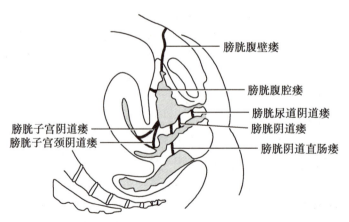

图24-13　尿瘘及粪瘘示意图

一、尿瘘

尿瘘指生殖道与泌尿道之间形成异常通道，尿液自阴道排出，不能控制。尿瘘可发生在生殖道与泌尿道之间的任何部位,根据解剖位置分为膀胱阴道瘘(vesico-vaginal fistula)、尿道阴道瘘(urethro-vaginal fistula)、膀胱尿道阴道瘘(vesico-urethro-vaginal fistula)、膀胱子宫颈瘘(vesico-cervical fistula)、膀胱子宫颈阴道瘘(vesico-cervical-vaginal fistula)、输尿管阴道瘘(uretero-vaginal fistula)及膀胱子宫瘘(vesico-uterine fistula)。

【病因】

常见尿瘘为产伤和盆腔手术损伤所致的膀胱阴道瘘和输尿管阴道瘘。尿道阴道瘘通常是尿道憩室、阴道前壁膨出或压力性尿失禁的手术并发症。

1. **产伤**　产伤曾经作为引起尿瘘的主要原因,如今在发达国家已少见,现多发生在医疗条件落后的地区。根据发病机制分为两种。

(1)坏死型尿瘘:由于骨盆狭窄、胎儿过大或胎位异常所致头盆不称,产程延长,特别是第二产程延长者,阴道前壁、膀胱、尿道被挤压在胎头和耻骨联合之间,导致局部组织缺血坏死形成尿瘘。

(2)创伤型尿瘘:产科助产手术,尤其产钳助娩直接损伤。创伤型尿瘘远多于坏死型尿瘘。

2. **妇科手术损伤**　经腹手术和经阴道手术损伤均有可能导致尿瘘。通常是由于手术分离组织粘连时伤及膀胱、输尿管,造成膀胱阴道瘘和输尿管阴道瘘。过度游离输尿管末端也可导致输尿管阴道瘘,主要原因是术后输尿管血供减少引发迟发性缺血性坏死。

3. **其他**　放射治疗后、膀胱结核、晚期生殖泌尿道肿瘤、子宫托安放不当、局部药物注射治疗等均能导致尿瘘。

【临床表现】

1. **漏尿**　产后或盆腔手术后出现阴道无痛性持续性流液是最常见、最典型的临床症状。根据瘘孔的位置,可表现为持续漏尿、体位性漏尿、压力性尿失禁或膀胱充盈性漏尿等,如较高位的膀胱瘘孔患者在站立时无漏尿,而平卧时则漏尿不止;瘘孔极小者在膀胱充盈时方漏尿;一侧输尿管阴道瘘由于健侧输尿管的尿液进入膀胱,因此在漏尿同时仍有自主排尿。漏尿发生的时间也因病因不同而有区别,坏死型尿瘘多在产后及术后3～7日开始漏尿;手术直接损伤者术后即开始漏尿;使用能量器械所致的尿瘘常在术后1～2周发生;广泛性子宫切除的患者常在术后10～21日发生尿瘘,多为输尿管阴道瘘;放射损伤所致漏尿发生时间晚且常合并粪瘘。

2. **外阴瘙痒和疼痛**　局部刺激、组织炎症增生及感染和尿液刺激、浸渍,可引起外阴部瘙痒和烧灼痛,外阴呈皮炎改变。若一侧输尿管下段断裂导致阴道漏尿,由于尿液刺激阴道一侧顶端,周围组织引起增生,妇科检查可触及局部增厚。

3. **尿路感染**　合并尿路感染者有尿频、尿急、尿痛及下腹部不适等症状。

【诊断】

应仔细询问病史、手术史、漏尿发生时间和漏尿表现。首先需要明确的是漏出的液体为尿液,可通过生化检查比较漏出液与尿液、血液中的电解质和肌酐来明确。尿液中的电解质和肌酐水平应为血液中的数倍,若漏出液中的电解质和肌酐水平接近尿液则提示尿瘘。

大瘘孔阴道检查即可发现,小瘘孔则通过触摸瘘孔边缘的瘢痕组织才可初步诊断。如患者系盆腔手术后,检查未发现瘘孔,仅见尿液自阴道穹隆一侧流出,多为输尿管阴道瘘。检查暴露不满意时,患者可取胸膝卧位,用单叶拉钩将阴道后壁向上拉开,可查见位于阴道上段或近穹隆处的瘘孔。下列辅助检查可协助明确诊断。

1. **亚甲蓝试验**　将3个棉球逐一放在阴道顶端、中1/3处和远端。用稀释的亚甲蓝溶液300ml充盈膀胱,然后逐一取出棉球,根据蓝染海绵是在阴道上、中、下段估计瘘孔的位置。若染色液体经阴道壁小孔流出为膀胱阴道瘘;自子宫颈口流出为膀胱子宫颈瘘或膀胱子宫瘘;海绵无色或黄染提示可能为输尿管阴道瘘。未见蓝染但临床怀疑瘘的存在,可重置3个棉球后嘱患者走动30分钟再取出棉球查看。

2. **靛胭脂试验**(indigo carmine test)　静脉注射靛胭脂5ml,5～10分钟见蓝色液体自阴道顶端流出者为输尿管阴道瘘。

3. **膀胱镜、输尿管镜检查**　了解膀胱容积、黏膜情况,有无炎症、结石、憩室,明确瘘孔的位置、大小、数目及瘘孔和膀胱三角的关系等。从膀胱向输尿管插入输尿管导管或行输尿管镜检查,可以明确输尿管受阻的部位。

4. **影像学检查**　静脉肾盂造影为经静脉注入对比剂,于注射后动态观察和泌尿系统 X 线片,根据肾盂、输尿管及膀胱显影情况,了解肾脏功能、输尿管通畅情况,有助于输尿管阴道瘘及膀胱阴道瘘的诊断。逆行输尿管肾盂造影对于静脉肾盂造影没有发现的输尿管阴道瘘有辅助诊断作用。CT 尿路造影(CTU)可清楚地显示肾盂、输尿管及膀胱的全貌,已成为一种新的、非侵入性检查尿瘘的方法。

5. **肾图**　能了解肾功能和输尿管功能情况。

【治疗】

手术修补为主要治疗方法。非手术治疗仅限于分娩或手术后 1 周内发生的膀胱阴道瘘和输尿管小瘘孔,留置导尿管于膀胱内或在膀胱镜下插入输尿管导管,4 周至 3 个月有愈合可能。由于长期放置导尿管会刺激尿道黏膜引起疼痛,并且干扰患者的日常活动,影响患者生活质量,因此,膀胱阴道瘘如采用非手术治疗则建议行耻骨上膀胱造瘘,进行膀胱引流。在拔除长期放置的引流管前,应重复诊断检查(如亚甲蓝试验)明确瘘孔是否愈合。引流期间,要经常对病情进行评估。引流同时保证患者营养和液体的摄入,促进瘘孔愈合。治疗中要注意处理外阴皮炎和泌尿系统感染,改善患者生活质量。绝经后女性可以给予雌激素,促进阴道黏膜上皮增生,有利于伤口愈合。术后早期出现的直径仅数毫米的小尿瘘孔,15%~20% 的非手术治疗患者可以自行愈合。瘘管已经形成并且上皮化者,非手术治疗则通常失败。

手术治疗要注意时间的选择。直接损伤的尿瘘应尽早手术修补;其他原因所致尿瘘应等待 3 个月,待组织水肿消退、局部血液供应恢复正常再行手术;瘘修补失败后至少应等待 3 个月后再次手术。放疗所致的尿瘘可能需要更长的时间形成结痂,因此有学者推荐 12 个月后再修补。手术后的瘘孔,需要等待数周,待病灶周围炎症反应消退,瘢痕软化并有良好的血供后方可修补。该段时间内需要进行泌尿系统抗感染治疗,绝经后患者可补充雌激素治疗。

膀胱阴道瘘和尿道阴道瘘手术修补首选经阴道手术,不能经阴道手术或复杂尿瘘者,应选择经腹或经腹/阴道联合手术。

输尿管阴道瘘的治疗取决于位置和大小。小的瘘孔通常在放置输尿管支架(double J)后能自然愈合,但不适用于放疗后瘘孔。如果瘘孔接近输尿管膀胱入口处,可行输尿管膀胱植入术。如果输尿管瘘孔距离膀胱有一定距离,切除含瘘孔的一段输尿管,断端行输尿管端端吻合术。放置输尿管支架者,术后一般留置 3 个月。

【预防】

绝大多数尿瘘可以预防,提高产科医疗质量,预防产科因素所致的尿瘘是关键。疑有损伤者,留置导尿管,保证膀胱空虚,有利于膀胱受压部位血液循环恢复,预防尿瘘发生。妇科手术时,对盆腔粘连严重、恶性肿瘤有广泛浸润等情况估计手术困难时,术前放入输尿管导管,使术中易于辨认。即使是容易进行的全子宫切除术,术中也须明确解剖关系后再行手术操作。术中发现输尿管或膀胱损伤,必须及时修补。使用子宫托须定期取出。子宫颈癌进行放射治疗时注意阴道内放射源的安放和固定,放射剂量不能过大。

二、粪瘘

粪瘘(fecal fistula)指肠道与生殖道之间的异常通道,最常见的是直肠阴道瘘(rectal-vaginal fistula)。可以根据瘘孔在阴道的位置,将其分为低位、中位和高位瘘。

【病因】

1. **产伤**　可因胎头在阴道内停滞过久,直肠受压坏死而形成粪瘘。粗暴的难产手术操作、手术损伤导致IV度会阴撕裂,修补后直肠未愈合及会阴撕裂后缝合缝线穿直肠黏膜未发现也可导致直肠阴道瘘。

2. 盆腔手术损伤　行子宫切除术或严重盆腔粘连分离手术时易损伤直肠,瘘孔位置一般在阴道穹隆处。

3. 炎性肠病　如克罗恩病或溃疡性结肠炎是引起直肠阴道瘘的另一重要原因。炎性肠病多数累及小肠,但结肠和直肠也可发生。

4. 先天畸形　为非损伤性直肠阴道瘘。另外,针对生殖道发育畸形的手术也容易继发直肠阴道瘘。

5. 其他　长期安放子宫托不取、生殖器恶性肿瘤晚期浸润或放疗,均可导致粪瘘。

【**临床表现**】

阴道内排出粪便为主要症状。瘘孔大者,成形粪便可经阴道排出,稀便时呈持续外流。瘘孔小者,阴道内可无粪便污染,但肠内气体可自瘘孔经阴道排出,稀便时则从阴道流出。

【**诊断**】

根据病史、症状及妇科检查不难诊断。阴道检查时,大的粪瘘显而易见,小的粪瘘在阴道后壁可见瘘孔处有鲜红的肉芽组织,用示指行直肠指检,可以触及瘘孔,如瘘孔极小,用一探针从阴道肉芽样处向直肠方向探查,直肠内手指可以触及探针。阴道穹隆处小的瘘孔、小肠和结肠阴道瘘需行钡剂灌肠检查方能确诊,必要时可借助下消化道内镜检查。如果诊断成立,则要针对其原发病因采取相应的内科或外科处理措施。一旦通过内科手段使疾病得到控制,瘘孔可能会自行愈合。

【**治疗**】

手术修补为主要治疗方法。手术损伤者应术中立即修补,可以经阴道、经直肠或经腹途径完成瘘的修补。手术方式的选择主要根据瘘管形成的原因,位置与大小,是否存在多个瘘管,以及医师的手术经验和技巧。瘘修补术主要是切除瘘管,游离周围组织后进行多层缝合。高位巨大直肠阴道瘘合并尿瘘者、前次手术失败阴道瘢痕严重者,应先行暂时性乙状结肠造瘘,之后再行修补手术。

粪瘘手术应掌握手术时机。先天性粪瘘应在患者15岁左右月经来潮后考虑手术,过早手术容易造成阴道狭窄。压迫坏死性粪瘘,应等待3~6个月后再行手术修补。术前严格肠道准备,同时口服肠道抗菌药物。术后给予静脉高营养,同时口服肠蠕动抑制药物。5~7日后逐渐从进水过渡到饮食。保持会阴清洁。

【**预防**】

原则上与尿瘘的预防相同。分娩时注意保护会阴,防止会阴IV度裂伤发生。会阴缝合后常规进行直肠指检,发现有缝线穿透直肠黏膜,应立即拆除重新缝合。

(朱　兰)

思考题:
简述子宫脱垂的处理原则和手术选择。

思考题解题思路

本章目标测试

本章思维导图

本章数字资源

第二十五章 | 外阴及阴道肿瘤

外阴及阴道肿瘤包括良性肿瘤和恶性肿瘤。外阴和阴道良性肿瘤较少见,外阴良性肿瘤主要有来源于上皮的外阴乳头瘤、汗腺腺瘤及来源于中胚叶的纤维瘤、脂肪瘤、平滑肌瘤和神经纤维瘤,而淋巴管瘤、血管瘤罕见。阴道良性肿瘤主要包括绒毛状腺瘤、米勒管上皮乳头瘤、血管纤维瘤、平滑肌瘤、皮样囊肿等。鳞状上皮内病变与外阴和阴道鳞状细胞癌关系密切,其中高级别鳞状上皮内病变为癌前病变,故在本章一并介绍。

第一节 | 外阴及阴道鳞状上皮内病变

【知识要点】
- 外阴及阴道鳞状上皮内病变分为 HPV 相关性和不相关性两种。
- 高级别鳞状上皮内病变和分化型外阴上皮内瘤变有进展为浸润癌的风险。
- 病灶切除是主要治疗方式,根据患者年龄、病变程度和组织学类型实施个体化治疗。

外阴鳞状上皮内病变(vulvar squamous intraepithelial lesion)是指与人乳头瘤病毒(human papilloma virus,HPV)感染相关的局限于外阴鳞状上皮内的一组病变,有进展为浸润癌的潜在风险。多见于 45 岁左右女性,近年来在年轻女性中有增加趋势。约 50% 的患者伴有其他部位的上皮内病变,约 38% 的患者病变可自行消退,仅 2%~4% 进展为浸润癌。

阴道鳞状上皮内病变(vaginal squamous intraepithelial lesion)是指与 HPV 感染相关的阴道鳞状细胞增生病变,其局限于阴道上皮内,有进展为阴道浸润癌的潜在风险。发病率低,常与子宫颈、外阴部位的鳞状上皮内病变并存。

【发病相关因素】
确切发病原因不明。多数外阴及阴道鳞状上皮内病变与高危型 HPV 持续感染相关,主要为 HPV16、18、31、33 型。

【命名及病理】
根据 WHO 女性生殖系统肿瘤组织学分类(2020 年),发生在下生殖道(包括子宫颈、阴道及外阴)的鳞状上皮内病变均分为 HPV 相关和非 HPV 相关两类。其中 HPV 相关病变包括低级别鳞状上皮内病变(low-grade squamous intraepithelial lesion,LSIL),高级别鳞状上皮内病变(high-grade squamous intraepithelial lesion,HSIL)。阴道非 HPV 相关病变与子宫颈病变类似,外阴非 HPV 相关病变又称分化型外阴上皮内瘤变。鳞状上皮内病变的主要病理特征为上皮内细胞有不同程度的增生伴核异型性、核分裂增加,排列紊乱。

1. 低级别鳞状上皮内病变 以往称为普通型外阴上皮内瘤变(vulvar intraepithelial neoplasia,VIN)Ⅰ级、阴道上皮内瘤变(vaginal intraepithelial neoplasia,VaIN)Ⅰ级(轻度不典型增生)、扁平湿疣、不典型挖空细胞等。与低危型和高危型 HPV 感染均相关,是 HPV 感染所致的临床表现和病理改变。多见于年轻女性,超过 30% 的病例合并下生殖道其他部位上皮内病变(以子宫颈部位最常见)。病变常自行退化,进展为浸润癌的风险极低。

2. **高级别鳞状上皮内病变**　包括以往所称的 VINⅡ及 VaINⅡ(中度不典型增生)、VINⅢ及 VaINⅢ(重度不典型增生)、原位癌、鲍恩病、鲍恩样不典型增生等。多发生于绝经前女性,绝大部分为高危型 HPV 感染所致,若不治疗进展为浸润癌的风险较高。局部完全切除后的复发率为 15%;若切缘受累,则复发率高达 50%。

3. **分化型外阴上皮内瘤变**(differentiated vulvar intraepithelial neoplasia)　与 HPV 感染无关,可能系 *TP53* 突变所致。多发生于老年女性,常伴硬化性苔藓、扁平苔藓,有时伴有角化型鳞癌。病变进展为浸润癌的风险较高且时间较短。

【临床表现】

外阴鳞状上皮内病变的症状无特异性,部分患者无症状。有症状者多表现为外阴瘙痒、皮肤破损及溃疡。外阴的表现多样化,关键特征为边界清楚、凸出皮肤表面、不对称的白色或红色斑块,而某些病变表现为色素性(棕色/棕褐色)斑块,通常发生在大、小阴唇和会阴后联合,较少累及阴蒂、阴阜、会阴和肛周。约 40% 的患者病变为多灶性。分化型外阴上皮内瘤变约一半的患者无症状。有症状者主要表现为外阴瘙痒、疼痛、烧灼感等。病变通常为单个,表现为厚的角化斑块或糜烂性红斑等,多发病灶可见于扁平苔藓或硬化性苔藓的皮肤或黏膜。

阴道鳞状上皮内病变多数无症状,少数患者有性交困难、阴道排液。无症状的患者,就诊时仔细全面的临床检查非常重要。病变常为多中心性,在妇科检查时要注意阴道各壁的黏膜,尤其是阴道上 1/3 和穹隆部,外观可正常,也可表现为湿疣、糜烂、红斑或白斑等病灶。

【诊断】

确诊需依据病理学检查。对任何可疑病灶应做多点活组织病理检查,也可在阴道镜下定点活检。取材时应注意深度,采用局部涂抹 3%～5% 醋酸或 1% 甲苯胺蓝,有助于提高病灶活检的准确率。

【鉴别诊断】

外阴鳞状上皮内病变需与外阴湿疹、外阴色素减退性疾病、痣、黑色素瘤、棘皮瘤等鉴别。阴道鳞状上皮内病变需与阴道上皮萎缩、阴道腺病、阴道子宫内膜异位症等鉴别。

【处理】

治疗目的是消除病灶,缓解症状,阻断浸润癌发生。制定治疗决策时应综合考虑患者年龄、症状、病变位置、病变范围、病理类型、病理级别、治疗方式对外阴和阴道形态和功能的影响等因素,以此制定个体化治疗方案。

1. **LSIL 的处理**　若无明显症状可暂不予治疗,定期随访。有症状者,可选择局部用药,如咪喹莫特软膏、氟尿嘧啶软膏、1% 西多福韦。激光治疗适用于病灶广泛的年轻患者。

2. **HSIL 的处理**　近年来,外阴及阴道 HSIL 治疗趋于保守化、个体化及精准化。病灶局限、复发性或不除外浸润癌的外阴或阴道病变可采用病灶局部切除术,切缘超过病灶外至少 5mm,深度超过 4mm。年轻女性、多灶性病变,推荐行 CO_2 激光、电灼、冷冻等物理治疗,具有创伤小、操作简便等优点。阴道病灶也有报道采用超声乳化吸引治疗,极少情况下采用全阴道切除术。阴道腔内放射治疗适合阴道 HSIL 反复复发,对其他治疗方法无效或合并基础疾病不适合手术的患者,疗效确切,但需考虑辐射造成的远期阴道后遗症及对周围器官的损伤。

3. **分化型外阴上皮内瘤变的处理**　由于病变会短期内发展为浸润癌,需尽快彻底切除病灶,老年、病灶广泛的患者可采用单纯外阴切除术(simple vulvectomy),手术切除范围包括外阴皮肤及部分皮下组织,不需要切除会阴筋膜。合并外阴浸润癌者,则按外阴癌处理。

【预后】

不同分型的外阴鳞状上皮内病变预后不同,分化型外阴上皮内瘤变有 32.8% 进展为外阴鳞癌,进展为癌的中位时间为 22.8 个月。外阴 HSIL 治疗后进展为外阴癌的概率为 3.3%～5.7%,中位进展时间为 41.4 个月;未治疗者进展概率为 9%～15.8%,在 1～8 年发生。

阴道 HSIL 经手术、放疗和氟尿嘧啶等治疗后进展为浸润癌的概率分别为 5.3%～8.3%、7.1% 和

6.7%。复发的高危因素包括切缘阳性、病变多灶性、高危型 HPV 持续感染、高龄等。

【随访】

外阴及阴道鳞状上皮内病变治疗后前 2～3 年需密切随访。建议治疗后每 6 个月进行 1 次随访，随访内容包括细胞学检查、HPV 检测和阴道镜检查。连续随访 2 年无异常，可改为每年随访 1 次。

【预防】

与子宫颈癌类似，持续性 HPV 感染，尤其是 HPV16 型感染与外阴及阴道 HSIL 相关。HPV 疫苗接种地区的数据分析趋势显示，接种疫苗后 HPV 相关的外阴癌和阴道癌有望减少。目前尚无证据支持常规筛查外阴癌和阴道癌。有症状者以及因子宫颈病变切除子宫者，推荐采用细胞学检查、HPV 检测、阴道镜检查随访，早期发现外阴或阴道病变，及时治疗外阴及阴道高级别病变，阻止其进展为浸润癌。

第二节 ｜ 外阴恶性肿瘤

【知识要点】

- 以鳞状细胞癌最为常见，确诊依靠组织病理学检查。
- 直接蔓延和淋巴转移是主要的转移途径。
- 早期最常见表现是外阴瘙痒、局部肿块或溃疡。
- 外阴癌采用 FIGO 2021 年手术病理分期。
- 治疗以手术为主，辅以放疗及化疗。

外阴恶性肿瘤约占女性生殖道原发恶性肿瘤的 3%～5%，以外阴鳞状细胞癌（vulvar squamous cell carcinoma）最常见，占全部外阴恶性肿瘤的 80%～90%，主要发生于绝经后女性，年轻女性发病率有升高趋势。其他类型包括恶性黑色素瘤、基底细胞癌、前庭大腺癌、疣状癌、肉瘤等。

一、外阴鳞状细胞癌

【发病相关因素】

与以下因素相关。①HPV 感染：40%～60% 的外阴癌与 HPV 感染相关，其中 HPV 16 型感染超过 50%；②非 HPV 感染相关因素：种族、高龄、吸烟、外阴苔藓类病变或外阴炎症、人类免疫缺陷病毒感染等。

【病理】

1. **大体观** 癌灶为浅表溃疡或硬结节，可伴感染、坏死、出血，周围皮肤可增厚及色素改变。
2. **镜下** 多数鳞癌细胞分化好，有角化珠和细胞间桥。前庭和阴蒂部位的病灶倾向于低分化，常有淋巴管和神经周围的侵袭。

【转移途径】

主要为直接蔓延和淋巴转移，晚期可经血行转移。

1. **直接蔓延** 癌灶逐渐增大，沿皮肤及邻近黏膜浸润至尿道、阴道、肛门，晚期可累及膀胱、直肠等。
2. **淋巴转移** 癌细胞通常沿淋巴管扩散，汇入腹股沟浅淋巴结，再至腹股沟深淋巴结，进入髂外淋巴结、闭孔淋巴结和髂内淋巴结，最终转移至腹主动脉旁淋巴结和锁骨上淋巴结等。距离外阴中线 ≥2cm 的单侧肿瘤一般向同侧淋巴结转移，中线部位肿瘤常向两侧腹股沟淋巴结转移。阴蒂、外阴后部癌灶累及尿道、阴道、膀胱、直肠，可直接转移至盆腔淋巴结。
3. **血行转移** 晚期经血行转移至肺、骨等。

【临床表现】

1. **症状**　早期可以无症状。最常见的症状是外阴瘙痒、局部肿块或溃疡,合并感染或较晚期癌可出现疼痛、渗液和出血。

2. **体征**　癌灶以大阴唇最多见,其次为小阴唇、阴蒂、会阴、尿道外口、肛门周围等。若已转移至腹股沟淋巴结,可触及增大、质硬、活动或固定的淋巴结。

【诊断】

需要对患者进行全面评估。①详细了解病史、症状及行妇科检查:应注意病灶部位、大小、质地、活动度、色素改变,与邻近器官关系(尿道、阴道、肛门、直肠有无受累)及双侧腹股沟区是否有肿大的淋巴结,并应仔细检查阴道、子宫颈以排除有无其他部位肿瘤。②组织病理学检查:是确诊外阴癌的唯一方法。对外阴赘生物、溃疡和可疑病灶均需尽早做活组织病理学检查,取材应有足够的深度,建议包含邻近的正常皮肤及皮下组织,可在阴道镜指引下于可疑病灶部位活检。③其他:外阴细胞学检查、影像学检查(超声、磁共振成像、CT、全身 PET/CT)、膀胱镜和直肠镜检查、HPV 检测、HIV 检测等有助于诊断和鉴别诊断。④晚期、转移和复发的患者可行错配修复(mismatch repair,MMR)、微卫星不稳定性(microsatellite instability,MSI)、程序性死亡蛋白配体 1(programmed death-ligand 1,PD-L1)、肿瘤突变负荷(tumor mutation burden,TMB)和 / 或 *NTRK* 基因融合检测。

【鉴别诊断】

需与外阴乳头瘤、外阴结核、外阴苔藓类病变等相鉴别。

【分期】

外阴癌采用国际妇产科联盟(International Federation of Gynecology and Obstetrics,FIGO)2021 年手术病理分期,该分期适用于除恶性黑色素瘤以外的外阴恶性肿瘤(表 25-1)。

表 25-1　外阴癌分期(FIGO,2021 年)

分期	描述
Ⅰ期	肿瘤局限于外阴
ⅠA 期	最大径线≤2cm,且间质浸润深度≤1mm[*]
ⅠB 期	最大径线>2cm,或间质浸润深度>1mm[*]
Ⅱ期	肿瘤侵袭下列任何部位:下 1/3 尿道、下 1/3 阴道、下 1/3 肛门,淋巴结未转移
Ⅲ期	肿瘤侵袭邻近会阴器官的上部,有 / 无任何数目的非固定、非溃疡性淋巴结转移
ⅢA 期	肿瘤侵袭下列任何部位:上 2/3 尿道、上 2/3 阴道、膀胱黏膜、直肠黏膜或腹股沟 - 股淋巴结转移(≤5mm)
ⅢB 期	腹股沟 - 股淋巴结转移(>5mm)
ⅢC 期	腹股沟 - 股淋巴结转移伴包膜外扩散
Ⅳ期	肿瘤固定在骨盆壁,或出现固定或溃疡性腹股沟 - 股淋巴结转移,或远处转移
ⅣA 期	肿瘤固定在骨盆壁,或出现固定或溃疡性腹股沟 - 股淋巴结转移
ⅣB 期	远处转移

注:[*]浸润深度是指肿瘤从最接近表皮乳头上皮 - 间质连接处至最深浸润点的距离。

【治疗】

早期肿瘤以手术为主;局部晚期肿瘤可采用手术结合放化疗;晚期、转移肿瘤则选择姑息性放化疗、对症及支持治疗。早期患者在不影响预后的前提下,尽量缩小手术范围,最大限度保留外阴的正常结构,以提高生活质量。

1. **手术治疗**

(1)早期肿瘤(Ⅰ期和病灶≤4cm 的Ⅱ期):先行病灶活检,根据病灶大小及浸润深度进行分期,然后按分期决定术式。要求手术切缘距离肿瘤边缘至少1cm,深度应达会阴深筋膜,即位于阔筋膜水平面且覆盖耻骨联合的筋膜层。

ⅠA期行单纯部分外阴切除术(simple partial vulvectomy),术后随访即可。ⅠB期根据病灶位置决定术式:①单侧病变(病灶距外阴中线≥2cm),行根治性部分外阴切除术(radical partial vulvectomy)及单侧腹股沟淋巴结评估(前哨淋巴结活检或单侧腹股沟-股淋巴结切除术);②中线部位病变(前部或后部),行根治性部分外阴切除术及双侧腹股沟淋巴结评估(前哨淋巴结活检或双侧腹股沟-股淋巴结切除术)。术后均根据原发灶及淋巴结的病理结果决定是否辅助治疗。

(2)局部晚期肿瘤(病灶>4cm的Ⅱ期和Ⅲ期):腹股沟淋巴结和外阴病灶分步处理。先行影像学评估和淋巴结病理检查,再根据结果采取个体化的手术或与放化疗结合的综合治疗。

(3)肿瘤转移超出盆腔:可考虑局部控制或姑息性外照射放疗和/或全身治疗,或者采用最佳的支持治疗。

2. 放射治疗 虽然鳞癌对放射治疗较敏感,但外阴皮肤对放射线耐受性极差,易发生放射皮肤反应(肿胀、糜烂、剧痛),难以达到放射根治剂量。因此,外阴癌放射治疗常用于初始手术后的辅助治疗、局部晚期疾病的初始治疗和复发、转移疾病的二线治疗或姑息性治疗。

3. 化学治疗或靶向治疗 多用于同步放化疗及晚期、复发癌的综合治疗。常用化疗药物有顺铂、卡铂、紫杉醇、氟尿嘧啶、吉西他滨等,单药或联合,也可联合贝伐珠单抗。以标志物为导向的二线全身治疗方案包括:帕博利珠单抗(pembrolizumab)用于存在高肿瘤突变负荷(tumor mutation burden-high,TMB-H)、PD-L1阳性或微卫星不稳定性高突变(microsatellite instability hypermutated,MSI-H)/错配修复缺陷(mismatch repair-deficient,dMMR)肿瘤;纳武利尤单抗(nivolumab)用于与HPV相关的晚期转移/复发外阴癌;拉罗替尼(larotrectinib)或恩曲替尼(entrectinib)用于*NTRK*基因融合阳性肿瘤。

【预后】

外阴鳞癌患者总体预后较好,5年生存率为70%左右。预后影响因素为肿瘤分期、分级、年龄、肿瘤大小和淋巴脉管间隙浸润等。其中,肿瘤分期和腹股沟淋巴结转移数量及状况是最重要的预后影响因素。

【随访】

外阴癌治疗后前2年每3~6个月随访1次,第3~5年每6~12个月随访1次,以后每年随访1次。建议行子宫颈/阴道细胞学检查和HPV检测以早期发现下生殖道上皮内病变,放疗会影响细胞学结果的准确性。怀疑复发者需行影像学及实验室检查。

二、外阴恶性黑色素瘤

外阴恶性黑色素瘤(vulvar malignant melanoma)较少见,发病率居外阴原发性恶性肿瘤的第二位(2%~4%)。肿瘤恶性程度高,预后差。多见于65~75岁女性,常诉外阴瘙痒、出血、色素沉着范围增大。以阴道前庭Hart线为界,可将外阴恶性黑色素瘤分为皮肤型和黏膜型(Hart线为沿着小阴唇内侧肌部的一条皮肤和黏膜之间的细线,延伸到舟状窝,将阴唇系带皮肤和处女膜黏膜组织分隔,用于小阴唇内侧面和前庭的界定)(图25-1)。皮肤型病灶常位于小阴唇,其次是阴蒂周围,呈痣样、结节状生长、有色素沉着(肿瘤多为棕褐色或蓝黑色),可伴溃疡。诊断需活组织病理检查。分期参照美国癌症联合

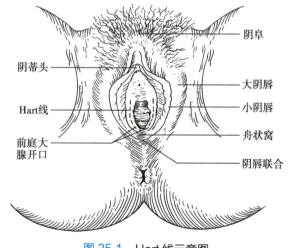

图25-1 Hart线示意图

阴阜
阴蒂头
Hart线
前庭大腺开口
大阴唇
小阴唇
舟状窝
阴唇联合

委员会（American Joint Committee on Cancer，AJCC）皮肤恶性黑色素瘤 TNM 分期系统。主要治疗方法为手术治疗，根据肿瘤厚度推荐不同的手术切缘。首选前哨淋巴结活检，腹股沟 - 股淋巴结切除术推荐仅用于前哨淋巴结阳性患者。免疫靶向治疗是黑色素瘤的主要全身治疗方法。一线药物治疗首选双免疫检查点抑制剂治疗组合；*BRAF* V600 突变者可选择达拉非尼（dabrafenib）联合曲美替尼（trametinib）等治疗。不符合免疫或靶向治疗的患者才考虑化疗。放疗仅用于不适合手术或化疗的患者。黏膜型黑色素瘤治疗可参考阴道黑色素瘤的治疗方法。

第三节 ｜ 阴道恶性肿瘤

【知识要点】

- 原发性阴道癌罕见，需排除子宫颈癌、外阴癌和其他部位的转移癌。
- 直接蔓延和淋巴转移是主要转移途径。
- 早期表现为阴道异常排液和出血。
- 采用 FIGO 2009 年临床分期。
- 早期采用手术治疗，晚期采用同步放化疗。

原发性阴道癌（primary vaginal carcinoma，PVC）罕见，仅占女性生殖道恶性肿瘤的 1%～2%，阴道恶性肿瘤的 10%。原发性阴道癌是指癌灶严格局限于阴道，无子宫颈癌、外阴癌的临床或组织学证据，5 年内无子宫颈癌、外阴癌病史。

【发病相关因素】

确切发病原因未明。多数阴道癌与高危型 HPV 持续感染相关，主要为 HPV16 和 18 型。另外，还与阴道壁反复损伤、免疫抑制剂应用、吸烟、子宫颈放射治疗史、长期异常阴道分泌物刺激等相关。约 40% 的原发性阴道癌患者既往有全子宫切除史，其中 20%～30% 因子宫颈癌前病变切除子宫。

【病理】

原发性阴道恶性肿瘤 90% 为鳞癌，多与 HPV 相关。阴道腺癌约占 8%～10%，多与 HPV 不相关。罕见病理类型包括阴道黑色素瘤、淋巴瘤和肉瘤。

【转移途径】

阴道癌的转移途径主要是局部直接蔓延和淋巴转移，血行转移较少见。

1. 直接蔓延　大部分阴道肿瘤位于阴道后壁上 1/3。肿瘤可蔓延到周围盆腔软组织，包括阴道旁组织、子宫旁组织、尿道、膀胱和直肠。

2. 淋巴转移　阴道的淋巴引流很复杂。上段阴道淋巴管引流到盆腔淋巴结，包括闭孔淋巴结、髂内淋巴结和髂外淋巴结，转移到腹主动脉旁淋巴结罕见；下段阴道引流到腹股沟淋巴结；中段病灶可引流到盆腔和腹股沟淋巴结。

3. 血行转移　晚期患者可经血行转移到肺、肝和骨等。

【临床表现】

阴道癌早期可表现为阴道分泌物增多或不规则流血、接触性出血，妇科检查阴道可无肿瘤征象，也可窥见阴道白斑或息肉样病变，阴道壁病灶呈结节状、菜花状、溃疡状或浅表糜烂状，但子宫颈外观无肿瘤性病变。晚期症状与子宫颈癌相似，可累及邻近组织器官出现下腹部、腰骶部疼痛、排尿痛、血尿、肛门坠胀、排便困难、排便时疼痛等，也可出现腹股沟、锁骨上淋巴结和远处器官转移。浸润较深的阴道壁肿瘤穿透尿道后壁或直肠前壁，可出现漏尿或漏便症状。体格检查要注意有无浅表淋巴结增大，有无盆骨的叩击痛等骨转移体征。妇科检查阴道可完全被肿瘤填塞、肿瘤浸润阴道旁组织甚至形成冰冻骨盆，或出现阴道前壁或后壁瘘孔。

【诊断】

根据临床表现及辅助检查进行初步诊断,确诊依靠组织病理学检查。诊断包括病理学诊断及临床分期。需排除其他部位恶性肿瘤的阴道转移才能诊断为阴道原发性恶性肿瘤。

【鉴别诊断】

需与阴道上皮萎缩、阴道尖锐湿疣、阴道结核性溃疡、阴道子宫内膜异位症等鉴别。

【分期】

原发性阴道癌采用 FIGO 2009 年临床分期,FIGO 与 AJCC-TNM 2017 年分期的比较,见表 25-2。

表 25-2　阴道癌分期

TNM 分期	FIGO 分期	描述
T_{1a} N_0 M_0	Ⅰ期	肿瘤局限于阴道壁,病灶直径≤2.0cm(T_{1a}),未累及邻近淋巴结(N_0)或远处转移(M_0)
T_{1b} N_0 M_0	Ⅰ期	肿瘤局限于阴道壁,病灶直径>2.0cm(T_{1b}),未累及邻近淋巴结(N_0)或远处转移(M_0)
T_{2a} N_0 M_0	Ⅱ期	病灶穿透阴道壁、未达盆壁,直径≤2cm(T_{2a}),未累及邻近淋巴结(N_0)或远处转移(M_0)
T_{2b} N_0 M_0	Ⅱ期	病灶穿透阴道壁、未达盆壁,直径>2cm(T_{2b}),未累及邻近淋巴结(N_0)或远处转移(M_0)
T_1~T_3 N_1 M_0	Ⅲ期	任何大小肿瘤可能累及盆壁,和/或阻断尿流出道(肾积水),引起肾并发症(T_1~T_3),扩散至邻近盆腔或腹股沟区域淋巴结(N_1)但无远处转移(M_0)
T_3 N_0 M_0	Ⅲ期	肿瘤累及盆壁,和/或阻断尿流出道,引起肾并发症(T_3),未扩散至邻近淋巴结(N_0)或远处转移(M_0)
T_4 任何 N	ⅣA 期	肿瘤侵袭膀胱或直肠黏膜或超出盆腔(T_4) 有或无扩散至盆腔或腹股沟淋巴结(任何 N),无远处转移(M_0)
任何 T 任何 N M_1	ⅣB 期	任何大小的肿瘤扩散到远处器官,如肺或骨(M_1)。有或无侵袭邻近结构或器官(任何 T),有或无扩散到邻近淋巴结(任何 N)

【治疗】

阴道恶性肿瘤尚无标准治疗方案。临床上应基于病理类型、肿瘤大小、病灶解剖位置、疾病分期以及年龄等因素,采取不同的治疗措施。包括手术治疗、放射治疗、药物治疗或综合治疗。由于肿瘤位于阴道,手术治疗和放射治疗等方法可能会影响生育功能和性功能。

1. **手术治疗**　因为病灶邻近尿道、膀胱和直肠,在原发性阴道癌治疗中,手术作用有限。手术作为初始治疗仅适用于早期、局限于阴道壁的小病灶肿瘤(<2cm)。手术也适用于:放疗前卵巢移位;腹腔镜下切除肿大淋巴结以明确分期;以提高生活质量为目的的晚期(Ⅳ期)或复发患者放疗前的姑息性尿路改道术或结肠造瘘术。

2. **放射治疗**　大部分患者尤其是晚期患者,放疗至关重要。外照射和腔内近距离治疗相结合。CT 和/或磁共振成像导向或适形近距离放射治疗,在增加残余肿瘤放疗量的同时减少周围健康器官的放疗量。调强放射治疗可使病灶放疗剂量更高,减少邻近器官放疗剂量,并发症少。借鉴子宫颈癌的治疗经验,阴道癌也采用同步放化疗。

3. 其他治疗 单纯化疗效果较差,多用于同步放化疗或作为综合治疗的一部分,化疗方案与外阴癌类似。靶向治疗和免疫治疗可借鉴子宫颈癌的治疗方法。

【预后】

影响阴道癌预后的主要因素是分期。早期(Ⅰ或Ⅱ期)阴道鳞癌的预后较好。不良预后因素还包括肿瘤大小(>4cm)、病灶超出阴道上 1/3、HPV 状态和 Ki67 指数。年龄、是否保留生育功能及患者的一般状态均可影响治疗方式从而影响预后。阴道鳞癌 5 年生存率为 35%~78%,其中Ⅰ期 85%,Ⅱ期 78%,Ⅲ~ⅣA 期 58%。

【随访】

建议治疗后第 1 年每 1~3 个月随访 1 次;第 2、3 年每 3~6 个月随访 1 次;3 年后每年随访 1 次。随访时行阴道细胞学检查和 HPV 检测,必要时行阴道镜检查和影像学检查。

(林仲秋)

思考题:
简述外阴及阴道恶性肿瘤的防治策略。

思考题解题思路

本章目标测试

本章思维导图

第二十六章 子宫颈肿瘤

子宫颈肿瘤包括子宫颈良性肿瘤和恶性肿瘤。子宫颈平滑肌瘤为常见的子宫颈良性肿瘤。子宫颈癌源于高级别子宫颈上皮内病变,主要为高危型人乳头瘤病毒(human papilloma virus,HPV)持续感染所致,子宫颈癌是我国最常见的妇科恶性肿瘤。

第一节 子宫颈上皮内病变

【知识要点】
- HPV 感染是子宫颈上皮内病变的主要原因。
- 子宫颈上皮内病变的好发部位位于子宫颈转化区。
- 子宫颈上皮内病变分为低级别病变和高级别病变。
- 高级别鳞状上皮内病变和原位腺癌是子宫颈癌的癌前病变。
- 子宫颈锥切术是治疗高级别子宫颈上皮内病变的主要手段。

子宫颈上皮内病变(cervical squamous intraepithelial lesion),是与子宫颈浸润癌密切相关的一组子宫颈病变,包括经组织学确认的子宫颈鳞状上皮内病变和腺上皮内病变,是子宫颈癌的前驱病变。我国一项长三角区域研究表明子宫颈上皮内病变发病高峰年龄为30~49岁,但15%的患者年龄<35岁。筛查子宫颈上皮内病变并进行严格管理是预防子宫颈癌的有效措施。

【发病相关因素】
高危型 HPV 持续感染是子宫颈癌和癌前病变最重要的致病因素,已在近90%的子宫颈上皮内病变和子宫颈癌组织中发现高危型 HPV 感染。感染通常是一过性的,感染后一般没有症状,并且大多数 HPV 会在2年内被清除,仅不到5%的持续性感染最终发展为癌前病变和浸润性癌。

HPV 是一种嗜人上皮组织的无包膜双链环状小 DNA 病毒,目前已发现并分离鉴定出200多种 HPV 型别,40余种与生殖道感染有关。根据生物学特征和致癌潜能,HPV 被分为高危型和低危型。高危型14种,包括 HPV16、18、31、33、35、39、45、51、52、56、58、59、66、68型,与子宫颈癌及癌前病变密切相关。低危型包括 HPV6、11、42、43、44型等,主要与生殖器疣和其他良性病变有关。HPV16型致癌性最强,约70%的子宫颈癌与 HPV16和18型持续感染相关。高危型 HPV 感染子宫颈上皮细胞,有转录活性的病毒 DNA 与宿主细胞 DNA 整合后,促使癌蛋白 E6和 E7高水平持续表达,分别作用于宿主细胞的 p53和 Rb 蛋白使之降解或失活,继而通过一系列分子事件导致子宫颈上皮内病变及癌变。

发病相关的危险因素包括多个性伴侣、过早开始性生活(<16岁)、多产、性传播疾病、免疫功能低下或抑制、吸烟、口服避孕药和营养不良。

【HPV 感染的流行病学】
约80%性活跃的成年女性可在某一时期感染1种或多种 HPV 亚型。感染率和型别在不同的国家和地区间有差异。在子宫颈癌高发国家,感染率为10%~20%或更高,低发生率国家感染率为5%~10%。在我国,≥20岁普通女性人群的 HPV 感染率为15%,常见型别有 HPV52、58、16、51型。HPV 感染与年龄密切相关,性活跃年轻女性感染率最高。我国女性有2个感染高峰,分别为17~24

岁和 40～44 岁。

【子宫颈组织学特点】

子宫颈上皮由子宫颈阴道部鳞状上皮和子宫颈管柱状上皮组成。

1. **子宫颈阴道部鳞状上皮**　由深至浅可分为 4 层：基底层、副基底层、中间层及表层。基底 / 副基底层由基底细胞和副基底细胞组成，为生发细胞层，负责鳞状上皮的再生。基底细胞起干细胞的作用，常无明显细胞增殖表现，在某些因素刺激下可以增生成为不典型鳞状细胞或分化为成熟鳞状细胞。副基底细胞为增生活跃的细胞，常见核分裂象，表达 Ki67。中间层与表层为无复制功能的分化细胞，细胞渐趋死亡、脱落。

2. **子宫颈管柱状上皮**　被覆在颈管表面和下方的腺体，细胞核位于基底部，胞质内充满黏液。子宫颈管上皮内存在储备细胞（reserve cell），位于柱状上皮之下，具有分化或增殖能力。

3. **子宫颈转化区**（cervical transformation zone）　又称子宫颈移行带。子宫颈鳞状上皮与柱状上皮交界的部位称为鳞 - 柱交接部（squamo-columnar junction，SCJ），随着女性的生理年龄来回变化，是一个不稳定的部位，因此分为原始鳞 - 柱交接部和生理鳞 - 柱交接部（图 26-1）。

在胎儿期，来源于尿生殖窦的鳞状上皮向头侧生长至子宫颈口，与子宫颈管柱状上皮相邻，形成原始鳞 - 柱交接部。青春期后，在雌激素作用下，子宫颈发育增大，子宫颈管黏膜组织向尾侧移动，即子宫颈管柱状上皮及其下的间质成分到达子宫颈阴道部，使原始鳞 - 柱交接部外移。原始鳞 - 柱交接部的内侧，由于覆盖的子宫颈管单层柱状上皮菲薄，其下间质透出呈红色，外观呈细颗粒状的红色区，称为柱状上皮异位（columnar ectopy）。由于肉眼观似"糜烂"，也称糜烂样改变；此后，在阴道酸性环境或致病菌作用下，外移的柱状上皮由原始鳞 - 柱交接部的内侧向子宫颈外口方向逐渐被鳞状上皮替代，形成新的鳞 - 柱交接部，即生理鳞 - 柱交接部。原始鳞 - 柱交接部和生理鳞 - 柱交接部之间的区域，称为转化区。

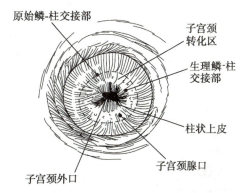

图 26-1　子宫颈转化区和鳞 - 柱交接部

在转化区形成过程中，新生的鳞状上皮覆盖子宫颈腺管口或伸入腺管，将腺管口堵塞，腺管周围的结缔组织增生或形成瘢痕压迫腺管，使腺管变窄或堵塞，腺体分泌物潴留于腺管内形成子宫颈腺囊肿，又称纳博特囊肿（Naboth cyst）。子宫颈腺囊肿可作为辨认转化区的一个标志。绝经后雌激素水平下降，子宫颈萎缩，原始鳞 - 柱交接部退回至子宫颈管内。转化区表面被覆的柱状上皮被鳞状上皮替代的机制有：①鳞状上皮化生（squamous metaplasia）：暴露于子宫颈阴道部的柱状上皮受阴道酸性环境影响，柱状上皮下未分化储备细胞开始增殖，并逐渐转化为鳞状上皮，继之柱状上皮脱落，被复层鳞状细胞所替代；②鳞状上皮化（squamous epithelization）：子宫颈阴道部鳞状上皮直接长入柱状上皮与其基底膜之间，直至柱状上皮完全脱落而被鳞状上皮替代。

转化区成熟的化生鳞状上皮对致癌物的刺激相对不敏感，但未成熟的化生鳞状上皮却代谢活跃，在人乳头瘤病毒等的作用下，发生细胞异常增生、分化不良、排列紊乱、细胞核异常、有丝分裂增加，最后形成子宫颈鳞状上皮内病变。因此，转化区是子宫颈癌的好发部位。

子宫颈管柱状上皮可以发生腺上皮内病变。

【病理学诊断和分级】

子宫颈上皮内病变在组织学上分为鳞状上皮内病变和腺上皮内病变。

子宫颈鳞状上皮内病变（squamous intraepithelial lesion，SIL），曾称子宫颈上皮内瘤变（cervical intraepithelial neoplasia，CIN），分为 3 级。现采用与细胞学分类相同的二级分类法，低级别鳞状上皮内病变（low-grade squamous intraepithelial lesion，LSIL）相当于 CIN1，高级别鳞状上皮内病变（high-grade squamous intraepithelial lesion，HSIL）包括 CIN2 和 CIN3。当 CIN2 组织学形态难以区分 LSIL 和 HSIL

时,P16 免疫组化染色可辅助诊断,P16 染色阴性者归为 LSIL,阳性者为 HSIL。二级分类法简便实用,提高了病理诊断的可重复性,较好地反映了 HPV 相关病变的生物学过程,能更好地指导临床处理及预后判断。WHO 女性生殖系统肿瘤组织学分类(2020 年)强调在诊断 HSIL 时需注明病变是 CIN2 或 CIN3,以利于更精准地管理。由于 CIN3 在病理学诊断上更具可重复性,HPV 型别分布更接近浸润性癌,因此将 CIN3 作为子宫颈癌发病风险评估的主要临床终点。

大多 HSIL 与 HPV 持续感染相关,不治疗有进展为浸润性癌的风险,是子宫颈鳞状细胞癌的癌前病变。

LSIL:鳞状上皮基底及副基底细胞增生,细胞核极性轻度紊乱,有轻度异型性,核分裂象少,局限于上皮下 1/3 层。上皮的上 2/3 层为分化成熟的上皮成分,其间常见异型挖空细胞,是 HPV 感染后致细胞核增大、核周出现空晕的特征性细胞表现。P16 免疫组化染色可辅助诊断。(图 26-2)

HSIL:鳞状上皮全层核异型,出现核深染,染色质增粗,核膜不规则,核质比例增加,核分裂象增多。CIN2,异型增生鳞状上皮扩展至上皮的中 1/3 层,且伴上 1/3 层存在成熟现象。CIN3,异型基底/副基底细胞增生超过全层 2/3,已达上 1/3 层且不伴细胞成熟。CIN2 和 CIN3 中非典型核分裂均可遍布上皮全层,包括表层。免疫组化 P16 呈强而弥漫的片状染色。(图 26-3)

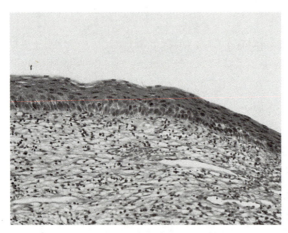

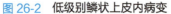

图 26-2　低级别鳞状上皮内病变

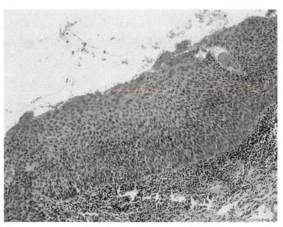

图 26-3　高级别鳞状上皮内病变

子宫颈腺上皮内病变曾称腺上皮内瘤变,后更名为原位腺癌(adenocarcinoma in situ,AIS),又称高级别腺上皮内瘤变,是子宫颈腺上皮的高级别病变,也是子宫颈腺癌的癌前病变,如不治疗,有进展为浸润性腺癌的风险。部分子宫颈原位腺癌与高危型 HPV 感染不相关。因此,WHO 女性生殖系统肿瘤组织学分类(2020 年)将原位腺癌进一步分为 HPV 相关 AIS 和非 HPV 相关 AIS。

AIS:病变主要位于子宫颈管,累及子宫颈表面上皮和腺体,仍有正常小叶结构。HPV 相关 AIS 黏膜或腺腔被覆柱状上皮,胞质内黏液减少(图 26-4),常为假复层排列,核大、深染,常见腔缘侧核分裂及基底凋亡小体。HPV 相关 AIS 有一种特殊亚型称为"产生黏液的复层上皮内病变"(SMILE),由复层上皮组成,细胞内含有黏液,不形成明确腺体。HPV 相关 AIS 免疫组化 P16 常呈弥漫强阳性染色,Ki67 增殖指数高,ER 和 PR 阴性表达。胃型 AIS 为非 HPV 相关,肿瘤细胞立方或柱状,边界清楚,胞质丰富,嗜酸或透亮,高分化者细胞异型性非常轻微,分化差者核异型性显著。非典型小叶状子宫颈腺体增生显示胃型分化,可视为胃型腺癌的癌前病变(图 26-5)。非 HPV 相关 AIS,P16 染色阴性或斑片表达,异常 P53 免疫表达支持该诊断。

【转归】

有消退、持续和进展 3 种结局。CIN1 有较高的逆转率,大部分可自然消退,少部分持续,不治疗约 10% 会进展到 CIN3。CIN2 有 50% 的消退率,只有 18% 进展,年轻女性消退率更高,进展率更低。CIN3 和 AIS 不治疗进展为浸润癌的风险大。

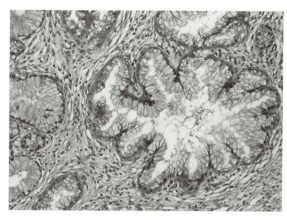

图 26-4 HPV 相关 AIS

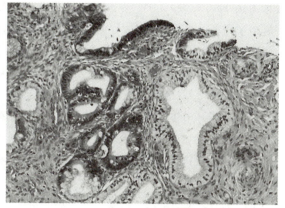

图 26-5 非典型小叶状子宫颈腺体增生

【临床表现】

无特殊症状。偶有阴道分泌物增多,伴或不伴异味。也可在性生活或妇科检查后出现接触性出血。检查子宫颈可光滑,或仅见局部红斑、白色上皮,或糜烂样表现,未见明显病灶。

【诊断】

遵循三阶梯诊断流程,即子宫颈癌筛查、筛查异常转诊阴道镜检查和组织病理学诊断。

1. 筛查 对有性生活史的适龄女性开展子宫颈癌筛查是发现子宫颈上皮内病变和早期子宫颈浸润癌的有效手段。

(1)筛查方法

1)HPV 核酸检测:特指对 14 种高危型 HPV(HPV16、18、31、33、35、39、45、51、52、56、58、59、66、68 型)进行核酸检测,可以是不分型或 16/18 部分分型检测,是≥25 岁健康女性首选的子宫颈癌初筛方法。CIN2 及以上病变的检出灵敏度高,发现异常比细胞学早 3~5 年,但特异度较低。为避免过度诊断和治疗,HPV 初筛阳性者必须分流,分流方法采用细胞学检查或 HPV16/18 部分分型检测。HPV检测也可用于细胞学初筛为轻度异常的分流、子宫颈病变管理及治疗后的随访监测。HPV 检测应采用经国内外权威机构认可、经临床验证可用于初筛的 HPV 核酸检测方法和试剂。

2)子宫颈细胞学检查:最早用于子宫颈癌筛查的方法,根据制片技术分为巴氏涂片细胞学检查法和液基细胞学检查法。子宫颈细胞学检查的报告形式主要有贝赛斯达系统(the Bethesda system,TBS)分类系统,该系统较好地结合了细胞学、组织学与临床处理方案。细胞学检查特异度高(>90%),可以评估即时风险,但灵敏度较低,CIN2 和 CIN3 诊断的灵敏度为 47%~62%,AIS 诊断的准确性约为 50%,有漏诊高级别病变的风险。不作为≥25 岁女性优先推荐的初筛方法,用于<25 岁女性的初筛,也可单独或与 HPV 检测联合用于≥25 岁女性的筛查,以及 HPV 初筛阳性人群的分流。

3)联合筛查:指 HPV 核酸检测联合细胞学检查。两者联合可优势互补,用于医疗卫生资源充足地区女性的子宫颈癌筛查。

4)肉眼筛查:指醋酸试验和复方碘溶液的目视检查,是通过使用醋酸或复方碘溶液后,肉眼观察子宫颈表面上皮着色异常区域的变化进行初步诊断,灵敏度和特异度不高,应用较少,用于医疗资源匮乏地区。

5)其他筛查方法:如甲基化检测、HPV 整合检测、HPV DNA 载量检测、免疫细胞化学染色以及人工智能等,在筛查中有一定的应用前景,但尚需积累大样本前瞻性研究数据。

(2)筛查方式

1)人群筛查:有组织、有计划地对有性生活史的适龄女性进行普遍性人群筛查。

2)机会性筛查:对在医疗机构就诊有性生活史的适龄女性进行筛查。

（3）筛查方案

1）筛查起始年龄：25 岁开始筛查。<25 岁女性子宫颈癌发生率不到 1%，如果过早干预可能对以后的妊娠结局产生不利影响。

2）25～64 岁女性：采用每 5 年 1 次的 HPV 核酸检测；或每 5 年 1 次的联合筛查；或每 3 年 1 次细胞学检查。

3）筛查终止年龄：10 年内有连续 2 次的 HPV 筛查或联合筛查，或连续 3 次细胞学筛查，且最近一次筛查在 5 年内，筛查结果均正常，并且无 HPV 相关疾病治疗史等高危因素，65 岁可终止筛查。

有子宫颈癌发生高危因素的女性，可早于 25 岁开始筛查，建议在性生活开始后 1 年内进行，并适当缩短筛查间隔。

2. 阴道镜检查　是子宫颈上皮内病变及早期子宫颈癌诊断的重要步骤，可明确病变部位并指导活检和治疗。筛查发现异常，如高危型 HPV 阳性且细胞学为无明确意义的非典型鳞状细胞（atypical squamous cells of undetermined significance，ASC-US），或细胞学≥LSIL，或 HPV16 或 18 型阳性者，需转诊阴道镜检查。

3. 组织病理学检查

（1）子宫颈活组织检查：是确诊子宫颈上皮内病变的可靠方法。任何肉眼可疑病灶，或阴道镜诊断为高级别病变均应行单点或多点活检。若需要了解子宫颈管的病变情况，应行子宫颈管搔刮术（endocervical curettage，ECC）。

（2）诊断性子宫颈锥切术：当细胞学多次诊断 HSIL 但阴道镜下无异常发现或阴道镜检查不充分或活检病理结果阴性；细胞学为非典型腺细胞倾向瘤变（atypical glandular cell favor neoplasia，AGC-FN）或 AIS，但阴道镜下活检病理结果≤LSIL，或者子宫颈活检不足以确定是否有浸润癌，建议进行诊断性锥切术。

【治疗】

1. LSIL　原则上无须治疗，进行临床观察，并根据细胞学检查结果分层管理。①细胞学为≤LSIL，间隔 1 年随访观察；若 LSIL 持续≥2 年，仍首选继续观察，也可以进行子宫颈诊断性锥切术或消融治疗。②细胞学为 HSIL，复核细胞学、组织病理学和阴道镜检查，按照复查修订后的诊断进行管理；或对阴道镜检查 SCJ 和病变上界完全可见，ECC 后组织病理学<CIN2，间隔 6～12 个月随访；或行子宫颈诊断性锥切术排除癌前病变。③细胞学为非典型鳞状细胞不除外高级别鳞状上皮内病变（atypical squamous cells cannot exclude high-grade squamous intraepithelial lesion，ASC-H），复核细胞学、组织病理学和阴道镜检查，按照复查修订后的诊断进行管理；或对阴道镜检查 SCJ 和病变上界完全可见，ECC 后组织病理学<CIN2，间隔 6～12 个月随访；ASC-H 持续 2 年或不能满足随访观察行诊断性锥切术。④细胞学为非典型腺上皮细胞（AGC-NOS），除外子宫内膜病变后，间隔 6～12 个月随访。⑤细胞学为 AGC-FN 及 AIS，行诊断性锥切术及术中 ECC。

2. HSIL　根据病理分级和个人意愿及就诊医院的条件来选择治疗方式。推荐行子宫颈锥切术，包括子宫颈环形电切术（loop electrosurgical excision procedure，LEEP）和冷刀锥切术（cold knife conization，CKC）。阴道镜检查充分且无子宫颈管病变的 CIN2 也可采用消融治疗，但需谨慎选择。CIN2 患者若有生育需求，可采用间隔 6 个月的随访观察，如果随访期间诊断 CIN3 或 CIN2 持续 2 年，需行子宫颈切除性手术。经子宫颈锥切术确诊、年龄较大、无生育要求、合并有其他妇科良性疾病手术指征的 HSIL 也可行全子宫切除术。

3. AIS　病变常为多灶性、跳跃性，对活检确诊的 AIS 患者进行子宫颈诊断性锥切术排除浸润性腺癌后，首选治疗为全子宫切除术，若有生育需求，手术切缘阴性的患者可随访观察。

【HPV 疫苗接种】

接种 HPV 疫苗可以有效预防 HPV 感染，是防控 HPV 感染相关疾病有效、安全的一级预防措施，9～26 岁低龄人群接种获益最大。接种 HPV 疫苗后仍需进行子宫颈癌筛查。

【妊娠合并子宫颈上皮内病变】

妊娠期间,增高的雌激素使柱状上皮外移至子宫颈阴道部,转化区的基底细胞出现不典型增生改变;妊娠期免疫功能可能下降,易感染 HPV。应注意妊娠时转化区的基底细胞可有核增大、深染等表现,但产后6周可恢复正常,细胞学检查易误诊。妊娠期 HSIL 和 AIS 排除浸润癌可能后,仅随访观察,产后42日复查后再根据结果处理。

第二节 | 子宫颈癌

【知识要点】

- 高危型 HPV 持续感染是子宫颈癌的主要病因。
- 接触性出血是子宫颈癌的早期症状。
- 直接蔓延和淋巴转移是子宫颈癌的主要转移途径。
- 早期子宫颈癌以手术治疗为主,晚期以放化疗为主。
- 通过三级预防可有效降低子宫颈癌的发生率和死亡率。

子宫颈癌(cervical cancer)是我国最常见的妇科恶性肿瘤。我国每年新增子宫颈癌病例已达15万,约占全球发病数量的1/5。子宫颈癌高发年龄为50~55岁,近年来有年轻化趋势。子宫颈癌的主要病因是高危型 HPV 持续感染。HPV 疫苗接种可预防子宫颈癌的发生。子宫颈癌筛查是发现癌前病变和早期癌的有效方法。子宫颈癌是一种可以预防、筛查、早诊早治,甚至可以消除的恶性肿瘤。

【发病相关因素】

高危型 HPV 持续感染是子宫颈癌主要病因,其他高危因素包括多个性伴侣、免疫功能低下、吸烟、口服避孕药和营养不良等。

【组织发生和发展】

子宫颈转化区为子宫颈癌好发部位。目前认为子宫颈癌的发生、发展是由子宫颈上皮细胞异型性量变到质变的肿瘤化转变过程。在转化区形成过程中,子宫颈鳞状上皮化生过度活跃,当危险因素持续存在时,如 HPV 致癌基因整合进入子宫颈上皮细胞 DNA 序列中,形成持续感染,继而导致 p53 和 Rb 蛋白降解或失活及免疫抑制,未成熟的化生鳞状上皮或增生的鳞状上皮细胞可出现间变(anaplasia)或不典型变化,即不同程度的异常增生或分化不良,排列紊乱、核异型或核分裂象增加,形成子宫颈上皮内病变。随着子宫颈上皮内病变的继续发展,突破上皮下基底膜,浸润间质,形成子宫颈浸润癌。

【病理】

1. 大体观　极早期子宫颈浸润癌肉眼观可无明显异常。随病变发展,可形成以下4种类型(图26-6)。

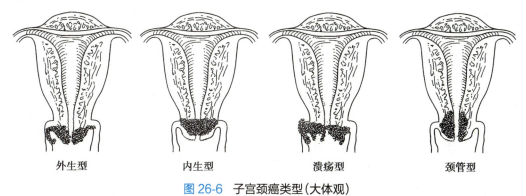

| 外生型 | 内生型 | 溃疡型 | 颈管型 |

图 26-6　子宫颈癌类型(大体观)

（1）外生型：最常见，癌灶向外生长，外观呈乳头状或菜花样，组织脆，易出血，常累及阴道。

（2）内生型：癌灶向子宫颈深部组织浸润，子宫颈表面光滑或仅有轻度柱状上皮异位，子宫颈肥大变硬，呈桶状，常累及子宫旁组织。

（3）溃疡型：上述两型癌组织继续发展合并感染坏死，脱落后形成溃疡或空洞，似火山口状。

（4）颈管型：癌灶发生于子宫颈管内，外观变化不明显易漏诊，常侵入子宫下段。

2. 组织学

（1）子宫颈鳞状细胞癌（squamous cell carcinoma，SCC）占子宫颈癌75%～85%，多数起源于鳞 - 柱交接部。根据与 HPV 感染的关系，可分为 HPV 相关和非 HPV 相关2类。

1）微小浸润癌：指在高级别鳞状上皮内病变基础上，肿瘤细胞突破基底膜，呈小滴状或锯齿状向间质内浸润，深度不超过5mm。

2）浸润癌：指癌细胞浸润间质范围已超出镜下微小浸润癌。根据癌细胞分化程度可分为角化型鳞状细胞癌和非角化型鳞状细胞癌。角化型形成角化珠，细胞较大，胞质丰富，透明或嗜酸，细胞核形状多样。非角化型更为常见，主要由多角形边界清楚的鳞状细胞组成，呈片状或巢状生长，可能有细胞间桥，但无角化珠，在较高级别肿瘤中，细胞核多形性更明显，通常有大量核分裂，染色质分布不均匀、粗糙、颗粒状、核仁易见。

（2）子宫颈腺癌（adenocarcinoma）占子宫颈癌15%～20%，近年来发病率有上升趋势。多数子宫颈腺癌与高危型 HPV 感染相关，但约15%的子宫颈腺癌与 HPV 感染无关。根据 HPV 感染相关性可分为 HPV 相关腺癌（adenocarcinoma，HPV-associated）和非 HPV 相关腺癌（adenocarcinoma，HPV-independent）。根据腺体的分化，可分为高、中、低分化腺癌。

HPV 相关子宫颈腺癌包括普通型腺癌、黏液型腺癌，其中普通型最常见，占所有子宫颈腺癌的75%～80%，肿瘤由排列密集、不规则的腺体构成，腺腔衬覆柱状细胞，细胞核通常有中 - 重度异型性，可见较多腔面核分裂和基底部凋亡小体。当肿瘤出现明显的黏液分化时，称为黏液型子宫颈腺癌。非 HPV 相关腺癌包括胃型腺癌、透明细胞癌、中肾腺癌以及子宫内膜样癌等组织学亚型。胃型腺癌细胞边界清楚，胞质丰富，含有中性黏液，腺体从分化良好至分化极差，分化极好者既往称微偏型腺癌，分化差者细胞核形态多变，呈泡沫状，可见核仁。所有胃型腺癌侵袭性强，预后差。

（3）子宫颈腺鳞癌（adenosquamous carcinoma）较少见，占子宫颈癌3%～5%。是由颈管黏膜储备细胞同时向腺癌和鳞癌发展而形成。癌组织中含有腺癌和鳞癌两种成分。两种癌成分的比例及分化程度均可不同，低分化者预后较差。

（4）其他类型：如神经内分泌癌、癌肉瘤等，预后极差。

【转移途径】

主要为直接蔓延和淋巴转移，血行转移极少见。

1. **直接蔓延**　最常见，癌灶向邻近器官及组织扩散。向下累及阴道壁，向上由子宫颈管累及子宫体，向两侧扩散可累及子宫主韧带及子宫颈旁、阴道旁组织直至骨盆壁；晚期可向前、后蔓延，侵袭膀胱或直肠，形成癌性膀胱阴道瘘或直肠阴道瘘。癌灶压迫或侵袭输尿管时，可引起输尿管梗阻及肾积水。

2. **淋巴转移**　癌灶局部浸润后累及淋巴管，并随淋巴液引流进入局部淋巴结，经淋巴引流扩散。淋巴转移一级组为盆腔淋巴结包括子宫旁淋巴结、子宫颈旁淋巴结、闭孔淋巴结、髂内淋巴结、髂外淋巴结、髂总淋巴结、骶前淋巴结；二级组为腹主动脉旁淋巴结、腹股沟淋巴结；远处可转移至纵隔淋巴结和锁骨上淋巴结（图26-7）。近年来前哨淋巴结的应用逐步增加，前哨淋巴结是指首先接受肿瘤引流的一个或多个淋巴结。前哨淋巴结有无转移反映整个淋巴结池的状态，若证实前哨淋巴结无转移可考虑免除系统性淋巴结切除。目前可通过子宫颈直接注射染料如吲哚菁绿（ICG）或放射性胶体（放射性核素^{99m}Tc）使前哨淋巴结显影，前者可在术中通过荧光腹腔镜观察，后者使用伽马射线机器探测。ICG 示踪剂在国外应用最广、价值最为肯定，在我国缺乏荧光腹腔镜的单位，可以选用纳米炭示踪剂代替。

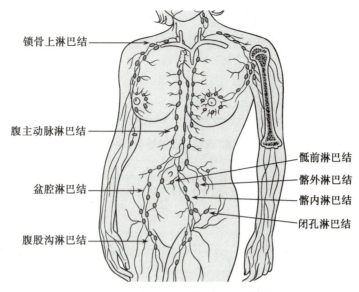

图 26-7 子宫颈癌淋巴转移示意图

3. 血行转移 极少见,晚期可转移至肺、肝或骨骼等。

【分期】

采用国际妇产科联盟(FIGO,2018 年)分期标准(表 26-1)。初治患者手术前后的分期可以改变,复发、转移时不再分期(图 26-8)。

表 26-1 子宫颈癌分期(FIGO,2018 年)

分期	描述
Ⅰ期	癌灶局限在子宫颈(包括累及子宫体)
ⅠA 期	镜下浸润癌,最大间质浸润深度≤5mm[a]
ⅠA1 期	间质浸润深度≤3mm
ⅠA2 期	间质浸润深度>3mm,但≤5mm
ⅠB 期	癌灶局限于子宫颈,间质浸润深度>5mm(超过ⅠA 期)[b]
ⅠB1 期	癌灶浸润深度>5mm,最大径线≤2cm
ⅠB2 期	癌灶最大径线>2cm,但≤4cm
ⅠB3 期	癌灶最大径线>4cm
Ⅱ期	癌灶已超出子宫,但未达阴道下 1/3 或骨盆壁
ⅡA 期	癌灶累及阴道上 2/3,无子宫旁受累
ⅡA1 期	癌灶最大径线≤4cm
ⅡA2 期	癌灶最大径线>4cm
ⅡB 期	有子宫旁受累,但未达骨盆壁
Ⅲ期	癌灶累及阴道下 1/3 和 / 或扩散到骨盆壁和 / 或导致肾盂积水或无功能肾和 / 或累及盆腔和 / 或主动脉旁淋巴结
ⅢA 期	癌灶累及阴道下 1/3,但未达骨盆壁
ⅢB 期	癌灶已达骨盆壁和 / 或导致肾盂积水或无功能肾(除外已知其他原因)
ⅢC 期	不论肿瘤大小和扩散范围,癌灶累及盆腔和 / 或主动脉旁淋巴结(标注 r 和 p)[c]
ⅢC1 期	仅盆腔淋巴结转移
ⅢC2 期	腹主动脉旁淋巴结转移

分期	描述
Ⅳ期	癌灶浸润膀胱黏膜或直肠黏膜(活检证实)和/或超出真骨盆(泡状水肿不属于Ⅳ期)
ⅣA 期	癌灶侵袭邻近盆腔器官
ⅣB 期	癌灶扩散至远处器官

注:当有疑问时,应归入较低的分期。

a 所有分期均可用影像学和病理学资料来补充临床发现,评估肿瘤大小和扩散程度,形成最终分期。

b 淋巴脉管间隙浸润不改变分期,浸润宽度不再作为分期标准。

c 对用于诊断ⅢC期的证据,需注明所采用的方法是 r(影像学)还是 p(病理学)。例如,若影像学显示盆腔淋巴结转移,分期为ⅢC1r;若经病理证实,分期为ⅢC1p。所采用的影像学类型或病理技术需要注明。

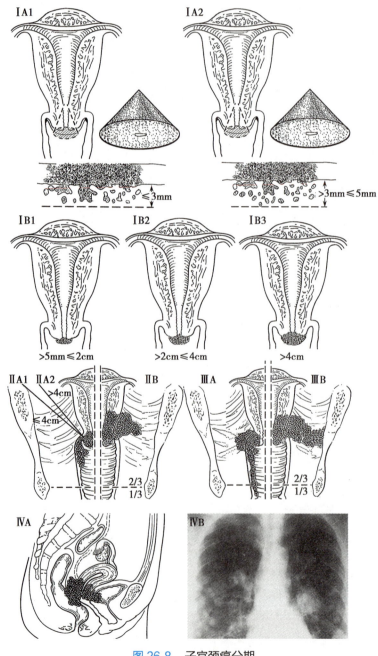

图 26-8　子宫颈癌分期

【临床表现】

早期子宫颈癌可无明显症状和体征。颈管型患者因子宫颈外观正常易漏诊或误诊。随病变发展,子宫颈癌患者可出现以下表现。

1. 症状

(1)阴道流血:常表现为接触性出血,即性生活或妇科检查后阴道流血。也可表现为不规则阴道流血,或经期延长、经量增多。老年患者常为绝经后不规则阴道流血。出血量根据病灶大小、侵及间质内血管情况而不同,若侵蚀大血管可引起大出血。一般外生型癌出血较早,量多;内生型癌出血较晚。

(2)阴道分泌物增多:相当比例患者阴道分泌物增多,可为白色或血性、稀薄如水样、腥臭味的阴道分泌物。晚期患者因癌组织坏死伴感染,可有大量米泔样或脓性恶臭味阴道分泌物。

(3)晚期症状:根据癌灶累及范围出现不同的继发性症状。如尿频、尿急、便秘、下肢肿痛等;癌肿压迫或累及输尿管时,可引起输尿管梗阻、肾盂积水及尿毒症;晚期可有贫血、恶病质等全身衰竭症状。

2. 体征 子宫颈微小浸润癌可无明显病灶,子宫颈光滑或糜烂样改变。随病情进展,可出现不同体征。外生型子宫颈癌可见息肉状、菜花状赘生物,常伴感染,质脆易出血;内生型表现为子宫颈肥大、质硬、子宫颈增粗,甚至呈桶状;晚期癌组织坏死脱落,形成溃疡或空洞伴恶臭味。阴道壁受累时,可见赘生物生长或阴道壁变硬;子宫旁组织受累时,双合诊、三合诊检查可触及子宫颈旁组织增厚、结节状、质硬,严重者形成冰冻骨盆。

【诊断】

根据病史和临床表现,尤其有接触性出血者需高度重视,经过规范妇科检查可以初步判断。可疑子宫颈病变应遵循“三阶梯式”诊断程序进行检查:包括 HPV 检测(初筛首选)和子宫颈脱落细胞学检查;提示异常应及时推荐阴道镜检查;若病变外观呈明显赘生物或破溃,可直接进行活组织检查明确诊断。病理检查确诊后应根据患者具体情况推荐影像学检查进行肿瘤扩散范围评估。

1. 阴道镜检查 同本章第一节“子宫颈上皮内病变”。

2. 子宫颈和子宫颈管活组织检查 是子宫颈上皮内病变和子宫颈癌确诊的依据。当子宫颈病变明显时,可直接在病变区取材;若子宫颈外观病变不明显,可依次行醋酸染色和碘染色。醋酸试验是用 3%～5% 的醋酸溶液涂染子宫颈表面,异常上皮细胞尤其是上皮内病变细胞发生更多卵白凝固变化,显现出不透明发白现象,称为醋酸白现象;碘试验是用碘溶液涂染子宫颈表面,正常子宫颈阴道部鳞状上皮含丰富糖原,涂染后呈棕色或深褐色,未着色区说明该处上皮缺乏糖原,可为炎性或其他病变区。在醋酸发白区或碘未着色区取材行活检,可提高诊断率。所取组织应包括一定间质及邻近正常组织。若怀疑子宫颈管内病变,应加行子宫颈管搔刮术,刮出组织送病理检查。

3. 子宫颈锥切术 具备有诊断和治疗双重功能。子宫颈细胞学检查多次阳性,而子宫颈活检阴性;或活检为 HSIL 需排除浸润癌者,均应行子宫颈锥切术并送组织病理学检查。子宫颈锥切术可采用 CKC 或 LEEP。锥切标本子宫颈组织应做连续病理切片检查。

4. 影像学检查 病理检查确诊后应根据患者具体情况选择胸部 X 线摄片、超声、CT、磁共振成像、PET/CT、静脉肾盂造影、膀胱镜、直肠镜等检查评估病情。

【鉴别诊断】

应与有类似临床症状或体征的各种子宫颈病变相鉴别,主要依据组织病理诊断。主要包括以下几种。①子宫颈良性病变:子宫颈柱状上皮异位、子宫颈息肉、子宫颈内膜异位症、子宫颈腺上皮异位和子宫颈结核性溃疡等;②子宫颈良性肿瘤:子宫颈管肌瘤、子宫颈乳头瘤;③子宫颈转移性肿瘤:子宫颈非霍奇金淋巴瘤、子宫内膜癌子宫颈转移,同时应注意原发性子宫颈癌可与子宫内膜癌并存。

【治疗】

根据临床分期、患者年龄、生育要求、全身情况、医疗技术水平及设备条件等因素,综合考虑制定治疗方案。治疗方法包括手术治疗、放射治疗、化学治疗、靶向治疗和免疫治疗等,其中早期子宫颈癌以手术治疗为主,晚期子宫颈癌以放化疗为主。应根据患者具体情况个体化治疗。

1. **手术治疗**　主要用于ⅠA～ⅡA1期的早期患者,其优点是对年轻患者可保留卵巢及阴道功能,提高治疗后生活质量。①ⅠA1期:无淋巴脉管间隙浸润(lymphatic vascular space invasion,LVSI)者无生育要求可选用筋膜外全子宫切除术,术前建议行子宫颈锥切术进一步明确病变范围及分期;要求保留生育功能者可行子宫颈锥切术(术后病理应注意检查切缘情况);有淋巴脉管间隙浸润者按ⅠA2期处理。②ⅠA2期:无生育要求者行改良广泛性子宫切除术及盆腔淋巴结评估;有生育要求者,首选广泛性子宫颈切除术及盆腔淋巴结评估,也可选择子宫颈锥切术及盆腔淋巴结评估(术后病理应注意检查切缘情况)。③ⅠB1、ⅠB2和ⅡA1期:行广泛性子宫切除术及盆腔淋巴结切除术和选择性腹主动脉旁淋巴结切除术;有生育要求的ⅠB1期患者建议行广泛性子宫颈切除术及盆腔淋巴结评估和选择性腹主动脉旁淋巴结切除术。目前认为,子宫颈癌病灶<2cm者应用前哨淋巴结示踪活检可以代替系统性淋巴结切除术。

2. **放射治疗**　主要包括:①根治性放疗,适用于部分ⅠB3、ⅡA2及ⅡA2期以上患者,或不适宜手术患者,包括近距离放疗及体外照射。近距离放疗采用后装治疗,放射源为铯-137(^{137}Cs),铱-192(^{192}Ir)等;体外照射多用直线加速器、钴-60(^{60}Co)等。近距离放疗用以控制局部原发病灶,体外照射则可治疗子宫颈旁及盆腔转移灶。②辅助性放疗,适用于术后有中、高危因素的患者,放疗是必要的辅助治疗措施。③姑息性放疗,晚期复发/转移患者可以选择放疗局部减瘤。值得注意的是,放疗严重损害卵巢功能,近距离放疗破坏阴道柔韧度和分泌功能。目前子宫颈癌发病呈年轻化趋势,早期子宫颈癌患者,应尽量避免使用放疗作为初始治疗;必须接受放疗的患者,在手术中应将卵巢移至上腹两侧结肠旁沟,照射时还应使用铅板覆盖卵巢,尽量减少放疗对卵巢的损伤。

3. **化学治疗**　主要包括:①同步放化疗,放疗时同期化疗称为同步放化疗,既可用于根治性治疗,亦可用于辅助性治疗。以铂类药物为基础的同步放化疗较单纯放疗用于子宫颈癌初始治疗明显降低晚期患者复发死亡风险,延长患者生存。术后盆腔淋巴结阳性、子宫旁侵袭或手术切缘阳性患者,应补充盆腔外照射放疗+顺铂同步化疗±阴道近距离放疗;阴道切缘阳性者,应阴道近距离放疗同步化疗。②新辅助化疗,可用于子宫颈癌灶≥4cm的局部晚期患者,目的是使肿瘤缩小,便于手术切除,但目前国际上对于子宫颈癌新辅助化疗的价值尚存争议。③晚期转移/复发癌化疗,化疗既可用于晚期转移/复发癌的一线治疗,也可用于后线或姑息性治疗。子宫颈癌常用化疗药物有顺铂、卡铂、紫杉醇、托泊替康、伊立替康、吉西他滨等,铂类药物首选顺铂,不能耐受顺铂者可以选用卡铂。常用化疗方案有顺铂(放疗增敏)、顺铂/卡铂+紫杉醇,顺铂+托泊替康和顺铂+吉西他滨等。

4. **靶向治疗和免疫治疗**　晚期转移/复发子宫颈癌在铂类化疗基础上加用贝伐珠单抗可以显著延长生存时间。近年来一系列研究表明,一些免疫检查点抑制剂不仅在铂类治疗失败后的复发子宫颈癌后线治疗中显示疗效,在转移/复发一线化疗中联合应用也可显著改善预后,甚至在高危局部晚期子宫颈癌根治性放化疗中同期应用也显示治疗价值。我国已批准包括程序性死亡蛋白-1(programmed death protein-1,PD-1)单克隆抗体、程序性死亡蛋白配体-1(programmed death-ligand 1,PD-L1)单克隆抗体、细胞毒性T淋巴细胞相关蛋白4(cytotoxic T lymphocyte associated protein-4,CTLA-4)/PD-1双特异性抗体等多个免疫检查点抑制剂用于后线治疗晚期转移/复发子宫颈癌。

【预后】

与临床期别、病理类型及治疗方法密切相关。ⅠB期与ⅡA期手术与放疗效果相近,近年来临床研究显示手术疗效高于放疗。子宫颈腺癌放疗效果不如鳞癌,早期易有淋巴转移,预后差。肿瘤分化程度、手术切缘阳性、淋巴脉管间隙浸润及淋巴转移部位和侵袭程度也与预后相关,术后病理显示上述不良情况应给予相应辅助治疗。晚期死亡主要原因有尿毒症、出血、感染及恶病质。子宫颈小细胞癌预后极差,积极规范治疗可提高生存率。

【随访】

子宫颈癌完成治疗后2年内每3～6个月复查1次;3～5年每6～12个月复查1次;第6年开始每年复查1次。高风险子宫颈癌患者(如合并免疫功能缺陷者)推荐完成治疗后2年内每3个月复查

1次;3～5年每6个月复查1次。随访内容可包括妇科检查、高危型HPV检测、阴道脱落细胞学检查(保留子宫颈者行子宫颈脱落细胞学检查)、血清肿瘤标志物(如血鳞状上皮细胞癌抗原)和影像学检查。

【预防】

子宫颈癌是可以预防的恶性肿瘤。应加强公众卫生宣教,普及子宫颈癌预防知识;推广HPV疫苗接种(一级预防),通过阻断HPV感染预防子宫颈癌的发生,特别是对青少年女性;规范子宫颈癌筛查,做到早期发现、早期诊断(二级预防);实施子宫颈癌规范治疗,提高患者生存率和生活质量(三级预防)。通过全社会共同努力,21世纪有望达到消除子宫颈癌的战略目标。

【妊娠合并子宫颈癌】

妊娠合并子宫颈癌较少见。孕前未行常规筛查的女性在妊娠期应进行HPV检测或子宫颈细胞学检查。在妊娠期出现阴道流血,在排除产科因素引起出血后,建议行妇科检查,子宫颈有可疑病变时应做HPV检测、子宫颈脱落细胞学检查、阴道镜检查,必要时在阴道镜指导下行子宫颈组织活检明确诊断。因子宫颈锥切术可能引起晚期流产及早产,只有在细胞学和组织病理学提示子宫颈浸润癌可能性大且活检无法确诊时,才可行诊断性子宫颈锥切术。应根据子宫颈癌期别、孕周、患者对维持妊娠的意愿采用个体化治疗。在妊娠22周前诊断子宫颈癌,除ⅠA1期可观察外,其余均建议终止妊娠;妊娠22～28周确诊的子宫颈癌,ⅠB2期以内患者可行化疗,ⅠB3期及以上患者一般不推荐延迟治疗;妊娠28周后确诊子宫颈癌,可待胎儿成熟至34周行子宫体部剖宫产术及根治性切除手术,晚期患者也可于剖宫产后行放、化疗。

(马　丁　王新宇)

思考题:

简述子宫颈癌的三级防控策略。

思考题解题思路

本章目标测试

本章思维导图

第二十七章 | 子宫体肿瘤

子宫体肿瘤有良性和恶性之分,常见的良性肿瘤为子宫平滑肌瘤,常见的恶性肿瘤为子宫内膜癌,子宫肉瘤较少见。

第一节 | 子宫肌瘤

【知识要点】
- 子宫肌瘤是性激素依赖性肿瘤,是妇科也是体内最常见的良性肿瘤。
- 子宫肌瘤分为肌壁间肌瘤、黏膜下肌瘤和浆膜下肌瘤三大类。
- 子宫肌瘤最常见的临床表现为经量增多和经期延长。
- 子宫肌瘤常见变性有玻璃样变性、囊性变、红色变性等。
- 手术指征为经量过多导致继发性贫血、肌瘤体积过大、有疼痛或压迫症状、影响妊娠、可疑恶变。

子宫肌瘤(uterine myoma)是女性生殖器官最常见的良性肿瘤,也是体内最常见的良性肿瘤,由平滑肌及结缔组织组成。常见于30～50岁女性,20岁以下少见。研究显示60%～80%女性患有大小不等的子宫肌瘤。因其多无症状,临床报道患病率远低于真实患病率。子宫肌瘤患病率存在种族差异。

【发病相关因素】

子宫肌瘤是性激素依赖性肿瘤,但其确切发病机制不明。子宫肌瘤好发于生育期女性,青春期前少见,绝经后萎缩或消退,其发生发展与女性激素明确相关。子宫肌瘤组织中雌二醇的雌酮转化明显低于正常肌组织,雌激素受体表达量明显高于正常肌组织,故认为子宫肌瘤组织局部对雌激素的高敏感性是其发生的重要机制之一。此外,孕激素有促进子宫肌瘤细胞有丝分裂、刺激子宫肌瘤生长的作用。有研究证实子宫肌瘤的形成可能与细胞染色体异常和基因突变有关,染色体易位、缺失、*MED12*基因突变,生长因子增多,促进肌瘤生长。

【分类】

1. 按子宫肌瘤生长部位分为子宫体肌瘤(约90%)和子宫颈肌瘤(约10%)。

2. 按子宫肌瘤与子宫肌壁的关系分为3类(图27-1)。

(1)肌壁间肌瘤(intramural myoma):占60%～70%,肌瘤位于子宫肌壁间,周围均被肌层包围。

(2)浆膜下肌瘤(subserous myoma):约占20%,肌瘤向子宫浆膜面生长,并突出于子宫表面。若瘤体继续向浆膜面生长,仅有一蒂与子宫相连,称为带蒂浆膜下肌瘤,营养由蒂部血

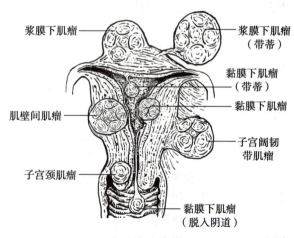

图27-1 子宫肌瘤分类示意图

浆膜下肌瘤 —— 浆膜下肌瘤(带蒂)
黏膜下肌瘤(带蒂)
黏膜下肌瘤
肌壁间肌瘤 —— 子宫阔韧带肌瘤
子宫颈肌瘤
黏膜下肌瘤(脱入阴道)

管供应。若血供不足肌瘤可变性坏死,若蒂扭转断裂,肌瘤脱落形成游离性肌瘤。若肌瘤位于子宫体侧壁向子宫旁生长,突出于子宫阔韧带两叶之间,称为子宫阔韧带肌瘤。

（3）黏膜下肌瘤(submucous myoma):占10%~15%。肌瘤向子宫腔方向生长,突出于子宫腔,表面为子宫内膜覆盖。黏膜下肌瘤易形成蒂,在子宫腔内生长犹如异物,常引起子宫收缩,肌瘤可被挤出子宫颈外口而突入阴道。

子宫肌瘤常为多个,各种类型的肌瘤可发生在同一子宫,称为多发性子宫肌瘤。

3. 除上述经典分类之外,2011年国际妇产科联盟(FIGO)根据肌瘤与子宫壁的位置,将子宫肌瘤分为0~8型,目前在临床上被逐步采用。

【病理】

子宫肌瘤由平滑肌及结缔组织组成,病理诊断名称为子宫平滑肌瘤。

1. 大体观　子宫平滑肌瘤为实质性球形包块,体积变化较大。肿瘤表面光滑,质地较子宫肌层硬,压迫周围肌壁纤维形成假包膜,子宫肌瘤与假包膜间有一层疏松网状间隙,故易剥出。子宫肌瘤长大或多个相融合时,形状不规则。切面灰白色,可见旋涡状或编织状结构。其颜色和硬度取决于纤维结缔组织多少以及继发改变。

2. 镜下　主要由梭形平滑肌细胞和不等量纤维结缔组织构成。瘤细胞与正常平滑肌细胞相似,排列成旋涡状或束状,胞质红染,核为杆状,两端钝圆,核分裂象少见。

3. 子宫肌瘤变性

（1）玻璃样变性(hyaline degeneration):又称透明变性,最为常见。子宫肌瘤剖面旋涡状结构消失,由均匀透明样物质取代。镜下见病变区肌细胞消失,为粉红色均匀透明无结构的胶原纤维。

（2）囊性变(cystic degeneration):子宫肌瘤玻璃样变性继续发展、梗死或显著水肿可发生囊性变。此时子宫肌瘤质地变软,肌瘤内出现大小不等的囊腔,腔内含清亮无色液体,也可凝固成胶冻状。

（3）红色变性(red degeneration):多见于妊娠期或产褥期,为子宫肌瘤的一种特殊类型坏死,发生机制不清,可能与肌瘤内小血管退行性变引起血栓及溶血、血红蛋白渗入肌纤维间有关。患者可有剧烈腹痛伴恶心、呕吐、发热,白细胞计数增多,检查发现子宫肌瘤增大、局部压痛。变性子宫肌瘤剖面为暗红色,如半熟的牛肉,质软,旋涡状结构消失。镜下可见大小静脉内血栓形成,广泛出血伴溶血,瘤细胞核常溶解消失,但胞质轮廓仍在。

（4）钙化(calcification):较少见,多见于蒂部细小、血供不足的浆膜下肌瘤以及绝经后女性的肌瘤。影像学检查可清楚看到钙化影。镜下可见沉积钙盐为深蓝色微细颗粒或呈层状排列。

（5）肉瘤变(sarcomatous change):较少见,仅为0.4%~0.8%。根据最新研究,子宫平滑肌瘤与子宫平滑肌肉瘤具有完全不同的核型和起源。仅有极少部分平滑肌肉瘤与平滑肌瘤具有相同的遗传学特征,提示可能由肌瘤恶变所致。没有证据表明绝经前快速增长的肌瘤有肉瘤变的可能,但绝经后女性肌瘤增大应警惕恶变可能。

【临床表现】

1. 症状　多无明显症状,仅在体检时发现。症状与子宫肌瘤部位、大小、数目和有无变性相关。患者常见以下症状。

（1）经量增多及经期延长:是子宫肌瘤最常见的症状。多见于体积较大的肌壁间肌瘤及黏膜下肌瘤,肌瘤使子宫增大,子宫内膜面积增加并影响子宫收缩,还可使肌瘤附近的静脉受挤压,导致子宫内膜静脉丛充血与扩张,从而引起经量增多、经期延长。黏膜下肌瘤伴有坏死感染时,可有不规则阴道流血或脓血性阴道分泌物增多。长期经量增多可继发贫血,出现乏力、心悸等症状。

（2）下腹部包块:当子宫肌瘤逐渐增大,子宫超过妊娠3个月大时,患者可从下腹部触及包块。黏膜下肌瘤可脱入阴道内,甚至阴道外,患者可因脱出肿物就诊。

（3）阴道分泌物增多:子宫肌壁间肌瘤使子宫腔面积增大,内膜腺体分泌增多,致使阴道分泌物增多。子宫黏膜下肌瘤合并坏死感染,可有血性或脓血性、伴有恶臭的阴道流液。

（4）压迫症状：子宫前壁下段肌瘤可压迫膀胱引起尿频；子宫颈肌瘤可引起排尿困难、尿潴留；子宫后壁肌瘤可引起便秘等肠道症状。子宫阔韧带肌瘤或子宫颈巨大肌瘤向侧方发展，可嵌入盆腔内压迫输尿管，造成其上段输尿管扩张甚至肾盂积水。

（5）不孕：1%～2% 的不孕是由子宫肌瘤引起的，其中黏膜下肌瘤最常见。目前尚无足够证据证实浆膜下肌瘤、不影响子宫腔的肌壁间肌瘤会引起不孕。

（6）其他：包括下腹坠胀、腰酸背痛等。子宫肌瘤红色变性时有急性下腹痛，伴呕吐、发热及肿瘤局部压痛；浆膜下子宫肌瘤蒂扭转可有急性腹痛；黏膜下子宫肌瘤由子宫腔向外排出时也可引起腹痛。

2. **体征**　与子宫肌瘤大小、位置、数目及有无变性相关。较大子宫肌瘤可在下腹部触及实性包块。妇科检查触及子宫增大，表面不规则单个或多个结节状突起。浆膜下肌瘤可触及单个实质性球状肿块与子宫有蒂相连。黏膜下肌瘤位于子宫腔内者子宫均匀增大，脱出于子宫颈外口者，阴道检查即可看到子宫颈口处有粉红色肿物，表面光滑，子宫颈外口边缘清楚。

【诊断与鉴别诊断】

根据病史、临床表现和影像学检查，诊断多无困难。超声检查能初步区分子宫肌瘤与其他盆腔包块，超声造影术有助于识别黏膜下子宫肌瘤。磁共振成像可准确判断肌瘤大小、数目和位置。若有需要，还可选择宫腔镜、腹腔镜、子宫输卵管造影等协助诊断。子宫肌瘤应与下列疾病鉴别。

1. **妊娠子宫**　妊娠者有停经史及早孕反应，子宫随停经月份增大变软，借助尿或血 hCG 测定、超声检查可确诊。

2. **卵巢肿瘤**　患者多无月经改变，肿块多位于子宫一侧。实性卵巢肿瘤与带蒂浆膜下子宫肌瘤有时不易鉴别，应注意肿块与子宫的关系，可借助影像学检查协助诊断，必要时腹腔镜检查可明确诊断。

3. **子宫腺肌病**　可有子宫增大、月经增多等。局限型子宫腺肌病类似子宫肌壁间肌瘤。子宫腺肌病患者继发性痛经明显，子宫多呈均匀性增大。影像学检查及外周血 CA125 检测有助于诊断。需注意子宫腺肌病与子宫肌瘤两者可以并存。

4. **子宫恶性肿瘤**

（1）子宫肉瘤：好发于围绝经期和老年女性，生长迅速，多有腹痛、腹部包块及不规则阴道流血，超声及磁共振成像检查有助于鉴别，但通常术前较难明确诊断。

（2）子宫内膜癌：好发于老年女性，以绝经后阴道流血为主要症状，子宫呈均匀增大或正常大小。应注意围绝经期患子宫肌瘤的女性也可能合并子宫内膜癌，影像学检查和子宫内膜活检病理检查有助于鉴别诊断。

（3）子宫颈癌：主要表现为异常阴道流血、阴道分泌物增多等症状，外生型子宫颈癌较易诊断，内生型子宫颈癌应与子宫颈肌瘤鉴别。可借助影像学检查、子宫颈脱落细胞学检查、HPV 检测、子宫颈活检等鉴别。

5. **其他疾病**　卵巢子宫内膜异位囊肿、盆腔炎性包块、子宫畸形等，可根据病史、临床表现及超声等影像学检查鉴别。

【治疗】

治疗应根据患者年龄、临床表现和生育要求，以及肌瘤的类型、大小、数目、位置等全面考虑，制定个体化治疗方案。

1. **观察**　无症状子宫肌瘤患者一般不需要治疗。因绝经后子宫肌瘤多可萎缩，症状消失，围绝经期女性治疗应全面考量。每 3～6 个月随访 1 次，若出现症状可考虑进一步治疗。

2. **药物治疗**　适用于有症状、全身情况不宜手术者，也可用于围绝经期女性，或者术前应用纠正贫血等症状。

（1）促性腺激素释放激素激动剂（gonadotropin releasing hormone agonist，GnRH-a）：可抑制垂体 FSH 和 LH 分泌，降低患者雌激素至绝经后水平，缩小瘤体，缓解症状，但停药后病情可反复。应用指征:①术前用药控制症状、纠正贫血,缩小肌瘤降低手术难度;②近绝经女性,提前过渡到绝经,避免手术。因用药后可引起围绝经综合征,不推荐长期使用。

（2）促性腺激素释放激素拮抗剂（gonadotropin releasing hormone antagonist,GnRH-ant）:同样可导致可逆的、剂量依赖性的促性腺激素和性激素抑制,从而发挥治疗效应。与促性腺激素释放激素激动剂相比没有点火效应。

（3）选择性孕激素受体调节剂（selective progesterone receptor modulator,SPRM）:如米非司酮等,可缩小肌瘤体积,改善患者症状,作为术前用药或提前绝经使用。其拮抗孕激素后子宫内膜长期受雌激素刺激,可增加子宫内膜病变风险,故不宜长期使用。

（4）性激素类药物:如复方口服避孕药、左炔诺孕酮宫内释放系统（LNG-IUS）等,可缓解月经过多等症状,但缩小肌瘤体积的作用不明显。WHO推荐子宫肌瘤控制经量过多时可以使用口服避孕药。

（5）其他药物:①止血药:如氨甲环酸,适用于肌瘤合并月经过多者;②非甾体抗炎药:如布洛芬、对乙酰氨基酚等,通过抑制环氧合酶,减少前列腺素的合成,缓解痛经并减少月经出血量;③活血化瘀类中药制剂也可有一定疗效。

3. 手术治疗　是子宫肌瘤最有效的治疗方法。手术适应证:①月经过多致继发性贫血;②肌瘤体积过大;③有疼痛或压迫症状;④影响妊娠;⑤可疑肌瘤恶变。

手术治疗包括以下术式。

（1）子宫肌瘤切除术（myomectomy）:适用于希望保留生育功能的患者。肌壁间、浆膜下子宫肌瘤可行经腹/经腹腔镜子宫肌瘤切除术,黏膜下肌瘤可行宫腔镜下子宫肌瘤切除术,突入阴道的黏膜下子宫肌瘤可行经阴子宫肌瘤切除术。需注意术后有子宫肌瘤残留及复发可能。采用腹腔镜手术应完整取出肌瘤,以防子宫肌瘤碎屑播散种植,如肿瘤为恶性,无保护性碎瘤可导致严重后果。

（2）子宫切除术（hysterectomy）:肌瘤多而大、症状明显、无生育要求或怀疑子宫肌瘤恶变者,可行子宫切除术。通常选择全子宫切除术,次全子宫切除术目前少用。术前应排除合并子宫颈上皮内病变、子宫颈癌及子宫内膜癌,怀疑子宫肌瘤恶变者术中应行快速病理检查。子宫切除的同时建议切除双侧输卵管,卵巢保留与否需根据患者年龄、家族史等决定。

4. 其他治疗　主要适用于不能耐受或不愿手术者,不推荐常规应用。

（1）子宫动脉栓塞术（uterine artery embolization,UAE）:通过阻断子宫动脉及其分支,减少肌瘤血供,从而延缓肌瘤生长,缓解症状。可引起患者卵巢功能减退,有生育要求的患者一般不建议使用。

（2）高能聚焦超声治疗（high intensity focused ultrasound,HIFU）:通过物理能量使肌瘤组织坏死,逐渐吸收或瘢痕化,但存在肌瘤残留、复发的可能,并需要除外恶性病变。

【子宫肌瘤合并妊娠】

超声检查发现约3%～12%的妊娠女性合并子宫肌瘤。子宫肌瘤小且无症状者常被忽略,实际发病率远高于报道。子宫肌瘤对妊娠及分娩的影响与其引起的子宫解剖学改变有关。黏膜下肌瘤及突向子宫腔的肌壁间肌瘤可影响女性受精卵着床,导致早期流产;肌壁间肌瘤过大可使子宫腔变形或子宫内膜供血不足引起流产。生长位置较低的子宫肌瘤可妨碍胎先露下降,导致妊娠后期及分娩时胎位异常、胎盘早剥、产道梗阻等,胎儿娩出后易因胎盘附着面大或排出困难及子宫收缩不良等导致产后出血。妊娠期及产褥期子宫肌瘤易发生红色变性,通常保守治疗可缓解症状。妊娠合并子宫肌瘤患者多能自然分娩,但应预防产后出血。若子宫肌瘤阻碍胎儿下降应行剖宫产术终止妊娠,术中是否同时切除子宫肌瘤,需根据肌瘤大小、部位和患者情况而定。

【附】　子宫内膜息肉

子宫内膜息肉（endometrial polyp）是子宫局部内膜过度生长所致,数量可为单个或多个,直径从数毫米到数厘米,可无蒂或有蒂。生育期、围绝经期及绝经后人群总体患病率为 7.8%~34.9%,子宫内膜息肉分别占绝经前或绝经后异常子宫出血的 10%~40% 和 10.1%~38.0%。WHO 女性生殖系统肿瘤组织学分类将子宫内膜息肉归入子宫瘤样病变。

【高危因素】

1. 内分泌因素 子宫内膜息肉的形成与雌激素水平过高密切相关。围绝经期和绝经后激素补充治疗、长期服用含激素类的保健品,可使女性体内雌激素水平升高。

2. 炎症因素 长期妇科炎症刺激、宫腔内异物刺激、分娩、流产、产褥感染、手术操作或机械刺激等,都可能引起子宫内膜息肉发生。

3. 其他 年龄增长、高血压、肥胖、糖尿病、乳腺癌术后长期应用他莫昔芬等,也是子宫内膜息肉发病的高危因素。

【临床表现】

子宫内膜息肉的主要症状为经间期出血、月经过多、经期延长或不规则出血。单发、较小的子宫内膜息肉常无症状,仅在超声检查、诊刮或切除子宫后发现。子宫内膜息肉虽属于良性病变,但同时或后续发生子宫内膜增生和子宫内膜癌的概率分别为 11%~30% 和 0.5%~3%。子宫内膜息肉恶变的高危因素主要包括异常子宫出血、绝经后状态,以及肥胖、糖尿病、高血压等代谢综合征和他莫昔芬应用等。

【诊断】

根据患者的症状、妇科检查和超声检查结果,可初步作出诊断。确诊依赖息肉切除病理检查。其组织病理学诊断需具备以下其中 2 条:①息肉内腺体及间质表现与周围内膜组织不同步;②腺体排列方式不规则;③间质纤维化及出现厚壁血管成分。

根据发病机制及病理学特征,子宫内膜息肉可分为非功能性息肉、功能性息肉、腺肌瘤样息肉、他莫昔芬相关性息肉、老年性息肉、子宫内膜 - 子宫颈管内膜息肉等。

【治疗】

子宫内膜息肉治疗包括期待治疗、药物治疗和手术治疗。有生育要求者的治疗原则为改善症状、保护内膜、促进生育、预防复发;无生育要求者的治疗原则为去除病灶、改善症状、减少复发、预防恶变。

1. 期待治疗 绝经前无症状子宫内膜息肉(直径<1cm)1 年内自然消退率为 6.3%~27%,无症状、无恶变高危因素、直径<1cm 的绝经前子宫内膜息肉可观察随访。

2. 药物治疗 较少单独用于治疗子宫内膜息肉,主要用于绝经前患者的术前治疗,或绝经前患者息肉切除术后预防复发,伴恶变高危因素者需排除息肉恶变后再行药物治疗。常用药物包括左炔诺孕酮宫内释放系统以及孕激素类药物、复方口服避孕药和 GnRH-a 等。

3. 手术治疗 是治疗子宫内膜息肉的主要方法,应综合考虑息肉的大小、位置、治疗目的、临床症状及既往相关治疗等因素,选择不同的手术方式,主要包括宫腔镜下子宫内膜息肉切除术、宫腔镜下子宫内膜切除术、子宫切除术和刮宫术等。

(1)宫腔镜下子宫内膜息肉切除术:主要适用于绝经前有症状、合并不孕症及辅助生殖技术治疗前、有恶变高危因素、直径>1cm、复发性、药物治疗效果不佳及绝经后子宫内膜息肉患者。

(2)宫腔镜下子宫内膜切除术:无生育要求,伴有月经过多,经息肉切除及药物治疗效果欠佳,或多次复发者可行宫腔镜下子宫内膜切除术。本式式需要严格掌握适应证。

(3)子宫切除术:无生育要求的子宫内膜息肉反复发作,合并子宫内膜增生、子宫肌瘤或子宫腺肌病,或可疑恶变者,经充分知情同意后可行子宫切除术。

(4)刮宫术:因无法直视子宫内膜,常用于无宫腔镜手术条件或出血多不适合行宫腔镜手术者。

第二节 | 子宫肉瘤

【知识要点】

- 以平滑肌肉瘤最常见,血行转移多见,易复发,预后差。
- 子宫肉瘤术前诊断困难,多在术中或术后明确诊断。
- 微创手术时可疑恶变的子宫肿瘤禁用碎瘤器。
- 全子宫双附件切除是主要治疗术式,是否常规切除盆腔淋巴结尚存争议。
- 早期患者术后辅助治疗未能显示疗效,中晚期患者需行辅助治疗。

子宫肉瘤(uterine sarcoma)是一类来源于子宫肌层、子宫内膜间质和肌层结缔组织的女性生殖系统恶性间叶肿瘤。临床较少见,恶性程度高,占女性生殖系统恶性肿瘤 1%,占子宫恶性肿瘤 3%～7%,多见于 40～60 岁以上女性。

【组织发生及病理】

根据不同的组织发生来源,分为子宫平滑肌肉瘤、子宫内膜间质肉瘤以及其他间叶源性恶性肿瘤。

1. **子宫平滑肌肉瘤**(leiomyosarcoma,LMS) 是由平滑肌分化细胞形成的恶性肿瘤,是最常见的子宫恶性间叶性肿瘤,起源于子宫肌层或肌壁间血管壁的平滑肌。肿瘤浸润性生长,与子宫肌层之间无明显界限。多为单发,通常体积较大,平均直径 10cm,质软,切面常见坏死、出血,呈鱼肉状,也可呈胶冻状。其组织学类型可分为梭形细胞型、上皮样型和黏液样型,以梭形细胞型最为常见。镜下肿瘤细胞呈梭形或多形性,常呈不规则的束状排列。细胞大小不一致,形态各异,一般有明显的核异型性、染色质深,核仁明显,细胞质呈碱性,可见瘤巨细胞。明显的细胞异型性、丰富的核分裂象(≥10/10HPF)和肿瘤细胞凝固性坏死是其主要组织学特征,具备其中 2 条即可诊断平滑肌肉瘤。子宫平滑肌肉瘤恶性程度高,易发生血行转移,患者预后差。

2. **子宫内膜间质肉瘤**(endometrial stromal sarcoma,ESS) 是子宫内膜间质细胞起源的恶性肿瘤,可分为 2 种类型。

(1)低级别子宫内膜间质肉瘤(low-grade endometrial stromal sarcoma,LGESS):是第二常见的子宫恶性间叶性肿瘤,生物学行为相对惰性。大体见肿瘤呈息肉状或结节状,突向子宫腔或侵袭肌层,但边界欠清。镜下见肿瘤由类似增殖期子宫内膜间质细胞构成,细胞大小一致,胞质稀少,无或轻度核异型性,核分裂象一般<5/10HPF,无坏死或坏死不明显。密集的肿瘤细胞形成不规则舌状或不规则锯齿状细胞岛,弥漫浸润肌层,伴或不伴脉管浸润。肿瘤富含小动脉或薄壁血管,类似正常子宫内膜的螺旋小动脉。约 2/3 的肿瘤存在融合基因改变,以 *JAZF1-SUZ12* 融合最为常见。肿瘤有向子宫旁组织转移倾向,较少发生淋巴及肺转移。复发迟,平均在初始治疗后 5 年复发。

(2)高级别子宫内膜间质肉瘤(high-grade endometrial stromal sarcoma,HGESS):表现为子宫腔内多发性息肉状或肌层多发结节,棕褐色到黄色,切面鱼肉样,常见出血和坏死。镜下见肿瘤呈现扩张性、渗透性或浸润性生长等多种侵袭模式,常有脉管侵袭和肿瘤细胞坏死,核分裂象通常>10/10HPF。肿瘤主要由高级别圆形细胞构成,胞质少,常见核仁。高级别子宫内膜间质肉瘤常有 *YWHAE-NUTM2A/B* 融合、*ZC3H7B-BCOR* 融合、*BCOR* 内部串联重复,少数伴有 *EPC1-BCOR*、*JAZF1-BCORL1* 和 *BRD8-PHF1* 融合。恶性程度较高,易发生子宫外转移,患者预后差。

3. **未分化子宫肉瘤**(undifferentiated uterine sarcoma,UUS) 是指起源于子宫内膜和肌壁、与增殖期子宫内膜间质完全不同、缺乏特异性分化的高级别肉瘤,属于排他性诊断。大体见息肉状肿块突向子宫腔或肌壁内肿物,切面鱼肉状,常伴有出血坏死。镜下见肿瘤界限不清,细胞分化差,异型明显,核分裂活跃,呈席纹状或鱼骨状排列,破坏性浸润肌层,多伴脉管侵袭。少数病例可见低级别子宫内膜间质肉瘤成分,提示部分肿瘤起源于子宫内膜间质。该肿瘤恶性度高,患者预后极差。

4. 子宫腺肉瘤(adenosarcoma)　是一种双向分化的恶性肿瘤,含有良性或非典型腺上皮成分和肉瘤样间叶成分。多见于绝经后女性,也可见于青春期或生育期女性。典型的腺肉瘤呈息肉样突向子宫腔,常为孤立实性肿块,充满子宫腔,可从子宫颈口脱出,切面常呈灰红色,有小囊腔形成,可伴出血坏死。镜下,富于细胞的间质呈乳头状和息肉状突入囊性扩张的腺腔内,或将腺体挤压成裂隙状。上皮多为子宫内膜样,周围细胞密集,形成"袖套样"结构,即所谓的生发层。间叶成分通常为同源性、低级别,细胞轻度异型性,核分裂不活跃(2~4)/10HPF。有时可伴有肉瘤成分过度生长(sarcomatous overgrowth,SO),是指腺肉瘤中的纯肉瘤成分超过整个肿瘤的25%,过度生长的肉瘤成分通常为高级别,有时可见异源成分,具有高侵袭性,预后差,而不伴肉瘤成分过度生长者预后较好。

5. 其他子宫间叶性肿瘤　包括恶性血管周围上皮样细胞肿瘤(perivascular epithelioid cell tumor,PEComa)、炎性肌纤维母细胞瘤(inflammatory myofibroblastic tumor)以及子宫发生的其他间叶组织来源的恶性肿瘤如横纹肌肉瘤、血管肉瘤、脂肪肉瘤等,均较罕见。

【转移途径】

包括血行转移、直接蔓延及淋巴转移。血行转移和直接蔓延比淋巴转移更为常见,不同病理类型的子宫肉瘤转移方式略有不同。子宫平滑肌肉瘤易发生血行转移,如肺转移。低级别子宫内膜间质肉瘤有向子宫旁组织转移倾向,较少发生淋巴及血行转移。高级别子宫内膜间质肉瘤和未分化子宫肉瘤恶性程度高,可表现为浸润性、破坏性生长,可直接蔓延侵袭邻近器官,同时伴脉管内浸润,可通过淋巴转移至区域淋巴结。

【临床表现】

1. **症状**　通常无特异性。早期症状不明显,随着病情发展可出现下列表现。

(1)不规则阴道流血:最常见,量多少不等。

(2)腹痛:肉瘤组织生长快,子宫迅速增大或瘤内出血、坏死、子宫肌壁破裂引起急性腹痛。

(3)腹部包块:患者常诉可触及下腹部包块,并迅速增大。

(4)压迫症状及其他:肿瘤压迫膀胱或直肠,可出现尿频、尿急、尿潴留、排便困难等症状。晚期患者可出现全身消瘦、贫血、低热或出现肺、脑转移相应症状。肿瘤自子宫腔脱出至阴道内,可有较多分泌物。

2. **体征**　妇科检查可触及子宫增大,外形不规则。子宫颈口可有息肉或肌瘤样肿块,呈紫红色,极易出血,继发感染后有坏死及脓性分泌物。晚期肉瘤可累及骨盆侧壁,子宫固定不活动,可转移至肠管及腹腔,但腹腔积液少见。

【诊断】

因子宫肉瘤无特异性临床表现,术前诊断较困难。儿童、青春期的子宫颈或子宫腔赘生物,或围绝经期、绝经后女性子宫肌瘤迅速增大伴疼痛,术中发现肌瘤界限不清等情况,均应警惕肉瘤可能。

辅助诊断可选用经阴道彩色多普勒超声、CT、磁共振成像以及诊断性刮宫等检查,确诊依据组织病理学检查。CT检查可评估病灶大小、位置及转移情况,磁共振成像检查对鉴别子宫肉瘤更有帮助,阴道多普勒超声检查最常用,但其鉴别诊断意义有限,必要时可行PET/CT检查评估全身转移情况。

【临床分期】

子宫肉瘤的分期采用国际妇产科联盟(FIGO)制定的手术病理分期,见表27-1。

【治疗】

治疗原则以手术为主,根据病理类型和手术分期,术后进行个体化辅助治疗。

1. **手术治疗**　子宫肉瘤常在术后病理学检查时才得以确诊,需根据病理类型、初次手术方式、影像学结果等进行全面评估,决定是否再次手术及手术范围。标准手术方案为筋膜外全子宫和双侧附件切除术,应完整切除并取出子宫,严禁在腹腔内行肿瘤或子宫分碎术,子宫外有病灶者需同时切除。不推荐常规行系统性腹膜后淋巴结切除术,但术中探查肿大或可疑转移的淋巴结应予切除。低级别

表 27-1　子宫平滑肌肉瘤和子宫内膜间质肉瘤手术病理分期（FIGO，2009 年）

分期	描述	分期	描述
Ⅰ期	肿瘤局限于子宫	Ⅲ期	肿瘤浸润腹腔组织（并非仅突向腹腔）
ⅠA 期	肿瘤最大直径≤5cm	ⅢA 期	1 个部位
ⅠB 期	肿瘤最大直径＞5cm	ⅢB 期	多于 1 个部位
Ⅱ期	肿瘤超出子宫，局限于盆腔	ⅢC 期	盆腔和 / 或腹主动脉旁淋巴结转移
ⅡA 期	附件受累	Ⅳ期	膀胱和 / 或直肠转移，和 / 或远处转移
ⅡB 期	扩散至其他盆腔组织	ⅣA 期	膀胱和 / 或直肠转移
		ⅣB 期	远处转移（不包括附件、盆腔和腹部组织）

子宫内膜间质肉瘤及高表达雌 / 孕激素受体的肿瘤患者，推荐行双侧附件切除。年轻、雌 / 孕激素受体阴性的早期子宫平滑肌肉瘤患者，如有保留卵巢功能的需求，在进行充分评估并告知风险后可选择保留卵巢。子宫肉瘤患者实施保留生育功能手术应谨慎。

2. **术后辅助治疗**　包括内分泌治疗、化学治疗和放射治疗。

（1）低级别子宫内膜间质肉瘤、子宫腺肉瘤不伴肉瘤成分过度生长：Ⅰ期患者如已行双附件切除或绝经后患者可选择观察，也可行内分泌治疗；Ⅱ～Ⅳ期患者术后予以内分泌治疗 ± 外照射放疗。内分泌治疗药物首选芳香化酶抑制剂，也可选择促性腺激素释放激素类似物、醋酸甲羟孕酮、醋酸甲地孕酮等。

（2）子宫腺肉瘤伴肉瘤成分过度生长：Ⅰ期患者如已行双附件切除或绝经后患者可观察；Ⅱ～Ⅳ期患者可考虑全身治疗 ± 外照射放疗。

（3）高级别子宫内膜间质肉瘤、子宫平滑肌肉瘤、未分化子宫肉瘤以及其他肉瘤：Ⅰ期患者术后可选择观察，雌 / 孕激素受体阳性者可辅以内分泌治疗；Ⅱ～Ⅲ期患者术后若病灶完全切除且切缘阴性可选择观察，也可选择全身治疗和 / 或盆腔外照射；ⅣA 期患者术后可选择全身治疗和 / 或外照射放疗；ⅣB 期患者术后推荐全身治疗 ± 姑息性外照射放疗。化疗方案首选多柔比星单药或联合化疗如吉西他滨 + 多西他赛等。

【预后与随访】

患者预后与肉瘤类型、疾病分期及治疗方法等有关。低级别子宫内膜间质肉瘤和无肉瘤过度生长的腺肉瘤预后相对较好，高级别子宫内膜间质肉瘤和子宫平滑肌肉瘤预后差，未分化子宫肉瘤预后最差。

患者在治疗后应定期随访，内容包括全身体格检查及妇科检查、影像学检查和健康宣教。影像学检查主要包括 CT 和磁共振成像检查。前 3 年内每 3～4 个月 1 次，第 4～5 年每 6～12 个月 1 次，第 6～10 年根据肿瘤病理类型、分级以及初始分期，可考虑每 1～2 年 1 次，连续 5 年。

第三节 ｜ 子宫内膜癌

【知识要点】

- 子宫内膜癌发病呈持续升高和年轻化趋势。
- 肥胖、糖尿病等代谢性疾病和高雌激素是其主要危险因素。
- 主要病理类型为子宫内膜样癌，其他特殊组织学类型预后不良。
- 全子宫和双侧附件切除 ± 盆腹腔淋巴结切除为首选治疗模式。
- 手术病理风险分层结合分子分型可更加精准地判断预后和指导辅助治疗。

子宫内膜癌（endometrial carcinoma，EC）是发生于子宫内膜的一组上皮性恶性肿瘤，以来源于子宫内膜腺体的腺癌最常见。为女性生殖道三大恶性肿瘤之一，占女性全身恶性肿瘤 7%，占女性生殖器官恶性肿瘤 20%~30%。近年来,子宫内膜癌发病率在全球逐年上升,在欧美发达国家及我国部分地区居妇科恶性肿瘤首位。子宫内膜癌早期患者居多,总体预后较好,5 年生存率达 80% 以上。

【发病相关因素】

病因未明。子宫内膜癌发病相关因素主要有以下几个方面。

1. 性激素因素　内源性和外源性雌激素,如功能性卵巢肿瘤、无孕激素拮抗的雌激素暴露以及他莫昔芬的使用,与子宫内膜癌发病关系越来越明确。在缺乏孕激素拮抗的雌激素长期作用下,子宫内膜发生异常增生,继而癌变。

2. 代谢因素　临床发现子宫内膜癌患者常伴有肥胖、糖尿病、高血压,统称子宫内膜癌“三联征”,是代谢相关性肿瘤,预后较好。

3. 遗传因素　少数子宫内膜癌为遗传性,约占 5%,其中关系最密切的是林奇综合征(Lynch syndrome),又称遗传性非息肉病性结直肠癌(hereditary nonpolyposis colorectal cancer,HNPCC),是一种由 DNA 错配修复基因突变引起的常染色体显性遗传病。林奇综合征相关子宫内膜癌平均发病年龄相对年轻。

4. 其他因素　不孕不育、月经因素(初潮早、绝经晚)与子宫内膜癌相关。

【病理】

1983 年 Bokhman 提出子宫内膜癌存在两种病理学类型:Ⅰ型,与雌激素和代谢异常有关,以子宫内膜样癌为主,预后较好;Ⅱ型,与雌激素无关,以浆液性癌为主,恶性度较高,预后不良。

2020 年 WHO 修订了子宫内膜癌组织病理学分类,引入子宫内膜癌分子分型。

1. 大体观　不同组织学类型内膜癌的肉眼观无明显区别。大体可分为弥漫型和局灶型。①弥漫型:表现为子宫内膜弥漫性增厚,表面粗糙不平并突向子宫腔,常伴有出血、坏死;癌灶也可浸润深肌层或子宫颈。②局灶型:多见于子宫腔底部或子宫角部,癌灶小,呈息肉或菜花状。

2. 病理类型　子宫内膜癌组织学类型主要为子宫内膜样癌,其他为特殊组织学类型,侵袭性强,包括浆液性癌、透明细胞癌、未分化癌、混合性癌、癌肉瘤、中肾腺癌、中肾样腺癌、鳞状细胞癌和胃肠型黏液性癌等。

(1)子宫内膜样癌(endometrioid carcinoma):是最常见的类型,占 80%~90%。子宫内膜样癌由类似增殖期子宫内膜样腺体构成,形成腺样、绒毛管状或筛状结构,部分可伴有鳞状分化。腺上皮细胞排列成假复层或复层,细胞轻 - 中度异型性,核分裂活跃,分化差的内膜样癌腺腔结构消失,呈实性巢片状分布。根据实性成分所占比例分为 3 级,G1(≤5%),G2(6%~50%)和 G3(>50%),G1 和 G2 统称为低级别,G3 属于高级别。子宫内膜样癌的癌前病变是子宫内膜不典型增生(atypical endometrial hyperplasia,AEH)或子宫内膜样上皮内瘤变(endometrioid intraepithelial neoplasia,EIN)。

(2)浆液性癌(serous carcinoma):约占 10%,常直接发生于息肉表面或萎缩性子宫内膜中。肿瘤形成复杂的乳头状和腺样结构,腺体形态不规则。癌细胞显著异型,核大深染,有显著的核仁,核分裂活跃,可见砂粒体。该型恶性程度高,易有深肌层浸润和腹腔、淋巴结及远处转移。癌前病变可能为子宫内膜腺体异型增生(endometrial glandular dysplasia,EmGD),无肌层浸润时为浆液性子宫内膜上皮内癌(serous endometrial intraepithelial carcinoma,SEIC),但仍有可能发生宫外转移。

(3)透明细胞癌(clear cell carcinoma):不足 10%,多呈实性片状、腺管样、微囊状或乳头状排列,上述结构常混合出现。癌细胞呈柱状、多角形、鞋钉状或扁平状,细胞质透明或嗜酸性,常有明显的核异型性。恶性程度高,易转移。

(4)未分化癌(undifferentiated carcinoma)和去分化癌(dedifferentiated carcinoma):约占 2%,预后不良。未分化癌由缺乏黏附性、相对均匀的小到中等大小的癌细胞组成,呈实性片状排列,无明显腺体、巢状或小梁状结构。染色质深染,核分裂象易见。去分化癌则是指在未分化癌中出现分化较好的子宫内膜癌成分。

(5)混合性癌(mixed carcinoma):罕见,通常由 2 种或以上不同组织类型子宫内膜癌组成,其中至少有 1 种成分是透明细胞癌或浆液性癌。最常见的是子宫内膜样癌和浆液性癌的混合。

（6）癌肉瘤（carcinosarcoma）：较少见，由高级别癌与肉瘤成分组成的双向分化的恶性肿瘤，癌性成分通常为子宫内膜样癌或浆液性癌，也可为透明细胞癌和未分化癌，间质成分最常由无特殊分化的高级别肉瘤组成，但也可见具有异源性分化的肉瘤成分，如横纹肌肉瘤、软骨肉瘤和骨肉瘤。易发生深肌层浸润和淋巴转移，预后差。癌肉瘤实际上是由上皮来源单细胞克隆发展而来的化生癌。

近年来，根据分子特征可将子宫内膜癌进行分子分型，一般分为 4 种类型：POLE 超突变（POLE ultramutated）型、微卫星不稳定性高突变（microsatellite instability hypermutated，MSI-H）/错配修复缺陷（mismatch repair-deficient，dMMR）型、低拷贝数（copy number low，CNL）/无特异分子改变（no specific molecular profile，NSMP）型、高拷贝数（copy number high，CNH）/p53 异常型。POLE 超突变型预后最好，p53 异常型预后最差，dMMR 型和 NSMP 型预后中等。该分子分型有助于精准风险分层、评估预后和指导治疗。

【转移途径】

多数子宫内膜癌生长缓慢，长期局限于子宫体内。特殊组织学类型进展迅速，短期内出现转移。其主要转移途径为直接蔓延、淋巴转移和血行转移。

1. 直接蔓延　子宫内膜癌可沿子宫内膜蔓延生长，向上沿子宫角累及输卵管，向下可累及子宫颈管及阴道。子宫内膜癌主要向肌层浸润，可累及子宫浆膜，也可种植于盆腹腔腹膜、直肠子宫陷凹及大网膜等。

2. 淋巴转移　是子宫内膜癌的主要转移途径。若肿瘤为高级别、子宫深肌层受累、广泛淋巴脉管间隙浸润，易发生淋巴转移。转移途径与肿瘤生长部位有关：子宫底部癌灶常沿子宫阔韧带上部淋巴管网，向上至腹主动脉旁淋巴结；子宫角或前壁上部癌灶沿子宫圆韧带淋巴管转移至腹股沟淋巴结；子宫下段或已累及子宫颈管癌灶的淋巴转移途径与子宫颈癌相同，可累及子宫旁淋巴结、闭孔淋巴结、髂内淋巴结、髂外淋巴结及髂总淋巴结；子宫后壁癌灶可沿子宫骶韧带转移至直肠旁淋巴结。淋巴结转移途径为前哨淋巴结（sentinel lymph node，SLN）示踪提供了解剖学依据。

3. 血行转移　晚期患者经血行转移至全身各器官，常见部位为肺、肝、骨等。

【分期】

1971 年国际妇产科联盟（FIGO）基于术前评估（包括体格检查及分段诊刮术）提出临床分期，不能手术治疗者至今沿用。1988 年 FIGO 提出手术病理分期，2009 年 FIGO 修订了手术病理分期，见表 27-2。

表 27-2　子宫内膜癌手术病理分期（FIGO，2009 年）

分期	描述
Ⅰ期	肿瘤局限于子宫体
ⅠA 期	肿瘤浸润深度 <1/2 肌层
ⅠB 期	肿瘤浸润深度 ≥1/2 肌层
Ⅱ期	肿瘤侵袭子宫颈间质，但无子宫体外蔓延
Ⅲ期	肿瘤局部和/或区域扩散
ⅢA 期	肿瘤累及子宫浆膜和/或附件
ⅢB 期	肿瘤累及阴道和/或子宫旁组织
ⅢC 期	盆腔淋巴结和/或腹主动脉旁淋巴结转移
ⅢC1 期	盆腔淋巴结转移
ⅢC2 期	腹主动脉旁淋巴结转移伴（或不伴）盆腔淋巴结转移
Ⅳ期	肿瘤侵袭膀胱和/或直肠黏膜，和/或远处转移
ⅣA 期	肿瘤侵袭膀胱和/或直肠黏膜
ⅣB 期	远处转移，包括腹腔内和/或腹股沟淋巴结转移

2023 年 FIGO 又对上述手术病理分期进行全面修订,首次纳入了组织学类型、分化程度、淋巴脉管间隙浸润等病理学特征,将淋巴结转移大小、卵巢受累状况、盆腹腔受累状况等进行了细化分期,特别是引入了分子分型调整分期,如 I/II 期患者分子分型为 *POLE* 超突变型则分期下调为 I A 期,p53 异常型累及子宫肌层则分期上调为 II C 期。这一新分期更加精准提示预后,有利于指导治疗。目前对新分期尚存争议,临床仍以 FIGO 2009 年分期为主。

【临床表现】

1. 症状　约 90% 的患者出现阴道流血或阴道分泌物增多症状。

(1)阴道流血:主要表现为绝经后阴道流血,尚未绝经者可表现为经量增多、经期延长或月经紊乱。

(2)阴道分泌物增多:多为血性液体或浆液性分泌物,合并感染则有脓血性分泌物,恶臭。

(3)下腹疼痛及其他:若肿瘤累及子宫颈内口,可引起子宫腔积脓,出现下腹胀痛及痉挛样疼痛。若肿瘤浸润子宫周围组织或压迫神经可引起下腹及腰骶部疼痛。晚期可出现贫血、消瘦及恶病质等相应症状。

2. 体征　早期患者妇科检查可无异常发现。晚期可有子宫增大,合并子宫腔积脓时可有明显压痛,子宫颈管内偶有癌组织脱出,触之易出血。癌灶浸润周围组织时,子宫活动度差或在子宫旁触及不规则结节状物。

【诊断】

1. 病史及临床表现　绝经后阴道流血、绝经过渡期月经紊乱患者,均应排除子宫内膜癌后再按良性疾病处理。有以下异常子宫出血者应警惕子宫内膜癌:①有子宫内膜癌发病高危因素,如肥胖、糖尿病等代谢综合征者;②不孕、绝经延迟者;③有长期应用雌激素、他莫昔芬或雌激素增高疾病史者;④有子宫内膜癌、结直肠癌、乳腺癌家族史或林奇综合征患者。

2. 影像学检查　①超声检查:可了解子宫大小、子宫腔形态、子宫腔内有无赘生物、子宫内膜厚度、肌层有无浸润及深度,初步判断异常子宫出血的原因。典型子宫内膜癌的超声图像为子宫腔内不均质回声区,可显示丰富血流信号。绝经后子宫内膜厚度超过 5mm 者应当引起重视。②磁共振成像和 CT 检查:可评估肿瘤位置和累及范围,磁共振成像对肌层浸润深度和子宫颈间质浸润判断较准确,CT 可协助判断有无子宫外转移。③PET/CT 检查:可实现肿瘤组织功能显像,常用于晚期和复发性患者的定性和定位诊断。

3. 活组织病理检查　子宫内膜癌的确诊依据。①诊断性刮宫(diagnostic curettage)是最常用的诊断方法。分段诊刮(fractional curettage)可同时获得子宫腔内膜组织和子宫颈组织进行病理诊断。病灶较小者,诊断性刮宫可能会漏诊。②宫腔镜检查:可直接观察子宫腔及子宫颈管内有无癌灶存在、癌灶大小及部位,直视下取材活检可减少漏诊,但是否促进癌细胞扩散尚存争议,临床高度考虑子宫内膜癌时,可直接取材活检,不必常规宫腔镜检查。

4. 其他检查　①子宫内膜细胞学或微量组织学检查:操作方法简便,通过子宫内膜取样器获取子宫内膜细胞或组织碎屑,用于细胞病理学和微量组织病理学诊断;②肿瘤标志物检测:子宫外转移或浆液性癌患者,血清肿瘤标志物 CA125 等可升高,有助于病情评估和疗效监测;③有条件者,建议基因检测和分子分型,有助于治疗方案选择。

【鉴别诊断】

绝经后及绝经过渡期异常阴道流血为子宫内膜癌最常见的症状,故子宫内膜癌应与引起阴道流血的各种疾病相鉴别。

1. 非器质性异常子宫出血　常表现为月经紊乱、经量增多、经期延长及不规则阴道流血。妇科检查无器质性病变,组织病理学检查是鉴别诊断的主要依据。

2. 子宫黏膜下肌瘤或子宫内膜息肉　有月经过多或不规则阴道流血,可行超声检查、宫腔镜检查以及诊断性刮宫进行鉴别诊断。

3. 内生型子宫颈癌、子宫肉瘤及输卵管癌　均可有阴道分泌物增多或不规则流血。内生型子宫颈癌因癌灶位于子宫颈管内,使其增粗、变硬,呈桶状。子宫肉瘤可有子宫明显增大、质软。输卵管癌以下腹隐痛、间歇性阴道排液为主要症状,可有附件包块。分段诊刮及影像学检查可协助鉴别诊断。

4. 萎缩性阴道炎 主要表现为阴道血性分泌物。检查时可见阴道黏膜变薄、充血,或有出血点、分泌物增多等表现。超声检查子宫腔内无异常发现,治疗后可好转。必要时可先抗感染治疗后,再做诊断性刮宫。

【治疗】

根据患者年龄、全身情况、生育要求、疾病分期及组织学类型、分化程度、分子分型等因素,综合考虑制定治疗方案。治疗原则是手术治疗为首选治疗模式。有复发危险因素者术后需行辅助治疗;晚期转移/复发患者需行综合治疗;早期低危年轻患者可以采用保留生育功能的药物治疗。

1. 保留生育功能治疗 需严格掌握适应证:①年龄 40～45 岁以下,有强烈的生育愿望;②病理组织类型为子宫内膜样癌,低级别(G1);③影像学检查证实肿瘤局限在子宫内膜;④无孕激素治疗禁忌证;⑤治疗前经遗传学和生殖医学专家评估,无其他生育障碍因素;⑥签署知情同意书,并有较好的随访条件。

首选药物为高效孕激素,药物治疗后 3～6 个月活检评估疗效,若治疗 6 个月后仍无反应或进展,建议终止药物治疗行手术治疗。

保留生育功能治疗不是子宫内膜癌的标准治疗方式,治疗后有复发、进展可能。完全缓解者应积极助孕,完成生育后,应建议手术切除子宫,如患者强烈要求继续保留子宫,则需严密随访。

2. 手术治疗 为首选治疗方法。早期患者实施全面分期手术,晚期患者行肿瘤细胞减灭术。手术可经腹或腹腔镜途径进行,首选腹腔镜手术,但需注意举宫器的使用及无瘤原则。全面分期手术步骤包括:①留取腹腔积液或腹腔冲洗液行细胞学检查;②全面探查盆腹腔,对可疑病变取样送冷冻病理检查;③行筋膜外子宫及双侧附件切除,术中常规剖视子宫,确定肿瘤生长部位和累及范围,必要时行冷冻病理检查;④淋巴结切除术应包括盆腔及腹主动脉旁淋巴结切除术(应达肾血管水平);⑤浆液性癌、透明细胞癌等特殊病理类型,建议行大网膜切除或活检;⑥病变侵袭子宫颈间质者,基于术前检查,一般首选全子宫切除术。考虑切缘问题,也可选择改良广泛子宫切除术。病变超出子宫者行肿瘤细胞减灭术,尽可能切除所有肉眼可见病灶。

年龄<45 岁的低级别子宫内膜样癌,肌层浸润<50%,无卵巢受累及子宫外转移证据,可考虑保留卵巢,但建议切除双侧输卵管。有 *BRCA* 基因突变、卵巢癌、乳腺癌或林奇综合征家族史等患者,一般不建议保留卵巢。

盆腹腔淋巴结切除术是手术分期的一个重要步骤。术前和术中评估明确局限于子宫体的内膜癌患者,可采用前哨淋巴结活检替代系统淋巴结清扫。满足以下条件的子宫内膜样癌患者亦可考虑不行淋巴结切除术(梅奥标准):①肌层浸润深度<1/2;②肿瘤直径<2cm;③G1 或 G2。但所有合并高危因素患者,应行全面分期手术;晚期患者行肿瘤细胞减灭术。

术后辅助治疗前需行复发风险分层,根据年龄、病理类型、分化程度、淋巴脉管间隙浸润、肌层浸润、子宫颈间质受侵、淋巴结转移和/或子宫外转移等因素进行风险分层。①低危患者:ⅠA 期,低级别,内膜样癌。②中危患者:年龄≥60 岁或灶性淋巴脉管间隙浸润的低危患者;ⅠB 期,低级别,内膜样癌;ⅠA 期,高级别,内膜样癌;ⅠA 期无肌层浸润的特殊病理类型。③高中危患者:低危或中危患者伴广泛淋巴脉管间隙浸润;ⅠB 期,高级别,内膜样癌;Ⅱ期内膜样癌。④高危患者:特殊病理类型伴肌层浸润;Ⅲ/Ⅳ期的任何分化、任何病理类型。

低危患者,不需要辅助治疗,仅随访观察;中危患者,近距离放疗或观察;高中危患者,盆腔外照射 ± 化疗;高危患者,化疗 ± 放疗。

3. 放射治疗 是治疗子宫内膜癌有效方法,包括近距离照射及体外照射两种。

(1)根治性放疗:仅用于有手术禁忌证的患者或无法手术切除的晚期患者,一般采用近距离与体外照射联合治疗。

（2）新辅助放疗：主要用于不可切除的局部晚期患者，为控制、缩小癌灶创造手术机会或缩小手术范围，临床应用较少。

（3）术后辅助放疗：中危、高中危患者首选辅助放疗，高危患者在联合化疗基础上可以选择加用放疗。

4. 内分泌治疗　除保留生育功能治疗应用外，内分泌药物主要用于晚期复发子宫内膜癌患者的综合治疗。通常选择长期应用高效、大剂量孕激素，常用药物为醋酸甲羟孕酮 250～500mg/d，醋酸甲地孕酮 160～320mg/d，抗雌激素制剂他莫昔芬（tamoxifen，TAM）20～40mg/d；芳香化酶抑制剂来曲唑 2.5mg/d；子宫腔内局部使用左炔诺孕酮宫内释放系统（LNG-IUS）。内分泌治疗主要适用于低级别、PR 表达阳性、病灶较小、生长速度慢的复发患者。

5. 化学治疗　高危患者术后或晚期转移/复发子宫内膜癌常需化学治疗。常用化疗药物有卡铂、顺铂、紫杉醇、多柔比星等，多需联合应用。以铂类联合紫杉醇为首选化疗方案。化学治疗主要用于高级别、侵袭性、病灶较大且生长速度快的患者。

6. 靶向治疗和免疫治疗　贝伐珠单抗与化疗联合用于复发性子宫内膜癌可提高疗效，特别是 p53 异常型。晚期转移/复发子宫内膜癌一线治疗中，在化疗基础上加用免疫检查点抑制剂（帕博利珠单抗）可显著改善生存。既往治疗失败的晚期转移/复发子宫内膜癌，MSI-H/dMMR 或 TMB-H 者应用免疫检查点抑制剂单药治疗，疗效显著；微卫星稳定（microsatellite stability，MSS）/错配修复正常（proficient mismatch repair，pMMR）者应用帕博利珠单抗联合仑伐替尼疗效优于非铂类化疗。

【预后】

子宫内膜癌总体预后较好，5 年生存率 80% 以上，侵袭性组织学类型预后不良。影响预后的因素主要有：①手术病理分期、组织学类型、组织学分级、淋巴脉管间隙浸润、分子分型等；②患者年龄及全身状况；③治疗方案的选择等。

【随访】

治疗后应定期随访，术后 2～3 年每 3～6 个月随访 1 次，3 年后每 6～12 个月 1 次，5 年后每年 1 次。随访内容应包括详细病史、妇科检查、腹盆腔超声、血清 CA125 检测等，必要时可做 CT、磁共振成像及 PET/CT 检查。

【预防】

预防措施包括：①重视绝经后女性阴道流血和围绝经期女性月经紊乱的诊治；②正确掌握雌激素应用指征及方法；③有高危因素的人群，如肥胖、不孕、绝经延迟、长期应用雌激素及他莫昔芬等，应密切随访或监测；④加强对林奇综合征女性的监测，建议从 30～35 岁开始，每年进行妇科检查、经阴道超声，必要时行子宫内膜活检，预防性切除子宫的时机需要根据患者的生育情况以及致病基因类型等进行个体化判断。

（王建六　宋　坤）

思考题：

简述子宫内膜癌手术病理分期与分子分型对精准诊疗的价值。

思考题解题思路

本章目标测试

本章思维导图

第二十八章 | 卵巢肿瘤、输卵管肿瘤及腹膜肿瘤

卵巢肿瘤是临床常见妇科肿瘤,可发生于任何年龄。卵巢肿瘤有良性、恶性和交界性之分,卵巢恶性肿瘤早期诊断困难,患者就诊时多为临床晚期,病死率居妇科恶性肿瘤之首。卵巢肿瘤组织学类型繁多,上皮性肿瘤占多数,尤以浆液性肿瘤最常见。大多数浆液性卵巢癌和原发性腹膜癌起源于输卵管上皮内癌,三者处理原则基本相同。

第一节 | 卵巢肿瘤概论

【知识要点】

● 卵巢肿瘤组织学类型繁多,不同类型的肿瘤具有不同的生物学行为。

● 卵巢恶性肿瘤早期常无症状,晚期可有腹胀、纳差等非特异性症状。

● 卵巢肿瘤常见并发症包括蒂扭转、破裂、感染和恶变。

● 卵巢恶性肿瘤以盆腹腔种植转移与淋巴转移为主要转移途径。

● 卵巢肿瘤以手术治疗为主,恶性肿瘤化学治疗同等重要。

卵巢肿瘤组织学类型最多,不同类型的卵巢肿瘤生物学行为、临床表现和预后均存在明显差异。

【组织学分类】

卵巢肿瘤组织学类型大致分为上皮性肿瘤、生殖细胞肿瘤、性索间质肿瘤和转移性肿瘤4大类。

1. **上皮性肿瘤** 是最常见的组织学类型,占50%～70%。分为浆液性、黏液性、子宫内膜样、透明细胞、浆黏液性和布伦纳瘤等,各类别依据组织学特点和生物学行为进一步分为良性、交界性和恶性肿瘤。

2. **生殖细胞肿瘤** 为来源于生殖细胞的一组肿瘤,占20%～40%。分为畸胎瘤、无性细胞瘤、卵黄囊瘤、胚胎性癌、非妊娠性绒毛膜癌、混合性生殖细胞肿瘤等。

3. **性索间质肿瘤** 来源于原始性腺中的性索及间叶组织,占5%～8%。分为性索肿瘤、间质肿瘤和混合性性索间质肿瘤。

4. **转移性肿瘤** 为胃肠道、生殖道、乳腺等部位的原发性肿瘤转移至卵巢形成的继发性肿瘤。

WHO女性生殖系统肿瘤组织学分类(2020年)中,卵巢肿瘤分为浆液性肿瘤、黏液性肿瘤、子宫内膜样肿瘤、透明细胞肿瘤、浆黏液性肿瘤、布伦纳瘤、其他类型肿瘤、间叶性肿瘤、混合性上皮性和间叶性肿瘤、性索间质肿瘤、生殖细胞肿瘤、杂类肿瘤、间皮瘤、瘤样病变以及转移性肿瘤。

【恶性肿瘤的转移途径】

盆腹腔种植转移和淋巴转移是卵巢恶性肿瘤的主要转移途径。其转移特点是盆、腹腔内广泛种植转移,包括横膈、大网膜、盆腹腔脏器表面、壁腹膜以及腹膜后淋巴结转移等。即使原发部位外观局限的肿瘤,也可发生广泛转移,其中以上皮性癌表现最为典型。淋巴转移途径有3种方式:①沿卵巢血管经卵巢淋巴管向上至腹主动脉旁淋巴结;②沿卵巢门淋巴管达髂内、髂外淋巴结,经髂总淋巴结至腹主动脉旁淋巴结;③沿子宫圆韧带进入腹股沟及髂外淋巴结。横膈为转移的好发部位,尤其右膈下淋巴丛密集,最易受侵袭。血行转移少见,晚期可转移至肺、肝、脑、骨骼等处。

【分期】

卵巢癌、输卵管癌、原发性腹膜癌采用基于手术和病理的 FIGO 2014 年分期,见表 28-1。

表 28-1　卵巢癌、输卵管癌、原发性腹膜癌分期(FIGO 2014 年)

分期	描述
Ⅰ 期	肿瘤局限于卵巢或输卵管
Ⅰ A 期	肿瘤局限于单侧卵巢(包膜完整)或输卵管,卵巢或输卵管表面无肿瘤;腹腔积液或腹腔冲洗液未找到癌细胞
Ⅰ B 期	肿瘤局限于双侧卵巢(包膜完整)或输卵管,卵巢或输卵管表面无肿瘤;腹腔积液或腹腔冲洗液未找到癌细胞
Ⅰ C 期	肿瘤局限于单侧或双侧卵巢或输卵管,并伴有如下任何一项
Ⅰ C1 期	手术导致肿瘤破裂
Ⅰ C2 期	术前肿瘤包膜已破裂或卵巢、输卵管表面有肿瘤
Ⅰ C3 期	腹腔积液或腹腔冲洗液发现癌细胞
Ⅱ 期	肿瘤累及单侧或双侧卵巢或输卵管并有盆腔内扩散(骨盆入口平面以下)或原发性腹膜癌
Ⅱ A 期	肿瘤蔓延或种植到子宫和 / 或输卵管和 / 或卵巢
Ⅱ B 期	肿瘤蔓延至其他盆腔内组织
Ⅲ 期	肿瘤累及单侧或双侧卵巢、输卵管或原发性腹膜癌,伴有细胞学或组织学证实的盆腔外腹膜转移和 / 或证实存在腹膜后淋巴结转移
Ⅲ A 期	腹膜后淋巴结转移,伴或不伴显微镜下盆腔外腹膜受累
Ⅲ A1 期	仅有腹膜后淋巴结转移(细胞学或组织学证实)
Ⅲ A1(ⅰ)期	淋巴结转移最大直径≤10mm
Ⅲ A1(ⅱ)期	淋巴结转移最大直径＞10mm
Ⅲ A2 期	显微镜下盆腔外(骨盆入口平面以上)腹膜受累,伴或不伴腹膜后淋巴结转移
Ⅲ B 期	肉眼盆腔外腹膜转移,病灶最大直径≤2cm,伴或不伴腹膜后淋巴结转移
Ⅲ C 期	肉眼盆腔外腹膜转移,病灶最大直径＞2cm,伴或不伴腹膜后淋巴结转移(包括肿瘤蔓延至肝和脾的包膜,但未转移到脏器实质)
Ⅳ 期	超出腹腔的远处转移
Ⅳ A 期	胸腔积液细胞学阳性
Ⅳ B 期	肝、脾实质转移和腹膜外转移(包括腹股沟淋巴结和腹腔外淋巴结转移)

【临床表现】

1. **良性肿瘤**　肿瘤较小时多无症状,常在妇科检查时偶然发现。肿瘤增大后可感腹胀或触及腹部肿块。肿瘤长大充满盆、腹腔时,可出现尿频、便秘、气急、心悸等压迫症状。检查见腹部膨隆,叩诊实音,无移动性浊音。双合诊和三合诊检查可在子宫一侧或双侧触及圆形或类圆形肿块,表面光滑,活动,与子宫无粘连。

2. **恶性肿瘤**　早期常无症状。晚期主要表现为腹胀、纳差、腹部隐痛等非特异性症状;部分患者可有消瘦、贫血等恶病质表现;功能性肿瘤可出现异常阴道流血。妇科检查可触及盆腹腔包块,可为双侧,实性或囊实性,表面不平,活动差,常伴有盆腹腔积液。三合诊检查可在直肠子宫陷凹处触及质硬结节或包块。有时可触及上腹部包块及腹股沟或锁骨上肿大淋巴结。

【并发症】

1. **蒂扭转**　为常见的妇科急腹症,约 10% 的卵巢肿瘤可发生蒂扭转。好发于瘤蒂较长、中等大、活动度良好、重心偏于一侧的肿瘤,如成熟性畸胎瘤。常在体位突然改变,或妊娠期、产褥期子宫大小、位置改变时发生蒂扭转(图28-1)。卵巢肿瘤扭转的蒂由骨盆漏斗韧带、卵巢固有韧带和输卵管组成。发生急性扭转后，因静脉回流受阻，瘤内充血或血管破裂致瘤内出血，导致瘤体迅速增大。若动脉血流受阻，肿瘤可发生缺血坏死、破裂和继发感染。蒂扭转的典型症状是体位改变后突然发生一侧下腹剧痛，常伴恶心、呕吐甚至休克。双合诊检查可触及压痛的肿块，以蒂部最明显。有时不全扭转可自然复位，腹痛随之缓解。治疗原则是一经确诊，应尽快手术。

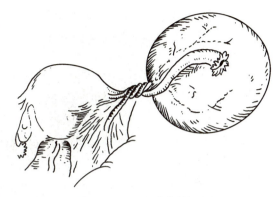

图 28-1　卵巢肿瘤蒂扭转

2. **破裂**　约3%的卵巢肿瘤会发生破裂，分为自发性破裂和外伤性破裂。自发性破裂常因肿瘤快速、浸润性生长穿破囊壁所致。外伤性破裂常由腹部受重击、分娩、性交、妇科检查及穿刺后引起。症状轻重取决于破裂口大小、流入腹腔囊液的量和性质。小的囊肿或单纯浆液性囊腺瘤破裂时，患者仅有轻度腹痛;大囊肿或畸胎瘤破裂后，患者常有剧烈腹痛伴恶心、呕吐。破裂也可导致腹腔内出血、腹膜炎及休克。体征有腹部压痛、腹肌紧张，可有腹腔积液征，盆腔原存在的肿块缩小或消失。诊断肿瘤破裂后应立即手术，术中尽量吸净囊液;彻底清洗盆、腹腔;切除的标本送组织病理学检查。

3. **感染**　较少见。多继发于蒂扭转或破裂。也可来自邻近器官感染灶(如阑尾脓肿)的扩散。患者可有发热、腹痛、腹部压痛及反跳痛、腹肌紧张、腹部包块及白细胞增多等。治疗原则是抗感染后，手术切除肿瘤。感染严重者应尽快手术去除病灶。

4. **恶变**　肿瘤迅速生长，尤其双侧者，应考虑恶变可能，需尽早手术。

【诊断】

根据患者的年龄、病史和体征，辅以必要的辅助检查初步确定:①肿块是否来自卵巢;②肿块性质是否为肿瘤;③肿块是良性还是恶性;④肿块可能的组织学类型;⑤恶性肿瘤的转移范围。卵巢肿瘤确诊依据组织病理学检查。常用以下辅助检查。

1. **影像学检查**　①超声检查:可显示肿块的部位、大小、形态、囊性或实性、囊内有无乳头等，提示肿块性质，诊断符合率约90%。彩色多普勒超声扫描可测定肿块血流变化，有助于诊断。②胸部、腹部X线片:对胸腔积液、肺转移和肠梗阻有诊断意义。卵巢畸胎瘤，腹部X线片可显示牙齿、骨质及钙化囊壁。③计算机体层成像(CT)检查:可清晰显示肿块形态，判断周围侵袭、淋巴结转移及远处转移情况。④磁共振成像(MRI)检查:具有较高的软组织分辨度，可较好判断肿块性质及其与周围器官的关系，有利于病灶定位及病灶与相邻结构关系的确定。⑤正电子发射计算机体层显像(PET/CT)检查:一般不用于初次诊断，多用于复发性卵巢癌的定性和定位诊断。

2. **肿瘤标志物**　①血清CA125:80%的卵巢上皮性癌患者的血清CA125水平升高，但近半数的早期患者并不升高，故不单独用于早期诊断，更多用于病情监测和疗效评估。②血清HE4:常与CA125联合应用于卵巢癌的早期检测、鉴别诊断、治疗监测及预后评估。③血清CA199和CEA:在卵巢上皮性癌中也可升高，尤其对卵巢黏液性癌的诊断价值较高。④血清AFP:对卵巢卵黄囊瘤有特异性诊断价值。卵巢未成熟性畸胎瘤、混合性无性细胞瘤、胚胎性癌中含卵黄囊成分者，AFP也可升高。⑤血清hCG:对非妊娠性绒癌有特异性。⑥性激素:卵巢颗粒细胞瘤、卵泡膜细胞瘤可分泌雌激素，支持间质细胞瘤可分泌雄激素，浆液性、黏液性囊腺瘤或布伦纳瘤有时也可分泌少量雌激素。

3. **腹腔镜检查**　可直接观察肿块外观和盆腔、腹腔及横膈等部位，在可疑部位进行多点活检，抽取腹腔积液行细胞学检查，还可对手术的可行性进行评估。

4. **细胞学检查**　抽取腹腔积液或腹腔冲洗液和胸腔积液，行细胞学检查，对明确患者病变性质、判断分期、选择治疗方案具有重要意义。

【鉴别诊断】

1. 良性肿瘤与恶性肿瘤的鉴别　见表 28-2。

表 28-2　良性肿瘤和恶性肿瘤的鉴别

鉴别内容	良性肿瘤	恶性肿瘤
病史	病程长,逐渐增大	病程短,迅速增大
体征	多为单侧,活动;囊性,表面光滑;常无腹腔积液	多为双侧,固定;实性或囊实性,表面不平,结节状;常有腹腔积液,多为血性,可查到癌细胞
一般情况	良好	恶病质
超声	液性暗区,可有间隔光带,边缘清晰	液性暗区内有杂乱光团、光点;囊实性、囊壁乳头状突起,或不规则实性,血流信号丰富;或伴腹腔积液、腹膜结节

2. 良性肿瘤的鉴别诊断

（1）卵巢瘤样病变:滤泡囊肿和黄体囊肿最常见。多为单侧,壁薄,直径多<5cm。观察 2～3 个月多可自行消失;若肿块持续存在或增大,则卵巢肿瘤的可能性较大。

（2）输卵管卵巢囊肿:为炎性积液,常有盆腔炎性疾病病史。两侧附件区有不规则条形囊性包块,边界较清,活动受限。

（3）子宫肌瘤:浆膜下肌瘤或肌瘤囊性变,容易与卵巢肿瘤混淆。肌瘤常为多发性,与子宫相连,检查时随子宫体及子宫颈移动。超声检查可协助鉴别。

（4）妊娠子宫:妊娠早期,子宫增大变软,双合诊检查子宫峡部极软,感觉子宫颈与子宫体似不相连,易将子宫体误认为卵巢肿瘤。妊娠女性有停经史,行 hCG 测定或超声检查即可鉴别。

（5）腹腔积液:患者常有肝、心脏、肾病史,平卧时腹部两侧突出如蛙腹,叩诊腹部中间鼓音,腹部两侧浊音,移动性浊音阳性;超声检查见不规则液性暗区,液平面随体位改变,其间有肠曲光团浮动,无占位性病变。巨大卵巢囊肿平卧时腹部中间隆起,叩诊浊音,腹部两侧鼓音,无移动性浊音,边界清楚;超声检查见圆球形液性暗区,边界整齐光滑,液平面不随体位移动。恶性卵巢肿瘤常伴有腹腔积液。

3. 恶性肿瘤的鉴别诊断

（1）子宫内膜异位症:可有粘连性肿块及直肠子宫陷凹结节,可有 CA125 升高,有时与恶性肿瘤相混淆。但子宫内膜异位症常有进行性痛经、月经改变等。超声检查、腹腔镜检查有助于鉴别。

（2）结核性腹膜炎:常有 CA125 升高、合并腹腔积液和盆腹腔内粘连性包块,易与恶性肿瘤相混淆。但结核性腹膜炎常有肺结核史,多发生于年轻、不孕女性,伴月经稀少或闭经及低热、盗汗等全身症状。妇科检查肿块位置较高,形态不规则,界限不清,不活动。叩诊时鼓音和浊音分界不清。影像学检查、结核菌素试验等有助于鉴别,必要时行剖腹探查或腹腔镜检查通过活组织病理学检查确诊。

（3）生殖道以外的肿瘤:需要与腹膜后肿瘤、直肠癌、乙状结肠癌等鉴别。腹膜后肿瘤固定不动,位置低者可使子宫、直肠或输尿管移位。直肠癌和乙状结肠癌多有消化道症状。影像学检查和肠镜检查有助于鉴别。

【治疗】

卵巢肿瘤一经发现,应行手术治疗。手术目的:①明确诊断;②切除肿瘤;③对恶性肿瘤进行手术病理分期;④解除并发症。术中应剖检肿瘤,行快速冷冻组织病理学检查以明确诊断。手术可通过腹腔镜或开腹进行,良性肿瘤多行腹腔镜手术,而恶性肿瘤一般行开腹手术,部分经选择的早期患者可行腹腔镜全面分期手术。恶性肿瘤患者术后应根据其组织学类型、组织学分级、手术病理分期和残余病灶大小等决定是否进行辅助性治疗,化疗是最主要的辅助治疗,与手术治疗同等重要。

【恶性肿瘤预后】

预后与肿瘤期别、病理类型、组织学分级、残余病灶大小等因素相关,最重要的预后因素是肿瘤期别和初次手术后残余病灶大小,期别越早、残余病灶越小,预后越好。

【恶性肿瘤随访与监测】

恶性肿瘤易复发,应长期随访和监测。一般在治疗后 2 年内,每 3 个月随访 1 次;3～5 年每 4～6 个月随访 1 次;5 年后每年随访 1 次。随访内容包括询问病史、体格检查、肿瘤标志物检测和影像学检查。血清 CA125、AFP、hCG 等肿瘤标志物测定根据术前状况选择。超声是首选的影像学检查,若发现异常,进一步选择 CT、磁共振成像和 PET/CT 等检查。

【预防】

1. **筛查**　目前循证医学证据提示对普通人群行常规筛查未能降低卵巢癌死亡率,然而,CA125 联合阴道超声检查可提高高危人群早期诊断的可能性。

2. **基因检测、遗传咨询**　对高风险人群应进行基因检测和遗传咨询。遗传性卵巢癌基因检测的适用人群:上皮性卵巢癌、输卵管癌或腹膜癌患者及其一级或二级亲属;已知具有血缘关系的亲属携带与癌症易感基因相关的致病性 / 可能致病性突变;经风险预测模型推算携带 *BRCA1/BRCA2* 突变概率＞5%。

基因检测需包括卵巢癌易感基因,特别是同源重组修复基因(*BRCA1*、*BRCA2*、*BRIP1*、*RAD51C*、*RAD51D*、*PALB2*、*ATM*),错配修复基因(*MLH1*、*MSH2*、*MSH6*、*EPCAM*)等。

3. **预防性降风险手术**　根据浆液性卵巢癌的输卵管起源理论,高风险人群伴有中高风险基因突变者,在完成生育后实施降风险手术时,应同时切除双侧卵巢和输卵管,以降低卵巢癌和输卵管癌的发病风险。一般人群女性(低风险)在完成生育后行盆腹腔手术时可行机会性单纯输卵管切除术,以降低一般人群的卵巢癌和输卵管癌发病风险。

【妊娠合并卵巢肿瘤】

妊娠合并卵巢肿瘤较常见,但合并恶性肿瘤较少。妊娠合并良性肿瘤以成熟囊性畸胎瘤及浆液性囊腺瘤居多,占妊娠合并卵巢肿瘤的 90%,合并恶性肿瘤者以无性细胞瘤及浆液性囊腺癌居多。妊娠合并卵巢肿瘤如无并发症一般无明显症状。早期妊娠时可通过妇科检查发现,中期妊娠以后主要靠超声诊断。中期妊娠时易并发肿瘤蒂扭转,晚期妊娠时肿瘤可引起胎位异常,分娩时肿瘤位置低者可阻塞产道导致难产,甚至出现肿瘤破裂。妊娠时因盆腔充血,肿瘤可迅速增大,并增加恶性肿瘤扩散的风险。

妊娠合并良性卵巢肿瘤的处理原则是:发现于早期妊娠者可期待至妊娠 12 周后手术,以免引起流产;发现于晚期妊娠者,可等待至妊娠足月行剖宫产,同时切除肿瘤。诊断或考虑为卵巢恶性肿瘤,应尽早手术,处理原则同非妊娠期。

第二节 ｜ 卵巢上皮性肿瘤

【知识要点】

- 为最常见的卵巢肿瘤组织学类型,分为良性、交界性和恶性。
- 主要包括浆液性、黏液性、子宫内膜样、透明细胞、布伦纳瘤等。
- 卵巢癌发病隐匿,难以早期诊断,确诊时多为临床晚期。
- 卵巢癌主要治疗模式为肿瘤细胞减灭术联合以铂类为基础的联合化疗。
- 卵巢癌治疗缓解后应用 PARP 抑制剂维持治疗可以显著延长患者生存期。

卵巢上皮性肿瘤为最常见的卵巢肿瘤,占所有卵巢肿瘤 50%～70%,占卵巢恶性肿瘤 85%～90%。多见于中老年女性,很少发生在青春期前和婴幼儿。传统认为,卵巢上皮性肿瘤起源于卵巢表面上皮,向不同方向分化形成浆液性肿瘤、黏液性肿瘤、子宫内膜样肿瘤和透明细胞肿瘤。目前认为,卵巢上皮性癌的组织学起源具有多样性:高级别浆液性癌(high-grade serous carcinoma,HGSC)主要起源于输卵管上皮内癌;低级别浆液性癌(low-grade serous carcinoma,LGSC)由良性浆液性囊腺瘤经过交界性肿瘤逐步发展而来。有研究显示卵巢浆液性囊腺瘤来源于输卵管伞端黏膜上皮粘连于卵巢表面、内陷形成的输卵管源包涵体。卵巢子宫内膜样癌（endometrioid carcinoma）和透明细胞癌（clear cell carcinoma）多数源于子宫内膜异位症。

根据组织学和生物学行为特征，卵巢上皮性肿瘤分为良性、交界性和恶性。交界性肿瘤的镜下特征为上皮细胞增生活跃、无明显间质浸润，临床特征为生长缓慢、复发转移较少。卵巢癌的镜下特征为细胞明显异型性，核分裂象多，临床特征为发展迅速，不易早期诊断，治疗困难，病死率高。

【发病相关因素】

病因尚不清楚，可能与以下危险因素密切相关。

1. **排卵因素**　流行病学调查显示未产、不孕可增加卵巢癌风险，而多次妊娠、口服避孕药和哺乳可降低卵巢癌发病风险。

2. **遗传因素**　遗传性乳腺癌-卵巢癌综合征（hereditary breast and ovarian cancer syndrome，HBOC）主要是由于 *BRCA1/BRCA2* 基因胚系突变所致，约 20%～25% 的卵巢癌患者可检测到 *BRCA1/BRCA2* 基因的胚系突变，携带 *BRCA1* 或 *BRCA2* 基因胚系突变女性的卵巢癌终身发病风险分别为 40%～60% 和 11%～27%，而一般女性卵巢癌终身发病风险仅为 1.4% 左右。林奇综合征（Lynch syndrome），即遗传性非息肉病性结直肠癌（hereditary nonpolyposis colorectal cancer，HNPCC），主要由 *MLH1*、*MSH2*、*MSH6*、*PMS2* 胚系突变所致，可增加卵巢癌、子宫内膜癌和结直肠癌发病风险。此外，其他基因的胚系突变也可增加卵巢癌发病风险，如 *BRIP1*、*PALB2*、*STK11*、*RAD51C*、*RAD51D*、*ATM* 等。

3. **子宫内膜异位症**　相关形态学和分子生物学证据提示，卵巢子宫内膜样癌和透明细胞癌主要来源于子宫内膜异位症的恶变。

根据临床病理和分子遗传学特征，卵巢上皮性癌可分成 I 型和 II 型两类。I 型肿瘤生长缓慢，常有前驱病变，多为临床早期，预后较好；组织学类型包括低级别浆液性癌、低级别子宫内膜样癌、黏液性癌及透明细胞癌等；以 *KRAS*、*BRAF*、*PIK3CA*、*ERBB2*、*CTNNB1* 及 *PTEN* 基因突变、高频微卫星不稳定性为主要分子遗传学特征。II 型肿瘤生长迅速，无前驱病变，侵袭性强，多为临床晚期，预后不良；组织学类型包括高级别浆液性癌、高级别子宫内膜样癌、未分化癌和癌肉瘤，以 *TP53*、*BRCA* 基因突变等为主要的分子遗传学特征。

【病理】

卵巢上皮性肿瘤主要有以下组织学类型。

1. **浆液性肿瘤**（serous tumor）

（1）浆液性囊腺瘤（serous cystadenoma）：占卵巢良性肿瘤的 25%。多为单侧，大小不等，表面光滑，囊性，多为单房，壁薄，囊内充满清亮液体。镜下见囊壁为纤维性，衬覆输卵管型单层立方或柱状上皮，可见纤毛，无明显异型性。

（2）浆液性交界性肿瘤（serous borderline tumor）：约 1/3 为双侧，多为囊性，直径常＞5cm，肿瘤可在囊壁内呈乳头状生长，也可为卵巢表面乳头。镜下见逐级分支的乳头，表面被覆假复层或复层浆液性上皮，细胞核轻-中度异型性，核分裂象少见。预后良好。

WHO 女性生殖系统肿瘤组织学分类（2020 年）将浆液性交界性肿瘤单独列出微乳头亚型，其诊断标准为肿瘤中出现直径≥5mm 融合的微乳头结构。这些细长的微乳头，高度通常大于宽度的 5 倍，仅有少量或无间质轴心，细胞核异型性更明显。浆液性交界性肿瘤伴微浸润为间质中出现含丰富嗜酸性胞质的上皮细胞簇，最大直径＜5mm，细胞形态类似于非浸润性成分。若形态学类似于低级别浆液性癌，最大浸润直径＜5mm，则为微浸润性癌，应广泛取材，排除较大的浸润癌。

（3）浆液性癌（serous carcinoma）：占卵巢癌的 75%，分为高级别浆液性癌和低级别浆液性癌。高级别浆液性癌占浆液性癌的 90%～95%，多为双侧，体积常较大，外生型，囊实性或实性，实性区呈灰白色，常伴广泛坏死和出血。镜下典型表现为实性、乳头状、腺状或筛状，细胞核大、深染、明显异型性，有丝分裂活跃，核分裂象通常＞12/10HPF，常见坏死和多核瘤巨细胞。预后较差。低级别浆液性癌占 5%～10%，多为双侧，常为囊实性，呈现纤细的乳头状结构。镜下可见多种生长方式，呈乳头状、微乳头或巢状,细胞核轻到中度异型性,核分裂象通常为 3～5/10HPF,常见砂粒体,罕见坏死。生存期明显长于高级别浆液性癌。

2. **黏液性肿瘤**（mucinous tumor）

（1）黏液性囊腺瘤（mucinous cystadenoma）:占卵巢良性肿瘤的 20%,占所有黏液性肿瘤的 80%。多为单侧,圆形或卵圆形,体积较大,甚至巨大,表面光滑,灰白色。切面常为多房,囊腔内充满胶冻样黏液,囊内很少有乳头生长。镜下见囊壁为纤维结缔组织,内衬单层黏液柱状上皮,可见杯状细胞。

（2）黏液性交界性肿瘤（mucinous borderline tumor）:几乎均为单侧,瘤体较大,通常直径>10cm,表面光滑,切面常为多房,囊壁增厚,可有细小、质软乳头形成。镜下见胃肠型黏液上皮细胞复层排列,细胞轻到中度异型性,可形成细胞簇和绒毛状或纤细丝状乳头。增生区必须占上皮细胞总量的 10% 以上方可诊断为黏液性交界性肿瘤,否则应为黏液性囊腺瘤伴局灶上皮细胞增生。

（3）黏液性癌（mucinous carcinoma）:绝大多数为转移性癌,卵巢原发性黏液性癌并不常见,占卵巢癌的 3%～4%。瘤体较大,单侧,实性或囊实性,表面光滑,内含黏液,可有出血、坏死。镜下见良性、交界性和恶性 3 种成分常出现于同一肿瘤中,呈现组织结构和细胞形态的连续性。肿瘤具有 2 种不同的浸润模式:膨胀性浸润和毁损性浸润,两者可共存,以膨胀性浸润更常见。膨胀性浸润表现为明显的腺体拥挤,间质少或不存在,形成迷宫样外观。毁损性浸润特点是不规则的腺体、细胞巢或单个细胞,浸润间质。浸润性生长肿瘤,特别是双侧卵巢受累,应高度怀疑转移性黏液癌,及时评估卵巢外来源。

3. **子宫内膜样肿瘤**（endometrioid tumor）　良性肿瘤较少见,多为单房,表面光滑,囊壁衬以单层柱状上皮,似正常子宫内膜腺体,间质内可有含铁血黄素的吞噬细胞。子宫内膜样交界性肿瘤也很少见,常为单侧,表面光滑,体积较大。镜下见腺体密集,大小不一,轮廓不规则,类似于子宫内膜的非典型增生,细胞核轻至中度异型性,有丝分裂活性常较低。子宫内膜样癌约占卵巢癌的 10%,主要起源于子宫内膜异位症。肿瘤多为单侧,较大(平均直径 11cm),切面实性或囊实性,有乳头生长,囊腔内多为血性液体。镜下特点与子宫内膜癌极相似,多为高分化腺癌,常伴鳞状分化。

4. **透明细胞肿瘤**（clear cell tumor）　良性罕见,透明细胞交界性肿瘤常合并透明细胞癌存在。透明细胞癌占卵巢癌的 10%～12%,亚洲人占比较高,特别是日本人占比可达 20%～30%。50%～74% 的透明细胞癌起源于子宫内膜异位症。肿瘤多为单侧,较大,切面可呈实性、囊实性或囊性。镜下呈管状囊性、乳头状和实性结构,常并存。瘤细胞胞质丰富透明,细胞核异型性明显,深染,特征性的靴钉样细胞常衬覆于囊腔或管状结构。透明细胞癌对化疗不敏感,总体预后较差。

5. **布伦纳瘤**（Brenner tumor）　多为良性,占卵巢良性上皮性肿瘤的 5%。单侧多见,体积小,表面光滑,实性,质硬,切面灰白色旋涡或编织状。镜下典型特征是致密纤维间质中见卵圆形或不规则形移行细胞样细胞巢,细胞巢可形成中央腔隙,内含黏液或嗜酸性物质。亦有交界性及恶性。

【治疗】

1. **卵巢良性上皮性肿瘤**　一经确诊为卵巢肿瘤,应手术治疗。根据患者年龄、生育要求及对侧卵巢情况,确定手术范围。年轻、单侧肿瘤患者行患侧卵巢肿瘤切除或附件切除术,双侧肿瘤应行卵巢肿瘤切除术,尽可能保留正常卵巢组织。对侧卵巢正常的围绝经期或绝经后患者可行患侧附件切除或子宫附件切除术。术中应剖检肿瘤,必要时做冷冻切片组织病理学检查。术中尽可能防止肿瘤破裂,避免瘤细胞种植于腹腔。巨大良性囊性肿瘤可穿刺放液,待体积缩小后取出,但穿刺前必须保护穿刺点周围组织,以防被囊液污染。放液速度应缓慢,以免腹压骤降发生休克。

2. **卵巢交界性上皮性肿瘤**　手术是卵巢交界性上皮性肿瘤最主要的治疗方法,手术治疗的目标是将肿瘤完整切除,一般需行附件切除术。卵巢交界性上皮性肿瘤原则上应行分期手术,但是否行腹膜后淋巴结切除尚存争议。尽管腹膜后淋巴结切除可准确评估肿瘤分期,但未能改善患者生存。然而,大网膜切除和腹膜多点活检可提高 30% 患者的分期。一般不推荐术后辅助性化疗,仅有浸润性种植者,可参照低级别上皮癌辅助性治疗方案处理。

3. **卵巢恶性上皮性肿瘤**（卵巢癌）　治疗原则是手术和化疗为主,两者同等重要,辅以抗血管生成药物、多腺苷二磷酸核糖聚合酶（poly ADP-ribose polymerase，PARP）抑制剂等靶向治疗。卵巢癌应视为一种慢性疾病，强调全程管理。

（1）手术治疗：卵巢癌的主要治疗手段。应根据术中探查情况及冷冻病理检查结果确定手术范围。初次手术的彻底性与预后密切相关。

早期（FIGO Ⅰ期）患者应行全面分期手术（comprehensive staging surgery），包括：留取腹腔积液或腹腔冲洗液进行细胞学检查；全面探查盆、腹腔，对可疑病灶及易发生转移部位多处取材行组织病理学检查；全子宫和双附件切除，确保完整切除肿瘤；大网膜切除；盆腔淋巴结切除，包括髂总淋巴结、髂内淋巴结、髂外淋巴结和闭孔淋巴结切除；腹主动脉旁淋巴结切除，应达肾血管水平。年轻、希望保留生育功能的早期低危患者，在全面分期手术的基础上保留子宫，仅行患侧附件切除（ⅠA期）或双侧附件切除（ⅠB期）。任何保留生育功能手术均为非标准手术，具有一定风险性，患者和/或家属应充分知情同意。

晚期（FIGO Ⅱ～Ⅳ期）患者应行肿瘤细胞减灭术（cytoreductive surgery），又称减瘤术（debulking surgery）。手术的目的是尽可能切除所有原发灶和转移灶，使残余肿瘤病灶达到最小，必要时可切除部分肠管、膀胱、脾脏等脏器。术前影像学或术中探查发现的可疑和/或肿大淋巴结，应尽可能切除，临床阴性淋巴结不需要切除。若最大残余灶直径<1cm，称为满意减瘤术，切除所有肉眼可见病灶，达到无任何残留病灶（R0）是手术最高目标。经过全面评估难以达到满意肿瘤细胞减灭术的Ⅲ、Ⅳ期患者，在获得病理学证据后可行术前新辅助化疗，再行中间型减瘤术（interval debulking surgery）。

复发性卵巢癌，具有适应证者可考虑施行再次肿瘤细胞减灭术。主要用于符合以下条件者：缓解期6个月以上（铂敏感）；局限性病灶，能够完全切除；无或少量腹腔积液。减瘤术达到R0者可明显获益。

（2）化学治疗：多数上皮性癌对化疗非常敏感，即使已有广泛转移也能取得显著疗效。化疗包括术后辅助性化疗（一线化疗）、术前新辅助化疗、复发后挽救化疗（二线/后线化疗）等。除经过全面分期手术的早期低危患者（ⅠA和ⅠB期黏液性癌、低级别浆液性癌和低级别子宫内膜样癌等）不需化疗外，其他患者一般均需化疗。

常用化疗药物有顺铂、卡铂、紫杉醇、多西他赛、多柔比星脂质体、吉西他滨等。术后辅助化疗多采用以铂类药物为基础的联合化疗（表28-3），其中卡铂联合紫杉醇为首选化疗方案。早期高级别浆液性癌需要化疗6个疗程，其他组织学类型早期可以化疗3个疗程，晚期卵巢癌一般化疗6个疗程。卵巢原发性黏液性癌患者也可选择氟尿嘧啶+亚叶酸钙+奥沙利铂或卡培他滨+奥沙利铂联合化疗方案。静脉全身化疗是卵巢癌标准化疗途径，初次手术达到满意的患者也可采用静脉联合腹腔化疗模式。

术前新辅助化疗方案同术后辅助化疗方案，一般3～4个疗程，多采用静脉化疗途径。其目的是通过化疗缩小病灶，为满意减瘤术创造条件。新辅助化疗后行中间型减瘤术达到满意程度者腹腔热灌注化疗显著获益。

复发后挽救化疗需根据一线化疗的方案、疗效、毒副作用及肿瘤复发时间综合考虑，主要原则为：①以往未用铂类药物者应首选以铂类药物为基础的联合化疗；②既往化疗为含铂类药物，化疗结束至肿瘤复发时间（无铂间期）≥6个月者（铂敏感复发）选择以铂类药物为基础的联合化疗；无铂间期<6个月者（铂耐药复发）或难治性患者（属耐药范畴）一般选择非铂类药物化疗。

（3）靶向治疗：抗血管生成药物、PARP抑制剂等已成为临床实用的新型抗肿瘤药物。

抗血管生成药物通过抑制新生血管生成抑制肿瘤生长。贝伐珠单抗对晚期卵巢上皮性患者术后初始治疗和维持治疗、复发性卵巢癌患者的治疗均有明显疗效，显著延长患者无进展生存期，部分患者可延长总生存期。

PARP抑制剂如奥拉帕利、尼拉帕利、氟唑帕利、帕米帕利等在我国已获批临床应用。多项随机对照试验表明，在卵巢癌初始治疗或铂敏感复发治疗获得缓解后，应用PARP抑制剂维持治疗可显著延长卵巢癌患者的无进展生存期，甚至总生存期，特别是*BRCA*基因突变/同源重组修复缺陷（HRD）的患者，疗效更加显著。PARP抑制剂改变了卵巢癌的治疗模式，使维持治疗成为卵巢癌全程管理的重要组成部分。

表 28-3　上皮性卵巢癌常用化疗方案

方案	用法
紫杉醇＋卡铂	紫杉醇 175mg/m²，＞3 小时静脉滴注；卡铂（AUC* 5～6），＞1 小时静脉滴注，疗程间隔 3 周
紫杉醇＋卡铂	紫杉醇 80mg/m²，＞1 小时静脉滴注，间隔 1 周（第 1、8、15 日）；卡铂（AUC 5～6），＞1 小时静脉滴注，疗程间隔 3 周
紫杉醇＋卡铂	紫杉醇 60mg/m²，＞1 小时静脉滴注；卡铂（AUC 2），＞30 分钟静脉滴注，疗程间隔 1 周，共 18 周
多西他赛＋卡铂	多西他赛 60～75mg/m²，＞1 小时静脉滴注；卡铂（AUC 5～6），＞1 小时静脉滴注，疗程间隔 3 周
卡铂＋多柔比星脂质体	卡铂（AUC 5），＞1 小时静脉滴注；多柔比星脂质体 30mg/m²，＞1 小时静脉滴注，疗程间隔 4 周
紫杉醇＋卡铂＋贝伐珠单抗	紫杉醇 175mg/m²，＞3 小时静脉滴注；卡铂（AUC 5～6），＞1 小时静脉滴注；贝伐珠单抗 7.5mg/kg，30～90 分钟静脉滴注，疗程间隔 3 周，共 5～6 个疗程，后继续贝伐珠单抗 12 个疗程
紫杉醇＋卡铂＋贝伐珠单抗	紫杉醇 175mg/m²，＞3 小时静脉滴注；卡铂（AUC 6），＞1 小时静脉滴注，疗程间隔 3 周，共 6 个疗程；第 2 个疗程第 1 日贝伐珠单抗 15mg/kg，30～90 分钟静脉滴注，疗程间隔 3 周，共 22 个疗程
多西他赛＋卡铂＋贝伐珠单抗	多西他赛 75mg/m²，＞1 小时静脉滴注；卡铂（AUC 6），＞1 小时静脉滴注，疗程间隔 3 周，共 6 个疗程；第 2 个疗程第 1 日贝伐珠单抗 15mg/kg，30～90 分钟静脉滴注，疗程间隔 3 周，共 22 个疗程
紫杉醇＋顺铂**	紫杉醇 135mg/m²，＞24 小时静脉滴注，第 1 日；顺铂 75～100mg/m²，腹腔灌注，第 2 日；紫杉醇 60mg/m²，腹腔灌注，第 8 日，疗程间隔 3 周

注：*AUC（area under the curve）指曲线下面积，根据患者的肌酐清除率和 AUC 计算卡铂剂量；** 静脉联合腹腔化疗方案，适用于满意肿瘤细胞减灭术的Ⅱ～Ⅲ期患者。

此外，丝裂原激活的细胞外信号调节激酶（mitogen-activated extracellular signal-regulated kinase，MEK）抑制剂曲美替尼对复发性低级别浆液性癌也有较好疗效。

（4）内分泌治疗：主要用于低级别浆液性癌和低级别子宫内膜样癌。常用药物包括芳香化酶抑制剂（阿那曲唑、来曲唑），GnRH-a（醋酸亮丙瑞林），醋酸甲地孕酮，他莫昔芬，氟维司群等。

（5）免疫治疗：免疫检查点抑制剂治疗卵巢癌疗效有限。目前仅推荐免疫检查点抑制剂帕博利珠单抗用于 MSI-H/dMMR 或 TMB-H（肿瘤突变负荷≥10 个突变 / 百万碱基）的复发性卵巢癌患者的后线治疗。

（6）放射治疗：其治疗价值有限，可选择性用于孤立的耐药性复发性卵巢上皮性癌的后线治疗。

第三节 ｜ 卵巢生殖细胞肿瘤

【知识要点】

● 来源于原始生殖细胞的一组肿瘤，好发于年轻女性。

● 常见类型为畸胎瘤、无性细胞瘤、卵黄囊瘤、胚胎性癌和绒癌等，其中畸胎瘤有成熟性和未成熟性之分，前者占大多数，为良性肿瘤。

● 卵黄囊瘤和原发性卵巢绒癌分别分泌 AFP 和 hCG，是其特异性标志物。

● 生殖细胞肿瘤患者，无论期别早晚均可保留生育功能。

● 卵巢恶性生殖细胞肿瘤以手术和化疗为主，对化疗敏感，首选 BEP 方案。

卵巢生殖细胞肿瘤(ovarian germ cell tumor)是一组来源于原始生殖细胞的肿瘤,约占卵巢肿瘤的20%~40%,好发于年轻女性,是青少年最常见的妇科肿瘤。除成熟性畸胎瘤外,大多数组织学类型为恶性肿瘤。

【病理】

1. 畸胎瘤(teratoma)　为最常见的生殖细胞肿瘤,多由2~3个胚层的组织(外胚层、中胚层和/或内胚层)构成,偶见仅含一个胚层成分。肿瘤的良、恶性取决于组织分化程度。

(1) 成熟性畸胎瘤(mature teratoma):为良性肿瘤,占所有卵巢肿瘤的10%~20%,20岁以下患者卵巢肿瘤的60%,生殖细胞肿瘤的85%~97%,卵巢畸胎瘤的95%以上。多为单侧,双侧占10%。大多数肿瘤为囊性,多为单房,中等大小,壁光滑、质韧,腔内充满油脂和毛发,有时可见牙齿或骨质。壁上常见小丘样隆起向腔内突出,称为"头节"。肿瘤含多胚层成分,囊壁内层常衬覆复层扁平上皮,也可向单一胚层分化,如卵巢甲状腺肿(struma ovarii),分泌甲状腺激素,甚至引起甲亢。成熟性畸胎瘤任一胚层成分都可能恶变,恶变率为2%~4%,以鳞状细胞癌最为多见,其次为腺癌和类癌,常发生在增厚囊壁的"头节"附近。

(2) 未成熟性畸胎瘤(immature teratoma):为恶性肿瘤,占卵巢畸胎瘤的1%~3%。常见于30岁之前,多见于11~19岁。肿瘤多为实性,鱼肉样,可有囊性区域,含2~3胚层,由分化程度不同的未成熟胚胎组织构成,主要为原始神经组织。镜下大多数表现为原始神经管和菊形团,与不同分化程度的外胚层或内胚层成分混合。根据未成熟神经上皮组织数量,组织学分为1~3级,肿瘤的复发和转移与所含未成熟神经上皮的数量直接相关。该肿瘤的复发及转移率均高,但有的患者复发后再次手术时可以见到未成熟肿瘤组织向成熟转化的现象,即出现恶性程度的逆转。

2. 无性细胞瘤(dysgerminoma)　是一种原始生殖细胞肿瘤,占卵巢恶性肿瘤的1%~2%。几乎总是发生于儿童和年轻女性,单侧居多。肿瘤为圆形或椭圆形,通常>10cm,触之如橡皮样,表面光滑或呈分叶状,切面实性,淡棕色。镜下见,肿瘤由圆形或多角形大细胞构成,细胞核大,胞质丰富,瘤细胞呈片状或条索状排列,有少量纤维组织相隔,间质中常有淋巴细胞浸润。对化疗、放疗敏感,预后较好。

3. 卵黄囊瘤(yolk sac tumor)　来源于胚外结构卵黄囊,其组织结构与大鼠胎盘的内胚窦特殊血管周围结构(Schiller-Duval 小体)相似,曾称内胚窦瘤(endodermal sinus tumor)。是第二常见的卵巢生殖细胞肿瘤,约占20%,好发于女童及年轻女性。多为单侧,圆形或卵圆形,切面常见出血坏死区,组织质脆易破裂。镜下,常多种结构并存,疏松网状结构最常见,其他包括内胚窦样、乳头状、实性、腺样等结构,间质常为疏松黏液样。瘤细胞形态多样,可分泌甲胎蛋白(AFP),故患者血清 AFP 水平升高,可作为诊断及疗效监测的重要标志物。肿瘤恶性程度高,生长迅速,易早期转移,对化疗敏感。

4. 胚胎性癌(embryonal carcinoma)　一种未分化并具有多种分化潜能的恶性生殖细胞肿瘤,极少见,占卵巢恶性生殖细胞肿瘤的5%以下。肿瘤有包膜,质软,常伴出血、坏死和包膜破裂,切面实性,灰白色,鱼肉状。镜下见,形态单一或多形性的肿瘤细胞成片或成巢生长,伴局灶腺样分化,间质为原始幼稚的黏液样间质,表现为单形性到多形性的肿瘤细胞以实性、巢状、腺状和乳头状结构混合,排列多样。单纯胚胎性癌少见,常与其他生殖细胞肿瘤合并存在。肿瘤具有局部侵袭性强、播散广泛及早期转移的特性;转移途径早期经淋巴管转移,晚期合并血行转移,预后差,但对化疗敏感。

5. 绒毛膜癌(choriocarcinoma)　简称绒癌,原发性卵巢绒癌又称卵巢非妊娠性绒癌,是由卵巢生殖细胞中的多潜能细胞向胚外结构(滋养细胞或卵黄囊等)分化而来的一种恶性程度极高的肿瘤,可分为混合型和单纯型。原发性卵巢绒癌多为混合型,即除绒癌成分外,还同时合并其他恶性生殖细胞肿瘤。原发性卵巢绒癌镜下形态同妊娠性绒癌,由细胞滋养细胞和合体滋养细胞构成,诊断必须同时具备以上2种滋养细胞。肿瘤易早期血行转移,预后较妊娠性绒癌差。

【诊断】

卵巢良性生殖细胞肿瘤多无特异性症状,常在体检时发现或合并扭转、破裂等并发症而就诊时被诊断。卵巢恶性生殖细胞肿瘤多具有典型的临床特征,如发病年轻、肿瘤体积大、病程发展较快等。卵黄囊瘤和原发性卵巢绒癌分别可分泌血清 AFP 和 hCG,有辅助诊断意义,但确诊还需依靠组织病理学。

【治疗】

1. **良性生殖细胞肿瘤** 同卵巢良性上皮性肿瘤的治疗原则。

2. **恶性生殖细胞肿瘤**

（1）手术治疗:无生育要求者,建议行全面分期手术。希望保留生育功能的年轻患者,无论期别早晚,均可行保留生育功能的手术。复发的卵巢生殖细胞肿瘤仍主张积极手术。

（2）化学治疗:恶性生殖细胞肿瘤对化疗十分敏感。除 I 期无性细胞瘤和 I 期低级别的未成熟性畸胎瘤外,术后均建议接受辅助性化疗。化疗方案首选博来霉素 + 依托泊苷 + 顺铂（BEP）方案,高危患者 4 个疗程,低危患者 3 个疗程。为了减少毒性作用(尤其是神经毒性),Ⅱ～Ⅲ期无性细胞瘤患者可采用卡铂 + 依托泊苷方案化疗 3 个疗程。针对博来霉素的肺毒性,儿童(0～14 岁)患者应减少博来霉素用量。

（3）放射治疗:虽然无性细胞瘤对放疗敏感,但由于放疗对卵巢功能的损伤而极少用于初始治疗。复发性无性细胞瘤,化疗耐药后放疗仍能取得较好疗效。

第四节 | 卵巢性索间质肿瘤

【知识要点】

- 来源于原始性腺的性索和间叶组织,常伴有内分泌功能,又称功能性卵巢肿瘤。
- 多为良性肿瘤,恶性者多为低度恶性肿瘤。
- 手术治疗为主要治疗手段,高危及晚期患者应辅以化疗。
- 保留子宫的患者术前需排除子宫内膜病变。
- 因恶性者有远期复发特点,应长期随访观察。

卵巢性索间质肿瘤（ovarian sex cord stromal tumor）来源于原始性腺的性索及间叶组织,占卵巢肿瘤的 5%～8%。好发于青春期、生育期和围绝经期女性。在胚胎正常发育过程中,原始性腺中的性索组织根据胚胎性别演变为男性睾丸生精小管的支持细胞或女性卵巢的颗粒细胞;其特殊间叶组织演化为男性睾丸间质细胞或女性卵巢卵泡膜细胞。卵巢性索间质肿瘤即是由性索组织或特殊间叶组织异常分化或增生形成的肿瘤,其保留了自身的内分泌特性,故又称功能性卵巢肿瘤。肿瘤可由单一细胞成份构成,亦可由不同细胞成份混合构成。

【病理】

1. **颗粒细胞 - 间质细胞瘤**（granulosa-stromal cell tumor） 由性索的颗粒细胞及间质的衍生成分如成纤维细胞及卵泡膜细胞组成。

（1）颗粒细胞瘤（granulosa cell tumor）:分为成年型和幼年型两种。95% 的颗粒细胞瘤为成年型,属低度恶性肿瘤,可发生于任何年龄,高峰为 45～55 岁。肿瘤可分泌雌激素,青春期前患者可出现性早熟,生育年龄患者出现月经紊乱,绝经后患者则有不规则阴道流血,常合并子宫内膜异常增生,甚至发生子宫内膜癌。肿瘤多为单侧,圆形或椭圆形,呈分叶状,表面光滑,大多为囊实性,少数为实性或囊性;切面质软,黄色至褐色,伴出血坏死。镜下见,颗粒细胞有多种生长方式,弥漫性结构最常见,肿瘤细胞成片生长,其他常见的生长方式包括条索状、小梁状、缎带状。颗粒细胞环绕成小囊腔菊花样排列、腔隙内含有嗜酸性物质及核碎片,称为 Call-Exner 小体,是其特征性结构。瘤细胞胞质稀少淡染,细胞膜界限不清,核形态一致,圆形或卵圆形,常有核沟。预后较好,5 年生存率达 80% 以上,但有远期复发倾向。

幼年型颗粒细胞瘤仅占颗粒细胞瘤的 5%,主要发生在青少年和年轻女性,平均年龄为 13 岁。镜下见,肿瘤呈结节状或弥漫性生长,形成大小不一、形态不规则的卵泡样结构,细胞胞质丰富,缺乏核沟,核分裂更活跃。由于患者初诊时多为早期,肿瘤局限于一侧卵巢,预后良好。若肿瘤破裂、腹腔积液细胞学阳性或肿瘤生长突破卵巢,则术后复发风险较高。

（2）卵泡膜细胞瘤（thecoma）:是一种间质细胞肿瘤,多为良性。常见于40岁以上女性,单侧发生,圆形、卵圆形或分叶状,表面被覆薄而有光泽的纤维包膜,切面为实性,灰黄色。镜下见,瘤细胞形态与卵泡膜细胞相似,呈短梭形,胞质富含脂质,细胞交错排列或弥漫生长。患者可因高水平雌激素而合并子宫内膜增生甚至子宫内膜癌。恶性较少见,其预后较卵巢上皮性癌好。

（3）纤维瘤（fibroma）:占卵巢肿瘤的2%～5%,多见于中年女性,单侧居多,表面光滑或结节状,切面灰白色,实性、坚硬。镜下见,由梭形肿瘤细胞组成,编织状排列。纤维瘤伴有腹腔积液或胸腔积液者,称为梅格斯综合征（Meigs syndrome）,手术切除肿瘤后,胸腔积液、腹腔积液可自行消失。

2. 支持-间质细胞瘤（Sertoli-Leydig cell tumor） 罕见,多发生在40岁以下女性,40%～60%患者出现男性化表现。单侧居多,通常较小,表面光滑,有时呈分叶状,切面灰黄色,实性或囊实性,根据支持细胞管状结构分化程度及原始性腺间质的数量,分为高、中、低分化。高分化者属良性,中低分化为恶性。5年生存率为70%～90%。

【诊断】

卵巢性索间质肿瘤临床表现多不典型,颗粒细胞瘤和卵泡膜细胞瘤伴有内分泌功能,患者可出现异常阴道流血、子宫内膜增厚、绝经后出血等高雌激素相关症状;支持-间质细胞瘤分泌雄激素,患者可出现男性化表现。因颗粒细胞可分泌雌激素、抑制素,可用于血清检测。卵巢性索间质肿瘤的确诊主要依靠组织病理学。

【治疗】

1. 良性性索间质肿瘤 治疗原则同卵巢良性上皮性肿瘤。

2. 恶性性索间质肿瘤

（1）手术治疗:参照上皮性卵巢癌,无生育要求者应行全面分期手术。ⅠA或ⅠC期的卵巢性索间质肿瘤希望生育的年轻患者,可考虑行患侧附件切除术,保留生育功能,淋巴结无肿大者可不行淋巴结切除术。复发的性索间质肿瘤仍主张积极手术。

（2）术后辅助治疗:Ⅰ期低危患者建议术后随访;Ⅰ期高危患者（ⅠC期、G3、肿瘤直径超过10cm）术后可考虑化疗或随访观察。Ⅱ～Ⅳ期患者术后建议行以铂类药物为基础的联合化疗,首选紫杉醇+卡铂（TC）方案,亦可选择博来霉素+依托泊苷+顺铂（BEP）方案。对局限性病灶可行放疗。

第五节 | 卵巢转移性肿瘤

【知识要点】

● 卵巢转移性肿瘤常见原发部位包括胃肠道、乳腺、生殖道、泌尿道等。

● 克鲁肯贝格瘤是胃肠道来源的常见卵巢转移性肿瘤,转移途径尚不明确。

● 卵巢转移性肿瘤的治疗原则是缓解和控制症状。

由其他器官或组织的恶性肿瘤转移至卵巢形成的肿瘤称为卵巢转移性肿瘤或卵巢继发性肿瘤,占卵巢肿瘤的5%～10%。乳腺、肠、胃、生殖道、泌尿道等是常见的原发性肿瘤器官。卵巢克鲁肯贝格瘤（ovarian Krukenberg tumor）,又称卵巢印戒细胞癌（ovarian signet-ring cell carcinoma）、卵巢库肯勃瘤,是一种特殊的来源于胃肠道的转移性腺癌,以双侧多见,多为中等大小,多保持卵巢原状或呈肾形。切面多为实性,胶质样。镜下见典型的印戒细胞,细胞核被黏液挤向一侧而贴近胞膜呈半圆形,形如印戒。

【转移途径】

最常见的原发部位是胃肠道。确切的转移途径尚不明确,目前较为认可的有以下几种可能性。①血行转移:卵巢转移性肿瘤较原发性上皮性卵巢癌更趋于年轻,好发于绝经前期女性,这与绝经前卵巢血供更丰富相关,且卵巢转移常是原发性肿瘤全身转移的一部分;②淋巴转移:双侧卵巢丰富的网状淋巴循环引流入腰淋巴结内,当原发灶癌细胞浸润转移至腰淋巴结,可能逆流入卵巢内造成播散;③种植转移:这是最早提出的一种途径,认为原发灶肿瘤细胞可突破浆膜层并脱落到腹腔或腹腔积液中,借助肠蠕动和/或腹腔积液种植于卵巢表面而浸润生长,这与卵巢处于腹腔最低位置,且排卵时可形成"排卵性缺损"或上皮凹陷增加癌细胞种植机会等生理性因素有关。但有很多早期胃癌也可伴发卵巢转移,且病理证实很多卵巢转移灶存在于卵巢深部,被膜并未累及。因此,各种转移途径并非孤立存在,可能通过多种方式转移至卵巢。

【临床表现】

临床表现缺乏特异性。可诊断原发性肿瘤的同时发现卵巢转移,也可以盆腔包块伴腹痛、腹胀和腹腔积液为首发症状,而原发性肿瘤表现并不明显。

【治疗】

卵巢转移性肿瘤的处理取决于原发灶的部位和治疗情况,常需要多学科协作共同诊治。治疗的原则是缓解和控制症状。如原发性肿瘤已经切除且无其他转移和复发迹象,卵巢转移性肿瘤仅局限于盆腔,应尽可能切除病灶,术后按照原发性肿瘤类型进行辅助治疗。大部分卵巢转移性肿瘤的治疗效果不佳,预后不良。

第六节 │ 输卵管肿瘤

【知识要点】

- 输卵管上皮内癌被认为是高级别浆液性卵巢癌和原发性腹膜癌的癌前病变。
- 阴道排液、下腹胀痛和盆腔包块是典型输卵管癌的临床表现三联征。
- 输卵管恶性肿瘤早期诊断困难,发病率被低估,治疗原则同卵巢恶性肿瘤。

输卵管肿瘤指原发病灶位于输卵管或其系膜者,是女性生殖系统肿瘤中发病率最低的肿瘤。相较于输卵管恶性肿瘤,输卵管良性肿瘤更为少见。随着病理学和分子生物学的研究进展,现在普遍认为输卵管上皮内癌是高级别浆液性卵巢癌和原发性腹膜癌的起源,临床诊治中常将卵巢癌、输卵管癌和原发性腹膜癌归为一类肿瘤并适用同样的治疗原则进行诊疗。

【病理】

1. **输卵管良性肿瘤** 少见,常发生在生育期女性。以单侧为主,大多位于输卵管系膜内,部分突向管腔位于输卵管内,好发于伞端,其次为壶腹部。病理类型多样,文献报道以腺瘤样瘤多见,其他病理类型包括浆液性腺纤维瘤、乳头瘤、米勒管囊肿等上皮性肿瘤,平滑肌瘤、血管瘤、脂肪瘤等间质肿瘤,生殖细胞来源的成熟性畸胎瘤等。

2. **输卵管恶性肿瘤** 多为起源于输卵管黏膜上皮的输卵管癌,过去估计发病比例约占卵巢癌的1/50。然而随着病理学和分子生物学研究的进展,越来越多的证据表明输卵管上皮内癌是输卵管癌、高级别浆液性卵巢癌和原发性腹膜癌的共同起源,因此真正的输卵管癌发病率可能被显著低估。输卵管癌单侧居多,以壶腹部肿瘤最为常见,其次为伞部。病变段输卵管增粗呈"腊肠"状,剖视管腔内可见乳头状或菜花状赘生物,呈灰白色或灰红色,伴或不伴积血、积液。镜下见输卵管黏膜层被肿瘤细胞取代,肿瘤细胞核异型性显著,染色质及核分裂象多,构成乳头状、腺泡状结构。其最常见的组织学类型是高级别浆液性癌,其余较少见的包括黏液性癌、子宫内膜样癌、透明细胞癌、移行细胞癌和未分化癌等,就组织学分级而言,大多数肿瘤分化较差。

【诊断】

输卵管良性肿瘤缺乏特异性临床表现,多数患者无明显症状,加之较罕见,术前诊断困难,往往易被误诊。典型的输卵管癌"三联征"包括阴道排液、可触及的盆腔包块及痉挛性下腹胀痛,但仅5%～20%的病例中可见。输卵管"腊肠"状囊性或囊实性包块被认为是输卵管癌的超声特征,但当输卵管内液体进入子宫或腹腔后超声显示可能为实性包块。输卵管癌术前漏诊率高,当患者子宫颈细胞学检查异常,而HPV检测、阴道镜检查、子宫颈活检、子宫内膜诊刮阴性,以上结果之间的差异应考虑原发性输卵管癌的可能性,且子宫颈刮片中发现砂粒体也提示妇科恶性肿瘤,此时需进一步详细检查。输卵管肿瘤的确诊依靠组织病理学诊断。

【治疗】

1. **输卵管良性肿瘤**　输卵管良性肿瘤手术切除即可治愈。有生育要求的患者应综合考虑肿瘤的位置、性质、累及范围以及对侧输卵管通畅情况等因素选择行肿瘤切除或输卵管部分或全部切除术。单纯的输卵管切除术并不会影响卵巢的血供及内分泌功能,在完成生育后实施妇科手术时,建议同时切除双侧输卵管,以降低输卵管和卵巢高级别浆液性癌的发病风险。

2. **输卵管恶性肿瘤**　治疗原则同卵巢恶性肿瘤。

第七节 ┃ 腹膜肿瘤

【知识要点】

● 腹膜肿瘤罕见但病理组织学类型多样,恶性肿瘤早期诊断困难,晚期预后差。

● 原发性腹膜癌多为高级别浆液性癌,诊治原则同卵巢高级别浆液性癌。

● 腹膜间皮肿瘤是真正的腹膜原发性肿瘤,恶性多于良性,以广泛性腹膜病灶切除和腹腔热灌注化疗为首选初始治疗模式。

女性腹膜比男性腹膜更易发生肿瘤,尤其是腹膜原发性肿瘤,病理类型多样,其中来源于米勒管的上皮性肿瘤诊治原则等同于卵巢上皮性肿瘤。

【病理】

根据WHO女性生殖系统肿瘤组织学分类(2020年),腹膜原发性肿瘤分为4大类,包括间皮肿瘤、上皮性肿瘤、腹膜特异的间叶性肿瘤和瘤样病变,除此之外,由于解剖部位特殊,腹膜还常发生转移性肿瘤。

1. **腹膜间皮肿瘤**　是一组起源于腹膜间皮细胞的肿瘤,大多数为恶性腹膜间皮肿瘤,少见良性间皮肿瘤。目前倾向于将恶性间皮肿瘤直接称为间皮瘤,后者本身即具有恶性特征。腹膜间皮瘤约占全身间皮瘤的20%,侵袭性强。其病因目前不明,可能与某些矿物质(特别是石棉类)接触、慢性炎症刺激、病毒和遗传等因素相关。

2. **腹膜上皮性肿瘤**　来源于米勒管的上皮细胞,其发病机制尚存争议。有学者提出第二米勒系统学说,即腹腔上皮与卵巢上皮均来自胚胎体腔上皮,具有米勒管分化趋向的潜能,称为第二米勒系统,在某种刺激下形成肿瘤,故而腹膜癌与卵巢上皮性肿瘤非常相似。近年来越来越多的病理学和分子遗传学证据表明,输卵管内膜的上皮内癌可能是原发性腹膜癌和高级别浆液性卵巢癌的共同起源。

3. **腹膜转移性肿瘤**　晚期消化道肿瘤与浆液性卵巢癌均易合并腹膜转移,前者可通过免疫组化相鉴别,后者在组织学形态与免疫表型上均难以鉴别,目前鉴别原发性腹膜癌和浆液性卵巢癌腹膜转移采用的多是美国妇科肿瘤学组所提出的诊断标准,即:卵巢正常大小或因良性疾病增大;卵巢外病变大于卵巢表面被侵及的病变;镜下卵巢无肿瘤细胞浸润或癌细胞局限于卵巢表面而无皮质浸润或癌细胞侵及卵巢被膜及皮质,但肿瘤小于 5mm×5mm。由于浆液性卵巢癌与原发性浆液性腹膜癌的治疗原则相同,临床上对于无法判别原发部位的患者常归类于"未确定部位肿瘤"。

【诊断】

良性腹膜肿瘤罕见,多无症状,影像学检查准确性低,常在其他腹腔手术时发现。腹膜恶性肿瘤晚期可出现腹胀、腹腔积液、腹部包块等临床表现,部分患者可伴随恶病质表现。血清 CA125 的升高是诊断腹膜上皮性恶性肿瘤的重要依据,腹腔积液细胞学亦可辅助判断,确诊依靠病理学诊断。

【治疗】

手术切除是腹膜良性肿瘤的首选治疗手段。腹膜恶性肿瘤的治疗方案依据其病理诊断而定,如原发性浆液性腹膜癌的治疗原则同浆液性卵巢癌,腹膜恶性间皮瘤的首选初始治疗为广泛性腹膜病灶切除术联合腹腔热灌注化疗,顺铂联合培美曲塞是腹膜恶性间皮瘤首选的化疗方案,CTLA-4 和 PD-1 抗体是其有效治疗方案。腹膜转移性肿瘤的处理取决于原发灶的部位和治疗原则。总体而言,腹膜恶性肿瘤疗效较差,预后不良。

(孔北华　李科珍)

思考题：

简述如何提高卵巢癌长期生存率。

思考题解题思路

本章目标测试

本章思维导图

第二十九章 | 妊娠滋养细胞疾病

妊娠滋养细胞疾病（gestational trophoblastic disease，GTD）是一组来源于胎盘滋养细胞的增生性疾病。在组织学上可分为：①葡萄胎妊娠（molar pregnancy），包括完全性葡萄胎（complete hydatidiform mole）、部分性葡萄胎（partial hydatidiform mole）和侵蚀性葡萄胎（invasive hydatidiform mole）；②妊娠滋养细胞肿瘤（gestational trophoblastic neoplasia，GTN），包括绒毛膜癌（choriocarcinoma，简称绒癌）、胎盘部位滋养细胞肿瘤（placental site trophoblastic tumor，PSTT）、上皮样滋养细胞肿瘤（epithelioid trophoblastic tumor，ETT）和混合性滋养细胞肿瘤；③瘤样病变（tumor-like lesion），包括超常胎盘部位反应和胎盘部位结节/斑块；④异常（非葡萄胎）绒毛病变。

虽然侵蚀性葡萄胎在组织学分类中属于交界性或不确定行为肿瘤，但其临床表现、诊断及处理原则与绒癌有相似性，临床上仍将其与绒癌一起合称为妊娠滋养细胞肿瘤，病变局限于子宫者称为无转移性滋养细胞肿瘤，病变出现在子宫以外部位者称为转移性滋养细胞肿瘤。胎盘部位滋养细胞肿瘤和上皮样滋养细胞肿瘤与临床上所称的妊娠滋养细胞肿瘤在临床表现、发病过程及处理上存在明显不同，故分别单列。瘤样病变和异常（非葡萄胎）绒毛病变仅为形态学改变，临床上通常无须处理。

绝大多数滋养细胞肿瘤源于妊娠，称为妊娠滋养细胞肿瘤。少数源于卵巢或睾丸的生殖细胞，极少数为体细胞肿瘤向绒癌方向分化而成，这些称为非妊娠性滋养细胞肿瘤。本章仅论述妊娠滋养细胞肿瘤。

第一节 | 葡萄胎

【知识要点】
- 完全性葡萄胎染色体核型为二倍体，全部染色体来自父方。
- 完全性葡萄胎病理特征是绒毛水肿、血管消失、滋养细胞增生、无胚胎组织。
- 常用的辅助检查是超声检查和血清 hCG 测定，确诊依据是组织学诊断。
- 葡萄胎最主要的临床表现是停经后阴道流血。
- 处理原则是及时清宫和定期 hCG 测定随访。

葡萄胎因妊娠后胎盘绒毛滋养细胞增生、间质水肿，而形成大小不一的水泡，水泡间借蒂相连成串，形似葡萄而得名，又称水泡状胎块（hydatidiform mole）。葡萄胎分为完全性葡萄胎和部分性葡萄胎两类。

【相关因素】

1. **完全性葡萄胎** 葡萄胎在中国及亚洲部分地区发生率为 2/1 000 次妊娠，在欧洲和北美发生率常小于 1/1 000 次妊娠。近年来，亚洲部分国家的葡萄胎发生率有所下降，主要原因可能与经济发展、饮食结构改善以及生育率下降相关。中国流行病学调查研究显示，葡萄胎发生率约为 0.81‰（以千次妊娠计算），若以多次妊娠中 1 次葡萄胎计算，其发生率为 1/1 238。同一种族居住在不同地域，其葡萄胎发生率不一定相同，如居住在北非和东方国家的犹太人后裔的发生率是居住在西方国家的 2 倍，提示造成葡萄胎发生地域差异的原因除种族外，尚有多方面的因素。

营养状况与社会经济因素是可能的高危因素之一,饮食中缺乏维生素 A 及其前体胡萝卜素和动物脂肪者发生葡萄胎的概率显著升高。年龄是另一相关因素,>35 岁和>40 岁的女性葡萄胎发生率分别是年轻女性的 2 倍和 7.5 倍,而>50 岁的女性妊娠时约 1/3 可能发生葡萄胎。相反<20 岁的女性葡萄胎发生率也显著升高。既往葡萄胎史也是高危因素,有过 1 次和 2 次葡萄胎妊娠者,再次发生率分别为 1% 和 15%~20%。另外,流产和不孕史也可能是高危因素。

完全性葡萄胎的染色体核型为二倍体,均来自父系。其中 90% 为 46,XX,系由 1 个细胞核缺如或失活的空卵(enuclate egg)与 1 个单倍体精子(23,X)受精,经自身复制为二倍体(46,XX);另外,有 10% 核型为 46,XY,系由 1 个空卵被 2 个单倍体精子(23,X 和 23,Y)同时受精而成。虽然完全性葡萄胎染色体基因为父系,但其线粒体 DNA 仍为母系来源。

2. **部分性葡萄胎**　传统认为,部分性葡萄胎的发生率低于完全性葡萄胎,但近年资料表明,部分性和完全性葡萄胎的比例基本接近甚至更高,如日本和英国报道分别为 0.78 和 1.13,其原因可能与完全性葡萄胎发生率的下降及对部分性葡萄胎诊断准确性的提高有关,许多伴有三倍体的早期流产患者,经病理和分子遗传检测确诊为部分性葡萄胎。迄今对部分性葡萄胎高危因素的了解较少,可能相关的因素有不规则月经和口服避孕药等,但与饮食因素及母亲年龄无关。

部分性葡萄胎的染色体核型 90% 以上为三倍体,合并存在的胎儿也为三倍体。最常见的核型是 69,XXY,其余为 69,XXX 或 69,XYY,系由 1 个看似正常的单倍体卵子和 2 个单倍体精子受精或 1 个减数分裂缺陷的双倍体精子受精而成,所以 1 条多余的染色体也来自父方。多余的父源基因物质是部分性葡萄胎滋养细胞增生的主要原因。另外,尚有极少数部分性葡萄胎的核型为四倍体,但其形成机制还不清楚。

【病理】

1. **完全性葡萄胎**　大体观:水泡状物大小不一,直径自数毫米至数厘米不等,其间有纤细的纤维组织相连,常混有血块、蜕膜碎片。水泡状物占满整个子宫腔,胎儿及其附属物缺如。镜下见:①缺乏胚胎或胎儿组织;②绒毛显著水肿,常形成中央水池,血管结构消失;③弥漫性滋养细胞增生,伴有明显的非典型性;④几乎总是伴有胎盘部位超常反应。完全性葡萄胎无母源染色体,不表达父源印记和母源表达基因(如 $P57^{KIP2}$),所以 P57 免疫组化染色阴性。

2. **部分性葡萄胎**　大体观:仅部分绒毛呈水泡状,可以看到胚胎或孕囊结构,胎儿多已死亡,且常伴发育迟缓或多发性畸形,合并足月儿极少。镜下见:①有胚胎组织或孕囊成分存在;②可见到水肿及正常两类绒毛;③滋养细胞局限性、轻度增生;④绒毛呈显著的扇贝样轮廓、间质内可见滋养细胞包涵体。部分性葡萄胎拥有双亲染色体,所以表达父源印记、母源表达基因,P57 免疫组化染色阳性。

【临床表现】

1. **完全性葡萄胎**　由于诊断技术的进步,葡萄胎患者常在早期妊娠时即已得到诊治,所以临床表现典型者已越来越少见。完全性葡萄胎的典型临床特征如下。

(1)停经后阴道流血:为最常见的症状。一般在停经 8~12 周开始不规则阴道流血。因滋养细胞具有侵袭血管特性,可造成大出血和休克,甚至死亡。葡萄胎组织有时可自行排出,但排出前和排出时常伴有大量流血。反复阴道流血若不及时治疗,可继发贫血和感染。

(2)子宫异常增大、变软:因葡萄胎迅速增长及子宫腔内积血导致子宫大于停经月份,质地变软。但是部分患者的子宫可与停经月份相符或小于停经月份,可能与水泡退行性变有关。

(3)妊娠呕吐:常发生于子宫异常增大和 hCG 水平异常升高者,出现时间一般较正常妊娠早,症状严重且持续时间长。若呕吐严重且未及时纠正,可导致水电解质平衡紊乱。

(4)子痫前期征象:多发生于子宫异常增大者,可在妊娠 24 周前出现高血压、蛋白尿和水肿,但子痫罕见。

(5)甲状腺功能亢进:如心动过速、皮肤潮湿和震颤,血清游离 T_3、T_4 水平升高,但突眼少见。

(6)腹痛:由于葡萄胎增长迅速和子宫过度快速扩张所致,表现为阵发性下腹痛,一般不剧烈,能忍受,常发生于阴道流血之前。若发生卵巢黄素化囊肿扭转或破裂,可出现急性腹痛。

(7)卵巢黄素化囊肿(ovarian theca lutein cyst):是由于高水平 hCG 刺激卵巢卵泡内膜细胞发生黄素化而造成的,约一半的完全性葡萄胎患者可发生明显的卵巢黄素化囊肿,常为双侧,但也可单侧,大小不等,一般无症状。由于子宫可能过度增大,在妇科检查时很难触诊到卵巢黄素化囊肿,多由超声检查作出诊断。卵巢黄素化囊肿通常在葡萄胎清宫后 2~4 个月自行消退。

2. 部分性葡萄胎　部分性葡萄胎也常表现为停经后阴道流血,有时与不全流产或稽留流产过程相似。其他症状较少,程度也比完全性葡萄胎轻。

【自然转归】

在正常情况下,葡萄胎排空后血清 hCG 逐渐下降,首次降至正常的平均时间大约 9 周,最长不超过 14 周。若葡萄胎排空后 hCG 持续异常要考虑妊娠滋养细胞肿瘤。完全性葡萄胎发生子宫局部侵袭和 / 或远处转移的概率分别约为 15% 和 4%。当出现下列高危因素之一时应视为高危葡萄胎:①hCG>10 万 IU/L;②子宫明显大于相应孕周;③卵巢黄素化囊肿直径>6cm。另外,也有认为年龄>40 岁和重复葡萄胎病史是高危因素。

部分性葡萄胎发生子宫局部侵袭的概率仅为 1%~4%,一般不发生转移。与完全性葡萄胎不同,部分性葡萄胎缺乏明显的临床或病理高危因素。

【诊断】

凡有停经后不规则阴道流血、子宫异常增大、hCG 水平异常升高和 / 或妊娠早期即出现子痫前期表现要考虑葡萄胎可能。若阴道排出葡萄样水泡组织和超声呈现"蜂窝状"或"落雪状"回声则支持诊断,组织学诊断是葡萄胎确诊依据。临床上可疑葡萄胎患者,常选择下列辅助检查以进一步明确诊断。

1. 超声检查　是常用的辅助检查,最好采用经阴道彩色多普勒超声。完全性葡萄胎的典型超声图像为子宫大于相应孕周,无妊娠囊或胎心搏动,子宫腔内充满不均质密集状或短条状回声,呈"落雪状",水泡较大时则呈"蜂窝状"。常可测到双侧或一侧卵巢囊肿。彩色多普勒超声检查可见子宫动脉血流丰富,但子宫肌层内无血流或仅稀疏血流信号。部分性葡萄胎可在胎盘部位出现由局灶性水泡状胎块引起的超声图像改变,有时还可见胎儿或羊膜腔,胎儿通常畸形。早期葡萄胎妊娠的超声征象常不典型,容易误诊。

2. 人绒毛膜促性腺激素定量测定　血清 hCG 测定是诊断葡萄胎的另一项重要辅助检查。正常妊娠时,滋养细胞在孕囊着床后数日便开始分泌 hCG。随孕周增加,血清 hCG 滴度逐渐升高,停经 8~10 周达高峰,持续 1~2 周后逐渐下降。但在葡萄胎时,血清 hCG 滴度常明显高于正常孕周的相应值,而且在停经 8~10 周以后继续上升。约 45% 的完全性葡萄胎患者血清 hCG 水平在 10 万 IU/L 以上,最高可达 240 万 IU/L。但也有少数葡萄胎,尤其部分性葡萄胎因绒毛退行性变,hCG 升高不明显。

3. DNA 倍体分析　流式细胞计数是最常用的倍体分析方法,完全性葡萄胎的染色体核型为二倍体,部分性葡萄胎为三倍体。

4. 印记基因检测　部分性葡萄胎拥有双亲染色体,所以表达父源印记、母源表达基因(如 $P57^{KIP2}$),而完全性葡萄胎无母源染色体,故不表达该类基因,所以 P57 免疫组化染色可鉴别完全性和部分性葡萄胎。

5. 分子基因分型　短串联重复序列(short tandem repeat,STR)是人类基因组中非编码区中高度多态性且具有高度遗传稳定性的一段短 DNA 重复序列。分析妊娠组织和母体组织的 STR,可明确胚胎的染色体来源,协助葡萄胎精准诊断及风险分层。

6. 其他检查　如胸部 X 线片、血细胞和血小板计数、肝肾功能、甲状腺功能、血型等。

【鉴别诊断】

1. 完全性与部分性葡萄胎　大多数完全性葡萄胎在早期得到诊治,缺乏典型临床特征,易误诊为部分性葡萄胎。但由于临床转归不同,两者的鉴别非常重要,主要依靠大体和镜下病理、P57 免疫组化染色、DNA 倍体分析和 STR 等。完全性葡萄胎和部分性葡萄胎的核型和病理特征鉴别要点见表 29-1。

表 29-1 完全性葡萄胎与部分性葡萄胎的鉴别

鉴别要点	完全性葡萄胎	部分性葡萄胎
大体检查	弥漫性绒毛水肿;无胚胎成分	部分绒毛水肿;可能存在胎儿组织
绒毛	弥漫性增大	由增大的绒毛和小的纤维化绒毛组成的两种绒毛
滋养细胞增生	显著增生	轻度增生
细胞异型性	可能较显著	轻度异型性
绒毛间质	水肿明显;血管消失;有核红细胞不可见	血管存在;有核红细胞可见
P57 免疫组化	细胞滋养细胞和绒毛间质细胞核染色阴性	细胞滋养细胞和绒毛间质细胞核染色阳性
DNA 核型	双雄源性二倍体	双雄单雌三倍体

2. 流产 葡萄胎病史与流产相似,可能发生误诊,尤其部分性葡萄胎与流产的鉴别有时较为困难,即使在病理检查时也因绒毛水肿、滋养细胞增生不明显等造成混淆,需要利用 DNA 倍体分析、STR 等技术进行鉴别。

3. 剖宫产瘢痕部位妊娠 是剖宫术后的一种并发症,胚囊着床于子宫切口瘢痕部位,表现为停经后阴道流血,容易与葡萄胎相混淆,超声检查有助于鉴别。

4. 双胎妊娠 子宫大于相应妊娠月份的单胎妊娠,hCG 水平也略高于正常,与葡萄胎相似,但双胎妊娠无阴道流血,超声检查可以确诊。

【治疗】

1. 清宫 葡萄胎诊断一经成立,应及时清宫。但清宫前首先应注意有无休克、子痫前期、甲状腺功能亢进及贫血等合并症,出现时应先对症处理,稳定病情。葡萄胎清宫术应在超声引导下由有经验的妇科医师操作。一般选用吸刮术,其具有手术时间短、出血少、不易发生子宫穿孔等优点。葡萄胎清宫时出血较多,子宫大而软,容易穿孔,因此清宫应在手术室内进行,在输液、备血准备下,充分扩张子宫颈管,选用大号吸管吸引。待葡萄胎组织大部分吸出、子宫明显缩小后,改用刮匙轻柔刮宫。为减少出血和预防子宫穿孔,可在充分扩张子宫颈管和开始吸宫后静脉滴注缩宫素,应用缩宫素一般不增加滋养细胞转移和肺栓塞的风险。通常一次清宫即可。若有持续子宫出血或超声提示有妊娠物残留,需要第二次清宫。

在清宫过程中,若发生滋养细胞进入子宫血窦造成肺动脉栓塞,甚至出现急性呼吸窘迫、急性右心衰竭时,要及时给予心功能及呼吸功能支持治疗,一般在 72 小时内恢复。急性呼吸窘迫也可由甲状腺功能亢进、子痫前期等合并症引起。为安全起见,建议子宫大于妊娠 16 周或有合并症者应转送至有治疗经验的医院进行清宫。

葡萄胎每次刮宫的刮出物,必须送组织学检查。取材应注意选择近子宫壁种植部位、新鲜无坏死的组织送检。

2. 卵巢黄素化囊肿的处理 囊肿在葡萄胎清宫后会自行消退,一般不需要处理。若发生急性蒂扭转,可在超声引导或腹腔镜下做穿刺吸液,囊肿也多能自然复位。若扭转时间较长,囊肿发生坏死,则需做患侧附件切除术。

3. 预防性化疗 尽管有证据表明,清宫术时行预防性化疗可降低高危葡萄胎发生妊娠滋养细胞肿瘤的概率,但目前仍不作为常规推荐。有高危因素和/或随访困难的完全性葡萄胎患者可考虑预防性化疗,但也非常规。预防性化疗应在葡萄胎排空前或排空时实施,选用单一药物,一般为多疗程化疗至 hCG 阴性。部分性葡萄胎不做预防性化疗。

4. 全子宫切除术 无保留生育要求的葡萄胎患者,可考虑行全子宫双侧输卵管切除术。因为全子宫切除术不能预防葡萄胎发生子宫外转移,所以不作为常规推荐,除非患者合并其他需要切除子宫的指征。手术后仍需定期随访。

【随访】

葡萄胎患者清宫后必须定期随访,以便尽早发现滋养细胞肿瘤并及时处理。随访应包括以下内容:①定期 hCG 测定,治疗后每周 1 次,直至连续 3 次阴性,以后每个月 1 次共 6 个月;②询问病史,包括月经状况,有无阴道流血、咳嗽、咯血等症状;③妇科检查,必要时可选择超声、胸部 X 线片或 CT 检查等。

葡萄胎患者随访期间应可靠避孕。因为葡萄胎后滋养细胞肿瘤极少发生在 hCG 自然降至正常以后,所以避孕时间为 6 个月。若发生随访不足 6 个月的意外妊娠,只要孕前 hCG 已经正常,也不需考虑终止妊娠。但妊娠后,应在妊娠早期做超声检查和 hCG 测定,以明确是否正常妊娠,产后也需随访 hCG 至正常。避孕方法可选口服避孕药,或选用避孕套。不宜选用宫内节育器,以免混淆子宫出血的原因或造成穿孔。

第二节 | 妊娠滋养细胞肿瘤

【知识要点】

- 侵蚀性葡萄胎仅源于葡萄胎,绒癌可源于葡萄胎,亦可源于非葡萄胎妊娠。
- 有无绒毛结构是侵蚀性葡萄胎与绒癌鉴别诊断的重要病理指标。
- 转移方式主要为血行转移,肺转移最常见,肝、脑转移者预后不良。
- 血清 hCG 异常升高是主要诊断依据,影像学证据和组织学诊断为非必需。
- 化疗是主要治疗手段,低危患者首选单药化疗,高危患者首选联合化疗。

妊娠滋养细胞肿瘤 50% 继发于葡萄胎妊娠,其余继发于流产、足月妊娠或异位妊娠,其中侵蚀性葡萄胎全部继发于葡萄胎妊娠,绒癌可继发于葡萄胎妊娠,也可继发于非葡萄胎妊娠。侵蚀性葡萄胎恶性程度低于绒癌,预后较好。绒癌恶性程度高,发生转移早而广泛,在化疗药物问世以前,其病死率高达 90% 以上,但随着诊断技术及化疗的发展,预后已得到极大的改善。

【病理】

侵蚀性葡萄胎的大体观可见水泡状组织侵入子宫肌层,当病灶接近子宫浆膜层时,子宫表面可见紫蓝色结节,病灶也可穿透子宫浆膜层或侵入子宫阔韧带内。镜下,子宫肌层或脉管内查见水肿绒毛,伴有滋养细胞增生和异型性。但绒毛结构也可退化,仅见绒毛阴影。

绒癌的大体观见肿瘤位于子宫肌层内,可突向子宫腔或穿透浆膜,单个或多个,大小不等,无固定形态,与周围组织分界清,质地软而脆,海绵样,暗红色,伴明显出血坏死。镜下,肿瘤细胞由细胞滋养细胞、合体滋养细胞及中间型滋养细胞组成,呈片状生长,细胞显著异型性,可见大量核分裂象,缺乏绒毛结构,肿瘤缺乏固有间质和血管,因此广泛侵入肌层血管造成显著出血坏死。

【临床表现】

1. 无转移性滋养细胞肿瘤 大多数继发于葡萄胎妊娠。

(1)阴道流血:在葡萄胎排空、流产或足月产后,有持续的不规则阴道流血,量多少不定。也可表现为一段时间的正常月经后再停经,然后又出现阴道流血。长期阴道流血者可继发贫血。

(2)子宫复旧不全或不均匀性增大:常在葡萄胎排空后 4~6 周子宫尚未恢复到正常大小,质地偏软。也可受肌层内病灶部位和大小的影响,表现出子宫不均匀性增大。

(3)卵巢黄素化囊肿:由于 hCG 的持续作用,在葡萄胎排空、流产或足月产后,双侧或一侧卵巢黄素化囊肿持续存在。

(4)腹痛:一般无腹痛,但当子宫病灶穿破浆膜层时可引起急性腹痛及腹腔内出血症状。若子宫病灶坏死继发感染也可引起腹痛及脓性白带。卵巢黄素化囊肿发生扭转或破裂时也可出现急性腹痛。

（5）假孕症状：由于 hCG 及雌、孕激素的作用，表现为乳房增大，乳头及乳晕着色，甚至有初乳样分泌，外阴、阴道、子宫颈着色，生殖道质地变软。

2. 转移性滋养细胞肿瘤　易继发于非葡萄胎妊娠。肿瘤主要经血行转移，转移发生早而且广泛。最常见的转移部位是肺（80%），其次是阴道（30%），以及盆腔（20%）、肝（10%）和脑（10%）等。局部出血是各转移部位症状的共同特点。

转移性滋养细胞肿瘤可以同时出现原发灶和转移灶症状，但也有不少患者原发灶消失而转移灶发展，仅表现为转移灶症状，容易造成误诊。

（1）肺转移：可无症状，仅通过胸部 X 线片或肺 CT 作出诊断。典型表现为胸痛、咳嗽、咯血及呼吸困难。这些症状常呈急性发作，但也可呈慢性持续状态。在少数情况下，可因肺动脉滋养细胞瘤栓形成，造成急性肺梗死，出现肺动脉高压、急性肺衰竭及右心衰竭。

（2）阴道转移：转移灶常位于阴道前壁及穹隆，呈紫蓝色结节，破溃时引起不规则阴道流血，甚至大出血。一般认为由子宫旁静脉逆行性转移所致。

（3）肝转移：为不良预后因素之一，多同时伴有肺转移。病灶较小时可无症状，也可表现为右上腹部或肝区疼痛、黄疸等，若病灶穿破肝包膜可出现腹腔内出血，导致死亡。

（4）脑转移：预后凶险，为主要的致死原因。一般同时伴有肺转移和/或阴道转移。转移初期多无症状。脑转移的形成可分为 3 个时期：首先为瘤栓期，可表现为一过性脑缺血症状如猝然跌倒、暂时性失语、失明等；继而发展为脑瘤期，即瘤组织增生侵入脑组织形成脑瘤，出现头痛、喷射样呕吐、偏瘫、抽搐直至昏迷；最后进入脑疝期，因脑瘤增大及周围组织出血、水肿，造成颅内压进一步增高，脑疝形成，压迫生命中枢、最终死亡。

（5）其他转移：包括脾、肾、膀胱、消化道、骨等，其症状视转移部位而异。

【诊断】

1. 临床诊断

（1）血清 hCG 测定：hCG 水平异常是主要的诊断依据。影像学证据支持诊断，但非必需。

1）葡萄胎后滋养细胞肿瘤的诊断标准：在葡萄胎清宫后 hCG 随访的过程中，凡符合下列标准中的任何 1 项且排除妊娠物残留或再次妊娠即可诊断为妊娠滋养细胞肿瘤：①hCG 测定 4 次（即 1、7、14、21 日）呈高水平平台状态（±10%），并持续 3 周或更长时间；②hCG 测定 3 次（即 1、7、14 日）上升（>10%），并至少持续 2 周或更长时间；③组织学诊断为侵蚀性葡萄胎或绒癌。

2）非葡萄胎后滋养细胞肿瘤的诊断标准：当流产、足月产、异位妊娠后，出现异常阴道流血，或腹腔、肺、脑等脏器出血，或肺部症状、神经系统症状等时，应考虑滋养细胞肿瘤的可能，及时行血 hCG 检测。hCG 异常者，结合临床表现并除外妊娠物残留或再次妊娠，可诊断妊娠滋养细胞肿瘤。

（2）超声检查：是诊断子宫原发病灶最常用的方法。在声像图上子宫可正常大小或不同程度增大，肌层内可见高回声团块，边界清但无包膜；或肌层内有回声不均区域或团块，边界不清且无包膜；也可表现为整个子宫呈弥漫性增高回声，内部伴不规则低回声或无回声。彩色多普勒超声主要显示丰富的血流信号和低阻力型血流频谱。

（3）胸部 X 线片：为常规检查。肺转移典型的 X 线征象为棉球状或团块状阴影，转移灶以右侧肺及中下部较为多见。胸片可见病灶是预后评分中肺转移灶计数的依据。

（4）CT 和 MRI 检查：胸部 CT 可以发现肺部较小病灶，是诊断肺转移的依据。MRI 主要用于脑、腹腔和盆腔转移灶的诊断。胸部 X 线片阴性者，一般应检查胸部 CT。胸部 X 线片或胸部 CT 阳性者，应常规检查脑、肝 CT 或 MRI。

（5）其他检查：如血细胞和血小板计数、肝肾功能等。

2. 组织学诊断　在子宫肌层内或子宫外转移灶组织中若见到绒毛或退化的绒毛阴影，则诊断为侵蚀性葡萄胎；若仅见成片滋养细胞浸润及坏死出血，未见绒毛结构者，则诊断为绒癌。若原发灶和转移灶诊断不一致，只要在任一组织切片中见有绒毛结构，均诊断为侵蚀性葡萄胎。

组织学证据对于妊娠滋养细胞肿瘤的诊断不是必需的,但有组织学证据时应以组织学诊断为准。

【临床分期】

采用国际妇产科联盟(FIGO)妇科肿瘤委员会制定的临床分期,该分期包含了解剖学分期和预后评分系统两个部分(表29-2,表29-3),预后评分≤6分者为低危,≥7分者为高危,其中预后评分≥13分及对一线联合化疗反应差的肝、脑或广泛转移者为极高危。例如,一患者为滋养细胞肿瘤肺转移,预后评分为6分,此患者的诊断应为"妊娠滋养细胞肿瘤(Ⅲ:6)"。预后评分是妊娠滋养细胞肿瘤治疗方案制定和预后评估的重要依据,而解剖学分期有助于明确肿瘤进程和各医疗机构之间比较治疗效果。

表29-2　滋养细胞肿瘤解剖学分期(FIGO,2000年)

分期	描述
Ⅰ期	病变局限于子宫
Ⅱ期	病变扩散,但仍局限于生殖器(附件、阴道、子宫阔韧带)
Ⅲ期	病变转移至肺,有或无生殖系统病变
Ⅳ期	所有其他转移

表29-3　滋养细胞肿瘤 FIGO/WHO 预后评分系统(2000年)

评分	0分	1分	2分	4分
年龄/岁	<40	≥40	—	—
前次妊娠	葡萄胎	流产	足月产	—
距前次妊娠时间/月	<4	4～6	7～12	>12
治疗前血 hCG/(IU/L)	≤10^3	>10^3～10^4	>10^4～10^5	>10^5
最大肿瘤大小(包括子宫)/cm	<3	3～<5	≥5	—
转移部位	肺	脾、肾	胃肠道	肝、脑
转移病灶数目/个	—	1～4	5～8	>8
先前失败化疗	—	—	单药	2种或2种以上药物

【治疗】

治疗原则为采用以化疗为主、手术和放疗为辅的综合治疗。必须在明确临床诊断的基础上,根据病史、体征及各项辅助检查的结果,进行正确的临床分期,并根据预后评分将患者评定为低危(通常包括≤6分的Ⅰ～Ⅲ期)或高危(通常包括≥7分的Ⅰ～Ⅲ期和Ⅳ期),再结合骨髓功能、肝肾功能及全身情况等评估,制定合适的治疗方案,以实施分层治疗。

1. 化学治疗　常用的一线化疗药物有甲氨蝶呤(MTX)、放线菌素-D(Act-D)、氟尿嘧啶(FU)/氟尿苷(FUDR)、环磷酰胺(CTX)、长春新碱(VCR)、依托泊苷(VP16)等。低危患者常选择单一药物化疗;预后评分5～6分或病理诊断绒癌的低危患者,一线采用单药化疗的失败风险明显增高,可参照预后评分高危患者的方案选择联合化疗。高危患者选择联合化疗,首选 EMA-CO 方案或氟尿嘧啶为主的联合化疗方案;极高危患者可在小剂量化疗诱导后直接选择 EP-EMA 等二线方案;有出血风险或体能状态不能耐受联合化疗的极高危患者:可先采用低剂量的 EP 方案诱导化疗2～3个疗程后,患者情况稳定时,选择 EP-EMA 等联合化疗方案。

(1)单一药物化疗:目前常用的单药化疗药物及用法,见表29-4。

(2)联合化疗:EMA-CO 方案或氟尿嘧啶为主的联合化疗方案(表29-5)。

(3)疗效评估:在每一疗程化疗结束后,应每周1次测定血清 hCG,并结合妇科检查和影像学检查。连续2个疗程化疗后,血清 hCG 水平处于平台(变化<10%)甚至上升称为无效。

表 29-4　常用单药化疗方案及用法

药物	剂量、给药途径、疗程日数	疗程间隔
MTX	0.4mg/（kg·d）肌内注射，连续 5 日	2 周
MTX+ 亚叶酸钙（CF）	MTX 1mg/（kg·d）肌内注射，第 1、3、5、7 日 CF 0.1mg/（kg·d）肌内注射，第 2、4、6、8 日（24 小时后用）	2 周
Act-D	10～12μg/（kg·d）或 0.5mg 静脉滴注，连续 5 日	2 周
Act-D	1.25mg/m²（最大剂量 2mg）静脉注射	2 周

表 29-5　常用联合化疗方案及用法

方案	剂量、给药途径、疗程日数	间隔
EMA-CO		2 周
第一部分	EMA	
第 1 日	VP16 100mg/m² 静脉滴注	
	Act-D 0.5mg 静脉注射	
	MTX 100mg/m² 静脉注射	
	MTX 200mg/m² 静脉滴注 12 小时	
第 2 日	VP16 100mg/m² 静脉滴注	
	Act-D 0.5mg 静脉注射	
	亚叶酸钙 15mg 肌内注射	
	（从静脉注射 MTX 开始起 24 小时给药，每 12 小时 1 次，共 2 次）	
第 3 日	亚叶酸钙 15mg，肌内注射，每 12 小时 1 次，共 2 次	
第 4～7 日	无化疗	
第二部分	CO	
第 8 日	VCR 1.0mg/m² 静脉注射	
	CTX 600mg/m² 静脉注射	
FU+ Act-D		3 周 *
	FU 26mg/（kg·d）静脉滴注 6～8 日	
	Act-D 6μg/（kg·d）静脉滴注 6～8 日	
FAEV		3～4 周
第 1 日	VCR 2mg 静脉注射	
第 1～5 日	VP16 100mg/（m²·d）静脉滴注	
	Act-D 200μg/（m²·d）静脉滴注	
	FU/FUDR 800～900mg/（m²·d）静脉滴注大于 8 小时	
FAV		3～4 周
第 1 日	VCR 2mg 静脉注射	
第 1～6 日	Act-D 4～6μg/（kg·d）静脉滴注	
	FU/FUDR 24～26mg/（kg·d）静脉滴注大于 8 小时	

注：* 特指上一疗程化疗结束至下一疗程化疗开始的间隔时间。

（4）毒副作用防治：常见的化疗毒副作用为骨髓抑制，其次为消化道反应，肝、肾损害及脱发等。所以化疗前应先行血常规及肝肾功能等检查，用药期间严密观察，注意防治。

（5）停药指征：hCG 正常后，低危患者巩固化疗 2～3 个疗程；高危患者巩固化疗 3～4 个疗程。

2. 手术治疗　主要用于化疗的辅助治疗。在控制大出血等并发症、切除孤立耐药病灶、减少肿瘤负荷和缩短化疗疗程等方面有作用,仅在一些特定的情况下应用。GTN 手术指征及手术时机:一般情况好,可以耐受手术;病灶局限或可切除,无手术切除部位以外的活跃性病灶或耐药的播散性病灶;术前血清 hCG 应尽可能控制在低水平,切忌在 hCG 升高的情况下进行手术;术后仍需要选择合适、敏感的化疗方案。

（1）子宫切除或病灶切除术:无生育要求的无转移患者在初次治疗时可选择全子宫切除术,并在术中给予单药单疗程辅助化疗,也可多疗程至血 hCG 水平正常。有生育要求者,若发生病灶穿孔出血,可行病灶切除 + 子宫修补术;若出现单个子宫耐药病灶,且血 hCG 水平不高,可考虑做病灶切除术。

（2）肺耐药病灶切除术:孤立肺耐药病灶,血 hCG 水平不高时,可考虑做肺耐药病灶楔形切除或肺叶切除。肺转移灶吸收后形成的纤维化结节可以在 hCG 转阴后在胸部 X 线片上较长时间存在,因此在决定术前应注意鉴别。

3. 放射治疗　应用较少,主要用于肝、脑转移和肺部耐药病灶的治疗。某些脑转移患者,可采用立体定向脑放疗 ± 鞘内注射 MTX。

4. 耐药复发病例的治疗　几乎全部无转移和低危转移患者均能治愈,但尚有约 20% 的高危转移病例出现耐药和复发,并最终死亡。这类患者如何治疗仍然是当今妊娠滋养细胞肿瘤治疗的一大难题。其策略大致有:①治疗前准确分期和评分,给予规范的化疗方案,以减少耐药和复发;②采用由有效二线化疗药物组成的联合化疗方案,常用药物有异环磷酰胺、铂类、博来霉素、紫杉醇等,由这些药物组成的化疗方案主要有 EP-EMA（EMA-CO 中的 CO 被顺铂和依托泊苷所替代）,PVB（顺铂、长春新碱、博来霉素）,BEP（博来霉素、依托泊苷、顺铂）,VIP（依托泊苷、异环磷酰胺、顺铂或卡铂）,TP/TE（紫杉醇、顺铂 / 紫杉醇、依托泊苷）等;③新近研究显示,复发耐药的高危 GTN 者,使用 PD-1/PD-L1 单克隆抗体联合化疗或 PD-1/PD-L1 单克隆抗体联合抗血管生成等靶向药物是一种有效的治疗选择。

【随访】

治疗结束后应严密随访。每月监测 hCG,持续 1 年;第 2～3 年,每 3 个月 1 次;第 4～5 年,每年 1 次。随访内容同葡萄胎。随访期间应严格避孕至少 1 年,一般于化疗停止≥12 个月后方可妊娠。

第三节 ｜ 胎盘部位滋养细胞肿瘤

【知识要点】

- 起源于胎盘部位中间型滋养细胞,多数病灶局限于子宫。
- 血清 hCG 测定多数阴性或轻度升高,确诊靠组织学检查。
- 子宫切除手术是首选治疗,高危患者术后应予辅助性化疗。

胎盘部位滋养细胞肿瘤指起源于胎盘种植部位的一种特殊类型的滋养细胞肿瘤。临床罕见,约占妊娠滋养细胞肿瘤的 1%～2%。多数不发生转移,预后较好,转移者预后不良。

【病理】

大体观,肿瘤可为突向子宫腔的息肉样组织,也可侵入子宫肌层或子宫外扩散,切面呈黄褐色或黄色。镜下见,肿瘤几乎完全由种植部位中间型滋养细胞组成,无绒毛结构,呈单一或片状侵入子宫肌纤维之间,瘤细胞可完全取代肌层血管的管壁,具有特征性。免疫组化见弥漫表达种植部位滋养细胞标记 hPL、CD146 等。

【临床表现】

绝大多数发生于生育期,绝经后罕见,平均发病年龄 31～35 岁。可继发于足月产、流产和葡萄胎,但后者相对少见,偶尔合并活胎妊娠。常见症状为停经后不规则阴道流血或月经过多。体征为子宫均匀性或不规则增大。仅少数病例发生子宫外转移,受累部位包括肺、阴道、脑、肝、肾及盆腔和腹主动脉旁淋巴结。一旦发生转移,预后不良。

【诊断】

症状、体征不典型,容易误诊。确诊靠组织学诊断,可通过刮宫标本作出诊断,但在多数情况下需靠手术切除的子宫标本才能准确诊断。常用以下辅助检查。

1. **血清 hCG 测定**　多数阴性或轻度升高,其水平与肿瘤负荷不成比例,无评估预后的价值。

2. **hPL 测定**　血清 hPL 一般为轻度升高或阴性,但免疫组化染色通常阳性。

3. **超声检查**　超声检查表现为类似于子宫肌瘤或其他滋养细胞肿瘤的声像图,彩色多普勒超声检查可显示子宫血流丰富。

【临床分期和高危因素】

参照 FIGO 分期中的解剖学分期,但预后评分系统不适用。一般认为,与 PSTT 预后相关的高危因素为:①深肌层浸润、广泛坏死、核分裂象>5/10HPF 和淋巴脉管间隙浸润;②距前次妊娠时间>2年;③子宫外转移。

【治疗】

手术是首选的治疗。无转移性 PSTT 患者(Ⅰ期)行全子宫切除+双侧输卵管切除术,影像学提示腹膜后淋巴结肿大者,应进行活检。若术后发现具有 1 个或多个不良预后因素者应考虑化疗。转移性 PSTT 患者行全子宫切除+双侧输卵管切除术+尽可能切除转移性病灶+化疗,化疗优先选择 EP/EMA 方案。

年轻希望生育、Ⅰ期且病灶局限者,可采用宫腔镜或腹腔镜或经腹子宫局部病灶切除等方法,并予以化疗。但这类治疗尚缺乏大样本临床资料支持,不作为常规推荐。

【随访】

治疗后应随访,随访基本同妊娠滋养细胞肿瘤。因为血 hCG 水平多数正常或轻度增高,所以随访时临床表现和影像学检查更有价值。

第四节 │ 上皮样滋养细胞肿瘤

【知识要点】

● 上皮样滋养细胞肿瘤多见于生育期女性,主要表现为异常阴道流血。

● 手术治疗是主要治疗手段。

● 无转移者预后良好,一旦发生子宫外转移预后较差。

上皮样滋养细胞肿瘤是滋养细胞肿瘤中最为少见的类型,来源于绒毛膜型的中间型滋养细胞,ETT 在临床上罕见,因此对其生物学行为和发病机制至今仍不清楚。

【发病机制】

对 ETT 分子遗传起源的研究表明,ETT 的肿瘤组织中含有可能来自父源的新等位基因和 Y 染色体基因位点,而肿瘤周围的正常组织内未见上述成分,提示 ETT 来源于妊娠,而并非患者自身。

【病理】

大体观,实性或囊实性包块,常呈边界清晰的结节状,有时局灶性侵袭周围组织,常见出血坏死。镜下见,肿瘤由肿瘤性绒毛膜型中间型滋养细胞构成,结节状生长,常见广泛或“地图状”坏死。肿瘤细胞单核,胞质嗜酸性或透明,核分裂象不等,肿瘤细胞间或瘤细胞巢中央常见嗜酸性透明物质是其特征。

【临床表现】

ETT 多见于生育期女性,好发于子宫颈及子宫下段,有少数患者可仅发现子宫外转移灶,部位包括阴道、输卵管、子宫阔韧带、肺、肝等。

ETT 可继发于各种妊娠,继发于足月妊娠最为常见。异常阴道流血是 ETT 最常见的临床表现,罕见无症状者。

【辅助检查】

1. 影像学检查　超声图像表现为子宫和 / 或子宫颈管肌壁内单发高度异质性回声结节,可突向子宫腔,多普勒血流信号值较低,与 PSTT 不同的是,ETT 肿块边界清楚,不呈浸润性生长。MRI 中 ETT 为实性占位,强 T_2 加权像信号,根据病灶大小不同可有出血、坏死、钙化等表现;肿瘤直径 0.5～14.8cm,形状多样,可呈子宫肌层的实性结节或突向子宫腔的分叶状,甚至剖宫产瘢痕处的不规则病变。盆腔 CT 可发现肿块,但 ETT 在 CT 图像上缺乏特异性表现。PET/CT 对于 ETT 患者诊断及临床分期意义不大,但对高危患者仍有一定价值。

2. 人绒毛膜促性腺激素定量测定　ETT 患者的血清 hCG 水平几乎都有升高,但大多低于 2 500IU/L;而高水平的血清 hCG 往往提示较大的肿瘤体积和较高的肿瘤分裂能力。

【诊断】

由于 ETT 发病率极低,缺乏特异性临床表现,术前诊断非常困难,常是术后病理意外发现,且需与绒癌、PSTT 等 GTN 相鉴别。确诊依赖组织病理学诊断。

【临床分期和高危因素】

参照 FIGO 分期中的解剖学分期,但预后评分系统不适用。发病时间距末次妊娠时间＞2 年、浸润深度、坏死组织占肿瘤比例、核分裂象＞5/10HPF 等为 ETT 的高危因素。

【治疗】

目前 ETT 的治疗尚缺乏统一规范,通常认为病变较局限者,手术是治疗的主要手段。患者一经确诊,应及时行子宫切除,不除外转移时行淋巴结切除术,年轻患者可保留双侧卵巢。考虑 ETT 具有较强的侵袭行为和对化疗的不敏感性,目前不常规推荐保留生育功能的手术。子宫外单发的病灶,手术切除也是可考虑的治疗方法。

化疗在 ETT 治疗中的价值尚不确定,研究显示 ETT 对 GTN 常规的化疗方案并不敏感。目前用于 ETT 患者的化疗方案同 PSTT,复发 / 转移性 ETT,化疗联合免疫检查点抑制剂治疗可能是有效的补救治疗措施。

【预后】

总体而言,多数学者认为 ETT 无转移者侵袭性比绒癌低,与 PSTT 极为相似,预后良好。但 ETT 一旦发生子宫外转移,则预后较差。

【随访】

治疗后应随访,随访基本同妊娠滋养细胞肿瘤。随访内容包括血清 hCG 水平,月经是否规律,有无异常阴道流血,有无咳嗽、咯血及其他转移灶症状,并做妇科检查,必要时做妇科超声、CT 等检查。

(吕卫国　崔竹梅)

思考题:
简述妊娠滋养细胞肿瘤的诊治策略。

思考题解题思路

本章目标测试

本章思维导图

第三十章 | 妇科肿瘤基因检测与靶向治疗和免疫治疗

妇科肿瘤一般分为散发性肿瘤和遗传性肿瘤(遗传易感性肿瘤)两大类,前者由体细胞基因突变所致,后者与胚系基因突变有关。基因检测可指导风险分层、预后评估,有利于选择靶向治疗、免疫治疗等精准治疗药物。妇科肿瘤靶向治疗包括抗血管生成药物、PARP抑制剂、抗体偶联药物等,免疫治疗包括免疫调节治疗、被动免疫治疗及主动免疫治疗等。

第一节 | 妇科肿瘤基因检测

【知识要点】
- 妇科肿瘤发生发展是多基因参与的复杂生物学过程,与癌基因、抑癌基因、DNA 修复基因、凋亡调节基因等基因突变或表达异常有关。
- *BRCA1* 和 *BRCA2* 属抑癌基因,在 DNA 损伤后的同源重组修复中发挥重要作用。
- 错配修复缺陷导致 DNA 复制错误,引起微卫星不稳定性。

一、妇科肿瘤相关基因

1. *BRCA1/BRCA2* 基因　*BRCA1/BRCA2* 均为抑癌基因,在 DNA 损伤后的同源重组修复(homologous recombination repair,HRR)、细胞周期调控、基因转录、细胞凋亡等方面具有重要作用。*BRCA* 基因变异或缺失后,其抑癌作用受到影响,导致癌细胞大量增殖。20%~30% 的卵巢癌发生与遗传性基因突变相关,其中 65%~85% 的遗传性卵巢癌由 *BRCA* 基因胚系突变导致。因此,*BRCA1/BRCA2* 基因检测对于遗传性卵巢癌的防治具有重大意义。携带 *BRCA1* 或 *BRCA2* 基因胚系突变的女性,卵巢癌的终身发病风险分别为 40%~60% 和 11%~27%,因此,多个指南建议 *BRCA1* 突变携带者完成生育后可在 35~40 岁进行降风险输卵管卵巢切除术(risk-reducing salpingo-oophorectomy,RRSO),*BRCA2* 突变携带者可在 40~45 岁进行 RRSO。另外,多腺苷二磷酸核糖聚合酶(poly ADP ribose polymerase,PARP)抑制剂可使 *BRCA* 突变或同源重组修复缺陷(homologous recombination deficiency,HRD)患者明显获益。具体机制为:PARP 可以通过碱基切除修复 DNA 单链,如果 PARP 受到抑制,单链修复无法完成,会启动 HRR 途径。BRCA 是 HRR 途径的重要蛋白,*BRCA* 突变后其蛋白无法完成 HRR,只能依赖容易出错的非同源性末端连接(non-homologous end joining,NHEJ)途径进行修复,受损基因不断累积导致细胞选择性凋亡,即"合成致死效应"。目前,PARP 抑制剂已应用于部分卵巢癌初始治疗后的一线维持治疗和铂敏感复发卵巢癌的维持治疗。

2. MMR 基因　DNA 错配修复(mismatch repair,MMR)基因有消除 DNA 复制错误(replication error,RER)以及微卫星不稳定性(microsatellite instability,MSI)的功能。微卫星不稳定性可导致原癌基因的激活和抑癌基因的失活,从而导致癌变。林奇综合征,又称遗传性非息肉病性结直肠癌,是由 *MMR* 基因突变引起的一种常染色体显性遗传病。林奇综合征患者结直肠癌终身发病风险为 40%~80%,子宫内膜癌终身发病风险为 40%~60%,卵巢癌为 9%~12%,其中子宫内膜癌是林奇综合征最常见的肠外肿瘤,这类子宫内膜癌称为林奇综合征相关性子宫内膜癌,约占所有子宫内膜癌患者的

3%。目前多种指南推荐对所有子宫内膜癌患者进行 MMR 或 MSI 评估。

3. *TP53* **基因**　*TP53* 基因是研究最为广泛的人类肿瘤抑制基因,其编码的 p53 蛋白是一种转录因子,涉及 DNA 修复、细胞周期调节和凋亡。p53 蛋白与 DNA 聚合酶结合,可使复制起始复合物失活。此外,p53 蛋白含有一段具有转录活性的氨基酸残基,通过激活其他抑癌基因抑制肿瘤。*TP53* 基因异常包括点突变、等位片段丢失、重排及缺乏等形式,这些变化使其丧失与 DNA 聚合酶结合的能力。当 DNA 受损后,由于存在 P53 功能缺陷,细胞不能脱离过度复制状态,进而导致恶性肿瘤细胞过度增殖。卵巢恶性肿瘤 *TP53* 突变率较高,其主要存在于高级别浆液性癌,而低级别浆液性癌突变率极低,是目前临床用于卵巢肿瘤病理组织学诊断的重要指标。此外,当 HPVs 基因产物 E6 与 p53 蛋白结合后能使后者迅速失活,是子宫颈癌发生发展的关键步骤,可用作预测子宫颈病变预后的分子标志物。20%～30% 的子宫内膜癌患者存在 *TP53* 基因突变,其与子宫内膜癌风险分层和预后密切相关,*TP53* 突变状态是子宫内膜癌分子分型的一个重要评估指标。

4. **PD-1/PD-L1**　程序性死亡蛋白 -1(programmed death protein-1,PD-1)的编码基因于 1992 年被首次发现。PD-1 属于免疫球蛋白超家族 B7-CD28 协同刺激分子的关键成员,主要表达于活化的 T 细胞、B 细胞、自然杀伤细胞、单核细胞以及间充质干细胞,参与自身免疫、肿瘤免疫的调节过程。PD-1 与其配体(PD-L1 和 PD-L2)结合后的复合物能下调抗原刺激的淋巴细胞增殖及细胞因子产生,最终导致淋巴细胞“耗尽”以及诱导免疫耐受,抗 PD-1 及其配体的抗体可以逆转机体的免疫抑制,从而激活免疫细胞发挥抗肿瘤作用。PD-1/PD-L1 在多种妇科恶性肿瘤细胞中过表达,其中子宫颈癌患者中,PD-L1 表达率可达 30%～90%。研究显示 PD-1 抗体治疗 PD-L1 高表达患者疗效更好。目前,靶向 PD-1 和 PD-L1 的单克隆抗体免疫治疗已广泛应用于晚期 / 复发子宫颈癌的治疗。另外,PD-L1 在滋养细胞肿瘤中广泛表达,已有研究显示 PD-1 单克隆抗体治疗耐药型滋养细胞肿瘤取得显著疗效。

5. *HER2* **基因**　人表皮生长因子受体 2(human epidermal growth factor receptor-2,HER2)又称 HER2/neu、ERBB2、CD340,是表皮生长因子受体家族的一个成员,具有酪氨酸激酶活性,受体的聚合作用可导致受体酪氨酸残基的磷酸化,并启动导致细胞增殖和肿瘤发生的多种信号通路。HER2 的过度表达可见于乳腺癌、卵巢癌、子宫内膜癌等疾病。在上皮性卵巢癌中 HER2 过表达较 HER2 低表达或不表达的患者总生存期更短,且 HER2 的表达与卵巢癌对铂类化疗敏感性相关。临床研究显示靶向 HER2 的单克隆抗体曲妥珠单抗用于 HER2 阳性晚期复发性子宫内膜浆液性癌可显著延长患者生存期。

6. **血管内皮生长因子**　血管内皮生长因子(vascular endothelial growth factor,VEGF)是血管内皮细胞特异性的肝素结合生长因子,可在体内诱导血管形成。肿瘤的生长、侵袭及转移必须依靠新生血管提供营养物质和氧气支持,抑制 VEGF 通路可阻止初始肿瘤细胞生长和转移;VEGF 还可提高血管通透性,有利于肿瘤细胞进入新生血管,促进肿瘤转移。贝伐珠单抗是一种重组人源化单克隆 IgG1 抗体,与 VEGF 特异结合,阻断其激活血管内皮生长因子受体(Vascular endothelial growth factor receptor,VEGFR)通路,阻止新生血管的形成,减少肿瘤的营养供给,从而抑制肿瘤的生长和转移。目前,多种指南不仅在卵巢癌的初治方案,更在复发治疗方案中推荐贝伐珠单抗联合化学治疗。

7. *MYC* **基因和** *RAS* **基因**　*Myc* 基因(c-*MYC*、l-*MYC* 和 n-*MYC*)和 *RAS* 基因(*NRAS*、*KRAS* 和 *HRAS*)均为原癌基因,与肿瘤的发生发展存在密切联系。其中,*MYC* 基因在 20%～30% 的卵巢肿瘤患者中过表达,多发生在浆液性肿瘤。而 30% 的子宫颈癌有 *MYC* 基因过度表达,表达量可高于正常值 2～40 倍,其表达与子宫颈鳞癌分化以及淋巴结转移有关。c-MYC 表达上调不仅具有预测子宫颈鳞癌化疗疗效的作用,还可作为子宫颈鳞癌预后的判断指标,其异常扩增提示患者预后不良。子宫颈癌 *RAS* 基因异常发生率为 40%～100% 不等,在 *RAS* 基因异常的子宫颈癌患者中,70% 患者同时伴有 *MYC* 基因的扩增或过度表达,提示这两种基因共同影响子宫颈癌的预后。子宫内膜癌中 *KRAS* 基因的突变率为 19%～46%,*KRAS* 基因的突变往往发生于 I 型子宫内膜癌。子宫内膜癌组织学分级越高、临床分期越晚,KRAS 阳性表达率越高。

8. *RB* **和** *PTEN* **基因**　视网膜母细胞瘤(retinoblastoma,*RB*)基因和 *PTEN* 基因均为人类抑癌基因,*RB* 基因突变或细胞周期蛋白依赖性激酶介导 RB 磷酸化可使其蛋白失活,激活 E2F 依赖的细胞周期基因转录,促进细胞增殖,与癌症进展关系密切。在 HPV 感染的子宫颈细胞中,HPV E7 癌蛋白可与 RB 蛋白结合破坏其功能,导致 P16 的过度表达,这一环节是 HPV 导致子宫颈癌发生的关键步骤。*PTEN* 突变或缺失导致磷酸酶活性丧失,失去了对细胞增殖的负调控作用,诱导细胞持续增殖、恶性转化、促进肿瘤的形成。在 20% 的子宫内膜异常增生和 84% 的子宫内膜癌中可检测到 *PTEN* 基因的突变,而 *PTEN* 突变也被证实是 I 型子宫内膜癌的早期分子事件。

9. 其他基因　*POLE* 基因编码 DNA 聚合酶 ε,为子宫内膜癌分子分型的指标之一。*POLE* 超突变型子宫内膜癌患者预后良好,*POLE* 基因突变可作为子宫内膜癌重要预后分子标志物,指导子宫内膜癌患者的治疗。*NTRK* 基因融合和 *RET* 基因融合均为妇科肿瘤患者少见事件,但这两种基因融合检测被认为是泛癌靶向治疗存在潜在获益的参考指标。此外,叶酸受体 α(folate receptor alpha,FRα)在 80% 的上皮性卵巢癌中过表达,被认为是卵巢癌的不良预后指标。

二、妇科肿瘤基因检测

1. 子宫颈癌　子宫颈癌的肿瘤基因检测目的在于判断病理类型和 HPV 相关性,指导转移/复发性子宫颈癌的靶向治疗和免疫治疗,因此主要用于:①在初诊时进行 HPV 状态或 P16 检测;②对于晚期转移/复发性子宫颈癌建议 PD-L1、TMB、MSI/MMR 检测;③子宫颈肉瘤建议 *NTRK* 基因融合检测;④局部晚期或者转移性子宫颈癌可考虑 *RET* 基因融合检测。

2. 子宫内膜癌　2013 年癌症基因图谱(TCGA)基于多组学基因特征建立了子宫内膜癌的 4 种分子分型,后经实践不断简化为:*POLE* 超突变(*POLE* ultramutated)型,错配修复缺陷(mismatch repair-deficient,dMMR)型,无特异分子改变(no specific molecular profile,NSMP)型,p53 异常型(p53 abnormal)。子宫内膜癌的分子分型相较于传统临床病理分型不依赖于肿瘤的形态特征,有望更精准地指导预后风险评估和治疗选择。*POLE* 超突变型子宫内膜癌通常为伴有深肌层和淋巴脉管间隙浸润的高级别肿瘤,其预后在 4 种亚型中最好,且与辅助治疗无关,提示了在该亚型中治疗降级的潜力;dMMR 型的晚期转移/复发性子宫内膜癌患者对免疫检查点抑制剂治疗敏感,该亚型患者总体预后居中;NSMP 型约占子宫内膜癌 50%,预后居中;p53 异常型是最具侵袭性的亚型,该亚型预后最差,但从化疗等辅助治疗中获益明显,提示可能需要在该亚型的子宫内膜癌中升级治疗。

因此,子宫内膜癌基因检测主要适用于:①可考虑对所有新确诊的子宫内膜癌患者进行全面的基因组评估和分子分型,包括 *POLE* 突变、MSI/MMR、p53 以及 HER2 异常表达;②转移或复发子宫内膜癌患者,可考虑行 *NTRK* 基因融合检测;③可考虑 TMB 检测;④所有子宫内膜癌患者应行错配修复蛋白筛查检测,阳性者行胚系基因检测。

3. 卵巢癌　卵巢癌相关的基因检测是明确家族遗传的可靠手段,也是卵巢癌靶向治疗的重要指征。随着 PARP 抑制剂等靶向药物在卵巢癌治疗中的地位不断提高,基因检测也成为卵巢癌全程管理的重要一环,既往未进行检测的患者,无论在何阶段都应当推荐。其主要包括:①首诊时,检测包括 *BRCA1/BRCA2* 突变和同源重组修复缺陷(HRD);②复发时,至少完成既往未检测的对肿瘤特异性或泛癌靶向治疗存在潜在获益的基因检测,包括但不限于 *BRCA1/BRCA2*、同源重组修复状态、错配修复、微卫星不稳定性、TMB、HER2、FRα、*RET*、*BRAF* 和 *NTRK*。少见的病理组织类型,更全面地检测显得尤为重要。

第二节 ｜ 妇科肿瘤靶向治疗

【知识要点】
- 靶向治疗是针对肿瘤发生发展中的关键靶点设计药物,特异地干扰靶点以发挥抗肿瘤作用的治疗方法。
- 抗血管生成药物主要通过阻断血管内皮生长因子及其受体的相互作用抑制肿瘤新生血管形成。
- PARP 抑制剂在同源重组修复缺陷基础上发挥抗肿瘤作用。

靶向治疗是针对肿瘤发生、发展过程中的关键靶点设计相应的治疗药物,使药物进入体内特异地干扰靶点以发挥抗肿瘤作用的一种治疗手段。与传统化疗药物相比,靶向治疗在发挥抗肿瘤活性的同时,减少了对正常细胞的不良影响。目前妇科恶性肿瘤常见靶向药物包括抗血管生成药、PARP抑制剂、抗体偶联药物(antibody drug conjugate,ADC)、HER2抑制剂及多种信号通路抑制剂。

一、抗血管生成药物

【作用原理】

恶性肿瘤需充足的血供以维持其非限制性生长,此时人体内促进/抑制血管生成因子的平衡被破坏。VEGF是由人脑腺垂体分泌的一种高度特异性的促血管内皮细胞生长因子,与VEGFR结合并通过细胞内酪氨酸激酶启动信号通路促进血管通透性增加、细胞外基质变性、血管内皮细胞迁移增殖等,是介导新生血管形成的关键因素。VEGF家族在肿瘤新生血管形成中最重要的成员是VEGF-A。贝伐珠单抗是第一个获批上市的抗肿瘤血管生成靶向药物,是利用重组DNA技术制备的一种与VEGF特异性结合的人源化单克隆抗体,以VEGF-A为靶点,阻断其与VEGFR的相互作用,从而阻断血管生成的信号转导途径。此外,血小板衍生生长因子(platelet derived growth factor,PDGF)及其受体、成纤维细胞生长因子(fibroblast growth factor,FGF)及其受体等相关信号通路与VEGF-VEGFR通路存在交互作用,共同参与血管新生过程。多靶点抗血管生成药物即小分子酪氨酸激酶抑制剂(tyrosine kinase inhibitor,TKI)可阻断VEGF、PDGF、FGF等多种信号通路中的酪氨酸激酶。

【主要适应证】

贝伐珠单抗在上皮性卵巢癌、输卵管癌或原发性腹膜癌的一线治疗以及铂敏感复发、铂耐药复发的治疗中均有重要价值。贝伐珠单抗可在化疗期间与化疗药物联合使用,也可在化疗结束后作为维持治疗药物,此时可以单独使用或与PARP抑制剂联合使用。此外,贝伐珠单抗联合紫杉醇+顺铂方案或紫杉醇+托泊替康方案也可用于难治性、复发性或转移性子宫颈癌的治疗。贝伐珠单抗联合紫杉醇+卡铂方案可作为子宫内膜癌复发时一线治疗选择。TKI暂未获批用于妇科恶性肿瘤的治疗。

二、PARP抑制剂

【作用原理】

PARP是参与DNA单链断裂后修复的酶。PARP抑制剂可使PARP丧失酶促作用并阻止PARP从DNA单链损伤位点上脱落,导致DNA单链断裂的持续存在及复制叉的崩解,最终引发DNA双链断裂。断裂的DNA双链主要通过HRR或NHEJ两种方式进行修补。HRR精确度高、专一性好,是首选途径,而NHEJ途径则容易出错。当HRR发生缺陷时,即HRD,断裂的双链DNA无法通过HRR途径修复,只能依赖容易出错的NHEJ途径进行修复,受损基因不断累积导致细胞选择性凋亡。因此,HRD状态的肿瘤患者对铂类化疗药物和PARP抑制剂反应良好。卵巢癌患者中HRD检出率可达50%以上,主要由BRCA1/BRCA2突变导致。因此,PARP抑制剂被认为是妇科肿瘤尤其是卵巢癌的突破性治疗药物,开启了卵巢癌“手术+化疗+PARP抑制剂维持治疗”的新模式,可显著延长患者生存期。

【主要适应证】

使用PARP抑制剂前推荐常规进行BRCA和HRD检测以实现精准用药。目前,PARP抑制剂主要适用于卵巢癌患者初治后或铂敏感复发后的维持治疗。现已获批使用的各种PARP抑制剂适用范围稍有不同,需考虑是否存在BRCA1/BRCA2突变和HRD。

三、抗体偶联药物

抗体偶联药物将小分子细胞毒性药物连接到单克隆抗体,通过抗体识别靶标,小分子细胞毒性药物得以定向运输至目标肿瘤细胞中,实现定向杀伤且全身毒性小。维替索妥尤单抗(tisotumab vedotin-tftv,tv）是妇科肿瘤领域首个国外获批的 ADC,其靶点为癌细胞表面组织因子,偶联毒性药物甲基澳瑞他汀 E 用于治疗在化疗期间或化疗后病情进展的复发性或转移性子宫颈癌患者。索米妥昔单抗（mirvetuximab soravtansine,MIRV）是以叶酸受体 α（FRα）为靶点的 ADC,在国外获批适用于铂耐药复发性卵巢癌患者,该药物目前正在经历我国国家药品监督管理局审批,有望在我国用于 FRα阳性的铂耐药卵巢癌的后线治疗。

四、其他新兴妇科恶性肿瘤靶向药物

HER2 是胚胎发育所必需的膜蛋白,在正常成年人机体组织中通常低表达或不表达。HER2 的表达与乳腺癌、卵巢癌、胃癌等多个瘤种的发生、发展密切相关。低级别浆液性卵巢癌可存在 Ras/Raf/MEK/ERK 通路激活,*KRAS* 突变率为 16%～44%,*BRAF* 突变率为 2%～20%,*NRAS* 突变率约为 26%,MEK 抑制剂曲美替尼对复发性低级别浆液性癌也有较好疗效。PI3K/AKT/mTOR 信号通路是调节重要细胞活动如细胞生长、增殖、分化、代谢、凋亡和血管生成的关键细胞内途径之一,在妇科肿瘤中发现该信号通路的异常激活。目前已有研究证实 HER2 抑制剂与化疗药物联合应用为晚期或复发的 HER2 阳性子宫内膜浆液性癌和癌肉瘤患者带来获益。德曲妥珠单抗是以 HER2 为靶点偶联拓扑异构酶 I 抑制剂的 ADC,在国外获批用于 HER2 阳性（免疫组化 3+）泛瘤种患者的后线治疗适应证,被推荐用于妇科肿瘤的后线治疗。PI3K/AKT/mTOR 信号通路抑制剂可分为 4 大类:PI3K 抑制剂、AKT 抑制剂、mTOR 抑制剂和 mTOR/PI3K双重抑制剂,其中 mTOR 抑制剂目前研究最为广泛。此外,还有多种信号通路抑制剂尚在临床试验阶段。

肿瘤治疗手段在 20 世纪是"寻找和破坏",而在 21 世纪将是"靶向和控制"。靶向治疗是肿瘤治疗中的重大突破,改变了包括妇科恶性肿瘤在内多个瘤种的治疗策略。贝伐珠单抗和 PARP 抑制剂是目前应用于妇科恶性肿瘤最为广泛的靶向药物。还有许多新型靶向药物及其联合传统化疗药物的Ⅱ/Ⅲ期临床试验正在进行。

第三节 ｜ 妇科肿瘤免疫治疗

【知识要点】
- 肿瘤免疫治疗即利用免疫学原理,通过主动或被动的方法增强免疫功能,杀伤肿瘤细胞。
- 肿瘤免疫治疗相关生物标志物,如 PD-L1、MMR/MSI、TMB 等,有助于评估肿瘤患者在免疫治疗中的获益程度。
- 常见免疫治疗策略包括肿瘤疫苗、过继性细胞免疫治疗、免疫调节治疗等。
- 进入临床应用的妇科肿瘤免疫治疗以免疫检查点抑制剂为主,适用于 MSI-H/dMMR 或 TMB-H的晚期、转移或复发性肿瘤。
- 晚期转移复发子宫颈癌和子宫内膜癌应用免疫检查点抑制剂治疗显著获益。

免疫治疗（immunotherapy）是诱导、增强或者抑制免疫反应进行疾病治疗的策略。目前,大部分免疫治疗策略尚在探索之中。

一、妇科肿瘤的免疫治疗基础

肿瘤细胞与宿主免疫系统及周围的环境组分之间存在复杂的相互作用。免疫系统可识别、杀伤并清除肿瘤细胞;肿瘤细胞则可通过多种机制逃避免疫系统的识别与杀伤,即发生免疫逃逸。

在肿瘤中,患者的免疫应答状况与其疾病预后相关。在早期子宫颈癌或癌前病变中,增强免疫系统的反应可抑制肿瘤进展。此外,免疫系统也参与了肿瘤的发生、进展过程,如肿瘤相关巨噬细胞可促肿瘤血管生成。生理过程下,免疫系统可识别肿瘤细胞,产生固有或适应性免疫应答,引起相应效应细胞的激活、分化并释放效应分子以杀伤、清除肿瘤细胞。因此，可针对免疫应答中的各个环节开展免疫治疗。

肿瘤抗原为细胞癌变过程中出现的抗原物质，包括肿瘤特异性抗原和肿瘤相关抗原，为免疫治疗提供了强有力的免疫治疗靶点。在妇科肿瘤治疗中，可利用的肿瘤抗原包括子宫颈癌中特异性的 HPV 抗原（如 E6/E7 癌蛋白）、高表达于多种肿瘤的肿瘤相关抗原，如人纽约食管鳞癌蛋白 -1（NY-ESO-1）、间皮素、糖类抗原 125（carbohydrate antigen 125，CA125）等。

患者在免疫治疗之前应进行 PD-L1、MSI/MMR、TMB 等相关生物标志物的检测。PD-L1 上调、MMR 缺陷（dMMR）、微卫星不稳定性高突变（MSI-H）及高肿瘤突变负荷（TMB-H）肿瘤患者均为免疫治疗的"优势人群"。其中，MSI-H/dMMR 及 TMB-H 肿瘤基因稳定性差，表达未知肿瘤新抗原、引起特异性免疫应答的概率更高，可获得更好的免疫治疗效果。PD-L1 在子宫颈癌、子宫内膜癌、卵巢癌和耐药滋养细胞肿瘤中均有表达；子宫颈癌、子宫内膜癌和卵巢癌中亦存在 MSI-H/dMMR、TMB-H 型肿瘤。另外，子宫内膜癌中的 DNA 聚合酶 ε 超突变型（POLE 超突变型）也具备基因不稳定、肿瘤新抗原表达概率高的特征，有助于免疫治疗的获益。

二、妇科肿瘤的免疫治疗策略

免疫治疗策略可分为免疫调节治疗、被动免疫疗法和主动免疫疗法三大类。

免疫调节治疗包括免疫检查点抑制剂和细胞因子治疗；被动免疫疗法则包括使用效应分子直接攻击肿瘤细胞的抗体靶向疗法和过继性细胞治疗；主动免疫疗法包括肿瘤疫苗和固有免疫激动剂等。

（一）免疫调节治疗

免疫检查点抑制剂治疗是目前临床上最常用的免疫治疗药物。免疫检查点在生理状态下可调节免疫激活程度，避免自身免疫的发生。然而，这一机制可被肿瘤利用以抑制免疫应答，即"免疫刹车"。免疫检查点抑制剂（immune checkpoint inhibitor，ICI）可通过单克隆抗体阻断免疫刹车过程，恢复其杀伤活性。

ICI 主要适用于存在 MSI-H/dMMR 以及 TMB-H 的晚期或转移性实体瘤，在晚期、转移或复发性子宫颈癌或子宫内膜癌中疗效较好。ICI 也可用于耐药滋养细胞肿瘤治疗。ICI 的常见靶点包括 PD-1 及其配体 PD-L1，以及细胞毒性 T 淋巴细胞相关蛋白 4（cytotoxic T lymphocyte associated protein-4，CTLA-4）。肿瘤高表达的 PD-L1 与活化的效应 T 细胞表面的 PD-1 结合后，可抑制其抗肿瘤活性。CTLA-4 则是 T 细胞表面的抑制分子，可阻断抗原提呈细胞对 T 细胞的活化作用。

近年来，新型免疫检查点分子，淋巴细胞活化基因 3（lymphocyte activation gene 3，LAG-3），T 细胞免疫球蛋白和免疫受体酪氨酸抑制基序结构域（T cell immunoreceptor with immunoglobulin and immunoreceptor tyrosine-based inhibitory domains，TIGIT），T 细胞免疫球蛋白黏蛋白 3（T cell immunoglobulin and mucin domain-containing protein 3，TIM-3），T 细胞激活抑制物免疫球蛋白可变区结构域（V-domain immunoglobulin suppressor of T cell activation，VISTA）及其相关药物具有临床应用前景，其中 LAG-3 抑制剂已于国外获批黑色素瘤适应证。

免疫调节治疗还包括向患者输注白细胞介素、肿瘤坏死因子、巨噬细胞集落刺激因子、干扰素等免疫调节成分。由于全身给药反应性差且毒副作用大，目前尚未进入临床。

（二）被动免疫治疗

1. 抗体靶向的肿瘤治疗　抗体 - 抗原复合物可通过其 Fc 段结合巨噬细胞、自然杀伤细胞或者补体产生抗体依赖细胞介导的细胞毒作用或吞噬作用，以及补体级联反应杀伤肿瘤。抗体也可阻断肿瘤特异性生长因子受体，抑制其生长、侵袭和转移相关的信号转导通路。

用于妇科肿瘤治疗的抗体包括靶向 HER2、EGFR 的单克隆抗体等。此外，靶向 CA125 的卵巢癌治疗药物也在探索之中。

2. 过继性细胞治疗　过继性细胞治疗（adoptive cell therapy，ACT）指向肿瘤患者输注具有抗肿瘤活性的免疫细胞。过继性细胞治疗包括从患者肿瘤组织中采集、扩增并回输的肿瘤浸润淋巴细胞(tumor infiltrating lymphocyte,TIL),以及荷载特异性肿瘤抗原受体的工程细胞。嵌合抗原受体(chimeric antigen receptor,CAR)-T细胞已成熟应用于血液系统肿瘤的治疗。在妇科肿瘤中也有CAR-T的探索,如靶向间皮素的卵巢癌、子宫颈癌CAR-T治疗等。然而,CAR-T治疗也面临细胞因子风暴、神经毒性、抗原逃逸和治疗效果不持久等问题。此外,CAR仅能识别肿瘤表面抗原,难以穿透肿瘤微环境,对包括妇科肿瘤在内的实体瘤治疗效果并不理想。T细胞受体(T cell receptor,TCR)工程化T细胞是用于治疗多种晚期癌症的ACT的新选择。TCR-T是将能够识别肿瘤抗原的TCR导入效应T细胞,在患者体内引入TCR-T细胞后,即可靶向杀伤带有目标抗原的肿瘤细胞。这种高特异性的细胞疗法有望最大程度减少对正常细胞的损害,提高治疗的有效性和安全性。在子宫颈癌中,靶向HPV E6/E7抗原的TCR-T治疗已初步取得疗效。此外,靶向p53、EGFR、KRAS等"通用"肿瘤靶标的TCR-T治疗也在研究中。然而,临床应用仍需要更多的研究和验证。

(三) 主动免疫治疗

肿瘤疫苗可分为预防性疫苗和治疗性疫苗。HPV疫苗已成功应用于子宫颈癌的预防之中,其基本原理是通过重组技术将病毒表面的抗原表位装载进病毒样颗粒(virus-like particle,VLP)中,VLP与HPV大小、结构类似,抗原活性良好,但不具备感染性。因此同时具备良好的免疫原性和安全性。VLP可诱导机体的体液免疫应答,并产生高效价的特异性抗体及形成记忆B细胞。由此,免疫系统可于感染早期清除含有HPV特异性抗原的感染细胞,避免长期感染的形成,从而降低子宫颈癌的发病率,但对已感染者无作用。

治疗性疫苗则旨在利用肿瘤相关抗原激活免疫系统,以杀伤肿瘤、根除微小残留病灶并建立持久的抗肿瘤记忆,包括蛋白质(肽)疫苗、遗传疫苗(如编码抗原肽的DNA疫苗、RNA疫苗等)以及细胞疫苗(装载抗原或者遗传物质)。树突状细胞(dendritic cell,DC)是能够激活初始T细胞的专职抗原提呈细胞,荷载HPV E2以及E6/E7蛋白抗原肽的DC疫苗及细菌疫苗已在临床试验中取得初步疗效,用于治疗HPV相关的子宫颈鳞状上皮内病变。此外,研究证明在治疗后接种HPV疫苗可使高级别子宫颈鳞状上皮内病变的复发率降低。NY-ESO-1在约43%卵巢癌患者中高表达,NY-ESO-1卵巢癌疫苗也在临床试验中展现出一定疗效。致癌基因*WT1*在各类妇科肿瘤中高表达,使WT1肽疫苗也具有一定的应用前景。

固有免疫激动剂则主要包括Toll样受体激动剂、溶瘤病毒和李斯特菌;溶瘤病毒和李斯特菌还可作为携带肿瘤疫苗或靶向药物的载体。溶瘤病毒是一类具有感染和复制能力的肿瘤杀伤型病毒,能在摧毁肿瘤细胞的同时激发抗肿瘤免疫应答。溶瘤痘苗病毒GL-ONC1是一种改良型牛痘病毒株,在铂耐药/难治性卵巢癌患者中联合化疗、VEGF抑制剂靶向治疗的有效性评价已进展到Ⅲ期临床试验阶段;而溶瘤腺病毒KD01在子宫颈癌、子宫内膜癌、外阴癌及卵巢癌患者中联合放化疗以及免疫检查点抑制剂的不同治疗策略正在临床探索之中。

三、进入临床应用的妇科肿瘤免疫治疗

获批进入临床的妇科肿瘤免疫治疗药物以ICI为主,包括PD-1/PD-L1抗体及PD-1/CTLA-4双特异性单克隆抗体。ICI可与化疗、抗血管生成药物、PARP抑制剂等药物联合治疗以提高疗效。

(一) 卵巢癌的免疫治疗

患者应先进行MSI、MMR和TMB检测,以评估其免疫治疗收益。MSI-H/dMMR或TMB-H的铂耐药复发性卵巢癌患者,可使用PD-1抗体进行治疗。卵巢癌是免疫治疗冷肿瘤,微环境中缺乏免疫细胞用以动员,因此总体免疫治疗效果有限。

(二) 子宫内膜癌的免疫治疗

在既往全身治疗并进行相应生物标志物(MMR、MSI、TMB)检测后,PD-1抗体可用于复发性患者的后线治疗甚至一线治疗。后线治疗中,PD-1抗体适用于既往治疗失败的晚期或复发子宫内膜癌

伴 MSI-H/dMMR 或 TMB-H 的患者,也可联合多靶点酪氨酸激酶抑制剂仑伐替尼用于错配修复正常(pMMR)的患者。近期研究显示在晚期复发子宫内膜癌一线治疗中 PD-1 抗体联合化疗,不管生物标志物状态如何,均显著改善生存。

(三)子宫颈癌的免疫治疗

子宫颈鳞癌、腺癌或腺鳞癌的复发或转移性患者,PD-1 抗体用于铂类药物治疗失败的 PD-L1 阳性患者后线治疗显示一定疗效;同时晚期转移复发患者的一线治疗,在含铂化疗基础上加用或不加用贝伐珠单抗,应用免疫检查点抑制剂帕博利珠单抗可使患者显著获益。此外,PD-1/CTLA-4 双特异性单克隆抗体可使既往接受含铂化疗失败的复发性或者转移性子宫颈癌患者获益。

(四)其他妇科肿瘤中的免疫治疗

PD-L1 在妊娠滋养细胞肿瘤中广泛表达,高危耐药患者可以选用某些 PD-1 抗体治疗。外阴或阴道癌 PD-L1 表达阳性、TMB-H、MSI-H/dMMR 者可以考虑 PD-1 抗体治疗。不可切除或转移性的外阴或阴道黑色素瘤患者,可以考虑 CTLA-4 抗体和 / 或 PD-1 抗体治疗。

四、总结与展望

肿瘤的靶向治疗和免疫治疗是手术治疗、化学治疗和放射治疗之后最重要的新型治疗模式。抗血管生成药物联合化疗治疗妇科恶性肿瘤可显著提高疗效。PARP 抑制剂维持治疗改变了卵巢癌的治疗模式,显著延长了患者生存时间。免疫检查点抑制剂在晚期转移 / 复发子宫颈癌和子宫内膜癌的后线及一线治疗中疗效显著。抗体偶联药物在子宫颈癌和卵巢癌治疗中显示了欣喜的前景。

精准治疗源于精准诊断。以二代测序为代表的分子检测方法使临床分子诊断成为可能。特异的分子检测或全面分子检测有助于精准判断预后、指导治疗。大量靶向药物和免疫药物有望成为妇科肿瘤治疗的主要药物。抗体偶联药物将可能取代大部分非特异性细胞毒性药物成为主要的妇科肿瘤靶向性化疗药物。目前,各项针对妇科肿瘤的药物临床试验正在国内外广泛开展,以期探索更精准和有效的靶向治疗和免疫治疗模式。应当鼓励有条件的妇科肿瘤患者,尤其是难治性、复发性、转移性妇科肿瘤患者,积极参与高质量的临床试验。

(胡　争)

思考题:

简述复发性上皮性卵巢癌的靶向治疗策略。

思考题解题思路　　　　本章目标测试　　　　本章思维导图

第三十一章 | 生殖内分泌疾病

生殖内分泌疾病是妇科常见疾病,通常由下丘脑-垂体-卵巢轴功能异常或靶器官功能异常引起,部分患者还与生殖器官先天性发育异常和遗传因素有关。

第一节 | 女性性早熟

【知识要点】

● 女性性早熟指女童在7.5岁前出现乳房发育或10岁前月经初潮。

● 中枢性性早熟是由于下丘脑-垂体-性腺轴的提前启动,多为特发性;外周性性早熟源于其他途径来源的过多性激素。

● 治疗目标为去除病因、控制性发育进程、延迟骨骼成熟、改善最终成人身高、预防心理障碍。

任何第二性征出现早于正常人群性发育年龄平均值的2个标准差称为性早熟(precocious puberty)。临床上,女童7.5岁前出现乳房发育或10岁前月经初潮可诊断为女性性早熟。

【病因及分类】

根据下丘脑-垂体-性腺轴(hypothalamic-pituitary-gonadal axis,HPG)功能是否提前启动分为中枢性性早熟、外周性性早熟和不完全性性早熟。

1. **中枢性性早熟**(central precocious puberty,CPP) 又称GnRH依赖性性早熟、完全性性早熟、真性性早熟。中枢性性早熟又分为特发性性早熟和继发性性早熟两类。由于下丘脑-垂体-性腺轴的过早启动,促进性征过早发育成熟。约占女童性早熟的80%。

(1)特发性性早熟:患儿经全面检查未能发现任何导致青春期发育提前的器质性原因,表现为第二性征进行性发育成熟。血中雌二醇和促性腺激素达到青春期水平。骨龄明显提前,身高和体重的增长明显较同龄儿童提前。由于青春期发育提前出现,较同龄儿童生长明显加速,但骨骺提前融合,最终身材矮小。

(2)继发性性早熟:继发于中枢神经系统异常和外周性性早熟。多种中枢神经系统疾病,下丘脑区的肿瘤,如神经胶质瘤、错构瘤、星形细胞瘤、颅咽管瘤等,以及非肿瘤性疾病如脑炎、脑膜炎、脑积水,头颅外伤等病变可导致或并发CPP。一些代谢性疾病,如原发性甲状腺功能减退时,下丘脑分泌促甲状腺激素释放激素增多,不仅增加促甲状腺激素分泌,同时也增加促性腺激素分泌,导致性早熟。

2. **外周性性早熟**(peripheral precocious puberty,PPP) 又称GnRH非依赖性性早熟、假性性早熟。其特征是促使性征提前发育的性激素并非由于下丘脑-垂体-性腺轴的启动,而是由性腺或肾上腺分泌过多的性激素或暴露于过多的外源性雌激素所致。同时还可能导致下丘脑-垂体-性腺轴的提前启动,继之引发中枢性性早熟。

外周性性早熟又分为同性性早熟和异性性早熟两类。同性性早熟指提前发育的性征与本身性别一致,可由分泌雌激素的卵巢囊肿、卵巢肿瘤、肾上腺皮质瘤或长期暴露于外源性雌激素、McCune-Albright综合征等所致。异性性早熟可由分泌雄激素的疾病和肿瘤引起,与原性别相反,先天性肾上腺皮质增生症（congenital adrenal hyperplasia，CAH）是女性异性性早熟的常见原因。

（1）卵巢囊肿：功能性卵巢囊肿是女孩外周性性早熟最常见病因，分泌一定量雌激素导致性早熟。

（2）卵巢肿瘤：一些分泌性激素的卵巢肿瘤可导致幼女性早熟，颗粒细胞瘤是最常见的类型，一般表现为同性性早熟；支持-间质细胞瘤、单纯性间质细胞瘤和性腺母细胞瘤可产生雄激素，导致异性性早熟。

（3）外源性性激素：如药物、食品、化妆品中含雌激素成分，儿童应用后可出现性早熟。

（4）McCune-Albright综合征：是由20号染色体上 *GNAS1* 基因激活突变引起的先天性疾病，临床表现为典型的三联征，即外周性性早熟、多发性骨纤维发育不良、皮肤咖啡牛奶斑。

3. 不完全性性早熟　又称部分性性早熟、变异性青春发育。系指单独出现某一性征的提前发育，包括肾上腺功能早现、单纯阴毛早现、单纯乳房早发育和单纯性早初潮等，性征发育呈自限性。该类患者并不出现典型的生长加速和骨骼成熟，激素水平符合相应年龄。

【诊断与鉴别诊断】

需结合出现第二性征的年龄、病史、临床表现、生殖激素检测及影像学检查等综合诊断，诊断内容包括：明确同性或异性性早熟；明确中枢性、外周性或不完全性性早熟；确认具体病因。

1. 病史　详细了解出生过程，有无产伤或窒息；幼年有无发热、抽搐和癫痫史；有无头部外伤手术史；了解性征发育的年龄和过程，并记录身高、体重增长情况；询问有无误服内分泌药物或接触含激素的物品或食品，有无头颅、卵巢和肾上腺等相关肿瘤。

2. 体格检查　注意患儿的身高、体重、乳房和内外生殖器发育情况，盆腔和腹部检查注意有无包块。中枢性性早熟因生长高峰提前，身高、体重常超出同龄儿童2个标准差以上。外周性性早熟身高、体重基本与年龄相符。性发育情况可参照 Tanner 分期（表31-1）。全身检查时注意有无皮肤色斑以及甲状腺功能减退的体征，有无神经系统异常及男性化体征。

表31-1　第二性征发育成熟度分期

Tanner 分期	乳房（B）	阴毛（PH）
Ⅰ期	未发育态，乳房平坦（B1）	青春前期状态，无阴毛（PH1）
Ⅱ期	乳房呈芽胞状隆起，其外缘在乳晕内或略超出乳晕，腺结可有轻微触痛，乳晕无着色，乳头未增大（B2）	有少量浅色、直而稀疏分布的阴毛，分布于大阴唇，要仔细分辨才可见（PH2）
Ⅲ期	乳房和乳晕进一步增大，乳房和乳晕在同一丘面上，乳头开始增大突起于皮面，乳晕开始着色（B3）	毛色加深，增粗，变长并卷曲，向上扩展至耻骨联合（PH3）
Ⅳ期	乳房和乳晕继续增大，乳晕明显着色，并可见乳窦小丘，乳晕在乳房上形成第二个丘面隆起，乳头显著增大（B4）	阴毛明显增多，其粗细和长度已似成人，但分布限于阴阜（PH4）
Ⅴ期	乳房完成发育，如成人状，乳晕第二丘面消失（B5）	特征已如成人状，呈倒三角形分布（PH5）

3. 辅助检查

（1）激素检测

1）血清生殖激素测定：LH升高是下丘脑-垂体-性腺轴启动的重要生化标志，呈脉冲式分泌，且受到日夜节律、不同 Tanner 分期等多种因素的影响，因此基础 LH 在诊断上的意义受限。

2）GnRH激发试验：当基础 LH 值不稳定时，可考虑行 GnRH 激发试验以确诊。①方法：使用 GnRH 2.5μg/（kg·次），最大剂量 100μg/ 次，皮下或静脉注射，于注射的 0、30、60、90 分钟测定血清 LH、FSH 水平。②判断：激发峰值 LH>5IU/L 或 LH 峰 /FSH 峰>0.6，可诊断 CPP。

3）TSH、T_3、T_4 测定：有助于甲状腺功能的判断。

4）其他：疑似肾上腺病变时，应查血皮质醇、11- 脱氧皮质醇、17α- 羟孕酮等。

（2）骨骼发育指标的检测：包括骨龄、骨矿含量及骨密度检查。

（3）影像学检查：妇科和腹部超声以及头部 CT、MRI 可发现相关部位病变。女童妇科超声检测显示子宫长度 3.4～4.0cm，卵巢容积 1～3ml（卵巢容积 = 长 × 宽 × 厚 ×0.523 3），并可见多个直径≥4mm 的卵泡，提示青春期启动。

【治疗】

治疗原则为首先去除病因，控制和减缓第二性征发育的速度和成熟度，恢复相应年龄应有的心理行为，改善成年最终身高。

1. 去除病因　若性早熟是由于中枢神经系统肿瘤、性腺肿瘤所致，可相应采用放射或手术治疗；若甲状腺功能减退应补充甲状腺素；若系接触含有激素的药品、食品、化妆品所致，应脱离接触。

2. 期待治疗　用于性早熟进程缓慢，对成年身高影响不显著者；如骨龄虽然提前，但身高生长速度亦快，预测成年身高不受影响者。青春发育是一个动态的过程，故需动态观察个体指标，暂不需治疗者应进行定期复查和评估。

3. 药物治疗

（1）GnRH-a 治疗：GnRH-a 为治疗 CPP 的标准药物。

1）GnRH-a 治疗指征：①快速进展型 CPP：患儿骨骼成熟和性征发育加速显著，超过线性生长加快程度；②导致成年身高受损；③导致心理行为问题。

2）GnRH-a 治疗方法：GnRH-a 缓释剂的常规初始剂量是 3.75mg，此后剂量 80～100μg/（kg·4 周）；或采用通用剂量 3.75mg，每 4 周 1 次。停药应考虑身高的满意度、生活质量以及与同龄人同期性发育的需求，但尚缺乏相应固定的停药指征。GnRH-a 治疗期间，应定期监测患者的性发育、身高增长速度和骨龄，以确定给药剂量及间隔是否恰当。

（2）甲状腺素替代治疗：可治疗甲状腺功能减退引起的性早熟。

（3）肾上腺皮质激素替代治疗：CAH 者需要终身治疗。

4. 心理学、健康学及性知识教育　性早熟的女孩出现与其年龄不符合的青春期发育后，会产生害羞或自卑心理，父母也会因此产生焦虑。必要的医学知识宣传教育有利于指导患儿及其父母积极治疗，改善预后，并防止心理问题的发生。另外，因为有排卵，性早熟女孩具有生育能力，应防止患儿有不正常的性行为或受外来暴力的伤害。

第二节 ｜ 痛　经

【知识要点】

● 原发性痛经占痛经 90% 以上，与月经来潮时子宫前列腺素含量增高有关。

● 原发性痛经的诊断需与盆腔病变引起的继发性痛经相鉴别。

● 前列腺素合成酶抑制剂是原发性痛经的主要治疗药物。

痛经（dysmenorrhea）为最常见的妇科症状之一，指月经前后或月经期出现下腹部疼痛、坠胀，伴有腰酸或其他不适。症状严重者影响生活和工作。痛经分为原发性痛经和继发性痛经两类。原发性痛经是特发性的，不能用盆腔疾病解释，占痛经 90% 以上；继发性痛经的症状由盆腔疾病引起，任何能够影响盆腔脏器神经的病变都可能导致痛经。本节仅介绍原发性痛经。

【病因】

原发性痛经的发生主要与月经来潮时子宫内膜前列腺素（prostaglandin，PG）含量增高有关。研究表明，痛经患者子宫内膜和月经血中 $PGF_{2\alpha}$ 和 PGE_2 含量均较正常女性明显升高，$PGF_{2\alpha}$ 含量升高是造成痛经的主要原因。月经周期中,分泌期子宫内膜前列腺素浓度较增殖期子宫内膜高,月经期因溶酶体酶溶解子宫内膜细胞而大量释放,使 $PGF_{2\alpha}$ 及 PGE_2 含量增高。$PGF_{2\alpha}$ 含量高可引起子宫平滑肌过强收缩,血管挛缩,造成子宫缺血、乏氧状态而出现痛经。增多的前列腺素进入血液循环,还可引起心血管和消化道等症状。血管升压素、白细胞介素、内源性缩宫素以及 β- 内啡肽等物质的增加也与原发性痛经有关。此外,原发性痛经还受精神、神经因素影响,疼痛的主观感受也与个体痛阈有关。患者痛经还与子宫颈管狭窄有关。无排卵的增殖期子宫内膜因无孕酮刺激,所含前列腺素浓度很低,通常不发生痛经。

【临床表现】

主要特点为:①原发性痛经在青春期多见,常在初潮后 1~2 年发病;②疼痛多自月经来潮后开始,最早出现在经前 12 小时,以行经第 1 日疼痛最剧烈,持续 2~3 日后缓解,疼痛常呈痉挛性,通常位于下腹部耻骨上,可放射至腰骶部和大腿内侧;③可伴有恶心、呕吐、腹泻、头晕、乏力等症状,严重时面色发白、出冷汗;④妇科检查无异常发现。

【诊断与鉴别诊断】

根据月经期下腹坠痛,妇科检查无阳性体征,超声排除器质性病变,临床即可诊断。诊断时需与子宫内膜异位症、子宫腺肌病、盆腔炎性疾病引起的继发性痛经相鉴别。继发性痛经常在初潮后数年方出现症状,多有妇科器质性疾病史或宫内节育器放置史,妇科检查有异常发现,必要时可行腹腔镜检查加以鉴别。

【治疗】

主要目的是缓解疼痛及其伴随症状。

1. **一般治疗**　应重视心理疏导,解释月经时的轻度不适是生理反应,消除紧张和顾虑可缓解疼痛。足够的休息和睡眠、规律而适度的锻炼、戒烟、局部加热、行为干预和饮食调理是缓解痛经的常用方法。疼痛不能忍受时可辅以药物治疗。

2. **药物治疗**

(1)前列腺素合成酶抑制剂:通过抑制前列腺素合成酶活性,减少前列腺素产生,防止过强子宫收缩和痉挛,进而减轻或消除痛经。该类药物治疗有效率可达 80%。月经来潮即开始服用药物效果佳,连服 2~3 日。常用的药物有布洛芬、酮洛芬、萘普生等。布洛芬 200mg,每日 3~4 次。

(2)口服避孕药:通过抑制排卵,减少月经血前列腺素含量进而缓解痛经。适用于月经不规律、经量较多,特别是有避孕需求的痛经女性,有效率达 90% 以上。

3. **手术治疗**　子宫颈管扩张术机械性扩张子宫颈管,便于经血流出,减轻宫内压力,有利于缓解疼痛。适用于已婚、子宫颈管狭窄患者。

第三节 | 经前期综合征

【知识要点】

- 周期性在黄体期出现躯体症状、精神症状和行为改变,月经来潮后自然消失。
- 病因可能与精神社会因素、卵巢激素失调和神经递质异常有关。
- 治疗包括调整生活状态和心理治疗,必要时辅以抗焦虑、抗抑郁药物。

经前期综合征(premenstrual syndrome,PMS)是指周期性在黄体期出现以情感、行为和躯体障碍为特征的综合征,月经来潮后,症状自然消失。PMS 症状足以影响患者的日常工作和生活,伴有严重情绪不稳定者称为经前焦虑障碍(premenstrual dysphoric disorder,PMDD)。

【病因】

病因尚无定论,可能与精神社会因素、卵巢激素失调和神经递质异常有关。

1. **精神社会因素**　经前期综合征患者对安慰剂治疗的反应率高达 30%～50%,部分患者精神症状突出,且情绪紧张时常使原有症状加重,提示社会环境与患者精神心理因素间的相互作用,参与经前期综合征的发生。

2. **卵巢激素失调**　最初认为雌、孕激素比例失调是经前期综合征的发病原因,患者孕激素不足或组织对孕激素敏感性下降,雌激素水平相对过高,引起水钠潴留,致使体重增加。近年来研究发现,经前期综合征患者体内并不存在孕激素绝对或相对不足,补充孕激素也不能有效缓解症状,认为可能与黄体后期雌、孕激素撤退有关。临床补充雌、孕激素合剂减少性激素周期性生理性波动,能有效缓解症状。

3. **神经递质异常**　经前期综合征患者在黄体后期循环中类阿片肽浓度异常降低,表现为内源性类阿片肽撤退症状,影响精神、心理及行为方面的变化。其他还包括 5-羟色胺等活性改变。

【临床表现】

多见于 25～45 岁女性,周期性反复发作,症状出现于月经前 1～2 周,月经来潮后迅速减轻直至消失。主要症状归纳为:①躯体症状:头痛、背痛、乳房胀痛、腹部胀满、便秘、肢体水肿、体重增加、运动协调功能减退;②精神症状:易怒、焦虑、抑郁、情绪不稳定、疲乏以及饮食、睡眠、性欲改变,而易怒是其主要症状;③行为改变:注意力不集中、工作效率低、记忆力减退、神经质、易激动等。

【诊断与鉴别诊断】

根据黄体期出现的周期性典型症状,诊断多不困难。诊断时一般需考虑以下 3 个因素:①经前期综合征的症状;②在黄体期反复发生,至少连续 2 个周期;③对日常工作、学习产生负面影响。

诊断需与轻度精神障碍及心、肝、肾等疾病引起的水肿相鉴别。必要时可同时记录基础体温,以了解症状出现与卵巢功能的关系。

【治疗】

1. **心理治疗**　帮助患者调整心理状态,给予心理安慰与疏导,让精神放松,有助于减轻症状。症状重者可进行认知-行为心理治疗。

2. **调整生活状态**　包括合理的饮食及营养,戒烟,限制钠盐和咖啡的摄入。适当的身体锻炼,可协助缓解神经紧张和焦虑。

3. **药物治疗**

(1)维生素 B_6:可调节自主神经系统与下丘脑-垂体-卵巢轴的关系,还可抑制催乳素合成。10～20mg,口服,每日 3 次,可改善症状。

(2)抗焦虑药:适用于有明显焦虑症状者。阿普唑仑(alprazolam)经前用药,0.4mg,口服,每日 2～3 次逐渐增量,最大剂量为每日 4mg,用至月经来潮第 2～3 日。

(3)抗抑郁药:适用于有明显抑郁症状者。氟西汀(fluoxetine)能选择性抑制中枢神经系统对 5-羟色胺的再摄取。黄体期用药,20mg,口服,每日 1 次,能明显缓解精神症状及行为改变,但对躯体症状疗效不佳。

(4)醛固酮竞争性抑制剂:螺内酯 20～40mg,口服,每日 2～3 次,可拮抗醛固酮而利尿,减轻水钠潴留,对改善精神症状也有效。

(5)口服避孕药:通过抑制排卵,抑制循环和内源性激素波动缓解症状,并可减轻水钠潴留症状。必要时也可用促性腺激素释放激素激动剂(GnRH-a)抑制排卵,连用 4～6 个周期诱导短期内闭经。

(贺小进)

第四节 | 排卵障碍性异常子宫出血

【知识要点】

- AUB 是指来源于子宫腔内的不同于正常月经的异常出血。
- AUB 分为器质性和非器质性两类、九种亚型（PALM-COEIN）。
- AUB-O 最常见，分为无排卵性和排卵性两类。
- 无排卵性 AUB 以止血、调经为主，生育期可促排卵，绝经过渡期应防癌变。
- AUB-O 大多数通过药物治疗能够取得良好效果。

正常月经是伴随卵巢周期性变化而出现的子宫内膜周期性脱落及出血。异常子宫出血（abnormal uterine bleeding，AUB）是指与正常月经的周期频率、规律性、经期长度、经期出血量不同，来源于子宫腔内的异常出血。AUB 这一术语不包括妊娠期、产褥期、青春期前和绝经后子宫出血。AUB 是以子宫异常出血为临床表现的症状群，并非独立疾病，对女性生活质量影响较大。

AUB 根据病因分为器质性和非器质性两类，9 个亚型。器质性 AUB 包括：子宫内膜息肉（polyp）所致 AUB（AUB-P）、子宫腺肌病（adenomyosis）所致 AUB（AUB-A）、子宫平滑肌瘤（leiomyoma）所致 AUB（AUB-L）、子宫内膜恶变和不典型增生所致 AUB（AUB-M），按照英文首字母缩写，合称 PALM。非器质性 AUB 包括：全身凝血相关疾病（coagulopathy）所致 AUB（AUB-C）、排卵障碍（ovulatory dysfunction）所致 AUB（AUB-O）、子宫内膜局部异常（endometrial）所致 AUB（AUB-E）、医源性（iatrogenic）AUB（AUB-I）、未分类（not otherwise classified）的 AUB（AUB-N），合称 COEIN。AUB 9 个亚型，简称 PALM-COEIN。

排卵障碍性异常子宫出血（AUB-O），约占 AUB 的 50%。AUB-O 分为无排卵性和排卵性两类，前者是无排卵或稀发排卵所致，后者主要是黄体功能异常所致。无排卵性 AUB 临床表现为月经周期频率、规律性、经期、经量改变，严重者可引起大出血和重度贫血，主要由下丘脑 - 垂体 - 卵巢轴功能异常所致，多发于青春期和绝经过渡期，生育期女性也可因应激反应、多囊卵巢综合征（polycystic ovary syndrome，PCOS）、肥胖、高催乳素血症、甲状腺和肾上腺疾病等引起。排卵性 AUB（黄体功能异常）多表现为月经间期出血（intermenstrual bleeding，IMB），尚有临床可辨认的月经周期。

AUB-O，曾称"功能失调性子宫出血"（功血），2011 年 FIGO 建议停用此术语。

一、无排卵性异常子宫出血

【病因及病理生理】

正常月经的发生是下丘脑 - 垂体 - 卵巢轴生理调节控制下的周期性子宫内膜剥脱性出血，排卵 2 周后黄体功能退化，雌激素和孕激素撤退，使子宫内膜功能层崩解脱落而出血。正常月经的周期、持续时间和血量，表现为明显的规律性和自限性。当机体受内部和外界各种因素，如精神紧张、营养不良、代谢紊乱、慢性疾病、环境及气候骤变、饮食紊乱、过度运动、酗酒以及其他药物等影响时，可通过大脑皮质，引起下丘脑 - 垂体 - 卵巢轴功能失调或靶器官效应异常而导致月经异常。

无排卵性 AUB 常见于青春期和绝经过渡期，生育期也可发生。在青春期，下丘脑 - 垂体 - 卵巢轴激素间的反馈调节尚未成熟，大脑中枢对雌激素的反馈作用存在缺陷，下丘脑和垂体与卵巢间尚未建立稳定的周期性调节，FSH 呈持续低水平，无促排卵性 LH 峰形成，卵巢虽有卵泡生长，但卵泡发育到一定程度即发生退行性变，形成闭锁卵泡，无排卵发生；在绝经过渡期，卵巢功能不断衰退，卵泡近于耗尽，剩余卵泡往往对垂体促性腺激素的反应低下，故雌激素分泌量低下，以致促性腺激素水平升高，FSH 常比 LH 更高，不形成排卵期前 LH 高峰，故不排卵。生育期女性有时因应激、肥胖或 PCOS 等因素影响，也可发生无排卵。各种原因引起的无排卵均可导致子宫内膜受单一雌激素作用而无孕酮拮抗,从而引起雌激素突破性出血(breakthrough bleeding,BTB)。雌激素突破性出血有 2 种类型:①雌激素缓慢累积维持在阈值水平,可发生间断性少量出血,由于仅有雌激素阈值水平的刺激,内膜修复慢,出血时间长;②雌激素累积维持在较高水平,子宫内膜持续增厚,但因无孕激素作用,脆弱脱落而局部修复困难,临床表现为少量出血淋漓不断或一段时间闭经后的大量出血。无排卵性 AUB 的另一出血机制是雌激素撤退性出血(withdrawal bleeding),即在单一雌激素的持久刺激下,子宫内膜持续增生,此时,若有一批卵泡闭锁,或由于增多的雌激素对 FSH 的负反馈作用,使雌激素水平突然下降,内膜因失去雌激素支持而剥脱,其表现与外源性雌激素撤药所引起的出血相似。

无排卵性 AUB 还与子宫内膜出血自限机制缺陷有关。主要表现为:①组织脆性增加:在单纯雌激素作用下,子宫内膜间质缺乏孕激素作用,转化不足,致使子宫内膜组织脆弱,容易自发破溃出血;②子宫内膜脱落不完全:由于雌激素波动导致子宫内膜脱落不规则和不完整,子宫内膜某一区域在雌激素作用下修复,而另一区域发生脱落和出血,这种持续性增生子宫内膜的局灶性脱落,缺乏足够的组织丢失量,使内膜的再生和修复困难;③血管结构与功能异常:单一雌激素的持续作用,子宫内膜破裂的毛细血管密度增加,小血管多处断裂,加之缺乏螺旋化,收缩不良造成流血时间延长,流血量增多;④凝血与纤溶异常:多次组织破损活化了纤溶酶,引起更多的纤维蛋白裂解,子宫内膜纤溶亢进;⑤血管舒缩因子异常:增殖期子宫内膜前列腺素 E_2(PGE_2)含量高于 $PGF_{2\alpha}$,过度增生的子宫内膜组织中 PGE_2 含量和敏感性更高,血管易于扩张,出血增加。

【子宫内膜病理改变】

AUB-O,根据体内雌激素水平高低和持续作用时间长短,以及子宫内膜对雌激素反应的敏感性,子宫内膜可表现出不同程度的增生性变化,少数可呈萎缩性改变。

1. **增殖期子宫内膜**　子宫内膜所见与正常月经周期的增殖期内膜无区别,只是在月经周期后半期甚至月经期仍表现为增殖期形态。

2. **子宫内膜增生**(endometrial hyperplasia)　WHO 女性生殖系统肿瘤组织学分类(2020 年),基于结构和细胞形态学分为以下几种。

(1)子宫内膜增生不伴不典型增生(endometrial hyperplasia without atypia):指子宫内膜过度增生,超出正常子宫内膜增殖期晚期。子宫内膜腺体与间质的比例增加,腺体类似增殖期腺体,但形态不规则,细胞核一致,缺乏异型性。包括既往所称的单纯型增生(simple hyperplasia)和复杂型增生(complex hyperplasia),发生子宫内膜癌的风险极低,为 1%～3%。

(2)子宫内膜不典型增生(atypical endometrial hyperplasia,AEH)/子宫内膜样上皮内瘤变(endometrioid intraepithelial neoplasia,EIN):指子宫内膜增生伴有细胞不典型。子宫内膜腺体的增生明显超过间质,具有相同或相似于高分化子宫内膜样癌的细胞学特征,但缺乏明确的间质浸润。子宫内膜腺体增生出现背靠背、腺腔内乳头状结构等,细胞形态不同于周围残留的正常腺体,表现为细胞增生呈复层,核圆形或卵圆形,核染色质呈空泡状,胞质嗜双色或伊红染色,缺乏明显的浸润形态。AEH 发生子宫内膜癌的风险较高,达 25%～33%,属于癌前病变。应按 AUB-M 处理。

3. **萎缩型子宫内膜**　内膜萎缩菲薄,腺体少而小,腺管狭而直,腺上皮为单层立方形或矮柱状细胞,间质少而致密,胶原纤维相对增多。AUB-O 患者这一类型少见。

【临床表现】

多数不排卵女性表现为月经紊乱,即失去正常周期和出血自限性,出血间隔长短不一,短者几日,长者数月;出血量多少不一,出血量少者只有点滴出血,多者大量出血,不能自止,导致贫血甚至休克;出血期间一般无腹痛或其他不适;患者可有痤疮、多毛、肥胖、泌乳等症状。出血的模式与血雌激素水平及其下降速度、雌激素对子宫内膜持续作用的时间及子宫内膜的厚度均相关。

【诊断】

诊断前必须除外造成 AUB 的其他原因。

1. **病史**　应注意患者年龄、月经史、婚育史及避孕措施;排除妊娠;是否存在引起异常子宫出血的器质性疾病,包括生殖器官肿瘤、感染、血液系统及肝、肾、甲状腺疾病等,了解疾病经过和诊疗情况;近期有无服用干扰排卵的药物等。通过详细询问病史,确认其特异的出血模式。了解发病的可能诱因,如环境改变、体重变化、心情变化等。

2. 体格检查　包括全身检查和妇科检查,全身检查需注意患者生命体征和一般情况,及时发现相关线索,如肥胖、消瘦、甲状腺肿大、多毛、泌乳、皮肤瘀斑或色素沉着等。妇科检查应排除阴道、子宫颈及子宫体结构异常和器质性病变,确定出血来源。

3. 辅助检查　主要目的是鉴别诊断和确定病情的严重程度及是否有合并症。

(1)血常规检查:评估出血严重程度,酌情行凝血功能等检查。

(2)尿妊娠试验或血 hCG 检测:除外妊娠相关疾病。

(3)超声检查:了解子宫内膜厚度及回声,以明确有无子宫腔内占位性病变及其他生殖道器质性病变等,还可观察卵巢的卵泡状态。

(4)基础体温测定(BBT):是诊断无排卵性 AUB 最常用的手段,无排卵性基础体温呈单相型(图31-1)。

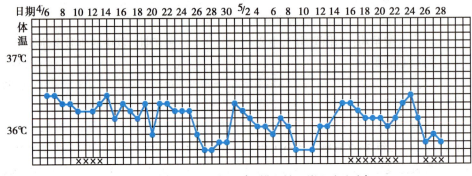

图 31-1　基础体温单相型(无排卵性异常子宫出血)

(5)生殖内分泌测定:通过测定下次月经前 5~9 日(相当于黄体中期)血孕酮水平评估有无排卵,孕酮浓度<3ng/ml 提示无排卵。同时应在早卵泡期测定血 LH、FSH、催乳素(PRL)、雌二醇(E_2)、睾酮(T)、促甲状腺素(TSH)水平,以了解无排卵的病因。

(6)诊断性刮宫(diagnostic curettage):可明确子宫内膜病理诊断,兼有诊断和止血双重作用。适用于有性生活史、长期不规律子宫出血、药物治疗无效或存在子宫内膜癌高危因素(如肥胖、糖尿病等)、超声检查提示子宫内膜过度增厚且回声不均匀的患者。为尽快止血可随时刮宫。

(7)宫腔镜检查:可直接观察到子宫颈管、子宫内膜的生理和病理情况,直视下活检的诊断准确率显著增高。

【鉴别诊断】

1. **全身性疾病**　如血液病、肝功能损害、甲状腺功能亢进或减退等。通过检查血常规、肝功能和甲状腺激素等得以鉴别。

2. **异常妊娠或妊娠并发症**　如流产、异位妊娠、妊娠滋养细胞疾病、子宫复旧不全、胎盘残留等。

3. **生殖道感染**　如急性或慢性阴道炎、子宫颈炎、子宫内膜炎、子宫肌炎等。

4. **生殖器官肿瘤**　如子宫内膜癌、子宫颈癌、卵巢癌、输卵管癌等。

5. **生殖道损伤**　如阴道、子宫颈裂伤出血等。

6. **使用性激素类药物、抗凝药物、宫内节育器或异物**　引起的异常子宫出血。

7. **其他引起异常子宫出血的疾病**　子宫内膜息肉、子宫肌瘤、子宫腺肌病、子宫内膜局部异常、子宫动静脉畸形、剖宫产术后子宫瘢痕憩室等。

【治疗】

治疗原则是尽快止血、纠正贫血以维护正常生理状态;调整月经周期,防止子宫内膜病变和 AUB

复发。青春期以止血、调经为主;生育期在止血、调经的基础上,有生育要求者给予促排卵治疗;绝经过渡期特别需要除外子宫内膜癌变。

1. 止血

(1)性激素:为首选止血药物,治疗过程应严密观察,以免因性激素应用不当而引起医源性出血或其他并发症。

1)孕激素内膜脱落法:止血机制是使雌激素作用下持续增生的子宫内膜转化为分泌期,停药后内膜脱落较完全,又称"药物刮宫"。适用于体内已有一定水平雌激素的患者,为避免短期内撤药性出血造成贫血加重,要求用于血红蛋白>90g/L、生命体征稳定的患者。因停药后短期内必然会引起撤药性出血,故不适用于严重贫血者。具体用法如下:地屈孕酮片,10mg,口服,每日2次,共10日;微粒化孕酮,200~300mg,口服,每日1次,共10日;甲羟孕酮,6~10mg,口服,每日1次,共10日。急性AUB,黄体酮20~40mg,肌内注射,每日1次,共3~5日。停药后3日左右发生撤退性出血,约1周内血止。

2)孕激素内膜萎缩法:高效合成孕激素可使内膜萎缩,达到止血目的。炔诺酮治疗出血量较多时,首剂量为5mg,每8小时1次,血止后每隔3日递减1/3量,直至维持量为2.5~5.0mg/d;连续用药10~21日或以上,至贫血纠正,希望月经来潮时停药即可,停药后3~7日发生撤药性出血。也可用甲羟孕酮10~30mg/d,血止后按同样原则减量。

3)复方短效口服避孕药:适用范围广,主要用于青春期和生育期。其中的雌激素使处于不同增殖期和脱落中的子宫内膜同步增殖,孕激素对其进行同步转化,因此止血效果好,且止血速度快、使用方便,但有避孕药禁忌证的患者禁用。目前常用的复方短效避孕药包括炔雌醇环丙孕酮片、屈螺酮炔雌醇片、屈螺酮炔雌醇片(Ⅱ)(止血时后4片白色安慰剂不需服用)等,用法为1片/次,急性AUB多使用2~3次/日,淋漓出血者多使用1~2次/日,大多数出血可在1~3日完全停止,继续维持原剂量治疗3日以上仍无出血可开始减量,每3~7日减1片至1片/日,维持至血红蛋白正常,希望月经来潮时停药即可。

4)雌激素内膜修复法:应用大剂量雌激素可迅速提高血雌激素水平,促使子宫内膜生长,短期内修复创面而止血,适用于血红蛋白低于90g/L的青春期患者。但因该方法雌激素口服用量较大,不良反应较重,目前临床已较少使用。

5)GnRH-a:通过抑制FSH和LH分泌,降低雌激素至绝经后水平,达到止血的目的,但不能立即止血,多用于难治性AUB。适用于合并重度贫血的子宫肌瘤或子宫腺肌病患者,止血的同时为后续处理做准备。如应用GnRH-a治疗>3个月,推荐采用反向添加治疗。

(2)刮宫术:刮宫可迅速止血,并具有诊断价值,适用于大量出血且药物治疗无效需立即止血、需要子宫内膜组织学检查或有药物治疗禁忌的患者。可了解内膜病理,除外恶性病变,绝经过渡期及病程长的生育期患者应首先考虑刮宫术,无性生活史青少年除非需要除外子宫内膜癌,否则不行刮宫术。近期已行子宫内膜病理检查除外恶变或癌前病变者,通常不需要反复刮宫。超声提示子宫腔内异常占位者可在宫腔镜下活检,以提高诊断率。

(3)辅助治疗

1)一般止血药物治疗:抗纤溶药物和促凝血药物,均有减少出血量的辅助作用,配合性激素治疗可达到更好的止血效果。如抗纤溶药物氨甲环酸静脉注射或静脉滴注,每次0.25~0.5g,每日0.75~2g;口服,每次500mg,每日3次;还可以用酚磺乙胺、维生素K、咖啡酸片等。

2)改善凝血功能:出血严重时,可补充凝血因子,如纤维蛋白原、血小板、新鲜冰冻血浆。

3)纠正贫血:中、重度贫血者在上述治疗的同时应补充铁剂、叶酸,严重贫血者需输血治疗。

4)预防感染:流血时间长、贫血严重、机体抵抗力低下或存在感染的临床征象时,应及时给予抗菌药物治疗。

2. 调节周期　AUB-O的患者,止血只是治疗的第一步,所有患者都需要进一步调整周期。调整月经周期是治疗的重要部分,是巩固疗效、避免复发的关键。调整周期的方法根据患者的年龄、激素水平、生育要求等而有所不同。

（1）孕激素后半周期疗法：使用范围相对广泛，适用于体内有一定雌激素水平的各年龄段患者。推荐使用对 HPO 无抑制或抑制较轻的天然孕激素或地屈孕酮。可于撤退性出血第 15 日起，口服地屈孕酮 10～20mg/d，用药 10～14 日；或微粒化孕酮 200～300mg/d，用药 10～14 日。酌情应用 3～6 个周期。

（2）复方短效口服避孕药：应用复方短效口服避孕药，可很好地控制周期，适用于月经量多、痛经、痤疮、多毛、经前期综合征，尤其是有避孕需求的患者。一般在止血用药撤退性出血后，周期性使用口服避孕药 3 个周期，病情反复者酌情延至 6 个周期。生育期、有长期避孕需求、无避孕药禁忌证者可长期应用。

（3）雌孕激素序贯法：即人工周期。模拟自然月经周期卵巢的内分泌变化，将雌激素、孕激素序贯周期性应用。少数青春期或生育期患者，如孕激素治疗后不出现撤退性出血，考虑可能为内源性雌激素水平不足；绝经过渡期有雌激素缺乏症状的患者，可考虑使用雌孕激素序贯治疗方法（图 31-2）。

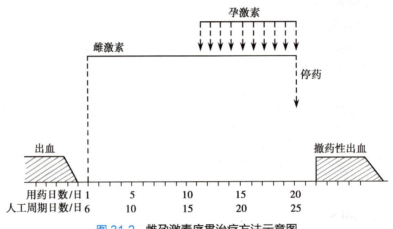

图 31-2　雌孕激素序贯治疗方法示意图

（4）左炔诺孕酮宫内释放系统（levonorgestrel-releasing intrauterine system，LNG-IUS）：子宫腔内局部释放左炔诺孕酮 20μg/d，既能避孕，又能抑制子宫内膜生长，长期保护子宫内膜，显著减少出血量，全身的副作用较小。多种药物治疗失败且无生育要求者，选择 LNG-IUS 常有效。适用于生育期或围绝经期、无生育需求的患者。

3. 促排卵　生育期女性，特别是希望妊娠者给予促排卵治疗。如能排卵，即使不能妊娠，排卵后产生的孕激素也可以调整月经周期。

（1）氯米芬（clomifene citrate，CC）：自然或人工诱发月经周期的第 5 日起，每晚服 50mg，连续 5 日。一般在停药 7～9 日排卵。若排卵失败，可重复用药，氯米芬剂量逐渐增至 100～150mg/d，一般连用 3 个周期。

（2）来曲唑（letrozole，LE）：从自然月经或撤退性出血的第 2～5 日开始，2.5mg/d，共 5 日；如无排卵则每周期增加 2.5mg，直至 5.0～7.5mg/d。因来曲唑尚无促排卵治疗适应证，应让患者知情同意。

（3）尿促性素（hMG）：每支含 FSH 及 LH 各 75U。月经期第 5 日起每日肌内注射 hMG 1～2 支，直至卵泡成熟，停用 hMG，加用绒促性素 5 000～10 000U，肌内注射，以提高排卵率，此法称尿促性素-绒促性素促排卵法。应警惕用 hMG 时并发卵巢过度刺激综合征，故仅适用于口服促排卵药效果不佳、要求生育者，尤其是不孕患者，需要有超声监测排卵的条件。

（4）绒促性素：有类似 LH 作用而诱发排卵，适用于体内 FSH 有一定水平、雌激素中等水平者。一般与其他促排卵药联用。超声监测卵泡发育接近成熟时，可肌内注射绒促性素 5 000～10 000U 以诱发排卵。

4. 手术治疗　药物治疗疗效不佳或有药物禁忌、无生育要求的患者，若不易随访且年龄较大，可考虑手术治疗。若病理诊断为癌前病变或癌变者，按相关疾病处理。

（1）子宫内膜切除术（endometrial ablation）：利用宫腔镜下电切割、激光切割、冷刀切割，或采用滚动球电凝或热疗等方法,直接破坏大部分或全部子宫内膜和浅肌层,使月经减少甚至闭经。术前需排除癌或癌前病变。

（2）子宫切除术:患者经各种治疗效果不佳,并了解所有药物治疗的可行方法后,由患者和家属知情选择后接受子宫切除。

5. 中医中药治疗　无排卵性 AUB 属中医学"崩漏"范畴。治疗原则:急则治其标,缓则治其本,辨证施治。根据不同证型,选择相应的中药方剂或中成药。如血瘀证,止血方剂推荐逐瘀止崩汤等,止血中成药推荐致康胶囊、云南红药胶囊、云南白药胶囊、茜芷胶囊、宫宁颗粒等;调经推荐益母草制剂、调经丸、调经活血片、乌鸡白凤丸、逍遥丸等。

6. 不同时期无排卵性 AUB 的治疗选择

（1）青春期

1）止血:选择孕激素脱落法或复方短效口服避孕药,不常规推荐不良反应较大的高效合成孕激素萎缩法,不常规推荐诊断性刮宫术和宫腔镜检查,因子宫内膜癌变风险很低。

2）调整周期:推荐天然孕激素或地屈孕酮定期撤退法,或使用复方短效口服避孕药,可连续使用 3~6 个月为 1 个疗程。不常规推荐使用雌孕激素序贯法（人工周期）。

（2）生育期

1）止血:可使用复方短效口服避孕药治疗、孕激素内膜脱落法、孕激素内膜萎缩法。可将诊刮术或宫腔镜检查、子宫内膜病理检查作为急性 AUB 处理的重要方法,还可明确是否有子宫内膜病变,但不建议反复使用。

2）调整周期、促排卵:有生育要求者,推荐选择不影响妊娠的天然孕激素或地屈孕酮定期撤退法调经,给予促排卵治疗,包括口服氯米芬、来曲唑等。无生育要求者,推荐复方短效口服避孕药,可以长期使用,或选择 LNG-IUS。

（3）绝经过渡期

1）止血:推荐使用孕激素内膜脱落法,或孕激素内膜萎缩法。不推荐复方短效口服避孕药止血,因可能增加绝经过渡期患者的血栓风险。推荐将诊刮术或宫腔镜检查、子宫内膜病理检查作为怀疑有子宫内膜病变患者首次止血的治疗选择;近期已行子宫内膜病理检查、除外恶性病变者则不需要反复刮宫。

2）调整周期:①孕激素定期撤退法,推荐使用天然孕激素或地屈孕酮。②LNG-IUS,可长期、有效保护子宫内膜,显著减少月经出血量。对于较常合并的子宫内膜息肉、子宫肌瘤、子宫腺肌病、子宫内膜增生等有额外获益。③伴有明确雌激素缺乏症状者,无性激素治疗禁忌证,可启动绝经激素治疗,推荐天然雌激素与孕激素或地屈孕酮序贯治疗（人工周期）,有规律的撤退性出血,可同时缓解围绝经期症状。

【预后】

青春期无排卵性 AUB 患者最终能否建立正常月经周期,与病程长短有关。大部分青春期女性初潮 3 年内建立正常周期,病程长于 4~8 年者较难自然痊愈(如多囊卵巢综合征)。生育期有生育需求的患者应用促排卵药后妊娠可能性很大,但产后仅部分患者能有规律排卵或稀发排卵,多数仍无排卵,月经仍不规则,需要长期管理。绝经过渡期患者病程可长可短,多以绝经告终,个别发生癌变,应予重视。

二、排卵性异常子宫出血

排卵性 AUB,主要是黄体功能异常所致,较无排卵性 AUB 少见,多发生于生育期女性。患者有周期性排卵,临床上有可辨认的月经周期。黄体功能异常包括黄体功能不足和子宫内膜不规则脱落。

（一）黄体功能不足（inadequate luteal function）

月经周期中有卵泡发育及排卵,但黄体期孕激素分泌不足或黄体过早衰退,导致子宫内膜分泌反应不良和黄体期缩短。

【发病机制】

足够水平的 FSH 和 LH 及卵巢对 LH 良好的反应,是黄体健全的必要前提。黄体功能不足可由多种因素造成:卵泡期 FSH 缺乏,使卵泡发育缓慢,雌激素分泌减少,从而对垂体及下丘脑正反馈不足;LH 脉冲峰值不高及排卵峰后 LH 低脉冲缺陷,使排卵后黄体发育不全,孕激素分泌减少;卵泡本身发育不良,排卵后颗粒细胞黄素化不良,孕激素分泌减少。此外,生理性因素如青春期早期、分娩后、绝经过渡期等也可导致黄体功能不足。

【病理】

子宫内膜形态一般表现为分泌期内膜,腺体分泌不良,间质水肿不明显或腺体与间质发育不同步。内膜活检显示分泌反应落后 2 日。

【临床表现】

常表现为月经周期缩短,也可表现为经前期出血。有时月经周期虽在正常范围内,但卵泡期延长、黄体期缩短(<11 日),以致患者不易受孕或在妊娠早期流产。

【诊断】

根据病史、妇科检查无引起异常子宫出血的生殖器官器质性病变;基础体温双相型,但高温相短于 11 日(图 31-3);子宫内膜活检显示分泌反应落后 2 日,可作出诊断。

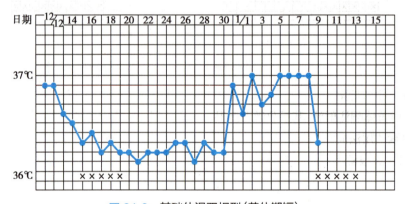

图 31-3　基础体温双相型(黄体期短)

【治疗】

1. 促进卵泡发育　有生育要求者可给予促排卵治疗,以改善卵泡发育和黄体功能。可采用氯米芬、来曲唑、尿促性素(hMG)等。

2. 促进月经中期 LH 峰形成　在卵泡成熟后,给予绒促性素 5 000～10 000U 肌内注射。

3. 黄体功能刺激疗法　于基础体温上升后开始,隔日肌内注射绒促性素 1 000～2 000U,共 5 次。

4. 黄体功能补充疗法　一般选用天然黄体酮制剂,自排卵后开始口服地屈孕酮 10～20mg/d,或微粒化孕酮 200～300mg/d,或肌内注射黄体酮 10mg/d,共 10～14 日。

5. 口服避孕药　尤其适用于有避孕需求的患者。一般周期性使用口服避孕药 3 个周期,病情反复者酌情延至 6 个周期。

(二)子宫内膜不规则脱落(irregular shedding of endometrium)

月经周期有排卵,黄体发育良好,但萎缩过程延长,导致子宫内膜不规则脱落,经期延长。

【发病机制】

由于下丘脑 - 垂体 - 卵巢轴调节功能紊乱,或溶黄体机制失常,引起黄体萎缩不全,内膜持续受孕激素影响,以致不能如期完整脱落。

【病理】

正常月经第 3～4 日时,分泌期子宫内膜已全部脱落。黄体萎缩不全时,月经期第 5～6 日仍能见到呈分泌反应的子宫内膜,常表现为混合型子宫内膜,即残留的分泌期内膜与出血坏死组织及新增生的内膜混合共存。

【临床表现】

表现为月经周期正常,但经期延长,长达9~10日,出血量可多可少。

【诊断】

临床表现为经期延长,基础体温呈双相型,但下降缓慢(图31-4)。在月经第5~7日行诊断性刮宫,病理检查仍提示分泌期改变,作为确诊依据。

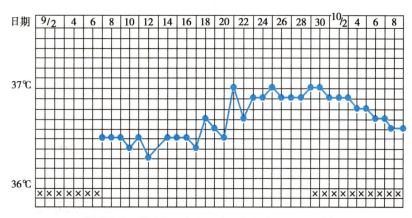

图31-4 基础体温双相型(子宫内膜不规则脱落)

【治疗】

1. **孕激素** 排卵后第1~2日或下次月经前10~14日开始,每日口服孕激素如地屈孕酮等10~14日或肌内注射黄体酮注射液,其后孕激素撤退会导致子宫内膜集中剥脱出血,月经期明显缩短。

2. **绒促性素** 用法同黄体功能不足,有促进黄体功能的作用。

3. **复方短效口服避孕药** 抑制排卵,控制周期,尤其适用于有避孕需求的患者,一般使用3~6周期。

【附】 子宫内膜局部异常所致异常子宫出血(AUB-E)

AUB-E指原发于子宫内膜局部异常引起的异常子宫出血。当AUB发生在有规律且有排卵的周期,特别是经排查未发现其他原因可解释时,则可能是原发于子宫内膜局部异常所致异常子宫出血。

【临床表现】

可表现为月经过多、经间期出血或经期延长。其机制可能涉及子宫内膜局部凝血纤溶调节机制异常、子宫内膜修复机制异常如子宫内膜炎症、感染、炎性反应及子宫内膜血管生成异常等。

【诊断】

目前尚无特异方法诊断子宫内膜局部异常,主要基于在有排卵月经的基础上排除其他明确异常后而确定,是一种排除性诊断。应用宫腔镜、病理检查及免疫组化CD138检测可提高诊断准确性。

【治疗】

如有子宫内膜炎,应根据子宫内膜微生物的培养结果,选用不同的抗菌药物治疗。经验用药常用广谱抗菌药物,如多西环素0.1g每日2次,用药10~14日。

针对月经过多的相关治疗,包括:①左炔诺孕酮宫内释放系统(LNG-IUS),适合于近1年无生育要求者;②氨甲环酸抗纤溶治疗或非甾体抗炎药,可用于不愿或不能使用性激素治疗或计划尽快妊娠者;③短效口服避孕药;④孕激素子宫内膜萎缩治疗,如地屈孕酮20mg每日1~2次或炔诺酮5mg每日3次,从周期第5日开始,连续服用21日。刮宫术仅用于紧急止血及病理检查。久治不愈的无生育要求者,可考虑保守性手术,如子宫内膜切除术。

(程文俊)

第五节 | 闭　经

【知识要点】

- 闭经分为原发性闭经和继发性闭经两大类。
- 原发性闭经多由遗传因素和先天发育异常所致,应重视染色体核型分析。
- 继发性闭经分为下丘脑性闭经、垂体性闭经、卵巢性闭经和子宫性闭经,应重视激素测定。
- 闭经诊断前应首先除外妊娠,明确发病部位,确定相应病因。
- 闭经治疗应首先去除病因,以性激素治疗为主,器质性病变采用手术治疗。

闭经(amenorrhea)指无月经或月经停止 6 个月。病理性闭经根据既往有无月经来潮,分为原发性闭经(primary amenorrhea)和继发性闭经(secondary amenorrhea)两类。原发性闭经指年龄超过 13 岁,第二性征未发育;或年龄超过 15 岁,第二性征已发育,月经还未来潮。继发性闭经指曾有月经、以后月经停止,包括原来月经频率正常者停经 3 个月或原来月经稀发者停经 6 个月。青春期前、妊娠期、哺乳期及绝经后的月经不来潮属生理性闭经,不在本节讨论。

按照病变发生部位,闭经主要分为下丘脑性闭经、垂体性闭经、卵巢性闭经、子宫性闭经。下生殖道发育异常可致经血外流受阻形成假性闭经。按促性腺激素(Gn)水平又可分为低促性腺激素性闭经和高促性腺激素性闭经,前者是由于下丘脑或垂体的问题引发促性腺激素水平低下导致卵巢功能低下而闭经,后者是由于卵巢本身功能减退导致的闭经。世界卫生组织(WHO)将闭经归纳为 3 型:Ⅰ型,内源性雌激素(雌二醇)产生不足,卵泡刺激素(FSH)水平正常或低下,催乳素(PRL)水平正常,无明显下丘脑垂体区域病变证据;Ⅱ型,内源性雌激素产生且高于早卵泡期水平,FSH 及 PRL 水平正常;Ⅲ型,内源性雌二醇水平低、FSH 水平升高,提示卵巢功能衰竭。

【病因】

正常月经的建立和维持,有赖于下丘脑 - 垂体 - 卵巢轴的神经内分泌调节、靶器官子宫内膜对性激素的周期性反应和下生殖道的通畅,其中任何一个环节发生障碍均可导致闭经。

1. 原发性闭经　较少见,多为遗传原因或先天性发育缺陷引起,约 30% 患者伴有生殖道异常。根据第二性征的发育情况,分为第二性征存在和第二性征缺乏两类。

(1)第二性征存在的原发性闭经

1)MRKH 综合征(Mayer-Rokitansky-Küster-Hauser syndrome):又称先天性子宫阴道缺如综合征,约占青春期原发性闭经的 20%。由米勒管发育障碍引起的先天畸形,可能由基因突变所致,与半乳糖代谢异常相关,但染色体核型正常,为 46,XX。性激素水平正常,卵巢结构正常,但位置可能异常。主要异常表现为始基子宫或无子宫、无阴道,或检查仅在尿道后方有一浅凹陷,顶端为盲端。约 15% 伴肾异常(肾缺如、盆腔肾或马蹄肾),40% 有双套尿液集合系统,5%～12% 伴骨骼畸形。

2)生殖道闭锁:任何生殖道闭锁引起的经血流出道受阻,均可导致闭经。常见病因有处女膜闭锁、完全性阴道横隔、阴道闭锁、阴唇严重粘连。患者的核型为 46,XX,卵巢功能正常。经血聚集在梗阻部位以上,引起周期性腹痛、子宫腔积液或积脓,可导致子宫内膜异位症。

3)雄激素不敏感综合征(androgen insensitivity syndrome):又称睾丸女性化(说明:假两性畸形因具有贬损含义已被摒弃),染色体核型为 46,XY,但 X 染色体上的雄激素受体基因缺陷;性腺为睾丸,位于腹腔内或腹股沟;睾酮水平在正常男性范围,靶细胞睾酮受体缺陷,不发挥生物学效应故无法形成男性外生殖器。睾酮能通过芳香化酶转化为雌激素,故表型为女型,致青春期乳房隆起丰满,但乳头发育不良,乳晕苍白,阴毛、腋毛稀少,阴道为盲端,较短浅,子宫及输卵管缺如。雄激素不敏感综合征分为完全型和部分型两种,完全型雄激素不敏感综合征临床表现为外生殖器女型且发育幼稚、无阴毛;部分型雄激素不敏感综合征可存在腋毛、阴毛,但外生殖器性别不清。

4)真两性畸形(true hermaphroditism):较少见,在新生儿中发病率1/100 000,一个个体同时具有卵巢与睾丸两种性腺组织,染色体核型可为46,XX、46,XY或嵌合体。现在亦被称为卵睾型性发育异常(ovo-testicular DSD,OT-DSD)。

5)卵巢抵抗综合征(resistant ovarian syndrome,ROS):又称卵巢不敏感综合征(insensitive ovary syndrome)。其特征有:①卵巢内多数为原始卵泡及初级卵泡;②内源性促性腺激素,特别是FSH升高(20~40IU/L),抗米勒管激素(AMH)接近同龄女性的平均水平;③卵巢对外源性促性腺激素不敏感;④临床表现为原发性闭经,女性第二性征存在。ROS的病因尚不明确,可能与Gn的受体突变有关。

(2)第二性征缺乏的原发性闭经

1)低促性腺激素性性腺功能减退(hypogonadotropic hypogonadism):多因下丘脑分泌GnRH不足或垂体分泌促性腺激素不足而致原发性闭经,称为特发性低促性腺激素性性腺功能减退,具有显著的临床和遗传异质性,约50%的患者已鉴定出超过25种不同的致病基因。约50%合并嗅觉缺陷(缺失或减退),称为卡尔曼综合征(Kallmann syndrome),其女性内生殖器分化正常。

2)高促性腺激素性性腺功能减退(hypergonadotropic hypogonadism):大多与遗传异常有关的性腺功能减退或性激素合成关键酶缺陷有关。性激素缺乏,LH和FSH升高。

A. 性腺先天性发育不全(gonadal dysgenesis):性腺条索状或发育不全,因性腺内卵泡缺如或少于正常,临床多表现为性征幼稚的原发性闭经。

特纳综合征(Turner syndrome):属于性腺先天性发育不全,发生率为女婴的22.2/100 000。性染色体异常,核型为45,XO或其嵌合型如45,XO/46,XX或45,XO/47,XXX等。表现为原发性闭经,条索状性腺,身材矮小,第二性征发育不良,女性外阴,发育幼稚,有阴道,子宫小。常有一组躯体的发育异常如蹼颈、盾胸、后发际低、腭高耳低、鱼样嘴、肘外翻等临床特征,可伴主动脉缩窄及肾、骨骼畸形、自身免疫性甲状腺炎、听力下降及高血压等。在X染色体遗传物质丢失的性腺发育不良个体中,约90%从无月经来潮,剩余10%有足够的残余卵泡支持月经来潮,但很少能妊娠,容易出现早发性卵巢功能不全。

46,XX单纯性腺发育不全(pure gonadal dysgenesis):体格发育无异常,卵巢呈条索状无功能实体,子宫发育不良,女性第二性征发育差,但外生殖器为女性型。

46,XY单纯性腺发育不全:又称Swyer综合征。主要表现为条索状性腺及原发性闭经。由于发育不良的睾丸缺乏睾酮和AMH分泌,表型为女性,且有子宫输卵管等内生殖器。由于存在Y染色体,患者在10~20岁时易发生性腺母细胞瘤或无性细胞瘤,故诊断确定后应切除条索状性腺。

XO/XY性腺发育不全:染色体核型为45,XO/46,XY,性腺可为发育不全的睾丸、卵巢或条索状性腺混合存在。临床特征有Turner综合征的表现。此类患者的性腺容易发生肿瘤,宜在青春期发育前切除。

B. 酶缺陷:酶缺失影响性激素合成。常见的类型为染色体核型为46,XY的患者17α-羟化酶缺失、20α-裂解酶缺失,患者为女性表型,临床表现为子宫缺如;染色体核型为46,XX的患者17α-羟化酶缺失,患者有子宫,无第二性征。

C. 其他:青春期前卵巢接受放疗或化疗、半乳糖血症、腮腺炎、自身免疫性疾病等引起的卵巢功能减退。

2. 继发性闭经　发生率明显高于原发性闭经。病因复杂,根据控制正常月经周期的4个主要环节,分为下丘脑性闭经、垂体性闭经、卵巢性闭经、子宫性闭经,以下丘脑性闭经最常见。

(1)下丘脑性闭经:指中枢神经系统及下丘脑各种功能和器质性疾病引起的闭经,以功能性原因为主,特点是下丘脑合成和分泌GnRH缺陷或下降或脉冲分泌异常,导致卵泡刺激素(FSH)和黄体生成素(LH)的分泌低下,故属低促性腺激素性闭经。功能性下丘脑性闭经(functional hypothalamic amenorrhea,FHA)包括应激性闭经、消瘦性闭经及运动性闭经。

1)精神应激(psychogenic stress):各类突发或长期精神压抑、紧张、焦虑等可引起神经内分泌障碍的因素,均会导致闭经,其机制可能是应激状态下下丘脑分泌的促肾上腺皮质激素释放激素(CRH)

和促肾上腺皮质激素（ACTH）分泌增加,进而刺激内源性阿片肽和多巴胺分泌,抑制下丘脑分泌促性腺激素释放激素和垂体分泌促性腺激素。

2）体重减轻（weight loss）和神经性厌食（anorexia nervosa）:神经性厌食和体重骤降可导致闭经。严重的神经性厌食在内在情感剧烈矛盾或为保持体型强迫节食时发生,临床表现为厌食、极度消瘦,重症可危及生命,其病死率达 9%。中枢神经对体重急剧下降极敏感,过度节食可导致体脂过低,内脏脂肪瘦素分泌量下降,对下丘脑神经肽 Y（neuropeptide Y,NPY）的抑制减弱,最终由于 NPY 升高导致下丘脑 GnRH 神经元功能的抑制,多种神经激素分泌降低,引起腺垂体多种促激素包括 LH、FSH、ACTH 等分泌减少而闭经。

3）运动过度:长期剧烈运动易致闭经,其与患者心理背景、应激反应程度及体脂下降有关。运动剧增后,基础代谢率急剧增加,GnRH 释放受抑制使 LH 释放受抑制,也可引起闭经。

4）药物:长期应用某些抑制中枢或下丘脑的药物,甾体类避孕药、吩噻嗪衍生物（奋乃静、氯丙嗪）、GnRH 激动剂或拮抗剂等药物,可引起闭经,其机制是药物抑制下丘脑分泌 GnRH 或通过抑制下丘脑多巴胺释放,使垂体分泌催乳素增多。化疗药物、选择性孕激素受体调节剂（如米非司酮）、减肥药、降压药、免疫抑制剂等也可能引起药物性闭经。药物性闭经通常是可逆的,停药后 3~6 个月月经多能自然恢复。

5）器质性病变及炎症:器质性下丘脑性闭经包括下丘脑肿瘤、炎症、创伤等原因,最常见的下丘脑肿瘤为颅咽管瘤。瘤体增大可压迫下丘脑和垂体柄引起闭经、生殖器萎缩、肥胖、颅内压增高、视力障碍等症状。

（2）垂体性闭经:腺垂体器质性病变或功能失调,均可影响促性腺激素分泌,继而影响卵巢功能导致闭经。

1）希恩综合征（Sheehan syndrome）:由于产后大出血休克,导致垂体尤其是腺垂体促性腺激素分泌细胞缺血坏死,引起腺垂体功能低下而出现一系列症状,闭经、无泌乳、性欲减退、毛发脱落等,第二性征衰退,生殖器萎缩,以及肾上腺皮质、甲状腺功能减退,出现畏寒、嗜睡、低血压,可伴有严重而局限的眼眶后方疼痛、视野缺损及视力减退等症状,基础代谢率降低。

2）垂体肿瘤:位于蝶鞍内的腺垂体各种腺细胞均可发生肿瘤。最常见的是分泌 PRL 的腺瘤,闭经程度与 PRL 对下丘脑 GnRH 分泌和垂体 Gn 分泌的抑制程度有关。其他的还包括生长激素腺瘤、促甲状腺激素腺瘤、促肾上腺皮质激素腺瘤以及无功能的垂体腺瘤,系由肿瘤分泌激素抑制 GnRH 分泌和 / 或压迫分泌细胞,使促性腺激素分泌减少所致。

3）空蝶鞍综合征（empty sella syndrome）:蝶鞍隔因先天性发育不全、肿瘤或手术破坏,使脑脊液流入蝶鞍的垂体窝,垂体受压缩小,蝶鞍扩大,称为空蝶鞍。垂体柄受脑脊液压迫而使下丘脑与垂体间的门静脉循环受阻时可出现闭经,伴有泌乳和高催乳素血症。

4）垂体炎症:围产期淋巴细胞性垂体炎可导致垂体功能减退,出现闭经。

（3）卵巢性闭经:卵巢自身病变使卵巢分泌的性激素水平低下,子宫内膜不发生周期性变化而导致闭经,属高促性腺激素性闭经。

1）卵巢功能衰退:卵巢内卵泡数量耗竭或残存卵泡质量下降而引起卵巢功能丧失,称为卵巢功能衰退。常见危险因素包括遗传,免疫,感染,内分泌,医源性损伤（放疗、化疗对性腺的破坏、手术影响卵巢血供）,环境,社会心理因素等。以促性腺激素升高和低雌激素为特征,临床表现为继发性闭经和围绝经期症状。早发性卵巢功能不全（premature ovarian insufficiency,POI）:女性在 40 岁前因各种原因导致的卵巢功能减退,可导致闭经,最终发展为卵巢早衰（premature ovarian failure,POF）。

2）卵巢功能性肿瘤:分泌雌激素的卵巢颗粒细胞瘤和卵泡膜细胞瘤,持续分泌雌激素抑制排卵,使子宫内膜持续增生而闭经。分泌雄激素的卵巢支持 - 间质细胞瘤,产生过量雄激素抑制下丘脑 - 垂体 - 卵巢轴功能而闭经。临床特征为男性化症状重、进展速度快。

3）多囊卵巢综合征:以长期无排卵及高雄激素血症为特征。临床表现为月经稀发或闭经、不孕、多毛和肥胖等。

（4）子宫性闭经：分为先天性和获得性两种。获得性闭经为各种因素造成的子宫内膜基底层损伤及子宫腔或子宫颈管粘连导致的闭经。HPO调节功能正常，第二性征发育也正常。

1）子宫腔粘连：子宫内膜损伤粘连综合征（Asherman综合征），通常与产后、流产后出血刮宫和人工流产刮宫过度相关。流产后感染、产褥感染、子宫内膜结核分枝杆菌感染及各种子宫腔手术所致的感染，可造成子宫内膜损伤而导致闭经。子宫内膜损伤也可继发于其他子宫手术，包括子宫成形术、子宫肌瘤切除术、剖宫产术或盆腔放疗等。

2）子宫颈粘连：扩张子宫颈和刮宫术、子宫颈冷刀锥切术、子宫颈环形电切术、感染等原因可引起术后瘢痕和子宫颈狭窄、粘连，导致闭经。

此外，其他内分泌腺体功能异常，如甲状腺、肾上腺、胰腺等功能紊乱也可引起继发性闭经。常见的疾病有甲状腺功能减退或亢进、肾上腺皮质功能亢进、肾上腺皮质肿瘤等。

【诊断】

闭经是症状，诊断时需先寻找闭经原因，确定病变部位，然后再明确是何种疾病所引起。

1. **病史** 详细询问月经史，包括初潮年龄、月经周期、经期、经量和闭经期限以及伴随症状等。有无精神应激、环境改变、体重增减、剧烈运动、相关疾病及用药等诱因。有无特殊症状如周期性腹痛、多毛、痤疮、潮热、出汗、新发头痛或视觉改变、泌乳等。既往手术史、术后感染或并发症史。已婚女性需询问孕产史及产后并发症史。原发性闭经应询问第二性征发育情况，了解生长发育史，有无先天缺陷或其他疾病及家族史。要注意了解既往检查及治疗情况。

2. **体格检查** 观察精神状态，检查全身发育状况，包括智力、身高、体重、四肢与躯干比例，皮肤色泽、五官特征、第二性征，有无体格发育畸形，甲状腺有无肿大，乳房有无泌乳，毛发分布，腹股沟区有无肿块。原发性闭经伴性征幼稚者还应检查嗅觉有无缺失。妇科检查应注意内外生殖器发育，有无先天缺陷、畸形，有无腹股沟及盆腔包块等。已有性生活女性可通过检查阴道及子宫颈黏液了解体内雌激素的水平。

3. **辅助检查** 生育期女性闭经首先需排除妊娠。通过病史采集及体格检查，对闭经病因及病变部位有初步了解，再通过有选择的辅助检查明确诊断。

（1）激素测定：闭经患者最重要的检查，激素水平的解读不应根据某一项结果作出诊断，需结合患者病情和其他检查综合判断。

1）性激素测定：包括雌二醇、孕酮及睾酮测定。血孕酮水平升高，提示有排卵。雌激素水平低，提示卵巢功能不正常或衰竭。睾酮水平高，提示可能为多囊卵巢综合征或卵巢支持-间质细胞瘤等。一般检测为血清总睾酮水平，故睾酮水平正常不能排除多囊卵巢综合征诊断，需结合症状体征判断。

2）垂体分泌激素测定：血清催乳素升高，提示垂体瘤可能。PRL、TSH同时升高，提示甲状腺功能减退引起的闭经。FSH和LH水平低下，尤其是LH<5IU/L提示下丘脑-垂体功能障碍，FSH水平升高提示高促性腺激素性性腺功能减退，注意排除排卵期生理性FSH峰情况；FSH水平在正常范围内需结合其他检测结果综合判断。

3）其他激素：在大多数闭经患者中应检测促甲状腺激素水平，肥胖、多毛、痤疮患者还需行胰岛素、雄激素测定、口服葡萄糖耐量试验（OGTT）、胰岛素释放试验等，以确定是否存在胰岛素抵抗、高雄激素血症或先天性肾上腺皮质增生症等。库欣综合征（Cushing syndrome）可测定24小时尿游离皮质醇或1mg地塞米松抑制试验排除。检测AMH以评估卵巢储备。

如患者服用相关激素类药物，则建议停用药物至少2周后行激素测定。

（2）功能试验

1）孕激素试验（progestational challenge）：用于评估体内雌激素水平，常用外源性孕激素，如黄体酮、地屈孕酮或醋酸甲羟孕酮，见表31-2。停药后出现撤退性出血（阳性反应），提示子宫内膜已受一定水平雌激素影响，且流出道通畅。停药后2周内无撤退性出血（阴性反应），则可能存在内源性雌激素水平低下、子宫-下生殖道病变所致闭经、妊娠等情况。排除妊娠后应进一步行雌孕激素序贯试验。

表 31-2 孕激素试验用药方法

药物	剂量	用药时间
黄体酮注射液	20mg/次,1次/日,肌内注射	3 日
醋酸甲羟孕酮	10mg/次,1次/日,口服	7～10 日
地屈孕酮	20mg/次,1次/日,口服	7～10 日
微粒化黄体酮	100mg/次,2～3次/日,口服	7～10 日
黄体酮凝胶	90mg/次,1次/日,阴道	10 日

2）雌孕激素序贯试验:适用于孕激素试验阴性的闭经患者。每晚睡前口服戊酸雌二醇或 17β-雌二醇 2mg 或结合雌激素 1.25mg,连服 21 日,后 10 日加用地屈孕酮或醋酸甲羟孕酮;也可选择雌二醇/雌二醇地屈孕酮复合制剂（2/10 剂型）或戊酸雌二醇片/戊酸雌二醇醋酸环丙孕酮片,连服一周期停药后 2 周内发生撤退性出血者为阳性,提示子宫内膜功能正常,可排除子宫性闭经,引起闭经的原因是患者体内雌激素水平低,应进一步寻找原因。无撤药性出血者为阴性,应重复一次试验,若仍无撤退性出血,可诊断为子宫性或下生殖道性闭经。结合妇科超声和激素水平可更有效地进行诊断和治疗。

3）垂体兴奋试验:又称 GnRH 刺激试验,可了解垂体对 GnRH 的反应性。注射 GnRH 后 LH 值升高,说明垂体功能正常,病变在下丘脑;经重复试验,LH 值无升高或升高不显著,说明垂体功能减退,如希恩综合征。

（3）影像学检查

1）超声检查:观察盆腔有无子宫,子宫形态、大小及内膜厚度,卵巢大小、形态、卵泡数目,有无卵巢肿瘤等。三维超声对于子宫发育畸形、子宫腔粘连的诊断更有帮助。有明显男性化体征的患者还应行卵巢和肾上腺超声或磁共振成像检查以排除肿瘤。

2）MRI 或 CT:用于盆腔及头部蝶鞍区检查,了解盆腔肿块和中枢神经系统病变性质,诊断子宫阴道发育异常、卵巢肿瘤、下丘脑病变、垂体微腺瘤、空蝶鞍等。

3）子宫输卵管造影:了解有无子宫发育畸形、有无子宫腔病变和子宫腔粘连。

（4）宫腔镜检查:排除子宫腔粘连等。

（5）染色体检查:用于原发性闭经病因诊断及鉴别性腺发育不全病因,对指导临床处理有重要意义。高 Gn 性闭经、矮小、颈蹼、睾酮水平显著升高,怀疑性发育异常者应行染色体检查。随着先进测序方法的出现,特定情况下可考虑全基因组测序或其他深度测序方法。

（6）骨密度（BMD）检查:长期低雌激素状态可引起骨流失,导致骨质疏松,需行骨密度检查,以明确诊断。

（7）其他检查:包括基础体温测定、子宫内膜取样等。怀疑结核或血吸虫病,应行子宫内膜培养。必要时行骨龄检查对评估病因、选择治疗方案有指导作用。

4. 闭经的诊断步骤 若为原发性闭经,按图 31-5 的诊断步骤进行;若为继发性闭经,按图 31-6 的诊断步骤进行。

【治疗】

治疗原则:首选病因治疗,性激素治疗为主,促进第二性征发育,恢复月经,帮助生育,维持女性生殖健康及全身健康。

1. 全身治疗 积极治疗全身性疾病,提高机体体质,供给足够营养,保持标准体重。运动性闭经者应适当减少运动量。应激或精神因素所致闭经,应进行专业的心理治疗,消除精神紧张和焦虑。肿瘤、多囊卵巢综合征等引起的闭经,应对因治疗。

2. 内分泌治疗 明确病变环节及病因后,给予相应内分泌治疗以补充体内激素不足或拮抗其过多,有生育要求者,可促排卵。

（1）性激素补充治疗:治疗目的是维持女性全身健康及生殖健康,包括心血管系统、骨骼及骨代

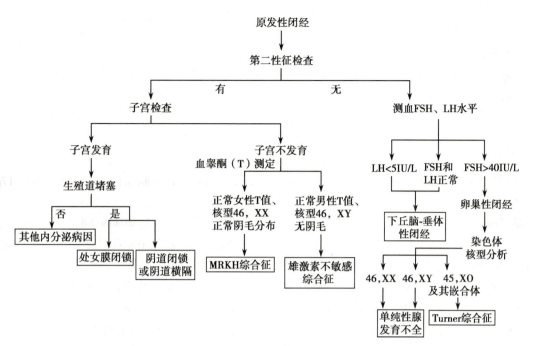

图 31-5　原发性闭经的诊断步骤

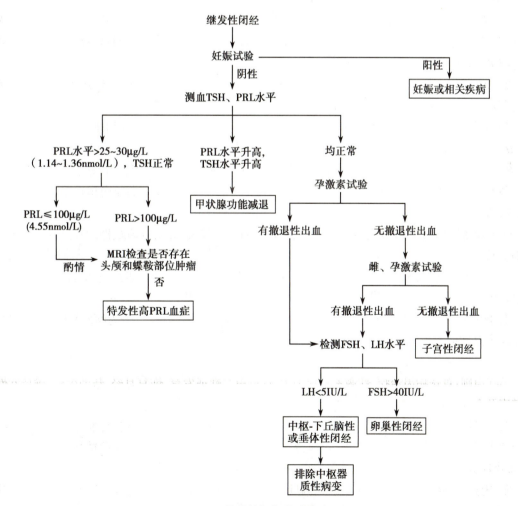

图 31-6　继发性闭经的诊断步骤

谢、神经系统、泌尿生殖系统等;促进和维持第二性征和月经。主要治疗方案如下。

1)雌激素补充治疗:戊酸雌二醇 1mg/d,微粒化 17β- 雌二醇 1~2mg/d 或皮肤涂抹雌二醇凝胶 1.25~2.5g/d。

青春期性幼稚患者,在身高尚未达到预期高度时,治疗起始应从小剂量开始,如戊酸雌二醇 0.5mg 或 17β- 雌二醇 0.5mg,隔日或每日 1 次;在身高达到预期高度后,可逐渐增加剂量直至成人剂量以促进第二性征进一步发育;待子宫发育后,可根据子宫内膜增殖程度定期加用孕激素或采用雌孕激素序贯周期疗法。

成人低雌激素血症闭经者先采用戊酸雌二醇 1~2mg/d 或 17β- 雌二醇 1~2mg/d,以促进和维持全身健康和性征发育,待子宫发育后,同样需根据子宫内膜增殖程度定期加用孕激素或采用雌孕激素序贯周期疗法。

2)人工周期疗法:适用于有子宫者。上述雌激素连服 21 日,最后 10 日同时给予地屈孕酮 10~20mg/d 或微粒化黄体酮 200~300mg/d 或醋酸甲羟孕酮 6~10mg/d。青春期女性建议选用天然或接近天然的孕激素,如地屈孕酮或微粒化黄体酮,有利于生殖轴功能的恢复。

3)孕激素疗法:适用于体内有一定内源性雌激素水平的闭经患者,可于月经周期后半期(或撤退性出血第 14~20 日)应用孕激素,建议使用天然或接近天然的孕激素如地屈孕酮 10~20mg/d 或微粒化黄体酮 200~300mg/d,口服,每周期用药 10~14 日,预防子宫内膜增生或病变。

4)口服避孕药:上述雌孕激素补充疗法可能经历意外妊娠,在无禁忌证的情况下,口服避孕药既可避孕又可治疗无排卵性闭经,可供有避孕需求女性选择。有明显高雄激素血症或体征的 PCOS 患者,也可采用口服避孕药治疗。

5)社会性别为女性的青春期 46,XY 性发育异常患者,在性腺切除后,应长期补充雌激素,有子宫的患者加用孕激素。

(2)促排卵治疗:适用于有生育要求的患者。低促性腺激素性闭经患者,采用雌激素治疗促进生殖器发育,子宫内膜获得对雌孕激素的反应后,可采用尿促性素(hMG)联合绒促性素促进卵泡发育及诱发排卵,但可能导致卵巢过度刺激综合征(OHSS),严重者可危及生命,故使用促性腺素诱发排卵必须由有经验的医师在有超声和激素水平监测的条件下用药;FSH 和 PRL 正常的闭经患者,由于患者体内有一定内源性雌激素,可首选氯米芬作为促排卵药物;FSH 升高的卵巢功能衰竭闭经患者,不建议采用促排卵药物治疗。

(3)其他药物治疗

1)溴隐亭(bromocriptine):为多巴胺受体激动剂。通过与垂体多巴胺受体结合,直接抑制垂体 PRL 分泌,恢复排卵;溴隐亭还可直接抑制分泌 PRL 的垂体肿瘤细胞生长。垂体催乳素瘤患者中敏感者在服药 3 个月后肿瘤明显缩小,微腺瘤较少采用手术。

2)肾上腺皮质激素:适用于先天性肾上腺皮质增生所致的闭经,一般用泼尼松或地塞米松。

3)甲状腺素:如甲状腺片,适用于甲状腺功能减退引起的闭经。

上述其他内分泌腺体病理状态的患者,应在内分泌科医师指导下采用药物对症治疗。

3. 辅助生殖技术 有生育要求,诱发排卵后未成功妊娠、合并输卵管问题或男方因素不孕者可采用辅助生殖技术治疗。评估闭经患者的生育风险,重要的是评估其子代的遗传风险,遗传咨询需由有资质的单位和医师进行。

4. 手术治疗 针对各种器质性病因,采用相应的手术治疗。

(1)生殖器畸形:如处女膜闭锁、阴道横隔或阴道闭锁,均可通过手术切开或成形,使经血流畅。子宫颈发育不良者若无法手术矫正,则应行子宫切除术。子宫移植是使 MRKH 综合征患者成为生物学母亲的治疗方法之一,已有成功生育案例报道。

(2)Asherman 综合征:多采用宫腔镜直视下分离粘连,随后放置子宫腔内支架并加用较大剂量雌激素,每日口服戊酸雌二醇 2~4mg/d,连服 21 日,后 10 日加服孕激素,根据撤药出血量,重复上述用药 3～6 个月。子宫颈狭窄和粘连可通过子宫颈扩张术治疗。

（3）肿瘤：卵巢肿瘤一经确诊，应予手术治疗。垂体肿瘤患者，应根据肿瘤部位、大小及性质确定治疗方案。催乳素瘤，常采用药物治疗，手术多用于药物治疗无效或巨腺瘤产生压迫症状者。其他中枢神经系统肿瘤，多采用手术和 / 或放疗。含 Y 染色体的高促性腺激素性闭经者，性腺易发生肿瘤，一般建议明确诊断后切除性腺。

5. 患者教育和长期管理　应针对疾病诊断、长期影响和治疗选择方面给予患者充分的咨询，激素治疗需要长期管理，包括原有异常指标的复查，新发情况的处置，治疗方案的调整以及生育问题的讨论等。

（杨　红）

第六节 ｜ 高催乳素血症

【知识要点】
- 垂体疾病是高催乳素血症最常见的原因。
- 临床特征为泌乳及月经紊乱、不孕、头痛等。
- 治疗前需明确病因，采用对因治疗，包括药物治疗、手术治疗和放射治疗。

各种原因导致血清催乳素（prolactin，PRL）持续升高超过 25～30μg/L，称为高催乳素血症（hyper-prolactinemia）。

【病因及发病机制】

1. **下丘脑疾病**　颅咽管瘤、炎症等病变影响催乳素释放抑制因子（PIF）的分泌，导致催乳素升高。

2. **垂体疾病**　是引起高催乳素血症最常见的原因，以垂体催乳素瘤最常见。1/3 以上患者为垂体微腺瘤（直径＜1cm）。空蝶鞍综合征也可使血清催乳素增高。

3. **原发性甲状腺功能减退**　促甲状腺激素释放激素增多，刺激垂体催乳素分泌。

4. **特发性高催乳素血症**　血清催乳素增高，多为 60～100μg/L，但未发现垂体或中枢神经系统疾病。部分患者数年后发现垂体微腺瘤。

5. **其他**　多囊卵巢综合征、自身免疫性疾病、创伤（垂体柄断裂或外伤）、长期服用抗精神病药、抗抑郁药、抗癫痫药、抗高血压药、抗胃溃疡药和阿片类药物均可引起血清催乳素轻度或明显升高。

【临床表现】

1. **月经紊乱及不孕**　85% 以上患者有月经紊乱。生育期患者可不排卵或黄体期缩短，表现为月经量少、稀发甚至闭经。青春期前或青春期早期女性可出现原发性闭经，生育期后多为继发性闭经。无排卵可导致不孕。

2. **异常泌乳**　是本病的特征之一。闭经泌乳综合征患者中约 2/3 存在高催乳素血症，其中有 1/3 为垂体微腺瘤。泌乳通常表现为双乳流出或可挤出非血性乳白色或透明液体。

3. **肿瘤压迫症状**　垂体腺瘤增大明显时，由于脑脊液回流障碍及周围脑组织和视神经受压，可出现头痛、视物模糊、呕吐、视野缺损及动眼神经麻痹等症状。

4. **低雌激素状态**　由于垂体 LH 与 FSH 分泌受抑制，出现低雌激素状态，表现为阴道黏膜变薄或萎缩，分泌物减少，性欲减退。

【诊断】

1. **临床症状**　对出现月经紊乱及不孕、泌乳、闭经、青春期延迟者，应考虑本病。

2. **血液检查**　血清催乳素超过 25～30μg/L 可确诊为高催乳素血症。检测最好在上午 9～12 时，抽血前尽量减少应激。

3. **影像学检查**　当血清催乳素＞100μg/L 时，应行垂体磁共振成像检查，明确是否存在垂体微腺瘤或腺瘤。

4. 眼底检查 由于垂体腺瘤可侵袭和/或压迫视交叉,引起视乳头水肿;也可因肿瘤压迫视交叉致使视野缺损,因此眼底、视野检查有助于确定垂体腺瘤的大小及部位,尤其适用于孕妇。

【治疗】

确诊后应明确病因,及时治疗,治疗手段包括药物治疗、手术治疗及放射治疗。

1. 药物治疗

(1)甲磺酸溴隐亭(bromocriptine mesylate):系多肽类麦角生物碱,多巴胺受体激动剂,能有效降低催乳素水平。溴隐亭对功能性或肿瘤引起的催乳素水平升高均可抑制。溴隐亭治疗后能缩小垂体肿瘤体积,使闭经-泌乳女性月经和生育能力得以恢复。在治疗垂体微腺瘤时,常用剂量递增法,第1周1.25mg,每晚1次;第2周1.25mg,每日2次;第3周每日晨服1.25mg,每晚服2.5mg;第4周及以后2.5mg,每日2~3次,3个月为1疗程。主要副作用有恶心、头痛、眩晕、疲劳、嗜睡、便秘、直立性低血压等,用药数日后可自行消失。新型溴隐亭长效注射剂可改善口服溴隐亭造成的胃肠功能紊乱。用法为50~100mg,每28日注射1次,起始剂量为50mg。甲磺酸 α-二氢麦角隐亭和卡麦角林是新一代高选择性多巴胺 D_2 受体激动剂,是溴隐亭的换代药物,卡麦角林初始剂量0.25mg,口服,每周2次。这类换代药物尚缺乏妊娠期使用资料。

(2)喹高利特(quinagolide):为作用于多巴胺 D_2 受体的强效多巴胺激动剂。多用于甲磺酸溴隐亭副作用无法耐受时。每日25μg,连服3日,随后每3日增加25μg,直至有效控制催乳素水平。

(3)维生素 B_6:20~30mg,每日3次口服。可与甲磺酸溴隐亭同时使用以起协同作用。

2. 手术治疗 当垂体肿瘤产生明显压迫及神经系统症状或药物治疗无效时,应考虑手术切除肿瘤。术前短期服用溴隐亭能使垂体肿瘤缩小,有助于减少术中出血,提高疗效。

3. 放射治疗 用于不能坚持或耐受药物治疗者、不愿手术者或不能耐受手术者。放射治疗显效慢,可能引起垂体功能低下、视神经损伤、诱发肿瘤等并发症。

(贺小进)

第七节 | 多囊卵巢综合征

【知识要点】

● 以稀发排卵或无排卵、雄激素过高的临床或生化表现、卵巢多囊样改变为特征。

● 根据我国病患特点,强调月经改变是诊断 PCOS 的必备条件。

● 治疗包括调整生活方式、调节月经周期、降低雄激素水平及对有生育需求者进行诱导排卵等治疗。

多囊卵巢综合征(polycystic ovary syndrome,PCOS)是最常见的妇科内分泌疾病之一,在我国生育期女性中的患病率为5.6%~7.8%。临床上以稀发排卵或无排卵、雄激素过高的临床或生化表现、卵巢多囊样改变为特征,常伴有胰岛素抵抗和肥胖。因 Stein 和 Leventhal 于1935年首次报道,故又称 Stein-Leventhal 综合征。

【发病相关因素】

PCOS 的病因尚未阐明,目前认为可能是由遗传因素与环境因素共同作用导致。

1. 遗传因素 PCOS 存在明显家族聚集性,但具体遗传机制尚不明确。我国首先通过全基因组关联分析(genome-wide association study,GWAS)在汉族女性中确认了11个与 PCOS 相关的易感基因,包括 *LHCGR*、*DENND1A*、*THADA* 等基因,欧美人群相继又报道了若干易感基因。

2. 环境因素 子宫内环境暴露可影响子代成年后 PCOS 的发病。有研究表明,孕期高雄激素或高 AMH 暴露容易诱发女性子代罹患 PCOS;出生后肥胖、高胰岛素血症等代谢异常亦可增加 PCOS 的发病风险。

【病理生理与内分泌特征】

PCOS 的主要内分泌特征有:①雄激素过多;②雌酮过多;③黄体生成素/卵泡刺激素(LH/FSH)比值增大;④胰岛素过多。产生这些变化可能涉及以下机制。

1. 下丘脑-垂体-卵巢轴功能异常　由于垂体对促性腺激素释放激素(GnRH)敏感性增加,分泌过量 LH,刺激卵巢间质、卵泡膜细胞产生过量雄激素。卵巢内高雄激素抑制卵泡成熟,不能形成优势卵泡,但小卵泡仍能分泌相当于早卵泡期水平的雌二醇(E_2),加之雄烯二酮在外周组织芳香化酶作用下转化为雌酮(E_1),形成高雌酮血症。持续分泌的雌酮和一定水平雌二醇作用于下丘脑及垂体,对 LH 分泌呈正反馈,使 LH 分泌幅度及频率增加,呈持续高水平,无周期性,不能形成月经中期 LH 峰,故无排卵发生。同时,雌激素对 FSH 分泌呈负反馈,使 FSH 水平相对较低,LH/FSH 比值增大;在低水平 FSH 持续刺激下,小卵泡发育停滞,无优势卵泡形成,从而形成了雄激素过多、持续无排卵的恶性循环,导致卵巢多囊样改变。

2. 胰岛素抵抗和高胰岛素血症　当外周组织对胰岛素的敏感性降低,胰岛素的生物学效能低于正常时,称为胰岛素抵抗(insulin resistance,IR)。约 50% 的 PCOS 患者存在不同程度的胰岛素抵抗及代偿性高胰岛素血症。过量胰岛素作用于垂体的胰岛素受体,可增强 LH 释放并促进卵巢和肾上腺分泌雄激素,同时通过抑制肝脏性激素结合球蛋白(sex hormone binding globulin,SHBG)合成,使游离睾酮增加。

3. 肾上腺内分泌功能异常　部分 PCOS 患者存在脱氢表雄酮(DHEA)及硫酸脱氢表雄酮(DHEAS)升高,可能与肾上腺皮质网状带 P450c17α 酶活性增加、肾上腺细胞对促肾上腺皮质激素(ACTH)敏感性增加和功能亢进有关。DHEAS 升高提示过多的雄激素来自肾上腺。

【病理】

1. 卵巢变化　双侧卵巢均匀性增大,为正常生育期女性卵巢大小的 2~5 倍,呈灰白色,包膜增厚、坚韧。切面见卵巢白膜均匀性增厚,较正常厚 2~4 倍,白膜下可见大小不等、直径在 2~9mm 的卵泡≥12 枚。镜下见白膜增厚、硬化,皮质表层纤维化,细胞少,血管显著存在。白膜下见多个不成熟阶段呈囊性扩张的卵泡及闭锁卵泡,无成熟卵泡生成及排卵迹象。

2. 子宫内膜变化　因 PCOS 患者稀发排卵或无排卵,子宫内膜长期受单一雌激素刺激,呈现不同程度增生性改变,甚至出现不典型增生,增加子宫内膜癌的发生概率。

【临床表现】

PCOS 多起病于青春期,主要临床表现包括月经失调、不孕、雄激素过量和肥胖。

1. 月经失调　为最主要症状。多表现为月经稀发(周期 35 日~6 个月)或闭经,闭经前常有经量过少或月经稀发;也可表现为不规则子宫出血、月经频发或无规律性。

2. 不孕　是生育期 PCOS 女性的常见问题,主要与排卵障碍有关。

3. 多毛、痤疮　是高雄激素血症最常见的临床表现。出现不同程度多毛,以性毛为主,阴毛浓密且呈男性型倾向,延及肛周、腹股沟或腹中线,也有出现上唇和/或下颌细须或乳晕周围有长毛等。油脂性皮肤及痤疮常见,与体内雄激素积聚刺激皮脂腺分泌旺盛有关。

4. 肥胖　PCOS 女性合并肥胖(BMI≥28kg/m²)比例较高,以腹型肥胖(腰围≥85cm 或腰臀比≥0.85)为主。肥胖与胰岛素抵抗、雄激素过多及瘦素抵抗有关。

5. 黑棘皮症　阴唇、颈背部、腋下、乳房下和腹股沟等部位皮肤皱褶部位出现灰褐色色素沉着,呈对称性,皮肤增厚,质地柔软。

【辅助检查】

1. 基础体温测定　多表现为单相型基础体温曲线。

2. 超声检查　卵巢增大,包膜回声增强,轮廓较光滑,间质回声增强;一侧或两侧卵巢各有 12 个及以上直径为 2~9mm 无回声区,围绕卵巢边缘,呈车轮状排列,称为"项链征"(图 31-7)。多囊卵巢

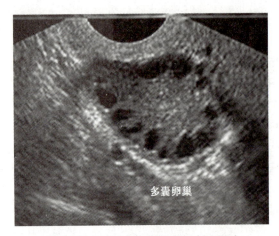

多囊卵巢

图 31-7　PCOS 的超声图像（项链征）

形态（polycystic ovary morphology, PCOM）定义为单侧或双侧卵巢内直径 2～9mm 卵泡数目 ≥12 个，和/或卵巢体积 ≥10ml，是一种超声检查下的卵巢形态。PCOM 也可见于非 PCOS 女性，20%～30% 的正常生育期女性同样可表现为 PCOM，尤其在青春期女性中多见，不建议单凭 PCOM 诊断 PCOS。对 PCOS 女性进行卵泡发育监测一般表现为无优势卵泡发育和排卵迹象，或稀发排卵。

3. 实验室检查

（1）血清雄激素：睾酮水平轻度升高或正常，通常不超过正常范围上限 2 倍，雄烯二酮水平升高，DHEA、DHEAS 正常或轻度升高。

（2）血清 FSH、LH：血清 FSH 正常或偏低，约 50% 患者血清 LH 水平升高，但无排卵前 LH 峰值出现。LH/FSH 比值 ≥2，常见于非肥胖型 PCOS 患者，肥胖患者因瘦素等因素对中枢 LH 的抑制作用，LH/FSH 比值也可在正常范围。

（3）抗米勒管激素（anti-Müllerian hormone, AMH）：血清 AMH 多为同龄女性 2～4 倍。目前尚不建议单用 AMH 诊断 PCOS。

（4）血清催乳素（PRL）：20%～35% 的 PCOS 患者血清 PRL 水平轻度增高。

（5）代谢评估：首选检测空腹血糖及口服葡萄糖耐量试验（OGTT），同时应检测空腹胰岛素水平及葡萄糖负荷后血清胰岛素水平，评估患者胰岛素抵抗情况。此外，还应进行血脂、肝功能等检测。

（6）其他：酌情测定甲状腺功能、17α-羟孕酮（17-OHP）、性激素结合球蛋白（SHBG）水平等。

4. 诊断性刮宫　闭经或月经不规律者，可考虑行诊断性刮宫，以了解子宫内膜增生情况。目前临床较少使用。

【诊断】

因临床表型的异质性，PCOS 诊断标准存在一定争议。国际上先后提出了美国国立卫生研究院（National Institutes of Health, NIH）标准、鹿特丹标准以及雄激素过多和多囊卵巢综合征协会（Androgen Excess and PCOS Society, AES）标准。目前采用较多的是鹿特丹标准：①稀发排卵或无排卵；②高雄激素的临床表现和/或高雄激素血症；③PCOM；④3 项中符合 2 项并排除其他可能引起高雄激素和排卵异常的疾病。

为更适应我国临床实践，2011 年卫生部颁布了适用于我国患者特点的《多囊卵巢综合征诊断》行业标准，具体内容如下。

1. 月经稀发、闭经或不规则子宫出血是诊断的必需条件。

2. 同时符合下列 2 项中的 1 项：①高雄激素的临床表现或高雄激素血症；②超声表现为 PCOM，并排除其他可能引起高雄激素和排卵异常的疾病，即可诊断为 PCOS。

青春期女性的 PCOS 诊断，国内外指南及共识均强调必须同时具备排卵障碍和高雄激素，避免过度诊断。

【鉴别诊断】

1. **卵泡膜细胞增殖症**　临床表现及内分泌检查与 PCOS 相仿但更严重，血睾酮升高，血 DHEAS 正常，LH/FSH 比值可正常。卵巢活组织检查，镜下见卵巢皮质黄素化的卵泡膜细胞群，皮质下无类似 PCOM 的多个小卵泡。

2. **肾上腺皮质增生或肿瘤**　血 DHEAS 值超过正常范围上限 2 倍时，应与肾上腺皮质增生或肿瘤相鉴别。肾上腺皮质增生患者的血 17α-OHP 明显增高，ACTH 兴奋试验反应亢进，地塞米松抑制试验抑制率 ≤0.70。肾上腺皮质肿瘤患者对上述 2 项试验均无明显反应。

3. **分泌雄激素的卵巢肿瘤**　卵巢支持 - 间质细胞肿瘤、卵巢门细胞瘤等均可产生雄激素,多为单侧、实性肿瘤。超声、CT 或磁共振成像可协助诊断。

4. **其他**　催乳素水平升高明显,应排除垂体催乳素腺瘤。

【治疗】

近年来研究发现,PCOS 诊治除了月经问题和不孕,其涉及的代谢性疾病、心血管疾病、肿瘤和情绪障碍等多系统问题,需要进行慢病管理。

1. **调整生活方式**　生活方式调整是 PCOS 的一线治疗手段。肥胖型 PCOS 患者,应鼓励科学饮食和合理运动以减轻体重和改善中心性肥胖,可增加胰岛素敏感性,降低胰岛素、睾酮水平,从而恢复排卵及生育功能。

2. **药物治疗**

（1）调节月经周期:定期合理应用药物,管理月经周期,更重要的意义在于保护子宫内膜。

1）复方短效口服避孕药:为雌孕激素复方制剂,孕激素通过负反馈抑制垂体 LH 异常高分泌,减少卵巢雄激素产生,并可直接作用于子宫内膜,抑制内膜过度增生和调节月经周期;雌激素可促进肝脏产生性激素结合球蛋白,降低游离睾酮水平。调节月经周期的同时,能有效控制多毛和治疗痤疮,适用于暂无生育需求且合并高雄激素症状的生育期 PCOS 女性。青春期 PCOS 女性需权衡利弊后使用,围绝经期、肥胖、吸烟史、高血压、糖尿病或凝血功能异常的 PCOS 女性慎用。

2）孕激素后半周期疗法:可调节月经并保护子宫内膜,有可能通过负反馈调节改善 LH 的升高,进而恢复排卵。可作为青春期、围绝经期 PCOS 女性的首选,亦可用于有妊娠计划的 PCOS 女性,但对抑制高雄激素症状作用不强。

3）雌孕激素序贯治疗:适用于少数由于内源性雌激素不足致子宫内膜薄的 PCOS 患者,亦适用于 PCOS 合并围绝经期症状的患者。

（2）降低血雄激素水平

1）复方短效口服避孕药:是合并多毛、痤疮等高雄激素临床表现或高雄激素血症的 PCOS 女性的首选治疗药物。临床上多使用含环丙孕酮或屈螺酮的复方短效口服避孕药。治疗痤疮需 3～6 个月见效,治疗多毛需用药 6～12 个月。

2）螺内酯(spironolactone):是醛固酮的竞争性抑制剂,抗雄机制是抑制卵巢和肾上腺合成雄激素,促进雄激素降解,并竞争毛囊的雄激素受体作用。可在复方短效口服避孕药疗效欠佳或使用禁忌、不耐受等情况下服用。剂量为 40～100mg/d,见效需至少 6 个月。螺内酯为保钾利尿药物,使用期间应监测血钾水平。

3）糖皮质激素类药物:适用于肾上腺来源或肾上腺和卵巢混合来源的雄激素过多患者。常用药物为泼尼松或地塞米松,能有效抑制 DHEAS 浓度,但长期使用可对多器官系统造成不良反应。

（3）改善胰岛素抵抗:肥胖或有胰岛素抵抗患者常采用胰岛素增敏剂。二甲双胍(metformin)可抑制肝脏合成葡萄糖,增加外周组织对胰岛素的敏感性。通过降低血胰岛素水平达到纠正高雄激素状态,改善卵巢排卵功能,提高促排卵治疗的效果。常用剂量为每次口服 500mg,每日 2～3 次。

（4）诱导排卵:有生育要求的患者在生活方式调整、抗雄激素和改善胰岛素抵抗等基础治疗后,可进行促排卵治疗。应警惕卵巢过度刺激综合征(ovarian hyperstimulation syndrome,OHSS),严密监测,加强预防措施。

1）氯米芬(CC):为传统一线促排卵药物,有弱的抗雌激素作用,可与下丘脑和垂体的内源性雌激素受体竞争,解除雌激素对垂体分泌促性腺激素的抑制,从而诱导排卵。CC 从自然月经或撤退性出血的第 2～5 日开始,50mg/d,共 5 日;若无排卵则每周期增加 50mg/d,直至 150mg/d。

2）来曲唑(LE):可作为 PCOS 诱导排卵的一线用药,且可用于 CC 抵抗或治疗失败的患者。从自然月经或撤退性出血的第 2～5 日开始,2.5mg/d,共 5 日;若无排卵则每周期增加 2.5mg/d,直至 5.0～7.5mg/d。

3）促性腺激素:可作为二线诱导排卵治疗药物,亦可与 CC 或来曲唑配合使用。促性腺激素用于促排卵方案时,OHSS 发生率较单用 CC 或 LE 增加。

3. 腹腔镜下卵巢打孔术(laparoscopic ovarian drilling,LOD)　不作为常规的治疗方式,可在因其他因素行腹腔镜手术时同时操作。对 LH 和游离睾酮升高者效果较好。LOD 的促排卵机制为破坏产生雄激素的卵巢间质,间接调节垂体 - 卵巢轴,使血清 LH 及睾酮水平下降,增加妊娠机会。应警惕 LOD 后可能出现盆腔粘连及卵巢功能不全等。

4. 体外受精 - 胚胎移植(in vitro fertilization and embryo transfer,IVF-ET)　经过各种治疗后仍未能妊娠,或合并如输卵管梗阻、男方严重少弱精子症等其他不孕因素时,可选择 IVF-ET 助孕治疗。

5. 中西医结合治疗　可采用的中医治疗方法包括:①中医辨证分型治疗;②中医专方专药治疗;③使用针灸促排、艾灸、耳穴压豆、中药外敷等配合治疗。

6. 心理治疗　PCOS 患者因个人形象以及月经紊乱和生育障碍而易有焦虑 / 抑郁发生,在诊疗过程中,增强与患者沟通,关注患者身心健康,保护患者隐私,给予积极引导,必要时可转诊至心理医学科等相关学科进一步干预治疗。

第八节 ｜ 早发性卵巢功能不全

【知识要点】

- 卵巢储备功能减退、早发性卵巢功能不全、卵巢早衰代表了卵巢功能逐渐下降的三个不同阶段。
- 近半数患者病因不明,目前尚无有效的方法恢复卵巢功能。
- 主要临床表现为月经异常和生育力降低。
- 治疗原则是对无禁忌证者给予激素补充治疗至平均自然绝经年龄。
- 赠卵体外受精 - 胚胎移植是解决绝大多数患者生育问题的主要途径。

早发性卵巢功能不全(premature ovarian insufficiency,POI)指女性在 40 岁以前出现的卵巢功能减退,主要表现为月经异常(闭经、月经稀发或频发)、生育力降低、卵泡刺激素(follicle stimulating hormone,FSH)水平升高、雌激素水平波动性下降。患病率约为 3.5%,有增加趋势,报道的患病率可能低于实际患病率。

女性卵巢功能减退是一个逐渐进展的过程,POI 是卵巢功能减退至一定阶段所发生的疾病状态,与之相关的另外两个疾病状态分别是卵巢储备功能减退(diminished ovarian reserve,DOR)和卵巢早衰(premature ovarian failure,POF)。DOR 指卵巢内卵母细胞的数量减少和 / 或质量下降,伴抗米勒管激素水平降低、窦状卵泡计数减少、FSH 升高,表现为生育能力下降,但不强调年龄、病因和月经改变。POF 指女性 40 岁以前出现闭经、FSH>40IU/L 和雌激素水平降低,并伴有不同程度的低雌激素症状,是 POI 的终末阶段。

【病因】

POI 是一种临床表现高度异质性、病因混杂的疾病。任何影响卵子发生和卵泡发育,导致卵泡池过小、卵泡激活和发育异常,或卵泡闭锁、耗竭加速的情况均可能导致卵巢储备下降,引发 POI。其发病机制涉及多种因素,主要包括以下几种。

1. 遗传因素　占 POI 病因的 30%~35%,包括染色体异常和基因突变。POI 患者染色体数目和 / 或结构异常发生率为 10%~15%,基因突变率约为 20%。原发性闭经患者遗传缺陷率高于继发性闭经患者。

(1)X 染色体异常及相关基因变异:X 染色体异常约占异常染色体核型的 94%,常见的异常核型包括 X 染色体末端缺失、45,XO 及其嵌合型,绝大多数属于 Turner 综合征相关核型。位于 X 染色体的 POI 致病基因包括 BMP15、DIAPH2、FMR1 等。

(2)常染色体异常及相关基因变异:常染色体异常见于约 2% 的患者,主要异常核型为常染色体与 X 染色体的相互易位。位于常染色体的 POI 致病基因包括减数分裂和 DNA 损伤修复相关基因、卵泡发育相关基因、生殖内分泌功能相关基因等。但多数致病基因在 POI 患者中的突变携带率不超过 5%，单个基因的临床诊断价值有限。除单基因突变致病外，目前 POI 的多基因致病模式也受到越来越多的关注。

（3）综合征型 POI 的相关基因异常：一些遗传性综合征以 POI 为临床表现之一，如睑裂狭小、上睑下垂、倒转型内眦赘皮综合征（BPES）、Perrault 综合征、脑白质发育不良等。综合征型 POI 的致病基因包括 *FOXL2*、*HARS2*、*EIF2B2* 等。突变携带者的临床表现异质性高，多数机制尚不明确。

目前有 23 个基因被在线人类孟德尔遗传（Online Mendelian Inheritance in Man，OMIM）命名为 POF 基因，其中 *NOBOX*（POF5）、*FIGLA*（POF6）、*ERCC6*（POF11）、*MSH5*（POF13）、*BNC1*（POF16）、*XRCC2*（POF17）、*C14orf39*（POF18）由中国学者首次发现。

2. 医源性因素　约占 POI 病因的 10%。近年来随着医疗手段的改善，各种恶性肿瘤及其他恶性疾病患者的生存率和治愈率显著提升，因此，盆腔手术、放疗和化疗导致的卵巢功能不全发生率亦增加。手术可引起卵巢组织缺损或局部炎症，放疗、化疗可诱导卵母细胞凋亡或破坏颗粒细胞功能。

3. 免疫因素　自身免疫失调可能造成卵巢功能损伤，约占 POI 病因的 15%。自身免疫性甲状腺疾病、Addison 病与 POI 的关系最为密切。

4. 环境及其他因素　吸烟或被动吸烟，长期服用性腺毒性药物，环境中毒物、内分泌干扰物，如有机溶剂、杀虫剂、塑化剂、工业化学制剂等也可能损伤卵巢功能。

5. 特发性 POI　仍有近半数的 POI 患者病因尚不明确，属于特发性 POI。

【临床表现】

1. 症状

（1）月经改变：POI 可表现为原发性闭经或继发性闭经，后者在临床上更为常见，从卵巢储备功能减退至功能衰竭，患者经历数年不等的过渡期，可先后出现月经频发或稀发、经量减少、闭经，或月经规律者突然闭经，或停服避孕药、终止妊娠后无月经来潮。

（2）雌激素水平低下表现：原发性闭经患者表现为女性第二性征不发育或发育差。继发性闭经患者可出现不同程度的潮热出汗，生殖道干涩、灼热感，性欲减退，骨质疏松，情绪和认知功能改变，心血管症状等；其中，医源性损伤导致 POI 患者的围绝经期症状尤为明显。

（3）生育力降低或不孕：生育力显著下降；在卵巢储备减退的初期，由于偶发排卵，仍有 5%～10% 自然妊娠的可能，但自然流产和胎儿染色体异常的风险增加。

（4）其他：因病因而异，如 Turner 综合征患者可伴发心血管系统发育缺陷、智力障碍等异常；某些综合征型 POI 患者可表现为睑裂狭小、听力丧失等。

2. 体征　原发性闭经患者常伴性器官和第二性征发育不良、体态发育和身高异常；继发性闭经患者有乳房萎缩、阴毛和 / 或腋毛脱落、外阴阴道萎缩等。

【辅助检查】

1. 基础内分泌测定　在月经周期的第 2～4 日，或闭经时随机血检测，2 次检测间隔 4 周，至少 2 次血清基础 FSH＞25IU/L；基础雌二醇水平因疾病初期卵泡的无序生长而升高（＞50pg/ml），继而降低（＜5pg/ml）。

2. 超声检查　双侧卵巢体积较正常明显缩小，无窦状卵泡可见，或双侧窦状卵泡计数（antral follicle count，AFC）＜5 枚，连续监测未见优势卵泡发育；极少部分患者可见间歇性卵泡发育及排卵。

3. 血清 AMH 测定　血清 AMH≤1.1ng/ml。

4. 遗传、免疫相关检测　染色体核型分析，必要时行基因突变检测，同时可行甲状腺功能、肾上腺抗体检测等。

【诊断】

根据症状、体征，结合辅助检查作出诊断。

1. 诊断标准　①年龄＜40岁；②月经稀发或停经至少4个月；③至少2次血清基础FSH＞25IU/L(间隔＞4周)。

亚临床期POI：FSH 15～25IU/L，属高危人群。

2. 病因诊断　结合病史、家族史、既往史、染色体及其他辅助检查结果进行遗传性、免疫性、医源性等病因学诊断。

【鉴别诊断】

需与卵巢抵抗综合征、生殖道发育异常、完全性雄激素不敏感综合征、Asherman综合征、功能性下丘脑性闭经、多囊卵巢综合征等相鉴别。

【处理】

1. 心理及生活方式干预　缓解心理压力，健康饮食、规律运动、戒烟，避免生殖毒性物质的接触。适当补充钙剂及维生素D，尤其是已出现骨密度降低者。

2. 生育咨询　有POI或者早绝经家族史或携带POI相关遗传变异的女性建议尽早生育，或适时进行生育力保存。POI遗传学机制的研究发现为高风险女性的早期识别和干预提供了依据。

3. 治疗　多数POI患者的发病机制尚不明确，目前仍无有效的治疗方法恢复卵巢功能。

(1)激素补充治疗(hormone replacement therapy，HRT)：不仅可以缓解低雌激素症状，而且对心血管疾病和骨质疏松症起一级预防作用。若无禁忌证，POI女性均应给予HRT。由于诊断POI后仍有妊娠概率，有避孕需求者可以考虑HRT辅助其他避孕措施，或应用复方短效口服避孕药；有生育要求的女性则应用天然雌激素和孕激素补充治疗。

1)原发性POI：从青春期开始至成年期间必须进行持续治疗。因大剂量雌激素可加速骨骼成熟，影响身高，可考虑从11～12岁开始小剂量(成人剂量的1/8～1/4)补充雌激素，必要时可联合生长激素，促进身高生长。根据骨龄和身高的变化，在2～4年，每6个月1次逐渐增加雌激素剂量，直至成人用量。子宫发育后，根据子宫内膜增殖程度或出现阴道流血，开始定期加用孕激素或改用雌孕激素序贯周期疗法以保护子宫内膜。

2)继发性POI：需长期用药。应遵循以下原则：①用药时机：在无禁忌证、评估慎用证的基础上，尽早开始HRT；②持续时间：鼓励持续治疗至平均自然绝经年龄，之后可参考绝经后激素治疗方案继续进行；③药物剂量：使用标准剂量，不强调小剂量，根据需求适当调整；④方案：有子宫的POI女性雌激素治疗时应添加孕激素，没有子宫或已切除子宫者可单用雌激素；⑤药物：POI患者需要长期HRT，应选用天然或接近天然的雌孕激素，以减少对乳腺、代谢及心血管等方面的潜在影响；⑥随访：需每年定期随诊，以了解患者用药的依从性、满意度、副作用，必要时调整用药方案、剂量、药物、剂型。

(2)远期健康及并发症管理：POI女性发生骨质疏松、心血管疾病、认知功能障碍的风险增加，通过健康生活方式可减少POI带来的不良影响，包括负重运动、避免吸烟以及维持正常体重等。存在阴道干涩不适等泌尿生殖系统症状及性交困难者，可局部使用雌激素或阴道润滑剂。携带DNA损伤相关基因突变的POI患者建议长期随访肿瘤发生风险。

(3)生育相关的管理

1)辅助生殖技术治疗：赠卵体外受精-胚胎移植是POI患者解决生育问题的可选途径，妊娠率可达50%以上。亚临床期患者可尝试自卵体外受精-胚胎移植，但妊娠率低，目前尚无最佳用药方案。合并Turner综合征的POI患者，应首先接受全面的心血管系统检查，排除妊娠禁忌。

2)生育力保存：主要针对POI高风险人群或接受损伤卵巢功能治疗的女性。根据患者意愿、年龄和婚姻情况，建议采取适当的生育力保存方法，包括胚胎冷冻、卵母细胞冷冻、卵巢组织冷冻、促性腺激素释放激素激动剂等。胚胎冷冻是成年已婚女性首选的生育力保存方法。目前POI高风险女性接受卵母细胞冷冻和卵巢组织冷冻后均有活产报道，但仍存在生育力保存意识不足、冷冻后卵母细胞发育潜能不确切等问题有待解决。

(秦莹莹)

第九节 ｜ 绝经综合征

【知识要点】
● 绝经健康管理旨在缓解绝经相关症状和预防慢性代谢性疾病的发生。
● 主要采用绝经激素治疗和健康生活方式。
● 绝经激素治疗需有适应证、无禁忌证，绝经过渡期启动治疗受益风险比最佳，每年至少接受一次评估。

　　绝经（menopause）指月经的永久性停止，属回顾性临床诊断；40 岁以上的女性停经 12 个月及以上，排除妊娠及其他可能导致闭经的疾病后，即可临床诊断为绝经。其本质是卵巢功能衰竭，并非指月经的有无。

　　围绝经期（perimenopausal period）是女性自生育期过渡到绝经的一段时期，从卵巢功能开始衰退至末次月经后 1 年。

　　绝经综合征（menopausal syndrome，MPS）是指女性绝经前后出现因性激素波动或减少所致的一系列躯体及精神心理症状。

　　绝经分为自然绝经和人工绝经。前者指卵泡耗竭，或残余的卵泡对促性腺激素丧失反应，卵泡不再发育和分泌雌激素，导致绝经。人工绝经是指两侧卵巢经手术切除或放射照射、化学治疗等所致的绝经。人工绝经者更易发生绝经综合征。

　　中国女性开始进入围绝经期的平均年龄为 46 岁，绝经年龄多在 48～52 岁，中位绝经年龄 49 岁，约 90% 的女性在 45～55 岁绝经。40～45 岁绝经称为早绝经。绝经年龄受多种因素影响，与遗传、医源性因素、社会环境与生活习惯等有关。

【病理生理变化】
　　生殖衰老分期大致分为生育期、绝经过渡期和绝经后期 3 个阶段。绝经过渡期和绝经后期均可分为早期、晚期。围绝经期指的是绝经过渡期和绝经后期早期第 1 年。

　　从生育期过渡到绝经后期，女性的卵巢功能逐渐衰退，卵泡数量减少和卵子质量下降，出现月经周期和内分泌改变，最终表现为绝经，并且影响全身多个器官，导致相关疾病的发生发展。

　　绝经期病理生理变化主要是卵泡数量与质量同步下降，同时下丘脑 - 垂体 - 卵巢轴活性的变化及其所调控激素的改变。参与调控的激素及其作用机制分述如下。

　　1. **雌激素**　绝经过渡期雌激素水平波动大，并非呈逐渐下降趋势；以雌二醇（E_2）为主。绝经后期，卵巢极少分泌雌激素，循环中的低水平雌激素主要来自肾上腺皮质和卵巢的雄烯二酮经周围组织中芳香化酶转化的雌酮（E_1）；$E_2/E_1 < 1$。

　　2. **孕酮**　绝经过渡期卵巢尚有排卵功能，仍有孕酮分泌。但因卵泡发育质量下降，黄体功能不良，导致孕酮分泌减少。绝经后无孕酮分泌。

　　3. **雄激素**　雄激素主要包括睾酮和雄烯二酮。绝经过渡期雄激素水平整体变化不大。绝经后雄激素来源于卵巢间质细胞及肾上腺，总体雄激素水平下降。其中雄烯二酮主要来源于肾上腺，量约为绝经前的一半。卵巢产生的雄激素主要为睾酮，由于升高的 LH 对卵巢间质细胞的刺激增加，使睾酮水平常较绝经前增高。

　　4. **促性腺激素**　绝经过渡期 FSH 水平呈波动性升高，LH 大致正常；血清 FSH≥25IU/L 提示进入绝经过渡期晚期。绝经后，FSH、LH 明显升高，FSH 升高更为显著，FSH/LH＞1。绝经 2～3 年，FSH/LH 达最高水平，以后随年龄增长渐下降，但仍在较高水平。

　　5. **抗米勒管激素（AMH）**　主要由窦前卵泡和窦状卵泡的颗粒细胞分泌。在绝经过渡期早期抗米勒管激素水平明显下降,较雌二醇水平下降早且明显,绝经过渡期晚期下降至低于检测下限。

6. 抑制素B 主要由中、小窦状卵泡的颗粒细胞产生。变化趋势与AMH基本一致。可能成为反映卵巢功能衰退更敏感的标志。

【临床表现】

大多数女性存在绝经相关症状的困扰,常见症状包括月经紊乱、潮热出汗、乏力虚弱、肌肉骨骼关节疼痛和阴道干涩等躯体症状,情绪障碍、睡眠障碍和认知改变等精神神经症状。女性在围绝经期易新发代谢障碍,血脂改变、糖代谢异常和骨质丢失等将产生长期影响。

症状具有阶段性特征。血管舒缩症状(vasomotor symptom,VMS)最常见于绝经过渡期晚期和绝经后期早期。绝经生殖泌尿综合征(genitourinary syndrome of menopause,GSM)在绝经后期发生率升高。

1. 月经改变 月经紊乱是绝经过渡期的常见症状,由于稀发排卵或无排卵,表现为月经周期不规则、经期持续时间长及经量增多或减少。此期症状的出现取决于卵巢功能状态的波动性变化。

2. 血管舒缩症状 主要表现为潮热、多汗,为血管舒缩功能不稳定所致,是雌激素降低的特征性症状。潮热起自前胸,涌向头颈部,然后波及全身。少数女性仅局限在头、颈和乳房。在潮红的区域患者感到灼热,皮肤发红,持续数秒至数分钟不等,发作频率每天数次至数十次不等。夜间或应激状态易促发。该症状可持续1~2年,有时长达5年或更长。潮热严重时可影响女性的工作、生活和睡眠,性激素治疗是其最有效的治疗方法。

3. 精神心理症状 常表现为注意力不易集中,并且情绪波动大,如激动易怒、焦虑不安或情绪低落、抑郁、不能自我控制等情绪症状。记忆力减退及入睡困难、易醒、多梦等睡眠障碍也是常见表现。部分女性在焦虑和抑郁同时伴有反复出现的躯体症状,包括呼吸循环系统症状(如胸闷、气短、心悸等),胃肠道症状(咽部异物感、便秘等),肢体疼痛和假性神经系统症状等。出现躯体症状时应首先排除器质性疾病后再考虑与绝经相关。

4. 骨质疏松 绝经早期的骨量快速丢失和骨关节的退行性变可导致腰背、四肢、关节等周身骨骼疼痛。绝经后骨质疏松症发生风险明显增加,最常见部位是椎体。可出现椎体压缩性骨折、身高缩短和驼背等脊柱畸形。在日常生活中,轻微外力作用下就可能发生桡骨远端、股骨颈等骨质疏松性骨折。

5. 绝经生殖泌尿综合征 是指绝经过渡期及绝经后期女性因雌激素和其他性激素水平降低引起的生殖道、泌尿道萎缩以及性功能障碍等症状和体征的集合。超过50%的绝经后女性会出现该综合征,主要表现为泌尿生殖道萎缩症状,外阴或阴道萎缩、干涩、烧灼、刺激、瘙痒、分泌物异常,可有性欲减低、性交痛、性交困难等,泌尿道可出现尿频、尿急、排尿困难、反复的下尿路感染以及合并尿失禁等。

6. 心血管症状和代谢异常 由于基础代谢率下降,身体脂肪重新分布、向腹部内脏积聚,可出现体重增加,糖脂代谢异常。动脉硬化、冠心病的发病风险较绝经前明显增加,可能与雌激素水平低下有关。

【诊断】

根据病史及临床表现不难诊断,但需排除器质性疾病及精神类疾病。卵巢功能评价等实验室检查有助于诊断,必要时可请相关专科会诊。

1. 病史采集和评估症状 询问症状、年龄、既往史(有无心血管疾病史、肿瘤史等)、是否切除子宫或卵巢、月经史、婚育史及家族史、以往治疗所用的激素、药物等。绝经相关症状可通过使用量表法对其进行严重程度的量化。

2. 体格检查 全身检查和妇科检查,包括身高、体重、腰围和臀围测量、血压和系统评估等;妇科检查有助于围绝经期月经紊乱女性的鉴别诊断,排除妇科炎症、肿瘤等导致的异常出血。

3. 辅助检查

(1)血清激素测定:选择性激素测定有助于判断卵巢功能状态。

1）血清 FSH 值及 E₂ 值测定：绝经过渡期血清 FSH＞10IU/L，提示卵巢储备功能下降；闭经、FSH＞40IU/L 且 E₂＜10～20pg/ml，提示卵巢功能衰竭。

2）抗米勒管激素（AMH）测定：AMH 低至 1.1ng/ml 提示卵巢储备功能下降；若低于 0.2ng/ml 提示即将绝经；绝经后 AMH 一般测不出。

（2）超声检查：基础状态卵巢的窦状卵泡计数减少，卵巢体积缩小、子宫内膜变薄。

（3）骨密度测定：采用双能 X 线检测腰椎和股骨近端，确诊有无骨质疏松或骨量下降。绝经女性测定值低于同性别同种族健康成年人骨峰值 2.5 个标准差（即 T 值≤-2.5SD）诊断骨质疏松症，T 值在 -2.5～-1SD 诊断低骨量，T 值≥-1SD，骨量正常。

【鉴别诊断】

女性在绝经过渡期不规则阴道流血伴子宫内膜增厚，疑有子宫内膜病变者，可行子宫内膜活检。潮热、情绪改变或睡眠障碍要与精神病、甲状腺功能亢进等鉴别。

【治疗】

绝经女性健康管理策略为加强绝经问题及管理的教育宣教，从绝经过渡期开始健康的生活方式，每年健康体检，接受必要的医学干预（激素治疗和/或非激素治疗），多学科共同管理。

治疗目标：缓解绝经相关症状，有效预防、早期发现并积极处理骨质疏松症、动脉硬化等老年性疾病。

1. 健康指导　加强对绝经过渡期及绝经后期女性的科普宣教，给予全面的健康管理指导。

（1）心理调适科普和心理疏导，帮助绝经女性调整心理状态，对绝经综合征建立正确的认知，了解其为正常的生理过程。

（2）健康生活方式，合理饮食、坚持适度锻炼和户外活动、保持正常体重，提倡增加社交和脑力活动，并避免不良习惯，戒烟限酒，可有效帮助大部分女性平稳度过围绝经期。

（3）合理摄入营养，绝经女性每日钙需要量为 1 500mg/d，日常摄入不足的可适量服用钙剂，减缓骨质丢失。维生素 D 适用于围绝经期女性缺少户外活动者，每日口服 400～500IU，与钙剂合用有利于钙的完全吸收。

2. 药物治疗

（1）绝经激素治疗（menopausal hormone therapy，MHT）是对绝经相关症状最有效的治疗方法。启动 MHT 应在适应证明确且无禁忌证，本人存在主观意愿时尽早开始；年龄小于 60 岁或绝经 10 年以内无禁忌证女性，受益风险比最高。

1）适应证：①绝经相关症状，如血管舒缩症状，精神神经症状等；②泌尿生殖道相关症状，如生殖道干燥、烧灼，反复泌尿系统感染等；③低骨量、骨质疏松症及有骨折风险；④过早的低雌激素状态：如 POI、下丘脑 - 垂体性闭经、手术绝经等。

2）禁忌证：①已知或可疑妊娠；②原因不明的阴道流血，阴道流血病因包括肿瘤性、炎症、医源性、创伤性和卵巢功能失调等，MHT 前应鉴别；③已知或可疑患有乳腺癌、与性激素相关的其他恶性肿瘤等；④最近 6 个月内患有活动性静脉或动脉血栓栓塞性疾病；⑤严重肝肾功能不全。肝肾功能异常的患者，应用 MHT 时推荐经皮途径。

3）慎用情况：子宫肌瘤，子宫内膜异位症及子宫腺肌病，子宫内膜增生病史，血栓形成倾向，胆石症，免疫系统疾病（如系统性红斑狼疮、类风湿关节炎等），乳腺良性疾病及乳腺癌家族史者，癫痫，偏头痛，哮喘，卟啉病、耳硬化症和脑膜瘤（与雌激素无关，现患脑膜瘤患者禁用孕激素）。

4）常用药物

口服雌激素：①天然雌激素，如 17β- 雌二醇、戊酸雌二醇、结合雌激素；②合成雌激素，如尼尔雌醇。

口服孕激素：①天然孕激素，如微粒化孕酮；②合成孕激素，如地屈孕酮；17α- 羟孕酮衍生物：如醋酸甲羟孕酮；19- 去甲睾酮衍生物：有不同程度的雄性激素活性，如炔诺酮；17α- 螺内酯衍生物：屈螺酮,具有较强的抗盐皮质激素作用和一定的抗雄激素作用。

口服雌孕激素序贯制剂:①17β- 雌二醇片 /17β- 雌二醇地屈孕酮片,每盒 28 片,前 14 片仅含 17β- 雌二醇,后 14 片每片含 17β- 雌二醇和 10mg 地屈孕酮,依 17β- 雌二醇含量不同分为 2 种剂型 1/10 和 2/10(即每片分别含 17β- 雌二醇 1mg 或 2mg);②戊酸雌二醇片 / 戊酸雌二醇醋酸环丙孕酮片,每盒 21 片,前 11 片每片含 2mg 戊酸雌二醇,后 10 片每片含 2mg 戊酸雌二醇和 1mg 醋酸环丙孕酮。

口服雌孕激素连续联合制剂:雌二醇屈螺酮片,每盒 28 片,每片含雌二醇 1mg 和屈螺酮 2mg。

口服组织选择性雌激素活性调节剂:替勃龙,根据靶组织不同,其在体内的 3 种口服后代谢物分别表现出雌激素、孕激素及弱雄激素活性,应用过程中无须添加孕激素。

经皮雌激素:雌二醇凝胶、半水合雌二醇贴片、苯甲酸雌二醇乳膏。雌激素经皮给药减少对肝脏合成蛋白质及凝血因子生成的影响。经皮雌激素比口服给药的静脉血栓、心血管事件、胆囊疾病的风险显著降低。

经阴道激素:普罗雌烯阴道胶丸、普罗雌烯乳膏、氯喹那多 - 普罗雌烯阴道片、雌三醇乳膏、结合雌激素乳膏、普拉睾酮阴道栓。普罗雌烯严格作用于局部,不刺激子宫内膜增生;雌三醇对子宫内膜刺激小,对血浆雌二醇水平基本无影响;结合雌激素轻微升高血浆雌二醇水平,可轻度影响子宫内膜。

注射用雌激素:苯甲酸雌二醇注射液。

左炔诺孕酮宫内释放系统(LNG-IUS):含左炔诺孕酮 52mg,每天向宫腔释放 20μg,维持 5~7 年。

5)方案

单孕激素方案:适用于绝经过渡期早期尚未出现低雌激素症状,调整月经周期者。①后半周期孕激素治疗,于月经或撤退性出血的第 14 日起,使用 10~14 日,地屈孕酮 10~20mg/d 或微粒化黄体酮 200~300mg/d;②长周期或连续孕激素治疗,适合有子宫内膜增生病史或月经量多者,可优先选用 LNG-IUS。

单雌激素方案:适用于已切除子宫的女性,常连续用药。①口服,戊酸雌二醇 0.5~2mg/d 或 17β- 雌二醇 1~2mg/d 或结合雌激素 0.3~0.625mg/d。②经皮,雌二醇凝胶每日 0.5~1 计量尺,涂抹于手臂、大腿、臀部等处的皮肤(避开乳房和会阴)。半水合雌二醇贴片每 7 日 0.5~1 帖。

雌孕激素序贯方案:适用于有完整子宫、围绝经期或绝经后仍希望有月经样出血者。①连续序贯方案,雌激素每日用药,孕激素周期用药。可选用雌、孕激素序贯制剂(如 17β- 雌二醇片 /17β- 雌二醇地屈孕酮片)每周期 28 日,连续口服,或经皮使用雌激素 28 日,后半周期加用孕激素 10~14 日。②周期序贯方案,每周期有 3~7 日停药。可选用雌、孕激素序贯制剂(如戊酸雌二醇片 / 戊酸雌二醇醋酸环丙孕酮片)每周期 21 日,停药 7 日后开始下一周期。也可采用连续口服或经皮使用雌激素 21~25 日,后 10~14 日加用孕激素,停药 3~7 日再开始下一周期。

雌孕激素连续联合方案:可避免周期性出血,适用于绝经 1 年以上,有子宫但不愿意有月经样出血的绝经后期女性。可连续口服雌激素或经皮使用雌激素(与单雌激素方案剂量相同),同时口服地屈孕酮(5~10mg/d)或微粒化黄体酮(100~200mg/d)。也可选用雌、孕激素连续联合制剂(如雌二醇屈螺酮片),连续给药。已经放置 LNG-IUS 者,每日口服或经皮使用雌激素。

替勃龙方案:非预期出血较少,适用于绝经 1 年以上,不愿意有月经样出血的绝经后期女性。口服 1.25~2.5mg/d。

阴道局部雌激素方案:GSM 者首选方案,主要用于治疗下泌尿生殖道局部低雌激素症状。可单独使用或配合口服 / 经皮 MHT 使用。可选择普罗雌烯阴道胶丸或普罗雌烯乳膏、雌三醇乳膏和结合雌激素乳膏,阴道局部用药胶丸 1 粒 / 日、乳膏 0.5~1g/d,连续使用 2~3 周,症状缓解后改为 2~3 次 /周,或根据疗效逐渐递减每周使用次数。短期局部应用无须添加孕激素,长期应用(半年以上)应监测子宫内膜。

6)不良反应及风险:①子宫出血。绝经激素治疗时的非预期出血,虽多为突破性出血,也应高度重视,查明原因,必要时行宫腔镜检查,排除子宫内膜病变。②性激素副作用。初用雌激素时可引起乳房胀、白带多、头痛等,先酌情减量,待症状缓解后再给拟定剂量;孕激素副作用包括抑郁、易怒、乳房痛和水肿等,通常并不严重;雄激素有发生高血脂、动脉粥样硬化、血栓栓塞性疾病危险。③肿瘤。有子宫的女性长期单独应用雌激素,使子宫内膜增生和子宫内膜癌的发病风险升高,足量足疗程加用孕激素可降低风险。MHT 与乳腺癌的关系复杂,单雌激素方案基本不额外增加乳腺癌风险,MHT 致乳腺癌风险与孕激素种类有关,天然孕激素或地屈孕酮相关风险较含其他合成孕激素方案低。④血栓性疾病。静脉血栓栓塞(venous thromboembolism,VTE)的风险随年龄增长而增加,且与肥胖程度呈正相关。口服 MHT 增加风险,经皮雌激素不增加风险。孕激素种类不同,引起血栓风险不同,天然孕激素比合成孕激素的 VTE 风险小。

7)个体化原则:应根据患者年龄、子宫及卵巢功能情况(绝经过渡期、绝经早期或绝经晚期),绝经相关症状以及是否有其他危险因素等,制定个体化的激素治疗方案,随着年龄增长及绝经时限延长,合理调整雌激素剂量及给药途径,应用最低有效剂量,达到最大获益和最小风险。

8)随访:MHT 的使用年限尚无限制,应用过程应规范随访,更新病史,评估疗效、不良反应、个体化用药利弊,初始治疗的 1、3、6、12 个月进行复诊评估,以后每年至少接受 1 次全面评估,确定是否继续 MHT 或调整方案。

(2)非激素类药物:主要用于有治疗需求主观意愿但存在 MHT 禁忌证、暂不适合或不接受 MHT 者。

1)中药或植物药:口服黑升麻提取物、中药及谷维素等,对缓解血管舒缩症状及其他绝经相关症状有一定疗效。

2)选择性 5- 羟色胺再摄取抑制剂:盐酸帕罗西汀 20mg,早晨口服,每日 1 次,可改善血管舒缩症状及精神神经症状。

3)若睡眠障碍影响生活质量,可选用适量的镇静药。

4)阴道保湿剂和润滑剂对改善性功能有一定的效果。

3. 其他治疗　针灸、认知行为疗法、正念减压疗法、星状神经节阻滞、催眠等可能起到辅助治疗作用。

绝经是女性必经的生理过程,绝经后期是女性整个生命周期中最长的一个阶段。女性可以通过积极的心理调适、加强自我保健,从绝经过渡期开始进行全面的生活方式调整,必要时寻求专科医师科学诊治,在适宜人群中进行 MHT 等医疗干预,以缓解绝经症状,提高生活质量。

(贺小进)

思考题:
简述闭经患者的诊治策略。

思考题解题思路

本章目标测试

本章思维导图

第三十二章 不孕症与辅助生殖技术

不孕症是一个具有时间性的相对概念,是一组由多种病因导致的生育障碍状态。需要夫妇双方明确病因,通过纠正盆腔因素、诱导排卵或辅助生殖技术帮助受孕获得后代。辅助生殖技术正在迅猛发展,但也带来了一些伦理和法律问题,需要严格监督管理。

第一节 │ 不孕症

【知识要点】

- 盆腔因素和排卵障碍是女性不孕症的主要病因,但多种病因可同时存在。
- 夫妇双方需同时就诊,主要根据病史、排卵功能、输卵管通畅性和男方精液检查明确病因。
- 女性不孕症的治疗主要为对因治疗,包括纠正盆腔因素、诱导排卵和辅助生殖技术助孕。

育龄夫妇每个月经周期的妊娠率约为 25%,约 85%~90% 的夫妇能够在 1 年内妊娠。女性未避孕正常性生活至少 12 个月未孕称为不孕症(infertility),对男性则称为不育症。不孕症分为原发性和继发性两类,既往从未妊娠者为原发性不孕,既往有过妊娠而后发生的不孕为继发性不孕。与不可逆的不生育(sterility)不同,不孕(育)症是一个具有时间性的相对概念,是一组由多种病因导致的生育障碍状态。不同人种和地区间不孕症发病率差异并不显著,我国不孕症发病率为 7%~10%。

【病因分类】

1. 女方因素

(1)盆腔因素:是我国女性不孕症,特别是继发性不孕症最主要的原因,约占全部不孕因素的35%。常见病因包括:①输卵管病变:输卵管梗阻、周围粘连、积水和功能受损等;②子宫体病变:子宫内膜病变、子宫肌瘤、子宫腺肌病、子宫腔粘连等;③子宫颈因素:子宫颈管先天性异常、闭锁或狭窄、子宫颈黏液异常等;④子宫内膜异位症:与不孕症的发生机制尚不完全清楚,可能与排卵、输卵管功能、受精、黄体生成和子宫内膜容受性等多个环节异常有关;⑤生殖器官发育异常:如纵隔子宫、双角子宫、双子宫和先天性输卵管发育异常等。

(2)排卵障碍:占女性不孕的 25%~35%,常见病因包括:①下丘脑病变:如低促性腺激素性无排卵;②垂体病变:如高催乳素血症;③卵巢病变:如多囊卵巢综合征、早发性卵巢功能不全和先天性性腺发育不全、放化疗所致的卵巢功能衰竭等;④其他内分泌疾病:如先天性肾上腺皮质增生症和甲状腺功能异常等。

(3)卵巢生殖功能的衰老:随着年龄增加,35~37 岁以上的高龄女性卵巢内对 FSH 敏感的卵泡被不断消耗,而对 FSH 不敏感的衰老卵泡则相对增加,导致卵母细胞数量减少和质量下降。

2. 男方因素

(1)精液异常:分精子异常和精浆异常两类,前者指精子的量、质异常和畸形,后者指精液量和颜色异常等。表现为少精子症、弱精子症、畸形精子症、无精子症和单纯性精浆异常等。

(2)男性性功能障碍:指器质性或心理性原因引起的勃起功能障碍、不射精或逆行射精,或性唤起障碍所致的性交频率不足等。

（3）其他：如免疫因素，但目前临床尚无明确的诊断标准。

3. 不明原因性不孕　夫妇双方经不孕常规检查，即精液分析、排卵监测、妇科检查和输卵管通畅性检查均未发现异常即可诊断。不明原因性不孕症是一种生育力低下的状态，男女双方因素均不能排除，占不孕症人群的 10%～20%。可能病因包括免疫因素、隐性输卵管因素、潜在的卵母细胞异常、受精障碍、胚胎发育阻滞、胚胎着床失败和遗传缺陷等。目前临床缺乏针对性的检测手段，即使在体外受精 - 胚胎移植（IVF-ET）治疗过程中发现一些配子、胚胎和着床的问题，也难以明确病因。

【诊断】

符合不孕（育）症定义、有影响生育的疾病史或临床表现者，建议夫妇双方同时就诊，主要根据病史、排卵功能、输卵管通畅性和男方精液等检查明确病因。

1. 男方检查

（1）病史采集：包括不育年限、有无性交或射精障碍、不育相关检查和治疗经过；既往疾病和治疗史，如腮腺炎、糖尿病；手术史，如输精管结扎术；个人史，如高温环境暴露、吸烟、酗酒和吸毒；家族史。

（2）体格检查：包括全身检查和生殖系统检查。

（3）精液分析：是不孕（育）症夫妇首选的检查项目。根据《世界卫生组织人类精液检查与处理实验室手册》（第 6 版）进行，需行 2～3 次精液检查，以明确精液质量。

（4）其他辅助检查：包括激素检测、生殖系统超声和遗传筛查等。

2. 女方检查

（1）病史采集：需详细询问不孕相关的病史，包括现病史、既往史、月经史、性生活史、婚育史、个人史、家族史及其他病史。

（2）体格检查：全身检查需评估体格发育及营养状况，包括身高、体重和体脂分布特征，乳房发育及甲状腺情况，注意有无皮肤改变，如多毛、痤疮和黑棘皮征等；妇科检查应依次检查外阴发育、阴毛分布、阴蒂大小、阴道和子宫颈，注意有无异常排液和分泌物，子宫位置、大小、质地和活动度，附件有无增厚、包块和压痛，直肠子宫陷凹有无触痛结节，下腹有无压痛、反跳痛和异常包块。

（3）不孕相关辅助检查

1）超声检查：①妇科超声检查，明确子宫和卵巢大小、位置、形态、有无异常结节或囊、实性包块回声；②排卵监测，计数 2～9mm 的窦状卵泡数，评估卵巢储备功能；监测优势卵泡发育情况及同期子宫内膜厚度和形态。

2）激素测定：抗米勒管激素（anti-Müllerian hormone，AMH）是反映卵巢储备功能的有效指标。排卵障碍和年龄≥35 岁女性均应于月经周期第 2～4 日测定 FSH、LH、E_2、T、PRL 和 P 基础水平。排卵期 LH 测定有助于预测排卵时间，黄体期 P 测定有助于提示有无排卵、评估黄体功能。

3）输卵管通畅检查：子宫输卵管 X 线造影是评价输卵管通畅度的首选方法。应在月经干净后 3～7 日无禁忌证时进行。既可评估子宫腔病变，又可了解输卵管通畅度。此外，三维实时超声子宫输卵管造影也是可靠的输卵管通畅度检查方法。

4）其他检查：①基础体温测定，双相型体温变化提示排卵可能，但不能作为独立的诊断依据；②宫腔镜、腹腔镜检查，适用于体格检查、超声检查和 / 或输卵管通畅检查提示存在子宫腔或盆腔异常的患者，可明确病变位置和程度，并进行相应的治疗；③染色体核型分析，适用于不明原因的不孕、反复流产或有先天性异常儿分娩史的夫妇等。

【女性不孕症的治疗】

女性生育力与年龄密切相关，治疗时需充分考虑患者的卵巢生理年龄，选择合理、安全、高效的个体化方案。肥胖、消瘦、有不良生活习惯（如吸烟等）或不良环境接触史的患者需首先改变生活方式；纠正或治疗机体系统性疾病；在排除器质性疾病的前提下，可对性生活异常者给予指导，帮助其了解排卵规律，调节性交频率和时机以增加受孕机会。

病因诊断明确者可针对病因选择相应治疗方案。

1. 纠正盆腔器质性病变

（1）输卵管病变

1）期待疗法：男方精液指标正常，女方卵巢功能良好、不孕年限＜3 年的年轻夫妇，如果输卵管伞轻度梗阻，可先试行 3～6 个月自然试孕的期待治疗，也可用中药配合调整。

2）输卵管成形术：输卵管周围粘连、远端梗阻和轻度积水，可通过腹腔镜下输卵管造口术、周围粘连松解术等，恢复输卵管及周围组织正常解剖结构，改善通畅度和功能。输卵管间质部和峡部梗阻，可行经子宫腔的输卵管介入疏通术。术后均建议试孕 6～12 个月，仍未孕则考虑人工授精、体外受精 - 胚胎移植（IVF-ET）等辅助生殖技术助孕。严重的或伴有明显阴道排液的输卵管积水，目前主张行输卵管切除或结扎，阻断炎性积水对子宫内膜的不良影响，为下一步辅助生殖技术助孕提供有利条件。

（2）子宫病变：子宫黏膜下肌瘤、较大的肌壁间肌瘤、子宫内膜息肉、子宫腔粘连和纵隔子宫等，若显著影响子宫腔形态，则建议手术治疗。术后建议依据不孕症评估结果，酌情决定自然试孕或辅助生殖技术助孕。子宫增大但不伴有明显子宫腔变形的子宫腺肌病患者，可先行 GnRH-a 治疗 2～3 个周期，待子宫体积缩至理想范围再行辅助生殖技术助孕治疗；如果伴有明显子宫腔变形、子宫体积不能很好缩小或 IVF-ET 结局不良，建议手术切除腺肌病灶和子宫整形后行 IVF-ET 助孕。

（3）卵巢肿瘤：非赘生性卵巢囊肿或良性卵巢肿瘤，有手术指征者，可考虑手术切除；性质不明的卵巢肿块，应先明确诊断，必要时行手术探查，根据病理结果决定手术方式。术后酌情自然试孕或辅助生殖技术助孕。

（4）子宫内膜异位症：可通过腹腔镜进行诊断和治疗，但复发性内异症或伴有卵巢功能明显减退的患者应慎重手术。子宫内膜异位症合并不孕症或有生育需求的女性，药物抑制卵巢治疗不能提高妊娠率。rASRM Ⅰ/Ⅱ 期的女性，如果 EFI＞4 分、输卵管通畅，则建议诱导排卵同时人工授精，不建议期待治疗或单独人工授精。rASRM Ⅲ/Ⅳ 期女性，如果 EFI≤4 分、合并深部浸润子宫内膜异位症，则建议直接行 IVF-ET 助孕；如果输卵管通畅，可考虑诱导排卵同时人工授精，但价值不确定。复发性卵巢子宫内膜异位囊肿，如果临床评估无恶变，则建议直接行 IVF-ET 助孕，若囊肿位置影响取卵，可超声引导下穿刺引流。

（5）生殖器结核：活动期应先行规范的抗结核治疗，药物作用期及药物敏感期需避孕。盆腔结核导致的子宫和输卵管后遗症，可在评估子宫内膜情况后决定是否行 IVF-ET 助孕。

2. 诱导排卵

（1）氯米芬（clomifene citrate，CC）：可竞争性结合下丘脑和垂体雌激素受体，抑制雌激素的负反馈作用，导致促性腺激素的分泌增加，促进卵泡生长。适用于下丘脑 - 垂体 - 卵巢轴反馈机制健全，体内有一定雌激素水平者。用法为月经第 3～5 日开始，每日口服 50mg（最大剂量不超过 150mg/d），连用 5 日。排卵率可达 70%～80%，每周期的妊娠率 20%～30%。推荐结合阴道超声监测卵泡发育，必要时可在卵泡期联合应用尿促性素促进卵泡生长，和 / 或在卵泡发育成熟时一次性联合应用绒促性素诱发排卵。排卵后可进行 12～14 日黄体功能支持，药物选择天然黄体酮制剂。

（2）来曲唑（letrozole，LE）：属于芳香化酶抑制剂，可抑制雄激素向雌激素的转化，低水平雌激素降低了对下丘脑和垂体的负反馈作用，导致垂体分泌促性腺激素增加，从而刺激卵泡发育。适应证和用法同氯米芬，剂量一般为 2.5～5mg/d，诱发排卵及黄体支持方案同前。

（3）尿促性素（hMG）：从绝经后女性尿中提取，又称绝经后促性腺激素。理论上 75U 制剂中含 FSH 和 LH 各 75U。用法为周期第 2～3 日开始，每日或隔日肌内注射 75～150U，直至卵泡成熟。用药期间必须辅以超声监测卵泡发育，可同时进行血清雌激素水平测定，待卵泡发育成熟给予绒促性素诱发排卵和黄体形成，排卵后黄体支持方案同前。

（4）绒促性素：结构与 LH 极相似，常用于卵泡成熟后模拟内源性 LH 峰诱发排卵，用法为 5 000～10 000U 肌内注射 1 次。也可用于黄体支持治疗。

（5）溴隐亭（bromocriptine）：属于多巴胺受体激动剂，能抑制垂体分泌催乳素（PRL）。适用于高催乳素血症导致的排卵障碍。用法为 1.25mg/d 开始，酌情增量至 2.5mg/d，每 3～6 个月复查血清 PRL 水平，可维持 1～2 年。

3. **不明原因性不孕的治疗** 年龄＜35 岁且不孕年限＜2 年的女性，先进行期待治疗 6～12 个月，如未孕者应进行积极治疗。年龄＜35 岁，期待治疗后仍未孕的夫妇可以考虑诱发排卵联合子宫腔内夫精人工授精，3～6 个周期治疗仍未受孕可考虑进行 IVF-ET 助孕。年龄＞35 岁且不孕年限较长（＞3 年）可以考虑诱发排卵联合子宫腔内夫精人工授精或直接行体外受精 - 胚胎移植助孕。

4. **辅助生殖技术** 包括人工授精、体外受精 - 胚胎移植及其衍生技术等。

【男性不育的治疗原则】

男性不育的病因多且复杂，应根据具体情况，优先选择药物、人工授精等低侵袭治疗，其次选择附睾与睾丸手术、体外受精 - 胚胎移植及其衍生技术等复杂治疗。

第二节 | 辅助生殖技术

【知识要点】
- 体外受精 - 胚胎移植适用于其他常规治疗无法妊娠的不孕（育）夫妇。
- 由体外受精 - 胚胎移植衍生的各种辅助生殖技术，可用于满足不同类型不孕症的治疗需求。
- 常见并发症为卵巢过度刺激综合征和多胎妊娠等。

辅助生殖技术（assisted reproductive technology，ART）指在体外对配子和胚胎采用显微操作等技术，帮助不孕（育）夫妇受孕的一组方法，包括人工授精、体外受精 - 胚胎移植及其衍生技术等。

（一）人工授精

人工授精（artificial insemination，AI）是将精子通过非性交方式注入女性生殖道内，使其受孕的一种技术。包括夫精人工授精（artificial insemination by husband，AIH）和供精人工授精（artificial insemination by donor，AID）。

AIH 适应证包括：①男性因少精、弱精、液化异常、性功能障碍、生殖器畸形等不育；②子宫颈因素不孕；③生殖道畸形及心理因素导致性交不能等不育；④免疫性不育；⑤不明原因的不育。

AID 适应证包括：①不可逆的无精子症、严重的少精子症、弱精子症和畸形精子症；②输精管复通失败；③射精障碍；④适应证①②③中，除不可逆的无精子症外，其他需行 AID 的患者，医务人员必须向其交代清楚，通过卵胞质内单精子注射（intracytoplasmic sperm injection，ICSI）也可能使其获得自己血亲关系的后代，如果患者本人仍坚持放弃通过 ICSI 助孕的权益，则必须与其签署知情同意书后，方可采用 AID 技术助孕；⑤男方和 / 或家族有不宜生育的严重遗传性疾病；⑥母儿血型不合不能得到存活新生儿。按国家法规，目前 AID 精子来源一律由国家卫生健康委员会认定的人类精子库提供和管理。

具备正常发育的卵泡、正常范围的活动精子数目、健全的女性生殖道结构、至少 1 条通畅的输卵管的不孕（育）症夫妇，可以实施人工授精治疗。根据授精部位可将人工授精分为子宫腔内人工授精（intrauterine insemination，IUI）、子宫颈管内人工授精（intra-cervical insemination，ICI）、阴道内人工授精（intra-vaginal insemination，IVI）等，目前临床上以 IUI 最为常用。IUI 常规流程为将精液洗涤处理后，去除精浆，取 0.3～0.5ml 精子悬浮液，在女方排卵期间，通过导管经子宫颈注入子宫腔内。人工授精可在自然周期和促排卵周期进行。在促排卵周期中应控制优势卵泡数目，当有 3 个及以上优势卵泡发育时，可能增加多胎妊娠发生风险，建议取消本周期人工授精。

（二）体外受精 - 胚胎移植

体外受精 - 胚胎移植（*in vitro* fertilization and embryo transfer，IVF-ET）指从卵巢内取出卵子，在体

外与精子受精并培养3～5日,再将发育到卵裂球期或囊胚期的胚胎移植到子宫腔内的过程,俗称"试管婴儿"。1978年英国学者 Steptoe 和 Edwards 采用该技术诞生世界第一例"试管婴儿"。Edwards 因此贡献在2010年获得诺贝尔生理学或医学奖。1988年中国大陆第一例"试管婴儿"诞生。

1. 适应证 输卵管性不孕症、子宫内膜异位症、排卵障碍、男性因素不育症、不明原因性不孕症及子宫颈因素等不孕症患者,在借助其他常规治疗无法妊娠时,均可实施 IVF-ET。

2. 主要步骤 药物刺激卵巢、监测卵泡至发育成熟,经阴道超声引导下取卵,将卵母细胞和精子在模拟输卵管环境的培养液中受精,受精卵在体外培养3～5日,形成卵裂球期或囊胚期胚胎,再移植入子宫腔内,并同时进行黄体支持治疗。剩余胚胎冷冻保存,亦可酌情全胚冷冻,在以后的月经周期中解冻胚胎移植。胚胎移植2周后测血或尿 hCG 水平确定妊娠,移植4～5周后超声检查确定是否子宫内临床妊娠。

胚胎移植策略是一个复杂而个体化的治疗决策,"全胚冷冻"策略指冷冻所有优质胚胎,择期进行冻胚移植。中国学者研究发现多囊卵巢综合征不孕女性行 IVF 助孕,与鲜胚移植相比,冻胚移植可显著提高活产率、降低流产率及严重并发症风险;反应正常的非排卵障碍不孕症,采用冻胚移植同样安全有效。

3. 控制性超促排卵(controlled ovarian hyperstimulation,COH) 是指用药物在可控的范围内诱发多个卵泡同时发育和成熟,以获得更多高质量卵子,从而获得更多可供移植胚胎,提高妊娠率。目前临床较为常用的 COH 方案包括 GnRH-a 长方案、短方案、超长方案,GnRH 拮抗剂方案,微刺激方案,高孕激素状态下促排卵方案等。

在临床实践中,超促排卵方案的选择强调个体化,需综合考虑以下因素:①女方年龄;②治疗目的;③卵巢储备功能;④病因及其他病理情况;⑤既往用药史;⑥药物促排机制及费用等。

4. 并发症

(1)卵巢过度刺激综合征(ovarian hyperstimulation syndrome,OHSS):指诱导排卵药物刺激卵巢后,导致多个卵泡发育、雌激素水平过高,引起全身血管通透性增加、血液中水分进入体腔和血液成分浓缩等血流动力学病理改变,hCG 水平升高会加重病理进程。轻度 OHSS 患者仅表现为轻度腹胀、卵巢增大;中、重度 OHSS 患者表现为腹胀,大量腹腔积液、胸腔积液,导致血液浓缩、重要脏器血栓形成和功能损害及电解质紊乱等严重并发症,严重者可引起死亡。在接受促排卵药物的患者中,约20%发生不同程度 OHSS,重症者约1%～4%,PCOS、高 AMH 水平为高危因素。治疗原则以增加胶体渗透压扩容为主,防止血栓形成,辅以改善症状和支持治疗。

(2)多胎妊娠:多个胚胎移植会导致多胎妊娠发生率增加。多胎妊娠可增加母儿并发症,如流产、早产、低体重儿、妊娠期高血压、产后出血等。我国在2003年首次颁布《人类辅助生殖技术规范》时,将移植胚胎数目限制在2～3枚以内。目前单胚胎移植已经得到广泛应用,以减少双胎妊娠、杜绝三胎及以上多胎妊娠。

2018年中华医学会生殖医学分会《关于胚胎移植数目的中国专家共识》推荐,存在以下情况时建议行选择性单胚胎移植(elective single embryo transfer,eSET),包括卵裂期胚胎或囊胚:①第1次移植,没有明显影响妊娠因素的患者;②子宫因素不宜于双胎妊娠者,如瘢痕子宫、子宫畸形或矫形手术后、子宫颈机能不全或既往有双胎妊娠、流产、早产等不良孕产史者;③全身状况不适宜双胎妊娠者,尚包括身高<150cm、体重<40kg 者等;④经过胚胎植入前遗传学检测获得可移植胚胎者;⑤经卵子捐赠的受卵者胚胎移植周期。多胎妊娠者(三胎及以上者),可在孕早或孕中期施行选择性胚胎减灭术。

(3)其他并发症:取卵操作时存在血管、肠管、膀胱、输尿管等邻近器官组织损伤风险,引发出血、感染等并发症。

针对不同病因导致的不孕(育)症,IVF-ET 相继衍生一系列相关的辅助生殖技术,包括配子和胚胎冷冻、囊胚培养、ICSI、胚胎植入前遗传学检测(preimplantation genetic testing,PGT)及卵母细胞体外成熟培养（*in vitro* maturation,IVM）等。

（三）卵胞质内单精子注射

1992 年 Palermo 等将精子直接注射到卵细胞胞质内,卵子可正常受精并发生卵裂,诞生人类首例单精子卵胞质内注射技术受孕的婴儿。

1. 适应证　严重少精子症、弱精子症、畸形精子症,不可逆的梗阻性无精子症,体外受精失败,精子顶体异常,以及需行 PGT 的夫妇。

2. 主要步骤　药物刺激排卵和卵泡监测同 IVF 过程,后行经阴道超声介导下穿刺取卵,去除卵丘颗粒细胞,在高倍倒置显微镜下行卵母细胞质内单精子显微注射授精,胚胎体外培养、胚胎移植及黄体支持以及并发症同 IVF（图 32-1）。

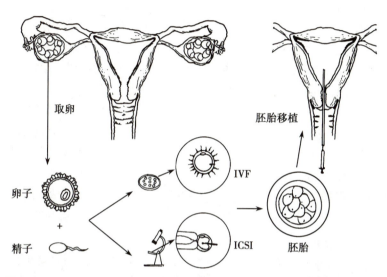

图 32-1　体外受精 / 卵胞质内单精子注射 - 胚胎移植（IVF/ICSI-ET）过程

（四）胚胎植入前遗传学检测

该技术于 1990 年首先应用于 X 性连锁遗传病的胚胎性别选择,目前临床主要用于单基因相关遗传病、染色体病、性连锁遗传病及可能生育异常患儿的高风险人群等。技术步骤:从体外受精第 3 日的胚胎或第 5 日的囊胚取 1~2 个卵裂球或部分滋养层细胞,进行细胞和 / 或分子遗传学检测,筛选出核型异常和 / 或携带致病基因突变的胚胎,移植正常核型和 / 或基因型的胚胎,得到健康后代。该技术将产前诊断提前至胚胎移植之前,避免了中孕期产前诊断后引产对孕妇的伤害。随着细胞和分子生物学技术发展,微阵列高通量的芯片检测技术、新一代测序技术应用于临床,目前已经有数百种单基因疾病和染色体核型异常能在胚胎期得到诊断。PGT 的具体分类如下。

1. 胚胎植入前单基因病检测（preimplantation genetic testing for monogenic disorder,PGT-M）　用于基因特定致病性突变的检测。即:①单基因遗传疾病,包括常染色体显 / 隐性遗传病及 X/Y 连锁遗传病;②遗传易感的严重疾病;③人类白细胞抗原（human leukocyte antigen,HLA）分型等。

2. 胚胎植入前染色体结构异常检测（preimplantation genetic testing for structural rearrangement,PGT-SR）　夫妻一方或双方存在染色体结构异常,如相互易位、罗伯逊易位、倒位、复杂易位以及致病性微缺失或微重复等。利用最新的分子诊断技术,可以区分平衡易位携带和染色体结构正常的胚胎。

3. 胚胎植入前非整倍性遗传学检测（preimplantation genetic testing for aneuploidy,PGT-A）　是一种在胚胎移植前检测全染色体非整倍性的方法,常用于女性高育龄、不明原因复发性流产等,以提高活产率,降低早期流产的风险。

PGT 的禁忌证:①目前基因诊断不明或基因定位不明的遗传病;②性别、外貌、身高、肤色等非疾病性状的选择;③其他违反当地法律或道德传统的情况。

(五) 配子移植术

配子移植术是将男女生殖细胞取出,并经适当的体外处理后移植入女性体内的一类助孕技术。目前应用较多的是经阴道行子宫腔内配子移植术(gamete intrauterine transfer,GIUT),其特点是技术简便,主要适于双侧输卵管梗阻、缺失或功能丧失者。随着体外培养技术的日臻成熟,配子移植术的临床使用逐渐减少,目前主要针对经济比较困难或者反复 IVF-ET 失败的患者,GIUT 可作为备选方案之一。

(六) 辅助生殖技术在女性生育力保存中的应用

化疗、放疗及生殖器官手术等均会导致肿瘤患者的生育能力损伤,甚至完全丧失,因此,年轻肿瘤患者的生育力保存需求日益凸显。在肿瘤治疗前,可借助辅助生殖技术,如胚胎冷冻、卵子冷冻、卵巢组织冷冻等技术对肿瘤女性进行生育力保存。

(七) 伦理与管理

辅助生殖技术因涉及子代健康和人类繁衍的重大问题,因此必须在伦理、道德和法规方面实施严格的日常管理。近年来,各种辅助生殖新技术的不断建立和快速发展,如胞质置换、核移植、治疗性克隆和胚胎干细胞体外分化等胚胎工程技术,更需要强化伦理和法规的监管。

(邵小光　秦莹莹)

思考题:

简述胚胎植入前遗传学检测的分类和适应证。

思考题解题思路

本章目标测试

本章思维导图

第三十三章 | 生育规划

生育规划(family planning)是女性生殖健康的重要内容,指为保障社会、家庭和夫妻的权益,育龄夫妻有计划地在适当年龄生育合理数量的子女,并养育健康的下一代,以增进家庭幸福,促进人口、经济、社会、资源、环境协调发展和可持续发展。《中国妇女发展纲要(2021—2030年)》提出,提倡科学备孕和适龄怀孕,保持适宜生育间隔,全面普及生殖健康和优生优育知识,促进健康孕育,减少非意愿妊娠。做好避孕方法的知情选择是生育规划的重要内容。本章主要介绍常用的女性避孕方法以及避孕失败后的补救措施。

第一节 | 避 孕

【知识要点】

- 宫内节育器避孕是我国生育期女性最常用的安全、有效、简便、可逆的避孕措施。
- 宫内节育器避孕机制主要是异物刺激导致子宫内膜损伤及慢性炎症反应,同时干扰受精卵着床。
- 口服避孕药避孕机制主要是抑制卵巢排卵,改变子宫内膜正常状态和功能。
- 紧急避孕是无保护性生活后的补救措施,不能替代常规避孕。
- 正确使用避孕套具有避孕和预防性传播疾病的双重保护作用。

避孕(contraception)是生育规划的重要组成部分,是采用科学手段使女性暂时或永久不受孕。避孕主要控制生殖过程中3个关键环节:①抑制精子与卵子产生;②阻止精子与卵子结合;③使子宫环境不利于精子获能、生存,或不适宜受精卵着床和发育。理想的避孕方法,应符合安全、有效、简便、实用、经济的原则,对性生活及性生理无不良影响,男女双方均能接受并愿意持久使用。目前常用的女性避孕方法有宫内节育器避孕、药物避孕、屏障避孕及女性绝育术等;男性避孕方法有避孕套及男性绝育术。

一、宫内节育器避孕

宫内节育器(intrauterine device,IUD)是一种安全、有效、简便、经济、可逆的避孕工具,为我国生育期女性最常用的避孕措施。一般使用期限为5~10年。

(一)IUD种类

1. 惰性IUD 为第一代IUD,国外以聚乙烯塑料制作的Lippes蛇形IUD和国内以不锈钢制作的金属单环最为常用。由于脱落率高、带器妊娠率高,金属单环已停止生产。

2. 活性IUD

(1)含铜活性IUD:指在子宫腔内持续释放具有生物活性、有较强抗生育能力的铜离子(Cu^{2+})IUD,其中部分同时含药物吲哚美辛,能够减少IUD引起的月经过多及痛经。含铜活性IUD从形态上分为T形、V形、宫形等,铜的表面积各不同。其避孕效果与含铜表面积成正比,临床副作用主要表现为月经模式改变(经量多、经期延长、不规则出血)。常见含铜节育器包括含铜T形IUD、含铜V形IUD、宫铜IUD、含铜无支架IUD等。

(2)含药IUD:目前临床应用最广泛的是一种含孕激素的IUD——左炔诺孕酮宫内释放系统

(levonorgestrel-releasing intrauterine system,LNG-IUS)。以聚乙烯作为 T 形支架,纵管储存人工合成的左炔诺孕酮,纵管外包有含聚二甲基硅氧烷的膜控制药物释放。LNG-IUS 分 2 种剂型,一种支架尺寸 32mm×32mm,内含左炔诺孕酮 52mg,每日释放 20μg,放置时间为 5 年;另一种支架尺寸为 28mm×30mm,内含左炔诺孕酮 13.5mg,每日释放 8~12μg,放置时间 3 年,尺寸较小,比较适合年轻未育的女性选用。主要副作用为月经变化,表现为点滴出血,经量减少甚至闭经。取出节育器后恢复正常。

(二) 作用机制

宫内节育器通过多重机制共同发挥避孕作用。

1. 干扰着床 ①异物刺激导致子宫内膜损伤及慢性炎症反应,同时产生前列腺素,改变输卵管蠕动,使受精卵运行速度与子宫内膜发育不同步,受精卵着床受阻。此为避孕的主要机制。②子宫内膜受压缺血及吞噬细胞的作用,激活纤溶酶原,局部纤溶酶活性增强,致使囊胚溶解吸收。③铜离子进入细胞,影响锌酶系统如碱性磷酸酶和碳酸酐酶,阻碍受精卵着床及胚胎发育;影响糖原代谢、雌激素摄入及 DNA 合成,使内膜细胞代谢受到干扰,受精卵着床及囊胚发育受到影响。

2. 对精子和胚胎的毒性作用 ①铜离子具有使精子头尾分离的毒性作用,使精子不能获能。②IUD 由于压迫局部发生炎症反应,炎症细胞对胚胎有毒性作用。同时产生大量巨噬细胞覆盖于子宫内膜,影响受精卵着床,并能吞噬精子及影响胚胎发育。

3. LNG-IUS 的避孕机制主要是孕激素的局部作用 ①使子宫内膜腺体萎缩,间质蜕膜化,间质炎症细胞浸润,不利于受精卵着床;②改变子宫颈黏液性状,使子宫颈黏液稠厚,不利于精子穿透;③改变子宫和输卵管的局部内环境,抑制精子的功能,阻止受精;④可抑制部分女性排卵。

(三) 宫内节育器放置术

1. 适应证 凡生育期女性无禁忌证需要长期避孕者。

2. 禁忌证 ①妊娠或可疑妊娠;②生殖道急性炎症;③生殖器官肿瘤;④生殖器畸形如纵隔子宫、双子宫等;⑤子宫脱垂;⑥严重的全身性疾病;⑦子宫腔深度<5.5cm 或>9.0cm(除外足月分娩后、大月份引产后或放置含铜无支架 IUD);⑧近 3 个月内有月经失调、不规则阴道流血;⑨有铜过敏史者(不宜选用含铜 IUD);⑩人工流产出血多,怀疑有妊娠组织物残留或感染;中期妊娠引产、分娩或剖宫产胎盘娩出后,子宫收缩不良有出血或潜在感染。

3. 放置时间 ①含铜 IUD 在月经干净 3~7 日放置;②LNG-IUS 在月经开始的 7 日内放置;③产后(包括剖宫产后)立即放置(手术医师需经过特殊培训);④产后 42 日恶露已净,会阴伤口愈合,子宫恢复正常;⑤哺乳期放置前应先排除早孕;⑥自然流产及药物流产于转经后放置;⑦小于妊娠 10 周的负压吸宫术后可立即放置;⑧性交后 5 日内作为紧急避孕方法放置。

4. 放置方法 双合诊检查子宫大小、位置及附件情况。外阴阴道部常规消毒铺巾,阴道窥器暴露子宫颈后消毒子宫颈阴道部与子宫颈管,以宫颈钳夹持子宫颈前唇,用子宫探针沿子宫位置探测子宫腔深度。使用放置器将 IUD 推送入子宫腔,IUD 上缘必须抵达子宫底部,撤出放置器。带有尾丝的 IUD 在距子宫颈外口 2cm 处剪断尾丝,观察无出血即可取出宫颈钳和阴道窥器。

5. 术后注意事项及随访 ①术后休息 3 日,1 周内忌重体力劳动,2 周内忌性生活及盆浴,保持外阴清洁;②术后第 1 年 1、3、6、12 个月进行随访,以后每年随访 1 次直至停用,特殊情况随时就诊;随访 IUD 在子宫腔内情况,发现问题,及时处理,以保证 IUD 避孕的有效性。

(四) 宫内节育器的副作用

不规则阴道流血是放置 IUD 常见的副作用,主要表现为经量增多、经期延长或少量点滴出血,一般不需要处理,3~6 个月后逐渐好转。少数女性放置 IUD 后可出现白带增多或伴有下腹胀痛,应根据具体情况明确诊断后对症处理。

(五) 放置宫内节育器的并发症

1. IUD 异位 原因有:①子宫穿孔,术中操作不当直接将 IUD 放到子宫腔外;②IUD 过大、过硬或子宫壁薄而软,子宫收缩造成 IUD 逐渐移位至子宫腔外。确诊 IUD 异位后,应在腹腔镜下或开腹手术将 IUD 取出。

2. IUD 嵌顿或断裂　原因是 IUD 放置时损伤子宫壁或带器时间过长,致部分 IUD 嵌入子宫肌壁或发生断裂,应及时取出。若取出困难,应在超声监测下或在宫腔镜直视下取出。

3. IUD 下移或脱落　原因有:①操作不规范,IUD 放置未达子宫底部;②IUD 与子宫腔大小、形态不符;③月经过多;④子宫颈内口过松及子宫过度敏感。常见于放置 IUD 后 1 年之内。

4. 带器妊娠　多见于 IUD 下移、脱落或异位。一经确诊,应终止妊娠同时取出 IUD。

(六) 宫内节育器取出术

1. 适应证

(1) 生理情况:①计划再生育或已无性生活不再需要避孕者;②放置期限已满需更换者;③绝经过渡期停经 1 年内;④拟改用其他避孕措施或绝育者。

(2) 病理情况:①有并发症及副作用,经治疗无效;②带器妊娠,包括子宫内和子宫外妊娠。

2. 禁忌证　①并发生殖道炎症时,先给予抗感染治疗,治愈后再取出 IUD;②全身情况不良或在疾病的急性期,应待病情好转后再取出。

3. 取出节育器时间　①月经干净后 3～7 日为宜;②带器早期妊娠行人工流产同时取出节育器;③带器异位妊娠可在术前(诊刮时)、术中或术后取出 IUD;④子宫不规则出血者,随时可取,取 IUD 同时需行诊断性刮宫,刮出组织送病理检查,排除子宫内膜病变。

4. 取出节育器方法　常规消毒后,有尾丝者,用血管钳夹住尾丝轻轻牵引取出。无尾丝者,需在手术室进行,用取环钩或取环钳将宫内节育器取出。取出节育器困难时可在超声监视下进行操作,必要时在宫腔镜直视下取出。

5. 注意事项　①取出节育器前应做超声检查或 X 线检查,确定 IUD 是否在子宫腔内,同时了解 IUD 的类型;②使用取环钩取 IUD 时,应十分小心,不能盲目钩取,更应避免向子宫壁钩取,以免损伤子宫壁;③取出 IUD 后核对是否完整,如有断裂或不完整时需行超声或 X 线检查,依据结果相应处理;④取出节育器同时应落实其他避孕措施;⑤绝经后取出节育器前应评估子宫颈条件,必要时子宫颈预处理,并在麻醉下取出。

二、激素避孕

激素避孕(hormonal contraception)指女性使用甾体激素达到避孕的一类高效避孕方法。甾体激素避孕药的激素成分是雌激素和孕激素。

(一) 甾体激素避孕药的作用机制

1. 抑制排卵　避孕药中孕激素负反馈抑制下丘脑释放 GnRH,从而抑制垂体分泌 FSH 和 LH,干扰卵泡发育,同时直接影响垂体对 GnRH 的反应,不出现排卵前 LH 峰,排卵受到抑制。

2. 改变子宫颈黏液性状　孕激素使子宫颈黏液量减少,黏稠度增加,拉丝度降低,不利于精子穿透。单孕激素制剂改变子宫颈黏液作用可能为主要的避孕机制之一。

3. 改变子宫内膜形态与功能　子宫内膜的正常生理变化,为胚胎着床创造了必要条件,避孕药甾体激素抑制子宫内膜增殖变化,使子宫内膜与胚胎发育不同步,不适于受精卵着床。

4. 改变输卵管的功能　在雌、孕激素作用下,输卵管上皮纤毛功能、肌肉节段运动和输卵管液体分泌均受到影响,进而改变了受精卵在输卵管内的正常运动。

(二) 甾体激素避孕药的种类

我国 1960 年开始研制避孕药,1963 年成功研制出第一批甾体激素复方口服避孕药,之后不断研制出长效口服避孕药及避孕针,由于传统长效避孕制剂中激素含量高,现已逐渐被新剂型替代。根据药物作用时间甾体激素避孕药分为短效、长效、速效和缓释类。按照给药途径可分为口服、注射、经皮肤、经阴道及经子宫腔。

目前我国常用的激素避孕药种类见表 33-1,表 33-2。

表 33-1　女性常用的甾体激素复方短效口服避孕药

名称	雌激素含量 /mg	孕激素含量 /mg	剂型
复方炔诺酮片	炔雌醇 0.035	炔诺酮 0.6	22 片 / 板
复方醋酸甲地孕酮片	炔雌醇 0.035	甲地孕酮 1.0	22 片 / 板
复方去氧孕烯片	炔雌醇 0.03	去氧孕烯 0.15	21 片 / 板
	炔雌醇 0.02	去氧孕烯 0.15	21 片 / 板
炔雌醇环丙孕酮片	炔雌醇 0.035	环丙孕酮 2.0	21 片 / 板
屈螺酮炔雌醇片	炔雌醇 0.03	屈螺酮 3.0	21 片 / 板
屈螺酮炔雌醇片Ⅱ	炔雌醇 0.02	屈螺酮 3.0	24+4 片 / 板
左炔诺孕酮 / 炔雌醇三相片			21 片 / 板
第一相（1～6 片）	炔雌醇 0.03	左炔诺孕酮 0.05	
第二相（7～11 片）	炔雌醇 0.04	左炔诺孕酮 0.075	
第三相（12～21 片）	炔雌醇 0.03	左炔诺孕酮 0.125	

表 33-2　女性其他甾体激素避孕药

类别	名称	雌激素含量 /mg	孕激素含量 /mg	剂型
紧急避孕药	左炔诺孕酮片		左炔诺孕酮 0.75	片
	复方左炔诺孕酮片	炔雌醇 0.03	左炔诺孕酮 0.15	片
长效避孕针	复方庚酸炔诺酮注射液	戊酸雌二醇 5.0	庚酸炔诺酮 50	针
	复方甲地孕酮避孕针	雌二醇 3.5	醋酸甲地孕酮 25	针
皮下埋植剂	左炔诺孕酮硅胶棒Ⅰ型		左炔诺孕酮 36/ 根	6 根
	左炔诺孕酮硅胶棒Ⅱ型		左炔诺孕酮 75/ 根	2 根
	依托孕烯植入剂		依托孕烯 68/ 根	1 根
阴道避孕环	左炔诺孕酮阴道避孕环		左炔诺孕酮 5.0	只
	依托孕烯炔雌醇阴道避孕环	炔雌醇 2.7	依托孕烯 11.7	只

1. 口服避孕药（oral contraceptive，OC）

（1）复方短效口服避孕药（compound short-acting oral contraceptive）：是雌、孕激素组成的复合制剂。雌激素成分主要为炔雌醇，孕激素成分各不相同，构成不同配方及制剂。随着激素避孕的发展，复方短效口服避孕药中的炔雌醇从 35μg 降至 20μg，孕激素结构更接近天然孕酮，使药物活性增加，提高避孕效果，减少副作用。

使用方法：目前复方短效口服避孕药通常在月经周期的第 1 日开始服药，不同剂型活性药片数量不同。如 21 片剂型，连服 21 日，停药 7 日后服用第 2 周期的药物；24+4 片剂型，先服活性片，服完 24 片后服 4 片空白片，无须停药接着服下一周期。应用中若有漏服应及早补服，且警惕有妊娠可能。用法及漏服药的补服方法参考具体使用避孕药的说明书。复方短效口服避孕药正确使用能达到高效避孕，漏服药物时有效率下降。

（2）复方长效口服避孕药（compound long-acting oral contraceptive）：由长效雌激素和人工合成孕激素配伍制成，服药 1 次可避孕 1 个月。长效雌激素为炔雌醇环戊醚，简称炔雌醚（CEE）。口服后被胃肠道吸收，储存于脂肪组织内，缓慢释放起长效避孕作用。孕激素促使子宫内膜转化为分泌期引起撤退性出血。复方长效口服避孕药激素含量大，副作用较多，如类早孕反应、月经失调等，临床上较少用。

2. 避孕针（injectable contraceptive，IC）　分为单孕激素制剂和雌、孕激素复合制剂两种，尤其适用于对口服避孕药有明显胃肠道反应者。雌、孕激素复合制剂肌内注射 1 次，可避孕 1 个月。首次于月经周期第 5 日和第 12 日各肌内注射 1 支，以后在每次月经周期第 10～12 日肌内注射 1 支。一般于注射后 12～16 日月经来潮。单孕激素制剂:醋酸甲羟孕酮避孕针,每隔 3 个月注射 1 次;庚炔诺酮避孕针,每隔 2 个月肌内注射 1 次。避孕针有月经紊乱、点滴出血、闭经等副作用。由于单孕激素制剂对乳汁的质和量影响小,较适用于哺乳期女性。

3. **缓释避孕药**　又称缓释避孕系统,是以具备缓慢释放性能的高分子化合物为载体,一次给药,在体内通过持续、恒定、微量释放甾体激素,达到长效避孕目的。目前常用的有皮下埋植剂、阴道药环、避孕贴片及含药宫内节育器。

（1）皮下埋植避孕剂（subdermal implant）:是一种缓释系统的避孕剂,内含孕激素。含左炔诺孕酮皮下埋植避孕剂分为左炔诺孕酮硅胶棒Ⅰ型和Ⅱ型:Ⅰ型每根硅胶棒含左炔诺孕酮（LNG）36mg,总量 216mg,使用年限 5～7 年;Ⅱ型每根含左炔诺孕酮 75mg,总量 150mg,使用年限 3～5 年。含依托孕烯单根埋植剂内含依托孕烯 68mg,放置简单,副作用小,埋植一次放置 3 年。

皮下埋植剂的用法:在月经周期开始的 7 日内均可放置,硅胶棒埋入左上臂内侧皮下,6 根皮埋剂呈扇形放置。放置后 24 小时发挥避孕作用,每日释放约 30μg。由于其为单孕激素制剂,点滴出血或不规则流血为主要副作用,少数出现闭经,随放置时间延长会逐步改善,一般不需处理。若流血时间长而不能耐受者,可给予雌激素治疗。少数女性可出现功能性卵巢囊肿、情绪变化、头痛等。

（2）阴道避孕环（intravaginal contraceptive ring,IVCR）:是指以硅胶或柔韧塑料为载体,内含激素的阴道环,每日释放小剂量的激素,通过阴道壁吸收入血液循环产生避孕作用。依托孕烯炔雌醇阴道避孕环内含依托孕烯 11.7mg,炔雌醇 2.7mg。环直径 54mm,横截面直径 4mm。月经第 1 日放置,3 周后取出,停用 1 周后再放下一个环。

（3）避孕贴片:避孕药放在特殊贴片内,粘贴在皮肤上,每日释放一定剂量的避孕药,通过皮肤吸收达到避孕目的。每周 1 片,连用 3 周,停用 1 周,每月共用 3 片。

（三）甾体激素避孕药的禁忌证和慎用情况

包括:①严重心血管疾病、血栓性疾病不宜应用,如高血压、冠心病、静脉栓塞等;②急、慢性肝炎或肾炎;③性激素依赖性肿瘤或癌前病变;④内分泌疾病,如糖尿病、甲状腺功能亢进是应用甾体激素避孕药的相对禁忌证;⑤哺乳期不宜使用含雌激素的避孕药;⑥年龄 >35 岁的吸烟女性;⑦精神病患者;⑧有严重偏头痛,反复发作者。

（四）甾体激素避孕药的副作用及处理

1. **类早孕反应**　服药初期约 10% 女性出现食欲缺乏、恶心、呕吐、乏力、头晕、乳房胀痛等类似妊娠早期的反应,一般不需特殊处理,坚持服药数周期后副作用自然消失。症状严重需考虑更换制剂或停药改用其他措施。

2. **出血模式改变**　包括不规则阴道流血和闭经。服药期间阴道流血又称突破性出血。多数发生在漏服避孕药后,少数未漏服避孕药也会发生。轻者点滴出血,不用处理,随着服药时间延长点滴出血逐渐减少直至停止。流血偏多者,每晚在服用避孕药同时加服雌激素直至停药。流血似月经量或流血时间已近月经期,则停止服药,作为一次月经来潮。于下一周期再开始服用药物,或更换避孕药。约 1%～2% 女性口服避孕药后发生闭经,停药后月经不来潮,需先除外妊娠,停药 7 日后可继续服药,若连续停经 3 个月,需停药观察。

3. **体重及皮肤变化**　早期研制的避孕药中雄激素活性强,个别女性服药后食欲亢进,体内合成代谢增加,体重增加;极少数女性面部出现淡褐色色素沉着。近年来随着口服避孕药不断发展,雄激素活性降低,孕激素活性增强,且用量小,副作用明显减轻,而且能改善皮肤痤疮、多毛等症状。屈螺酮炔雌醇片的屈螺酮具有抗盐皮质激素的作用,可减少雌激素引起的水钠潴留现象。

4. **其他**　个别女性服药后出现头痛、复视等,可对症处理,必要时停药做进一步检查。

（五）应用甾体激素避孕药对人体的影响

1. **对机体代谢的影响**　长期应用甾体激素避孕药对糖代谢的影响与避孕药中雌、孕激素的成分及剂量有关。少数使用者对胰岛功能有一定影响,可出现糖耐量改变,但无糖尿病征象,停药后恢复正常。对脂代谢的影响,目前认为雌激素使低密度脂蛋白降低,高密度脂蛋白升高,也可使甘油三酯升高。而孕激素可对抗甘油三酯升高,但高密度脂蛋白降低。因此,有心血管疾病发生且存在潜在高危因素的女性(如年龄>40岁、长期吸烟、肥胖、高血压等)不宜长期用甾体激素避孕药。甾体激素避孕药对蛋白质代谢的影响较小,无临床症状。

2. 对心血管系统的影响　由于甾体激素避孕药对脂代谢的作用,长期应用甾体激素避孕药对心血管系统有一定的影响,增加卒中、心肌梗死的发病概率。目前使用的低剂量甾体激素避孕药对心血管疾病的风险明显降低,尤其是年轻(年龄<35岁)、无吸烟、无高血压史或服药期间血压不增高的女性。

3. 对凝血功能的影响　口服雌激素可使凝血因子升高,使用较大剂量的雌激素可使血栓性疾病发生风险增加。目前国内使用的短效甾体激素避孕药含炔雌醇20~35μg,属于低剂量甾体激素避孕药,不增加血栓性疾病的发病率。有血栓风险者,建议采用皮埋、阴道避孕环、避孕贴片等非胃肠道途径,降低血栓风险。

4. 对肿瘤的影响　复方口服避孕药中孕激素成分对子宫内膜有保护作用,可降低子宫内膜癌的发病概率。长期服用复方口服避孕药也可降低卵巢癌的发病风险。长期用甾体激素避孕药是否增加乳腺癌的发生,近年来仍有争议,有待进一步研究。

5. 对子代的影响　有证据显示,复方短效口服避孕药停药后妊娠,不增加胎儿畸形的发生率。由于复方短效口服避孕药中激素半衰期短,停药后即可妊娠,对子代生长与发育没有影响。长效避孕药内含激素成分及剂量与短效避孕药有很大不同,停药6个月后妊娠较安全。

6. 其他　应用复方甾体激素避孕药还有调节月经周期、减少月经量、缓解痛经及经前期综合征、预防子宫内膜增生性疾病等非避孕益处。

三、其他避孕

其他避孕包括紧急避孕、屏障避孕与自然避孕等。

(一) 紧急避孕(emergency contraception)

1. 定义　无保护性生活后或避孕失败后几小时或几日内,女性为防止非意愿妊娠发生而采用的补救避孕法,称为紧急避孕。其包括放置含铜宫内节育器和口服紧急避孕药。

2. 适应证　①避孕失败,包括避孕套破裂、滑脱;未能做到体外排精;错误计算安全期;漏服短效口服避孕药;宫内节育器脱落。②性生活未使用任何避孕措施。③遭受性暴力。

3. 方法

(1) 宫内节育器:含铜宫内节育器可用于紧急避孕,特别适合希望长期避孕且符合放置节育器者及对激素应用有禁忌证者。在无保护性生活后5日(120小时)内放入,失败率低于1%。

(2) 紧急避孕药种类及用法:主要有单孕激素制剂、抗孕激素制剂及雌孕激素复方制剂3大类。

1) 单孕激素制剂:左炔诺孕酮片,含左炔诺孕酮0.75mg。无保护性生活72小时内服1片,12小时重复1片。

2) 抗孕激素制剂:目前国内使用的抗孕激素制剂为米非司酮(mifepristone)片。于1993年开始用于紧急避孕。在无保护性生活72小时之内服用米非司酮10mg即可。

3) 雌孕激素复方制剂:我国现有复方左炔诺孕酮片,含炔雌醇30μg、左炔诺孕酮150μg,剂量显著降低。服用方法:在无保护性生活72小时内即服4片,12小时再服4片。

4. 副作用　服药后可能出现恶心、呕吐、不规则阴道流血及月经紊乱,一般不需要处理。若月经延迟1周以上,需除外妊娠。

紧急避孕仅对一次无保护性生活有效,避孕有效率明显低于常规避孕方法。

(二) 屏障避孕(barrier contraception)

是指用物理屏障阻挡精子到达子宫内,或用化学制剂在阴道内灭活精子的避孕方法。

1. 避孕套(condom)　作为屏障阻止精子进入阴道而达到避孕目的。为筒状优质薄型乳胶制品,顶端呈小囊状,排精时精液储留在囊内,容量为 1.8ml。避孕套分为 29mm、31mm、33mm、35mm 4 种规格。使用前应先行吹气检查有无漏孔,同时排去小囊内空气,射精后在阴茎尚未软缩时,即捏住套口和阴茎一起取出。使用时选择合适避孕套型号,不宜过大或过小。每次性交时均应全程使用,不能反复使用。正确使用避孕率高,达 93%～95%。避孕套还具有防止性传播疾病的作用,尤其适用于年轻、性活跃者。

2. **女用避孕套**(female condom)　既能避孕,又能防止性传播疾病。

3. **外用杀精剂**　外用杀精剂是性交前置入阴道,具有灭活精子作用的一类化学避孕制剂。目前临床常用有避孕栓剂、片剂、胶冻剂、凝胶剂及避孕薄膜等,由活性成分壬苯醇醚与基质制成。壬苯醇醚有杀精作用,能破坏精子顶体膜使精子失去活性。基质可使杀精剂扩散覆盖子宫外口,提高杀精效果。应用时注意:①每次性交前均需使用。②片剂、栓剂和薄膜置入阴道后,需等待 5～10 分钟,溶解起效后才能性生活。若置入 30 分钟尚未性交,必须再次放置。③绝经过渡期女性阴道分泌物少,不易溶解。最好选用胶冻剂或凝胶剂,不宜选用其他杀精剂。使用失误,不能正确地坚持使用时,失败率高达 20% 以上。

(三) 自然避孕(natural family planning,NFP)

利用月经周期的特点,确定安全期,进行避孕的方法。根据女性生殖生理的知识推测排卵日期,在判断周期中的易受孕期进行禁欲而达到避孕目的。自然避孕法失败率高,并不十分可靠,不宜推广。

1. **日历表法**　适用于月经周期规律的女性,排卵通常发生在下次月经前 14 日左右,据此推算出排卵前后 4～5 日为易受孕期,其余时间视为安全期。

2. **基础体温法和子宫颈黏液观察法**　根据基础体温和子宫颈黏液判断排卵日期。基础体温的曲线变化与排卵时间的关系并不恒定,子宫颈黏液观察需要经过培训才能掌握。

3. **哺乳闭经避孕法**　产后 6 个月内、完全哺乳(或几乎完全哺乳)、月经尚未恢复这个阶段的一种自然避孕法。

(四) 其他避孕法

黄体生成素释放激素类似物避孕、免疫避孕法的导向药物避孕和抗生育疫苗等,目前正在研究中。

第二节 | 生育规划相关的输卵管手术

【知识要点】
- 输卵管绝育术是通过阻断输卵管内的精子卵子相遇而达到永久性避孕。
- 输卵管绝育术首选腹腔镜手术。
- 输卵管切除术代替输卵管阻断术可降低卵巢癌和输卵管癌的发病风险。

生育规划相关的输卵管手术包括输卵管绝育术和输卵管吻合术。

一、输卵管绝育术

输卵管是卵子与精子结合受精并将受精卵运送到子宫的通道。通过手术或药物堵塞输卵管阻断精子与卵子相遇而达到绝育,称为输卵管绝育术。输卵管绝育术是一种安全、永久性节育措施,可经腹腔镜、开腹或经阴道操作完成。目前常用方法为腹腔镜下输卵管绝育术。

1. **适应证**　①要求接受绝育手术且无禁忌证者;②患严重全身疾病不宜生育者。

2. **禁忌证**　①24 小时内 2 次体温达 37.5℃或以上;②全身状况不佳,如心肺功能不全、血液病等,不能耐受手术;③严重的神经症;④各种疾病急性期;⑤腹部皮肤有感染灶或患有急、慢性盆腔炎;⑥腹腔粘连、膈疝等,需行开腹手术。

3．术前准备

（1）手术时间选择：非孕女性在月经干净后2～7日。哺乳期或闭经女性应排除早孕后再行绝育术。

（2）解除受术者思想顾虑，做好解释、咨询和知情同意。

（3）详细询问病史，并做全身检查、妇科检查及心肺功能检查等，实验室检验包括阴道分泌物常规、血尿常规、凝血功能、肝功能等。

（4）按腹腔镜手术前常规准备。

4．手术步骤　采取硬膜外麻醉或全身麻醉，受术者应取头低足高仰卧位。脐孔下缘作1cm小切口，先用气腹针插入腹腔，充 CO_2 2～3L，插入套管针放置腹腔镜。在腹腔镜下行输卵管抽芯包埋或将弹簧夹（spring clip）或硅胶绝育环（Falope ring）置于输卵管峡部，以阻断输卵管。也可采用双极电凝法烧灼输卵管峡部。经统计各种绝育术的失败率，以电凝术最低，再通率为0.19%，硅胶环0.33%，弹簧夹高达2.71%。机械性绝育术与电凝术相比，毁损组织少，可能为以后输卵管复通提供更高的成功率。根据卵巢癌输卵管起源理论，机会性输卵管切除代替输卵管阻断可降低卵巢癌发病率。

5．术后处理　①静卧4～6小时后可下床活动；②观察生命体征有无改变。

6．术后并发症　少见，可能出现以下并发症：①出血或血肿：过度牵拉损伤输卵管或输卵管系膜血管，引起腹腔内积血或血肿；②感染：包括局部感染和全身感染，感染原因为体内原有感染尚未控制、消毒不严或手术操作无菌观念不强；③损伤：解剖关系辨认不清或操作粗暴可致膀胱、输尿管、肠管损伤；④输卵管再通：绝育术后再通率为0.2%～2%。

腹腔镜输卵管绝育术优点多，如手术时间短，恢复快等。而开腹输卵管绝育术有抽芯包埋法、输卵管银夹法和输卵管折叠结扎切除法，目前已较少单独应用，一般在行其他手术时一并进行。

二、输卵管吻合术

输卵管吻合术（sterilization reversal），又称输卵管复通术，指输卵管绝育术后，由于各种原因要求恢复生育功能而行的输卵管手术。手术将结扎或堵塞部位的输卵管切除，再将两断端修整后重新接通。根据输卵管吻合部位情况可采用端端吻合、端斜缝合、漏斗形缝合、袖套缝合等方法。适用于夫妇双方身体健康具有生育功能的女性。为了提高手术的精确度和成功率，减少损伤形成的粘连，输卵管复通术可在放大镜和手术显微镜下进行。近年来，腹腔镜或机器人辅助下的微创手术技术不断成熟，基本代替了开腹的显微镜下输卵管吻合术。

手术过程：暴露并检查双侧输卵管情况，经伞端注液确定阻塞部位，于该部位切开输卵管浆膜，游离管芯约0.5cm，并切除结扎部分及周围瘢痕组织，经伞端放入支架通至近端输卵管腔内，注液确定近端为通畅。端端间断缝合输卵管肌层，然后缝合浆膜层。

第三节 ｜ 避孕失败的补救措施

【知识要点】

- 人工流产是避孕失败的补救措施。
- 避免或减少意外妊娠是生育规划的重要内容。
- 药物流产主要适用于妊娠≤49日要求终止妊娠者。
- 负压吸引术适用于妊娠10周内要求终止者。
- 人工流产围手术期应加强宣教，术后立即落实避孕措施。

人工流产（induced abortion）指因非意愿妊娠、疾病等原因而采用人工方法终止妊娠，是避孕失败的补救方法。人工流产对女性的生殖健康有一定的影响,做好避孕工作,避免或减少意外妊娠是生育规划的重要内容。终止早期妊娠的人工流产方法包括手术流产和药物流产。

一、手术流产

手术流产(surgical abortion)是采用手术方法终止妊娠,包括负压吸引术(vacuum aspiration)和钳刮术。

(一)负压吸引术

利用负压吸引原理,将妊娠物从子宫腔内吸出,称为负压吸引术。

1. **适应证**　妊娠 10 周内要求终止妊娠而无禁忌证;患有严重疾病不宜继续妊娠者。

2. **禁忌证**　生殖道炎症;各种疾病的急性期;全身情况不良,不能耐受手术;术前 2 次体温在37.5℃以上。

3. **术前准备**　①详细询问病史,进行全身检查及妇科检查;②血或尿 hCG 测定,超声检查确诊;③其他实验室检查包括阴道分泌物常规、血常规及凝血功能检测;④术前测量体温、脉搏、血压;⑤通过不同形式的宣教或一对一咨询,使患者充分了解手术风险以及对于女性生育力的损害,建议并督促指导患者及时落实适宜的高效避孕方法;⑥签署知情同意书;⑦排空膀胱。

4. **手术步骤**　受术者取膀胱截石位。常规消毒外阴和阴道,铺无菌巾。做双合诊检查子宫位置、大小及附件等情况。阴道窥器扩张阴道暴露子宫颈,消毒阴道及子宫颈,用宫颈钳夹持子宫颈前唇。顺子宫位置的方向,用探针探测子宫腔深度,宫颈扩张器扩张子宫颈,由小号到大号,循序渐进,扩张至比选用吸头大半号或 1 号。根据子宫腔大小选择吸管,将吸管连接到负压吸引器上,缓慢送入子宫底部,遇到阻力略向后退。负压一般控制在 400～500mmHg,按顺时针方向吸子宫腔 1～2 圈。感到子宫壁粗糙,提示组织吸净,此时将橡皮管折叠,取出吸管。用小号刮匙轻轻搔刮子宫底及两侧子宫角,检查子宫腔是否吸净。必要时重新放入吸管,再次用低负压吸子宫腔 1 圈。取下宫颈钳,用棉球拭净子宫颈及阴道血迹,术毕。将吸出物过滤,测量血液及组织容量,检查有无绒毛。未见绒毛需送病理检查,同时行超声检查以避免漏刮。

5. **注意事项**　①正确判别子宫大小及方向,动作轻柔,减少损伤;②扩张子宫颈管时用力均匀,以防子宫颈内口撕裂;③严格遵守无菌操作常规;④麻醉过程应由麻醉医师实施和监护,以防麻醉意外;⑤妊娠≥10 周的早期妊娠应采用钳刮术,首先通过机械或药物方法使子宫颈松软易于扩张,降低术中出血、子宫颈裂伤、子宫穿孔等并发症风险,术后仔细核对取出物,确认胎儿及胎盘是否完整;⑥存在高危因素时,术中最好使用超声监护,提高手术安全性。

6. **术后处理及随访**　①即时落实高效避孕措施,宫内节育器可在负压吸引手术后立即放置,其他避孕方法视使用要求而定,尽量手术当日开始使用;②术后观察 1～2 小时,阴道流血不多方可离院;③术后保持外阴清洁;④禁止性生活 1 个月;⑤术后 2 周、1 个月、3 个月分别复诊,2 周时主要复查子宫腔内是否有妊娠组织残留,1 个月、3 个月主要复查子宫内膜恢复情况及避孕方法使用情况。

(二)人工流产术并发症及处理

1. **人工流产综合征**　指手术时疼痛或局部刺激,使受术者在术中或术毕出现恶心呕吐、心动过缓、心律失常、面色苍白、头晕、胸闷、大汗淋漓,严重者甚至出现血压下降、昏厥、抽搐等迷走神经兴奋症状。这与受术者的情绪、身体状况及手术操作有关。目前人工流产术多在麻醉下进行,因此较少发生上述症状。发现症状应立即停止手术,给予吸氧,一般能自行恢复。严重者可加用阿托品 0.5～1mg静脉注射。术前重视沟通安慰,术中动作轻柔,吸宫时控制适当负压,减少不必要的反复吸刮,均能降低人工流产综合征的发生率。

2. **出血**　①妊娠月份较大时,因子宫较大收缩欠佳,出血量多。可在扩张子宫颈后,子宫颈注射缩宫素,并尽快取出绒毛组织。吸管过细、胶管过软或负压不足均易引起出血,应及时更换吸管和胶管,调整负压。②近年来由于剖宫产率升高,子宫剖宫产瘢痕处妊娠发生率明显增加,术者应高度重视,必要时增加影像学检查,做好术中危机情况预案。③妊娠合并血液病或其他因素引起的凝血功能异常时术前应给予相应治疗预防术中出血。

3. 子宫穿孔 是人工流产术的严重并发症。发生率与手术者操作技术以及子宫本身情况(如哺乳期妊娠子宫、子宫剖宫产瘢痕处妊娠等)有关。手术时突然感到无子宫底感觉,或手术器械进入深度超过原来所测的深度,提示子宫穿孔,应立即停止手术。穿孔小,无脏器损伤或内出血,手术已完成,可注射子宫收缩剂保守治疗,并给予抗菌药物预防感染。同时密切观察血压、脉搏等生命体征。若子宫内组织未吸净,应由有经验医师避开穿孔部位,在超声引导下或腹腔镜下完成手术。破口大、有内出血或怀疑脏器损伤,应剖腹探查或腹腔镜检查,根据情况做相应处理。尚未进行吸宫操作无出血者,可等待1周后再清宫。

4. 漏吸或空吸 施行人工流产术未吸出胚胎及绒毛而导致继续妊娠或胚胎停止发育,称为漏吸。漏吸常见于子宫畸形、子宫位置异常或操作不熟练。一旦发现漏吸,应再次行负压吸引术。误诊子宫内妊娠行人工流产术,称为空吸。术毕吸刮出物肉眼未见绒毛,要重复妊娠试验及超声检查,确认子宫内无妊娠囊。诊断为空吸必须将吸刮的组织全部送病理检查,警惕异位妊娠。

5. 吸宫不全 指人工流产术后部分妊娠组织物的残留。与操作者技术不熟练或子宫位置异常有关,是人工流产术常见的并发症。术后阴道流血时间长,血量多或流血停止后再现多量流血,应考虑为吸宫不全,血或尿hCG检测和超声检查有助于诊断,可根据情况采取药物保守治疗或清宫术。无明显感染征象可行清宫术,清出物送病理检查,术后给予抗菌药物预防感染。若同时伴有感染,应控制感染后再行清宫术。

6. 感染 可发生急性子宫内膜炎、盆腔炎等,予抗菌药物治疗,口服或静脉给药。

7. 羊水栓塞 少见,往往由于子宫颈损伤、胎盘剥离使血窦开放,为羊水进入创造了条件,即使并发羊水栓塞,其症状及严重性轻于晚期妊娠发病。治疗包括抗过敏、抗休克等。

8. 远期并发症 人工流产手术对女性生殖功能有不良影响,尤其是反复多次手术者,可能导致子宫颈粘连、子宫腔粘连、慢性盆腔炎、子宫腺肌病、月经失调、继发性不孕症等。再次妊娠时胚胎停止发育、早产、前置胎盘、胎盘早剥等产科并发症风险增加。

二、药物流产

药物流产(medical abortion)是用药物终止早孕的一种避孕失败的补救措施。目前临床应用的药物为米非司酮和米索前列醇,米非司酮是一种类固醇类的抗孕激素制剂,具有抗孕激素及抗糖皮质激素作用。米索前列醇是前列腺素类似物,具有子宫兴奋和子宫颈软化作用。两者配伍应用终止早孕完全流产率达90%以上。

1. 适应证 ①早期妊娠≤49日可门诊行药物流产;>49日应酌情考虑,必要时住院流产;②本人自愿,血或尿hCG阳性,超声确诊为宫内妊娠;③存在手术流产高危因素者,如瘢痕子宫、哺乳期、子宫颈发育不良或严重骨盆畸形;④多次人工流产术史,对手术流产有恐惧和顾虑心理者。

2. 禁忌证 ①有使用米非司酮禁忌证,如肾上腺及其他内分泌疾病、妊娠期皮肤瘙痒史、血液病、血管栓塞等病史;②有使用前列腺素药物禁忌证,如心血管疾病、青光眼、哮喘、癫痫、结肠炎等;③带器妊娠、异位妊娠;④其他:过敏体质,妊娠剧吐,长期服用抗结核药、抗癫痫药、抗抑郁药、抗前列腺素药等。

3. 用药方法 米非司酮有顿服法和分服法。顿服法为200mg一次口服。分服法总量150mg:第1日晨服50mg,8~12小时再服25mg;用药第2日早晚各服米非司酮25mg;第3日早晨再服25mg。两种方法均于服药的第3日早口服米索前列醇0.6mg。每次服药前后至少空腹1小时。服药后可出现恶心、呕吐、腹痛、腹泻等胃肠道症状。

4. 注意事项 ①药物流产必须在有正规抢救条件的医疗机构进行;②必须在医护人员监护下使用,严密观察出血及副作用的发生情况;③用药前注意鉴别异位妊娠、葡萄胎等疾病,防止漏诊或误诊;④出血时间长、出血多是药物流产的主要副作用,极少数人可因大量出血而需急诊手术终止妊娠;⑤药流后需落实避孕措施,可立即服用复方短效口服避孕药。

第四节 ｜ 避孕措施的选择

【知识要点】
- 避孕方法知情选择是生育规划优质服务的重要内容。
- 生育期女性应根据生育时期和自身特点选择合适的避孕方法。
- 哺乳期避孕不宜选择雌孕激素复合避孕药物避孕。

避孕方法知情选择是生育规划优质服务的重要内容,指通过广泛深入宣传、教育、培训和咨询,生育期女性根据自身特点(包括家庭、身体、婚姻状况等),选择合适的安全有效的避孕方法。以下介绍生育年龄各期避孕方法的选择。

(一)新婚期

1. 原则　新婚夫妇,尚未生育,应选择使用方便、不影响生育的避孕方法。

2. 选用方法　复方短效口服避孕药使用方便,避孕效果好,不影响性生活,为首选方法。男用避孕套也是较理想的避孕方法。尚未生育或未曾有人工流产手术史者,宫内节育器不作为首选。不适宜用安全期、体外排精及长效避孕药。

(二)哺乳期

1. 原则　不影响乳汁质量及婴儿健康。

2. 选用方法　避孕套是哺乳期选用的最佳避孕方式。产后6周后可以选用单孕激素避孕方法,不影响乳汁质量。哺乳期放置宫内节育器,操作要轻柔,防止子宫损伤。由于哺乳期阴道较干燥,不适用避孕药膜。哺乳期不宜使用雌、孕激素复合避孕药或避孕针以及安全期避孕。

(三)生育间隔期

1. 原则　选择长效、可逆、安全、可靠的避孕方法,减少非意愿妊娠进行手术带来的痛苦及并发症。

2. 选用方法　各种避孕方法(宫内节育器、皮下埋植剂、复方口服避孕药、避孕针、避孕套等)均适用,根据个人身体状况进行选择。

(四)绝经过渡期

1. 原则　此期仍有排卵可能,应坚持避孕,选择以屏障避孕为主的避孕方法。

2. 选用方法　可采用避孕套。原来使用宫内节育器无不良反应者可继续使用,至绝经后半年内取出。不宜选用复方避孕药及安全期避孕。

(杨　清)

?

思考题:
简述人工终止妊娠后避孕措施的选择。

思考题解题思路

本章目标测试

本章思维导图

第三十四章 | 妇女保健与全生命周期健康管理

妇女保健学是一门综合性交叉性学科，是以妇女为对象，运用现代医学和社会科学的基本理论、基本技能及基本方法，研究妇女全生命周期的身体健康、心理行为及生理发育特征的变化及其规律，分析其影响因素，制定有效的保健措施。该学科重点涉及妇女的儿童期、青春期、生育期、围产期、绝经过渡期和老年期等各阶段，综合运用临床医学、保健医学、预防医学、心理学、社会学、卫生管理学等多学科的知识和技术，保护和促进妇女身心健康，核心是保障生殖健康，以提高人口素质。

第一节 | 妇女保健的意义与组织机构

【知识要点】
- 妇女保健工作以群体为服务对象，以生殖健康为核心，促进妇女身心健康。
- 妇女保健的服务范围为妇女一生各个时期。
- 妇女保健工作是一个社会系统工作，由各级行政和专业机构负责实施。

了解妇女保健工作的意义和目的，对做好妇女保健工作很有必要。

一、妇女保健工作的意义

妇女保健以维护和促进妇女健康为宗旨，遵循"以保健为中心，以保障生殖健康为目的，实行保健与临床相结合，面向群体、面向基层和预防为主"的工作方针，以群体为服务对象，保障妇女健康，提高人口素质，是国富民强的基础工程。

二、妇女保健工作的目的

妇女保健工作目的是通过积极的预防、普查、监护和保健措施，做好妇女各期保健，以降低患病率，消灭和控制某些疾病及遗传病的发生，控制性传播疾病的传播，降低孕产妇和围产儿死亡率，促进妇女平等享有全方位全生命周期健康服务，保障妇女身心健康水平持续提升，延长人均预期寿命，延长人均健康预期寿命。

三、妇女保健的服务范围

从年龄考虑，妇女保健服务范围涵盖妇女的一生，广义而言包括胎儿期、新生儿期、儿童期、青春期、性成熟期、绝经过渡期、绝经后期7个阶段；从服务性质考虑，随着医学模式向社会 - 心理 - 生物医学新模式转换，除身体保健外，还包括心理社会方面保健；从发展历史考虑，妇女保健重点涉及女性的青春期、生育期、围产期、绝经过渡期和老年期。近年来，女性儿童期（女童期）保健也逐渐受到重视。妇女保健研究女性全生命周期各期的特点和保健要求，以及影响妇女健康的卫生服务、社会环境、自然环境和遗传等方面的各种高危因素，制定保健对策和管理方法，开展妇女各期保健，强化传染病母婴阻断策略，实施妇女常见病和恶性肿瘤的普查普治、生育规划技术指导、生殖健康服务、妇女劳动保护、妇女心理保健、妇女营养等保健工作，以利于提高妇女健康水平。

四、妇女保健与生殖健康

WHO给予"生殖健康"的定义为"在生命所有阶段的生殖功能和生命全过程中的身体、心理和社会适应的完好状态,而不仅是没有疾病和虚弱"。妇女保健促进生殖健康。生殖健康要点是:①以人为中心,把保护妇女健康提高到人权水平,把提高妇女地位作为先决条件;②以服务对象的需求为评价标准,不是单纯通过生物医学等技术手段,而是通过增强妇女权利和提高妇女地位,最终达到提高人均期望寿命的目标;③强调满意和安全的性生活;④强调社会参与和政府责任,生殖健康的落实需要人们的广泛参与,需要社会各团体、各部门的协调,政府要给予政策支持和保证;⑤涉及学科广,包括生物医学、心理学、社会学、人类学、伦理学等学科领域。

五、妇女保健工作的组织机构

1. 行政机构 ①国家卫生健康委员会设置妇幼健康司(简称妇幼司),负责拟订妇幼卫生健康政策、标准和规范,推进妇幼健康服务体系建设,指导妇幼卫生、出生缺陷防治、婴幼儿早期发展、人类辅助生殖技术管理和生育技术服务工作。妇幼健康司下设综合处、妇女卫生处、儿童卫生处、出生缺陷防治处。②省(直辖市、自治区)卫生健康委员会下设妇幼健康处(简称妇幼处)。③市(地)级卫生健康委员会内设妇幼健康科或预防保健科。④县(区)级卫生健康局主要设妇幼健康科或预防保健科负责妇幼健康服务工作。

2. 专业机构 妇幼健康服务专业机构包括:各级妇幼保健机构,各级妇产科医院,儿童医院(妇女儿童医院),综合医院的妇产科、儿科、新生儿科、计划生育科、预防保健科,中医医疗机构中的妇产科、儿科,不论其所有制关系(全民、集体、个体)均属妇幼健康服务专业机构。各级妇幼健康服务机构情况如下:①国家级,目前由国家疾病预防控制中心妇幼保健中心负责管理;②省(直辖市、自治区)妇女健康服务机构由省(直辖市、自治区)妇幼保健院、妇女儿童医院及高等院校妇幼卫生系、附属医院妇产科等组成;③市(地)级设立市(地)级妇幼保健院;④县(区)级设立县(区)级妇幼保健院(所)。各级妇幼健康服务机构受同级卫生计生行政部门领导,受上一级妇幼保健机构的业务指导。

六、妇女保健工作的方法

妇女保健工作是一个社会系统工作,应积极健全以妇幼保健机构为核心、以基层医疗卫生机构为基础、以大中型医院和教学科研机构为支撑的妇幼健康服务网络,应充分发挥各级妇幼保健专业机构及三级妇幼保健网的作用,提升妇幼健康服务供给能力和水平。有计划地组织培训和继续教育,不断提高专业队伍的业务技能和水平。在调查研究基础上,制订工作计划和防治措施,做到"保健与临床相结合,个体与群体相结合,中医与西医相结合";开展广泛的社会宣传和健康教育,提高群众的自我保健意识;同时健全有关法律和法规,保障妇女和儿童的合法权利,加强管理和监督。

第二节 | 妇女保健与全生命周期健康管理工作的任务

【知识要点】
- 针对女性一生各期的生理特点采取不同的保健措施。
- 定期进行妇女常见病和恶性肿瘤普查普治,做到早发现、早诊断、早治疗。
- 做好生育规划技术指导,避免非意愿妊娠。
- 做好妇女劳动保护,确保女职工在劳动工作中的安全与健康。
- 健康的心理对妇女的身心健康具有不可忽视的意义。

妇女保健与全生命周期健康管理工作的任务包括女性一生各期保健,妇女常见病和恶性肿瘤的普查普治,生育规划技术指导,妇女劳动保护,女性心理保健,社区妇女保健,健康教育与健康促进等。

一、妇女各期保健

1. 儿童期保健(childhood care)　包括围产期保健、新生儿疾病和遗传代谢病筛查、儿童营养和生长发育、儿童疾病预防和治疗、儿童心理和行为发育、环境与儿童健康、儿童早期发育和育儿学等。女性儿童生殖器官幼稚,抵抗力弱,外生殖器常直接暴露在外部环境中,易受感染和损伤,异物也可进入阴道。5~6岁的儿童已产生明显性别意识,需要让女性儿童认识两性生理差别,树立自我保护意识,避免性侵犯。随着生活水平提高,女性儿童营养过度、肥胖、性早熟等问题也较为多见,同时仍有部分地区存在营养不足引起的贫血、佝偻病等,应注意合理营养、体重控制,适时进行代谢与内分泌治疗。女童生殖器官畸形和肿瘤也应重视。卫生指导、营养指导、健康教育和健康促进是女童期保健的主要内容,通过有效保健以保障女性儿童正常生长发育。

2. 青春期保健(adolescent health care)　青春期保健应重视健康与行为方面的问题,以加强一级预防为重点。①自我保健:加强健康教育,使青少年了解自己生理、心理上的特点,懂得自爱,学会保护自己,培养良好的个人生活习惯,合理安排生活和学习,有适当的运动与正常的娱乐,注意劳逸结合;②营养指导:注意营养成分的搭配,提供足够的热量,定时定量,三餐有度;③体育锻炼:适量的体育锻炼对身体健康成长十分重要;④健康教育:青春期是形成良好行为习惯和心理健康的时期,如正确保护皮肤,防止痤疮,保护大脑,开发智力,远离烟酒;⑤预防接种:WHO建议将9~14岁未发生性行为的女性作为HPV疫苗首要接种对象;⑥性知识教育:通过性教育使青春期女性了解基本性生理和性心理卫生知识,注意经期卫生,正确对待和处理性发育过程中的各种问题,以减少非意愿妊娠率和不良生殖健康结局,预防性传播疾病。二级预防指通过学校保健等定期进行体格检查,及早筛查出健康和行为问题,包括妇科常见病的筛查和防治。三级预防包括对青春期女性疾病的治疗与康复。

3. 生育期保健(maternal health care)　针对生育期女性的系统保健服务,主要是维护生殖功能的正常。应以加强一级预防为重点:普及孕产期保健和生育规划技术指导。二级预防:妇女在生育期因孕育或节育导致的各种疾病,能做到早发现、早防治,提高防治质量。三级预防:提高对高危孕产妇的处理水平,降低孕产妇死亡率和围产儿死亡率。

我国提供孕前保健的措施有结婚前和受孕前两个时间窗。婚前保健是指为即将结婚的男女双方在结婚登记前所提供的保健服务,包括婚前医学检查、婚前卫生指导和婚前卫生咨询。婚前医学检查是通过医学检查手段发现有影响结婚和生育的疾病,给予及时治疗,并提出有利于健康和出生子代素质的医学意见。医学意见包括暂缓结婚、不宜结婚、不宜生育、建议采取医学措施但尊重受检者意愿。"暂缓结婚"的情况包括精神病在发病期间,指定传染病在传染期内,重要脏器疾病伴功能不全,患有生殖器发育障碍或畸形等。"不宜结婚"的情况包括双方为直系血亲或三代以内旁系血亲,一方或双方患有严重、极重度智力低下,不具有婚姻意识能力,重型精神病,在病情发作期有攻击危害行为。"不宜生育"的情况包括严重遗传性疾病或重要脏器疾病患者。"建议采取医学措施但尊重受检者意愿"的情况包括不在发病期的传染病患者或病原体携带者,如人类免疫缺陷病毒携带者等,医师应该指出其具有传染性,并提出采取预防、治疗及其他医学措施的建议,需充分尊重受检双方的意愿。

4. 围产期保健(perinatal health care)　指一次妊娠从妊娠前、妊娠期、分娩期、产褥期到哺乳期为孕产妇、胎儿及新生儿的健康所进行的一系列保健措施,从而保障母婴安全,降低孕产妇死亡率和围产儿死亡率。

(1) 孕前保健:选择最佳的受孕时机,有计划妊娠,以减少危险因素和高危妊娠。在国家取消强制性婚前检查后,提倡计划妊娠,建议在受孕前3~6个月进行孕前健康检查,目的是在受孕前进入最佳的健康状态,包括进行生殖相关的健康保健,包括健康教育、健康促进、健康检查和健康咨询。孕前仔细评估既往慢性疾病史、家族史和遗传病史,积极治疗对妊娠有影响的疾病,如病毒性肝炎、心脏病等,选择适宜时间受孕,告知两次妊娠间隔时间最好在 2~5 年,不宜妊娠者应及时告知。妊娠前健康的心理和社会环境也很重要,戒烟酒,避免接触有毒物质和放射线。妊娠前 3 个月补充叶酸或含叶酸的复合维生素可明显降低胎儿神经管畸形、先天性心脏病等风险,若前次有不良孕产史者,此次受孕应向医师咨询,作好孕前准备,以减少高危妊娠和高危儿的发生。

(2)妊娠早期保健:妊娠早期是胚胎、胎儿分化发育阶段,易受外界因素及孕妇疾病的影响,导致胎儿畸形或发生流产,应注意防病防致畸。早孕期保健主要有以下目的:①尽早确定妊娠和妊娠胎数,排除异位妊娠,根据孕早期胚胎发育确定准确的孕龄,多胎妊娠确定绒毛膜性。②预防出生缺陷。妊娠早期是胚胎器官形成的关键时期。评估孕前保健情况,避免接触有害化学制剂和放射线,避免密切接触某些宠物,避免病毒感染等。③做好预防流产相关知识宣教,指导妊娠早期营养和生活方式,保证充足睡眠,适当活动,避免高强度工作、高噪声环境和家庭暴力,避免精神受刺激,保持心理健康,解除精神压力,预防孕期及产后心理问题的发生。④进行高危妊娠初筛,了解有无不良孕产史,家族成员有无遗传病史;了解有无慢性高血压、心脏病、糖尿病、甲状腺功能异常、系统性红斑狼疮等慢性病史,不宜继续妊娠者应告知并及时终止妊娠;高危妊娠继续妊娠者,严密观察,严格执行转诊制度。⑤出生缺陷的妊娠早期筛查,在妊娠 11~13^{+6} 周可以进行早孕期唐氏综合征血清学筛查和胎儿严重畸形的早孕期筛查(如无脑儿、严重心脏病、胎儿严重水肿等)。无创产前筛查(NIPT)在妊娠 12~22 周进行。

(3)妊娠中期保健:妊娠中期是胎儿生长发育较快的阶段。此阶段胎盘已形成,不易发生流产,并发症尚未出现,需要进行以下保健:①出生缺陷筛查,中孕期唐氏综合征血清学筛查、无创产前筛查(NIPT)、胎儿结构异常的超声筛查等方法筛查出生缺陷;②妊娠并发症的筛查,妊娠期糖尿病、早产、前置胎盘等妊娠常见并发症均可以在此阶段进行筛查;③胎儿生长监测和评估,早期发现胎儿生长受限;④加强营养,补充铁、钙等矿物质,改变生活习惯,监测胎动、宫缩;⑤孕产妇心理评估,做好母亲的角色定位,早期发现孕产妇抑郁症,并及时处理。

(4)妊娠晚期保健:妊娠晚期胎儿生长发育最快,体重明显增加。应加强妊娠晚期营养及生活方式、孕妇自我监护、分娩及产褥期相关知识、母乳喂养、新生儿筛查及预防接种等宣教。定期行产前检查,监测胎儿生长发育的各项指标,防治妊娠并发症(妊娠期高血压疾病、妊娠期肝内胆汁淤积症、胎膜早破、早产、产前出血等),及早发现并及时纠正胎儿宫内缺氧,做好分娩前的心理准备,选择合适的分娩方式。指导孕妇做好乳房准备,提供母乳喂养等方面的知识,有利于产后哺乳。

(5)分娩期保健:分娩期是整个妊娠安全的关键,提倡住院分娩,高危孕妇应提前入院。近年我国卫生行政部门针对分娩期保健提出"五防、一加强","五防"内容是:防产后出血(及时纠正宫缩乏力,及时娩出胎盘,注意产后 2 小时的出血量),防产褥感染(严格执行无菌操作规程,院外未消毒分娩者应用破伤风抗毒素注射防新生儿破伤风,防产妇产褥感染),防产程停滞(注意胎儿大小、产道情况、产妇精神状态,密切观察宫缩,定时了解宫颈扩张和胎先露部下降情况),防产道损伤(尽量减少不必要干预及不适当操作或暴力,提高接产质量),防新生儿窒息(及时处理胎儿窘迫,接产时作好新生儿抢救准备);"一加强"是加强产时监护和产程处理。

(6)产褥期保健:产褥期保健均在初级保健单位进行,产后访视应在产后 1 周内、产后 14 日、产后 28 日进行。

(7)哺乳期保健:哺乳期是指产后产妇用自己乳汁喂养婴儿的时期,建议坚持到婴幼儿 2 岁或 2 岁以上。为保护母婴健康,降低婴幼儿死亡率,保护、促进和支持母乳喂养是哺乳期保健的中心任务。我国目前三级医疗保健网较健全,将出院的母亲转给社区妇幼保健组织,对母婴进行家庭访视。许多药物能通过乳汁进入婴儿体内,哺乳产妇用药需慎重。哺乳期推荐采用工具避孕。

5. 围绝经期保健(perimenopausal health care) 中国女性开始进入围绝经期的平均年龄 46 岁,中位绝经年龄 49 岁,90% 的女性在 45~55 岁绝经,多数在 48~52 岁绝经。40~45 岁绝经称为早绝经。有部分妇女在此期前后出现因性激素减少所引发的一系列躯体和精神心理症状。围绝经期保健内容有:①合理安排生活,重视蛋白质、维生素及微量元素的摄入,保持心情舒畅,注意锻炼身体,增加社交及脑力活动。②保持外阴部清洁,预防萎缩的生殖器发生感染;防治绝经过渡期月经失调,重视绝经后阴道流血。③盆底支持组织及韧带松弛,容易发生子宫脱垂及压力性尿失禁,应进行肛提肌锻炼,加强盆底组织的支持力。④此期是妇科肿瘤的好发年龄,应每年定期体检。⑤在医师指导下,采用性激素补充治疗、补充钙剂等方法防治绝经综合征、骨质疏松、心血管疾病等发生。⑥虽然此期生育能力下降,仍应避孕至月经停止 12 个月以后。

6. 老年期保健(senile health care)　国际老年学会规定 65 岁以上为老年期。老年期是一生中生理和心理上一个重大转折点,由于生理方面的明显变化所带来心理及生活的巨大变化,使处于老年期的妇女较易患各种身心疾病:萎缩性阴道炎、盆腔器官脱垂、妇科肿瘤、脂代谢紊乱、认知功能障碍等。应定期体格检查,加强身体锻炼,合理应用激素类药物,以利于健康长寿。

二、定期进行妇女常见疾病和恶性肿瘤的普查普治

建立健全妇女疾病及防癌保健网,定期进行妇女常见疾病及恶性肿瘤的普查普治工作。普查内容包括妇科检查、阴道分泌物检查、子宫颈细胞学检查和 / 或 HPV 检测、超声检查,筛查妇科恶性肿瘤和乳腺癌。倡导接种 HPV 疫苗,预防子宫颈癌。当普查发现异常时,应进一步检查确诊,以做到早发现、早诊断、早治疗,以降低发病率,提高治愈率。

三、做好生育规划技术指导

开展生育规划技术咨询,普及节育科学知识,以妇女为中心,指导育龄夫妇选择安全有效的节育方法,减少非意愿妊娠,预防性传播疾病。人工流产只能作为避孕失败后的最后补救手段,不是节育措施。保证和提高节育手术质量,减少和防止手术并发症的发生,确保受术者安全与健康。降低非意愿妊娠率,降低重复流产率,保护妇女生育能力,保护妇女健康。

四、做好妇女劳动保护

采用法律手段,贯彻预防为主的方针,确保女职工在劳动工作中的安全与健康。目前我国已建立较为完善的妇女劳动保护和保健的法律,有关规定如下。

1. 妊娠 7 个月以上的女职工　用人单位不得延长劳动时间或者安排夜班劳动,并应当在劳动时间内安排一定的休息时间。妊娠女职工在劳动时间内进行产前检查,所需时间计入劳动时间。不得在女职工妊娠期、分娩期、哺乳期降低其基本工资或解除劳动合同。有 2 次以上自然流产史,现又无子女的女职工,应暂时调离有可能导致流产的工作岗位。

2. 围产期女职工　顺产假为 98 日,其中产前休息 15 日,难产增加产假 15 日。生育多胞胎者,每多生育 1 个婴儿,增加产假 15 日。女职工妊娠未满 4 个月流产者,享受 15 日产假;妊娠满 4 个月及以上流产者,享受 42 日产假。

3. 哺乳期　哺乳未满 1 周岁婴儿的女职工,不得安排夜班及加班。用人单位应当在每日的劳动时间内为哺乳期女职工安排 1 小时哺乳时间;女职工生育多胞胎的,每多哺乳 1 个婴儿每日多增加 1 小时哺乳时间。

五、女性心理保健

健康的心理对妇女的身心健康有不可忽视的意义,尤其对女性度过一生中几个特定的时期更重要。

1. 月经期心理卫生　月经初潮来临,身心发生的巨大变化会造成青春期女性困惑、焦虑和烦躁,这需要对其进行适当的性教育。月经周期中激素水平变化可能和相应的情绪变化有关,在经前期雌激素水平低时,情绪常消极;经期前后的乏力、烦躁不安、嗜睡、少动为常见的心理行为症状,需适当运动加

以放松。相反,生活方式改变、环境变迁、工作紧张等引起的情绪障碍,也可导致月经周期紊乱和闭经。

2. **妊娠期和分娩期心理卫生**　妊娠期的心理状态分为 3 个时期:较难耐受期、适应期和过度负荷期。孕妇最常见心理问题为焦虑或抑郁状态,表现为对妊娠、分娩、胎儿和产后等方面的关心或担心。这时的心理卫生保健重点是充分休息,进行心理咨询和心理疏导。分娩期常见的心理问题是不适应心理(对于环境陌生和对分娩的紧张),焦虑紧张心理(担心新生儿有缺陷、分娩不顺利、宫缩不良而难产),恐惧心理(会加剧分娩的疼痛,大量消耗体力和精力,导致宫缩乏力、产程延长),依赖心理。因此,在分娩过程中,医护人员要耐心安慰孕妇,提倡开展家庭式产房,有丈夫或家人陪伴,以消除产妇的焦虑和恐惧。

3. **产褥期心理卫生**　产妇在产后 2 周内特别敏感,情绪不稳定,具有易受暗示和依赖性强等特点。常见的心理问题是焦虑和产后抑郁,而心理因素可直接兴奋或抑制大脑皮质,刺激或抑制催乳素及缩宫素释放,影响母乳喂养。产褥期的心理保健要依靠家人和社区妇幼保健人员,及时了解产妇的心理需要和心理问题,进行心理疏导,并鼓励进行母乳喂养和产后锻炼。

4. **辅助生殖技术相关的心理卫生**　人工授精解决男性不育问题,其中使用供体的精子前需经已婚夫妻双方同意,要求他们签署知情同意书。孩子出生后,应保护妇女和孩子的利益,不得歧视。体外受精解决妇女因输卵管堵塞而引起的不孕问题,体外受精的成功率目前仍较低,可能导致多胎妊娠,使孕妇的患病率和死亡率增加,而且这些妇女还承受着为丈夫"传宗接代"的心理压力,所以要密切关注她们的身心健康。

5. **围绝经期及老年期心理卫生**　围绝经期及老年期妇女体内雌激素水平显著降低,引起神经体液调节紊乱,导致绝经前后的心理障碍。主要是抑郁、焦虑及情绪不稳定、身心疲劳、孤独、个性行为改变,随着机体逐步适应,内分泌环境重新建立平衡,这些心理反应也会逐渐消失。必要时加强心理咨询、健康教育和激素替代治疗,并鼓励从事力所能及的工作,增加社会文体活动。

6. **与妇科手术有关的心理问题**

(1)行子宫、卵巢切除手术的心理问题:由于受术者对卵巢、子宫的功能认识不足,当因病需行子宫和 / 或卵巢切除时容易产生许多顾虑,担心自己女性形象受损,自我完整感丧失,担心会影响夫妻性生活等,患者会表现出情绪低落、苦闷、抑郁。子宫、卵巢切除的患者应重视术前心理咨询,医师应向患者说明手术的必要性及方法,告知术后不会影响夫妻性生活,也不会改变妇女形象,可酌情补充适量的性激素类药物,还要做好患者丈夫和家属的工作,多方面减少患者的压力和精神负担。

(2)行输卵管结扎术的心理问题:输卵管结扎术是一种永久性的避孕方法,并不影响卵巢功能和夫妻间的性生活。但行输卵管结扎术的女性多为健康个体,对手术容易产生恐惧及怕出现手术后遗症的心理。因此,术前应仔细检查受术者有无神经衰弱、癔症等心理疾病,并告知手术原理,缓解其不良心理反应。根据卵巢癌的输卵管起源理论,输卵管切除术代替输卵管结扎术可以降低卵巢癌、输卵管癌的发病风险,需充分评估并知情同意后选择。

第三节 │ 妇女保健统计指标、孕产妇死亡与危重症评审制度

【知识要点】

- 妇女保健常用统计指标包括妇女常见病筛查、孕产期保健和健康情况、人口和避孕节育服务情况三大类。
- 孕产妇死亡及危重症评审制度主要包括对病例系统分析,及时发现问题,提出针对性的干预措施,降低孕产妇死亡率。
- 规范妇女保健统计、落实孕产妇死亡和危重症评审制度对提高妇女保健工作水平有重要意义。

一、妇女保健统计指标

妇女保健统计可以客观反映妇幼保健工作的水平,评价工作的质量和效果,并为制订妇幼保健工作计划、指导工作开展和科研提供科学依据。

(一)妇女常见病筛查的常用统计指标

1. 妇女常见病筛查率 = 某年某地区妇女常见病实查人数 / 该年该地区妇女常见病应查人数 × 100%

2. 妇女常见病患病率 = 某年某地区妇女常见病患病总人数 / 该年该地区妇女常见病实查人数 × 10 万 /10 万

3. 妇女病治愈率 = 治愈例数 / 患妇女病总例数 ×100%

4. 子宫颈癌人群筛查率 =(某年某地区 35～64 岁妇女行细胞学检查人数 ×3+HPV 检测人数 × 5+HPV 和细胞学联合检测人数 ×5)/ 该年该地区 35～64 岁妇女人数 ×100%

5. 乳腺癌人群筛查率 = 某年某地区 35～64 岁妇女行乳腺彩色超声 BI-RADS 分类(分级)检查人数 ×3/ 该年该地区 35～64 岁妇女人数 ×100%

(二)孕产期保健指标

1. 孕产期保健工作指标

(1)早孕建册率 = 期内某地区产妇早孕建册人数 / 期内该地区产妇数 ×100%

(2)产前检查率 = 期内某地区产妇产前检查人数 / 期内该地区活产总数 ×100%

(3)产后访视率 = 期内某地区产妇接受产后访视人数 / 期内该地区活产总数 ×100%

(4)住院分娩率 = 期内某地区住院分娩活产数 / 期内该地区活产总数 ×100%

2. 孕产期保健质量指标

(1)高危孕产妇比例 = 期内高危孕产妇数 / 期内孕产妇总数 ×100%

(2)剖宫产率 = 期内剖宫产活产数 / 期内活产总数 ×100%

(3)产后出血率 = 期内发生产后出血的产妇人数 / 期内产妇总数 ×100%

(4)产褥感染率 = 期内产褥感染产妇人数 / 期内产妇总数 ×100%

(5)会阴侧切率 = 期内会阴侧切产妇人数 / 期内阴道分娩产妇总数 ×100%

3. 孕产期保健效果指标

(1)围产儿死亡率 =(孕 28 周以上死胎死产数 + 生后 7 日内新生儿死亡数)/(孕 28 足周以上死胎死产数 + 活产数)×1 000‰

(2)孕产妇死亡率 = 年内孕产妇死亡数 / 年内活产总数 ×10 万 /10 万

(3)新生儿死亡率 = 期内生后 28 日内新生儿死亡数 / 期内活产数 ×1 000‰

(4)早期新生儿死亡率 = 期内生后 7 日内新生儿死亡数 / 期内活产数 ×1 000‰

(三)人口和避孕节育服务情况统计指标

1. 人口出生率 = 某年出生人数 / 该年平均人口数 ×1 000‰

2. 人口死亡率 = 某年死亡人数 / 该年平均人口数 ×1 000‰

3. 人口自然增长率 = 年内人口自然增长数 / 同年平均人口数 ×1 000‰

4. 出生人口性别比 = 出生男婴数 / 出生女婴数 ×100

5. 出生人流比 = 期内人工流产总例数 / 同期活产总数

6. 某项避孕节育服务百分比 = 某年某地某项避孕节育服务例数 / 该年该地避孕节育服务总例数 × 100%

二、孕产妇死亡评审制度及孕产妇危重症评审制度

孕产妇死亡指在妊娠期或妊娠终止后 42 日之内妇女的死亡,但不包括意外或偶然因素所致的死

亡。我国孕产妇死亡评审（maternal death review）制度是各级妇幼保健机构在相应卫生计生行政部门领导下,成立各级孕产妇死亡评审专家组,通过对病例进行系统回顾和分析,及时发现在孕产妇死亡过程中各个环节存在的问题,有针对性地提出干预措施,以提高孕产妇系统管理和产科质量、降低孕产妇死亡率。

危重孕产妇（maternal near miss）是指在怀孕、分娩或在产后42天内发生任何一种按WHO定义的威胁其生命的情况并存活下来的孕产妇。包括临床症状和体征、实验室检查和治疗措施等方面的内容。临床症状和体征如发绀、呼吸频率>40次/分或<6次/分、休克、少尿、凝血功能障碍、昏迷、心搏骤停、脑卒中、全身性抽搐持续状态、子痫、子痫前期患者发生黄疸等;实验室检查如持续60分钟以上氧饱和度<90%、PaO_2/FiO_2<200mmHg、pH<7.1、乳酸>5mmol/L或>45mg/dl、肌酐≥300μmol/L或≥3.5mg/dl、胆红素>100μmol/L或>6.0mg/dl、急性血小板减少（<50×10^9/L或50 000/μl）等;治疗措施如持续使用血管药物、与麻醉无关的气管插管通气≥60分钟、感染或大出血后切除子宫、针对急性肾衰竭的血液透析、输红细胞≥5U或全血≥1 000ml、心肺复苏等。

孕产妇死亡评审制度及孕产妇危重症评审制度本着"保密、少数服从多数、相关科室参与、回避"等原则,及时发现死亡孕产妇或幸存者诊治过程中保健、医疗、管理诸环节中存在的问题,提出改进意见或干预措施,以达到改进产科服务质量,更有效减少孕产妇死亡病例和孕产妇危急重症的发生。

（林永红）

思考题:
简述做好女性全生命周期保健的意义。

思考题解题思路

本章目标测试

本章思维导图

第三十五章 | 性及女性性功能障碍

性（sexuality）是人类的本能之一，也是人类生存和繁衍的基础。人类的性是性别认同、性行为及人与人之间性关系的总和。从生物学角度，性是一种自然现象和生理现象。从社会学角度，人类的性不仅是生命实体的存在状态，同时也被赋予精神和文化内涵，所以性也是生命健康和幸福的基本要素之一。

性科学（sexology）是研究人类性、性欲及性行为的综合学科，其研究范围涵盖医学、心理学和社会学，其中以性医学（sexual medicine）为基础和核心。性医学是研究与性相关医学问题的科学，主要从生理、心理、病理的角度，研究性的生理规律和性相关的各种心理及病理状态。女性性功能障碍是妇产科临床经常遇见的问题，这些问题的解决有赖于性医学乃至性科学的基本理论和基本知识。

第一节 | 性欲、性行为及其影响因素

【知识要点】
- 性欲是人类的本能之一，能保持终身。
- 人类性行为的功能是繁衍后代、获得愉悦和维护健康，最重要的特征是受社会习俗、道德规范和法律的约束。
- 性行为决定于性别认同和性取向，并受生理、遗传及社会因素的影响。

一、性欲和性行为

性欲（libido）是一个极复杂、多层次、多含义的概念，很难用简单的定义加以确切描述，它不仅体现生物学驱动力，也是生物学、心理学、社会学和宗教文化相互作用的终点。性欲是人类本能之一，是一种在一定生理及心理基础上由性刺激激发，希望释放性张力的欲望。性刺激可以是来自触觉、视觉、听觉、嗅觉及味觉等非条件的感官刺激，也可以是建立在性幻想、性意识、性知识、性经验等复杂思维活动基础上的条件刺激。性欲可分为接触欲和胀满释放欲，女性表现为要求抚摸和阴道容纳的欲望。性欲在青春期前不明显，青春期后逐渐增强并成熟。性成熟后的性欲称为成熟性欲，成熟性欲使得性行为具有生殖意义。性欲在绝经后逐渐减弱，但能保持终身。

性行为（sexual behavior）指为生育或满足性欲和获得性快感而出现的动作和活动，可分为狭义和广义两种。狭义性行为专指性交（sexual intercourse），即以男性阴茎和女性阴道交媾方式进行的性行为，具有生殖意义。广义性行为指包括接吻、拥抱、爱抚、手淫、口交、肛交及自慰等各种性刺激在内的行为，以及更广泛意义上的各种准备性、象征性、与性有联系的行为，如阅读成人书刊、观看成人电影等。人类性行为的功能是繁衍后代、获得愉悦和维护健康，最重要的特征是受社会习俗、道德规范和法律的约束。

根据性欲满足程度，性行为可分为目的性、过程性和边缘性3种。目的性性行为指合乎生物学上"性交目的性"规则的性行为，专指性交。过程性性行为指目的性性行为以外的各种性行为，如爱抚、接吻、手淫、口交等。边缘性性行为的概念比较模糊，指介于性行为和非性行为之间的具有性爱意义的感情交流行为，多存在于日常生活中，如两性相悦时的眉眼传情和悄悄情话，以及社交场合中男女身体接触时的"异性效应"等。事实上，人类以生殖为目的的性行为所占比例很小。根据性对象可将

性行为分为个人性行为和社会性性行为。个人性行为指以人体自身、物品器具、动物、幻想的人作为性对象或性对象缺如。社会性性行为指性对象是他人,包括异性和同性,也包括尸体。根据社会文化是否认可和对身心健康是否有益,性行为可分为正常性行为和异常性行为。符合时代社会道德规范和有利于身心健康的性行为属于正常性行为,反之属于异常性行为,但两者间并无决然分界,可因社会文化、历史背景和社会进程发展而改变。

性行为的连续过程称为性生活(sexual life)。以目的性性行为为例,包括双方性信号传递、性交前爱抚、性交及性交后爱抚等过程。性欲是性生活的驱动力,而性生活是性张力释放的载体。理想的性生活应是双方自愿的、和谐的和愉快的,是充分的生理释放和心理宣泄,并有愉悦的精神享受。

二、影响性欲和性行为的因素

人类的性欲和性行为是多因素综合作用的结果。

1. **生理因素**　性欲和性行为是一种本能,个体性遗传特征、生殖器解剖结构以及神经内分泌的生理调节是性欲和性行为的生物学基础。

2. **心理因素**　是人类性行为独有的影响因素,直接决定性行为的动力和方式,也可通过影响性别认同和性取向,间接决定性行为。确认自身在出生时被社会指定的性别,称为性别认同(gender identity)。儿童自 3～4 岁开始辨认出生时被父母和社会指定的性别,并影响其一生在服饰、言语、举止、人际交往及职业活动的性别特征。绝大多数人认同被社会指定的性别,但有 0.2%～0.6% 的人并不认同,表现出与指定性别不一致的行为举止,称为跨性别(transgender)。跨性别不包括由于生殖器畸形而导致的出生时的性别误判。性取向(sexual orientation)指对特定性别性伴侣的永久吸引。绝大多数人的性取向为异性,但约 5% 男性和 2% 女性的性取向为同性,称为同性恋(homosexuality),也有少数人的性取向为双性。跨性别和同性恋并无关联,跨性别者多为异性恋,但也可为同性恋。跨性别者和同性恋者虽为少数,但并无人格障碍。

3. **遗传因素**　通过对双胎的遗传学发现,个体长期的性功能水平及性功能障碍的易感性主要受遗传因素影响,而性功能的短期改变主要受环境因素影响。

4. **社会因素**　人的社会属性决定人类性行为是特殊的社会行为,两性关系是一切人际关系的前提和起源。社会以它的风俗、宗教、伦理、规章及法律,修饰和制约个人性行为的内容和方式,使人类性行为接受社会的制约。但随着科学发展和人类对自身行为认识的深入,社会对人类性行为多样性的认可度也在不断改变。

第二节 | 女性性反应和性反应周期

【知识要点】

● 人类性行为的过程呈现行为、生理及心理的阶段性变化模式。

● 女性性反应周期有别于男性,更多地依赖于社会心理基础。

● 女性性反应周期分为性欲期、性兴奋期、性持续期、性高潮期和性消退期五个阶段。

性反应(sexual response)指人体受性刺激后,身体出现可感觉到、观察到并能测量到的变化。这些变化不仅发生在生殖器,也可以发生在身体其他部位。人类的性欲因性刺激而被唤起,进而性兴奋,性兴奋积蓄到一定强度,达到性高潮,从而使性能量释放,同时出现行为、生理及心理的阶段性变化模式和周期性变化规律,即性反应周期(sexual response cycle)。性反应周期最初由美国学者Masters 和 Johnson 于 1966 年根据人体实验首先提出,是性医学史上最重要的发现之一,以后不断修改完善。女性性反应周期划分为性欲期、性兴奋期、性持续期、性高潮期和性消退期五个阶段,与男性基本相似,但各有特点。

1. 性欲期(sexual desire phase)　指心理上受非条件性和／或条件性性刺激后对性的渴望阶段。此期以性幻想和对性渴望为特征,只有心理变化,无明显生理变化。

2. 性兴奋期(sexual arousal phase)　指性欲被唤起后机体开始出现的性紧张阶段,此期人体可出现各种生理和心理方面的反应。性兴奋在性器官的主要表现为阴道润滑和生殖器充血,阴蒂和大小阴唇肿胀及阴道长度增加。阴道湿润一般出现在性刺激10～30秒后,液体来自阴道壁渗出、子宫腔液及前庭大腺等。血管充血使阴蒂和大小阴唇肿胀及阴道长度增加。全身反应有乳房肿胀和乳头勃起、心率加快、血压轻度升高、呼吸略加快及肌肉紧张等。女性与男性相比,性唤起较慢,兴奋需要的时间较长,因此需要更为充分的刺激与爱抚。心理上表现为性兴奋。

3. 性持续期(sexual plateau phase)　指性兴奋不断积聚、性紧张持续稳定在较高水平阶段,又称平台期、高涨期。此期生殖器充血更明显,阴蒂勃起,阴道更湿润,阴道外1/3段呈环状缩窄而内2/3段扩张伴子宫提升。乳房进一步肿胀,全身肌肉紧张更明显并出现部分肌强直,心率及呼吸继续加快,血压进一步升高。性红晕迅速扩展至下腹部、肩部,甚至腿部及臀部。此期维持时间长短存在明显的个体差异。心理上进入明显兴奋和激动状态。

4. 性高潮期(sexual orgasm phase)　指在性持续期的基础上,迅速发生身心极度快感阶段,是性反应周期中最关键、最短暂阶段。伴随性高潮到来,阴道和肛门括约肌发生不随意的节律性收缩,子宫也发生收缩和提升,同时伴面部表情变化、全身痉挛、呻吟、出汗及短暂神志迷惘。心率、呼吸进一步加快,血压进一步升高。性高潮只持续数秒至数十秒。在这短暂时间里,通过强烈的肌肉痉挛使逐渐积累的性紧张迅速释放,心理上感受到极大的愉悦和快感。女性不存在不应期,只要有持续的性刺激,能连续出现性高潮。

5. 性消退期(sexual resolution phase)　指性高潮后性紧张逐步松弛并恢复到性唤起前状态的阶段。此期第一个生理变化是乳房肿胀消退,随后生殖器充血、肿胀消退,全身肌张力恢复正常,心率、血压和呼吸均恢复平稳。身心状态恢复到性兴奋之前的水平,感觉舒畅,心理满足。

上述模型基本依据男性性反应周期划分,但女性有其特点:女性性欲可发生在性兴奋之后,因此女性性欲可分为自发性和反应性两类。女性的性唤起除生物学基础外更多地依赖于社会心理基础。女性主观性唤起与生殖道性唤起并不一致,一些主诉性唤起障碍的女性事实上在性刺激时生殖道的充血和润滑反应并无异常。许多女性性行为的目的并非一定要达到性高潮,一些女性虽未出现性高潮,但也同样愉悦,所以女性不出现性高潮期也属完整的性反应周期。

第三节 ｜ 女性性反应的神经内分泌调节

【知识要点】

- 性反应的完成依赖于神经及内分泌系统的调控。
- 性反应的神经调控是反射性调控,初级中枢位于腰骶部脊髓,第二级中枢位于下丘脑和垂体,第三级最高中枢位于大脑皮质和边缘系统。
- 性激素参与性反应的调节,雄激素促进女性性欲、性唤起及性高潮,雌激素在促进女性生殖器分化成熟和性兴奋方面发挥作用。

性反应的完成依赖于神经及内分泌系统的调控。

神经系统对性反应的调控基本是反射性调控。初级中枢位于腰骶部脊髓,来自生殖器或其他性敏感区的刺激,通过感觉神经传入初级中枢,再由传出神经到达性器官引起性兴奋。第二级中枢位于下丘脑和垂体,下丘脑除对下一级脊髓中枢有直接调控作用外,还通过调控垂体前后叶分泌各种垂体激素参与性反应的调控。第三级中枢即最高中枢位于大脑皮质和边缘系统,包括扣带回、海马、伏隔核及杏仁核等部位。大脑皮质通过接受下级中枢和来自全身外周感觉器官传入的神经冲动,经综合处理后,产生性兴奋或抑制。人类大脑不仅能接受触、视、听、嗅、味等感觉器官的性刺激,还能通过来自自身的性幻想、性回忆等心理活动达到性唤起,甚至性高潮。通常非条件性刺激主要由脊髓低级中枢完成反射,而条件性刺激由大脑皮质高级中枢参与。研究表明,在大脑中存在多巴胺敏感和 5- 羟色胺抑制两个中心,两者间的平衡调控性反应,当中心被激活时则启动下游信号,并通过脊髓反射引起生殖道性反应。

除神经系统调控外,性激素在女性性反应的调节中也起重要作用。雄激素是调节女性性反应最重要的性激素,可激活中枢多巴胺敏感中心,还可通过促进一氧化氮合成引起生殖器血管平滑肌松弛。雌激素和孕激素对促进女性生殖器分化成熟及功能维持起关键作用。雌激素能促使下丘脑释放各类神经肽促进性兴奋,通过促进神经传递降低感觉阈值,增加盆腔血流和阴道黏膜液体渗出。在一定的雌、孕激素比例下,孕激素对女性性反应可能起抑制作用。

第四节 │ 女性性功能障碍

【知识要点】

- 分类的依据为性反应周期,致病因素涉及解剖、生理、生化、病理、心理甚至社会等,其中社会心理因素起重要作用。
- 诊断主要依靠临床判断,诊断时需注意症状是否已导致本人的心理痛苦和影响与性伙伴的人际关系。
- 治疗结合病因以对症处理为主,并充分考虑女性性反应的复杂性和主观感受。

女性性功能障碍(female sexual dysfunction,FSD)指女性性反应周期一个或几个环节发生障碍,或出现与性交有关的疼痛,导致不能产生满意性交所需的性生理反应和性快感,并引起个人痛苦或人际关系困难。由于诊断标准不统一和客观评判标准不及男性,女性性功能障碍发生率的报道差异较大。国外报道,女性性功能障碍的患病率约 40%,围绝经期和绝经后女性的患病率可超过 50%,但造成心理痛苦者仅 10% 左右。国内资料不多,一项大范围的流行病学调查结果发现 20~70 岁女性性功能障碍的患病率为 29.7%。

【分类及临床特征】

FSD 的分类一般依据性反应周期划分。在国际上有多个命名系统,如世界卫生组织(WHO)的国际疾病和相关健康问题统计学分类 -11(International Classification of Diseases-11,ICD-11)、美国精神病学协会的《精神障碍诊断与统计手册》(The Diagnostic and Statistical Manual of Mental Disorders,DSM)和国际专家认可的 FSD 分类(The Consensus-based Classification of Female Sexual Dysfunction,CCFSD)等,不同的分类标准对 FSD 发病率、治疗人群的分组、治疗结局的分析产生一定的影响。2019 年美国妇产科医师学会(American College of Obstetricians and Gynecologists,ACOG)新指南中,采用了《精神障碍诊断与统计手册》(第 5 版)(DSM-5)标准确定了 4 种类型的 FSD,并增加了其他特定分类的性功能障碍(other specified sexual dysfunction)和未特定分类的性功能障碍(unspecified sexual dysfunction)。FSD 的分类及其临床特征见表 35-1。

【相关因素】

FSD 与社会、心理、内分泌、解剖、生理、生化和环境因素等有关,其中社会心理因素起重要作用。

1. 社会心理因素 羞怯、忧郁、焦虑、畏惧、紧张、憎恨、悲痛等情感因素,均可抑制女性性欲和性唤起,引起这些心理反应的社会或个人原因包括宗教或传统保守文化,既往痛苦或创伤性性经历,夫

表 35-1　女性性功能障碍的分类与临床特征

类型	临床特征
性兴趣或性唤起障碍	指性兴趣或性唤起缺乏或显著低下,在下列各项中出现至少 3 条: ①在性活动中兴趣缺乏或降低 ②性或情色的想法或幻想缺乏或减少 ③主动发起性活动次数减少或缺乏,也不接受性伴侣的发起 ④在所有或几乎所有(75%～100%)性活动中,性兴奋或性快感缺乏或低下 ⑤在内在或外部的性暗示(如文字、语言或视频)的刺激下,性兴趣或性唤起缺乏或低下 ⑥在性活动的所有或几乎所有(75%～100%)的性接触中,生殖道或非生殖道感觉缺乏或减弱 症状至少持续 6 个月并引起有临床意义的心理痛苦[*]
女性性高潮障碍	在所有或几乎所有(75%～100%)的性活动中,性高潮明显延迟、很少发生或缺失,性高潮的感觉强度明显降低 症状至少持续 6 个月并引起有临床意义的心理痛苦[*]
生殖道盆腔痛或插入障碍	指持续或反复发生下列症状中的 1 条或更多: ①在性交过程中阴道插入困难 ②在性交中或试图插入时,有明显的外阴阴道痛或盆腔痛 ③对于阴道插入之前、过程中或插入之后引起的外阴阴道痛或盆腔痛有明显的恐慌或焦虑 ④在试图阴道插入时盆底肌明显紧张或收缩 症状至少持续 6 个月并引起有临床意义的心理痛苦[*]
物质或药物引起的性功能障碍	性功能出现障碍与物质或药物的开始使用、剂量增加或停用有明确时间关系,并引起有临床意义的心理痛苦[†]
其他特定和未特定的性功能障碍	性功能障碍的心理痛苦症状特征不符合其他划定标准。其他特定的性功能障碍和未特定的性功能障碍之间的主要区别是,临床医师是否说明了所描述的症状不符合其他类别标准的原因

注:[*] 上述症状不能用性以外的精神疾病、与性伴侣关系不睦(如暴力问题)或其他值得注意的应激来解释,也不能归咎于物质、药物或其他疾病的影响。

[†] 这种障碍不能用另一类独立的性功能障碍更好地解释。提示为非物质或药物引起的性功能障碍的证据包括独立的性功能障碍病史,物质或药物使用开始前的症状,或因急性戒断或严重中毒停用后持续至少 1 个月的症状。

妻关系不睦,过度压力、担心妊娠或性传播疾病等。

2. **年龄和绝经因素**　随女性年龄增加,尤其在绝经后出现的生殖道萎缩、盆腔血流量减少、盆底肌肉张力降低及阴道干燥等,均可影响女性生殖道的性反应。但也有流行病学资料显示绝经对性生活及其满意度并无明显影响,可能与调查人群的人种及社会文化背景等因素有关。

3. **全身或局部健康因素**　也是性功能障碍常见的原因。性与生殖是人类的高级需要,在健康状态不理想的情况下,性与生殖功能将被抑制。

4. **手术因素**　最常见的是双侧卵巢切除导致卵巢缺失。外阴根治术直接破坏外生殖器解剖,对性功能影响极大。子宫和阴道手术也可因改变阴道解剖结构和盆腔血流及破坏盆腔神经等原因影响性功能。乳腺癌根治术可因性敏感区和体型破坏或心理因素影响性功能。

5. **放疗因素**　因肿瘤实施放疗,能引起卵巢功能损伤和阴道粘连或顺应性改变,影响性功能。

6. **妊娠和产后因素**　妊娠期因对胎儿关心和自身体型改变,产褥期因会阴疼痛、阴道分泌物减少及生殖器尚未复旧等因素,引起女性性功能减退。

7. **药物性因素**　任何能改变人精神状态、神经传导、生殖系统血流和血管舒缩功能及性激素水平的药物(包括酒精),均可能影响女性性功能,发生率约为 20%。

8. **性知识、性技巧缺乏**　包括不了解女性性反应特点、缺乏适当性刺激和交流技巧、选择不适宜时间和地点等。

【诊断】

虽然已有各种客观或量化的物理方法测定女性性反应,但目前女性性功能障碍的诊断主要根据病史、性功能评估及体格检查等。妇科检查是必需的,以排除生殖道器质性病变。不存在频率或严重程度方面的最低规定,同时要考虑患者的文化、宗教、社会习俗等背景。还需注意,症状是否已导致本人的心理痛苦和影响与性伙伴的人际关系。

1. **病史采集**　主要通过自我评定问卷形式,内容包括患者年龄、文化程度、职业、宗教信仰、性别认同、性取向、既往性经历、月经生育史、精神病及全身其他疾病史、手术史、化放疗史、外伤史、药物应用史及有无吸毒史等。采集病史时要注意环境的舒适和私密性。

2. **性功能评估**　选择本土化问卷尤为重要。国际上常用女性性功能指数(female sexual function index,FSFI)量表衡量女性性功能。FSFI涵盖19个问题,包括性欲、性唤起、阴道润滑、性高潮、性满意度和性交疼痛6个维度,评分越低则性功能障碍程度越重,已证实其具有良好的信度和效度,且灵敏度和特异度高,已被广泛应用于性功能障碍的流行病学调查评估及临床诊断。存在盆底功能障碍性疾病的性活跃女性,建议使用特殊问卷,即盆腔器官脱垂及尿失禁性功能问卷(pelvic organ prolapse/urinary incontinence sexual questionnaire,PISQ)或其简表(PISQ-12)。

3. **情感及相关问题评价**　对婚姻满意度或与性伴侣情感关系,及在性活动时对自我形体的自信心和其有性需求时与性伴侣交流的能力等作出评价。

4. **心理检查**　包括与性有关的各种心理社会状态的评定。

5. **妇科及全身检查**　妇科检查有助于明确生殖器的发育和有无器质性病变,也应关注盆底组织结构和功能有无改变等。另外,还应对心血管、呼吸、运动、神经、直肠及泌尿系统进行检查。

6. **实验室检查**　目前用于测定女性性反应的方法主要包括生殖器血流测定、阴道容积、压力和顺应性测定、阴道湿润度测定、盆底肌张力测定、脑功能磁共振成像等。虽然这些测定方法比较客观甚至量化,但由于女性的主观性唤起和生殖道客观性反应并不始终一致,女性更多地依据主观感受来评价自身的性生活满意度,所以FSD初始评估中通常不需要实验室检查,除非怀疑有未诊断的医学病因或专科检查有发现异常,各种物理测定的临床意义有限。

性激素测定,有关高血压、糖尿病等全身性疾病的检查及神经系统检查等有助于了解器质性病变。

【治疗】

女性性功能障碍的治疗必须充分考虑女性性反应的复杂性和主观感受,而不是单纯依据客观的生理指标。

1. **心理治疗**　在全面掌握病情特点和明确性功能障碍类型的基础上综合分析,准确判断患者性心理障碍的类型和程度,结合其个性特征、文化、宗教背景等,制定有针对性的治疗方案。鼓励性伙伴同时接受心理治疗。

2. **一般治疗**　包括提供有关性的基本知识和技巧,鼓励阅读介绍性知识的专业书籍,纠正由于社会误导而形成的对性的曲解;建议性生活时双方相互沟通,商量改变性交姿势、性生活时间及地点;尝试性幻想、使用背景音乐、视频;推荐使用润滑剂等。

3. **行为疗法**　依据条件反射学说和社会学理论,纠正不正确行为。常用以下的方法。

(1)性感集中训练:即训练自己的主观性感受。可分3个阶段,第一阶段的重点是指导女方集中精力体验由男方爱抚身体所激发的感觉,但不触及生殖器和乳房;第二阶段的重点是生殖器刺激,但避免性交;第三阶段又称无需求性交阶段,在对生殖器刺激已发生良好反应的基础上,开始性交,重点是无需求(不追求性高潮)和以调整愉悦为定向的性体验。

(2)自我刺激训练:指导患者通过手淫或借助振荡器方法获得性高潮。成功的性高潮体验,有助于增强患者性欲和树立自信心。自我刺激成功后,性伴侣加入,一起体验性高潮。

(3)盆底肌肉锻炼:训练患者交替收缩和舒张盆底肌肉,以提高骨盆底肌群的张力和性交时阴道感觉的敏感性。

(4)脱敏疗法:又称阴道扩张法,针对插入障碍,利用一系列大小不等的阴道扩张器,或用自己或性伴侣的手指,逐渐扩张阴道。

4. 药物治疗　一般治疗无效及行为疗法不便时可考虑应用以下药物。

(1)外周作用药物:通过松弛血管平滑肌和促进血流,促进生殖器充血和阴道湿润。主要药物有磷酸二酯酶-5抑制剂、前列腺素 E_1 激动剂、L-精氨酸等。但外周作用药物对女性的作用不及男性。

(2)中枢作用药物:鉴于女性的性体验更多依赖于主观性唤起,使用中枢作用药物可能比男性更为合适。主要药物有黑皮质素受体激动剂、多巴胺受体激动剂等。

(3)性激素:无论绝经与否,雄激素制剂可明显改善女性患者的性欲和性生活满意度,但长期应用有男性化、心血管疾病等潜在副作用。雌激素和雌激素受体调节剂可改善阴道干燥。性激素可全身用药,也可局部用药。

(4)抗抑郁药:通过增强多巴胺和抑制5-羟色胺、催乳素等作用,提高性欲,如丁胺苯丙酮、曲唑酮、氟西汀等。

5. 原发病治疗　许多女性性功能障碍由各种器质性疾病引起,积极治疗原发病有助于消除性功能障碍。

第五节 ｜ 女性性健康和性健康教育

【知识要点】

● 女性应该了解性生活是人类心理和生理的需要,是人类性功能的正常表现。

● 夫妇需要保持良好的性生活习惯,以维持性健康。

● 要对不同年龄段的女性进行性健康教育,对青春期少女尤其重要。

一、女性性健康

性健康(sexual health)是指与性有关的生理、心理、伦理和社会文化方面处于一种良好状态,它包括个体性健康和群体性健康。个体性健康不仅影响到个体的健康,还会影响家庭及社会的健康。因此,个体性健康是群体性健康的基础。

个体性健康主要包括以下标准:①智力正常;②性生理完善,发育良好;③接纳自己的性、性别、性别角色;④正确认识性需要;⑤性行为符合法律规定和社会道德规范;⑥掌握性和生殖方面的知识;⑦具备抵制性淫欲诱惑的能力。

与男性性健康相比,无论是从生理及心理上,还是从能力和文化方面来看,女性性健康都显得更加复杂。女性性生理健康要求:①必须保持良好的生活习惯,包括饮食、起居习惯,不酗酒、不吸烟、远离毒品;②保持性器官与性生活卫生,每次性生活之前应清洁双方外生殖器,注意月经期、妊娠期、产褥期、哺乳期间性生活时间、频率和时机的合理安排,有重要脏器功能不全患者应在医师指导下性生活;③合理安排生育计划、注意避孕、防止意外妊娠;④预防性传播疾病。女性性心理健康则要求夫妇双方都要充分认识性活动是人类的基本需求,不要因为自身的性要求而内疚或羞愧,也不要因为对方的性要求而反感或恐惧。充分认识男女双方性反应的差异和不同个体之间性反应的差异。在此基础上,个体还必须遵从伦理和社会文化等各方面的性健康规范和要求,从促进生殖健康的认识高度,努力增强家庭责任感、民族责任感、社会责任感和未来责任感,倡导适龄婚育,促进和谐共处,创造幸福生活。

二、性健康教育

性健康教育(sexual health education)指有计划、有组织、有目标、有系统的性知识和性道德教育,其目的是向各年龄段人群普及性生理和性心理知识,建立对性的正确态度,确立科学的性观念,崇尚性道德,选择健康的性行为,预防性传播疾病和消除性犯罪。内容主要是性知识(sexual knowledge)教育:性医学知识包括男女生殖器解剖、生理,性行为特点,避孕,与性有关的疾病、性功能障碍、性传播疾病及其预防等;性心理知识包括男女性心理形成、发展和成熟,性欲和性反应的特点等;性道德知识包括恋爱和婚姻道德、男女平等、尊重女性等;性法学知识包括性犯罪防范等。

性健康关系到人的一生,因此不同年龄段的人群,均应接受有针对性的性健康教育。性唤起能力在出生时即已存在,所以性健康教育应从 0 岁开始。根据 2018 年联合国发布的《国际性教育技术指导纲要》,儿童期性教育的重点是鼓励两性平等、反对性暴力和性虐待等。

青少年性健康教育是一生性教育的关键阶段。要向青少年传授科学的性知识,纠正与性有关的认识和行为偏差,正确认识月经初潮、性欲和性冲动及手淫。手淫是消除性紧张的正常自慰行为,对健康并无害处,而且有助于日后的性生活。要从青春期开始宣传避孕和性传播疾病防治的知识,要帮助青少年认识和适应青春期的急剧身心变化,能够正确、理智地对待"性待业期"出现的性问题和处理两性关系,用社会规范约束自己的性行为,做一个情操高尚的人。

成人期性健康教育的主要任务,是帮助成年人建立幸福和谐的性生活,进行月经期、妊娠期及围绝经期等特殊时期的性生活指导,采用合适的避孕措施,预防性传播疾病。并帮助他们学会如何对自己子女进行性健康教育。

老年女性性健康教育的重点,是帮助他们了解老年女性生理特点和指导建立适合其生理特点的性生活习惯和性行为方式,老年女性仍然有性欲和性反应的能力,规律的性生活有助于健康。

(吕卫国)

思考题:

简述如何进行性健康教育。

思考题解题思路

本章目标测试

第三十六章 | 妇产科常用辅助检查

妇产科疾病的诊断除需要了解病史和进行体格检查外,还需要必要的辅助检查,包括实验室检查、影像学检查及病理学检查等。

第一节 | 产前筛查和产前诊断常用检查方法

一、产前筛查

(一)血清生化筛查

1. 基本原理 通过生物化学方法检测母体血清中多种生化筛查指标的浓度,并结合孕妇的年龄、体重、孕周等,预测胎儿患 21- 三体、18- 三体、13- 三体综合征及神经管缺陷的风险。根据筛查孕周分为早孕期和中孕期血清生化筛查。早孕期血清生化筛查指标有 2 项,即妊娠相关血浆蛋白 A(PAPP-A)和 β- 人绒毛膜促性腺激素(β-hCG)。在正常情况下,孕 10 周后血清中的游离 β-hCG 水平会随孕周下降,PAPP-A 水平则上升。在 21- 三体综合征中,游离 β-hCG 水平比正常妊娠高,PAPP-A 水平则较低。游离 β-hCG 水平越高、PAPP-A 越低,则 21- 三体的风险越高。中孕期血清生化筛查指标主要包括甲胎蛋白(AFP)、β-hCG、游离雌三醇(uE3)和抑制素 A(inhibin A)。与正常妊娠比较,唐氏综合征胎儿的母亲血清中 β-hCG 和抑制素 A 水平升高,AFP 和 uE3 下降,通过设置相应的截断值,并把孕周、孕妇体重、是否糖尿病、胎儿个数、种族等多因素纳入考虑后计算胎儿 21- 三体的风险值。胎儿神经管缺陷的筛查原理是神经管缺陷胎儿的母体血清和羊水中,AFP 水平大部分会异常升高,通过分析 AFP 水平,可预测胎儿患神经管缺陷的风险。

2. 技术特点 血清生化筛查不会增加胎儿的丢失率,具有无创性,且筛查费用不高,可以对胎儿神经管缺陷进行筛查。

3. 检查时机 早孕期血清生化筛查在妊娠 $11\sim13^{+6}$ 周进行。中孕期血清生化筛查在妊娠 $15\sim20$ 周进行。

4. 注意事项 ①血清生化筛查是产前筛查方法,而非产前诊断方法,不能取代传统的产前诊断方法。不能仅依据筛查结果作出终止妊娠的临床决定。②不建议单独使用中孕期血清生化筛查对双胎妊娠进行唐氏综合征的筛查。③通过血清 AFP 可以筛查神经管缺陷,尤其是开放性神经管缺陷。影响孕妇血清 AFP 水平的因素包括孕龄、孕妇体重、种族、糖尿病、死胎、多胎、胎儿畸形、胎盘疾病等,当筛查出现阳性结果需全面综合考虑上述的因素。

(二)无创产前筛查(noninvasive prenatal testing,NIPT)

1. 基本原理 无创产前筛查又称无创产前 DNA 检测。其检测原理是基于母体血浆中含有胎儿游离 DNA(cell-free fetal DNA,cffDNA),通过采集孕妇外周血,利用高通量测序技术对母体外周血浆中的游离 DNA 片段(包括胎儿游离 DNA)进行测序,并进行生物信息学分析,计算胎儿目标染色体的风险率,从而预测胎儿患目标染色体异常的风险。目前 NIPT 主要用于 21- 三体、18- 三体、13- 三体综合征以及性染色体非整倍体的产前筛查,随着测序技术和算法模型优化技术的发展,NIPT 有望逐步应用于染色体微缺失 / 微重复综合征和单基因遗传病的筛查。

2. 技术特点 NIPT 不会增加胎儿的丢失率,且灵敏度和特异度高于血清生化筛查。NIPT 是目前产前筛查单胎和双胎妊娠中 21-三体、18-三体、13-三体最为敏感、特异的检测技术。

3. 检查时机　妊娠 10 周起即可行 NIPT,最佳孕周为 12～22 周。

4. 注意事项　①NIPT 是产前筛查方法,而非产前诊断方法,不能取代传统的产前诊断方法。检测结果高风险者,需提供遗传咨询及侵入性产前诊断以明确诊断,而不能仅依据 NIPT 的结果作出终止妊娠的临床决定。②NIPT 检测的孕妇血液中的胎儿游离 DNA 并不是来自胎儿本身,而是来自胎盘,存在一定的假阳性,其原因包括胎盘嵌合体,双胎之一消失和母体肿瘤等。③双卵双胎,NIPT 检测只能筛查整体风险,却无法明确哪一胎风险高,需进一步行侵入性产前诊断明确。④以下孕妇不建议 NIPT:有染色体异常胎儿分娩史者,夫妇一方有明确染色体异常者;孕妇 1 年内接受过对高通量测序产前筛查与诊断结果造成干扰的操作,如异体输血、移植手术、细胞治疗或接受过免疫治疗等;胎儿影像学检查提示不排除胎儿有染色体微缺失/微重复综合征或其他染色体异常者;各种基因病的高风险人群。

(三) 产前超声筛查

由于超声对胎儿的安全性,产前超声检查是目前筛查胎儿结构异常的主要方法。我国产前超声分为早孕期超声检查和中晚孕期超声检查,早孕期超声检查又分为早孕期普通超声检查和妊娠 11～13^{+6} 周 NT 超声检查。以往胎儿结构的产前超声筛查需要到妊娠 20～24 周,而随着仪器和技术的提高,对于有经验的产前诊断超声医师,胎儿结构的产前筛查已可以提前至早孕期 NT 检查时期,尤其是经阴道超声检查,可显著提高胎儿结构图像分辨率,对发现早孕期胎儿结构异常有很大帮助。可发现如无脑儿、严重脑膨出、严重开放性脊柱裂、严重胸腹壁缺损伴内脏外翻、单腔心、巨膀胱、脐膨出等胎儿结构异常,让孕妇在孕早期作出选择,减少中期引产对母体的伤害。目前中晚孕期超声检查采取分级检查,分为Ⅰ、Ⅱ、Ⅲ、Ⅳ级产前超声检查,其中Ⅰ～Ⅲ级属于产前超声筛查,Ⅳ级属于产前超声诊断。Ⅰ级产前超声检查为一般产前超声检查,主要进行胎儿主要生长参数的检查,不进行胎儿解剖结构的检查。Ⅱ级产前超声检查是常规产前超声检查,主要筛查严重的胎儿结构异常,如无脑儿、无叶型前脑无裂畸形、严重脑膜脑膨出、严重开放性脊柱裂伴脊髓脊膜膨出、单心室、单一大动脉、双肾缺如、严重胸腹壁缺损并内脏外翻、四肢严重短小的致死性骨发育不良等。Ⅲ级产前超声检查为系统产前超声检查,通过对胎儿解剖结构的详细检查,提高胎儿异常检出率。常规产检中可根据不同医院级别、医师水平、检查孕周而选择不同级别的胎儿产前超声筛查。而Ⅳ级产前超声检查即针对性产前超声检查,属于产前超声诊断。需要强调,产前超声筛查存在局限性:一方面,超声筛查不能检出所有胎儿结构异常,亦不能检测胎儿智力和评价胎儿生理功能;另一方面,不同胎儿结构异常,检出率也不同,且有些胎儿异常是一个动态形成的过程,随着孕周增加才逐渐表现出来,故有一定的漏诊率。

二、产前诊断

目前,胎儿疾病的产前诊断主要针对胎儿结构和胎儿遗传两方面开展,胎儿结构异常的产前诊断方法主要通过影像学技术,包括超声和磁共振成像;遗传疾病的产前诊断方法主要包括胎儿组织的取样技术及实验室诊断技术。

(一) 胎儿结构异常检查

1. 超声检查　产前超声诊断是指针对产前超声筛查发现的胎儿异常进行系统的、有针对性的检查,并提供影像学的诊断。我国Ⅳ级产前超声检查即属于产前超声诊断范畴,如针对性胎儿心脏超声、颅脑超声、泌尿生殖系统超声、骨骼系统超声等。产前诊断超声对超声医师的思维和技术要求较高,且涉及胎儿预后评估及临床下一步处理,需要超声医师与胎儿医学专家、遗传学家、相关领域儿科专家配合,对胎儿异常作出全面、正确的评估。需强调,产前超声诊断有其局限性,针对不同疾病,有不同误诊率。超声诊断不能等同于临床诊断,更不能替代病理诊断。

2. 磁共振成像检查　磁共振成像对软组织的对比性、分辨率高,具备多方位成像能力,成像视野大,已逐渐成为产前诊断胎儿结构异常的有效补充手段。但目前,磁共振成像尚未成为常规筛查方法,仅在超声发现胎儿异常且无法明确诊断时使用。羊水过少、孕妇肠道气体过多或过于肥胖者,超声检查对胎儿解剖结构分辨率较差,此时可应用磁共振成像检查。磁共振成像检查没有电离辐射,安全性较高,目前尚未发现有磁场对胎儿造成危害的报道。但为进一步确保胎儿安全,对妊娠 3 个月以内的胎儿不进行磁共振成像检查。

(二)胎儿遗传性疾病检查

遗传性疾病的产前诊断技术是避免遗传病患者出生的重要环节,主要包括胎儿组织的取样技术及实验室技术。

1. 取样技术 取样技术包括有创和无创的取样技术。有创取样技术包括羊膜腔穿刺术、绒毛穿刺取样、经皮脐血穿刺取样等;无创取样技术指通过孕妇外周血获取胎儿 DNA、RNA 或胎儿细胞进行产前诊断及种植前的产前诊断。

(1)羊膜腔穿刺术(amniocentesis):超声介导下的羊膜腔穿刺术是目前应用最广泛的侵入性产前诊断技术,相对较为安全。

1)适应证:需抽取羊水,获得其中的胎儿细胞或胎儿 DNA 进行遗传学检查者。

2)禁忌证:①有流产征兆者;②有感染征象者;③凝血功能异常者。

3)手术时机:羊膜腔穿刺术一般在妊娠 15 周后进行,妊娠 15 周前进行羊膜腔穿刺术可增加流产、羊水渗漏、胎儿畸形等风险。

4)术前准备:①术前复核手术指征,向孕妇及家属告知手术目的及风险,签署手术知情告知书;②完善术前检查,如评估孕妇生命体征,检查血常规、凝血功能,听胎心等。

5)手术方法:孕妇排空膀胱后取仰卧位,腹部皮肤常规消毒铺巾,实时超声评估胎儿宫腔内方位及胎盘位置,确定穿刺路径,在持续超声引导下,使用带有针芯的穿刺针经皮穿刺进入羊膜腔,注意避开胎儿、胎盘和脐带。拔出针芯,用 5ml 针筒抽吸初始羊水 2ml,弃之,以避免母体细胞污染标本。换针筒抽取所需羊水,用于实验室检查。术后观察胎心变化,注意腹痛及阴道流血症状。

6)手术并发症:包括胎儿丢失、胎儿损伤、出血、绒毛膜羊膜炎、羊水渗漏等。羊膜腔穿刺术手术并发症发生率相对较低,其中胎儿丢失风险约为 0.5%,阴道流血、羊水渗漏发生率为 1%~2%,绒毛膜羊膜炎的发生率低于 0.1%。

7)注意事项:①严格无菌操作,以防感染;②不要在宫缩时穿刺,警惕羊水栓塞发生,注意孕妇生命体征变化,有无咳嗽、呼吸困难、发绀等异常;③尽可能一次成功,避免多次操作,最多不超过 3 次;④注意避开肠管和膀胱;⑤Rh 阴性血型孕妇羊膜腔穿刺术后需要注射 Rh 免疫球蛋白。

(2)绒毛活检术(chorionic villus sampling,CVS):在超声引导下 CVS 是早孕期产前诊断的主要取材方法,其优势在于能在早孕期即对胎儿进行遗传学诊断,帮助决定是否终止妊娠,减少大孕周引产对母体的伤害。

1)适应证:需抽取绒毛组织进行遗传学检查者。

2)禁忌证:①有流产征兆者;②有感染征象者;③凝血功能异常者。

3)手术时机:CVS 通常可在妊娠 10 周后进行。妊娠 10 周前进行 CVS 可增加流产、胎儿畸形等风险。

4)术前准备:①术前复核手术指征,向孕妇及家属告知手术目的及风险,签署手术知情告知书;②完善术前检查,如评估孕妇生命体征,检查血常规、凝血功能,检查胎心等。

5)手术方法:CVS 分为经腹和经子宫颈 2 种穿刺路径,具体路径选择主要根据胎盘位置和术者经验决定。经腹 CVS 前,孕妇排空膀胱后取仰卧位,腹部皮肤常规消毒铺巾,实时超声评估胎儿宫腔内方位及胎盘位置,确定穿刺路径,局部麻醉穿刺部位皮肤,在持续超声引导下,使用带有针芯的穿刺针经皮穿刺进入胎盘内,拔出针芯,用针筒保持负压来回抽吸绒毛至足够量,用于实验室检查。术后观察胎心变化,注意腹痛及阴道流血症状。

6)手术并发症:包括胎儿丢失、出血、绒毛膜羊膜炎等。CVS 手术相关并发症很少见,由经验丰富的医师进行经腹 CVS,胎儿丢失率与中孕期羊膜腔穿刺术相近。

7)注意事项:①严格无菌操作,以防感染;②注意避开肠管和膀胱;③尽可能一次成功,避免多次操作,最多不超过 3 次;④CVS 取材的病例中约 1% 会因为胎盘细胞局限性嵌合现象(confined placental mosaicism,CPM)导致遗传学检测结果的不确定,需进一步行羊水的检查;⑤Rh 阴性血型孕妇绒毛活检术后需要注射 Rh 免疫球蛋白。

(3)经皮脐血管穿刺(percutaneous umbilical cord blood sampling,PUBS):又称脐带穿刺术(cordocentesis),在超声引导下 PUBS 是产前诊断取样技术之一,与羊膜腔穿刺及绒毛取样技术相比、脐带穿刺术风险相对较高,需要仔细权衡该技术应用的风险及受益后再决定是否实施。

1)适应证:需抽取脐血进行遗传学检查者。

2)禁忌证:①有流产征兆者;②有感染征象者;③凝血功能异常者。

3)手术时机:PUBS 一般在妊娠 18 周后进行。妊娠 18 周前进行 PUBS 可增加胎死宫内风险。

4)术前准备:①术前复核手术指征,向孕妇及家属告知手术目的及风险,签署手术知情告知书;②完善术前检查,如评估孕妇生命体征,检查血常规、凝血功能,听胎心等。

5)手术方法:孕妇排空膀胱后取仰卧位,腹部皮肤常规消毒铺巾,实时超声评估胎儿宫腔内方位、胎盘、脐带位置,确定穿刺路径,局部麻醉穿刺部位皮肤,在持续超声引导下,使用带有针芯的穿刺针经皮穿刺进入脐静脉内,拔出针芯,用针筒抽吸脐静脉血至足够量,用于实验室检查。术后观察胎心变化,注意腹痛及阴道流血症状。

6)手术并发症:PUBS 手术相关并发症包括胎儿丢失、胎儿心动过缓、脐带穿刺点出血、脐带血肿、绒毛膜羊膜炎等。胎儿丢失率约为 1%~2%,如果合并有胎儿畸形、胎儿生长受限、胎儿水肿等,胎儿丢失率将更高。

7)注意事项:①严格无菌操作,以防感染;②不要在宫缩时穿刺,警惕羊水栓塞发生,注意孕妇生命体征变化,有无咳嗽、呼吸困难、发绀等异常;③尽可能一次成功,避免多次操作,最多不超过 3 次;④注意胎心变化,如胎儿心动过缓,应立即停止手术,必要时紧急宫内复苏;⑤Rh 阴性血型孕妇脐血管穿刺术后需要注射 Rh 免疫球蛋白。

(4)胎儿组织活检(fetal tissue biopsy):胎儿镜可以直接观察胎儿体表、五官等方面有无异常,可以取胎儿皮肤进行活检,但技术要求较高、并发症较多。随着无创的超声检查技术和分子遗传学技术的发展,单纯以诊断为目的的胎儿镜目前已不作为常规操作,而是用于某些胎儿疾病的宫内治疗,如双胎输血综合征、羊膜带综合征等。

(5)植入前遗传学检测(preimplantation genetic testing,PGT):某些遗传性疾病患者,可以采用体外受精的方法获得受精卵,并在植入前对早期胚胎进行遗传学诊断,以降低人工流产率,预防子代遗传病的发生。因为 PGT 仅取早期胚胎的 1 个或部分细胞用于检测,并不能反映整个胚胎的遗传学特性,所以建议 PGT 受孕者行 CVS 或羊膜腔穿刺术明确诊断。

2. 实验室技术　实验室技术是指对各种来源的胎儿组织进行遗传学检查,包括细胞遗传学技术、生化遗传学技术、分子遗传学技术等,如传统染色体核型分析、染色体微阵列分析(CMA)、荧光原位杂交(FISH)、荧光定量 PCR、多重连接依赖式探针扩增技术(MLPA)、拷贝数变异测序(CNV-seq)、DNA 测序技术等。

(1)传统染色体核型分析(chromosome karyotype analysis):确诊染色体疾病的"金标准"。通过培养胎儿细胞,分析其染色体核型,可发现染色体数目异常及大于 5~10Mb 的染色体结构异常。主要缺点是细胞培养耗时长,需要大量人力,需要 2 周甚至 1 个月才能得到结果,且染色体核型分析分辨率低,难以发现或确诊结构变化细微的染色体异常,如微缺失、微重复综合征、标志染色体等。

(2)染色体微阵列分析(chromosomal microarray analysis,CMA):又称分子核型分析,能在全基因组水平进行扫描,可检测染色体不平衡的拷贝数变异(copy number variant,CNV),优势在于可检出染色体的微缺失、微重复,但 CMA 不能区分平衡易位与正常核型,也不能检出低比例的嵌合体。该技术目前应用于产前诊断中的主要难点是对临床意义不明确变异(variant of uncertain significance,VUS)的解读及缺乏相关的制度及规范。

（3）荧光原位杂交（FISH）和荧光定量 PCR（QF-PCR）：主要用于检测 13、18、21、X 和 Y 等染色体数目异常。可以在 1～2 日诊断常见的染色体数目异常，方法包括使用染色体特异性 DNA 探针的 FISH 和使用染色体特异性短重复序列标志物的 QF-PCR，统称为快速染色体异常检测技术。与核型分析不同，这些技术只用于特定染色体异常的快速检出，是染色体核型分析技术的补充。

（4）多重连接依赖式探针扩增技术（multiplex ligation-dependent probe amplification，MLPA）：是一种针对待检 DNA 序列进行定性和半定量分析的技术，主要用于检测目标区域的拷贝数变异、甲基化水平及热点突变。MLPA 结合了 DNA 探针杂交和 PCR 技术，具有快速、特异性强等优势，但不适合检测未知的变异类型和染色体平衡易位。

（5）拷贝数变异测序（CNV-seq）：采用高通量测序技术对受检样本 DNA 进行低深度全基因组测序，将测序结果与人类参考基因组碱基序列进行比对，通过生物信息分析发现受检样本的拷贝数变异。CNV-seq 具有高通量、检测范围广、可以检测低比例嵌合体的优势，但无法检测三倍体、多倍体、染色体平衡易位或倒位和杂合性丢失（loss of heterozygosity，LOH）等。

（6）DNA 测序技术：广泛应用于单基因遗传病的诊断。近半个世纪以来，测序技术取得突破性发展，历经第一代测序技术（Sanger 测序）、第二代测序技术（高通量测序）、第三代测序技术。第一代测序技术目前仍是基因检测的"金标准"，主要特点是准确性高，测序读长较长，但测序成本高和通量低的缺点限制了其大规模应用。目前主要用于已知致病基因突变位点的检测和第二代测序结果的验证。第二代测序技术主要包括目标区域测序、全外显子组测序（WES）和全基因组测序（WGS）。第二代测序技术最大的优点是测序通量高、周期短、成本低，已广泛应用于科研和临床，但其测序读长较短，在一些遗传病的诊断仍然存在局限性，如无法实现对串联重复序列和复杂性结构重排的有效检出。第三代测序技术又称长读长测序（long read sequencing，LRS），以单分子实时（single molecule real time，SMRT）测序和纳米孔测序（nanopore sequencing）为代表。与第二代测序技术相比，第三代测序技术的最大优势是超长测序读长，在串联重复序列分析、结构变异、单倍型分析等方面弥补了第二代测序技术的瓶颈，但由于第三代测序技术在测序准确性方面不如第一、二代测序技术，且测序成本高昂，目前大规模临床应用仍然受限。

第二节 | 羊水检查

羊水检查是采用多种实验室技术对羊水成分进行分析的一种产前检查方法。羊水中的胎儿细胞可用于细胞及分子遗传学的检测；羊水中的酶学分析可用于先天性遗传代谢病的筛查；羊水中的病原体检测有助于明确是否存在宫内感染。目前羊水检查在临床上常用于遗传病的产前诊断和宫内感染病原体的检测。

【适应证】

1. 遗传病的产前诊断和遗传代谢病的产前筛查。

2. 宫内病原体感染的产前诊断。

【临床应用】

1. 遗传病的产前诊断和遗传代谢病的产前筛查

（1）染色体疾病及基因组疾病：通过羊水细胞培养进行传统的染色体核型分析，可用于诊断染色体的数目异常和结构异常。通过 CMA，可以在全基因组范围内高分辨地检测出传统核型分析难以发现的染色体微缺失及微重复等微小结构变异。SNP 还可通过 SNP 分型检出基因组的 LOH 与单亲二倍体（uniparental disomy，UPD）。FISH 和定量 PCR 主要用于常见的染色体疾病与基因组疾病的靶向检测。

（2）单基因病：从羊水细胞提取胎儿 DNA，采用各种基因检测技术，如包括 Sanger 测序、MLPA、定量 PCR、DNA 印迹、长片段 PCR 和高通量测序等技术，目前能进行产前诊断的基因病已达 3 000 余种，常见的包括地中海贫血、苯丙酮尿症、血友病 A 和血友病 B、进行性假肥大性肌营养不良（DMD）、脊髓性肌萎缩症（SMA）及脆性 X 综合征等。

（3）遗传代谢病的产前筛查：通过羊水酶学分析，可诊断因遗传基因突变引起的某种蛋白质或酶的异常或缺陷。目前已知蛋白质功能的遗传性代谢性疾病多由酶的活性丧失引起。酶催化活性的丧失可以引起底物的累积、代谢产物的缺失等一系列生化反应。如测定氨基己糖苷酶 A 活力，可诊断类脂质蓄积引起的黑矇性家族性痴呆；测定半乳糖 -1- 磷酸盐尿苷酰转移酶含量，可诊断半乳糖血症等。

2. **宫内感染的产前诊断**　当怀疑孕妇有弓形虫、巨细胞病毒、风疹病毒等感染时，可行羊水病毒 DNA 或 RNA 的定量分析，以帮助诊断是否存在胎儿宫内感染。羊水培养是诊断宫内细菌感染的可靠依据，羊水涂片革兰氏染色检查、葡萄糖水平测定、白细胞计数、白细胞介素 -6 检测等可辅助用于绒毛膜羊膜炎的产前诊断。

（孙路明）

第三节 │ 生殖道脱落细胞学检查

女性生殖道细胞通常指阴道、子宫颈、子宫及输卵管的上皮细胞。临床上可通过检查生殖道脱落上皮细胞反映其生理及病理变化。生殖道脱落上皮细胞包括阴道上段、子宫颈阴道部、子宫、输卵管及来自盆腹腔的上皮细胞，其中以阴道上段、子宫颈阴道部的上皮细胞为主，可协助诊断生殖道不同部位的恶性肿瘤及观察其治疗效果，是一种简便、经济、实用的辅助诊断方法。但生殖道脱落细胞检查找到恶性细胞只能作为初步筛选，不能定位，需要进一步检查才能确诊；而未找到恶性细胞，也不能完全排除恶性肿瘤可能，需结合其他检查综合考虑。以往生殖道脱落细胞也用于辅助妇科内分泌疾病、流产的诊断，现在较少应用。

一、生殖道细胞学检查取材、制片及相关技术

（一）涂片种类及样本采集

采集样本前至少 24 小时内避免性生活、阴道冲洗及用药，急性下生殖道炎症建议治疗后再进行采集。采集前不涂抹阴道耦合剂、醋酸或碘液等。

1. **宫颈刮片**　获取子宫颈脱落细胞的方法。在子宫颈外口鳞 - 柱交接部及子宫颈管取材，用于子宫颈癌筛查。早期采用木质铲形小刮板，该方法获取细胞数目不全面，制片也较粗劣。现广泛采用中间刷毛长于两侧刷毛的宫颈刷来采集样本。先将子宫颈表面分泌物拭净，将"细胞刷"刷毛较长部分置于子宫颈管内，较短部分在子宫颈外口表面，尽可能覆盖整个转化区，确保刷子完全接触到子宫颈，向单一方向柔和旋转至少 5 周后取出，立即将"细胞刷"上的样本洗脱于保存液中，或将刷头置于装有保存液的容器中，或转移到载玻片上。制片方式包括传统涂片和液基细胞学（liquid-based cytology，LBC）技术，与传统制片方法相比，液基制片改善了样本收集情况，去除血液干扰并使细胞均匀分布在玻片上，其所制备的单层细胞涂片，细胞和背景更清晰，质量更稳定，阅片更容易。此外，该技术可用于自动阅片且一次取样可多次重复制片，部分兼容保存液可供 HPV 检测。

2. **宫腔细胞学取样**　怀疑子宫腔内有恶性病变时，可采用子宫内膜取样器（负压型或毛刷型），送入子宫腔内达子宫底部，上下左右转动方向，轻轻刷取或抽吸，将刷取或吸出物涂片、固定、染色。方法简单，取材效果好，可在诊室操作，适合异常子宫出血女性。与诊断性刮宫相比，痛苦小，患者易于接受，但取材不够全面。需注意子宫腔样本中可能含有输卵管、卵巢或盆腹腔上皮细胞成分。

（二）染色方法

细胞学染色方法有多种，如巴氏染色法（Papanicolaou stain）、邵氏染色法及其他改良染色法。常用的为巴氏染色法。

（三）辅助诊断技术

可采用免疫细胞化学、原位杂交技术、影像分析、流式细胞仪测量、甲基化检测、第二代测序技术及自动筛选或人工智能系统协助诊断。

二、正常生殖道脱落细胞的形态特征

(一) 鳞状上皮细胞

阴道和子宫颈阴道部的鳞状上皮相仿,为非角化性复层扁平上皮。上皮细胞分为底层、中层及表层,其生长与成熟受卵巢分泌的雌激素影响。女性一生中不同时期及月经周期中不同时间,各层细胞比例均不相同,细胞由底层向表层逐渐成熟。鳞状细胞的成熟过程是:细胞由小逐渐变大;细胞形态由圆形变为舟形、多边形;细胞质染色由蓝染变为粉染;细胞质由厚变薄;胞核由大变小,由疏松变致密(图 36-1)。

1. **底层细胞**　相当于组织学的深棘层。又分为基底细胞层和副基底细胞层。

(1)基底细胞:又称生发层,是鳞状上皮再生的基础。其细胞学表现为圆形或椭圆形,细胞小,直径 10~12μm,巴氏染色细胞质蓝染,核大而圆。基底层细胞不在生育期女性的正常阴道细胞涂片中出现。

(2)副基底细胞:圆形,比基底层细胞大,直径 15~30μm,巴氏染色细胞质淡蓝;核为圆形或椭圆形,较中层细胞核大,直径 8~9μm。卵巢功能正常的生育期女性,涂片中很少出现。

2. **中层细胞**　相当于组织学的浅棘层,是鳞状上皮中最厚的一层。细胞直径 35~50μm,根据其脱落的层次不同,形态各异。接近底层的细胞呈舟状,接近表层的细胞大小与形状接近表层细胞。细胞质巴氏染色淡蓝,根据储存的糖原多寡,可有多量嗜碱性染色或半透明细胞质。核小,直径 7~8μm,呈圆形或卵圆形,淡染,核仁不明显。

3. **表层细胞**　相当于组织学的表层。细胞大,直径 45~50μm,为多边形,细胞质薄、透明,呈粉染或淡蓝,核小固缩,直径 5~6μm。核固缩是鳞状细胞成熟的最后阶段。表层细胞是生育期女性子宫颈涂片中最常见的细胞(图 36-2)。

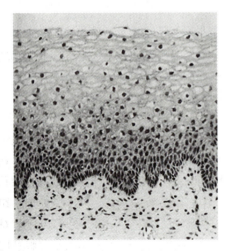

图 36-1　鳞状上皮组织学

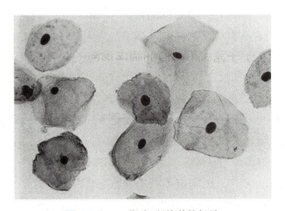

图 36-2　正常生殖道脱落细胞

(二) 柱状上皮细胞

又分为子宫颈黏膜细胞及子宫内膜细胞。

1. **子宫颈黏膜细胞**　有黏液细胞和带纤毛细胞 2 种。在子宫颈刮片及刷片中均可找到。黏液细胞呈高柱状或立方状,核位于底部,较中层鳞状细胞核轻度增大,平均直径 7~8μm,呈圆形或卵圆形,染色质均匀,可见到 1 个或多个小核仁,细胞质内有空泡,易分解而留下裸核。带纤毛细胞呈立方形或矮柱状,带有纤毛,核为圆形或卵圆形,位于细胞底部。

2. **子宫内膜细胞**　可以单个存在也可以成群。子宫内膜腺细胞较子宫颈黏膜细胞小,核圆形或卵圆形,常偏位,大小与中层鳞状细胞核相似或略小,直径 6~7μm,核质比例高,核染色质致密,核仁常不明显。胞质稀少,致密或可见细小空泡,嗜碱性染色,胞界不清。

（三）非上皮成分

如吞噬细胞、白细胞、淋巴细胞、红细胞等。

三、生殖道脱落细胞用于妇科肿瘤诊断

（一）癌细胞特征

主要表现在细胞核、细胞形态及细胞间关系的改变（图 36-3、图 36-4）。

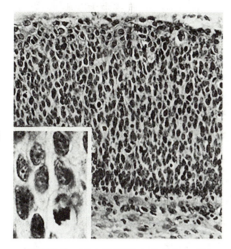
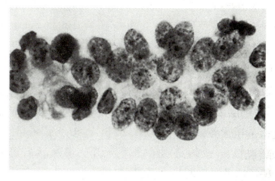

图 36-3　子宫颈鳞状上皮癌组织学　　　　图 36-4　子宫颈鳞状上皮癌细胞学

1. **细胞核改变**　表现为核增大,核质比例失常;核大小不等,形态不规则;核深染且深浅不一;核膜明显增厚、不规则,染色质分布不均,颗粒变粗或凝聚成团;核分裂异常;核仁增大变多以及出现畸形裸核。

2. **细胞形态改变**　细胞大小不等,形态各异;细胞质减少,若变性,其内出现空泡。

3. **细胞间关系改变**　癌细胞可单独或成群出现,排列紊乱。早期癌涂片背景干净清晰,晚期癌涂片背景较脏,见成片坏死细胞、红细胞及白细胞等。

（二）子宫颈/阴道细胞学诊断的报告形式

报告形式主要有分级诊断及描述性诊断 2 种。

1. **子宫颈/阴道细胞学巴氏分类法**　是分级诊断,包括巴氏 I～V 级。以级别来表示细胞学改变的程度易造成假象,似乎每个级别之间有严格的区别,实际上各级之间的区别并无严格的客观标准,主观因素较多,也未能与组织病理学诊断名词相对应。巴氏分类法已逐步被 TBS 分类法所取代。

2. **TBS 分类法**　是描述性诊断,将细胞学的诊断与组织病理学术语一致并与临床处理密切结合。1988 年美国制定了阴道细胞 TBS（the Bethesda system）命名系统,国际癌症协会于 1991 年对子宫颈/阴道细胞学的诊断报告正式采用了 TBS 分类法,2001 年修订,2014 年发布最新修订版沿用至今。TBS 分类法已成为国际子宫颈细胞学报告的标准指南,对临床实践产生重大影响。TBS 分类法改良了 3 方面:评估并报告样本满意度;诊断术语标准化;提出细胞病理学诊断并向临床医师提供临床适用的信息和适当建议。TBS 描述性诊断报告主要包括以下内容。

（1）样本满意度

1）满意样本(列出有无子宫颈管细胞/移行区成分,有无血细胞或炎症细胞影响等质量问题),有足够量的保存好的鳞状上皮细胞。常规涂片要求至少有 8 000～12 000 个,液基涂片要求至少有 5 000 个保存好的、可以明确辨认的鳞状上皮细胞。此外,只要有异常细胞(非典型鳞状细胞或非典型腺细胞)的样本都属于满意的范围。

2）不满意样本(注明原因):未经处理即拒绝接收样本;虽已处理阅片但无法评估是否存在上皮异常。

（2）结果:未见上皮内病变细胞或恶性细胞、上皮细胞异常、其他。

1）未见上皮内病变细胞或恶性细胞(包括病原体和其他非肿瘤性发现):①非肿瘤性细胞变化:鳞状上皮化生,角化性改变,输卵管化生,萎缩,妊娠相关的改变。②反应性细胞改变:子宫颈炎性改变,放疗相关改变,子宫内节育器(IUD)。③子宫切除后的腺细胞状态。④病原体:阴道毛滴虫,真菌(形态符合念珠菌属),细菌,形态变化符合单纯疱疹病毒感染、巨细胞病毒感染。

2）其他:≥45 岁女性查见子宫内膜细胞(如无鳞状上皮内病变,需注明)。

3）上皮细胞异常

鳞状上皮细胞:①非典型鳞状细胞(atypical squamous cell,ASC),包括无明确诊断意义的非典型鳞状细胞(atypical squamous cell of undetermined significance,ASC-US)和非典型鳞状细胞-不除外高级别鳞状上皮内病变(atypical squamous cell-cannot exclude HSIL,ASC-H);②鳞状上皮内病变(squamous intraepithelial lesion,SIL),包括低级别鳞状上皮内病变(low-grade squamous intraepithelial lesion,LSIL)和高级别鳞状上皮内病变(high-grade squamous intraepithelial lesion,HSIL);③鳞状细胞癌。

腺上皮细胞:①非典型腺上皮细胞,非特指或注明特殊情况包括子宫颈管细胞,子宫内膜细胞,腺细胞;倾向瘤变(AGC-FN)包括子宫颈管腺细胞,腺细胞。②子宫颈管原位腺癌(endocervical adenocarcinoma in situ)。③腺癌(adenocarcinoma):包括子宫颈管腺癌,子宫内膜腺癌,子宫外腺癌,非特指腺癌。

4）其他恶性肿瘤:原发于子宫颈、子宫体、附件的不常见肿瘤及转移癌。

子宫颈脱落细胞学检查在 20 世纪 40 年代最早应用于子宫颈癌筛查,降低了子宫颈癌的发病率,早期发现使子宫颈癌的死亡率下降,曾长期作为普通人群的初筛方法。其特异度高,可以反映子宫颈上皮内病变的严重程度,但灵敏度较低,易漏诊高级别病变。

第四节 | HPV 核酸检测

高危 HPV 持续感染是导致子宫颈癌和癌前病变的主要病因,但大部分 HPV 感染无临床症状或亚临床感染,只能通过 HPV 核酸检测明确。HPV 核酸检测是子宫颈癌筛查和随访的重要手段。

(一) HPV 核酸检测方法

HPV 核酸检测的普及得益于检测技术的进展。1999 年第一个 HPV DNA 检测试剂盒——杂交捕获技术(hybrid capture 2,HC2)获美国 FDA 认证。我国从 2000 年后开始使用 HPV 检测技术。不管采用何种 HPV 检测技术,检测目的不是诊断是否有病毒感染,而是预测是否存在子宫颈癌前病变或早期浸润癌。因此,2015 年国家食品药品监督管理总局发布了《人乳头瘤病毒(HPV)核酸检测及基因分型试剂技术审查指导原则》,要求用于子宫颈癌筛查的 HPV 检测试剂除与已获批的试剂进行准确性验证外,还需针对预期用途的临床有效性进行以 CIN2+(>60 例)为终点的临床试验,以获得理想的临床灵敏度和特异度的阳性判断值。

按照 NMPA 2015 年的要求,对 13 种高危型 HPV 型别(HPV16、18、31、33、35、39、45、51、52、56、58、59、68 型)进行检测,2021 年国家卫生健康委子宫颈癌筛查项目建议对 14 种高危型别(增加 66 型)进行检测。根据检测的目的基因片段不同,分为 HPV DNA 检测和 HPV RNA 检测。根据是否分型可分为不分型检测、部分分型(HPV16 和 18 型)和全分型检测。

根据检测原理不同,核酸检测分为非扩增技术和扩增技术。非核酸扩增技术有基于病毒基因组全长的通过化学发光信号放大实现检测的杂交捕获法,以及通过分子杂交和化学信号放大,直接检测特定 HPV DNA 序列的酶切信号放大法。核酸扩增技术根据扩增目的基因片段不同分为 DNA 扩增和 RNA 扩增。根据扩增方法有 PCR 法(常规 PCR、实时荧光定量 PCR、PCR-反向点杂交法、荧光 PCR-溶解曲线法、PCR-微流控芯片法、PCR-流式荧光杂交法等)和转录介导等温扩增法。此外,病理组织学检查结合原位杂交技术,是应用组织或细胞在病理切片上和分子探针进行 HPV-DNA 杂交,既可观察组织学形态变化,也可对 HPV 进行分型检测,是较理想的病理学检测及研究方法,但不适于大规模筛查。

（二）HPV检测的临床应用

随着高级别临床研究证据的不断积累,HPV核酸检测在子宫颈癌筛查及随访中发挥越来越多的作用。

1. **单独用于≥25岁女性的子宫颈癌初筛**　是健康人群首选的子宫颈癌初筛方法。优点是灵敏度高,不受主观因素干扰,但HPV阳性不等同于癌前病变,需要采用细胞学检查、HPV16/18部分分型或其他特异度高的方法进行分流,避免过度检查和治疗。

2. **与细胞学检查联合用于子宫颈癌初筛**　细胞学检查的高特异度能弥补HPV检测低特异度的缺点,HPV的高灵敏度可减少细胞学检查的假阴性结果,两者联合可以优势互补,适合用于医院人群或经济和医疗资源富裕的地区。

3. **用于细胞学初筛为ASC-US的分流**　避免因过度诊断和治疗给患者及医师造成负担。

4. **用于子宫颈癌前病变和子宫颈癌治疗后的疗效判断和随访监测**　若术后HPV检测持续阳性,提示有残余病灶或复发可能,需严密观察。

（王新宇）

第五节 ｜ 妇科肿瘤标志物检查

肿瘤标志物(tumor marker)是肿瘤细胞异常表达或反应性产生的蛋白抗原或生物活性物质,可在肿瘤患者的组织、血液或体液及排泄物中检测出。在一定程度上可反映肿瘤存在和生长情况,有助于肿瘤诊断、鉴别诊断及疗效与预后监测。

一、肿瘤相关抗原及蛋白

（一）糖类抗原125

【检测方法及正常值】

糖类抗原125(carbohydrate antigen 125,CA125)检测方法多选用放射免疫测定(radioimmunoassay,RIA)和酶联免疫吸附试验(enzyme-linked immunosorbent assay,ELISA),可使用标准试剂盒。常用血清检测参考范围为<35U/ml。

【临床意义】

CA125是一种与米勒管上皮组织相关的大分子多聚糖蛋白,在胚胎时期的体腔上皮及羊膜有阳性表达,在成人组织中分布于输卵管内膜、子宫内膜、子宫颈黏膜、腹膜、胸膜以及心包膜等。在多数卵巢浆液性腺癌表达阳性,一般阳性准确率可达80%以上。CA125是目前世界上应用最广泛的卵巢上皮性肿瘤标志物,在临床上广泛应用于盆腔肿块的鉴别诊断。如果绝经后女性存在附件包块,同时伴有高水平的CA125(>200U/ml),诊断卵巢恶性肿瘤的阳性预测值达96%,而对于绝经前患者诊断特异度较低。CA125还可用于肿瘤治疗后病情进展的监测以及预后判断等,特别对疗效监测相当敏感。有效的手术切除及成功的化疗后,血CA125水平明显下降;持续的血CA125高水平预示术后肿瘤残留、肿瘤复发或恶化。若经治疗后CA125水平持续升高或一度降至正常水平随后再次升高,则复发转移概率明显上升。一般认为,CA125持续高于正常范围,在2~4个月肿瘤复发风险性最大,复发率可达92.3%,即使在二次探查时未能发现肿瘤,也很可能在腹膜后淋巴结和腹股沟淋巴结已发生转移。

CA125对子宫颈腺癌及子宫内膜癌的诊断也有一定敏感性。对原发性腺癌,其灵敏度为40%~60%,而对腺癌的复发诊断灵敏度达60%~80%。

良性妇科疾病如子宫内膜异位症、慢性盆腔炎等CA125也可升高,但很少超过200U/ml。

（二）人附睾蛋白4

【检测方法及正常值】

人附睾蛋白4(human epididymis protein 4,HE4)可使用标准试剂盒。正常参考范围为<150pmol/L。

【临床意义】

HE4 是继 CA125 之后被高度认可的又一卵巢上皮性癌的标志物。HE4 在正常卵巢表面上皮中是不表达的,而在浆液性卵巢癌和子宫内膜样癌中明显高表达。研究表明,93% 的浆液性卵巢癌和 100% 的卵巢子宫内膜样癌组织中均有 HE4 的表达,其在卵巢良恶性肿瘤的鉴别诊断优于 CA125。因此,HE4 联合 CA125 检测在卵巢上皮性癌的早期诊断、病情监测、术后复发监测及与良性肿瘤的鉴别诊断中显示出优越的临床价值。卵巢恶性肿瘤风险预测模型(risk of ovarian malignancy algorithm,ROMA)通过结合 CA125、HE4 以及女性的绝经状态计算卵巢癌风险指数(risk index,RI)。ROMA 对于绝经前女性的卵巢上皮性癌诊断灵敏度及特异度分别是 100% 和 74.2%;对于任何年龄女性,其灵敏度和特异度分别为 93.8% 和 74.9%,且阴性预测准确率达 99%。

HE4 对子宫内膜癌有一定的诊断价值。HE4 的测定值还与子宫内膜癌的分期、分化程度等密切相关。

(三) 糖类抗原 19-9

【检测方法及正常值】

糖类抗原 19-9(carbohydrate antigen 19-9,CA19-9)测定方法有单抗或双抗 RIA,血清正常参考范围为 $<37U/ml$。

【临床意义】

CA19-9 是一种糖类抗原,能被肿瘤细胞制备出的单克隆抗体识别,除对消化道肿瘤如胰腺癌、结直肠癌、胃癌及肝癌有标记作用外,卵巢上皮性肿瘤也有约 50% 的阳性表达,卵巢黏液性腺癌阳性表达率可达 76%,浆液性肿瘤为 27%。此外,卵巢成熟性畸胎瘤、子宫内膜癌及子宫颈管腺癌也可阳性。

(四) 甲胎蛋白

【检测方法及正常值】

甲胎蛋白(alpha-fetoprotein,AFP)是由胚胎肝细胞及卵黄囊产生的一种糖蛋白,通常应用 RIA 或 ELISA 检测。血清正常参考范围为 $\leqslant20\mu g/L$。

【临床意义】

AFP 属于胚胎期的蛋白产物,成人血清中含量极低。但在部分器官恶性病变时可以恢复合成 AFP 的能力,如肝癌细胞和卵巢生殖细胞肿瘤都具有分泌 AFP 的能力。在卵巢生殖细胞肿瘤中,相当一部分类型肿瘤的 AFP 水平明显升高,如卵黄囊瘤(内胚窦瘤)是原始生殖细胞向卵黄囊分化形成的一种肿瘤,其血 AFP 水平常 $>1\,000\mu g/L$,卵巢胚胎性癌和未成熟性畸胎瘤血 AFP 水平也可升高,部分甚至 $>1\,000\mu g/L$。上述肿瘤患者经手术及化疗后,血 AFP 可转阴或消失,若 AFP 持续 1 年保持阴性,患者在长期临床观察中多无复发;若 AFP 升高,即使临床上无症状,也可能有隐性复发或转移,应严密随访,及时治疗。因此,AFP 对卵巢恶性生殖细胞肿瘤尤其是卵黄囊瘤的诊断及监视有较高价值。值得注意的是,AFP 在无性细胞瘤中通常不升高。

(五) 癌胚抗原

【检测方法及正常值】

癌胚抗原(carcinoembryonic antigen,CEA)检测方法多采用 RIA 和 ELISA。血浆正常阈值因测定方法不同而有差异,一般不超过 $2.5\mu g/L$。在测定时应设定正常曲线,一般认为,当 $CEA>5\mu g/L$ 可视为异常。

【临床意义】

CEA 属于一种肿瘤胚胎抗原,为糖蛋白,胎儿胃肠道及胰腺、肝脏有合成 CEA 的能力,出生后血浆中含量甚微。CEA 是一种广谱肿瘤标志物,除在结肠癌、直肠癌、乳腺癌、胃癌、肺癌、胰腺癌等表达外,在多种妇科恶性肿瘤如子宫颈癌、子宫内膜癌、卵巢上皮性癌、阴道癌及外阴癌等也均可增高。在妇科恶性肿瘤中卵巢黏液性腺癌 CEA 阳性率最高,其次为 Brenner 瘤,子宫内膜样癌及透明细胞癌也有一定的 CEA 表达水平;浆液性肿瘤阳性率相对较低。肿瘤的恶性程度不同,其 CEA 阳性率也不同。卵巢黏液性良性肿瘤 CEA 阳性率为 15%,交界性肿瘤为 80%,而恶性肿瘤可为 100%。50% 的卵巢癌患者血 CEA 水平持续升高,尤其黏液性低分化癌最为明显。借助 CEA 测定,对动态监测各种妇科肿瘤的病情变化和观察治疗效果有较高临床价值。

(六) 乳酸脱氢酶

【检测方法及正常值】

乳酸脱氢酶(lactate dehydrogenase,LDH)检测方法多采用正向反应法和逆向反应法。成人血清正常参考范围为 120～250U/L。

【临床意义】

LDH 是临床应用较多的一种氧化还原酶,参与糖无氧酵解和糖异生。LDH 可在卵巢生殖细胞肿瘤中升高。无性细胞瘤瘤体越大,LDH 水平越高,并与更广泛的疾病和较差的预后相关。LDH 在部分胚胎性癌和卵黄囊瘤患者中也有可能升高。

(七) 神经元特异性烯醇化酶

【检测方法及正常值】

神经元特异性烯醇化酶(neuron specific enolase,NSE)测定方法为 ECLIA 和 ELISA。血清 NSE 正常参考范围为 <13μg/L(ELISA)。

【临床意义】

NSE 是一种参与糖酵解的酸性蛋白酶,癌肿组织糖酵解作用加强,细胞增殖周期加快,细胞内的 NSE 释放进入血液增多,导致此酶在血清内含量增高。除嗜铬细胞瘤、胰岛细胞瘤、甲状腺髓样癌、黑色素瘤外,卵巢未成熟性畸胎瘤、卵巢无性细胞瘤及子宫颈神经内分泌癌也有异常表达。

(八) 鳞状细胞癌抗原

【检测方法及正常值】

鳞状细胞癌抗原(squamous cell carcinoma antigen,SCCA)通用的测定方法为 RIA 和 ELISA,也可采用化学发光方法,其灵敏度明显提高。血 SCCA 正常参考范围为 ≤1.5μg/L。

【临床意义】

SCCA 是从子宫颈鳞状上皮细胞癌分离制备得到的一种肿瘤糖蛋白相关抗原,其分子量为 48 000kD。SCCA 对绝大多数鳞状上皮细胞癌的诊断均有较高特异度。70% 以上的子宫颈鳞癌患者血 SCCA 升高,而子宫颈腺癌仅有 15% 左右升高,对外阴及阴道鳞状上皮细胞癌诊断的灵敏度为 40%～50%。SCCA 水平与子宫颈鳞癌患者的病情进展及临床分期有关,若肿瘤侵袭淋巴结,SCCA 明显升高。当患者接受彻底治疗痊愈后,SCCA 水平持续下降。SCCA 还可作为子宫颈癌患者疗效评定的指标之一。当化疗后 SCCA 持续上升,提示对此化疗方案不敏感,应更换化疗方案或改用其他治疗方法。SCCA 预示肿瘤复发的灵敏度可达 65%～85%,而且在影像学方法确定前 3 个月 SCCA 水平就开始持续升高。因此,SCCA 对肿瘤患者有判断预后、监测病情进展的作用。

二、雌激素受体与孕激素受体

【检测方法及正常值】

雌激素受体(estrogen receptor,ER)与孕激素受体(progesterone receptor,PR)多采用单克隆抗体免疫组织化学染色定性测定,两者阳性染色定位于细胞核。

【临床意义】

ER 和 PR 能与相应激素发生特异性结合进而产生特异性生理或病理效应。激素与受体的结合有专一性强、亲和力高和结合容量低等特点。ER 和 PR 主要分布于子宫、阴道及乳腺等靶器官。研究表明,ER、PR 在大量雌激素的作用下可影响妇科肿瘤的发生和发展。肿瘤细胞内性激素受体水平可作为预测内分泌治疗效果及判断预后的指标。一般认为,雌激素有刺激 ER、PR 合成的作用,而孕激素则有抑制 ER 合成并间接抑制 PR 合成的作用。由于 I 型子宫内膜癌的发生与雌激素过度刺激有关,故 I 型子宫内膜癌尤其是低级别内膜样癌 ER 及 PR 的表达往往呈阳性,而浆液性癌中 ER、PR 不表达或者弱表达。因此,ER、PR 可用于浆液性癌与子宫内膜样癌的鉴别,需要注意的是高级别内膜样癌由于分化较差,有时 ER、PR 也呈阴性或弱阳性。ER、PR 在子宫内膜癌保育治疗的评估中也有重要参考价值。此外,ER、PR 联合运用 PAX8、CDX2、SATB2 等免疫组化指标可以用于鉴别卵巢原发性肿瘤和转移性肿瘤。

第六节 | 女性生殖器活组织检查

生殖器活组织检查指在生殖器病变处或可疑部位取小部分组织做病理学检查以明确诊断,简称生殖器活检(biopsy)。常用的取材方法有局部活组织检查、诊断性子宫颈锥切术、诊断性刮宫、组织穿刺检查。

一、活组织检查

(一)外阴活组织检查

【适应证】

1. 确定外阴色素减退性疾病的类型及排除恶变。

2. 外阴部赘生物或久治不愈的溃疡。

3. 外阴特异性感染,如结核、尖锐湿疣等。

【禁忌证】

1. 外阴急性感染。

2. 月经期。

【方法】

患者取膀胱截石位,常规外阴消毒,铺盖无菌孔巾,取材部位以 0.5% 利多卡因做局部浸润麻醉。小赘生物可自蒂部剪下或用活检钳钳取,病灶面积大者行部分切除,病灶较小者应整块切除,注意取材深度及取材后止血。标本置 4% 甲醛溶液中固定后送检。

(二)阴道活组织检查

【适应证】

1. 阴道赘生物、阴道溃疡灶。

2. 阴道特异性感染,如尖锐湿疣等。

3. 阴道镜检查可疑阴道鳞状上皮内病变。

【禁忌证】

1. 急性、亚急性生殖器炎症或盆腔炎性疾病。

2. 月经期。

【方法】

患者取膀胱截石位,阴道窥器暴露活检部位并消毒。活检钳钳取可疑部位组织,对表面有坏死的肿物,要取至深层新鲜组织。无菌纱布压迫止血,必要时阴道内放置无菌带尾纱布压迫止血,嘱其 24 小时后自行取出。活检组织常规送病理检查。

(三)子宫颈活组织检查

【适应证】

1. 阴道镜诊断为子宫颈 HSIL 或可疑癌。

2. 阴道镜诊断为子宫颈 LSIL,但细胞学为 ASC-H 及以上或 AGC 及以上、HPV16/18 型阳性、阴道镜检查不充分、检查者经验不足等。

3. 肉眼检查可疑癌。

【方法】

1. 患者取膀胱截石位,阴道窥器暴露子宫颈,用干棉球揩净子宫颈黏液及分泌物,局部消毒。

2. 活检时,选择病变最严重区,用活检钳多点或单点取材,需注意取材深度,应钳取上皮全层及部分间质,以适合组织学评估。

3. 当病变延伸至子宫颈管或细胞学 AGC 及以上或Ⅲ型转化区时,应同时行子宫颈管搔刮术(endocervical curettage,ECC)。

4. 子宫颈局部填塞带尾纱布压迫止血,嘱患者 24 小时后自行取出。

【注意事项】

1. 急性、亚急性生殖器炎症或盆腔炎性疾病应治愈后再取活检。

2. 月经前期不宜做活检,以免与活检处出血相混淆,且月经来潮时创口不易愈合,有增加内膜在创口种植的机会。妊娠期必要时可做活检。

(四) 子宫内膜活组织检查

可以间接反映卵巢功能,直接反映子宫内膜病变;判断子宫发育程度及有无子宫颈管及子宫腔粘连,是妇科临床常用的辅助诊断方法。

【适应证】

1. 确定异常子宫出血原因。

2. 影像学检查有子宫腔占位病变。

3. 检查不孕症病因。

4. 子宫颈脱落细胞学提示子宫内膜来源的不典型腺细胞。

【禁忌证】

1. 急性、亚急性生殖器炎症或盆腔炎性疾病。

2. 可疑妊娠。

3. 急性严重全身性疾病。

4. 体温>37.5℃者。

【采取时间及部位】

1. 了解卵巢功能通常可在月经期前 1～2 日取,一般多在月经来潮 6 小时内取,自子宫腔前、后壁各取 1 条内膜;闭经如能排除妊娠则随时可取。

2. 若疑为子宫内膜异常增生,应于月经前 1～2 日或月经来潮 6 小时内取材;疑为子宫内膜不规则脱落时,则应于月经第 5～7 日取材。

3. 原发性不孕症者,应在月经来潮前 1～2 日取材。如为分泌期内膜,提示有排卵;内膜仍呈增殖期改变则提示无排卵。

4. 疑有子宫内膜结核,应于经前 1 周或月经来潮 6 小时内取材。术前 3 日及术后 4 日每日肌内注射链霉素 0.75g 及异烟肼 0.3g 口服,以防引起结核病灶扩散。

5. 疑有子宫内膜癌者随时可取。

【方法】

1. 排尿后,受检者取膀胱截石位,查明子宫大小及位置。

2. 常规消毒外阴,铺孔巾。阴道窥器暴露子宫颈并常规消毒。

3. 以宫颈钳夹持子宫颈前唇或后唇,用探针探查子宫位置和子宫腔深度。

4. 子宫腔占位病变的诊断,多在宫腔镜引导下定点活检。若无条件,也可使用专用活检钳。为了解子宫内膜功能状态,也可用小刮匙沿子宫壁刮取组织。收集全部组织固定于 4% 甲醛溶液中送检。检查申请单要注明末次月经时间。

二、诊断性子宫颈锥切术

诊断性子宫颈锥切术是对子宫颈活检诊断不足或有怀疑时,实施的补充诊断手段。

【适应证】

1. 子宫颈细胞学为高级别鳞状上皮内病变(HSIL)、非典型腺上皮细胞倾向瘤变(AGC-FN)、原位腺癌(AIS)或癌,但阴道镜检查阴性、不满意或阴道镜指引下的子宫颈活检及子宫颈管搔刮术(ECC)阴性。

2. 细胞学检查为 HSIL 及以上、HPV16/18 阳性,子宫颈活检为 LSIL 及以下,为排除 HSIL。

3. 子宫颈活检和 / 或 ECC 病理为 HSIL 需除外子宫颈早期浸润癌或子宫颈管内病变。

4. 子宫颈活检病理为原位腺癌。

【禁忌证】

1. 急性、亚急性生殖器炎症或盆腔炎性疾病。

2. 有血液病等出血倾向。

【方法】

1. 受检者在麻醉下取膀胱截石位,外阴、阴道消毒,铺无菌巾。

2. 导尿后,用阴道窥器暴露子宫颈并常规消毒。

3. 以宫颈钳钳夹子宫颈前唇向外牵引,子宫颈涂复方碘溶液。若行冷刀锥切术,在碘不着色区外 0.5cm 处,以尖刀在子宫颈表面做深约 0.2cm 环形切口,包括子宫颈上皮及少许皮下组织,按 30°～50° 向内做子宫颈锥形切除,根据病变深度和组织学类型,切除子宫颈管深度可达 1～2.5cm,完成切除后可采用热凝或行子宫颈成形缝合术止血,术毕探查子宫颈管。也可采用子宫颈环形电切术(loop electrosurgical excision procedure,LEEP),根据病灶范围及子宫颈体积不同,选用合适的电极,设计恰当的治疗参数,但应避免热损伤而影响切缘的病理分析。

4. 于切除标本的 12 点处做一标记,以 4% 甲醛溶液固定,送病理检查。

【注意事项】

不宜用电刀、激光刀,以免破坏边缘组织而影响诊断。应在月经干净后 3～7 日施行。术后使用抗菌药物预防感染。术后 6 周复查。2 个月内禁性生活及盆浴。

三、诊断性刮宫

诊断性刮宫简称诊刮,是诊断子宫腔疾病最常采用的方法。其目的是刮取子宫内膜和内膜病灶行活组织检查,作出病理学诊断。怀疑同时有子宫颈管病变时,需对子宫颈管及子宫腔分别进行诊断性刮宫,简称分段诊刮。

(一)一般诊断性刮宫

【适应证】

1. 异常子宫出血或阴道排液需明确病因。

2. 判断月经失调类型。

3. 检查不孕症病因。

4. 疑有子宫内膜结核者。

5. 子宫腔内有组织残留、反复或多量异常子宫出血时,彻底刮宫有助于明确诊断,并可迅速止血。

【禁忌证】

1. 急性、亚急性生殖器炎症或盆腔炎性疾病。

2. 可疑妊娠。

3. 急性严重全身性疾病。

4. 体温>37.5℃者。

【方法】

与子宫内膜活组织检查基本相同,一般不需要麻醉。子宫颈内口较紧者,酌情给予镇痛剂、局部麻醉或静脉麻醉。

(二)分段诊断性刮宫

操作时,先不探查子宫腔深度,以免将子宫颈管组织带入子宫腔混淆诊断。用小刮匙自子宫颈内口至外口顺序搔刮子宫颈管一周,更换刮匙后进入子宫腔刮取子宫内膜。刮出子宫颈管及子宫腔内容物分别送病理检查。

【适应证】

1. 异常子宫出血可疑子宫内膜癌者。

2. 区分子宫颈管癌和子宫内膜癌。

（三）诊刮时注意事项

1. 不孕症或异常子宫出血患者应选在月经前或月经来潮 6 小时内刮宫，以判断有无排卵或黄体功能不良。

2. 分段诊刮时，若肉眼观察刮出物为可疑癌组织，只要刮出组织足以病理学诊断即可，无须彻底刮宫，以避免子宫穿孔、出血及癌扩散。若肉眼观察未见明显癌组织时，应全面刮宫，以防漏诊。

3. 出血、子宫穿孔、感染是刮宫的主要并发症。有些疾病可能导致刮宫时大出血，术前应输液、配血并做好开腹准备。哺乳期、绝经后及子宫患有恶性肿瘤者均应查清子宫位置并仔细操作，以防子宫穿孔。阴道流血时间长者，常有子宫腔内感染，刮宫能促使感染扩散，术前、术后应给予抗菌药物。术中严格无菌操作。刮宫患者术后 2 周内禁性生活及盆浴，以防感染。

4. 疑有子宫内膜结核者，刮宫时要特别注意刮取两侧子宫角部，因该部位阳性率较高。

5. 术者在操作时因考虑不彻底而反复刮宫，不但伤及子宫内膜基底层甚至刮出肌纤维组织，可造成子宫内膜炎或子宫腔粘连而导致闭经，应注意避免。

（孙　阳）

第七节 ｜ 女性内分泌激素测定

女性生殖内分泌系统激素包括下丘脑、垂体、卵巢分泌的激素。各器官分泌的各类激素相互调节、相互影响，维持正常的生理功能。如下丘脑分泌的促性腺激素释放激素通过调节垂体促性腺激素的分泌调控卵巢功能，卵巢分泌的性激素又对下丘脑 - 垂体有反馈调节作用。因此，测定下丘脑 - 垂体 - 卵巢轴各激素的水平，对于某些疾病的诊断、疗效观察、预后评估以及生殖生理和避孕药物的研发均具有重要意义。

胰岛分泌的胰岛素不仅参与糖代谢，而且对维持正常的卵巢功能有重要影响。胰岛素抵抗在 PCOS、子宫内膜癌及妊娠期糖尿病等的发病过程中起重要作用。当体内胰岛素过多时，可促进卵巢产生过多雄激素，从而发生高雄激素血症，导致月经失调，甚至闭经。口服葡萄糖耐量试验（OGTT）、胰岛素释放试验可作为这些疾病的辅助诊断和治疗指导的依据之一。

激素测定一般抽取外周静脉血进行，常用方法有气相色谱层析法、分光光度法、荧光显示法、酶标记免疫法和放射免疫测定法等。无放射性核素标记的免疫化学发光法近年来也逐步得到广泛应用。

一、下丘脑促性腺激素释放激素测定

下丘脑弓状核神经细胞分泌的促性腺激素释放激素（gonadotropin-releasing hormone，GnRH）是一种十肽激素，直接通过垂体门静脉系统输送到腺垂体，调节垂体促性腺激素的合成和分泌。人工合成的十肽 GnRH 使垂体分泌黄体生成素（luteinizing hormone，LH）的作用高于卵泡刺激素（follicle stimulating hormone，FSH），故又称黄体生成素释放激素（luteinizing hormone releasing hormone，LHRH）。正常女性月经周期中最显著的激素变化是在月经中期出现排卵前 LH 高峰。由于 GnRH 在外周血中含量少，半衰期短，故直接测定 GnRH 有困难，目前主要采用 GnRH 刺激试验（又称垂体兴奋试验）与氯米芬试验了解下丘脑和垂体的功能以及其病理生理状态。

（一）GnRH 刺激试验

【原理】

LHRH 对垂体促性腺激素的释放有兴奋作用，给受试者注射外源性 LHRH 后在不同时相取外周血测定促性腺激素含量,可了解垂体功能。垂体功能良好,则促性腺激素水平反应性升高;垂体功能不良,则反应性差或延迟反应,促性腺激素水平不升高或延迟升高。

【方法】

上午 8 时静脉注射 LHRH 100μg(溶于 5ml 0.9% 氯化钠溶液中),于注射前和注射后 30 分钟、60 分钟和 90 分钟分别取静脉血 2ml,测定 FSH 和 LH 值。

【结果分析】

1. 正常反应　注射药物后,LH 值比基值升高 2～3 倍,高峰出现在 15～30 分钟。

2. 活跃反应　注射药物后,高峰值比基值升高 5 倍。

3. 延迟反应　注射药物后,高峰出现时间迟于正常反应出现的时间。

4. 无反应或低弱反应　注射药物后,LH 值无变化或稍有上升但不足基值的 2 倍。

【临床意义】

1. 青春期延迟　GnRH 兴奋试验呈正常反应。

2. 垂体功能减退　如希恩综合征、垂体肿瘤、空蝶鞍综合征等引起垂体组织遭到破坏的疾病,GnRH 兴奋试验呈无反应或低弱反应。

3. 下丘脑功能减退　可能出现延迟反应或正常反应,多见于下丘脑性闭经。

4. 卵巢功能不全　FSH、LH 基值均>30IU/L,GnRH 兴奋试验呈活跃反应。

5. 多囊卵巢综合征　LH/FSH 比值≥2～3,GnRH 兴奋试验呈活跃反应。

(二) 氯米芬试验

【原理】

氯米芬又称克罗米芬,是一种具有弱雌激素作用的非甾体雌激素拮抗剂,可在下丘脑与雌、雄激素受体结合,阻断雌激素对下丘脑和 / 或腺垂体的负反馈作用,从而促进下丘脑释放 GnRH。氯米芬试验可用于评估闭经患者下丘脑 - 垂体 - 卵巢轴的功能,鉴别下丘脑和垂体病变。

【方法】

月经来潮第 5 日开始每日口服氯米芬 50～100mg,连服 5 日,服药后 LH 可增加 85%,FSH 增加 50%。停药后 LH、FSH 即下降。若以后再出现 LH 上升达排卵前水平,诱发排卵为排卵型反应,排卵一般出现在停药后的第 5～9 日。若停药后 20 日不再出现 LH 上升为无反应。分别在服药第 1、3、5 日测 LH、FSH,第 3 周或经前抽血测孕酮。

【临床意义】

1. 下丘脑病变　下丘脑病变时对氯米芬试验无反应,而对 GnRH 刺激试验有反应。

2. 青春期延迟　可通过 GnRH 兴奋试验判断青春期延迟是否为下丘脑或垂体病变所致。

二、垂体促性腺激素测定

【来源及生理作用】

FSH 和 LH 是腺垂体促性腺激素细胞分泌的糖蛋白激素,在血中与 α2 和 β 球蛋白结合,受下丘脑 GnRH、卵巢激素和抑制素的调节。生育期女性垂体促性腺激素随月经周期出现周期性变化。FSH 的生理作用主要是促进卵泡成熟及分泌雌激素。LH 的生理作用主要是促进卵巢排卵和黄体形成,以促使黄体分泌孕激素和雌激素。

【正常值】

见表 36-1,表 36-2。

【临床应用】

1. 鉴别闭经原因　FSH 及 LH 水平低于正常值,提示闭经原因在腺垂体或下丘脑。FSH 及 LH 水平均高于正常,提示病变在卵巢。

2. 排卵监测　测定 LH 峰值可以估计排卵时间及了解排卵情况,有助于不孕症的诊断及研究避

表36-1　血 FSH 参考范围（ECLIA 法）

单位：IU/L

时期	参考范围
卵泡期	3.5～12.5
排卵期	4.7～21.5
黄体期	1.7～7.7
绝经后	25.8～134.8

注：ECLIA（electrochemi-luminescence immunoassay），电化学发光免疫分析。

表36-2　血 LH 参考范围（ECLIA 法）

单位：IU/L

时期	参考范围
卵泡期	2.4～12.6
排卵期	14.0～95.6
黄体期	1.0～11.4
绝经后	7.7～58.5

孕药物的作用机制。

3. 协助诊断多囊卵巢综合征　测定 LH/FSH 比值，如 LH/FSH≥2～3，有助于诊断多囊卵巢综合征。

4. 诊断性早熟　有助于区分真性和假性性早熟。真性性早熟由促性腺激素分泌增多引起，FSH 及 LH 呈周期性变化。假性性早熟的 FSH 及 LH 水平均较低，且无周期性变化。

5. 卵巢早衰　FSH＞40IU/L，间隔 1 个月内至少升高 2 次，可确诊。

三、垂体催乳素测定

【来源及生理作用】

催乳素（prolactin，PRL）是腺垂体催乳素细胞分泌的一种多肽蛋白激素，受下丘脑催乳素抑制激素（主要是多巴胺）和催乳素释放激素的双重调节。在人体内可能还存在其他一些刺激或抑制因子，如促甲状腺激素释放激素（TRH）、雌激素、5-羟色胺等对其均有促进作用。血中 PRL 分子结构有 4 种形态：小分子 PRL、大分子 PRL、大大分子 PRL 及异型 PRL。仅小分子 PRL 具有激素活性，占分泌总量的 80%，临床测定的 PRL 是各种形态 PRL 的总和，因此 PRL 的测定水平与生物学作用不一定平行，如高 PRL 者可无泌乳，而 PRL 正常者可能出现泌乳。PRL 的主要功能是促进乳腺发育及泌乳，以及与卵巢类固醇激素共同作用促进分娩前乳腺导管及腺体发育。PRL 还参与机体的多种功能，特别是对生殖功能的调节。

【正常值】

不同时期血 PRL 正常范围为：非妊娠期＜25μg/L（530mIU/L）；妊娠早期＜80μg/L（1 696mIU/L）；妊娠中期＜160μg/L（3 392mIU/L）；妊娠晚期＜400μg/L（8 480mIU/L）。

【临床应用】

1. 闭经、不孕及月经失调者，无论有无泌乳均应测 PRL，以除外高催乳素血症。

2. 垂体肿瘤患者伴 PRL 异常增高时，应考虑垂体催乳素瘤的可能。

3. PRL 水平升高还见于性早熟、原发性甲状腺功能减退、长期哺乳、神经精神刺激、药物（如氯丙嗪、避孕药、大量雌激素、利血平）因素等；PRL 水平降低多见于垂体功能减退、单纯性催乳素分泌缺乏症等。

4. 20%～25% 的多囊卵巢综合征患者表现为轻度的催乳素水平增高，可能为雌激素持续刺激所致。

四、雌激素测定

【来源及生理变化】

生育期女性体内雌激素主要由卵巢产生，孕妇体内雌激素主要由卵巢、胎盘产生，少量由肾上腺产生。雌激素（E）分为雌酮（estrone，E_1）、雌二醇（estradiol，E_2）及雌三醇（estriol，E_3）。雌激素中 E_2 活性最强，是卵巢分泌的主要性激素之一，对维持女性生殖功能及第二性征有重要作用。E_3 是雌酮和雌二醇的代谢产物。妊娠期间，胎盘产生大量 E_3，测血或尿中 E_3 水平可反映胎儿胎盘功能状态。雌激素在肝脏降解及灭活，经肾脏排出体外。

青春期前少女体内雌激素处于较低水平,性成熟期女性在正常月经周期中,E_2随着卵巢周期性变化而波动。卵泡期早期雌激素水平最低,以后逐渐上升,至排卵前达高峰,以后又逐渐下降,排卵后达低点,以后又开始上升,排卵后7～8日出现第二个高峰,但低于第一个峰,以后迅速降至低水平。绝经后女性卵巢功能衰退,E_2水平低于卵泡期早期,雌激素主要来自雄烯二酮的外周转化。

【正常值】

见表36-3。

【临床应用】

1. 监测卵巢功能　测定血E_2或24小时尿总雌激素水平。

（1）鉴别闭经原因:①雌激素水平符合正常的周期变化,表明卵泡发育正常,应考虑为子宫性闭经;②雌激素水平偏低,闭经原因可能为原发或继发性卵巢功能低下,或药物影响而致的卵巢功能抑制等。

（2）监测卵泡发育:应用药物诱导排卵时,测定血中E_2值作为监测卵泡发育、成熟的指标之一,用于指导hCG用药及确定取卵时间。

（3）诊断有无排卵:无排卵时雌激素无周期性变化,常见于无排卵性异常子宫出血、多囊卵巢综合征、某些绝经后子宫出血。

（4）诊断女性性早熟:临床多以7.5岁以前出现第二性征发育诊断性早熟,血E_2水平升高为诊断性早熟的激素指标之一。

（5）协助诊断多囊卵巢综合征:E_1升高,E_2正常或轻度升高,并恒定于早卵泡期水平,$E_1/E_2 > 1$。

2. 监测胎儿 - 胎盘单位功能　妊娠期E_3主要由胎儿 - 胎盘单位产生,测定孕妇尿E_3含量反映胎儿胎盘功能状态。正常妊娠29周E_3迅速增加,正常足月妊娠E_3排出量平均为88.7nmol/24h 尿。妊娠36周后尿中E_3排出量连续多次均<37nmol/24h 尿或骤减>30%～40%,提示胎盘功能减退。$E_3 < 22.2$nmol/24h 尿或骤减>50%,提示胎盘功能显著减退。

表 36-3　血 E_2 参考范围（ECLIA 法）

单位:ng/L

时期	参考范围
卵泡期	12.5～166.0
排卵期	85.8～498.0
黄体期	43.8～211.0
绝经后	<5.0～54.7

五、孕激素测定

【来源及生理作用】

女性体内孕激素由卵巢、胎盘和肾上腺皮质产生。孕酮含量随着月经周期性变化而波动,卵泡期孕酮水平极低,排卵后卵巢黄体产生大量孕酮,水平迅速上升,在LH峰后的第6～8日血浓度达高峰,月经前4日逐渐下降至卵泡期水平。妊娠时血清孕酮水平随孕期增加而稳定上升,妊娠6周内主要来自卵巢黄体,妊娠中晚期则主要由胎盘分泌。孕激素通常在雌激素的作用基础上发挥作用,主要是使子宫内膜转化为分泌期,使子宫内膜周期性脱落,形成月经。在妊娠时,有利于胚胎着床,并防止子宫收缩,使子宫在分娩前处于静止状态。同时孕酮还能促进乳腺腺泡发育,为泌乳作准备。

【正常值】

见表36-4。

【临床应用】

1. 排卵监测　血孕酮水平>5μg/L,提示有排卵。使用促排卵药物时,可用血孕酮水平观察促排卵效果。若孕酮水平符合有排卵,而无其他原因的不孕患者,需配合超声检查观察卵泡发育及排卵过程,以除外未破卵泡黄素化综合征（luteinized unruptured follicle syndrome,LUFS）。其

表 36-4　血孕酮正常范围（ECLIA 法）

单位:μg/L

时期	参考范围
卵泡期	0.2～1.5
排卵期	0.8～3.0
黄体期	1.7～27.0
绝经后	0.1～0.8

他因素如原发性或继发性闭经、无排卵性月经或无排卵性异常子宫出血、多囊卵巢综合征、口服避孕药或长期使用 GnRH 激动剂等,均可使孕酮水平下降。

2. **评价黄体功能**　黄体期血孕酮水平低于生理值,提示黄体功能不足;月经来潮 4～5 日血孕酮仍高于生理水平,提示黄体萎缩不全。

3. **辅助诊断先兆流产**　孕 12 周内,孕酮水平低,早期流产风险高。先兆流产时,孕酮值若有下降趋势有可能流产。

4. **观察胎盘功能**　妊娠期胎盘功能减退时,血中孕酮水平下降。单次血清孕酮水平≤5μg/L(15.9nmol/L),提示有死胎风险。

5. **孕酮替代疗法的监测**　应用天然孕酮替代疗法时应监测血清孕酮水平。

六、雄激素测定

【来源及生理变化】

女性体内雄激素由卵巢及肾上腺皮质分泌。雄激素分为睾酮及雄烯二酮。睾酮主要由卵巢和肾上腺分泌的雄烯二酮转化而来;雄烯二酮 50% 来自卵巢,50% 来自肾上腺皮质,其生物活性介于活性很强的睾酮和活性很弱的脱氢表雄酮之间。血清中的脱氢表雄酮主要由肾上腺皮质产生。绝经前,血清睾酮是卵巢雄激素来源的标志,绝经后肾上腺皮质是产生雄激素的主要部位。

【正常值】

不同时期正常范围(ECLIA 法):20～49 岁,0.084～0.481μg/L;≥50 岁,0.029～0.408μg/L。

【临床应用】

1. **卵巢男性化肿瘤**　女性短期内出现进行性加重的雄激素过多症状及血清雄激素升高往往提示卵巢男性化肿瘤。

2. **多囊卵巢综合征**　睾酮水平通常不超过正常范围上限 2 倍,雄烯二酮常升高,脱氢表雄酮正常或轻度升高。若治疗前雄激素水平升高,治疗后水平应下降,故血清雄激素水平可作为评价疗效的指标之一。

3. **肾上腺皮质增生或肿瘤**　血清雄激素异常升高。

4. **两性畸形**　男性假两性畸形及真两性畸形,睾酮水平在男性正常范围内;女性假两性畸形则在女性正常范围内。

5. **应用雄激素制剂或具有雄激素作用的内分泌药物**　如达那唑等,用药期间有时需监测雄激素水平。

6. **女性多毛症**　测血清睾酮水平正常时,多系毛囊对雄激素敏感所致。

七、人绒毛膜促性腺激素测定

【来源及生理变化】

人绒毛膜促性腺激素(human chorionic gonadotropin,hCG)是一种糖蛋白激素,由 α 及 β 亚基组成,主要由妊娠滋养细胞产生,hCG 升高常见于妊娠、妊娠滋养细胞疾病、生殖细胞肿瘤及其他恶性肿瘤等。近年来发现血中 hCG 的波动与 LH 脉冲平行,在月经中期也有上升,提示 hCG 由垂体分泌,因此临床分析应考虑垂体分泌 hCG 的因素。

正常妊娠的受精卵着床时,即排卵后的第 6 日受精卵滋养层形成开始产生 hCG,约 1 日后能测到外周血 hCG,以后每 1.7～2 日上升 1 倍,在排卵后 14 日约达 100IU/L,妊娠 8～10 周达峰值(5 万～10 万 IU/L),以后迅速下降,在妊娠中晚期,hCG 仅为高峰时的 10%。由于 hCG-α 链与 LH-α 链有相同结构,为避免与 LH 发生交叉反应,有时也测定特异的 β-hCG 浓度。

【正常值】

见表 36-5。

表 36-5　不同时期血清 hCG 浓度（ECLIA 法）

单位：IU/L

期别	参考范围
非妊娠女性（绝经前）	0～5.3
非妊娠女性（绝经后）	0～8.3
妊娠 4 周	10.2～708
妊娠 6 周	152～32 177
妊娠 8 周	31 366～149 094
妊娠 10 周	44 186～170 409

【临床应用】

1. **妊娠诊断**　血 hCG 定量免疫测定可用于早早孕诊断，迅速、简便、价廉。目前应用广泛的早早孕诊断试纸方便、快捷。具体操作步骤：留被检女性尿（晨尿更佳），将带有试剂的早早孕诊断试纸条标有"MAX"的一端插入尿液中，尿的液面不得越过"MAX"线。1～5 分钟即可观察结果，10 分钟后结果无效。结果判断：仅在白色显示区上端呈现一条红色线为阴性；在白色显示区上下呈现 2 条红色线为阳性，提示妊娠。此法可检出尿中 hCG 最低量为 25IU/L。

2. **异位妊娠**　血 hCG 维持在低水平，间隔 2～3 日测定无成倍上升，应怀疑异位妊娠。

3. **妊娠滋养细胞疾病**　血 hCG 用于妊娠滋养细胞疾病的诊断、治疗和随访的监测。

4. **分泌 hCG 肿瘤**　下丘脑或松果体胚细胞的绒癌和卵巢无性细胞瘤、未成熟性畸胎瘤等可分泌 hCG，另外，其他器官肿瘤，如肠癌、肝癌、肺癌、胃癌等也可分泌 hCG，在成年女性引起月经紊乱，因此成年女性突然发生月经紊乱伴 hCG 升高时，应考虑上述肿瘤的异位分泌。

八、口服葡萄糖耐量试验（OGTT）- 胰岛素释放试验

【原理】

胰岛素的分泌形式有 2 种，在无外来因素干扰的情况下，空腹状态时的胰岛素分泌称为基础分泌，各种刺激诱发的胰岛素分泌称为刺激后分泌。葡萄糖是最强的胰岛素分泌刺激物。在 OGTT 同时测定血浆胰岛素，能了解胰岛 β 细胞功能及有无胰岛素抵抗。

【方法】

禁食 8～12 小时，清晨空腹取静脉血检测空腹血糖及胰岛素，于口服 75g 葡萄糖后 30 分钟、60 分钟、120 分钟、180 分钟分别取静脉血，测定血糖及胰岛素水平。

【检测结果及分析】

见表 36-6。

表 36-6　OGTT- 胰岛素释放试验结果参考范围

75g 口服葡萄糖耐量试验（OGTT）	血糖水平 /（mmol/L）	胰岛素释放试验（口服 75g 葡萄糖）	胰岛素水平 /（mU/L）
空腹	<5.1	空腹	4.2～16.2
1 小时	<10.0	1 小时	41.8～109.8
2 小时	<8.5	2 小时	26.2～89.0
		3 小时	5.2～43.0

结果分析如下。

1. **正常反应**　正常人基础血浆胰岛素 5～20mU/L。口服葡萄糖 30～60 分钟上升至峰值（可为基础值的 5～10 倍，多数 50～100mU/L），然后逐渐下降，3 小时后胰岛素降至基础水平。

2. **胰岛素分泌不足**　空腹胰岛素及口服葡萄糖后胰岛素分泌绝对不足，提示胰岛 β 细胞功能衰竭或遭到严重破坏。

3. **胰岛素抵抗**　空腹血糖及胰岛素高于正常值，口服葡萄糖后血糖及胰岛素分泌明显高于正常值，提示胰岛素抵抗。

4. **胰岛素分泌延迟**　空腹胰岛素水平正常或高于正常，口服葡萄糖后呈迟缓反应，胰岛素分泌

高峰延迟，是 2 型糖尿病的特征之一。

【临床意义】

1. **糖尿病分型**　胰岛素释放试验结合病史及临床特点有助于糖尿病的诊断分型。胰岛素分泌不足提示胰岛功能严重受损，可能为 1 型糖尿病；胰岛素分泌高峰延迟为 2 型糖尿病的特点。

2. **协助诊断某些妇科疾病**　高胰岛素血症及胰岛素抵抗有助于诊断多囊卵巢综合征、子宫内膜癌等。

（贺小进）

第八节 ｜ 输卵管通畅检查

输卵管通畅检查的主要目的是检查输卵管是否畅通，了解子宫腔和输卵管腔的形态及输卵管的阻塞部位。常用方法有输卵管通液术、子宫输卵管造影术，并具有一定的治疗功效。随着内镜在妇产科的广泛应用，腹腔镜下输卵管通液术、宫腔镜下输卵管通液检查等方法日益普及。

一、输卵管通液术

输卵管通液术（hydrotubation）是通过导管向子宫腔内注入液体，根据阻力大小、有无回流及注入液体量和患者感觉等判断输卵管是否通畅的一种方法。操作简便，无须特殊设备。

【适应证】

1. 不孕症，男方精液正常，疑有输卵管阻塞者。
2. 检验和评价输卵管绝育术、输卵管再通术或输卵管成形术的效果。
3. 对输卵管黏膜轻度粘连有疏通作用。

【禁忌证】

1. 急性、亚急性生殖器炎症或盆腔炎性疾病。
2. 月经期或有不规则阴道流血。
3. 可疑妊娠。
4. 严重的全身性疾病不能耐受手术者。
5. 体温高于 37.5℃者。

【术前准备】

1. 月经干净 3～7 日，术前 3 日禁性生活。
2. 术前半小时肌内注射阿托品 0.5mg 解痉。
3. 排空膀胱。

【方法】

1. **常用器械**　阴道窥器、宫颈钳、妇科钳、宫颈导管、Y 形管、压力表、注射器等。

2. **常用液体**　生理盐水或抗菌药物溶液（庆大霉素 8 万 U、地塞米松 5mg、玻璃酸酶 1 500U、注射用水 20ml），可加用 0.5% 的利多卡因 2ml 以减少输卵管痉挛。

3. **操作步骤**

（1）患者取膀胱截石位，常规消毒外阴、阴道，铺无菌巾，双合诊检查子宫位置及大小。

（2）放置阴道窥器，充分暴露子宫颈，再次消毒阴道穹隆及子宫颈，以宫颈钳钳夹子宫颈前唇。沿子宫腔方向置入宫颈导管，并使其与子宫颈外口紧密相贴。

（3）用 Y 形管将宫颈导管与压力表、注射器相连，压力表应高于 Y 形管水平，以免液体进入压力表。

（4）将注射器与宫颈导管相连，并使宫颈导管内充满生理盐水或抗菌药物溶液。排出空气后沿子宫腔方向将其置入子宫颈管内，缓慢注射液体，压力不超过 160mmHg。观察推注时阻力大小、液体是否回流、患者下腹部是否疼痛等。

（5）术毕取出宫颈导管，再次消毒子宫颈、阴道，取出阴道窥器。

【结果评定】

1. 输卵管通畅　顺利注射 20ml 生理盐水无阻力，压力维持在 60～80mmHg 以下，或开始稍有阻力，随后阻力消失，无液体回流，患者也无不适感，提示输卵管通畅。

2. 输卵管阻塞　注射剂量<5ml 即感有阻力，随着注射压力增加，患者胀痛感显著，停止注射后液体又回流至注射器内，表明输卵管阻塞。

3. 输卵管通而不畅　注射液体有阻力，再经加压注入又能推进，说明有轻度粘连已被分离，患者感轻微腹痛。

【注意事项】

1. 所用注射溶液温度以接近体温为宜，以免过冷引起输卵管痉挛。

2. 注入液体时宫颈导管应紧贴子宫颈外口，以防止液体外漏，导致注入液体压力不足。

3. 术后 2 周禁盆浴及性生活，酌情给予抗菌药物预防感染。

二、子宫输卵管造影

包括传统的子宫输卵管造影（hysterosalpingography，HSG）和子宫输卵管超声造影（hysterosalpingo-contrast sonography，HyCoSy），用以评价输卵管通畅程度，灵敏度达 94%。前者是通过导管向子宫腔及输卵管注入对比剂，行 X 线透视及摄片，根据对比剂在输卵管及盆腔内的显影情况了解输卵管是否通畅、阻塞部位及子宫腔形态。后者能在超声下实时观察对比剂流动与分布，图像清晰、无创、无放射性、操作较为简便。

【适应证】

1. 符合不孕症的临床诊断。

2. 了解输卵管是否通畅及其形态、阻塞部位。

3. 了解子宫腔形态及子宫颈内口是否松弛，确定有无子宫畸形及类型，有无子宫腔粘连、子宫黏膜下肌瘤、子宫内膜息肉及异物等。

4. 实施辅助生殖技术前的检查。

【禁忌证】

1. 急性与亚急性内、外生殖器炎症。

2. 严重的全身性疾病。

3. 妊娠期、月经期。

4. 产后、流产、刮宫术后 6 周内。

5. 碘过敏者。

6. 甲状腺功能亢进未治愈者。

【术前准备】

1. 造影时间以月经干净 3～7 日为宜，术前 3 日禁性生活。

2. 完善术前检查。阴道分泌物常规、血或尿人绒毛膜促性腺激素检查，妇科超声检查。做碘过敏试验，试验阴性者方可进行子宫输卵管碘油造影。

3. 术前半小时肌内注射阿托品 0.5mg 解痉。

4. 术前排空膀胱，便秘者术前行清洁灌肠，以使子宫保持正常位置，避免出现外压假象。

【方法】

1. 设备及器械　X 线放射诊断仪或超声机（以三维彩色多普勒超声为宜）、子宫导管或 14 号 Foley 尿管、阴道窥器、宫颈钳、妇科钳、20ml 注射器等。

2. 对比剂　分为油性与水溶性碘对比剂 2 种。油剂对比剂密度大，图像清晰、稳定性好，并且能够清晰勾画出子宫输卵管的轮廓；水剂吸收快，检查时间短，但子宫输卵管边缘部分显影欠佳，细微病变不易观察。子宫输卵管超声造影使用超声微泡对比剂,该对比剂显影效果好,不良反应轻微、短暂,过敏反应极少。

3. 操作步骤

(1)患者取膀胱截石位,常规消毒外阴及阴道,铺无菌巾,双合诊明确子宫位置及大小。

(2)置入阴道窥器,再次消毒阴道及子宫颈,用宫颈钳钳夹子宫颈前唇,探查子宫腔。

(3)若进行子宫输卵管碘油造影,将40%碘化油对比剂充满宫颈导管,排出空气,沿子宫腔方向将其置入子宫颈管内,缓慢注入碘化油,在X线透视下观察碘化油流经输卵管及子宫腔情况并摄片。24小时后拍摄盆腔X线片,以观察腹腔内有无游离碘化油。若用泛影葡胺液造影,应在注射后立即拍摄,20分钟后拍摄盆腔复查X线片,观察泛影葡胺液流入盆腔情况。若进行超声下子宫输卵管造影,则于子宫腔内安置14号Foley尿管,并在水囊内注入1~2ml生理盐水。注意置管后适当往外牵拉,使水囊堵住子宫颈内口。缓慢注入超声微泡对比剂,同时应用超声机(以三维超声机为宜)实时观察并记录超声造影图像,及患者反应、有无对比剂反流等。

(4)若注入对比剂后子宫角圆钝而输卵管不显影,则考虑输卵管痉挛,可保持原位,肌内注射阿托品0.5mg,20分钟后再透视、摄片;或停止操作,下次摄片前先使用解痉药物。

【结果评定】

1. 正常子宫、输卵管　传统的子宫输卵管造影时可见子宫腔呈倒三角形,双侧输卵管显影,形态柔软,24小时后摄片见盆腔内散在对比剂分布。子宫输卵管超声造影时可实时监控,见对比剂充盈子宫腔,并从双侧输卵管流出并包绕同侧卵巢。

2. 子宫腔异常　患子宫内膜结核时子宫失去原有的倒三角形态,内膜呈锯齿状不平;患子宫黏膜下肌瘤时可见子宫腔充盈缺损;子宫畸形时有相应显示。

3. 输卵管异常　输卵管结核显示输卵管形态不规则、僵直或呈串珠状,有时可见钙化点;输卵管积水见输卵管远端呈气囊状扩张;输卵管发育异常显示输卵管过长或过短、缺失、异常扩张、憩室等。传统的子宫输卵管造影时24小时后盆腔X线片未见盆腔内散在对比剂,说明输卵管不通;超声下子宫输卵管造影时未见对比剂从双侧输卵管流出,盆腔内未见对比剂,提示输卵管不通。

【注意事项】

1. 应在插管前均匀排空导管内气体,以免空气进入子宫腔造成充盈缺损,引起误诊。

2. 尽量防止对比剂流入阴道内,造成影像重叠,影响诊断。

3. 子宫颈导管不要插入太深,以免损伤子宫或引起子宫穿孔。

4. 注入对比剂时压力不可过大,速度不可过快,防止损伤输卵管。

5. 透视下发现对比剂进入异常通道,立即停止操作,若患者出现咳嗽,应警惕发生油栓,立即停止操作,取头高足低位,严密观察。

6. 造影后2周禁盆浴及性生活,可酌情给予抗菌药物预防感染。

7. 有时因输卵管痉挛造成输卵管不通的假象,必要时再次行造影检查。

三、妇科内镜输卵管通畅检查

腹腔镜直视下输卵管通液检查、宫腔镜下经输卵管口插管通液检查、宫腔镜和腹腔镜联合检查等方法,其中腹腔镜直视下输卵管通液检查准确率达90%~95%,是输卵管通畅检查的"金标准"。但由于是有创性检查,不推荐作为常规检查方法,一般作为子宫输卵管造影确认梗阻后的二线验证;合并腹腔镜检查适应证的病例也可考虑直接选择腹腔镜下输卵管通液术作为诊断方法。

第九节　常用穿刺检查

腹腔穿刺检查和羊膜腔穿刺检查是妇产科常用的穿刺检查技术。腹腔穿刺检查可经腹壁穿刺和经阴道后穹隆穿刺 2 种途径完成。羊膜腔穿刺检查通常采用经腹壁入羊膜腔途径。

一、腹腔穿刺检查

(一) 经腹壁腹腔穿刺术

妇科病变主要位于盆腔及下腹部,可通过经腹壁腹腔穿刺术(abdominal paracentesis)抽出盆腹腔液体或组织,经相应检查达到诊断和治疗的目的。仔细观察抽出液体的颜色、浓度及黏稠度后,根据病史决定送检项目,包括常规实验室检查、细胞学检查、细菌培养及药敏试验等,以明确盆、腹腔积液性质或查找肿瘤细胞。也可在超声引导下用细针穿刺盆腔及下腹部包块进行组织学活检。

【适应证】

1. 用于协助诊断,明确腹腔积液的性质。

2. 确定靠近腹壁的盆腔及下腹部包块性质。

3. 穿刺引流腹腔积液,使腹壁松软易于做盆腹腔检查,或为缓解腹胀、呼吸困难等症状。

4. 腹腔穿刺同时注入化学药物行腹腔化疗。

5. 腹腔穿刺注入 CO_2 气体,做气腹 X 线造影,使盆腔器官清晰显影。

【禁忌证】

1. 疑有腹腔内严重粘连、肠梗阻者。

2. 疑为巨大卵巢囊肿者。

3. 精神异常或不能配合者。

4. 中、晚期妊娠者。

5. 弥散性血管内凝血者。

【方法】

1. 经腹超声引导下穿刺,常先充盈膀胱确定包块部位,然后排空膀胱再进行穿刺。经阴道超声指引下穿刺,则应在术前排空膀胱。

2. 腹腔积液量较多及囊内穿刺时,患者取仰卧位;液量较少时,取半卧位或侧斜卧位。

3. 穿刺点一般选择在脐与左髂前上棘连线中外 1/3 交界处;囊内穿刺点宜在囊性感明显部位。

4. 常规消毒穿刺区皮肤,铺无菌孔巾,术者戴无菌手套。

5. 皮肤至壁腹膜用 0.5% 利多卡因逐层做局部浸润麻醉。

6. 将 7 号穿刺针从选定点垂直刺入腹腔,穿透腹膜时针头阻力消失。助手用消毒止血钳协助固定针头,术者拔除针芯,见有液体流出,用注射器抽出适量液体送检。细胞学检验约需 100~200ml 腹腔积液,其他检查仅需 10~20ml 液体。若需释放腹腔积液,则将导管连接穿刺针,导管另一端连接器皿。根据患者病情和诊治需要确定放液量及导管放置时间。若为查明盆腔内有无肿瘤存在,可将液体放至腹壁变松软易于检查为止。

7. 细针穿刺活检,常用特制的穿刺针,在超声引导下穿入肿块组织,抽取少量组织送组织学检查。

8. 操作结束,拔出穿刺针。局部再次消毒,覆盖无菌纱布,固定。若针眼有腹腔积液溢出可稍加压迫。

【穿刺液性质和结果判断】

1. 血液

(1)新鲜血液:放置后迅速凝固,为血管刺伤,应改变穿刺针方向或重新穿刺。

(2)陈旧性暗红色血液:放置 10 分钟以上不凝固,表明有腹腔内出血。多见于异位妊娠、卵巢黄体破裂或其他脏器破裂如脾破裂等。

(3)小血块或不凝固陈旧性血液:多见于陈旧性异位妊娠。

(4)巧克力色黏稠液体:镜下见不成形碎片,多为卵巢子宫内膜异位囊肿破裂。

2. 脓液　呈黄色、黄绿色、淡巧克力色,质稀薄或浓稠,有臭味,提示盆腔或腹腔内有化脓性病变或脓肿破裂。脓液应行细胞学涂片、细菌培养、药敏试验。

3. 炎性渗出物　呈粉红色、淡黄色混浊液体,提示盆腔或腹腔内有炎症。应行细胞学涂片、细菌培养、药敏试验。

4. 腹腔积液　有血性、浆液性、黏液性等。应送常规实验室检查,包括比重、总细胞数、红细胞数、白细胞数、蛋白定量、浆膜黏蛋白试验(Rivalta test)及细胞学检查。必要时行抗酸杆菌、结核分枝杆菌培养及动物接种。肉眼血性腹腔积液,多疑为恶性肿瘤,应行脱落细胞检查。

【注意事项】

1. 术前注意患者生命体征,测量腹围、检查腹部体征。

2. 严格无菌操作,以免腹腔感染。

3. 控制针头进入深度,以免刺伤血管及肠管。

4. 大量放液时,针头必须固定好,以免针头移动损伤肠管。放液速度不宜过快,每小时放液量不应超过 1 000ml,一次放液量不应超过 3 000ml;并严密观察患者血压、脉搏、呼吸等生命体征,随时控制放液量及放液速度,若出现休克征象,应立即停止放液。放液过程中需腹带束腹,并逐渐缩紧腹带,以防腹压骤降,内脏血管扩张而引起休克。

5. 向腹腔内注入药物应慎重,很多药物不宜腹腔内注入。当行腹腔化疗时,应注意过敏反应等毒副作用。

6. 术后卧床休息 8～12 小时,必要时给予抗菌药物预防感染。

(二) 经阴道后穹隆穿刺术

直肠子宫陷凹是腹腔最低部位,腹腔内的积血、积液、积脓易积存于该处。阴道后穹隆顶端与直肠子宫陷凹贴接,选择经阴道后穹隆穿刺术(culdocentesis),并对抽出物进行肉眼观察、实验室检查及病理检查,是妇产科临床常用的辅助诊断方法。

【适应证】

1. 疑有腹腔内出血,如异位妊娠、卵巢黄体破裂等。

2. 疑有盆腔内积液、积脓,穿刺抽液检查了解积液性质、盆腔脓肿穿刺引流及局部注射药物。

3. 盆腔包块位于直肠子宫陷凹内,经阴道后穹隆穿刺直接抽吸包块内容物做细胞学和组织学检查(若怀疑恶性肿瘤建议用细针穿刺,囊性病灶需谨慎使用以防肿瘤播散)。

4. 超声引导下行卵巢子宫内膜异位囊肿或输卵管妊娠部位注药治疗。

5. 在超声引导下经阴道后穹隆穿刺取卵,用于各种助孕技术。

【禁忌证】

1. 盆腔严重粘连,直肠子宫陷凹被粘连块状组织完全占据,并已突向直肠。

2. 疑有肠管与子宫后壁粘连,穿刺易损伤肠管或子宫。

3. 异位妊娠准备采用非手术治疗时应避免穿刺,以免引起感染。

【方法】

患者排空膀胱后取膀胱截石位,外阴、阴道常规消毒,铺巾。双合诊检查了解子宫、附件情况和阴道后穹隆是否膨隆。

阴道窥器充分暴露子宫颈及阴道后穹隆并消毒。宫颈钳钳夹子宫颈后唇并向前提拉,充分暴露阴道后穹隆,再次消毒。

用腰椎穿刺针或 22 号长针头接 5～10ml 注射器,于后穹隆中央或稍偏患侧(最膨隆处),即阴道后壁与子宫颈后唇交界处稍下方,平行子宫颈管,快速进针刺入 2～3cm(图 36-5)。当针穿过阴道壁有落空感后开始抽吸,若无液体抽出,边抽吸边缓慢退针,必要时适当改变方向。见注射器内有液体抽出时,停止退针,继续抽吸至满足实验室检查需要量止。行细针穿刺活检时采用特制的穿刺针,方法相同。

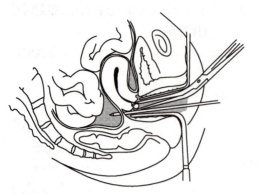

图 36-5　经阴道后穹隆穿刺术

穿刺检查完毕针头拔出后,穿刺点若有活动性出血,可用棉球压迫片刻。血止后取出阴道窥器。

【穿刺液性质和结果判断】

基本同经腹壁腹腔穿刺术。

【注意事项】

1. 穿刺点在阴道后穹隆中点或稍偏患侧(最膨隆处),进针方向应与子宫颈管平行,深入至直肠子宫陷凹,不可过分向前或向后,以免针头刺入子宫体或进入直肠。

2. 穿刺深度要适当,一般 2～3cm,过深可刺入盆腔器官或穿入血管。若积液量较少时,过深的针头可超过液平面,抽不出液体而延误诊断。

3. 抽吸物若为血液,应放置 5 分钟,若凝固则为血管内血液;或滴在纱布上出现红晕,为血管内血液。放置 6 分钟后仍不凝固,可判定为腹腔内出血。

4. 有条件或病情允许时,先行超声检查,协助诊断直肠子宫陷凹有无液体及液体量。

5. 阴道后穹隆穿刺未抽出血液,不能完全除外异位妊娠和腹腔内出血;内出血量少、血肿位置高或与周围组织粘连时,均可造成假阴性。

6. 抽出的液体应根据初步诊断,分别进行涂片、常规检查、药敏试验、细胞学检查等;抽取的组织送组织学检查。

二、经腹壁羊膜腔穿刺术

经腹壁羊膜腔穿刺术(amniocentesis)是在妊娠中晚期时用穿刺针经腹壁、子宫壁进入羊膜腔抽取羊水供临床分析诊断,或注入药物或生理盐水用于治疗的一种方法。

【适应证】

1. 治疗

(1)胎儿异常或死胎需做羊膜腔内注药(依沙吖啶等)引产终止妊娠。

(2)胎儿未成熟,但必须在短时间内终止妊娠,需行羊膜腔内注入地塞米松 10mg 以促进胎儿肺成熟。

(3)胎儿无畸形而羊水过多,需放出适量羊水以改善症状及延长孕期,提高胎儿存活率。

(4)胎儿无畸形而羊水过少,可间断向羊膜腔内注入适量 0.9% 氯化钠注射液,以预防胎盘和脐带受压,减少胎儿肺发育不良或胎儿窘迫。

(5)母儿血型不合、双胎输血综合征的治疗。

(6)多胎妊娠的选择性减胎术。

2. 产前诊断　羊水细胞染色体核型分析、基因及基因产物检测。经产前筛查怀疑孕有异常胎儿的高危孕妇进行羊膜腔穿刺抽取羊水细胞,通过检查以明确胎儿性别、确诊胎儿染色体病及遗传病等。

【禁忌证】

1. 用于羊膜腔内注射药物引产时　①心、肝、肺、肾疾病在活动期或功能严重异常;②各种疾病的急性阶段;③有急性生殖道炎症;④术前 24 小时内 2 次体温在 37.5℃以上。

2. 用于产前诊断时　①孕妇曾有流产征兆;②术前 24 小时内 2 次体温在 37.5℃以上。

【术前准备】

1. 孕周选择　①胎儿异常引产者,宜在妊娠 16～26 周;②产前诊断者,宜在妊娠 16～22 周,此时子宫轮廓清楚,羊水量相对较多,易于抽取,不易伤及胎儿,且羊水细胞易存活,培养成功率高。

2. 穿刺部位定位　①手法定位:助手固定子宫,于子宫底下方 2～3 横指处的中线或两侧选择囊性感明显的部位作为穿刺点;②超声定位:穿刺前可先行胎盘及羊水暗区定位标记后操作,穿刺时尽量避开胎盘,在羊水量相对较多的暗区进行,也可在超声引导下直接穿刺。

3. 中期妊娠引产术前准备　①测血压、脉搏、体温,进行全身检查及妇科检查,注意有无盆腔肿瘤、子宫畸形及子宫颈发育情况;②检查血常规、尿常规、凝血功能、血小板计数和肝功能;③会阴部备皮。

【方法】

孕妇排尿后取仰卧位,标记好穿刺点,腹部皮肤常规消毒,铺无菌孔巾。用 0.5% 利多卡因在穿刺点处行局部浸润麻醉。用 22 号或 20 号腰椎穿刺针垂直刺入腹壁,穿刺阻力第一次消失表示进入腹腔。继续进针又有阻力表示进入子宫壁,阻力再次消失表示已达羊膜腔。拔出针芯即有羊水溢出。抽取所需羊水量或直接注药。将针芯插入穿刺针内,迅速拔针,敷以无菌干纱布,加压 5 分钟后胶布固定(图 36-6)。

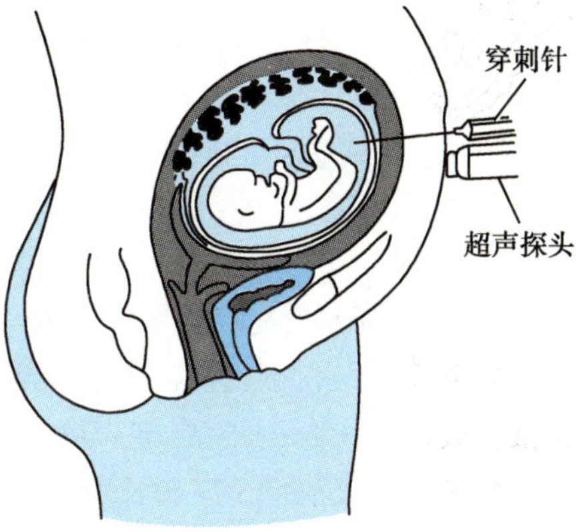

穿刺针

超声探头

图 36-6　经腹壁羊膜腔穿刺术

【注意事项】

1. 严格无菌操作,以防感染。

2. 穿刺针应细。进针不可过深过猛,尽可能一次成功,避免多次操作。最多不得超过 3 次。

3. 穿刺前应查明胎盘位置,勿伤及胎盘。穿刺针穿经胎盘,羊水可能经穿刺孔进入母体血液循环而发生羊水栓塞。穿刺与拔针前后应注意孕妇有无呼吸困难、发绀等异常。警惕发生羊水栓塞可能。

4. 穿刺针常因羊水中的有形物质阻塞而抽不出羊水,有时稍加调整穿刺方向、深度即可抽出羊水。用有针芯的穿刺针可避免此现象。

5. 若抽出血液,出血可来自腹壁、子宫壁、胎盘或刺伤胎儿血管,应立即拔出穿刺针并压迫穿刺点,加压包扎。若胎心无明显改变,1 周后再行穿刺。

6. 医护人员应严密观察孕妇穿刺后有无并发症。

(孙 阳)

第十节 │ 产科影像检查

产科影像检查主要用于母体、胎儿及附属物情况的检查,包括超声检查、磁共振成像检查,必要时可行 CT 检查。

一、超声检查

具有无创、便捷、可重复的特点,是孕期不可缺少的影像学检查。

【检查途径】

主要为经腹壁、经阴道及经会阴 3 种途径。

1. 经腹壁　是最常用的检查途径,孕妇一般取仰卧位,主要用于胎儿结构及附属物的观察与测量。

2. 经阴道　检查前患者排空膀胱,取膀胱截石位,主要用于测量子宫颈长度及胎盘下缘与子宫颈内口的距离。

3. 经会阴　检查时患者取膀胱截石位,主要用于胎盘下缘、子宫颈、胎头位置及胎方位的观察。

【检查方法】

1. M 型超声　主要用于心率测量及心功能评估。

2. B 型超声　是产科最常用的检查模式,为诊疗提供解剖学信息。

3. 多普勒超声检查　多普勒超声是应用超声波由运动物体反射或散射所产生的多普勒效应的

一种技术,常用于血流动力学的评价。彩色多普勒超声最重要的观察内容是血流的起始点、流经路径和血流分布。频谱多普勒可用于血流参数的测量,在产科领域常用的 3 个参数为阻力指数(resistance index,RI)、搏动指数(pulsation index,PI)和收缩期 / 舒张期(systolic phase/diastolic phase,S/D)比值。

4. 三维超声成像　三维超声(three-dimensional ultrasound)是用计算机图像处理技术,将连续采集的不同平面的二维图像重建为有立体感的图像。实时三维超声又称四维超声(four-dimensional ultrasound),是在一定时间范围内的一系列三维容积图的组合。三维超声可能有助于诊断胎儿面部异常、神经管缺陷、胎儿肿瘤和骨骼畸形,但不能替代二维超声检查。

【在产科领域中的应用】

1. 妊娠早期

(1)妊娠 10 周前的超声检查:①明确是否为子宫内妊娠,评估子宫颈、子宫体和附件的病理情况。②确定胚胎是否存活,观察孕囊(gestational sac,GS)、卵黄囊(yolk sac)、胚芽(fetal pole)、羊膜囊(amniotic sac)。③测量顶臀长确定胎龄。妊娠 6 周前,通常不能区分胚胎的头部和尾部,故而测量胚胎的最长径。妊娠 6~9 周,超声可获取整个胎儿的正中矢状切面,由于此时期胎儿处于高度屈曲状态,实际测量的是胎儿颈 - 臀长度,但习惯上仍称为顶臀长;超声推算的胎龄需要与末次月经核实,如果两者相差较大,则需再次核对末次月经。④明确胚胎数,判断多胎妊娠绒毛膜性及羊膜性。

(2)妊娠 11~13^{+6} 周的超声检查:①再次评估胎龄:此时估计胎龄最为准确,在 95% 的病例中相差不超过 5 日。②评价胎儿解剖结构:在妊娠早期末,超声还可以发现胎儿大体结构的异常,早期妊娠筛查对严重畸形的灵敏度高达 70% 以上。然而,许多胎儿结构异常会在妊娠后期形成,即使是最好的仪器和最有经验的超声专家也未必能在早期妊娠发现胎儿异常。③测量 NT 厚度:NT 增厚时胎儿染色体异常风险增大。④有条件时可观察静脉导管和三尖瓣血流:静脉导管血流异常及三尖瓣反流可协助筛查胎儿染色体异常和先天性心脏结构异常。

2. 妊娠中期

(1)生物学测量:常用指标为双顶径(biparietal diameter,BPD)、头围(head circumference,HC)、腹围(abdominal circumference,AC)和股骨长度(femur length,FL),以评估胎儿生长情况。

(2)胎儿重要结构畸形筛查:适宜孕周为 20~24 周,筛查内容包括:①胎头:颅骨完整、透明隔腔、大脑镰、丘脑、双侧脑室、小脑及枕大池;②颜面部:双侧眼眶及上唇连续性;③颈部:有无包块;④胸部 / 心脏:胸廓 / 肺形态大小、胎心搏动、四腔心位置、主动脉及肺动脉和有无膈疝;⑤腹部:胃泡位置、肠管有无扩张、双肾及脐带入口部位;⑥骨骼:有无脊柱缺损或包块、双臂和双手及双腿和双足的连接关系;⑦胎盘:位置、有无占位性病变、副胎盘;⑧羊水:测量最大深度;⑨脐带:2 条脐动脉和 1 条脐静脉;⑩当有医学指征时判定性别。

(3)超声遗传标志物检查:脉络膜囊肿、侧脑室增宽、肠管回声增强、单脐动脉、肾盂增宽、心室强回声等,这些标志物的出现可能增加非整倍体染色体异常的风险。

(4)子宫颈测量:子宫颈长度测量是预测早产的方法之一,妊娠中期子宫颈长度≤25mm 是最常用的截断值。推荐测量方法为经阴道超声。

3. 妊娠中、晚期

(1)生物学测量:常用指标为 BPD、HC、AC 和 FL。HC 比 BPD 更能反映胎头的增长情况,AC 是晚期妊娠评估胎儿生长发育、估计体重、观察有无胎儿生长受限的最佳指标。

(2)胎盘定位:胎盘位置判定对临床有指导意义,超声可协助判断是否存在前置胎盘。如行羊膜腔穿刺术时可超声监护以避免损伤胎盘和脐带。

(3)羊水量:羊水呈无回声暗区、清亮。妊娠晚期,羊水中有胎脂,表现为稀疏点状回声。最大羊水池深度(DVP)≥8cm 时为羊水过多,DVP≤2cm 为羊水过少。以脐水平线为标志将子宫分为 4 个象限,测量各象限 DVP,四者之和为羊水指数(AFI),AFI≥25cm 为羊水过多,AFI≤5cm 为羊水过少。

(4)生物物理评分:包括胎儿呼吸样运动、胎动、胎儿肌张力及羊水量,是评价胎儿宫内健康状况的手段之一。

4. 产科彩色多普勒超声检查　应用彩色多普勒超声可获取母体和胎儿血流参数,如孕妇双侧子宫动脉、胎儿脐动脉(umbilical artery,UA)、脐静脉(umbilical vein,UV)、静脉导管(ductus venosus,DV)和大脑中动脉(middle cerebral artery,MCA)等。

(1)子宫动脉血流:正常妊娠子宫动脉 PI、RI 和 S/D 随孕周增加而降低,若 PI、RI 持续升高或出现舒张早期切迹,子痫前期的风险可能增高,妊娠 20~24 周测量子宫动脉血流有助于预测子痫前期的发生。

(2)胎儿血流:可监测胎儿的脐动脉、脐静脉、静脉导管和大脑中动脉的血流,脐动脉血流监测最常用。正常妊娠期间,脐动脉血流 PI、RI 和 S/D 与妊娠周数密切相关。脐动脉血流阻力升高与胎儿窘迫、胎儿生长受限、子痫前期等相关。舒张末期脐动脉血流缺失或反向与围产儿预后不良风险增加有关。MCA 收缩期峰值流速增高可以判断胎儿贫血的程度或胎儿窘迫。

5. 在胎儿心脏结构异常诊断中的应用　通常在妊娠 18~26 周进行超声心动图检查。主要针对有心脏病家族史、心脏结构异常胎儿生育史、环境化学物接触史、经辅助生殖技术受孕、胎儿 NT 增厚、胎儿心律异常或常规超声检查怀疑胎儿心脏结构异常的高危孕妇。

6. 在双胎及多胎妊娠中的应用　超声检查可确定胎儿数量、评估孕龄、绒毛膜性和羊膜性等。妊娠早期评估绒毛膜性最准确。确定绒毛膜性对多胎妊娠的孕妇非常重要,因其与围产儿结局密切相关。通过绒毛膜性指导妊娠管理,例如,单绒毛膜性双胎妊娠需每 2 周随访 1 次超声检查以观察是否有相关并发症发生。

7. 介入超声在产科中的应用　在超声引导下可辅助完成产前诊断及胎儿宫内干预等。

二、磁共振成像

磁共振成像(MRI)不是常规的产前筛查手段,而是作为超声检查的辅助和补充。具备 MRI 适应证的胎儿需在妊娠 20 周以后进行检查。胎儿 MRI 相较于超声检查更有优势,主要应用在胎儿中枢神经系统异常,或超声图像质量较差时,如孕妇肥胖或羊水过少等。目前,MRI 也常应用到胎盘植入的诊断中。MRI 对评估母体疾病也有一定价值。

三、CT 检查

当孕妇病情需要时,例如肺炎、肺栓塞、脑出血等,CT 检查仍有较高的诊断价值。

(郭　清)

第十一节 ｜ 妇科影像检查

妇科影像检查包括超声(US)、X 线摄影、计算机体层成像(CT)、磁共振成像(MRI)、正电子发射体层显像(PET)等,因其对人体损伤小、诊断准确而广泛应用于妇科领域。

一、超声检查

1. 超声是诊断妇科疾病常用的影像学检查　可进行二维超声成像(图 36-7)、三维超声成像(图 36-8)、彩色多普勒超声成像及超声造影等。

用于妇科疾病诊断的超声波频率为 1~9MHz,其中腹部超声成像所用频率为 3~3.5MHz,阴道超声为 5~7.5MHz。

检查途径包括经腹部、经阴道(或直肠)及经会阴 3 种途径。

(1)经腹部超声检查:检查视野更广,对大肿块显示更好。检查前充盈膀胱作为透声窗,以膀胱底略高于子宫底为宜。检查时受检者取仰卧位,暴露下腹部,检查区皮肤涂耦合剂。检查者用探头进行纵向、横向和多角度扫查。

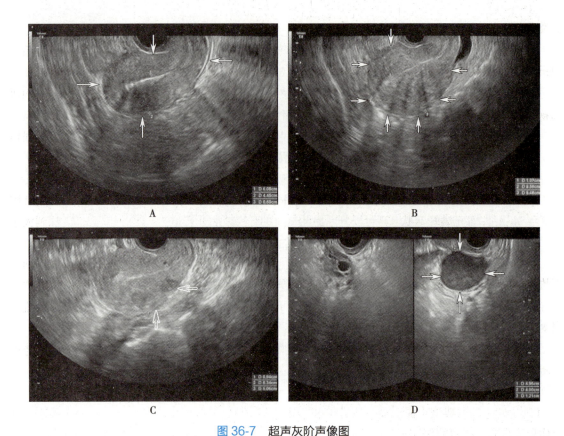

图 36-7 超声灰阶声像图
A.箭头指向正常子宫;B.箭头指向子宫腺肌病病灶;C.箭头指向子宫肌瘤病灶;D.箭头指向左侧卵巢囊肿。

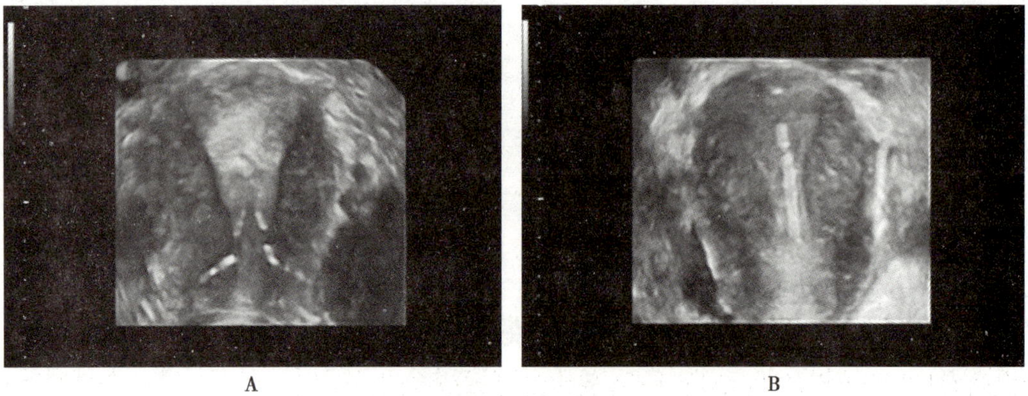

图 36-8 三维超声显示子宫腔内息肉与节育器
A.子宫腔内息肉与节育器倒置嵌顿;B.节育器下移。

（2）经阴道（或直肠）超声检查:检查前常规消毒探头,涂耦合剂,套上一次性使用的橡胶套。检查前受检者排空膀胱以截石位进行。将探头轻柔放入受检者阴道（或直肠）内,调整探头角度以获得满意切面。经阴道（或直肠）超声检查分辨率高,图像清晰,尤其适合肥胖者或盆腔深部器官的观察。但对超出盆腔肿物,无法获得完整图像。无性生活史者则应选用经直肠超声检查。

（3）经会阴超声检查:可将探头置于会阴部扫查外阴部或阴道下段病变以及盆底其他疾病。

2. 超声检查在妇科疾病诊疗中的应用

（1）子宫肌瘤:声像图显示为子宫体积增大;未变性肌瘤呈大小不一、边界清晰的圆形或椭圆形中低回声区;肌瘤变性表现为肌瘤内部回声不均,可呈低回声、高回声或等回声。肌瘤内血管呈星状分布,瘤周血管呈环状或半环状分布。超声对诊断肌瘤的准确性较高,可区分肌壁间肌瘤、黏膜下肌瘤及浆膜下肌瘤。高强度聚焦超声(HIFU)可用于消融治疗子宫肌瘤。

(2)子宫腺肌病和子宫腺肌瘤:子宫腺肌病的声像特点是子宫弥漫性增大,肌层回声弥漫性不均匀;子宫腺肌瘤时子宫呈不均匀增大,表现为边缘欠规则的低回声区。

(3)盆腔子宫内膜异位症:声像图显示大小不等的囊性肿物,囊壁厚薄不一,光滑或毛糙;囊内可见颗粒状细小回声或因血块机化呈较密集粗光点,无血流信号。当与周围组织粘连时,边界不清。

(4)盆腔炎性疾病:盆腔炎性包块与周围组织粘连,边界不清;积液或积脓时为无回声或回声不均。

(5)盆底功能障碍性疾病:使用凸阵容积探头可对盆腔脏器脱垂等进行检查。

(6)葡萄胎:典型的完全性葡萄胎声像特点是:①子宫大于相应孕周;②子宫腔内无胎儿及其附属物;③子宫腔内充满蜂窝状大小不等的无回声区;④当伴有卵巢黄素化囊肿时,双附件区探到大小不等的单房或多房囊肿。

(7)子宫内膜癌:首选经阴道超声检查。灰阶声像图表现为子宫内膜弥漫性或局灶性增厚,回声不均,累及肌层时,内膜与肌层分界不清,受累肌层呈不均匀低回声。彩色多普勒及频谱多普勒均无特异性表现,在前者可呈富血供型或乏血供型,也可正常分布,在后者可表现为高、中、低阻力血流频谱。超声检查对判断病灶大小、部位和肌层有无浸润有帮助。

(8)子宫肉瘤:声像图显示子宫增大,形态不规则;肿瘤回声紊乱,正常子宫内膜结构消失,与周围肌层分界不清。彩色多普勒显示肉瘤周边与内部可见丰富、方向紊乱的低阻力指数血流信号。子宫肉瘤的超声表现无明显特异性。

(9)子宫颈癌:典型声像图显示子宫颈增大,形态失常,回声减低,内部血流丰富。超声检查对判断病灶大小和间质浸润深度有帮助。

(10)卵巢肿瘤:声像图可显示肿瘤内部回声、大小、边界,囊内容物回声特点;多普勒彩色血流图显示肿瘤内部及周边的血流分布。通过这些声像图特征,判断卵巢肿瘤的性质、解剖部位、与周围组织的关系。良性肿瘤多为单房或多房无回声区、无乳头状突起、边界清楚。恶性肿瘤为边缘不规则、内部回声不均、具有丰富血流信号的实性成分、≥4个乳头状突起、伴有腹腔积液或腹膜结节。超声对判断卵巢肿瘤的性质准确性较高。

(11)卵泡发育监测:通常自月经周期第10日开始监测,正常卵泡每日增长1.6mm,排卵前约达20mm。

(12)子宫内节育器探测:超声能准确显示子宫内节育器形状和在子宫腔内位置。可诊断节育器位置下移、嵌顿、穿孔或子宫外游走(图36-8),并在超声引导下取出节育器。

(13)介入超声的应用:阴道超声引导下对成熟卵泡进行取卵;对盆腔包块进行超声引导下穿刺活检是目前临床应用较为普及与实用的组织取材方法,可确定包块性质,总体病理诊断准确率超过90%,并可注入药物进行治疗,可操作性好、创伤小,但可能存在肿瘤种植风险。

3. 超声造影　超声造影(contrast-enhanced ultrasound,CEUS)被喻为超声的"第三次革命",是在常规超声检查基础上,通过静脉注射超声对比剂(六氟化硫微泡),借血液循环达靶器官,利用微气泡的声散射及背向散射性能,有效地增强实质性器官或空腔器官的声像图和血流多普勒信号,可清晰显示组织微循环状况,提高图像的对比分辨率。超声造影可用于妇科肿瘤的早期诊断,卵巢良恶性肿瘤、子宫肌瘤与子宫腺肌病的鉴别诊断等。

宫腔声学造影通过向子宫腔内注入对比剂(生理盐水或过氧化氢)将子宫腔扩张,提高子宫腔的可视化程度,用于评估内膜性病变、黏膜下肌瘤、子宫腔粘连带、剖宫产术后子宫瘢痕憩室、先天性子宫发育异常等。

二、X 线摄影

1. 数字化 X 线摄影(digital radiography,DR)　利用计算机数字化处理,使模拟影像信号经过采样和模／数转换后直接进入计算机形成数字化矩阵图像,是目前临床最常用的 X 线检查。

（1）子宫输卵管造影是经子宫颈口注入碘对比剂检查并显示子宫腔及输卵管腔内形态的影像检查,可观察子宫位置和子宫腔形态及大小、诊断先天性子宫畸形和评估输卵管通畅程度,有时能使子宫腔或输卵管的粘连分离再通,起到治疗作用。

（2）胸部 X 线摄影是诊断和随访妇科恶性肿瘤肺转移的手段之一,尤其是诊断妊娠滋养细胞肿瘤的肺转移,可作为计数肺转移灶的依据。但该检查密度分辨率较低,无法显示肺部细微病变,因此,肺部病变可先行胸部 X 线摄影,再根据情况行 CT 检查。

（3）结直肠造影是经肛门注入对比剂检查和显示直肠及结肠腔的影像检查,还可评估盆腔包块与结直肠之间的位置关系和受累情况,明确是否存在肠瘘等并发症。

（4）顺行性静脉肾盂造影（intravenous pyelography,IVP）是经静脉注入对比剂,通过血液循环进入肾脏,经过泌尿系统排泄形成影像,了解泌尿系统的排泄功能,判断是否存在梗阻、狭窄及肿瘤等情况,评估妇科肿瘤与膀胱、输尿管的位置关系及受累情况。

2. 数字减影血管造影（digital subtraction angiography,DSA）　是在 X 线监视下,利用经皮穿刺股动脉向髂内动脉或子宫动脉插管注入对比剂进行动态成像,可显示血管移位、狭窄、扩张、变形、扭曲、侵蚀、新生血管、动静脉瘘、对比剂潴留、充盈缺损以及血管空白区等,可辅助判断盆腔包块的性质及肿瘤病灶内血管情况。子宫大出血患者,可通过动脉介导向血管内注射栓塞剂达到止血目的。妇科恶性肿瘤的耐药病灶,可经动脉插管向肿瘤局部灌注化疗药物,提高局部药物浓度,达到缩小肿瘤体积的目的。还可对妇科其他疾病（如子宫肌瘤、子宫腺肌病等）进行介入治疗。

三、计算机体层成像

计算机体层成像（computerized tomography,CT）的基本原理是利用 X 线对人体不同密度组织的穿透能力不同,从而产生所接收的 X 线衰减值差异,由计算机对数字信息进行处理而显示出灰阶图像。CT 图像特点是分辨率高,能显示肿瘤的结构特点、肿瘤定位、囊实性或钙化、周围侵袭及远处转移情况,可用于各类妇科肿瘤的诊断和临床分期、治疗方案的制定、预后估计、疗效观察及术后复发的诊断,但对卵巢肿瘤定位诊断的特异度以及对子宫颈癌与子宫内膜癌的浸润层次评估不如磁共振成像。

1. CT 增强扫描检查　通过静脉内注射对比剂后再行扫描的方法,可显著提高病变组织同正常组织的密度差异。对已确诊的妇科恶性肿瘤,可根据临床需求进行相应的颈胸腹盆部的 CT 增强扫描,以确定肿瘤位置、局部侵袭范围、评估区域及远处转移情况,协助进行临床分期和治疗方案制定。对治疗后的患者,可辅助进行疗效评估和判断有无复发转移。

2. CT 血管造影（CT angiography,CTA）　是采用静脉注射对比剂后再行 CT 以获得血管成像的方法,可多平面、多方位、多角度显示动静脉血管的三维影像,更好地评估器官和病变的血管结构情况,协助判断妇科肿瘤的血供情况及病变与周围血管的关系。肺动脉 CTA 可用于肺动脉栓塞的诊断和严重程度评估。

3. CT 泌尿系统造影（CT urography,CTU）　通过静脉注射对比剂后行泌尿系统 CT 记录对比剂经泌尿系统排泄过程的图像,经过后处理重建可获得整个泌尿系统的立体影像,协助评估妇科肿瘤与泌尿系统的位置关系和受累情况。

四、磁共振成像

磁共振成像（magnetic resonance imaging,MRI）是利用人体组织中氢原子核（质子）在磁场中受到射频脉冲激发而发生磁共振现象,产生的磁共振信号经过电子计算机处理,重建出人体某一层面图像的成像技术。磁共振成像无辐射损伤,无骨性伪影,具有软组织分辨率高、多参数、多序列、多方位成像特点,能清晰显示子宫各层解剖和卵巢结构,有助于确定盆腔病变的起源部位和范围,必要时行子宫长轴位冠状和短轴位的高分辨率成像,可清晰显示肿瘤与正常组织的信号差异,准确判断肿瘤大小、性质、浸润范围和转移情况,故被广泛应用于妇科疾病的诊断和治疗后的疗效评估(图 36-9),是子宫颈癌及子宫内膜癌局部肿瘤治疗前评估、临床分期和治疗后随访监测首选的影像检查方法。

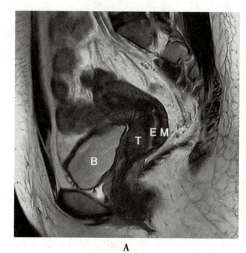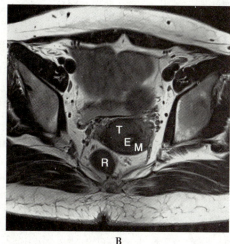

图 36-9　磁共振成像显示子宫颈癌病变

A. 矢状位 T_2WI-TSE 图像;B. 垂直于子宫长轴的斜轴位 T_2WI-FSE 图像。

M,肌层;E,内膜;T,癌灶;B,膀胱;R,直肠。

1. 磁共振成像可清楚显示各种类型先天性女性生殖系统发育异常和畸形。对判断女性盆腔肿块的起源、性质和病变范围显著优于 CT 和超声检查。已确诊的妇科恶性肿瘤,MRI 分期准确度优于 CT 和超声。怀疑存在转移患者,腹部 MRI 可准确评估各脏器、腹膜、淋巴结和骨等转移情况,脑部 MRI 可评估是否存在脑转移。此外,MRI 能更敏感地评估妇科恶性肿瘤对治疗的反应和疗效,可更准确地鉴别治疗后纤维化与肿瘤复发。

2. 脂肪抑制技术可将图像上由脂肪成分形成的高信号抑制下去,使其信号强度减低,协助判断病灶内是否含有脂肪。

3. 磁共振血管造影(magnetic resonance angiography,MRA)可清楚地显示盆腔器官和病变内部的血管结构情况,评估盆腔动脉狭窄与闭塞、动静脉血栓、动脉瘤、血管畸形等血管病变,还可判断妇科肿瘤的血供情况及与周围血管的关系。

4. 功能性磁共振成像能在病变尚未出现形态变化之前,利用功能信息变化来进行妇科疾病的早期诊断与鉴别诊断、治疗后疗效评估等,包括弥散加权成像、灌注加权成像、磁共振波谱等,已广泛应用于临床。

五、正电子发射体层显像

正电子发射体层显像(positron emission tomography,PET)是一种通过示踪原理,以显示体内脏器或病变组织生化和代谢信息的功能成像。目前 PET 最常用的示踪剂为 ^{18}F 标记的脱氧葡萄糖(^{18}F-FDG),其在细胞内的浓聚程度与细胞内糖代谢水平高低呈正相关。由于恶性肿瘤细胞内糖酵解代谢率明显高于正常组织和良性肿瘤细胞,故 PET 常被用于恶性肿瘤的诊断、鉴别诊断、疗效和预后评价以及复发诊断等。在妇科领域 PET 假阳性主要见于子宫内膜异位症、盆腔急性炎症以及生育期女性月经末期卵巢的高浓聚等。PET/CT 将 PET 与 CT 两种不同成像原理的扫描设备同机组合,利用同一扫描床对病变同时进行 PET 和 CT 的扫描图像采集,并用同一个图像处理工作站对图像进行融合。融合后的图像既显示病灶的精细解剖结构,又显示病灶的功能变化,实现功能与结构成像的有机融合,明显提高诊断的准确性(图 36-10),尤其对于复发转移的诊断准确性显著优于传统影像学检查。

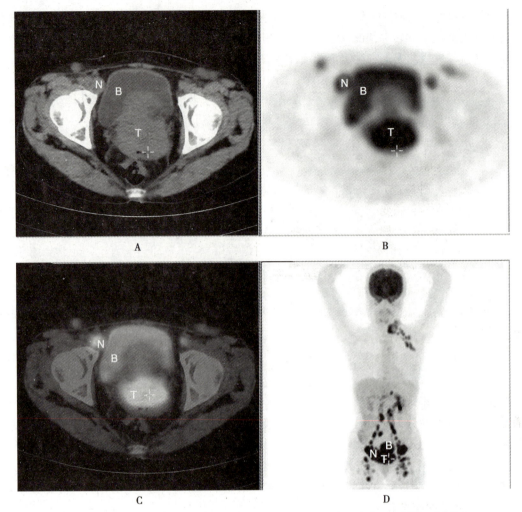

图 36-10　PET/CT 显示子宫颈癌并左侧锁骨区、腹盆腔及腹膜后多发淋巴结转移
A. 横轴位 CT 图像；B. 横轴位 PET 图像；C. 横轴位 PET 与 CT 融合图像；D. 冠状位 PET 图像。
T，癌灶；B，膀胱；N，淋巴结。

（孙　阳）

第三十七章 妇产科内镜

内镜检查（endoscopy）是利用冷光源镜头通过人体自然孔道或人造孔道探查人体管、腔或组织内部结构和病变的一种检查方法，既可利用内镜在直视下对管腔或体腔内组织、器官进行检查，亦可同时治疗。单纯用于检查病变称为诊断内镜（diagnostic endoscopy），同时对病变进行治疗则称为手术内镜（operative endoscopy）。妇产科内镜包括胎儿镜、阴道镜、宫腔镜、腹腔镜和输卵管镜等。

第一节 胎儿镜

胎儿镜检查（fetoscopy）是用直径 2～3mm 的光纤内镜，以套管针从孕妇腹壁穿刺，经过子宫壁进入羊膜腔，对胎儿进行检查及宫内治疗的方法。目前胎儿镜主要有如下用途。

一、胎儿镜检查

胎儿镜可以用来观察胎儿外观（如唇裂、白化病）或行胎儿组织活检进行病理分析或遗传诊断。随着超声检查技术和分子遗传学技术的发展，单纯以取样或镜检为目的的胎儿镜检查已不作为常规操作。

二、胎儿镜治疗

（一）双胎输血综合征的宫内治疗

双胎输血综合征（TTTS）是单绒毛膜双羊膜囊双胎妊娠的严重并发症之一。约有 10%～15% 的单绒毛膜性双胎妊娠发生 TTTS。胎盘之间存在血管吻合包括动脉间（A-A）、静脉间（V-V）及动静脉吻合（A-V）3 种。典型的 TTTS 胎盘存在单向流动、位于绒毛小叶深处的 A-V 吻合，而缺乏表浅的、双向流动、起保护性作用的 A-A 吻合。如果不适时干预，严重 TTTS 的病死率高达 90%～100%。目前胎儿镜激光凝固胎盘吻合血管（fetoscopic laser occlusion of chorioangiopagous vessels，FLOC）治疗 TTTS 是胎儿镜技术使用最主要的适应证，术后至少一胎存活率达 80%，双胎存活率达 50% 以上（图 37-1）。

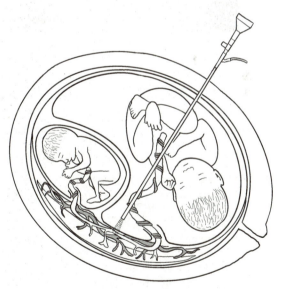

图 37-1 胎儿镜激光凝固胎盘吻合血管治疗双胎输血综合征

1. **适应证** Quintero Ⅱ～Ⅳ期及部分 Quintero Ⅰ期的病例。50%～75% 的 Quintero Ⅰ期 TTTS，可在期待治疗过程中或者羊水减量术后病情缓解。Ⅰ期病例如出现母体腹胀严重、受血胎儿羊水进行性增多或受血胎儿心功能异常，可直接进行胎儿镜手术治疗。

2. **禁忌证**

（1）一胎严重结构异常者。

（2）先兆流产者。

（3）孕妇存在各器官系统感染特别是怀疑宫内感染者。

（4）完全前壁胎盘无穿刺途径者。

（5）母体有严重内外科合并症或产科并发症不适合手术者。

3. 手术时机　最佳手术时机是妊娠16～26周。妊娠26周后由于胎儿体格大、羊水清澈度降低，手术难度增大。

4. 术前准备

（1）向患者及家属解释手术方法和过程、手术的必要性、手术风险以及可能出现的母胎及婴儿近远期并发症，并告知替代手术方案，签署知情同意书。术前进行血、尿常规、血生化、凝血功能、心电图、孕妇子宫颈长度等检查。

（2）手术设备准备：影像系统、光源系统、穿刺套管、胎儿镜（鞘）设备、激光导丝、激光生成装置及彩色超声诊断仪等。

（3）术前预防性使用抗菌药物，必要时预防性使用宫缩抑制剂。

5. 手术过程

（1）多采用局部麻醉，如手术时间长可采用椎管内麻醉，必要时使用镇静药。

（2）避开胎盘，采用直径2mm或3mm胎儿镜经孕妇腹壁进入受血胎儿羊膜腔。如为前壁胎盘，可采用30°胎儿镜或弧形胎儿镜。

（3）胎儿镜直视下根据血管的颜色及自脐带根部的走向确定胎盘血管交通支及吻合点，制订血管赤道。

（4）采用激光行选择性血管吻合支序贯凝固术或Solomon手术。前者按照A-V、V-A、A-A、V-V的顺序对吻合支血管进行激光凝固。后者在选择性血管凝固的基础上，在胎盘表面将凝固点用激光连接成线，以减少细小吻合支的残留，降低术后继发性双胎贫血-多血质序列征（TAPS）和反向TTTS的发生概率。

（5）术后行快速羊水减量术，尽量使羊水深度达到正常范围。

6. 常见的术后并发症

（1）母体并发症：总体发生率为5.9%，其中严重并发症（包括胎盘早剥、严重感染、肺水肿等）的发生率为1.5%，较常见的轻度并发症包括出血、绒毛膜羊膜炎、羊水渗漏等。术后应注意母体血液稀释情况，控制入量。早产、胎膜早破、流产的发生率也会增加。胎儿镜下激光手术后平均在妊娠31～33周分娩，术后双胎羊膜贯通导致医源性单羊膜囊双胎的发生率为20%。

（2）胎儿并发症：常见近期并发症包括术后一胎或两胎的宫内死亡、假性羊膜带综合征（2.2%）、胎儿躯（肢）体灼伤、医源性双胎贫血-多血质序列征（3%～13%）和复发性TTTS（5%～10%）等。远期并发症包括婴幼儿神经系统受损，与早产以及TTTS疾病自身病理生理机制相关。

（二）胎儿后尿道瓣膜的宫内治疗

后尿道瓣膜可导致进行性羊水过少、肺发育不全和囊性肾发育不良。可在胎儿镜下激光消融后尿道瓣膜，同时放置尿路支架，但手术指征及手术疗效有待评估。

（三）胎儿严重先天性膈疝的宫内治疗

严重膈疝的患儿可能因严重肺发育不全导致出生后无法存活。胎儿镜气管封堵术（FETO），可将严重膈疝患儿出生后6个月的存活率从15%提高至40%，但宫内治疗是否可显著降低新生儿肺发育不全的发病率及改善远期结局有待进一步评估。

（四）羊膜带综合征（amniotic band syndrome, ABS）的治疗

羊膜带综合征是一组散在的先天性结构异常（包括肢体、颜面部和躯干），表现为束带征、并指（趾）乃至宫内截肢，也会有颜面部、内脏和体壁复合缺失。束带甚至可能缠绕脐带以致胎死宫内。在胎儿损伤不可逆前，采用胎儿镜羊膜带松解术可能挽救肢体，但手术指征及手术疗效有待评估。

（五）胎儿开放性脊髓脊膜膨出（meningomyelocele, MMC）的宫内治疗

开放性 MMC 由于脊髓神经暴露于羊水中，会导致胎儿期"二次打击"，羊水中的神经毒性物质会破坏神经系统的发育，发展成严重的不可逆后遗症，如智力低下、运动障碍、肛门括约肌功能障碍、性功能障碍及 Chiari Ⅱ 型畸形等。相比开放性胎儿手术，胎儿镜下修补 MMC 术的母体并发症相对较少，分娩时无子宫瘢痕破裂风险，可进行阴道试产，但远期疗效仍需要随机对照试验的证实。

（孙路明）

第二节 ｜ 阴道镜

阴道镜检查（colposcopy）是通过阴道镜和使用化学溶液，将充分暴露的阴道和子宫颈光学放大 5～40 倍，观察血管形态和上皮结构，识别异常区域，对可疑病变部位进行定点活检，结合细胞学检查、HPV 检测结果给出阴道镜图像并指导临床处理。阴道镜检查也用于外阴、会阴体及肛周相应病变的观察。

【适应证】

阴道镜检查可能给患者造成一定的不适，判断存在主观性，不能作为子宫颈癌的筛查方法。检查指征如下：

1. HPV16 或 18 型阳性。
2. 高危型 HPV 持续阳性。
3. 高危型 HPV 阳性伴子宫颈细胞学检查 ASC-US。
4. 子宫颈细胞学检查≥LSIL。
5. 肉眼见子宫颈溃疡、肿块或可疑子宫颈癌。
6. 无法解释的下生殖道出血、异常阴道排液等。
7. 外阴、阴道可疑病变。
8. 子宫颈锥切术前确定切除范围，子宫颈癌术前评估病灶累及范围。
9. 子宫颈、阴道及外阴病变治疗后随访。

若细胞学≥ASC-H 或腺上皮异常、HPV16 或 18 型阳性、Ⅲ型转化区、病变向子宫颈管延伸或阴道镜下考虑为高级别病变，则应行子宫颈管搔刮。

【禁忌证】

无绝对禁忌证，相对禁忌证为急性下生殖道感染、月经期等。在阴道镜检查前 24 小时内应避免阴道冲洗、阴道用药、性生活等。

妊娠期禁止子宫颈管搔刮。

【检查步骤】

1. **评价和记录阴道镜检查的指征**　细胞学和 HPV 检测结果、治疗等既往史，避孕措施，妊娠状态，绝经状态，子宫切除状态，吸烟史，HIV 状态，HPV 疫苗接种状况等。获得患者知情同意。

2. **观察子宫颈**　在避免患者不适的前提下充分暴露子宫颈，生理盐水棉球去除子宫颈黏液，放大 7～8 倍观察子宫颈全貌，可发现白斑、异常血管，用绿色滤光镜片并放大 10～15 倍，进一步观察血管变化。

3. **醋酸试验**　决定性试验。5% 醋酸棉球浸湿阴道上段和子宫颈表面，作用时间充分（至少 1 分钟），放大观察子宫颈和阴道上段，如果阴道上段有异常，应进一步观察阴道中下段。醋酸作用后，上皮细胞的核蛋白凝固浓缩，上皮透光性下降，表现为白色外貌，称为醋酸白反应。正常情况下，柱状上皮会轻微变白，但非常短暂。病变级别越高，醋酸白出现越快，变化越明显，持续时间越长。

4. **碘试验**　醋酸试验必要时的补充。用 5% 复方碘溶液（Lugol 碘溶液）棉球涂抹阴道上段和子宫颈表面，观察碘染色的情况，如果阴道上段有异常，则应进一步观察阴道中下段。富含糖原的成熟

鳞状上皮细胞被碘染成棕褐色。柱状上皮、未成熟化生上皮、角化上皮及不典型增生上皮不含糖原，涂碘后往往不着色。

5. 评估并识别异常上皮　确定病变大小、轮廓、形状、位置和范围，根据病史及阴道镜图像决定是否活检及子宫颈管搔刮。在异常部位或可疑病变部位单点或多点活检，按取材部位标记后送病理检查。

6. 记录阴道镜所见　描述图像特征，标注活检部位，形成阴道镜报告，并说明注意事项。

【阴道镜术语】

国际子宫颈病理与阴道镜联盟（International Federation of Cervical Pathology and Colposcopy，IFCPC）基于循证医学证据，在2011年更新了阴道镜术语系统，沿用至今，使得阴道镜检查更好地为临床决策提供依据。

子宫颈阴道镜诊断术语如下。

1. 总体评估　是对阴道镜检查的可信度评价。分3个方面：①充分性评估，指子宫颈是否充分暴露，有无影响检查可靠性的因素；②鳞柱交接的可见性评估，分为全部可见、部分可见和不可见；③转化区类型，Ⅰ型指转化区完全可见，Ⅱ型指通过器械等辅助手段转化区可以完全看见，Ⅲ型指转化区只有部分可见或完全不可见。

2. 正常阴道镜所见　原始鳞状上皮成熟或萎缩、柱状上皮异位、鳞状上皮化生、妊娠期蜕膜。

3. 异常阴道镜所见　①一般描述：病变位置（按时钟方向）、病变累及的象限数和病变面积占据的百分率；②主要病变：指高级别病变，包括快速醋酸反应、厚醋酸白上皮、边界锐利、粗大不一的镶嵌、粗大不一的点状血管、袖口状腺体开口、病变内部醋白分界、嵴样隆起等；③次要病变：是低级别病变，包括薄醋酸白上皮、边界不规则的图样、均一细小镶嵌、均一点状血管；④非特异病变：包括白斑、碘试验染色或不染色。

4. 可疑浸润癌　异型血管、脆性血管、坏死、溃疡、肿瘤等。

5. 其他　先天性转化区、湿疣、息肉、炎症、狭窄、先天异常、子宫颈治疗后改变、子宫颈内异症等。

（王新宇）

第三节 | 宫腔镜

宫腔镜（hysteroscope）是纤维光源内镜的一种。宫腔镜检查（hysteroscopy）指使用膨宫介质扩张子宫腔，通过插入子宫腔的光导玻璃纤维内镜将冷光源导入子宫腔内，直视观察子宫颈管、子宫颈内口、子宫腔及输卵管开口的生理与病理变化，以便针对病变组织直观准确取材并送病理检查；同时也可直接在宫腔镜下行手术治疗。宫腔镜检查既可以用于诊断，也可用于治疗子宫腔和子宫颈管疾病。

【宫腔镜检查适应证】

1. 异常子宫出血。

2. 可疑子宫腔粘连及畸形。

3. 可疑妊娠物残留。

4. 影像学检查提示子宫腔内占位病变。

5. 原因不明的不孕或反复流产。

6. 子宫内节育器异常。

7. 子宫腔内异物。

8. 宫腔镜术后相关评估。

9. 子宫内膜癌早期诊断及随访的评估。

10. 幼女阴道异物及占位病变的病因检查。

【宫腔镜手术适应证】

1. 子宫内膜息肉。

2. 子宫黏膜下肌瘤及部分影响子宫腔形态的肌壁间肌瘤。

3. 子宫腔粘连。

4. 纵隔子宫。

5. 子宫内膜切除。

6. 子宫腔内异物取出,如节育器嵌顿及胚物残留等。

7. 宫腔镜引导下输卵管插管通液、注药及绝育术。

8. 子宫内膜不典型增生及早期子宫内膜样癌保留生育功能治疗。

9. 剖宫产术后子宫瘢痕憩室。

【禁忌证】

1. **绝对禁忌证** 严重内、外科合并症不能耐受手术操作者。

2. **相对禁忌证**

(1)盆腔炎症及阴道炎症急性期,或体温>37.5℃者。

(2)子宫颈瘢痕,不能充分扩张者。

(3)3 个月内有子宫穿孔史或子宫手术史者。

(4)浸润性子宫颈癌、生殖道结核未经系统抗结核治疗者。

(5)月经期及活动性子宫出血者。

【术前准备及麻醉】

1. **检查时间** 以月经干净后 1 周内且月经干净至术前未同房为宜,此时子宫内膜处于增殖期早期,薄且不易出血,黏液分泌少,子宫腔病变易见。

2. **体格检查及阴道准备** 仔细询问病史,进行全身检查、妇科检查、子宫颈脱落细胞学及阴道分泌物检查。

3. **辅助检查** 包括血常规、凝血功能、肝肾功能、空腹血糖、肝炎病毒检测、梅毒螺旋体筛查、HIV 检测、β-hCG 检测、心电图等。

4. **术前禁食** 接受宫腔镜手术患者,术前需禁食 6~8 小时。

5. **麻醉** 宫腔镜检查无须麻醉或行子宫颈局部麻醉;宫腔镜手术多采用硬膜外麻醉或静脉麻醉。

【操作步骤】

1. **操作流程**

(1)受检者取膀胱截石位,常规消毒、铺巾,宫颈钳夹持子宫颈,探针了解子宫腔深度和方向,扩张子宫颈至大于镜体外鞘直径半号。接通液体膨宫泵,调整压力,膨宫液膨开子宫,宫腔镜在直视下缓慢插入子宫腔,调整出水口液体流量,使子宫腔内压达到所需压力。

(2)观察子宫腔:先观察子宫腔全貌,子宫底、子宫腔前后壁、双侧输卵管开口,在退出过程中观察子宫颈内口和子宫颈管。

(3)子宫内操作:在确诊后可立即施行快速、简单的手术操作,如节育环嵌顿、易切除的子宫内膜息肉、子宫内膜活检等。需操作时间较长、较复杂的宫腔镜手术需择期在手术室麻醉下进行。

2. **能源** 用于宫腔镜手术的能源包括高频电发生器、单极、双极电切及电凝、激光和微波等。

3. **膨宫液的选择** 使用单极电切或电凝时,膨宫液必须选用非导电的 5% 葡萄糖液,双极电切或电凝则选用生理盐水,后者可减少过量低渗液体灌注导致的灌流介质过量吸收 - 体液超负荷综合征。合并糖尿病的患者可选用 5% 甘露醇膨宫。

【并发症及处理】

1. **出血** 当术中切割病灶过深,达到黏膜下 5~6mm 的子宫肌壁血管层时,易导致出血。宫腔镜术中出血的高危因素包括子宫穿孔、动静脉瘘、子宫颈妊娠、剖宫产瘢痕部位妊娠、凝血功能障碍等。出血的处理方案应依据出血量、出血部位、范围和手术种类确定,如使用缩宫素、米索前列醇等宫缩剂,留置球囊压迫子宫腔,子宫动脉栓塞等。

2. 子宫穿孔 穿孔可发生于扩张子宫颈或宫腔镜操作时,引起子宫穿孔的高危因素包括子宫颈狭窄、子宫颈手术史、子宫过度屈曲、子宫腔过小、扩宫力量过强及哺乳期子宫等。一旦发生子宫穿孔,必须终止操作,立即查找穿孔部位,确定邻近脏器有无损伤,进而决定处理方案。如患者生命体征平稳,穿孔范围小,无活动性出血及脏器损伤时,可使用缩宫素及抗菌药物保守治疗、严密观察;如穿孔范围大、可能伤及血管或有脏器损伤时,应立即手术处理。

3. 灌流介质过量吸收 - 体液超负荷综合征 由灌流介质大量吸收引起体液超负荷和 / 或稀释性低钠血症所致,如诊治不及时,将迅速出现急性肺水肿、脑水肿、心肺衰竭甚至死亡。相应的处理措施包括停止手术操作、吸氧、纠正电解质紊乱和水中毒、处理急性左心衰竭、防治肺和脑水肿。预防措施包括尽量使用生理盐水作为膨宫介质、在有效膨宫的基础上尽量选择较低的膨宫压力、控制手术时间,必要时分次手术。

4. 气体栓塞 是宫腔镜手术中罕见但致命的严重并发症,系宫腔镜检查 / 手术期间气体进入血管导致。早期表现为心动过缓,血氧饱和度下降,心前区听诊闻及大水轮音。如继续发展,可导致发绀,心输出量减少,低血压,呼吸急促,而后迅速发展成为心肺衰竭,心搏骤停而死亡。预防措施包括正压通气,减少手术器械反复进出子宫腔的次数,避免头低臀高位,轻柔扩张子宫颈,排出管道中的空气。一旦发生,应立即抢救。空气栓塞发病急,抢救成功率低,后果严重,重在预防。

5. 其他 如感染、子宫腔和 / 或子宫颈管粘连等。若有发生,做相应处理。

(胡丽娜)

第四节 | 腹腔镜

腹腔镜(laparoscope)也是内镜的一种。腹腔镜手术是指在密闭的盆、腹腔内进行检查或治疗的内镜手术操作。通过注入 CO_2 气体使盆、腹腔形成操作空间,将接有冷光源照明的腹腔镜经穿刺器置入腹腔,连接摄像系统,将盆、腹腔内脏器显示于监视屏幕上。通过屏幕检查诊断疾病称为诊断腹腔镜(diagnostic laparoscopy);在体外操纵经穿刺器进入盆、腹腔的手术器械,直视屏幕对疾病进行手术治疗称为手术腹腔镜(operative laparoscopy)。随着腹腔镜设备的改进及手术技术的发展,目前衍生出3D 腹腔镜、4K 腹腔镜、单孔腹腔镜(laparoendoscopic single-site surgery,LESS)、经阴道自然腔道内镜(transvaginal natural orifice transluminal endoscopic surgery,vNOTES)及机器人辅助腹腔镜等多种手术方式,临床上应根据适应证选择合适的手术方式。腹腔镜手术作为一种微创手术方式,具有创伤小、恢复快、术后疼痛轻、住院时间短等优点,已成为当代妇科疾病诊治的常用手段。

【适应证】

1. 急腹症(如异位妊娠、卵巢囊肿破裂、卵巢囊肿蒂扭转等)。

2. 盆腔包块。

3. 子宫内膜异位症。

4. 确定不明原因急、慢性腹痛和 / 或盆腔痛的原因。

5. 不孕症。

6. 妇产科相关并发症(如寻找和取出异位宫内节育器、子宫穿孔等)。

7. 有手术指征的各种妇科良性疾病。

8. 子宫内膜癌分期手术。

9. 子宫颈癌与卵巢癌腹腔镜手术目前存在争议,经术前全面评估并在患者充分知情前提下,可谨慎选择用于早期子宫颈癌(病灶直径<2cm)手术治疗、早期卵巢癌全面分期手术或再分期手术以

及晚期卵巢癌的术前评估。

【禁忌证】

1. 绝对禁忌证

（1）严重的心脑血管疾病及肺功能不全。

（2）严重的凝血功能障碍。

（3）绞窄性肠梗阻。

（4）大的腹壁疝或膈疝。

2. 相对禁忌证

（1）盆腔包块过大。

（2）妊娠＞16周。

（3）腹腔内广泛粘连。

（4）晚期转移的妇科恶性肿瘤。

【术前准备】

1. 详细采集病史，准确掌握诊断及手术腹腔镜指征。

2. 术前检查同一般妇科腹部手术。

3. 肠道、阴道准备同妇科腹部手术。

4. 腹部皮肤准备注意脐孔的清洁。

5. 手术时体位常采用头低臀高倾斜15°～25°，使肠管滑向上腹部，以暴露盆腔手术野。

【麻醉选择】

多选用全身麻醉。

【操作步骤】

1. **术区消毒**　腹部常规消毒，必要时消毒外阴及阴道，放置导尿管，有性生活史的患者，为了手术操作便利，可经阴道放置举宫器。但若为恶性肿瘤患者，放置举宫器有导致肿瘤播散的可能，应谨慎使用。

2. **人工气腹**　患者先取平卧位，根据穿刺器外鞘直径切开拟定观察镜穿刺点处皮肤及浅筋膜，提起腹壁，气腹针与腹部皮肤呈90°沿切口穿刺进入腹腔，连接自动CO_2气腹机，以1～2L/min流速进行CO_2充气，当充气1L后，调整患者体位至头低臀高位(倾斜度为15°～25°)，继续充气，使腹腔内压力达12～15mmHg，拔去气腹针。

3. **放置腹腔镜**　提起腹壁，沿皮肤切口置入穿刺器，当穿透腹壁筋膜层及腹膜层有突破感后，去除套管内针芯，打开摄像系统及冷光源，将腹腔镜沿套管放入腹腔，可见盆腔脏器后连接CO_2气腹机，开始镜下操作。

4. **腹腔镜探查**　按顺序常规检查盆、腹腔。

5. **腹腔镜手术**　在腹腔镜的监测下，根据不同的手术种类选择腹部不同部位的第2、第3和第4穿刺点，避开腹壁血管分别置入穿刺器，放入恰当的器械操作。

6. **手术操作基础**　必须具备以下操作技术方可进行腹腔镜手术：①熟悉镜下解剖；②熟悉用腹腔镜跟踪、暴露手术野的技巧；③熟悉各种电能量手术器械的使用方法；④熟悉镜下组织分离、切割、打结、止血、缝合等技巧；⑤熟悉取物袋取出组织物的技巧。

7. **手术操作原则**　遵循无瘤、无菌及微创原则，根据解剖间隙进行镜下手术。

8. **手术结束**　用生理盐水冲洗腹腔，检查无出血，无内脏损伤，必要时留置盆腔引流管，解除气腹，取出腹腔镜及各穿刺点的穿刺套管，缝合穿刺口。

【并发症及预防处理】

1. 出血性损伤

（1）血管损伤：如穿刺时导致的腹主动脉、下腔静脉损伤；淋巴结切除时引起的下腔静脉、髂血管损伤;第 2 或第 3 穿刺部位穿刺时发生的腹壁血管损伤等。大血管损伤可危及患者生命,一旦发生,应立即镜下或开腹止血,修补血管。熟悉腹膜后血管解剖结构,具有熟练的开腹手术经验和娴熟的腹腔镜手术技巧可使损伤概率降低。

(2)手术野出血:是腹腔镜手术中最常见的并发症,特别是在子宫切除或重度子宫内膜异位症手术中容易发生。手术者应熟悉解剖结构及手术操作,并熟练掌握各种腹腔镜手术的能源设备及器械的使用方法。

2. 神经损伤

(1)体位不当引起:如截石位时髋部过度屈曲或过度外旋导致股神经或坐骨神经及其分支的损伤,术者倚靠于患者外展的上肢时导致的臂丛及其分支的损伤。在患者清醒时摆好体位或将患者上肢置于内收位置可以减少此类情况的发生。

(2)操作不当引起:如行盆腔淋巴结切除引起的闭孔神经、生殖股神经的损伤,行腹主动脉旁淋巴结切除引起的腰交感干的损伤等。其中闭孔神经损伤最为常见,若术中出现闭孔神经被部分或完全横断,应及时行无张力端端吻合术。

3. 脏器损伤 主要指与内生殖器邻近的脏器损伤,如膀胱、输尿管及肠管损伤,多因周围组织粘连导致的解剖结构异常、电器械使用不当或手术操作不熟练等所致。发现损伤应及时修补,以免发生并发症。

4. 与气腹相关的并发症 包括皮下气肿、气胸等。皮下气肿一般无须特殊处理,多可自行吸收。气胸较少见,若术中一旦发生,应立即停止充气,穿刺套管停在原处排出胸腔内气体,症状严重者需行胸腔闭式引流。部分患者术后出现上腹部不适及肩痛,是 CO_2 对膈肌刺激所致,术后数日内可自然消失。

5. 其他并发症 ①切口裂开、切口疝;②穿刺孔部位转移(port site metastasis,PSM),可能与手术操作或标本取出过程中套管处污染、气腹的压力造成细胞播散等因素有关,如穿刺孔部位种植异位内膜或肿瘤细胞;③术后感染。

(孙 阳)

推荐阅读

［1］ 马丁,朱兰,狄文.妇产科学［M］.4版.北京:人民卫生出版社,2023.

［2］ 郑文新,沈丹华,郭东辉.妇产科病理学［M］.2版.北京:科学出版社,2021.

［3］ WHO Classification of Tumours Editorial Board. WHO Classification of Tumours Female Genital Tumours. ［M］.5th ed. International Agency for Research on Cancer:Lyon,2020.

［4］ CUNNINGHAM F G,LEVENO K J,DASHE J S,et al. Williams obstetrics［M］. 26th ed. New York:McGraw-Hill Medical,2022.

［5］ BEREK J S. Berek & Novak's gynecology［M］. 16th ed. Philadelphia:Lippincott Williams & Wilkins,2022.

［6］ VAN LE L,HANDA V L. Te Linde's Operative Gynecology［M］.13th ed. Philadelphia:Lippincott Williams & Wilkins, 2023.

［7］ LOCKWOOD C J,MOORE T,COPEL J,et al. Creasy and Resnik's maternal-fetal medicine:principles and practice［M］. 9th ed. Amsterdam:Elsevier,2022.

［8］ NATHAN L,DECHERNEY A,LAUFER N,et al. Current Diagnosis & Treatment Obstetrics & Gynecology［M］. 12th ed. New York:McGraw-Hill,2019.

［9］ CHI D,BERCHUCK A,DIZON D S,et al. Principles and practice of gynecologic oncology［M］. 8th ed. Philadelphia: Lippincott Williams & Wilkins,2024.

［10］ TAYLOR H S,PAL L,SELL E. Speroff's clinical gynecologic endocrinology and infertility［M］. 9th ed. Philadelphia: Lippincott Williams & Wilkins,2019.